脑血管病诊治决策

Decision Making in Neurovascular Disease

主　编　Leonardo Rangel-Castilla［美］

Peter Nakaji［美］

Adnan H. Siddiqui［美］

Robert F. Spetzler［美］

Elad I. Levy［美］

主　译　王玉海　蔡　理

副主译　杨理坤　朱　卿

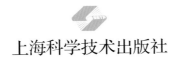

上海科学技术出版社

图书在版编目（CIP）数据

脑血管病诊治决策 / （美）莱昂纳多·兰格尔-卡斯蒂利亚等主编；王玉海，蔡理主译. -- 上海 ：上海科学技术出版社，2023.4
书名原文：Decision Making in Neurovascular Disease
ISBN 978-7-5478-5871-4

Ⅰ. ①脑... Ⅱ. ①莱... ②王... ③蔡... Ⅲ. ①脑血管疾病－诊疗 Ⅳ. ①R743

中国版本图书馆CIP数据核字（2022）第168537号

上海市版权局著作权合同登记号　图字：09-2019-164号

脑血管病诊治决策

主　编　Leonardo Rangel-Castilla［美］　Peter Nakaji［美］　Adnan H. Siddiqui［美］
　　　　Robert F. Spetzler［美］　Elad I. Levy［美］
主　译　王玉海　蔡　理
副主译　杨理坤　朱　卿

上海世纪出版（集团）有限公司 出版、发行
上 海 科 学 技 术 出 版 社
（上海市闵行区号景路159弄A座9F-10F）
邮政编码201101　www.sstp.cn
山东韵杰文化科技有限公司印刷
开本889×1194　1/16　印张38.25
字数1150千字
2023年4月第1版　2023年4月第1次印刷
ISBN 978-7-5478-5871-4/R·2602
定价：348.00元

内容提要

　　本书由国际知名脑血管病专家撰写，对各种脑血管病的诊断方法和治疗策略进行了详细阐述，共7篇、71章。本书编写方式新颖、亮点突出，通过流程图的形式介绍各种脑血管病的治疗流程和决策，推荐编者认为合适的治疗方法，内容包括解剖结构、临床和影像学评估、鉴别诊断、具体治疗方法（包括药物治疗、外科手术、介入等）、治疗结果及临床和影像学随访等，并通过专家述评和主编述评介绍各项决策的利弊，供读者学习和参考。

　　本书实用性强、临床参考价值大，适合神经外科、神经内科、血管介入科、介入放射科等专业医师阅读。

我将本书献给一直陪伴在我身边的人：我的父母 Manuel 和 Estela。我的母亲 Estela 总是在我耳边提醒：伟大的成就伴随的是奉献、坚持、努力和决心。感谢我可爱的姐妹 Alicia 和 Karina，她们一直给我提供无条件的支持。感谢我的妻子 Andrea 对我的宽容、耐心和理解。 最后感谢我的导师、我的朋友 Jaime Torres-Corzo，是他的激励使我拥有了现在的成绩。

——Leonardo Rangel-Castilla

感谢本书涉及的所有患者，在治疗过程中，我们本可以做得更好。
感谢我过去和现在的住院医生，我从你们身上学到了很多。
感谢我的家人为我的神经外科事业所做的一切。

——Peter Nakaji

我的成就归功于我的导师。感谢我的父母 Nasim 和 Sarfaraz Siddiqui，他们以鼓励和鞭策相结合的方式给我指明了前进的方向。感谢 Shirley Joseph 赐予我科学、诚信的力量；感谢我的家人，感谢你们为神经外科所做的一切。感谢 Charlie Hodge 让我成为神经外科医生；感谢 Robert Rosenwasser 促使我成为一名血管神经外科医生；感谢 Nick Hopkins 让我成为今天的自己。我也永远感谢我的妻子 Saint Josephine 的宽容和无限的爱，还要感谢我的孩子 Fatima、Gianni 和 Hasan——希望你们以后能超越我。

——Adnan H. Siddiqui

感谢我所有的住院医生，我从他们那里学到很多，他们经常无私地分享神经外科难题，本书正好反映了他们所做出的贡献。

——Robert F. Spetzler

本书就像我的职业生涯一样，我将本书献给富有爱心和仁慈之心、慷慨且坚定支持我的妻子。感谢我的三个孩子 Bennett、Hannon 和 Lauren。感谢我的父母，他们以身作则并告诉我，激情、勇气和奉献是所有事业成功的关键。

——Elad I. Levy

译者名单

主 译

王玉海　中国人民解放军联勤保障部队第九〇四医院

蔡　理　美国阿肯色神经外科研究所

副主译

杨理坤　中国人民解放军联勤保障部队第九〇四医院

朱　卿　苏州大学附属第二医院

参译人员（按姓氏笔画排序）

王　轩　天津市环湖医院（天津市脑系科中心医院，天津市神经外科研究所）

申　伟　广州医科大学附属第一医院

冯治中　中国人民解放军联勤保障部队第九〇四医院

朱　洁　中国人民解放军联勤保障部队第九〇四医院

李信晓　郑州大学第五附属医院

杨　阳　中国人民解放军联勤保障部队第九〇四医院

杨理想　中国人民解放军联勤保障部队第九〇四医院

张　亮　安徽医科大学无锡临床学院

陈　涛　中国人民解放军联勤保障部队第九〇四医院

陈卫良　海宁市人民医院

陈军辉　中国人民解放军联勤保障部队第九〇四医院

林　伟　中国人民解放军联勤保障部队第九〇四医院

金　珂　福建医科大学附属第一医院

周劲旭　中国人民解放军联勤保障部队第九〇四医院

疏龙飞　中国人民解放军联勤保障部队第九〇四医院

戴舒惠　空军军医大学西京医院

编者名单

主　编

Leonardo Rangel-Castilla, MD
Assistant Professor
Department of Neurosurgery and
　　Radiology
Mayo Clinic
Rochester, Minnesota

Peter Nakaji, MD
Professor of Neurosurgery
Director of Minimally Invasive and
　　Endoscopic Neurosurgery
Program Director of the Neurosurgery
　　Residency Program
Department of Neurosurgery
Barrow Neurological Institute
Phoenix, Arizona

**Adnan H. Siddiqui, MD, PhD, FACS,
　　FAHA, FAANS**
Professor and Vice Chair
Director
Neuroendovascular Fellowship Program
Department of Neurosurgery and
　　Radiology
State University of New York
Buffalo, New York

Robert F. Spetzler, MD
Professor and Emeritus Chair
Department of Neurosurgery
Barrow Neurological Institute
Phoenix, Arizona

Elad I. Levy, MD, MBA, FACS, FAHA
Professor and Chair
L. Nelson Hopkins MD Professor
　　Endowed Chair
Department of Neurosurgery
Jacobs School of Medicine and
　　Biomedical Sciences at the University
　　at Buffalo
Medical Director, Department of
　　Neuroendovascular Services
Co-Director, Gates Stroke Center
Kaleida Health
Buffalo, New York

编　者

Pedro Aguilar-Salinas, MD
Cerebrovascular Research Fellow /
　　Research Associate
Lyerly Neurosurgery
Baptist Neurological Institute
Jacksonville, Florida, USA

Felipe C. Albuquerque, MD
Assistant Director
Endovascular Surgery
Professor of Neurosurgery
Division of Neurological Surgery
Barrow Neurological Institute
Phoenix, Arizona, USA

**Hosam Al-Jehani, MBBS, MSc,
　　FRCSC**
Assistant Professor and Consultant
Neurosurgery, Interventional
　　Neuroradiology and Neurocritical
　　Care
KFHU, Imam Abdulrahman Bin Faisal
　　University
King Fahad Specialist Hospital-

Dammam
Dammam, Saudi Arabia
Montreal Neurological Institute and
　　Hospital
McGill University
Montreal, Quebec, Canada

João Paulo Almeida, MD
Division of Neurosurgery
Toronto Western Hospital
University of Toronto
Toronto, Ontario, Canada

Naif M. Alotaibi, MD, MSc
Neurosurgery Resident
Division of Neurosurgery, Department of
　　Surgery
University of Toronto
Toronto, Ontario, Canada

Peter S. Amenta, MD
Assistant Professor
Director, Cerebrovascular, Endovascular
　　and Skull Base Surgery

Department of Neurosurgery
Tulane University
New Orleans, Louisiana, USA

Hugo Andrade-Barazarte, MD, PhD
Department of Neurosurgery
Helsinki University Hospital & University
　　of Helsinki
Helsinki, Finland

Adailton Arcanjo dos Santos Jr., MD
Assistant Professor
Department of Surgery
Univag School of Medicine
Cuiaba, Mato Grosso, Brazil

Ramsey Ashour, MD
Assistant Professor
Department of Surgery and Perioperative
　　Care
University of Texas at Austin Dell Medical
　　School
Austin, Texas, USA

Gursant S. Atwal, MD
Neuroendovascular Fellow
Department of Neurosurgery
State University of New York, Buffalo
Buffalo, New York, USA

Ahmed J. Awad, MD
Neurosurgery Resident
Department of Neurosurgery
Medical College of Wisconsin
Milwaukee, Wisconsin, USA
Faculty of Medicine and Health Sciences
An-Najah National University
Palestine

Mohammad Ali Aziz-Sultan, MD
Chief, Divisions of Vascular and
    Endovascular Department of
    Neurosurgery
Brigham & Women's Hospital
Associate Professor
Harvard Medical School
Boston, Massachusetts, USA

Joshua Bakhsheshian, MD, MS
Resident Physician
Department of Neurosurgery
Keck School of Medicine
University of Southern California
Los Angeles, California, USA

Daniel L. Barrow, MD
Pamela R. Rollins Professor and Chairman
Director, Emory MBNA Stroke Center
Emory University School of Medicine
Atlanta, Georgia, USA

Andrew M. Bauer, MD, MBA
Vascular Neurosurgeon
Boulder Neurosurgical and Spine
    Associates
Boulder, Colorado, USA

Joshua B. Bederson, MD
Professor
Department of Neurosurgery
Mount Sinai Health System
New York, New York, USA

Kimon Bekelis, MD
Director, Stroke and Brain Aneurysm
    Center of Excellence at GSHMC
Chairman, Neurointerventional Services at
    CHS
Co-Director, Neuro ICU at GSHMC
Long Island Neurosurgery and Pain

Specialists
West Islip, New York, USA

Bernard R. Bendok, MD
Professor and Chairman
Department of Neurosurgery
Mayo Clinic
Phoenix, Arizona, USA

Vladimír Beneš, MD, PhD
Professor
Department of Neurosurgery and
    Neurooncology
Military University Hospital and First
    Medical Faculty
Charles University
Prague, Czech Republic

Ilyes Berania, MD
Resident
Department of Otolaryngology-Head &
    Neck Surgery
Centre Hospitalier de l'Universite de
    Montréal
Montreal, Quebec, Canada

Mark H. Bilsky, MD
William E. Snee Endowed Professor
Attending and Member
Chief, Multidisciplinary Spine Tumor
    Center
Memorial Sloan Kettering Cancer Center
Professor of Neurosurgery
Weill Medical College of Cornell
    University
New York, New York, USA

Mandy Binning, MD
Assistant Professor
Department of Neurosurgery
Drexel Neurosciences Institute
Philadelphia, Pennsylvania

Michel W. Bojanowski, MD, FRCSC
Professor
Division of Neurosurgery
Department of Surgery
University of Montreal
University of Montreal Hospital Center
Montreal, Quebec, Canada

Oliver Bozinov, MD
Vice Chairman
Department of Neurosurgery
University Hospital Zurich
Zurich, Switzerland

Ondřej Bradáč, MD, MSc, PhD
Department of Neurosurgery and
    Neurooncology
Military University Hospital and First
    Medical Faculty
Charles University
Prague, Czech Republic

Leonardo B.C. Brasiliense, MD
Neurosurgery Resident
Division of Neurosurgery
University of Arizona
Tucson, Arizona, USA

Gavin W. Britz, MD
Professor and Chairman
Department of Neurosurgery
The Methodist Neurological Institute
Houston, Texas, USA

Patrick A. Brown, MD
Assistant Professor
Department of Radiology
University of Tennessee
Knoxville, Tennessee, USA

Jan-Karl Burkhardt, MD
Neuroendovascular Fellow
Departments of Neurosurgery and
    Neuroradiology
NYU Langone Health
New York, New York, USA

C. Michael Cawley, MD
Professor
Departments of Neurosurgery and Radiology
Emory University School of Medicine
Atlanta, Georgia, USA

Jacob Cherian, MD
Resident
Department of Neurosurgery
Baylor College of Medicine
Houston, Texas, USA

Joham Choque-Velasquez, MD
Department of Neurosurgery
Helsinki University Hospital &
University of Helsinki
Helsinki, Finland

Mary In-Ping Huang Cobb, MD
Chief Resident
Department of Neurosurgery
Duke University Hospitals
Durham, North Carolina, USA

Christophe Cognard, MD, PhD
Professor of Radiology
Chairman of the Department of Diagnostic
    and Therapeutic Neuroradiology
University Hospital of Toulouse Purpan
Toulouse, France

Daniel Cooke, MD
Assistant Professor in Residence
Department of Radiology and Biomedical
    Imaging
University of California San Francisco
San Francisco, California, USA

William T. Couldwell, MD, PhD
Professor and Chairman
Department of Neurosurgery
University of Utah
Salt Lake City, Utah, USA

Marshall C. Cress, MD
Orlando Health Physicians Neurosurgery
    Group
Director for Neurovascular Services
Department of Neurosurgery
Orlando Regional Medical Center Orlando
    Health
Orlando, Florida, USA

Mark Dannenbaum, MD
Assistant Professor
Department of Neurosurgery
University of Texas Houston Health
    Science Center
Memorial Hermann Hospital System
Houston, Texas, USA

Robert Darflinger, MD
Clinical Fellow
Interventional Neuroradiology,
    Department of Radiology and
    Biomedical Imaging
University of California San Francisco
San Francisco, California, USA

Jason M. Davies, MD, PhD
Cerebrovascular and Skullbase
    Neurosurgery
Departments of Neurosurgery and
    Biomedical Informatics
Director of Cerebrovascular
    Microsurgery
Director of Endoscopy, Kaleida Health
Research Director, Jacobs Institute
State University of New York, Buffalo
Buffalo, New York, USA

Evandro de Oliveira, MD, PhD
Professor
Department of Neurosurgery
Instituto de Ciencias Neurologicas-ICNE
Sao Paulo, SP, Brazil

Dale Ding, MD
Fellow in Endovascular Surgical
    Neuroradiology
Department of Neurosurgery
Barrow Neurological Institute
Phoenix, Arizona, USA

Peter Dirks, MD, PhD, FRCSC
Professor of Surgery and Molecular
    Genetics
Hospital for Sick Children
University of Toronto
Toronto, Ontario, Canada

**Brian Drake, BESc, MB, BCh, BAO,
    MPH, FRCSC**
Neurosurgeon
Division of Neurosurgery
The Ottawa Hospital
Ottawa, Ontario, Canada

Edward A.M. Duckworth, MD, MS
Director, Cranial Neurosurgery Program
Cerebrovascular and Endovascular
    Neurosurgery
St. Luke's Regional Medical Center
Boise, Idaho, USA

Aaron S. Dumont, MD, MBA
Charles B. Wilson Professor & Chair
Department of Neurosurgery
Director, Tulane Center for Clinical
    Neurosciences
Tulane University
New Orleans, Louisiana, USA

Gerald W. Eckardt, MD
Neurosurgeon
BayCare Medical Center
Green Bay, Wisconsin, USA

Mohamed Samy Elhammady, MD
Associate Professor
Department of Neurological Surgery
University of Miami
Miami, Florida, USA

Yoshua Esquenazi, MD
Assistant Professor and Director of
    Surgical Neuro-Oncology

Vivian L. Smith Department of
    Neurosurgery
The University of Texas Health Science
    Center at Houston
Mischer Neuroscience Institute
Houston, Texas, USA

Andrew A. Fanous, MD
Cerebrovascular Fellow
Department of Neurosurgery
University of Miami Miller School of
    Medicine
Miami, Florida, USA

Daniel R. Felbaum, MD
Fellow
Department of Neurosurgery
Global Neurosciences Institute
Philadelphia, Pennsylvania, USA

Vernard S. Fennell, MD
Neuroendovascular Fellow
Department of Neurosurgery
State University of New York, Buffalo
Buffalo, New York, USA

Curtis A. Given, II, MD
Neurosurgical Associates
Baptist Health Lexington
Lexington, Kentucky, USA

Douglas Gonsales, MD
Cerebrovascular Fellow
Lyerly Neurosurgery
Baptist Neurological Institute
Jacksonville, Florida, USA

L. Fernando Gonzalez, MD
Professor
Department of Neurosurgery
Duke University
Durham, North Carolina, USA

Christoph J. Griessenauer, MD
Assistant Professor
Department of Neurosurgery
Geisinger Health
Danville, Pennsylvania, USA

Bradley A. Gross, MD
Assistant Professor
Department of Neurosurgery
University of Pittsburg Medical Center
Pittsburg, Pennsylvania, USA

Jian Guan, MD
Resident

3

Department of Neurosurgery
University of Utah
Salt Lake City, Utah, USA

Mihir Gupta, MD
Resident
Department of Neurosurgery
University of California San Diego
San Diego, California, USA

Ricardo A. Hanel, MD, PhD
Director of Baptist Neurological Institute
Co-Director of Stroke & Cerebrovascular
    Surgery
Endowed Chair of Stroke and
    Cerebrovascular Surgery
Lyerly Neurosurgery
Baptist Neurological Institute
Jacksonville, Florida, USA

David Hasan, MD
Associate Professor
Section Chief of Vascular Neurosurgery
Department of Neurosurgery
University of Iowa Hospitals and Clinics
Iowa City, Iowa, USA

Erik F. Hauck, MD
Neurosurgeon
Duke University
Durham, North Carolina, USA

Daniel M. Heiferman, MD
Resident Physician
Department of Neurological Surgery
Loyola University Medical Center
Maywood, Illinois, USA

Juha Hernesniemi, MD, PhD
Department of Neurosurgery
Helsinki University Hospital & University
    of Helsinki
Helsinki, Finland

Roberto C. Heros, MD, FACS
Professor and co-chairman
University of Miami International Health
    Center
Miami, Florida, USA

Steven W. Hetts, MD
Professor in Residence of Radiology
Chief of Interventional Neuroradiology,
    UCSF Mission Bay Hospitals
Co-Director, UCSF Hereditary
    Hemorrhagic Telangiectasia Center of
    Excellence

Co-Director, Interventional Radiology
    Research Laboratory
Department of Radiology and Biomedical
    Imaging
University of California, San Francisco
San Francisco, California, USA

Brian L. Hoh, MD
Professor
Department of Neurosurgery
University of Florida
Gainesville, Florida, USA

David Houlden, PhD
Neurophysiologist
Department of Medical Imaging
The Ottawa Hospital
Ottawa, Ontario, Canada

Oliver Holmes, MD, MSc, FRCPC
Radiation Oncologist
Eastern Health at Dr. H. Bliss Murphy
    Cancer Centre
St. John's, Newfoundland, Canada

L. Nelson Hopkins, MD
SUNY Distinguished Professor,
    Neurosurgery and Radiology; Founder,
    Gates Vascular Institute; Founder and
    Chief Scientific Officer, Jacobs Institute
University at Buffalo Neurosurgery
SUNY Buffalo, Kaleida Health
Buffalo, New York, USA

Jay U. Howington, MD, FACS
Associate Professor
Departments of Surgery and Radiology
Mercer University School of Medicine
Savannah, Georgia, USA

Judy Huang, MD, FAANS
Professor and Vice Chair
Department of Neurosurgery
Johns Hopkins University School of
    Medicine
Baltimore, Maryland, USA

Daniela Iancu, MD, MSc
Associate Professor
Department of Medical Imaging, Division
    of Neurosurgery
The Ottawa Hospital
Ottawa, Ontario, Canada

Tarik F. Ibrahim, MD[x]
Department of Neurosurgery
Loyola University Medical Center

Maywood, Illinois, USA
[x]Deceased

Adeel Ilyas, MD
Resident Physician
Department of Neurosurgery
University of Alabama at Birmingham
Birmingham, Alabama, USA

Pascal Jabbour, MD
Professor of Neurological Surgery
Chief, Division of Neurovascular Surgery
    and Endovascular Neurosurgery
Thomas Jefferson University Hospital
Philadelphia, Pennsylvania, USA

Behnam Rezai Jahromi, MD
Department of Neurosurgery
Helsinki University Hospital & University
    of Helsinki
Helsinki, Finland

Samuel Kalb, MD
Neurosurgery Resident
Department of Neurosurgery
Barrow Neurological Institute
Phoenix, Arizona, USA

Haris Kamal, MD
Stroke Director & Chief of Neurology
LBJ Hospital/Smith Clinic
Assistant Professor of Neurology
Department of Neurology
University of Texas Health Sciences
    Center at Houston-McGovern Medical
    School
Houston, Texas, USA

Peter Kan, MD
Associate Professor
Department of Neurosurgery
Baylor College of Medicine
Houston, Texas, USA

Stephen Lee Katzen, MD
Resident Physician
Department of Neurosurgery
University of Texas Health Science Center
    at Houston
Houston, Texas, USA

Keith Allen Kerr, MD
Resident Physician
Department of Neurosurgery
University of Texas Health Science Center
    at Houston
Houston, Texas, USA

Louis J. Kim, MD
Professor & Vice Chairman
Department of Neurological Surgery
University of Washington School of
    Medicine
Seattle, Washington, USA

**Alexander A. Khalessi, MD, MS,
    FAANS**
Chairman
Department of Neurological Surgery
UC San Diego Health
La Jolla, California, USA

Nadia Khan, MD
Professor
Head of Moyamoya Center
Division of Pediatric Neurosurgery
University Children's Hospital
Zurich, Switzerland
Head of Adult Cerebral Revascularisation
    and Moyamoya
Department of Neurosurgery
University Tubingen
Germany

Timo Krings, MD, FRCP(C)
Professor of Radiology and
    Neurosurgery
Chair of Interventional Neuroradiology
Joint Department of Medical Imaging
Toronto Western Hospital
University Health Network
University of Toronto
Toronto, Ontario, Canada

Michael Lang, MD
Chief Resident
Department of Neurological Surgery
Thomas Jefferson University
Philadelphia, Pennsylvania, USA

Giuseppe Lanzino, MD
Professor
Department of Neurosurgery
Mayo Clinic
Rochester, Minnesota, USA

Biagia La Pira, MD
Research Fellow
Department of Neurosurgery
Mayo Clinic
Rochester, Minnesota, USA

Ilya Laufer, MD, MS
Associate Attending
Department of Neurosurgery

Memorial Sloan Kettering Cancer Center
Associate Professor
Department of Neurosurgery
Weill Cornell Medical College
New York, New York, USA

Michael T. Lawton, MD
Professor of Neurological Surgery, Barrow
    Neurological Institute
President and Chief Executive Officer,
    Barrow Neurological Institute
Chairman, Department of Neurological
    Surgery
Chief of Vascular and Skull Base
    Neurosurgery Programs
Robert F. Spetzler Endowed Chair in
    Neurosciences
St. Joseph's Hospital and Medical Center
Phoenix, Arizona, USA

Hubert Lee, MD, MSc
Division of Neurosurgery
The Ottawa Hospital
Ottawa, Ontario, Canada

Jean-Paul Lejeune, MD
Department of Neurosurgery
CHRU Lille
Université de Lille
Lille, France

Elad I. Levy, MD, MBA, FACS, FAHA
Professor and Chair
L. Nelson Hopkins Endowed Chair
Department of Neurosurgery
Jacobs School of Medicine and
    Biomedical Sciences at the University
    at Buffalo
Medical Director, Department of
    Neuroendovascular Services
Co-Director, Gates Stroke Center
Kaleida Health
Buffalo, New York, USA

Andrey Lima, MD
Neuroendovascular Surgery
Department of Neurology and
    Neurosurgery
Memorial Healthcare System
Hollywood, Florida, USA

Christopher M. Loftus, MD
Professor
Department of Neurosurgery
Temple University Lewis Katz School of
    Medicine
Philadelphia, Pennsylvania, USA

Demetrius Klee Lopes, MD
Professor
Department of Neurosurgery
Rush University
Chicago, Illinois, USA

Stephen R. Lowe, MD
Resident Physician
Department of Neurosurgery
Medical University of South Carolina
Charleston, South Carolina, USA

**R. Loch Macdonald, MD, PhD,
    FRCS(C), FAANS, FACS**
Professor of Surgery
St. Michael's Hospital
Division of Neurosurgery and Department
    of Surgery
University of Toronto
Associate Scientist
Keenan Research Centre for Biomedical
    Science and Li Ka Shing Knowledge
    Institute
Toronto, Ontario, Canada

Venkatesh S. Madhugiri, MCh
Associate Professor
Head of Neurosurgical Oncology
Cancer Institute (WIA)
Adyar, Chennai, India

Giovanni R. Malaty, BS
Department of Neurosurgery
Barrow Neurological Institute
St. Joseph's Hospital and Medical Center
Phoenix, Arizona, USA

Shawn Malone, MD, FRCPC
Radiation Oncologist
Department of Radiation Oncology
The Ottawa Hospital
Ottawa, Ontario, Canada

Eduardo Martinez-del-Campo, MD
Neurosurgery Resident
Department of Neurosurgery
University of Wisconsin
Madison, Wisconsin, USA

Justin R. Mascitelli, MD
Cerebrovascular Fellow
Department of Neurosurgery
Barrow Neurological Institute
Phoenix, Arizona, USA

Marcus D. Mazur, MD
Neurosurgery Resident

University of Utah
Salt Lake City, Utah, USA

Ricky Medel, MD
Neurosurgeon
UC Health Neurosurgery
Colorado Springs, Colorado, USA

J Mocco, MD, MS
Professor and Vice Chairman
Department of Neurosurgery
Mount Sinai Health System
New York, New York, USA

Maxim Mokin, MD, PhD
Assistant Professor
Department of Neurosurgery and Brain
  Repair
University of South Florida
Tampa, Florida, USA

Karam Moon, MD
Neurosurgery Resident
Department of Neurosurgery
Barrow Neurological Institute
Phoenix, Arizona, USA

Justin M. Moore, MD, PhD, FRACS
Assistant Professor
Department of Neurosurgery
Beth Israel Deaconess Medical Center
Harvard Medical School
Boston Medical Center
Boston University
Boston, Massachusetts, USA

Nina Z. Moore, MD, MSE
Neurosurgery Resident
Department of Neurosurgery
Cleveland Clinic Foundation
Cleveland, Ohio, USA

Michael Kerin Morgan, MD
Professor of Cerebrovascular
  Neurosurgery
Department of Clinical Medicine
Macquarie University
Sydney, Australia

Simon Morr, MD
Neurosurgery Resident
Department of Neurosurgery
State University of New York, Buffalo
Buffalo, New York, USA

Stephan A. Munich, MD
Cerebrovascular Fellow
Department of Neurosurgery
University of Miami Miller School of
  Medicine
Miami, Florida, USA

Peter Nakaji, MD
Professor of Neurosurgery
Director of Minimally Invasive and
  Endoscopic Neurosurgery
Program Director of the Neurosurgery
  Residency Program
Department of Neurosurgery
Barrow Neurological Institute
Phoenix, Arizona, USA

Sabareesh K. Natarajan, MD
Neuroendovascular Fellow
Department of Neurosurgery
State University of New York, Buffalo
Buffalo, New York, USA

John D. Nerva, MD
Resident
Department of Neurological Surgery
University of Washington
Seattle, Washington, USA

Feres Chaddad Neto, MD, PhD
Professor
Department of Neurosurgery
Universidade Federal de Sao Paulo
Sau Paulo, Brazil

Mateus Reghin Neto, MD
Professor
Department of Neurosurgery
Universidade Federal de Sao Paulo
Sau Paulo, Brazil

C. Benjamin Newman, MD, FAANS
Neurosurgical Associates
Baptist Health Lexington
Lexington, Kentucky, USA

Christopher S. Ogilvy, MD
Director, Endovascular and Operative
  Neurovascular Surgery
BIDMC Brain Aneurysm Institute
Professor of Neurosurgery
Harvard Medical School
Boston, Massachusetts, USA

Joshua W. Osbun, MD
Fellow, Cerebrovascular Surgery

Department of Neurological Surgery
Emory University School of Medicine
Emory Clinic
Atlanta, Georgia, USA

J. Scott Pannell, MD
Assistant Professor
Department of Neurological Surgery
UC San Diego Health
La Jolla, California, USA

Min S. Park, MD, FAANS
Associate Professor
Departments of Neurosurgery and
  Neurology
University of Virginia Health System
Charlottesville, Virginia, USA

Athos Patsalides, MD, MPH
Associate Professor
Department of Neurosurgery
New York Presbyterian Hospital/ Weill
  Cornell Medicine
New York, New York, USA

Vitor M. Pereira, MD
Associate Professor
Department of Radiology and Surgery
University of Toronto
Toronto, Ontario, Canada

Eric C. Peterson, MD, FAANS
Associate Professor
Department of Neurological Surgery
University of Miami Miller School of
  Medicine
Miami, Florida, USA

Laurent Pierot, MD, PhD
Professor
Head of the Department of Neuroradiology
Université Reims-Champagne-Ardenne,
  CHU Reims
Hôpital Maison-Blanche
Reims, France

Amol Raheja, MBBS, MCH
Assistant Professor
Department of Neurosurgery
All India Institute of Medical Sciences
New Delhi, India

Rudy J. Rahme, MD
Resident Physician
Department of Neurosurgery
Northwestern University Feinberg School
  of Medicine and McGaw Medical

Center
Chicago, Illinois, USA

Gary B. Rajah, MD
Neurosurgical and Endovascular Resident
Department of Neurosurgery
Wayne State University
Detroit Medical Center
Detroit, Michigan, USA

Christian N. Ramsey, III, MD, FAANS
Neurosurgical Associates
Baptist Health Lexington
Lexington, Kentucky, USA

Leonardo Rangel-Castilla, MD
Assistant Professor
Department of Neurosurgery and
    Radiology
Mayo Clinic
Rochester, Minnesota, USA

Vikas Y. Rao, MD
Orange County Neurosurgical Associates
California, USA

Peter A. Rasmussen, MD
Associate Professor of Neurological
    Surgery
Department of Neurological Surgery and
    Cerebrovascular Center
Cleveland Clinic
Cleveland, Ohio, USA

Luca Regli, MD
Professor and Chairman of Neurosurgery
Department of Neurosurgery
Clinical Neuroscience Center
University Hospital Zurich
Zurich, Switzerland

Matthew R. Reynolds, MD, PhD
Assistant Professor
Department of Neurosurgery and
    Radiology
Loyola University Medical Center
Maywood, Illinois, USA

Thomas Robert, MD
Clinical Fellow in Neurovascular and
    Skull Base Surgery
Department of Neurosurgery
Hôpital Notre-Dame
Centre Hospitalier de l'Université de
    Montréal
Montreal, Quebec, Canada

**Robert H. Rosenwasser, MD, MBA,
    FACS, FAHA**
Jewell L. Osterholm, MD Professor and
    Chair of Neurological Surgery
Professor of Radiology, Neurovascular
    Surgery, Interventional Neuroradiology
President, Vickie and Jack Farber Institute
    for Neuroscience
Medical Director, Jefferson Neuroscience
    Network
Thomas Jefferson Hospital
Philadelphia, Pennsylvania, USA

Jeremy Russell, MD
Neurovascular Fellow
Department of Neurosurgery
Toronto Western Hospital
Toronto, Ontario, Canada

Jonathan J. Russin, MD
Assistant Professor
Department of Neurological Surgery
University of Southern California
Los Angeles, California, USA

Abdulrahman Sabbagh, MD
Assistant Professor and Consultant
    Neurosurgeon, Epilepsy Surgeon and
    Pediatric Neurosurgeon, Neurosurgery
    Section
Assistant Chairman of Research and
    Higher Education
Department of Surgery, College of
    Medicine
Head of Research and Development,
    Clinical Skill and Simulation Center
King Abdulaziz University
Jeddah, Saudi Arabia
Regional Director, Western and Southern
    Regions Committee of Neurosurgery
    Residency Training Programs
Saudi Commission for Health Specialties,
    Saudi Arabia

Afnan Samman, MD
Resident, Neurological Surgery
Department of Surgery
Neurosurgery Division
King Abdulaziz Medical City, National
    Guards Health Affaires
Jeddah, Saudi Arabia

Rohini D. Samudralwar, MD
Fellow
Department of Neurology
Washington University

St. Louis, Missouri , USA

Eric Sauvageau, MD
Director of Stroke & Cerebrovascular
    Surgery
Endowed Chair of Stroke and
    Cerebrovascular Surgery
Lyerly Neurosurgery
Baptist Neurological Institute
Jacksonville, Florida, USA

Robert N. Sawyer Jr., MD
Associate Professor
Department of Neurology
State University of New York at Buffalo
Buffalo, New York, USA

Robert Asa Scranton, MD
Resident Physician
Department of Neurological Surgery
Houston Methodist Neurological Institute
Houston, Texas, USA

Alfred Pokmeng See, MD
Neurosurgery Resident
Department of Neurosurgery
Brigham and Women's Hospital
Harvard Medical School
Boston, Massachusetts, USA

Fabio Settecase, MD, MSc, FRCPC
Assistant Clinical Professor
Department of Radiology and Biomedical
    Imaging
University of California San Francisco
San Francisco, California, USA

**Adnan H. Siddiqui, MD, PhD, FACS,
    FAHA, FAANS**
Professor and Vice Chair
Director
Neuroendovascular Fellowship Program
Department of Neurosurgery and
    Radiology
State University of New York
Buffalo, New York, USA

Jason Signorelli, MD
Resident
University of Utah School of Medicine
Salt Lake City, Utah, USA

John Sinclair, MD, FRCSC
Assistant Professor
Division of Neurosurgery
The Ottawa Hospital
Ottawa, Ontario, Canada

Amit Singla, MD
Neurosurgeon
Department of Neurosurgery
Covenant Medical Center
Waterloo, Iowa, USA

Tony P. Smith, MD
Professor
Department of Radiology, Division of
Interventional Radiology
Duke University Hospitals
Durham, North Carolina, USA

Brian M. Snelling, MD
Chief Resident
Department of Neurological Surgery
University of Miami Miller School of
Medicine
Jackson Memorial Hospital
Miami, Florida, USA

Kenneth V. Snyder, MD, PhD
Assistant Professor
Department of Neurosurgery
University at Buffalo
Buffalo, New York, USA

Robert F. Spetzler, MD
Professor and Emeritus Chair
Department of Neurosurgery
Barrow Neurological Institute
Phoenix, Arizona, USA

Alejandro Spiotta, MD
Professor
Comprehensive Stroke and
Cerebrovascular Center
Medical University of South Carolina
Charleston, South Carolina, USA

Visish M. Srinivasan, MD
Resident
Department of Neurosurgery
Baylor College of Medicine
Houston, Texas, USA

Robert M. Starke, MD, MSc
Assistant Professor
Department of Neurosurgery and
Radiology
University of Miami
Miami, Florida, USA

Gary K. Steinberg, MD, PhD
Bernard and Ronni Lacroute-William
Randolph Hearst Professor of
Neurosurgery and the Neurosciences
Chairman
Department of Neurosurgery
Stanford University School of Medicine
Stanford, California, USA

Anna Štekláčová, MD
Department of Neurosurgery and
Neurooncology
Military University Hospital and First
Medical Faculty
Charles University
Prague, Czech Republic

Ben A. Strickland, MD
Neurosurgery Resident
Department of Neurosurgery
University of Southern California
Los Angeles, California, USA

Samir Sur, MD
Resident
Department of Neurological Surgery
University of Miami
Miami, Florida, USA

Phil Taussky, MD
Associate Professor
Department of Neurosurgery
University of Utah
Salt Lake City, Utah, USA

Mario K. Teo, MD, FRCS(SN)
Consultant Neurosurgeon
Department of Neurosurgery
North Bristol University Hospital
Bristol, United Kingdom
Clinical Instructor
Department of Neurosurgery
Stanford University Medical Centre
Stanford, California, USA

Ajith Thomas, MD
Associate Professor
BIDMC Brain Aneurysm Institute
Professor of Neurosurgery
Harvard Medical School
Boston, Massachusetts, USA

Stavropoula I. Tjoumakaris, MD, FAANS
Associate Professor of Neurosurgery
Associate Residency Program Director
Fellowship Director of Endovascular
Surgery & Cerebrovascular Neurosurgery
Director of Neurosurgery Clerkship
Thomas Jefferson University Hospital
Philadelphia, Pennsylvania, USA

Raymond D. Turner, IV, MD
Professor
Comprehensive Stroke and
Cerebrovascular Center
Medical University of South Carolina
Charleston, South Carolina, USA

Michael Tymianski, MD, PhD, FRCSC
Head, Division of Neurosurgery, UHN
Professor, Department of Surgery,
University of Toronto
Harold and Esther Halpern Chair in
Neurosurgical Stroke Research
Canada Research Chair (Tier 1) in
Translational Stroke Research
Sr. Scientist, Krembil Research Institute
Division of Neurosurgery, University
Health Network
Toronto, Ontario, Canada

Kunal Vakharia, MD
Fellow in Endovascular Neurosurgery
Department of Neurosurgery
University at Buffalo
Buffalo, New York, USA

Anton Valavanis, MD
Professor
Department of Neuroradiology, Clinical
Neuroscience Center
University Hospital Zurich
Zurich, Switzerland

Jan Vargas, MD
Resident Physician
Department of Neurosurgery
Medical University of South Carolina
Charleston, South Carolina, USA

Erol Veznedaroglu, MD, FACS, FAANS, FAHA
Professor
Director, Global Neurosciences Institute
Department of Neurosurgery
Philadelphia, Pennsylvania, USA

Brian P. Walcott, MD
Clinical Instructor
Department of Neurological Surgery
University of Southern California
Los Angeles, California, USA

Michael P. Wemhoff, MD
Chief Resident
Department of Neurosurgery

Loyola University Medical Center
Maywood, Illinois, USA

Ethan A. Winkler, MD, PhD
Resident Physician
Department of Neurological Surgery
University of California San Francisco
San Francisco, California, USA

Wuyang Yang, MD, MS
Resident
Department of Neurosurgery

Johns Hopkins University School of
  Medicine
Baltimore, Maryland, USA

Joseph M. Zabramski, MD
Professor
Department of Neurosurgery
Barrow Neurological Institute
Phoenix, Arizona, USA

Hasan A. Zaidi, MD
Assistant Professor

Department of Neurosurgery
Harvard Medical School
Brigham and Women's Hospital
Boston, Massachusetts, USA

Ali R. Zomorodi, MD
Associate Professor
Department of Neurosurgery
Duke University Hospitals
Durham, North Carolina, USA

中文版前言一

初识本书，被其内容深深吸引。当确定版权引进后，立即组织翻译，其间经过反复的讨论和校对，力求如实准确地表现原作的理念和思想。原著主编 Leonardo Rangel-Castilla、Peter Nakaji、Adnan H. Siddiqui、Robert F. Spetzler 和 Elad I. Levy 在全球神经外科脑血管病手术领域享有盛誉，诸多技术和理念影响着几代神经外科人。我从事神经外科30余年，也曾处理各类复杂脑血管病，积累了丰富的经验。即便如此，阅读本书仍感身临其境、豁然开朗、深受启发。本书有很强的科学性、条理性和实践性，可以帮助初学者系统地建立脑血管病手术理论体系；对于有经验的术者，本书能帮助其回忆起每一台经历的手术，无论曾经历的是成功还是失败，都能再次让其深入体会、反复思考、收获新知。

在本书的翻译过程中，涌现出一批有强烈求知欲望的年轻神经外科医生，他们继承了前辈艰苦奋斗的精神，同时有新时代医务人员理性和严谨的优秀品质。他们善于学习，敢于探索，精益求精。译者名单会记录这些优秀的青年医生。

受限于译者水平，译稿难免留有瑕疵。在推荐同道阅读本书的同时，欢迎大家积极斧正，共同研讨有争议的话题。希望神经内、外科的同道能共同丰富、优化、推进脑血管病的精准诊疗，为广大患者造福。

王玉海

2022 年 12 月

中文版前言二

　　脑是宇宙间最复杂的物质。脑血管病涉及神经病学、神经外科学、精神科学、血管神经科学、介入神经科学、介入放射科学、神经危重症等多个学科，其诊断与治疗非常复杂。目前，多学科联合治疗成为脑血管病诊治的有效手段。这部《脑血管病诊治决策》也应运而生。

　　本书由 Leonardo Rangel-Castilla、Peter Nakaji、Adnan H. Siddiqui、Robert F. Spetzler 和 Elad I. Levy 主编，是 Barrow 神经学研究所 Robert F. Spetzler 教授团队黄金时期的代表作之一。他将神经外科学、神经病学、血管内科学、介入神经科学、介入放射科学、血管神经科学、神经危重症护理领域和医学插画领域的专家汇聚在一起，为治疗脑血管病提供了多种方案和选择。全书分为 7 篇，涵盖几乎所有脑血管疾病，包括缺血性卒中、前循环动脉瘤、后循环动脉瘤、罕见颅内动脉瘤、颅内和鼻窦动静脉畸形和瘘、海绵状血管畸形和罕见血管性肿瘤等。临床医师可以针对每一种脑血管病，从多个角度进行推演，充分评估治疗方案，从而做出更好的决策。这本书充分反映了当今国际脑血管病领域的最新诊治理念和水平，是临床医师及医学生的必备参考书。

　　我在美国接受神经外科培训期间多次遇见 Spetzler 教授。感谢 Spetzler 教授的信任，将一本亲手签名的原著赠送给我。当我询问他是否可以翻译这本著作时，他欣然答应。值得一提的是，参与翻译的人员几乎都有国外访学经历，有部分译者曾在 Barrow 神经学研究所进修，他们是国内优秀的青年才俊，具有国际视野和先进理念。感谢每一位译者为本书的翻译和出版所付出的时间和心血，特别感谢杨理坤主任在协调与审校工作中做出的贡献。

　　感谢 Thieme 出版社和上海科学技术出版社给我们提供的宝贵机会，为国际最新脑血管病诊治理念在中华大地传播提供了良好的平台。

　　由于译者的水平有限，书中难免有翻译不当之处，敬请各位同道、前辈批评指正。

蔡　理

2022 年 11 月

英文版序一

这部精心编写的关于脑血管病的专著满足了从整体上识别和处理脑血管病的长期需求。

脑血管病是具有挑战性及高风险的疾病，通常症状隐匿，导致制订治疗策略较为困难：治疗或者不治疗（以及如何治疗）是值得思考的问题。医生的学科、专业背景和培训经历的不同，都会影响最终的治疗选择和结果。

凭借广泛的多学科培训背景和经验，这些杰出的专家融汇了治疗脑血管病的多种解决方案和选择，以造福各种脑血管病专科医生及患者。

通常，有很多方法可以用于成功治疗脑血管病。然而，值得提出的是："如果你只有一把锤子，那么整个世界看起来就像一颗钉子。"这个问题一直是脑血管病管理中最麻烦的情况。也就是说，如果患者去找的医生只有单一的专业背景，治疗决策可能会明显偏向于这一种方式，这就有可能会错过更安全、更有效的治疗方案。

多学科团队可以避免这个问题，通常由一个部门作为主要决策者和治疗者。

《脑血管病诊治决策》将有助于解决这个问题，并为多学科团队提供有价值的见解，有助于读者从多个角度仔细检查每一类疾病，对治疗方案进行充分评估，从而做出更好的决策。

祝贺 Leonardo Rangel-Castilla 及其他编者编撰了这本不同凡响的专著，这对患者和他们的医生来说是无价的。

L. Nelson Hopkins, MD

SUNY Distinguished Professor, Neurosurgery and Radiology

Founder and Chief Scientific Officer, Jacobs Institute

Founder, Gates Vascular Institute

Buffalo, New York

英文版序二

脑血管病的治疗有4个主要里程碑：① Antonio Egas Moniz于1927年发表了他的脑血管造影经验。② 10年后 Walter Dandy 完成了颈动脉瘤夹闭手术（即使当时没有做血管造影）。③ 20世纪60年代末，M. Gazi Yaşargil 将显微镜引入包括脑血管病在内的所有神经外科治疗领域。④ Serbinenko 在20世纪70年代初发表了他在脑动脉瘤血管内球囊治疗方面的研究成果，Schechlov 和法国学派紧随其后，在1991年由 Guglielmi 研发了脑动脉瘤弹簧圈栓塞治疗方法。

Mark Twain 在100多年前写道："无数研究人员夜以继日的工作已经给研究带来了更多新的未知，如果他们继续研究下去，我们很快就会对此变得一无所知。"迄今为止，情况更是如此，发表论文很容易，特别是通过网络传播则更为迅捷。直至2018年2月，在 PubMed 中搜索时可发现34 632篇关于脑动脉瘤的文章、22 643篇关于颈动脉狭窄的文章、3 621篇关于动静脉瘘的文章，以及3 046篇关于脑动静脉畸形的文章。很显然，现在已经没有人可以做到阅读所有这些发表出来的文章全文了，我们需要提取纲要以随时了解这些领域的最新发展。

Decision Making in Neurovascular Disease（Leonardo Rangel-Castilla、Peter Nakaji、Adnan H. Siddiqui、Robert F. Spetzler 和 Elad I. Levy 主编）完美地解决了Mark Twain 所提出的担忧：这本书在精美的封面上实现了它的承诺，在一幅幅精美的图片中展示了所有的脑血管病。

本书共7篇，每篇都涵盖了相应的脑血管病主题。正如作者所述，本书确实是"神经外科、神经病学、血管内科、介入神经科、介入放射科、血管神经科和神经重症监护领域的住院医师和进修医师，以及在这些领域内的资深临床医师所必备的图书"。Francis Bacon 爵士（1561—1626年）曾说："每个人都有义务将他所做的可能对其他人有用的事情记录在案。"我的观点是：这本书是极其实用的宝典，是脑血管病领域内众多图书中的一颗璀璨宝石。

Juha Hernesniemi, MD, PhD

Professor and Head, Juha Hernesniemi International Center for
Neurosurgery, Department of Neurosurgery, Henan Provincial
People's Hospital, Zhengzhou, PR China
Emeritus Professor and Emeritus Chairman,
Department of Neurosurgery, UH of Helsinki, Finland
Adjunct Professor, Mayo Clinic, USA
Professor, hc Burdenko Institute, Moscow, Russia

英文版前言

　　脑血管病（包括缺血性疾病和出血性疾病），是全世界致残和致死的主要原因。在过去的 20 年里，我们对这些疾病的理解和治疗方法有了巨大的发展。在 20 世纪 90 年代初期，早期的血管内介入技术经历了一次质的飞跃，从一种发展模式开始，迅速成熟并得到了显著的扩展，以至于它们大大改变了大多数脑血管病的治疗方法。因此，对于某些种类的脑血管病，关于何时使用哪种疗法治疗一直存在争议。我们现在意识到，不应在两种模式之间进行辩论，而应寻求协同合作。脑血管内介入技术是脑血管开放手术的有效补充；作为血管神经外科医生、神经科医生、神经放射科医生和其他治疗这些患者的工作者，我们的工作是为特定的患者和疾病选择合适的治疗方式。《脑血管病诊治决策》的目标是整合这两种方式，并帮助临床医生在复杂的决策过程中为特定情况选择最合适的治疗方式。本书是目前研究成果的汇编，可供医疗实践参考，也可作为进入该领域的初级医生的学习教材。

　　本书既是一本综合性的参考书，也是一件重点突出的"工具"。读者可以从头到尾阅读本书，将本书作为特定疾病患者诊疗方案制订的参考材料。在这两个角色中，本书还设计了快速检索的方式，以方便医学生、住院医师和进修医师查询，提供相关的须知信息、专家意见和更新的临床证据。本书根据诊断、解剖区域或疾病分为 7 篇，涵盖了所有的脑血管病。第 1 篇包括缺血性卒中和血管功能不全，这是神经科医生、神经重症监护科医生和神经外科医生都感兴趣的领域，也是自 2015 年以来在治疗策略上发生了巨大变化的领域。 第 2 篇涵盖了前循环的所有颅内动脉瘤，详细介绍了不同部位动脉瘤的解剖特点及分类，且每章都整合了脑血管外科和血管内介入两种治疗方式。第 3 篇包含后循环的所有颅内动脉瘤，其编写方式与前循环部分类似。第 4 篇主要涵盖一些不太常见的颅内动脉瘤类型，包括真菌性动脉瘤、血泡样动脉瘤、小儿颅内动脉瘤和脊髓动脉瘤。第 5 篇涵盖了所有的颅内和脊柱动静脉畸形和瘘，这些病变相对不太常见但难以处理。第 6 篇包括颅骨和脊柱海绵状血管畸形，我们为丘脑和脑干海绵状血管畸形单独设置了一章。 最后，即第 7 篇，涵盖颅内、颅外和脊柱不太常见的富血管性肿瘤。头部、颈部和脊柱的血供丰富的肿瘤手术方法与治疗血管畸形相关的手术方法有很多共同之处，并且可以类似的方法通过栓塞进行治疗。

　　每一章都简洁地给出了概述及基于最新临床试验的"是否治疗"部分，同时涵盖了临床检查、开颅手术、血管内治疗、并发症防治、稳定性及复发、随访等内容。本书的独特之处是治疗策略建议，以易于查询的流程图形式呈现，可以在每章的开头找到，总结和整合了该章中提供的信息。在重要的策略步骤中显示了先后顺序，在每一章中标注了参考文献。每一章都说明了开颅手术和血管内治疗的方案。最后，每一章都包含了推荐阅读。

我们希望读者能发现本书的趣味性，并且从阅读这本书中受益。

Leonardo Rangel-Castilla, MD

Peter Nakaji, MD

Adnan H. Siddiqui, MD, PhD, FACS, FAHA, FAANS

Robert F. Spetzler, MD

Elad I. Levy, MD, MBA, FACS, FAHA

致　谢

我们要感谢所有参与编撰本书的神经外科、介入放射科、神经内科医生和研究员。没有他们的参与，这本书是不可能完成的。

我们非常感谢 Barrow Neurological Institute 神经科学出版物办公室的成员，包括医学插图画家兼神经科学出版物经理 Mark Schornak、首席医学插图画家 Kristen Larson Keil、医学动画师和建模师 Joshua Lai、封面艺术家 Cindy Giljames 和制作编辑 Cassie Todd。我们还要感谢神经科学出版物办公室的编辑团队，包括 Mary Ann Clifft、Paula Higginson、Dawn Mutchler、Lynda Orescanin、Samantha Soto 和 Gena Lake。

我们还要感谢 Buffalo 大学神经外科的工作人员——资深编辑 Debi Zimmer，她在纠正和完善我们的工作以确保准确性和一致性方面做出了很大贡献；也要感谢医学插图画家 Paul Dressel 在设计方面的杰出贡献。

感谢来自 Thieme 出版社的亲爱的朋友们，他们保证了本书的高质量出版：团队负责人 Tim Hiscock 促成了这一切；感谢 Sarah Landis 在整个编辑过程中的耐心工作，并始终给予我们完成项目所需的动力；感谢 Nikole Connors 保持编撰工作的流程正规和井井有条。

最后，我们感谢我们的患者，他们允许我们为他们服务，并激励我们在"黑暗"中加倍努力，尽我们所能地释放光芒；感谢我们的同事，他们每天都与我们并肩战斗，执行书中所讲述的治疗程序；感谢我们的家人，他们以极大的爱和耐心支持着我们；而你，读者，正是因为你，我们才有了这本书。

目　录

第 1 篇

缺血性卒中与血管功能不全

Ischemic Stroke and Vascular Insufficiency

第1章 急性缺血性卒中：小血管疾病

Haris Kamal and Robert N. Sawyer Jr.

摘　要：小血管疾病（SVD）是包括脂质透明样变、微动脉粥样硬化、小栓子、脑自动调节功能衰竭在内的多种病理生理学机制的后果；危险因素包括衰老、高血压、糖尿病、吸烟、遗传。鉴别诊断包括CADASIL、Susac病、血管内淋巴瘤、结节病和淀粉样血管病等。主要累及脑干（脑桥）、基底节和内囊；临床表现各异，常无相关性。典型表现包括单纯运动性或感觉性偏瘫、共济失调性偏瘫、构音障碍—笨拙手综合征。磁共振成像（MRI）是确诊和治疗SVD的关键，典型的MRI表现包括皮质下梗死、腔隙灶、白质高信号、微出血和脑萎缩。急性期的主要治疗包括阿替普酶（对于符合条件的患者）；次要治疗包括控制高血压和血脂异常、改良生活方式（减肥和戒烟）和抗血小板药物。血管内治疗对处理此类卒中和SVD没有作用。

关键词：急性缺血发作，腔隙性梗死，小血管病，血管病变，血管炎，阿司匹林，氯吡格雷

概　述

小血管疾病（SVD）约占所有卒中的20%～30%，通常发生在基底节、内囊、脑桥。预计复发率相对较低，1个月时约为2%，3个月时约为3.4%。SVD的主要病因被认为是多数继发于纤维素样坏死的脂质透明样变性。最重要的危险因素是年龄增长，其他包括动脉性高血压、糖尿病和非脑血管病。

已报道了SVD和腔隙性梗死的几种机制，包括：① 穿支动脉脂质透明样变性，特别是较小的梗死（长度3～7 mm）。② 大脑中动脉（MCA）主干、Willis环或远端椎基底动脉发出穿支动脉的起始部的微动脉粥样硬化。③ 引起小血管卒中的小栓子。④ 脑小动脉和毛细血管内皮及其相关性血脑屏障功能衰竭。

磁共振成像（MRI）上发现的融合性SVD比离散性病灶进展更快。小的腔隙性梗死（直径0.2～15 mm）是大的脑动脉的单一穿支闭塞引起的非皮质梗死；这类分支呈锐角从Willis环大动脉、MCA主干或基底动脉发出。

本章关于治疗决策的主要争议包括：
（1）组织型纤溶酶原激活剂的适应证和最佳药物治疗。
（2）鉴别诊断所需的检查。
（3）改良生活方式。

是否治疗

通常进行药物治疗（流程图1.1中①）。急性缺血性卒中（AIS）应被认为是一种真正的神经系统急症，治疗决策基于许多因素。根据美国国立卫生研究院卒中量表（NIHSS）评分水平确定的卒中严重程度可用于评估AIS的可能性，并用无创检查确诊。

病理生理学/分类

SVD卒中是2种不同病理生理学过程的结果，可分别或同时出现。第一，小穿动脉呈直角发自大动脉，穿入深部脑实质；这些穿支动脉结构在血流动力学上承受巨大压力，其结果常被称为脂质透明样变性，导致动脉的逐渐狭窄和闭塞。第二，大的主干动脉中斑块形成并随后使这类小的穿支动脉起始部闭塞，从而导致穿支动脉闭塞；Fisher和Caplan称此为颅内分支动脉粥样硬化性疾病。脂质透明样变性和分支动脉粥样硬化性疾病都累及大脑半球较深部分，包括基底节、丘脑和脑干。SVD在皮质浅表/小脑可引起腔隙性卒中。然而，这些卒中的病理生理学机制差异更大，包括高血压、糖尿病、脑常染色体显性遗传性动脉病伴皮质下梗死和白质脑病（CADASIL）、Susac病、血管内淋巴瘤、脑淀粉样血管病和结节病（流程图1.1中③）。

诊断检查

SVD遵循标准的卒中检查流程：全面的体格检

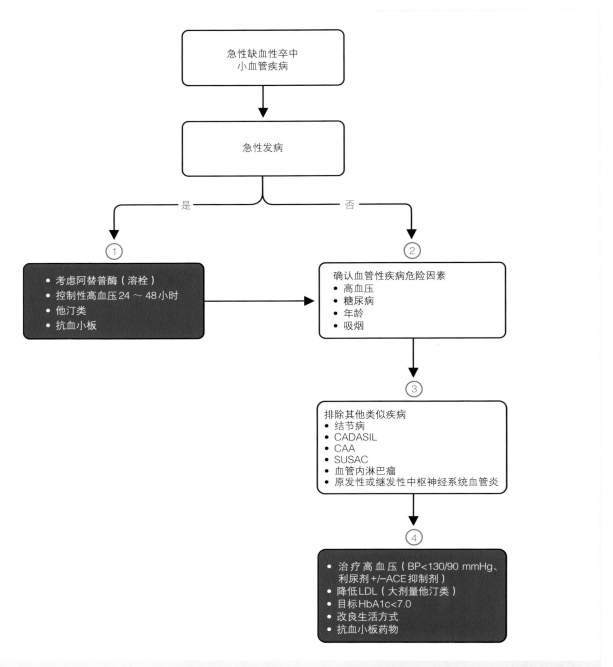

流程图 1.1 急性缺血性卒中——小血管疾病的治疗决策流程。

查和神经系统检查、头部计算机断层扫描（CT）、CT血管造影、MRI［包括弥散加权成像、液体衰减反转恢复序列（FLAIR）、表观扩散系数、梯度回波］、颈动脉超声、经胸超声心动图（有或无气泡检查）、血脂检查和血红蛋白A1c。

临床评估

超过20种临床综合征与腔隙性卒中相关。临床检查应明确是否为离散性、局灶性神经功能缺损（如单侧乏力，感觉丧失而无失语、视觉缺陷或认知缺陷的皮质表现）。重要的是，这类临床综合征可由小出血引起。已报道了4种最典型的常见临床腔隙性综合征：

1. 单纯运动性偏瘫　单侧面部、上肢、下肢运动障碍，无皮质或感觉体征。下肢乏力常不太明显，构音障碍可由面部乏力引起。病变在内囊、放射冠或脑桥基底部。

2. 单纯感觉性卒中　单侧面部、上肢、躯干和下肢半身感觉障碍；常呈主观性。受累区域包括丘脑腹后外侧核、放射冠、顶叶皮质或脑桥内侧丘系。

3. 共济失调性偏瘫　轻瘫最常累及下肢，其次是上肢，累及面部少得多。同侧上肢和下肢不协调，受累脚趾上抬。对侧病灶常位于内囊后肢或脑桥基底部，也包括丘脑囊、红核、浅表大脑前动脉的腔隙灶。

4. 构音障碍–笨拙手综合征　面部乏力、舌偏斜、构音障碍、吞咽困难、手部精细运动控制丧失、脚趾上抬。腔隙灶位于对侧，常见于脑桥基底部，也见于内囊。

影像学

MRI 是确诊和治疗 SVD 的关键。确诊特征是皮质下梗死、腔隙灶、白质高信号、微出血和脑萎缩，可与栓塞性卒中共存。约 30% 的临床腔隙性综合征不伴可见的小的皮质下梗死（图 1.1）。腔隙性梗死定义为轴位影像上最大直径为 3 ～ 20 mm 的梗死；大面积梗死非腔隙性梗死，更小的可能是血管周围间隙。新发梗死不超过 2 周。白质高信号支持 SVD，FLAIR 序列显示最佳。微出血是 T2 序列上直径 2 ～ 5 mm 的低信号区，大小可达 10 mm。与特定梗死或创伤无关的脑萎缩支持 SVD；这种萎缩专门累及胼胝体、白质（空泡样）减少、脑室增大、基底节、海马和与皮质下梗死相关的皮质区域。

鉴别诊断

1. 脑常染色体显性遗传性动脉病伴皮质下梗死和白质脑病（CADASIL）　累及颞极的 T2 高信号可鉴别这种疾病；敏感性 95%，特异性 80%。CADASIL 与外囊受累（敏感性 93%，特异性 45%）和与年龄相关的脑内微出血风险增加相关。CADASIL 患者通常较年轻，一般在 45 ～ 50 岁，由 19 号染色体上的 NOTCH3 基因突变引起。血管性痴呆是 50 ～ 70 岁时的常见后遗症。

2. 脑淀粉样血管病　脑叶微出血更可能是脑淀粉样血管病（图 1.2a、b）。与 SVD 无关的出血包括蛛网膜下腔出血、硬膜下血肿、血管畸形、大血管缺血和脑内出血。

3. Susac 病　主要临床体征是脑、视网膜和膜迷路微血管病变造成的双侧听力丧失、脑病、癫痫发作和肌阵挛，无全身性疾病表现。诊断需要脑活检，但最近的文献建议行 7T MRI 或弥散张量成像。

4. 血管内淋巴瘤　一种罕见的非霍奇金病型淋巴增生性疾病，特征是毛细血管、小动脉和小静脉中淋巴细胞的肿瘤性生长。淋巴样细胞系缺乏黏附分子，不能进入组织，反而引起血栓形成和组织梗死。结果造成感觉改变、痴呆、癫痫发作、共济失调和眩晕。

5. 结节病　中枢神经系统（CNS）结节病可影响小静脉，造成腔隙性梗死；易发生于皮质。

治 疗

超急性期治疗

阿替普酶（重组组织型纤溶酶原激活剂）可改善 AIS 的功能预后；症状出现后 4.5 小时内接受治疗的合适患者（或在发病时间未知的情况下，对距最后一次看似正常、在 4.5 小时内的患者），获益大于风险。试验资料的亚组分析显示，在腔隙性卒中患者中，溶栓治疗的获益持续存在，应用于所有符合条件的患者（支持流程图步骤 1）。在所有接受阿替普酶治疗的患者中，症状性颅内出血的概率是 6.4%；但该风险取决于多种因素，包括年龄、梗死大小和其他参数。

二级卒中治疗

高血压

对于腔隙性梗死，AHA 指南推荐开始数日的收缩期血压（BP）< 130 mmHg（Ⅱ级，证据水平 B）。降血压的最佳药物治疗应是利尿剂或联合使用利尿剂与血管紧张素转换酶抑制剂（Ⅰ级，证据水平 A）

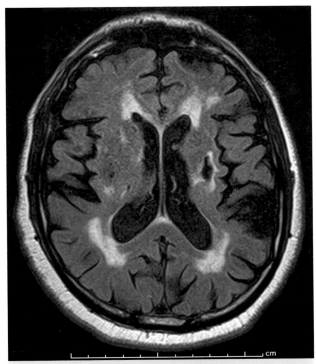

图 1.1　MRI FLAIR 影像显示小血管疾病，显示皮质下梗死和白质高信号。

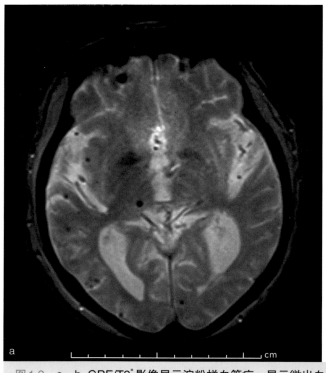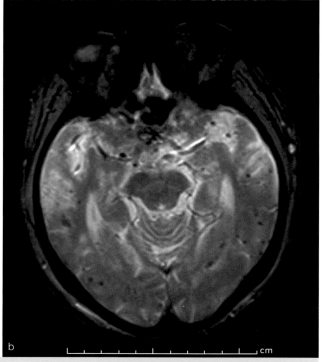

图1.2　a、b. GRE/T2*影像显示淀粉样血管病，显示微出血。

（支持流程图步骤4）。

血脂异常

推荐他汀类药物强化降脂治疗降低缺血性卒中患者卒中和心血管事件的风险，达到LDL-C水平 < 70 mg/dL（无论是否有其他临床动脉粥样硬化性心血管疾病的证据）（Ⅰ级，证据水平C）（支持流程图步骤4）。

改良生活方式

改良生活方式包括限盐（富含水果、蔬菜和低脂乳制品的饮食）、定期有氧锻炼、限制酒精摄入（Ⅱa级，证据水平C）。应限钠 < 2.4 g/d，< 1.5 g/d可更好降BP；建议坚持地中海型饮食是合理的。AHA推荐成人每周3 ～ 4次中等强度有氧运动，平均每次持续40分钟（Ⅱa级，证据水平C）。若饮酒，女性每天不应超过1杯，男性不应超过2杯（Ⅱb级，证据水平B）。推荐戒烟（Ⅰ级，证据水平C）（支持流程图步骤4）。

筛查

AHA推荐检查空腹HBA1C或口服葡萄糖耐量试验（Ⅱa级，证据水平C）；也推荐用体重指数筛查肥胖（Ⅰ级，证据水平C）（支持流程图步骤4）。对卒中患者进行营养评估是合理的。

抗血小板药物

抗血栓栓塞试验者协作组（ATC）在2002年发表的一项荟萃分析支持阿司匹林预防缺血性卒中和心血管事件的有效性（支持流程图步骤4）。ATC分析了195项随机对照试验，比较了抗血小板治疗（主要用阿司匹林）和安慰剂在某些血管性疾病或其他闭塞性血管疾病风险增加的高危患者中预防卒中、心肌梗死（MI）和血管性死亡的作用。与安慰剂组相比，接受抗血小板药物治疗（主要是阿司匹林）患者的非致死性卒中的相对风险降低25%。在2009年进行的ATC分析中，对既往患有脑血管病的患者进行的亚组分析显示，继发性卒中的风险降低了22%。由于存在出血风险，许多研究和指南推荐的阿司匹林剂量为每天50 ～ 325 mg。

氯吡格雷是一种抑制ADP依赖性血小板聚集的噻吩吡啶类药物，效果比阿司匹林好，但腹泻和皮疹的发生率较高，胃肠道出血的发生率较低。在使用质子泵抑制剂的患者和CYP2C19功能下降等位基因携带患者中，氯吡格雷的疗效降低。MATCH试验和CHARISMA试验在卒中或TIA患者中比较了阿司匹林和氯吡格雷联合治疗，结果发现在长期结局方面与单一抗血小板治疗相比没有额外获益；但危及生命的出血（主要是颅内和胃肠道出血）风险增加。某些卒中亚型（如症状性高级别颅内狭窄所致者）将从双联治疗中获益（SAMPRISS）。ESPS-2试验评估了双嘧达莫联合阿司匹林，结果发现联用药优于阿司匹林单药治疗；但由于头痛等副作用，患者对其的耐受性较差。PRoFESS试验评估了氯吡格雷单药治疗与阿司匹林缓释双嘧达莫治疗，发现这2种治疗在二级卒中预防方面的获益类似。

抗凝治疗对SVD没有作用。也有研究其他药物如噻氯匹定、西洛他唑、三氟沙尔，但由于有副反应，在美国极少使用。

特殊综合征

CADASIL最好采用保守治疗，尽量减少抗血小板药物和他汀类药物的使用。脑淀粉样血管病也采用保守治疗，避免使用抗血小板药物、抗凝药物和他汀类药物。Susac综合征最好采用快速且持续的免疫抑制治疗。CNS结节病初始用类固醇治疗，失败后用霉酚酸酯和英夫利昔单抗治疗。血管内淋巴瘤罕见，预后差，采用以蒽环类药物为主的化疗或甲氨蝶呤化疗。

血管内治疗

尚无证据支持SVD有血管内治疗的指征；但有指征行诊断性脑血管造影排除如CNS或颅外血管血管炎等疾病。

并发症防治

预后

腔隙性梗死的短期预后优于其他卒中机制所致的梗死，至少在发病后长达1年时间内是如此。腔隙性梗死和初始运动障碍较严重的患者功能预后较差。MTHFR C677T基因型与腔隙性卒中和白质高信号体积相关，这类卒中与高血压个体相关。一项研究发现，若不积极治疗，腔隙性卒中的1年复发率约12%。

出血风险

一些研究评估了所有急性梗死的出血转化风险；10天时，无症状性出血率约30%。无症状性点状出血实际上是再通和再灌注的一种表现。腔隙性梗死的自发性出血转化率不清楚，但似乎非常低。由于所有患者均无症状，因而极少发现出血，除非在10～15天内进行重复影像学检查。

临床和影像学随访

腔隙性梗死没有重复进行影像学检查的指征，除非发现临床状况有变化。临床检查应决定进一步短期和长期影像学随访的必要性。

监测

患者应由有能力处理血管性危险因素的血管神经科医生进行随访；门诊患者采用药物治疗以预防小血管梗死复发。

血管性痴呆

血管性痴呆最早由Binswanger和Alzheimer在19世纪末报道，潜在的病理学机制是多发性梗死和慢性缺血。美国国立神经系统疾病和卒中研究所-加拿大卒中网络血管性认知障碍协调标准定义血管性痴呆为由血管性因素引起或与其相关的认知功能障碍。血管性痴呆是美国继阿尔茨海默病之后最常见的痴呆原因，占所有病例的10%～20%。尚未发现与糖尿病、高血压、胰岛素抵抗、血脂异常或心脏疾病相关。血管性痴呆的病因被认为是大动脉梗死（通常是皮质性）、小动脉腔隙性梗死和脑室周围白质小动脉分布区的慢性皮质下缺血；常见的缺陷有执行功能障碍、意志缺失、情感淡漠、失语、失用、失认以及顺行性遗忘；也可见到早期步态障碍（失配步态或磁性步态）、假性球麻痹和局灶性运动体征。Hachinski缺血评分（HIS）项目强调了血管性痴呆特有的临床特征，如进行性恶化、病程波动、高血压、卒中史和局灶性神经系统症状，可用作一种诊断工具。神经心理测试常有助于确定认知障碍的范围和程度。一项综述发现，血管性痴呆患者与阿尔茨海默病患者在语言、结构和记忆测试方面有类似的障碍，但在认知记忆测试方面受损明显较小，在执行功能测试方面受损较大。

颅内出血

若不考虑颅内出血（ICH），特别是长期高血压所致者，则关于SVD的讨论是不完整的。高血压是主要脑内动脉穿支动脉供血区发生ICH的最常见原因。引起高血压性出血的血管通常与高血压性闭塞性疾病和糖尿病血管病变累及的血管相同，造成腔隙性卒中。慢性高血压引起内膜增生和血管壁透明样变性，易于产生局灶性坏死；导致称为Charcot-Bouchard动脉瘤的假性动脉瘤形成。高血压性脑出血的部位与腔隙性卒中相同，即基底节、尾状核、丘脑、脑桥和小脑。

临床特征：初始表现为头痛、呕吐、局灶性神经功能缺损以及意识水平下降。与缺血性梗死不同，ICH后的神经功能缺损易于恶化。4%～29%的患者在ICH后前几天发生癫痫发作，在脑叶出血（影响皮质组织）中比在深部或小脑ICH中更常见。

保守治疗：连续CT扫描显示，出血扩大主要发生在发病后首个6小时内。INTERACT研究发现，快速降低收缩压至＜140 mmHg可减少血肿体积扩大。逆转抗凝、抑制抗血小板和他汀类药物、颅内压管理和治疗癫痫发作是急性期治疗需关注到的其他方面。

专 家 述 评

SVD诊断和治疗的不足包括假设单个腔隙灶不是栓塞性的、栓塞性和SVD卒中不能共存以及低估生活方式改变在SVD治疗中的重要性。必须考虑到特殊综合征，如CADASIL或CAA。

Robert N. Sawyer Jr., MD
University at Buffalo, Buffalo, NY

推荐阅读

[1] Biller J, Ferro JM. Evidence Based Management of Stroke. Shrewsbury, UK: TFM Publishing Ltd.; 2011

[2] Brazis PW, Masdeu JC, Biller J. Localization in Clinical Neurology 6th ed. Philadelphia, PA: Lippincott Williams & Wilkins; 2011

[3] Caplan LR, van Gijn J. Stroke Syndromes 3rd ed. New York: Cambridge University Press; 2012

[4] Grotta JC, Albers GW, Broderick JP, Kasner SE, Lo EH, Mendelow AD, Sacco RL, Kernan NW, et al. Guidelines for the prevention of stroke in patients with stroke and transient ischemic attack: a guideline for healthcare professionals from the American Heart Association/American Stroke Association; 2014

[5] Wong LA. Stroke: Pathophysiology, Diagnosis and Management 6th ed. New York: Elsevier; 2016

第2章 急性缺血性卒中：大血管闭塞

Maxim Mokin and Eland I. Levy

摘　要：与大血管闭塞（LVO）相关的急性缺血性卒中具有较高的致残率和死亡率。组织型纤溶酶原激活剂（tPA）在LVO相关性卒中中的疗效有限。2015年，5项血管内治疗的前瞻性随机对照临床试验显示，现代机械取栓对前循环LVO患者比药物治疗更安全、更有效。美国国立卫生研究院卒中量表（NIHSS）评分≥6分的患者在卒中症状发作后首个6小时内且为LVO，无论其是否接受过tPA治疗，都是机械取栓的适应证。2017年发表的DAWN试验入组卒中症状发作后24小时内的患者行血管内治疗，在超过50%的患者中实现了良好预后；该试验以计算机断层扫描灌注作为患者入选标准。不同的技术均可实现血管内机械取栓，包括直接抽吸首过技术、支架取栓或两者联合（Solumbra技术）。球囊导引导管的使用各异，主要取决于神经外科医生或介入医生的个人喜好。多数卒中血管内介入治疗可在清醒镇静下进行，无须全身麻醉。任何卒中干预最危险的并发症是症状性脑出血，其与高致残率和致死率相关，可发生于手术中或呈迟发性。充分选择患者和合适的血管内知识、经验是预防这种潜在灾难性并发症所必需的2个最重要因素。

关键词：卒中，大血管闭塞，大脑中动脉，颈内动脉，组织型纤溶酶原激活剂，机械取栓，抽吸，支架回收

概　述

大血管闭塞（LVO）引起的急性缺血性卒中的致残率和致死率高，特别是累及颈内动脉（ICA）末端或基底动脉闭塞者。1995年具有里程碑意义的美国国立神经系统疾病和卒中研究院（NINDS）的研究证明了组织型纤溶酶原激活剂（tPA）静脉（IV）溶栓的临床获益，该疗法于1996年获得美国食品和药品监督管理局批准用于治疗急性缺血性卒中。但其用于治疗LVO所致卒中的疗效有限。

动脉内（IA）tPA及其类似物的药物溶栓、微导丝粉碎血凝块和使用Merci取栓装置进行机械取栓是最早尝试采用导管导向治疗替代IV tPA的实例。在2013年发表的一系列随机试验中，并没有显示此类治疗优于单纯药物治疗的显著获益。应提到的是，许多神经介入医生相信，其他关键因素如随机化患者选择不佳（如缺少LVO）和手术启动延迟也可能造成IA再通不成功。

2015年发表了5项血管内治疗试验：荷兰急性缺血性卒中血管内治疗多中心随机临床试验（MR CLEAN）、对梗死核心区较小的前循环近端闭塞患者进行血管内治疗并最大限度缩短CT扫描到血管再通的时间（ESCAPE）、急性缺血性卒中Solitaire取栓装置血管内治疗试验（SWIFT PRIME）、拓展卒中动脉溶栓治疗时间窗试验（EXTEND–IA）和在前循环卒中发病8小时内应用Solitaire装置实施血运重建与最佳内科治疗的对照研究（REVASCAT）。所有这些试验都显示，与药物治疗（包括IV tPA）相比，现代IA取栓在使前循环LVO患者获得良好临床预后方面具有良好的安全性和有效性。这些试验为使用可回收支架（称为支架取栓装置）的IA取栓治疗前循环LVO患者提供了有力证据，该治疗与既往IV tPA给药相结合，并在卒中症状发作的前6小时内开始取栓。然而，亚组分析也显示，不适合接受IV tPA或卒中发作后长达12小时才启动取栓的患者也能从IA取栓中获益（流程图2.1中①）。

本章关于治疗决策的主要争议包括：
（1）颅内血管内机械取栓的安全性和有效性。
（2）颅内血管内机械取栓的适应证。
（3）血管内机械取栓在发病时间超过6小时（未知或醒后卒中）的患者中的作用。
（4）不同的机械取栓技术。

是否治疗

一些研究显示，IA取栓的有效性呈时间依赖性。因此，急性卒中应被视为真正的神经系统急症，对适合的患者应毫不延迟地启动治疗。治疗决策取决于多

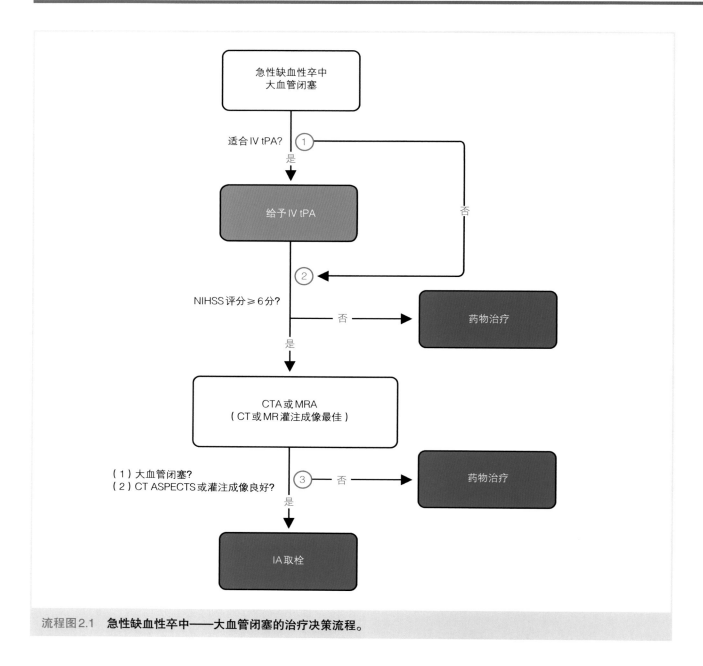

流程图2.1　急性缺血性卒中——大血管闭塞的治疗决策流程。

种因素。卒中严重程度常根据美国国立卫生研究院卒中量表（NIHSS）评分确定，可用于评估LVO的可能性，但仍应采用无创检查确诊，如计算机断层扫描血管造影（CTA）或磁共振血管造影（MRA）。

根据2015年更新的美国健康协会（AHA）/美国卒中协会（ASA）指南中反映的2015年缺血性卒中急性期治疗的血管内试验结果，NIHSS评分≥6分的患者应作为卒中取栓的适应证（流程图2.1中②）。2015年试验的亚组分析显示，高龄患者可从血管内治疗中获益。此外，既往接受IV tPA治疗不会增加不良事件的风险，如颅内出血（ICH）。

目前尚不清楚急性卒中的血管内介入治疗在哪个时间点将变得无效或有害，也就是说仍不清楚何时进行IA血流重建会过晚。如前所述，2015年的试验为卒中症状发作后的前6小时内启动取栓治疗提供了强有力的证据。ESCAPE试验入组了在12小时内启动取栓的患者，尽管没有达到统计学差异，但仍有从取栓中获益的趋势，可能因为该亚组的样本量有限（n=49）。目前，许多血管内治疗医学中心在选择>6小时治疗窗或卒中发作时间不明的患者时，使用基于CT或MR的灌注成像作为确定不可逆性缺血性损伤相对于可挽救组织（半暗带）的程度的工具。来自这些医学中心的研究显示该选择方法达到与2015年试验类似的临床结果，从而支持可以在更晚的时间点对仔细选择的患者进行血管内治疗（流程图 2.1 中③）。

解剖学因素

前循环卒中占所有 LVO 卒中的绝大多数，大脑中动脉（MCA）M1 段是最常受累的部位（图 2.1a ～ c）。支架取栓被认为是一线治疗策略；此外，仅通过单纯抽吸取栓也可获得较高的再通率。

严重颈动脉狭窄或急性闭塞使得血管内卒中干预更具挑战性，因为在这类情况下需要在建立颅内循环之前进行血管成形术或支架植入术（图 2.1a ～ e）。最常用的入路为经股动脉入路。然而，在罕见情况下，需要采用如经桡动脉或经肱动脉或甚至直接经颈动脉穿刺等其他入路，如在Ⅲ型主动脉弓、极度迂曲、严重成角或颈总动脉回路和颈总动脉开口狭窄等情况下，传统的经股动脉入路可能造成治疗时机明显延迟或无法建立通路。

严重椎动脉起始部狭窄可造成后循环卒中病例的治疗困难，也可采用球囊血管成形术或支架植入术进行治疗。

诊断检查

临床评估

NIHSS 评分被认为是评估可疑卒中患者的标准床旁临床工具；分值范围为 0 ～ 42 分，测量多种功能，包括意识水平、语言、运动和感觉功能、视觉、忽视和消退。根据目前的 AHA/ASA 指南，NIHSS 评分≥ 6 分的患者应考虑接受卒中血管内再通治疗。根据不同临床状况，若神经功能缺损严重且可能造成长期并发症和神经功能丧失，即使 NIHSS 评分< 6 分也有取栓的指征（流程图 2.1 中②）。值得注意的是，目前对 IV 溶栓推荐的 NIHSS 评分阈值较低，设为 4（流程图 2.1 中①和②）。

神经介入医生应熟悉其他筛查工具，如洛杉矶运动量表（LAMS）、快速动脉闭塞量表（RACE）、辛辛那提院前卒中严重程度量表（CPSSS）。这些量表比 NIHSS 更简单，并且可以由急诊医疗机构和急诊室人员用于快速筛查 LVO 卒中患者，确定潜在的取栓候选者。

影像学

目前有多种影像学检查方式。根据临床检查结果，疑似 LVO 患者至少应行急诊头部 CT 平扫和头部 CTA 确认有无 LVO（图 2.1a、b、f、g）。有些机构使用磁共振成像（MRI）和 MRA，但这些检查常需明确卒中患者无法提供的一些信息（如是否有含金属的植入物），因而 CT 更为实用。

头部 CT 平扫不仅能排除 ICH，将缺血性卒中与出血性卒中区分开，使用 Alberta 卒中项目早期 CT 评分（ASPECTS）也有助于确定早期缺血性改变的程度。后者是一个 10 分的量表，为 CT 扫描上没有缺血性改变的脑区赋分（可访问 www.aspectsinstroke.com 获得详细信息）。ASPECTS 评分低者，即使成功再通也不太可能表现出临床改善，并且发生再灌注 ICH 的风险较高。更新的 AHA/ASA 指南不推荐对 ASPECTS 评分< 6 分的患者进行取栓。ASPECTS 评分最初被设计用于前循环卒中，但也能应用于后循环卒中（累及椎动脉、基底动脉或大脑后动脉的卒中；流程图 2.1 中③）。

CTA 能可靠地确诊和排除 LVO，并提供关于主动脉弓和颈部血管结构的关键解剖信息。它有助于在进行颅内取栓前确定可能需要进行血管成形术或支架植入术的关键狭窄、夹层或闭塞区域（图 2.1）。另一种头部 CTA 称为多时相 CTA，可提供关于侧支循环状态和程度的更详细的信息。ESCAPE 试验评估了这种方式，并在该试验已发表的出版物的补充部分进行了详细描述（流程图 2.1 中③）。

基于 CT 或 MR 的灌注成像在选择血管内治疗患者中的作用和价值是目前进一步研究的焦点。一些综合卒中中心常规使用 CT 灌注成像评估发病时间不明的卒中患者（包括所谓的醒后卒中）和到达急诊室时已超过 6 小时治疗窗的患者（图 2.2）；结果发现缺血半暗带-梗死核心不匹配更严重的患者在 IA 取栓后具有较好的临床预后（流程图 2.1 中③；图 2.1c）。

鉴别诊断

CTA 在区分继发于远端分支闭塞的卒中与 LVO 卒中或不适合进行取栓的腔隙性卒中方面至关重要。多种与卒中类似的疾病（如偏瘫型偏头痛、癫痫发作后的发作后状态、脑肿瘤或精神心理性疾病）均可造成患者表现为疑似卒中的症状，但正常的 CTA 有助于排除这些患者作为取栓的候选者。

治　疗

治疗选择

保守治疗仅用于血管内治疗可能无效或有禁忌证的 LVO 卒中患者，常指 CT 平扫影像上有广泛缺血性损伤（ASPECTS 评分低）或灌注影像上半暗带-梗死核心匹配性好的患者。同时，功能状态较差的患者［如改良 Rankin 量表（mRS）评分较高，通常在 3 ～ 5 分］也不太可能从血管内治疗中获益。

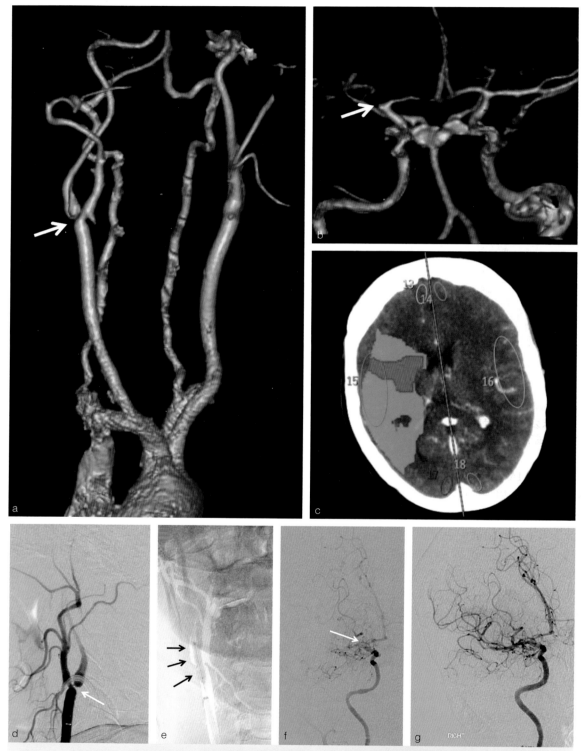

图2.1 一例急性缺血性卒中病例，有吸烟史和高血压病史。患者不在静脉溶栓的治疗窗内，无创影像学显示右侧颈内动脉起始部（箭头）近全闭塞（a）且串联右侧大脑中动脉（MCA）闭塞（b，箭头）。c. 计算机断层扫描灌注成像显示右侧MCA供血区的缺血半暗带（红色标记脑血容量降低，绿色标记脑血流量减少）。为减少出血性转化的风险，采用球囊血管成形术而非支架植入术建立颅内通路，因为后者需要给予双联抗血小板治疗。d. 导管血管造影术侧位视图证实严重的右侧颈内动脉起始部狭窄（箭头），通过球囊血管成形术进行了治疗（e，箭头指向血管成形术球囊）。这使得立即进入颈内动脉成为可能，显示右侧MCA近端M1段持续闭塞（f，箭头）。随后进行支架取栓治疗，右侧MCA完全再通（g）。头部CT随访检查确认没有出血性转化，该患者于4天后接受了颈动脉内膜切除术。该患者临床恢复良好。

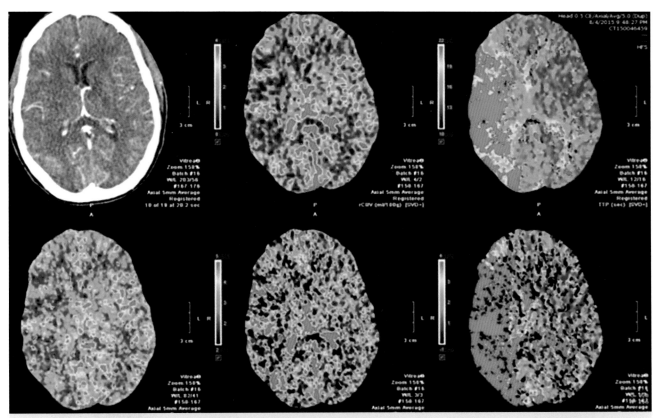

图 2.2　症状发作 6 小时后就诊的急性右侧 MCA 闭塞患者的 CT 灌注：显示达峰时间延长（右上），血容量稳定（中上）。尽管患者超过了 6 小时的治疗窗，但 CT 灌注信息提示患者有机械取栓的良好适应证。

对于可能从 IA 取栓中获益的患者，应尽快启动治疗。2015 年的研究表明，每 3 ～ 4 例患者中就有 1 例患者［需治疗的数量（NNT）］从血管内治疗中获益。目前可行的手术干预的 NNT 很少如此低。相比而言，IV 溶栓的 NNT 范围为 4 ～ 9，取决于 tPA 给药的时机。

保守治疗

保守药物治疗包括使用抗血小板药物、积极 IV 补液和控制血压。建议在卒中急性期控制性高血压。在大面积梗死患者（如梗死累及 MCA 的 1/2）中应权衡抗血小板治疗的获益和自发性出血性转化的风险，后者在大面积栓塞性卒中患者中特别高。尚无证据支持急性卒中患者 IV 滴注肝素；但有心脏血栓证据者以及有颈动脉或椎动脉腔内血栓证据者例外。

脑血管外科治疗——手术细节

3 项随机试验［去骨瓣减压术治疗大脑中动脉恶性梗死（DESTINY）、去骨瓣减压术治疗恶性大脑中动脉梗死（DECIMAL）和伴危及生命的水肿的大脑中动脉梗死后半颅骨切除术试验（HAMLET）］评估了去骨瓣减压术治疗恶性前循环卒中。AHA/ASA 推荐对使用渗透性利尿剂等药物治疗后仍出现临床恶化的恶性 MCA 卒中患者进行去骨瓣减压术；此外，也推荐对大面积小脑梗死（累及小脑后下动脉）经药物治疗失败者行枕下颅骨切除术。

血管内治疗——手术细节

多数手术者考虑将支架取栓装置作为 IA 取栓的一线治疗策略（图 2.1d ～ g）。支架取栓装置的选择取决于受累血管的直径和血栓范围。器械过小将降低取栓成功率，而器械明显过大将潜在增加损伤血管造成夹层或手术中破裂的风险。关于支架取栓时使用球囊导引导管和远端抽吸导管的有效性的数据存在矛盾；但这 2 种方式看上去都能减少远端栓塞事件的概率，也能减少达到成功再通所需尝试的次数。由于不同手术者的做法差异很大，无法直接比较这 2 种方式。远端抽吸导管有另外的优势，即首先尝试抽吸取栓而无须使用支架，这可能使手术更快。这种方法被称为 ADAPT FAST（用于急性卒中取栓的一种直接抽吸首过技术）。

发表的真实世界经验显示，使用支架取栓装置进行卒中血管内介入治疗的患者中约有 10% ～ 15% 的患者采用了附加技术。IA Ⅱb/Ⅲa 抑制剂和 tPA 仅用于梗死位于更远端且支架取栓装置无法安全到达的病例。多次取栓尝试后仍有持续性闭塞的病例有时需要进行颅内支架血管成形术，而这通常是由动脉粥样硬化斑块所引起的LVO所致，而非栓子。

多数卒中血管内介入治疗可在清醒镇静下进行，无须全身麻醉。基于比较这2种麻醉方式的安全性、技术层面和预后的多项研究，清醒镇静比全身麻醉更安全，临床预后良好率更高。

并发症防治

预后

与IA药物溶栓和前一代取栓装置研究所报道的不良事件率相比，采用现代方式的LVO卒中血管内治疗（支架取栓装置和远端抽吸导管取栓）使卒中干预安全得多（支持流程图步骤3）；前一代取栓装置包括如Merci取栓装置［Stryker, Kalamazoo, MI；在脑缺血机械取栓（MERCI）和多个MERCI试验中使用］或Penumbra抽吸系统（Penumbra Inc., Alameda, CA；半暗带关键试验中使用）。

症状性ICH（sICH）被认为是所有卒中干预（包括单纯IV溶栓）中最危险的并发症，致残率和致死率高。IA取栓时，sICH可来自术中血管破裂，常表现为手术过程中生命体征快速变化。sICH也可呈迟发性，发生于手术后24～48小时，是再灌注出血的结果。用CT ASPECTS、CT灌注成像和（或）MRI弥散加权或灌注成像合适地选择患者，有助于确认处于再灌注出血高风险而应保守治疗的患者（支持流程图步骤3）。2015年的试验显示，与单纯药物治疗相比（包括IV tPA），接受血管内治疗的患者sICH风险没有增加。手术中可出现颅内或颈部血管结构的血管痉挛，特别是使用多种器械时；常可局部IA注射钙通道阻滞剂来妥善治疗。

稳定性和复发率

IA取栓是一种高效的手术，卒中复发是卒中二级预防不足的结果。为了将卒中复发率降至最低，及时给予抗血小板或抗凝治疗非常重要，但应与出血性转化的风险相权衡，在大面积卒中时出血性转化风险增加。在REVASCAT试验中，卒中复发率在取栓组为3.9%，对照组（单纯IV tPA药物治疗）为2.9%。

临床和影像学随访

所有行IA取栓的患者都应在神经重症监护室进行特殊监测，与IV溶栓已建立的流程类似。随着许多医院血管内卒中干预的数量增加，医院评估其工作来确定需要改进的方面非常关键；可通过参加AHA主办的美国"跟着指南走"（GWTG-Stroke）数据库来完成。sICH发生率、出院时NIHSS评分、3个月

mRS评分是已建立的用于临床研究和医院实践的衡量标准，这些数据可与每年的国家平均水平进行比较。

影像学随访常包括取栓后24小时重复头部CT平扫。对那些高度疑似ICH的病例，手术后需即刻CT扫描或连续CT扫描。

专家述评

几年前，卒中血管内介入治疗的前景非常暗淡；而目前，我们正在见证卒中治疗模式的转变，从康复时代转变为积极干预时代。2015年血管内卒中试验的发布是迄今为止最激动人心的新闻，不仅在神经介入领域，也对所有治疗卒中患者的医生。卒中仍然是美国造成长期残疾的第一位原因。尽管我们对最近的卒中试验充满热情，但仍需意识到目前所有卒中患者中仅有1%～2%的患者接受了血管内治疗。考虑到预计30%～40%的缺血性卒中由LVO引起，而LVO适合进行血管内治疗；这意味着绝大多数患者没有接受这种救命手术。造成这种脱节的原因是没有正确辨认这类适合治疗的患者，还有将其转诊入具备急诊卒中干预能力的医学中心存在明显延迟。在接下来的几年中，我们将见证卒中患者如何被评估和转诊的一系列改变，从而达到血管内卒中治疗的最有效方式。

Elad I. Levy, MD, MBA
University at Buffalo, Buffalo, NY

主编述评

最近几年，特别是一些卒中试验在2015年发表于 *New England Journal of Medicine* 后，LVO相关性卒中成为一种神经外科或神经介入疾病。适当的患者选择是获得良好预后的关键。一般而言，所有表现为急性卒中症状且NIHSS评分≥6分、进展<6小时且CT扫描ICH阴性的患者，都具有潜在的血管内干预指征。不符合这些标准的患者亚组需进行进一步评估（如CT灌注）。DAWN试验的结果显示，症状发作后24小时内就诊的患者亚组仍可行血管内手术。血管内技术（如支架取栓装置、大口径抽吸导管）已明显改善，有助于达到良好的影像学和

> 临床结果。我个人已从支架取栓技术过渡到ADAPT技术，发现血栓碎裂和血管穿孔减少。
>
> *Leonardo Rangel-Castilla, MD*
> *Mayo Clinic, Rochester, MN*

推荐阅读

[1] Berkhemer OA, Fransen PS, Beumer D, et al; MR CLEAN Investigators. A randomized trial of intraarterial treatment for acute ischemic stroke. N Engl J Med 2015; 372(1): 11−20

[2] Campbell BC, Mitchell PJ, Kleinig TJ, et al; EXTEND-IA Investigators. Endovascular therapy for ischemic stroke with perfusion-imaging selection. N Engl J Med 2015; 372(11): 1009−1018

[3] Goyal M, Demchuk AM, Menon BK, et al; ESCAPE Trial Investigators. Randomized assessment of rapid endovascular treatment of ischemic stroke. N Engl J Med 2015; 372(11): 1019−1030

[4] Jovin TG, Chamorro A, Cobo E, et al; REVASCAT Trial Investigators. Thrombectomy within 8 hours after symptom onset in ischemic stroke. N Engl J Med 2015; 372(24): 2296−2306

[5] Mokin M, Kan P, Kass-Hout T, et al. Intracerebral hemorrhage secondary to intravenous and endovascular intraarterial revascularization therapies in acute ischemic stroke: an update on risk factors, predictors, and management. Neurosurg Focus 2012; 32(4): E2

[6] Powers WJ, Derdeyn CP, Biller J, et al; American Heart Association Stroke Council. 2015 American Heart Association/American Stroke Association Focused Update of the 2013 Guidelines for the Early Management of Patients With Acute Ischemic Stroke Regarding Endovascular Treatment: A Guideline for Healthcare Professionals From the American Heart Association/American Stroke Association. Stroke 2015; 46(10): 3020−3035

[7] Saver JL, Goyal M, Bonafe A, et al; SWIFT PRIME Investigators. Stent-retriever thrombectomy after intravenous t-PA vs. t-PA alone in stroke. N Engl J Med 2015; 372(24): 2285−2295

[8] Turk AS, Frei D, Fiorella D, et al. ADAPT FAST study: a direct aspiration first pass technique for acute stroke thrombectomy. J Neurointerv Surg 2014; 6(4): 260−264

[9] Wijdicks EF, Sheth KN, Carter BS, et al; American Heart Association Stroke Council. Recommendations for the management of cerebral and cerebellar infarction with swelling: a statement for healthcare professionals from the American Heart Association/American Stroke Association. Stroke 2014; 45(4): 1222−1238

第3章　急性缺血性卒中：急性颈内动脉闭塞和串联病变

Leonardo Rangel-Castilla, Adnan H. Siddiqui, and L. Nelson Hopkins

摘　要：颈内动脉（ICA）闭塞的死亡率超过50%。组织型纤溶酶原激活剂获益很小甚至没有。颅内ICA末端闭塞的功能预后最差，通常继发于心源性栓塞。颅外段ICA闭塞可由动脉粥样硬化、夹层引起，心源性罕见；多数病例为已有的ICA狭窄突然闭塞或斑块破裂。串联闭塞［颅外ICA闭塞合并颅内ICA或大脑中动脉（MCA）闭塞］涉及不同的复杂卒中机制，血管内治疗困难。头颈部计算机断层扫描血管造影是诊断ICA闭塞的最佳影像学检查。血管内治疗策略因闭塞部位而异。治疗包括机械取栓，联合或不联合颅内或颅外颈动脉支架植入术（CAS）。脑血管造影确诊ICA闭塞后，颅外闭塞/狭窄通常首先通过抽吸取栓或CAS治疗。一旦颅外ICA再通，就能更好地显示颅内ICA或MCA闭塞。颅内机械取栓采用大口径导管直接抽吸或支架取栓装置。ICA闭塞常用球囊导引导管，能在阻断血流的情况下行血管内机械取栓和CAS，减少医源性颅内血栓栓塞的风险。其他潜在的风险包括损伤ICA导致夹层和（或）闭塞。颅外-颅内搭桥通常不适用于急性ICA闭塞治疗，但可考虑用于患者已稳定且血管内治疗无法实现充分再通时。

关键词：卒中，大血管闭塞，颈内动脉，串联闭塞，机械取栓，抽吸，支架取栓装置，颈动脉支架植入术

概　述

颈内动脉（ICA）闭塞所致的急性缺血性卒中（AIS）自然史不良，神经系统致残率和致死率分别为70%和55%。颅内ICA闭塞患者静脉（IV）内应用组织型纤溶酶原激活剂（tPA）的再通率很差（4.4%～12.5%）。颅外和（或）颅内ICA闭塞患者的动脉内（IA）治疗的再通率为62%～63%。颅外ICA闭塞比颅内ICA闭塞的预后好，因为有颅外动脉（ECA）和Willis环来源的侧支。

本章关于治疗决策的主要争议包括：
（1）急性症状性ICA闭塞应采取药物治疗、血管内治疗还是联合治疗？
（2）时间延迟和并发症（如血栓栓塞至更远端区域）是否能抵消与治疗相关的再通改善带来的益处？
（3）血管内再通的优先顺序——颅外或颅内闭塞性病变，应首先考虑哪个？
（4）开放式脑血管外科技术在治疗ICA闭塞中的作用。

是否治疗

对于颅外ICA闭塞且侧支循环不良或颅内ICA同时闭塞的患者，治疗目标是实现快速、完全的动脉再通（流程图3.1中①和②）。对于串联病变的患者，2处病变的血运重建对实现良好预后是必要的。急性症状性ICA闭塞患者的自然史较差。既往由于预后差，许多医生曾经犹豫治疗是否能改善预后。一项荷兰的研究——荷兰急性缺血性卒中血管内治疗多中心随机临床试验（MR CLEAN）改变了这种错误观念；事实上，在该试验的所有队列中，最有可能从血运重建中获益的组是表现为AIS的颈部和颅内闭塞组。遗憾的是，出于对急性颅外ICA血管成形术和（或）支架植入术的安全性的考虑，美国食品和药品监督管理局不允许在美国的试验［（急性缺血性卒中Solitaire取栓装置血管内治疗试验（SWIFT PRIME）、评估Penumbra系统治疗急性卒中安全性和有效性的随机同期对照试验（THERAPY）、对梗死核心区较小的前循环近端闭塞患者进行血管内治疗并最大限度缩短CT扫描到血

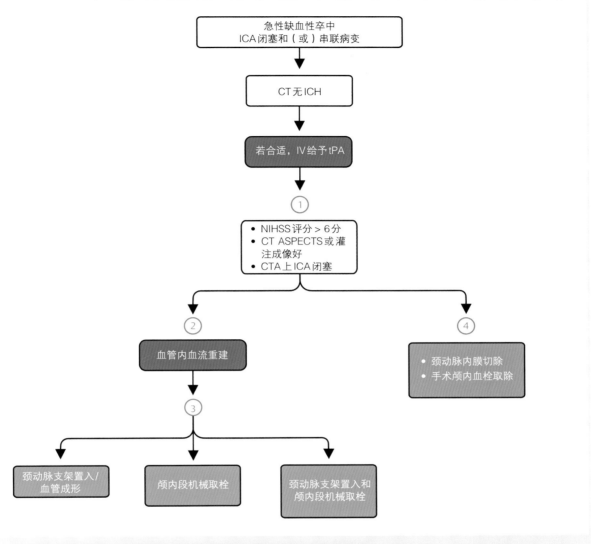

流程图3.1　急性缺血性卒中——急性颈内动脉闭塞和串联病变的治疗决策流程。

管再通的时间（ESCAPE）〕中纳入串联颈段和颅内ICA闭塞的患者。闭塞ICA完全再通的患者重获独立生活的机会最大。存在的一个严重问题是积极的血管内治疗导致症状性颅内出血（ICH）和生存率降低。但MR CLEAN显示，症状性ICH的发生率与单纯IV tPA治疗（药物治疗）或联合血管内治疗的患者类似（流程图3.1中①和②）。

解剖学因素

对于血管内手术，解剖学的重要性始于动脉通路。卒中干预最常用经股动脉入路。其他替代方法包括经桡动脉或经肱动脉入路（特别是后循环），甚至在存在Ⅲ型主动脉弓、极度迂曲或颈总动脉（CCA）开口狭窄的情况下采取直接经颈动脉入路。手术前应

获取并评估从主动脉弓向上到头顶（包含整个颅内循环）的计算机断层扫描血管成像（CTA），评估困难的解剖机构并有助于手术计划的制定。颈段ICA严重钙化（在CTA上可见）提示颅外ICA闭塞伴可能的颅内闭塞。颅内ICA分叉部闭塞可有颅外ICA闭塞的影像学表现。在这里，四维（4D）CTA对区别颅内闭塞与颅外闭塞非常有用。这种无创检查可作为一种诊断性血管造影，单纯颅内ICA闭塞的静脉期，造影剂向颅内延伸；而颅外闭塞可观察到造影剂从Willis环向下延伸至闭塞的颈动脉。这是一个关键区别点，因为如果存在颅外段完全闭塞，很可能需要在进入介入手术室后紧急进行支架辅助血运重建和负荷剂量的双联抗血小板治疗；若病变仅位于颅内，则可以不用额外的抗凝治疗。

一旦建立了进入CCA的血管内通路，应评估解剖结构和闭塞部位。应注意以下解剖学特征：

（1）颈部ICA分叉部的火焰状闭塞提示可能存在夹层或颅内ICA末端闭塞（图3.1）。

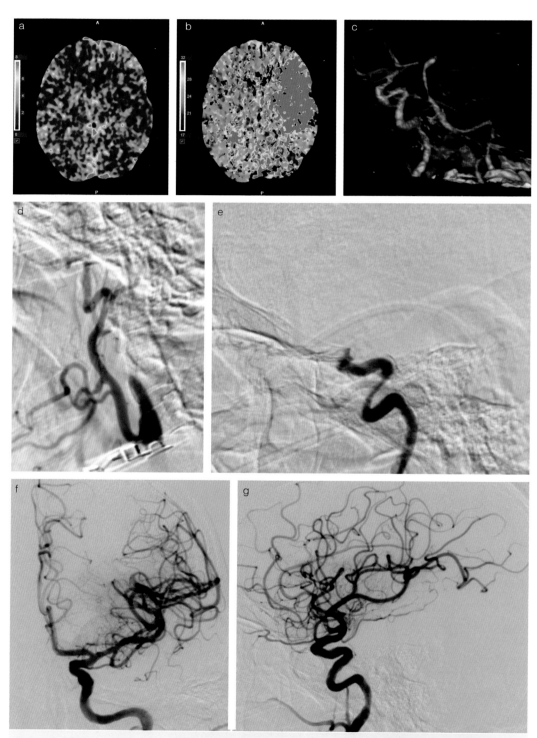

图3.1 颅内颈内动脉（ICA）闭塞（Willis环功能性闭塞）。1例67岁男性患者，有房颤史，表现为急性失语和右侧偏瘫；就诊时其美国国立卫生研究院卒中量表评分为15分。初始计算机断层扫描（CT）正常。CT灌注成像显示脑血容量稳定（a）但达峰时间延长（b）。c. CTA重建显示左侧ICA闭塞［脑梗死溶栓（TICI）分级0］。d. 前后位（AP）和侧位（e）血管造影显示左侧ICA颅内分叉部闭塞。注意颈段ICA的"火焰状"表现（d），这通常见于急性闭塞。支架取栓装置行颅内血管内机械取栓后的AP（f）和侧位（g）血管造影，显示完全再通（TICI 3）。

（2）从ECA进入颅内ICA的侧支循环，最常见于眼动脉的单支或多支吻合。

（3）ICA逆向血流充盈至颅底水平是岩部海绵窦段没有血栓的一个良好征象。

（4）若患者的美国国立卫生研究院卒中量表（NIHSS）评分较高且CT或磁共振（MR）灌注成像提示存在可挽救的半暗带，通常不推荐经对侧ICA和椎动脉造影评估经前交通动脉和后交通动脉的侧支循环；因为侧支循环的存在可能会错误提示代偿充分，而临床表现却并非如此。相反，较低的NIHSS评分可以通过极好的颅内侧支循环来解释，这避免了血运重建的需要和将患者暴露于随后发生远端和更严重的栓塞的风险。

病理生理学/分类

颅内颈内动脉闭塞

预后取决于血管闭塞的部位。ICA末端闭塞的功能预后最差，多数病例由心源性栓塞所致，但也应考虑其他病因，如动脉粥样硬化和夹层。功能性ICA末端闭塞因阻断了Willis环而容易导致侧支循环受损。

颅外颈内动脉闭塞

已提出了造成颅外ICA闭塞的不同机制，包括动脉粥样硬化、夹层和极少数情况下的心源性栓塞。大多数颅外ICA闭塞病例与之前已有的ICA狭窄突然闭塞、斑块破裂伴出血或心源性血栓栓塞已有的ICA狭窄等相关。

串联病变

一些ICA末端闭塞病例由颈段ICA斑块破裂和继发性动脉-动脉大栓子引起，导致颅外ICA和颅内ICA末端串联闭塞。在这些病例中，ICA顺行血流和Willis环主要的侧支通路的完全阻断将导致严重的灌注不足和急性抑制性神经系统症状。串联闭塞涉及不同的复杂卒中机制。一些患者表现为由颅内闭塞部位的局灶性血栓引起的临床症状；另一些表现为颈段ICA闭塞引起的整个半球缺血症状。硬但脆弱的破裂斑块与从颈段ICA向上延伸至ICA末端的继发性超大血栓共存，导致治疗策略具有挑战性（图3.2）。

诊断检查

临床评估

NIHSS评分是卒中患者的标准床旁临床评估方式；其测量多种功能，如意识水平、语言、运动和感觉功能、视觉、忽视和消退。NIHSS评分≥6分的患者应考虑接受与大血管闭塞（LVO）相关的血管内卒

中血运重建治疗（流程图3.1中③）；若神经功能缺损严重（如严重失语）或灌注成像提示严重血流动力学受损（见下述）并且可能导致长期致残，即使NIHSS评分＜6分，也有可能需要进行血管内机械取栓（流程图3.1中①和②）。

影像学

临床检查疑似LVO的所有患者应行头部CT平扫和主动脉弓到头顶的CTA确认有无LVO（图3.2）。头部CT扫描排除ICH，并用Alberta卒中项目早期CT评分（ASPECTS）帮助确认早期缺血性改变的程度。低ASPECTS评分患者即使成功再通也不太可能表现出临床改善，而再灌注ICH的风险也较高。CTA能确认有无LVO，并提供关于主动脉弓和颈部血管结构的解剖结构信息；有助于在颅内IA取栓前识别可能需要血管成形术或支架植入术的严重狭窄、夹层或闭塞区域。

有些医学中心常规使用CT灌注成像（图3.1和图3.2）评估发病时间不明和到达急诊室已超过6小时治疗时间窗的卒中患者。研究发现，缺血半暗带-核心越不匹配的患者，接受血管内治疗后的临床预后越好。CT灌注成像仍是一种发展中的工具；除临床表现外，我们正试图用其评估是否有可挽救的半暗带还是已整体完全梗死。用对侧半球作对照，评估了3种主要影像学序列：第一种是测定造影剂在不同脑区出现的时间，这是一种显示潜在风险区域的理想检查；第二种是脑血流量（CBF），在缺血区域通常降低；最关键的影像序列是脑血容量（CBV），可以增高、正常或降低。CBV增高提示最大血管舒张的自我调节功能完整，此时哪怕NIHSS评分低也应考虑血流重建，特别是CBF降低者。另外，CBF和CBV正常、单纯颅外闭塞和NIHSS评分低的患者通常不适合干预。同样，CBV和CBF稳定，几乎不提示完全性梗死。应注意的是，CT灌注成像在最早的时间点可能造成误导；但在发病超过6小时后，其可靠性逐渐增高。有些机构依靠MR成像和MR血管造影，但这些检查同常需额外筛查是否存在金属植入物，除非患者或陪同家属非常清楚，否则不可能进行，因此使得CT的使用更为实用。

治　疗

保守治疗

药物治疗包括抗血小板药物、积极的静脉补液和血压控制。建议在卒中急性期控制性高血压。ICA闭塞患者可经静脉应用肝素。对于大面积梗死患者，应

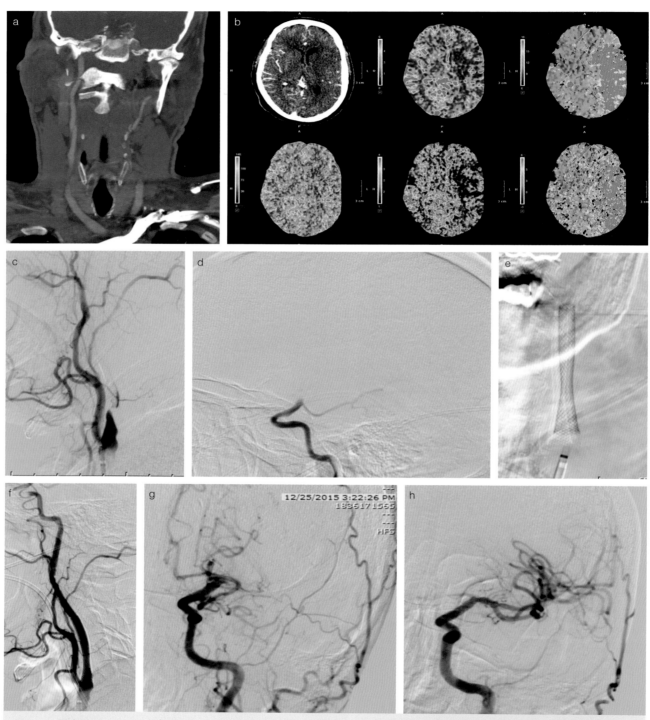

图3.2　颈内动脉（ICA）串联闭塞。患者，女，56岁，表现为急性失语和右侧偏瘫。其美国国立卫生研究院卒中量表评分为21分。初始计算机断层扫描（CT）正常。a. CT血管造影显示左侧ICA颅外段和颅内段闭塞。b. CT灌注成像显示脑血容量稳定但达峰时间延长。颈部（c）和头颅（d）侧位像显示颈段ICA假性闭塞以及后交通动脉以远的颅内ICA分叉部闭塞［脑梗死溶栓（TICI）分级0］。首先通过颈动脉支架植入术和血管成形术治疗颅外闭塞（e、f），最终成功重建血流；显示支架（e）和颅外ICA血运重建（f）。g. 颅外段血流重建后，颅内血管造影显示大脑前动脉血流重建，但大脑中动脉闭塞。因此，行颅内血管内机械取栓，最终TICI 3级血流重建（h）。

用抗血小板治疗和（或）肝素的获益应与自发性出血性转化的风险相权衡。

脑血管外科治疗——手术细节

由于准备开颅/颅骨切除术到达颅内 ICA 需要时间，因此急诊手术常局限于颈部 ICA 区域［颈动脉内膜切除术（CEA）］。据报道，急诊 CEA 治疗急性 ICA 闭塞（< 72 小时）的预后良好。也有急诊手术取除颅内 ICA 栓子联合 CEA 的报道以及急诊颅内-颅外动脉搭桥。但这些干预措施创伤更大，耗时更长。若血管内治疗可行，不推荐采用开放式手术方式（流程图 3.1 中④）。

血管内治疗——手术细节

颅外颈内动脉闭塞

根据闭塞部位是颅内 ICA、颅外 ICA 或串联病变，血管内治疗策略明显不同。在所有病例中，我们均使用 0.038 英寸（1 英寸≈2.54 cm）交换导丝（Cook Medical, Bloomington, IN）、5F VTK 或 SIM2 导管（Cook Medical）建立颈部 CCA 入路。若初始 4D CTA 提示闭塞位于颅内，放置 6F 长鞘 Neuron Max（Penumbra Inc., Alameda, CA）或 9F 球囊导引导管［同轴球囊导引导管（Stryker Neurovascular, Fremont, CA）］。但若 CTA 提示颈段闭塞，经交换导丝导入 MoMa 导引导管（Medtronic Inc., Minneapolis, MN），一个球囊头端位于近端 ECA，另一个位于远端 CCA。若患者未接受 IV tPA，全身肝素化通常仅用于预计需要紧急行颈动脉颅外段支架植入术的病例，达到活化凝血时间（ACT）> 250 秒。若准备行支架植入术，患者在进入介入手术室前接受前述负荷剂量的阿司匹林和氯吡格雷或替格瑞洛，可能的话口服或者经急诊放置的鼻胃管给药。

对于颅外闭塞，建立路径图显示 ICA 残端，然后充盈 MoMa 的 ECA 和 CCA 球囊，打开导引导管获得逆向血流。既往 Gore 制造的 Parodi 装置允许血液经碎片过滤器回流入股静脉形成动静脉瘘。遗憾的是，该公司停止生产该导引导管；血运重建需耐受一定量的血液丧失，可能接近数百毫升。用微导管和微导丝探查闭塞的 ICA，如 SL-10 导管（Stryker）和 Synchro 2 导丝（Stryker）或 Nautica 导管（Covidien, Irvine, CA）和金头端 0.016 英寸微导丝（Terumo, Tokyo, Japan）。若微导管系统无法通过病灶，可能需用 MPA 导管（Cook Medical）或快速通过导管（Cook Medical）和 0.035 英寸导丝（Terumo）。一旦到达远端（岩部海绵窦段 ICA 或更远），经 0.014 英寸硬交换导丝撤除快速通过导管；用 4 mm 或更大直径的颈动脉球囊预

扩。这一点很关键，因为串联闭塞可能须用大的 6F 长鞘或 9F 球囊导管穿过支架。通常选择如 Wallstent（Boston Scientific, Marlborough, MA）等闭环支架穿越覆盖狭窄。然后积极抽吸，用过滤器检查碎片；每次约 20 mL，3 次抽吸阴性后，首先抽瘪 CCA 球囊，然后抽瘪 ECA 球囊，恢复血流；行血管造影评估颅内血流。很多时候，特别是孤立 Willis 环者，必须重建颈部血流，就能观察到良好的颅内血流。若无法保证远端通畅性（如 MCA 或 ICA 末端闭塞），尝试采用机械取栓恢复远端血流。为此，参见下文（流程图 3.1 中③）。

颅内颈内动脉闭塞

若常规 CTA 和 4D CTA 提示闭塞完全位于颅内，不用全身肝素化，放置 6F 长鞘或 9F 球囊导引导管（根据医生的喜好和股动脉通路）到远端颈段 ICA；然后经 0.014 英寸微导丝（Synchro，Stryker）将微导管（Velocity 0.025 英寸，Penumbra Inc）越过病灶。多数神经介入医生用微导丝和微导管联合穿越闭塞节段，行微导管造影确认血栓远端的位置和血管内部位。多数将支架取栓装置作为首选，器械尺寸选择取决于血管直径。ICA 末端闭塞需大的支架取栓装置（如 6 mm×30 mm 或 40 mm），而 MCA 远端 M1/M2 节段可选较小的尺寸。经微导管输送支架取栓装置，释放穿越闭塞节段，留置在位 3 ~ 5 分钟。远端抽吸导管与支架取栓装置联合应用得越来越多。抽吸导管首先经长鞘或球囊导引导管置入，然后微导管和微导丝经其内导入。除帮助捕获接近其远端的血栓外，使用大的（6F）远端抽吸导管的一个优势是能首先尝试在不用支架取栓装置的情况下进行机械取栓（图 3.1）。此时常无须微导管和导丝穿过血栓，抽吸导管越过微导管-微导丝直达血栓表面；通过泵或手动直接抽吸 60 ~ 120 秒后，整根导管从导引导管中抽出。该技术称为一种直接抽吸首过技术（ADAPT），具有快速再通能力。应用更新、更大的抽吸导管，经血管腔单纯抽吸出整个血栓不再少见。

*颅内段和颅外段串联闭塞：*有些作者提倡首先重建颅外 ICA 的血流（图 3.2）。优点包括：① 产生更直接的顺行血流的能力；② 更好地显示受累半球的血管结构；③ 提高了远端血栓栓子的清除率；④ 降低颈部手术期间远端栓塞和再闭塞的风险；⑤ 可评估血栓负荷。一旦重建近端 ICA 血流，放置交换导丝穿过植入支架的颈段 ICA，6F 长鞘或 9F 球囊导引导管穿过支架。之后的过程与颅内 ICA 闭塞相同。

并发症防治

闭塞ICA的取栓有一些风险。可造成血管壁的损伤和潜在的内皮损伤、夹层和破裂，特别是在高龄患者的钙化、动脉粥样硬化血管中。为避免这些风险，需选择合适大小的支架取栓装置。破碎栓子的远端栓塞风险在同一血管供血区域为22%，非受累供血区域为7%～9%。使用球囊导引导管和Lazarus效应覆盖装置（Lazarus Effect/Medtronic，Campbell，CA）可降低该风险。血运重建节段偶可出现早期再闭塞，与不良临床预后相关。出血性并发症是血管内血运重建最可怕的并发症。适当的患者选择（如ASPECTS评分高或CT灌注成像上CBV稳定者）和血运重建后严格的血压控制（收缩血压＜120 mmHg）可降低症状性ICH风险。

预后

欧洲系列报道了1992—2010年间接受血管内治疗的201例急性ICA闭塞患者的结果。就诊时中位NIHSS评分为17分。治疗包括IA药物溶栓（32例患者）、机械取栓（78例患者）和两者联合（91例患者）。83%的患者再灌注良好［脑梗死溶栓（TICI）分级2～3级］。机械取栓联合或不联合溶栓的再通率（分别为86%和82%）比单纯药物溶栓（47%）更好（$P > 0.001$）（支持流程图步骤1～3）。12例患者（6%）发生ICH；3个月时，28%的患者预后良好［改良Rankin量表（modified Rankin's scale，mRS）评分0～2分］，46%中等（mRS评分0～3分），31%死亡。在多变量分析中，年龄、入院时NIHSS评分和功能性ICA末端闭塞是不可改变的预测因素。该系列未使用支架取栓装置。

急性ICA串联闭塞的最大病例系列包含77例患者，平均NIHSS评分为14.8（±5.4）分。颅内闭塞部位包括26例（34%）ICA末端、33例（42.9%）MCA的M1段和18例（23.4%）MCA的M2段。近端血运重建成功率为100%；77例中76例（98.7%）在支架展开24小时后仍通畅。获得随访的患者中，7.4%有远期支架内狭窄；12例（26%）仅需近端支架置入；18例（90%）出现自发性ICA血运重建。22例中15例（68.2%）达到心肌梗死溶栓（TIMI）分级2或3级。77例中32例（41.6%）的临床预后良好（支持流程图步骤1～3）。在多变量分析中，TIMI＞2级再通、基线NIHSS评分、基线ASPECTS评分和年龄与预后良好显著相关。作者的结论是，血管内治疗作为治疗ICA串联闭塞的第一步在技术上是可行的，再通率较高，并且获得了可接受的临床预后良好率（支持流程图步骤1～3）。

在一项现代的病例系列中，47例急性ICA闭塞或ICA高度狭窄合并颅内栓子的患者接受了血管内CAS和机械取栓治疗。入院时平均NIHSS评分为16分，40例（85%）接受tPA治疗。所有患者在颈段ICA放置1枚或多枚支架［39枚为Wallstent，5枚为Leo+支架（Balt Extrusion，Montmorency，France），5枚CASPER支架（MicroVention），5枚LVIS支架（MicroVention）］；所有患者均采用1个支架取栓装置行机械取栓。介入医生自行决定在CAS前还是CAS后取栓：18例（38%）在取栓前植入支架。支架展开前接受负荷剂量阿司匹林（500 mg，IV）和依替巴肽［（0.09～0.18）mg/kg］或阿昔单抗［（0.125～0.25）mg/kg］；手术后维持阿司匹林和氯吡格雷治疗。42例患者（89%）再通良好（TICI 2b或3级）。在22例患者（47%）中观察到的早期临床改善与从症状发作到再通的时间较短和手术持续时间较短相关（支持流程图步骤1～3）。2例（4%）患者发生症状性ICH，最终死亡。8例（17%）患者有急性支架内血栓形成；其中7例支架内再通。在平均3个月随访时，32例（68%）患者具有良好的临床预后（mRS评分0～2分），8例（17%）患者有支架内血栓形成。作者的结论是，颅内取栓联合支架植入术治疗颅外ICA病变是有益的，似乎合理、安全且临床预后良好（支持流程图步骤1～3）。

另一项现代的多中心研究报道了170例采用CAS和颅内机械取栓治疗的ICA串联闭塞患者的结果。平均NIHSS评分为15分（范围12～19分）。颅外闭塞首先通过CAS治疗；然后通过单纯支架取栓或抽吸取栓治疗。从腹股沟穿刺到再通的平均时间为88分钟（59～121分钟），从症状发作到再通的平均时间为296分钟（236～367分钟）。170例患者中的130例（77%）预后良好（TICI 2b或3级）；170例患者中21例（12%）TICI 2a级（支持流程图步骤1～3）。24例（14%）患者手术后即刻CT扫描显示ICH，其中15例有症状；出院时的平均NIHSS评分为6分。作者的结论是，颈动脉支架植入术联合前循环机械取栓是安全有效的。与未同时放置颈动脉支架的单纯机械取栓相比，这类复杂病变的血管内治疗与ICH风险显著增加无关（支持流程图步骤1～3）。

在25例连续AIS和ICA闭塞患者中评估了ICA末端闭塞行外科手术取栓的安全性和有效性。24例（96%）患者的最终再通状态为TICI 3级。从症状发作至再通和从手术开始至再通的中位时间分别为281分钟和79分钟（支持流程图步骤4）。2例（8%）患者出现与手术相关的严重出血性并发症。17例患者（68%）在1个月时的NIHSS评分改善超过10分。3个月时，8例患者（32%）的mRS评分为0～2分，5例患者（20%）的mRS评分为3分，3例患者（12%）死亡，其余患者失访。

一项与颈部斑块破裂相关的急性ICA末端闭塞患者的回顾性综述评估了外科手术取栓联合CEA的安全性和有效性；包含3例中位NIHSS评分为22分（19～26分）且CT和MR血管造影确诊ICA串联闭塞的患者。患者接受开颅手术取除ICA末端栓子，随后暴露颈部，抽吸出较长的残余近端栓子，CEA切除破裂的不稳定斑块。术后MR血管造影显示TICI 3级再通。到达医院至手术再通的平均时间是234分钟，手术开始到再通的平均时间是151分钟。3个月时的mRS评分分别是3、3和1分（支持流程图步骤4）。

临床和影像学随访

所有患者在接受血管内血运重建手术后均应在神经重症监护室内接受监测。必须严格控制血压。所有患者均应继续接受双联抗血小板治疗，1个月时可停用氯吡格雷，阿司匹林应终身服用。对所有患者进行临床和影像学随访。通常于术后3～4周在诊室对患者行颈动脉多普勒超声成像和头颈部CTA检查以寻找可能的再狭窄，随后每年通过颈动脉多普勒超声随访，若有流速增加的证据则行头颈部CTA或脑血管造影检查，从而评估支架内狭窄和可能的血管成形术治疗的必要性。支架内狭窄率约为5%。

专家述评

Willis环功能性通畅是颈段ICA开口处动脉粥样硬化斑块血栓性闭塞后缺乏严重临床症状的主要原因。在许多患者中，这类闭塞是在行筛查性常规血管检查时意外发现的，而其他一些患者则表现为TIA或轻度卒中且颅内循环保留良好。仅极少数病例表现为高NHISS评分的严重卒中，但缺乏Willis环或有串联颅内闭塞。正是这类无法血运重建的病例预后很差。支持血运重建的文献意义重大，如前所述。

我们选择血运重建患者的主要方式是根据CT灌注成像和临床表现。如前所述，若存在一个大的半暗带伴严重的血流动力学压力的证据（表现为CBV增加伴CBF降低），那么无论NIHSS评分如何，我们都继续行血运重建，前提是这些患者的缺血核心将持续增大。在其他情况下，NIHSS评分高且CBF和CBV稳定也是治疗的基础。

我们使用主动脉弓至头顶的CTA制定手术计划；可评估主动脉弓的类型、对侧颈动脉分叉部的动脉粥样硬化（提示与同侧类似的过程）以及评估近端迂曲度（制定入路计划）。评估对侧颈段颈动脉常能推定远端ICA的迂曲度。我们也用4D CTA区分颅内或颅外闭塞。在颅外狭窄病例中，尝试通过狭窄，如有必要最多采用血管成形术单纯处理颅内闭塞；导引导管在许多时候发挥了成形的作用。但颈段完全闭塞（我们认为）需预先行支架植入术。此时用负荷剂量双联抗血小板药物预先治疗患者，并在建立通路后对患者进行肝素化。我们也强烈建议使用MoMa装置的近端颈动脉保护机制，以允许在评估颅内循环前安全通过闭塞节段，并在抽吸下进行成形术和支架植入术。若非多数情况下，我们很多时候在恢复顺行血流前行血管内超声检查确认颈部ICA远端没有血栓，从而降低远端栓塞的风险。困难主动脉弓类型如严重迂曲的牛型或Ⅲ型弓，也用超声引导直接经皮颈动脉入路行血运重建手术。

支架植入术后行血管造影评估串联闭塞。颈部支架植入术足以恢复颅内血流的情况并不少见，特别是在孤立性Willis环的病例中。若有串联病变，将MoMa导引导管替换成传统的颅内闭塞导引系统。我们喜欢9F球囊导引导管，经穿过支架的0.035英寸交换导丝输送；因此，在MoMa停滞血流的情况下必须进行充分的球囊血管成形术。如果我们能够在不穿过血栓的情况下将大口径抽吸导管插入CCA和ICA，我们更倾向于首先尝试抽吸；若失败，则穿过血栓并展开合适大小的支架取栓装置覆盖血栓行抽吸辅助支架取栓。

在少数病例中，我们注意到闭塞来自颅内动脉粥样硬化。遗憾的是，这在虹吸部水平最常见，这使穿过病变充满风险，因为穿过虹吸部弯曲周围的硬斑块可能造成导丝穿孔，导致灾难性或致命性ICH。幸运的是，由于颅内动脉粥样硬化的自然史，这些患者至少可在神经重症监护室控制性高血压的情况下进行短暂监护。若我们无法快速成功重建血流，不必冒反复尝试穿过病变的高风险，可考虑早期（1～3天）用直接颞浅动脉—MCA方式行颅外—颅内搭桥。这类病例通常无须高流量，因为进行性动脉粥样硬化产生了稳定的侧支循环反应，颞浅动脉增加的血流通常足够。根据患者的临床稳定性和灌注扫描，可进一步检查测定脑血管储备来评估血流动力学稳定性，如SPECT、CT灌注、有或无乙酰唑胺的MR灌注成像、屏气经颅多普勒成像以及无创优化血管分析（NOVA; VasSol, River Forest, Illinois）定量血流MR血管造影。

我们的经验是，少数血流动力学受损且NIHSS评分低的病例若无法早期血运重建，将继续进行性恶化，最终出现半球梗死。

Adnan H. Siddiqui,
MD, PhD and L. Nelson Hopkins, MD
University at Buffalo, Buffalo, NY

主 编 述 评

Willis环不充分的症状性急性ICA闭塞或串联闭塞的致残率和致死率高。血管内血运重建的指征与颅内大血管闭塞的患者类似。ICA闭塞除机械取栓外，常需颈动脉支架植入术和血管成形术。一旦我发现患者的CTA显示颈段ICA闭塞，就会做好进行颈动脉支架植入术的准备，包括负荷剂量双联抗血小板药物（阿司匹林和氯吡格雷或替格瑞洛）。对于串联病变，我喜欢采用从近端到远端的方式，首先通过支架植入术和血管成形术开放颈部ICA，然后行颅内机械取栓。通常IV给予肝素使ACT＞250，除非已接受tPA。在大多数情况下，我使用球囊导引导管在血流阻断下进行手术，以减

少远端栓塞的风险。

Leonardo Rangel-Castilla, MD
Mayo Clinic, Rochester, MN

推荐阅读

[1] Behme D, Mpotsaris A, Zeyen P, et al. Emergency stenting of the extracranial internal carotid artery in combination with anterior circulation thrombectomy in acute ischemic stroke: a retrospective multicenter study. AJNR Am J Neuroradiol 2015; 36(12): 2340－2345

[2] Berkhemer OA, Fransen PS, Beumer D, et al; MR CLEAN Investigators. A randomized trial of intraarterial treatment for acute ischemic stroke. N Engl J Med 2015; 372(1): 11－20

[3] Fischer U, Mono ML, Schroth G, et al. Endovascular therapy in 201 patients with acute symptomatic occlusion of the internal carotid artery. Eur J Neurol 2013; 20(7): 1017－1024, e87

[4] Hasegawa H, Inoue T, Tamura A, Saito I. Emergent intracranial surgical embolectomy in conjunction with carotid endarterectomy for acute internal carotid artery terminus embolic occlusion and tandem occlusion of the cervical carotid artery due to plaque rupture. J Neurosurg 2015; 122(4): 939－947

[5] Hauck EF, Natarajan SK, Ohta H, et al. Emergent endovascular recanalization for cervical internal carotid artery occlusion in patients presenting with acute stroke. Neurosurgery 2011; 69(4): 899－907, discussion 907

[6] Inoue T, Tamura A, Tsutsumi K, Saito I, Saito N. Surgical embolectomy for internal carotid artery terminus occlusion. Neurosurg Rev 2015; 38(4): 661－669

[7] Jovin TG, Chamorro A, Cobo E, et al; REVASCAT Trial Investigators. Thrombectomy within 8 hours after symptom onset in ischemic stroke. N Engl J Med 2015; 372(24): 2296－2306

[8] Malik AM, Vora NA, Lin R, et al. Endovascular treatment of tandem extracranial/intracranial anterior circulation occlusions: preliminary single-center experience. Stroke 2011; 42(6): 1653－1657

[9] Saver JL, Goyal M, Bonafe A, et al; SWIFT PRIME Investigators. Stent-retriever thrombectomy after intravenous t-PA vs. t-PA alone in stroke. N Engl J Med 2015; 372(24): 2285－2295

[10] Steglich-Arnholm H, Holtmannspötter M, Kondziella D, et al. Thrombectomy assisted by carotid stenting in acute ischemic stroke management: benefits and harms. J Neurol 2015; 262(12): 2668－2675

第4章 急性基底动脉闭塞

Visish M. Srinivasan, Rohini D. Samudralwar, Edward A. M. Duckworth, and Peter Kan

摘　要：多数情况下，急性基底动脉闭塞危及生命。初始临床表现差异很大，造成临床疑诊和诊断延迟。尽管总体致死率高，但若及时诊断和治疗，预后可能良好。神经系统功能检查不良或美国国立卫生院卒中量表（NIHSS）评分高不应作为排除标准。若无禁忌证，患者应接受组织型纤溶酶原激活剂治疗。若NIHSS评分＞6分，推荐尽快行血管内治疗。头颈部计算机断层扫描（CT）平扫和CT血管造影（CTA）对诊断而言是必需的。若患者在症状发作后＞6小时就诊，应快速获取CT灌注或磁共振成像（MRI）以评估脑干缺血。如果可能，应在CTA或脑血管造影期间评估来自后交通动脉的侧支血流。应仔细分析颈部CT血管造影寻找优势侧椎动脉（VA）、VA夹层或狭窄以及VA迂曲度。若发现VA或锁骨下动脉明显迂曲，介入医生应考虑经桡动脉或经肱动脉入路。可通过不同的技术实现血管内机械取栓，包括一种直接抽吸首过技术（ADAPT）、支架取栓装置或两者联合（Solumbra技术）。与前循环类似，症状性脑出血是最危险的并发症。充分的患者选择和适当的血管内知识与经验是预防这种潜在灾难性并发症所必需的2个最重要因素。

关键词：卒中，基底动脉，椎动脉，脑干，机械取栓，抽吸，支架取栓装置

概　述

基底动脉闭塞（BAO）引起的急性缺血性卒中（AIS）不常见，占每年所有大血管缺血性卒中的6%～10%；表现为眩晕、步态失衡、恶心/呕吐、脑神经功能障碍、急性昏迷、去大脑强直和无反应性"脑桥"小瞳孔。BAO的自然史极差，但及时干预能显著改善致残率和致死率。初始治疗遵循治疗AIS的标准方法，常由卒中神经科医生进行。神经外科医生或神经介入医生常在初始治疗后进行会诊。

尽管BAO的总体致死率较高，但发病后的预后差异很大。影响因素有许多，如闭塞部位、血栓负荷、侧支血流、静脉内溶栓（IVT）和动脉内溶栓（IAT）。对美国国立卫生院卒中量表（NIHSS）评分＜6分的患者，我们不推荐进行血管内治疗。

血管内介入治疗BAO是一种重要的方法，一些强有力的证据可回溯至1997年。Wijdicks等的系列显示，BAO的局部纤溶治疗可降低致死率并改善长期预后。实际上，初始临床检查不良的BAO患者若迅速治疗，可有非同寻常的良好预后。

从那以后，最初针对前循环卒中的技术和研究就用于治疗BAO。技术从间接（如IVT）进展到更直接的治疗，如局部IAT和机械取栓。

最近更新的治疗AIS患者的美国心脏协会/美国卒中协会指南指出，尽管不确定（Ⅱb级，证据水平C），但对经过仔细选择的后循环卒中患者，在卒中发作后首个6小时内启动取栓可能是合理的。

本章关于治疗决策的主要争议包括：

（1）是否具有治疗指征。

（2）急性BAO血管内治疗的安全性和有效性。

（3）干预时机。

（4）预后严重性。

是否治疗

应在症状发作后的合理时间窗内进行治疗；但尚无研究确立明确的时间窗，不同作者认为最短为发病后6小时，最长为24小时。神经系统功能检查不良或NIHSS评分较高不应作为排除标准。若在合适的时间窗内，患者应接受Ⅳ组织型纤溶酶原激活剂（tPA）治疗（流程图4.1中①）。不具备Ⅳ tPA适应证但仍在6小时内的患者应考虑血管内治疗（流程图4.1中②）。若患者的卒中负荷明显（NIHSS评分≥6分），我们推荐尽快行血管内治疗（流程图4.1中⑤）。对卒中负荷较轻的患者（NIHSS评分＜6分），血管内治疗的风险可能超过潜在获益，适合进行药物治疗。

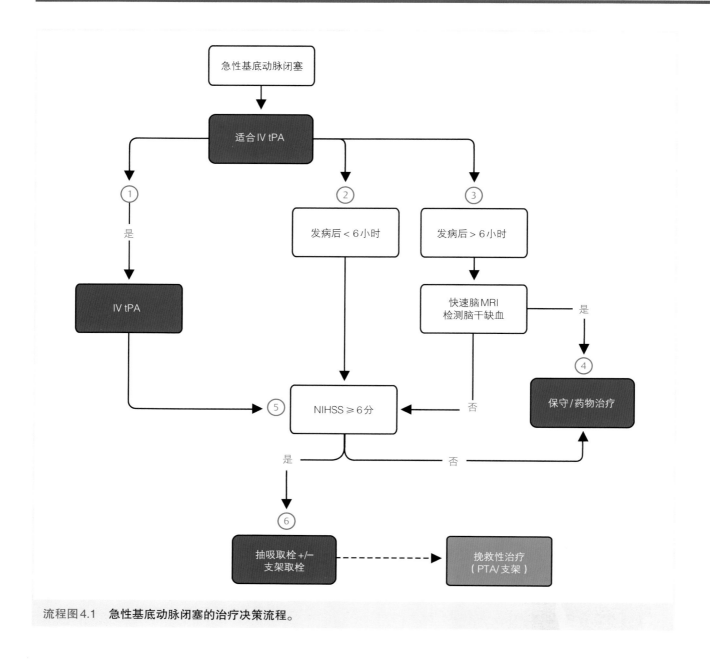

流程图4.1　急性基底动脉闭塞的治疗决策流程。

对症状发作后 > 6小时的患者，我们推荐尽快行脑磁共振成像（MRI）评估脑干缺血（流程图4.1中③）。EXTEND-IA试验采用的计算机断层扫描（CT）灌注成像对评估可挽救的大脑半暗带非常有用，但对脑干的评估不足。MRI应尽快完成，可简化为液体衰减反转恢复（FLAIR）、弥散加权成像（DWI）和表观扩散系数（ADC）序列。若脑干缺血核心广泛，考虑保守治疗被认为是合理的（流程图4.1中④）。

保守治疗

保守治疗对BAO患者通常没有获益。除了需要额外的重症监护以外，这类患者与所有缺血性卒中

的典型治疗没有不同。若时间窗合适，应给予IVT，随后采取二级卒中预防措施。应进行检查寻找卒中的病因，包括血管造影以排除夹层并确定闭塞部位。对于未接受溶栓治疗的BAO患者，致死率可高达80% ~ 90%。

解剖学因素

基底动脉（BA）是后循环中最重要的动脉，供应绝大部分脑干；由脑桥延髓移行区的双侧椎动脉（VA）汇合成其起始部，末端发出双侧大脑后动脉（PCA）。基底动脉的其他重要分支包括小脑上动脉（SCA）、小脑前下动脉（AICA）以及中脑和脑桥

的一些旁正中和周围分支，这些分支供应区域较大，上至头侧的顶上小叶，下至尾侧的小脑中脚。应考虑BA的正常解剖结构以及经后交通动脉（PCoA）供应双侧PCA的侧支血流、优势血流和解剖变异。除直接治疗外，完整的诊断性血管造影有助于弄清这些信息。

根据PCoA介导的侧支血流量，BAO可累及PCA分布区，包括幕上结构如颞下回、枕叶、顶上小叶、丘脑和脉络丛。

诊断检查

临床评估

考虑到BA侧支循环丰富，BA血栓形成的表现范围可从轻度一过性症状到灾难性卒中。作为后循环的主要血管，BA供应脑干、部分枕叶和颞叶、小脑以及丘脑。临床症状和体征取决于闭塞的部位和相应累及的解剖区域。出现症状的最长时间范围似乎为1～2天。

表4.1根据与BAO相关的一般部位描述了常见症状。

BAO的常见病因包括严重动脉粥样硬化、血栓栓塞性闭塞和VA夹层。通常，闭塞动脉可能出现自发性再通，可表现为无定位体征的一过性意识丧失。

最常见的先兆症状是眩晕和恶心。有意识下降、脑神经（CN）麻痹和长束征（通常是对侧）时应降低干预的门槛。长束征表明累及皮质脊髓束和感觉纤维，最常见的表现包括滑车神经、外展神经、面神经麻痹，其次是共济失调和轮替运动障碍。此外，"交叉体征"（如突发右侧面部无力伴左侧肢体无力）可能是基底动脉血栓形成的征象。

影像学

对表现为卒中样症状的患者进行的初始评估包括平扫CT，其可能显示或不显示与梗死一致的低密度区域。若临床体征怀疑急性BAO，还应包括血管成像。根据医疗机构不同，血管成像可包括CT血管造影（CTA）、CT灌注成像（CTP）、MR血管造影（MRA）或数字减影血管造影（DSA）（图4.1）。我们推荐仅在血管成像确诊后进行干预。

影像学可评估血栓长度，甚至可预测IVT的治疗结局或取栓的手术成功率。即使血栓长度较长（＞30 mm），仍有多达30%的BAO患者可实现再通；但延迟再通的患者预后可能较差。

鉴别诊断

有许多与基底动脉血栓形成相似的疾病。伸肌抽搐和去大脑姿势经常被误认为伴有发作后状态的癫痫发作样活动。急性头痛最初可能怀疑蛛网膜下腔出

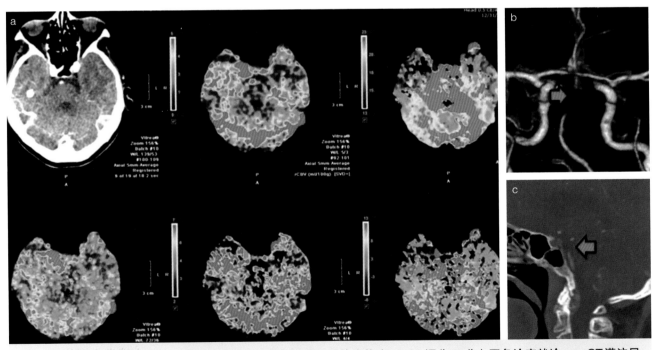

图4.1 急性基底动脉闭塞。1例76岁男性患者因急性神经系统症状（NIHSS评分15分）至急诊室就诊。a. CT灌注显示达峰时间明显延长（右上图），血容量稳定（中上图）。b、c. CT血管造影重建和矢状位确诊急性基底动脉闭塞（图片由美国Mayo Clinic的Leonardo Rangel-Castilla博士提供）。

血，幕上病变伴脑疝形成也会误认为上部脑干定位症状。

治 疗

治疗选择

继 Wijdicks 等的报道之后，BAO 的血管内治疗自1997年以来得到了广泛的实践。但是，当前的大部分证据和经验是基于局部 IA 溶栓的使用；少有医学中心发表抽吸取栓的大量经验，使用支架取栓装置的更少。

因此，治疗选择包括抗血小板/抗凝药物作为"保守治疗"、IVT、IAT、非支架型取栓装置（包括抽吸）取栓和支架取栓装置取栓。

脑血管外科治疗——手术细节

BAO 基本上没有显微外科/开放式脑血管外科治疗方式。对继发于卒中的严重颅后窝水肿，特别是缺血主要位于小脑且尚未累及脑干者，可考虑行枕下去骨瓣减压术。

血管内治疗——手术细节

麻醉

与前循环卒中类似，在全身麻醉下进行手术的决定是一个争论点和介入医生的喜好。尽管选择全身麻醉还是清醒镇静仍是一场不断进展的争论，但在最近的系列研究中约60%的患者采用了全身麻醉。麻醉实施应根据每个机构达到最佳预后的个体化方式量身定制。鉴于卒中干预的性质，清醒镇静是非常合理的，可快速干预。

干预类型

我们推荐用 Turk 等描述的一种直接抽吸首过技术（ADAPT）方法在初始尝试中采用抽吸取栓。在许多情况下，根据解剖结构和血栓的特征，单用这项技术就能成功实现再通。一些研究报道单纯抽吸取栓的再通率 > 70%。与"首选支架取栓方式"相比（78%），这种联合治疗最终在42例中的35例（83%）实现成功再通［脑梗死溶栓（TICI）分级2b或3级］（P=0.32；图4.2）。

挽救性治疗

在某些情况下可以考虑血管成形术，通常是由于严重的潜在狭窄限制通路和（或）闭塞继发于动脉粥样硬化性疾病。若手术中出现再狭窄，可考虑 BA 支架植入术，哪怕可能带来额外的并发症。如果需要支架植入术进行挽救性治疗，手术前应给予抗血小板治疗。若在未事先抗血小板治疗的情况下进行支架植入术，则手术中应给予 GP Ⅱb/Ⅲa 抑制剂（如阿昔单抗），手术后持续给药直至转换为阿司匹林/氯吡格雷。

抗血栓治疗

手术后抗血栓治疗存在争议。尚无有力的数据支持用于卒中干预，因为多数是从心脏相关文献中推断而来的。在接受 IV tPA 的患者中，应在24小时开始阿司匹林治疗。我们不推荐常规肝素 IV 抗凝，但也有人主张在手术后使用数小时至24小时。由于有潜在颅内出血的风险，应极其谨慎使用不可逆转的药物，如阿昔单抗。

并发症防治

并发症

出血

尽管 BAO 的血管内治疗有明显获益，但仍存在显著并发症，最严重的是脑出血的风险，脑出血本身

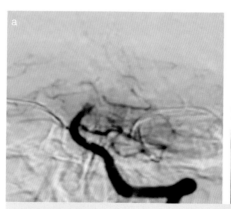
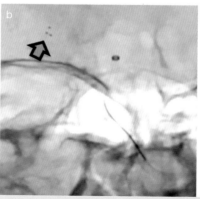
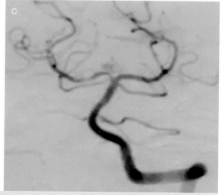

图 4.2　急性基底动脉闭塞。a. 前后位（AP）血管造影，头颅像，左侧椎动脉造影显示基底动脉完全闭塞（TICI 0）。b. AP，头颅像 X 线显示支架取栓装置展开（红色箭头）和抽吸导管（Solumbra 技术）联合进行机械取栓。c. 取栓后血管造影显示基底动脉完全再通（TICI 3）（图片由美国 Mayo Clinic 的 Leonardo Rangel-Castilla 博士提供）。

可能是致命的。Schulte-Altedorneburg 等人在 2017 年的一项研究中发现，143 例接受局部纤溶治疗的患者中，46 例（32%）发生颅内出血（21 例出血性转化、3 例脑内血肿和 2 例蛛网膜下腔出血 / 脑室内出血）。尿激酶的出血风险较低，尿激酶和 IV tPA 的出血率都呈剂量依赖性。

缺血

在同一项研究中，143 例中的 136 例（95%）在手术后 MRI 上确诊了缺血性病变，通常累及脑桥或延髓。大的缺血性病变易累及其他区域，如枕叶、丘脑或 SCA 区域，通常易发生于成功再通的病例中。纤溶药物成功再通者出现缺血可能与血栓物质远端移位进入较小的血管（如 PCA、SCA 和 P1 穿支）有关。

该结果与血管造影的发现一致，一侧或双侧 PCA 的交通后节段闭塞常见于成功再通的患者（39%），但未见于未再通的患者（0%）。这表明纤溶再通存在血栓物质向远端移位进入 PCA、SCA 和 P1 穿支的风险。

但是，随着血管内技术的进展，这类风险可能会发生改变。其他风险可能因所选器械而异，如喷淋样栓子和脑桥旁正中穿支闭塞。因此，我们推荐"抽吸优先"方式，必要时联合使用支架取栓装置和抽吸，以减少远端栓塞的概率（流程图 4.1 中⑥）。

其他并发症

少见并发症包括手术中导丝或导管穿破引起的脑内或蛛网膜下腔出血的风险。尽管夹层较为罕见，但也是一种潜在并发症。血管痉挛也可能在手术过程中或以延迟方式发生。由于相对罕见，这些风险及其发生率尚未明确。

最后，应考虑出现大面积小脑梗死伴颅后窝水肿。连续神经系统检查或手术后影像学检查应能确认

这一点，确认后应考虑尽快行脑室引流或减压术。

预后

治疗干预的预后评估必须与 BAO 的自然史进行比较。据报道，未经治疗的 BAO 的死亡率约为 85%。已证明抗栓治疗仅略微改善死亡率（表 4.1）。

BAO 的预后评估仅限于传闻中的良好恢复和有些单中心的病例系列，有明显不同。基底动脉国际合作研究（BASICS）是于 2009 年发表的一项多中心研究，评估了抗血小板 / 抗凝药物、IVT 和 IAT 治疗的 BAO 患者，该研究确定了血管内治疗（局部 IA 纤溶或取栓）相比其他治疗更有优势，但未发现取栓和 IAT 之间的预后存在任何差异（支持流程图步骤 1、5、6）。

在 BASICS 中，无论如何治疗（IVT/IAT），41% 的非灾难性卒中（NIHSS 评分 < 21 分）患者预后良好 [改良 Rankin 量表（mRS）评分 ≤ 2 分]。BASICS 和其他机构的研究确定了 IAT 的价值，30% ～ 40% 的患者预后良好（mRS 评分 ≤ 2 分），死亡率约为 40%。这些功能结局的背景是单独 IAT 的再通率即为令人印象深刻的 69.8%。

一些研究都发现症状不太严重和年龄较小是预后改善的预测因素。3 个月的短期预后不足以获得血管内干预的真实长期效果。BAO 患者往往需长期康复，然而许多患者尽管有明显的功能障碍，但其生活质量令人满意。一些研究中确定的其他预后改善因素包括治疗时间更短、血栓长度更短、血栓体积更小、远端基底动脉血栓和血管造影显示存在侧支循环。

使用支架取栓装置能显著改善 BAO 预后。一项系统综述和荟萃分析发现，一些因素导致再通率高但预后良好率较低；在前循环卒中中也确定了这些因素，包括到治疗的时间、基线核心梗死和栓塞性梗死

表 4.1　脑干卒中症状

部　位	血　管	症　状	病　因
延髓 / 脑桥	远端 VA 或近端 BA	意识下降 CN 麻痹 如水平凝视麻痹、构音障碍、偏瘫或四肢瘫痪	血栓形成
脑　桥	基底动脉近端至中段	"闭锁"综合征：四肢瘫痪、双侧面瘫、构音障碍、失语、水平凝视麻痹。稀疏的眨眼和垂直性眼球运动。最具灾难性	血栓形成
中　脑	BA 远端	意识下降 眼球运动和瞳孔运动功能障碍 "基底动脉顶端"：运动功能障碍、逼真的幻觉、嗜睡	栓　塞
中脑 / 丘脑	BA、PCA	意识模糊 / 失忆症 / 皮质盲	—

发生率。

哪怕在支架取栓时代，从10项研究中汇集的治疗时间（从卒中发病到再通）仍为7.6小时。根据BASICS等级研究，不良预后的概率与到治疗的时间 > 6小时显著相关。

治疗时机

到治疗的时间以及临界值的定义仍有争议。迄今为止，所有的BAO研究均为回顾性研究。每个医学中心的时间阈值不同，因此预测最佳预后的真正时间临界值尚未确定。根据最近一项对100例在现代支架取栓时代接受治疗的患者进行的研究中，预后的变化似乎出现在3～6小时（48%预后良好）和6～12小时（23%预后良好）的窗口之间。其他作者指出9小时后的预后明显变差。从前循环推断并不适用，因为侧支循环和组织对缺血的敏感性存在差异。我们支持用MRI评估脑干梗死，但建议在症状发作后24小时内进行取栓（支持流程图步骤2、3）。

尚未发现支架取栓装置（Trevo、Solitaire）取栓与抽吸取栓（Penumbra）之间存在明显的预后差异。许多医生将两者联合使用。预后总结见表4.2。

再通率

IVT的再通率：大多数研究报道的单纯IVT的再通率非常低，低至8%。报道比例较高的研究如BASICS，没有一致的方法评估IVT组的再通率。

IAT的再通率：IAT再通与血栓部位直接相关，

血栓位于基底动脉尖时最有效。根据BASICS和其他研究，考虑到一些方法的不同，认为基线比例为69%。

抽吸取栓的再通率：单纯抽吸取栓比单纯IAT的再通率高，单中心和多中心研究中为70%～80%（支持流程图步骤6）。

支架取栓的再通率：有证据显示，前循环支架取栓装置取栓比其他装置的再通率更好。SWIFT试验证实了这一点，也显示出功能预后的改善。但是，比较BAO中支架取栓与抽吸取栓的2项研究的汇总分析未显示显著差异。

功能预后

接受药物治疗（抗血小板/抗凝药物）、平均NIHSS评分为15分的患者很少获得良好预后（mRS评分≤2分，27%）。卒中表现更严重的患者（昏迷、闭锁综合征和四肢瘫痪）中仅4%的病例改善至良好预后。严重卒中患者接受单纯IV tPA治疗时约22%的患者获得良好预后，死亡率为50%。同时接受IVT和IAT的严重卒中患者的预后更好，死亡或生活不能自理的绝对风险低于抗血栓治疗。现代血管内治疗约使良好的功能预后率增加一倍。我们推荐对发病24小时内的患者进行机械取栓，除非MRI证实存在弥漫性脑干梗死（支持流程图步骤4、6）；我们发现，尽管缺乏明确的数据，但后者更能预测无法恢复的功能障碍。尽管一些病例系列中再通率较高，但通过mRS

表4.2　基底动脉闭塞的治疗总结

治　疗	作者，年份	到治疗的时间	再通率	预后良好（mRS评分 0～2分）	死亡率	症状性ICH
抗血小板/抗凝药物[a]	BASICS	未报道	未报道	3%～37%	13%～54%	0～1%
IV溶栓	Sairanen 等，2011	8.7小时	65%	26%	41%	16%
IA溶栓	Schulte-Altedorneburg 等，2007	5.5小时	55%[b]	23%	43%	30%
早期取栓	Webb 等，2012	4.77小时	73%	45%	36%	9%
新一代取栓	Singer 等，2015	60% < 6小时，12% 6～9小时，5% > 9小时[c]	79%	34%	35%	6%

注：报道的数据来自被选为最能代表各种单一治疗的不同试验。一些试验包括"挽救性治疗"或包含从药物治疗交叉到干预手术的患者。"早期取栓"只包括Merci和Pnumbra装置。"新一代"取栓包括除老旧装置以外的Solitaire、Trevo和其他支架取栓装置。
[a] BASICS试验根据发病时NIHSS评分对预后进行分层；范围广，更好的预后是NIHSS评分 < 20分的轻度至中度卒中。
[b] Schulte-Altedorneburg等报道的再通用TIMI评分，而非TICI。这里报道的比例是其完全再通率，但TICI 2b/3率可能略微更高。
[c] Singer等在ENDOSTROKE研究（支架取栓时代最大的研究）中报道的数据是分层的，而非连续变量。他们到治疗的时间比多数之前发表的系列更短。

评分测定的功能预后却滞后。

在Mokin等人最近的一项多中心研究中，患者接受了支架取栓装置取栓或单纯抽吸取栓（ADAPT方式）。成功再通和到治疗的时间更短（从卒中发作到开始手术）是3个月时良好临床预后的重要预测因素。35%的患者在3个月时临床预后良好（mRS评分≤2分）。支架取栓和抽吸取栓作为主要治疗方式显示出具有可比性的手术和临床预后。

比较新的手术和装置的新基线是死亡率29.4%、预后良好率42.8%，汇总自一些现代病例系列。

稳定性和复发率

BAO的血管内治疗，即使完全再通，也不能防止复发。闭塞病因（如心源性栓塞、夹层或动脉粥样硬化）的诊断和治疗至关重要。可能出现继发于夹层的再狭窄和进一步血栓形成。据报道，IAT的血栓再形成率为44%～75%；还没有关于新型器械复发率的数据。使用抗血小板药物或抗凝药物通常能增加稳定性（推断自冠状动脉文献）。应进行包括CTA或MRA的影像学随访，以确认短期内的稳定性。

临床和影像学随访

患者应采接受CTA、MRA和（或）血管造影进行临床和影像学随访。MRA是最常用的方式，因为这是卒中神经科医生行术后检查的一部分；可同时评估有无喷淋状栓子或远端血栓形成。

临床随访应根据功能障碍的严重程度进行卒中二级预防，包括神经科医生、内科医生以及康复科医生。

专 家 述 评

基底动脉闭塞是一种破坏性疾病。与前循环不同，缺乏Ⅰa级数据支持血管内治疗，但许多回顾性研究表明血管内治疗能改善再通和预后，特别是机械取栓。总之，我们同意将治疗时间窗扩展至24小时，因为完全不治疗时患者预后极差；此外，MRI有助于评估发病时间不明或据症状发作时间太久的患者的卒中负荷。标准血运重建技术包括支架取栓、抽吸取栓或二者联合，具有良好的效果和可接受的并发症发生率。

Peter Kan, MD
Baylor College of Medicine, Houston, TX

主 编 述 评

急性基底动脉血栓形成具有极高的致残率和死亡率。即便如此，患者可以表现为相对较轻的症状或处于濒死状态。症状轻微时，考虑血栓性闭塞继发于颅内动脉粥样硬化性疾病（ICAD）的斑块破裂。由于这类病例有侧支循环逐渐建立的机会，尽管发病时间较久，但其具有可挽救组织的机会更多。我常规在血管内治疗决策时不考虑发病后的时间。若患者在发病后标准的6～8小时内就诊，我单纯行CT灌注和CT平扫来评估完全性梗死。超过该窗口越多，我更可能行急诊MRI来分析脑干FLAIR信号（非DWI阳性）作为完全性梗死的指征。就NIH卒中量表严重程度来看，除极度高龄患者外，即使NIH卒中评分较低，我也倾向于怀疑是基底动脉闭塞，因为其后续恶化的风险高，在住院期间可能会漏诊。

在评估基底动脉血栓形成时，我密切关注主动脉弓至头顶的CT血管造影以寻找潜在的诊断线索。如果存在其他ICAD病变，我的策略是采用单纯抽吸，若失败则考虑使用半顺应性球囊进行次全血管成形术。

若患者有房颤但无近端颈部闭塞或ICAD的证据时，我将谨慎尝试ADAPT策略，一旦能将抽吸导管送至血栓表面就首先抽吸，故意尝试均匀堵塞血栓而不必使用微导管和微导丝通过血栓。为了协助将最大的抽吸导管带至血栓，我使用6F长鞘根据最大的VA起始部角度经桡动脉或经股动脉入路。虽然常在颈动脉使用球囊导引导管，但我并不将其用于VA，因为它们的使用将显著影响大口径抽吸导管的输送。

若不用微导管和微导丝穿过血凝块就不能将抽吸导管带到血栓表面，我将输送微导管到预计的血栓部位远端；将微导管放置在PCA，极少在SCA，微导管造影确定位置后释放支架取栓装置。如果在抽吸导管中回撤时遇到阻力，则回撤支架取栓装置进入抽吸导管或一并撤入6F导引导管中。

若患者合并颈部闭塞，需考虑发病史来寻找证据，看是否继发于夹层或外周血管疾病合并椎动脉开口疾病。无论是何病因，需考虑到达BA的通路。若较小的椎动脉通畅，则能很好地到达基底动脉，单纯支架取栓恢复血流，而非冒着进入闭塞的较大椎动脉、推移更多血栓的风险。罕见情况下，因慢性双侧椎动脉闭塞而没有顺行入路时，也可采用逆向经PCom入路。此时，单纯次全血管成形术可能是避免闭塞其他未受累颅内循环的最佳手术方式。但若没有对侧入路可用，则需要准备对闭塞的较大VA进行血运重建。

年轻患者、有创伤史或颈部手术史提示为夹层。初始方式与之前描述的一样。根据CTA上横突孔的大小选择到达闭塞的较大VA，沿V4段远端建立的微导丝轨迹使用大口径抽吸导管抽吸颈段椎动脉。经抽吸导管造影显示残余血栓。一旦显示椎动脉血栓廓清而非看到夹层瓣，则进行如前所述的颅内段手术。颅内血运重建结束时，应保留微导丝在位，评估颈部椎动脉是否保持通畅。若担心瘀滞或狭窄，则应对患者进行肝素化，若容易放置鼻胃管，则负荷剂量给予阿司匹林和替格瑞洛，若不易放置则动脉内半量给予半衰期较短的糖蛋白2b3a抑制剂如阿昔单抗（ReoPro）或依替巴肽（Integrilin）。然后，患者可以在术后服用口服药物。我喜欢使用外周开环长支架，经6F鞘输送，有时需将0.014英寸微导丝更换为更长的0.018或0.035英寸导丝。

最后还有一种外周动脉疾病伴椎动脉开口血栓性闭塞和伴发的栓塞性基底动脉闭塞的情况。初始评估和治疗方式与夹层一样；首选对侧入路打开BA，若不可能则需快速血运重建较大的椎动脉开口；沿闭塞椎动脉远端内的微导管和微导丝用大口径抽吸导管。大的抽吸导管成功穿过开口狭窄/闭塞的可能性很小。如果能够做到，则与前述夹层的手术一样，仅在手术结束时植入支架。但若无法使大的抽吸导管穿过病变，那么最好预先在开口植入支架。我像对夹层一样肝素化患者，负荷抗血小板药物。若开口 > 4.5 mm，则使用合适大小的球囊扩张裸金属支架，若 < 4.5 mm 则使用药物洗脱支架。支架释放后，用双腔开口快速球囊（Ostial Corp, Palo Alto, CA）对锁骨下动脉内支架的悬空部分进行额外的整形。之后用大口径

抽吸导管沿远端颅内段VA内的微导丝进行抽吸。确认颈段VA通畅后，我将像前面一样处理颅内循环。

Adnan H. Siddiqui, MD, PhD
University at Buffalo, Buffalo, NY

推荐阅读

[1] Brückmann H, Hamann GF, et al. Ischemic and hemorrhagic complications after intra-arterial fibrinolysis in vertebrobasilar occlusion. AJNR Am J Neuroradiol 2007; 28(2): 378–381

[2] Macleod MR, Davis SM, Mitchell PJ, et al. Results of a multicentre, randomised controlled trial of intra-arterial urokinase in the treatment of acute posterior circulation ischaemic stroke. Cerebrovasc Dis 2005; 20(1): 12–17

[3] Mattle HP, Arnold M, Lindsberg PJ, Schonewille WJ, Schroth G. Basilar artery occlusion. Lancet Neurol 2011; 10(11): 1002–1014

[4] Mokin, et al. Clinical and procedural predictors of outcomes from the endovascular treatment of posterior circulation strokes in the modern era of stent retriever thrombectomy. Stroke 2016; 47(3): 782–788

[5] Powers WJ, Derdeyn CP, Biller J, et al; American Heart Association Stroke Council. 2015 American Heart Association/American Stroke association Focused Update of the 2013 Guidelines for the Early Management of Patients with Acute Ischemic Stroke Regarding Endovascular Treatment: a guideline for healthcare professionals from the American Heart Association/American Stroke Association. Stroke 2015; 46(10): 3020–3035

[6] Puetz V, Sylaja PN, Coutts SB, et al. Extent of hypoattenuation on CT angiography source images predicts functional outcome in patients with basilar artery occlusion. Stroke 2008; 39(9): 2485–2490

[7] Sairanen T, Strbian D, Soinne L, et al. Intravenous thrombolysis of basilar artery occlusion: predictors of recanalization and outcome. Stroke 2011; 42(8): 2175–2179

[8] Singer OC, Berkefeld J, Nolte CH, et al; ENDOSTROKE Study Group. Mechanical recanalization in basilar artery occlusion: the ENDOSTROKE study. Ann Neurol 2015; 77(3): 415–424

[9] Smith WS. Intra-arterial thrombolytic therapy for acute basilar occlusion: pro. Stroke 2007; 38(2, Suppl): 701–703

[10] Turk AS, Spiotta A, Frei D, et al. Initial clinical experience with the ADAPT technique: a direct aspiration first pass technique for stroke thrombectomy. J Neurointerv Surg 2014; 6(3): 231–237

[11] Webb S, Yashar P, Kan P, Siddiqui AH, Hopkins LN, Levy EI. Treatment and outcomes of acute intracranial vertebrobasilar artery occlusion: one institution's experience. J Neurosurg 2012; 116(5): 952–960

[12] Wijdicks EF, Nichols DA, Thielen KR, et al. Intra-arterial thrombolysis in acute basilar artery thromboembolism: the initial Mayo Clinic experience. Mayo Clin Proc 1997; 72(11): 1005–1013

第5章　颅内动脉粥样硬化性疾病

Kunal Vakharia, Kenneth V. Snyder, and Adnan H. Siddiqui

摘　要：动脉粥样硬化性疾病（ICAD）是成年人群卒中的主要原因。症状性ICAD最常见的部位包括大脑中动脉、颈内动脉、基底动脉和椎动脉；由低灌注、狭窄部位血栓形成、进行性闭塞或狭窄远端血栓栓塞引起症状；最常见的临床表现是短暂性缺血发作。临床评估包括计算机断层扫描（CT）、磁共振成像（MRI）、CT血管造影或MR血管造影（MRA）。为了解颅内血流，定量血流MRA［无创最佳血管分析（NOVA）］可测定Willis环周围的血流动力学和侧支循环。CT灌注+/-乙酰唑胺激发试验对确定症状不典型的ICAD以及可能有血管内或脑血管外科手术指征的患者有用。所有有症状的患者均应接受最佳药物治疗，包括充分控制血压、他汀类药物和双联抗血小板药物；增加抗凝治疗并无获益。若患者仍有症状，应考虑血管内或手术治疗。血管内球囊次全血管成形术是一种相对安全和有效的手术；是用半顺应性颅内球囊持续扩张颅内狭窄至正常管腔直径的50%～60%，常在清醒镇静下进行。若颅内狭窄复发，应考虑颅内支架植入术。若无法进行血管内治疗，下一步应进行颅外-颅内搭桥重建血流。

关键词：短暂性脑缺血发作、卒中、颅内动脉粥样硬化性疾病、NASCET、SAMMPRIS、阿司匹林、次全血管成形术、颅内支架植入术、EC-IC搭桥

概　述

在美国，8%～10%的缺血性卒中被认为源自颅内动脉粥样硬化性疾病（IACD），构成每年近60 000～90 000例新发卒中。在包括亚裔和非洲裔美国人在内的种族人群中，颅内动脉粥样硬化占卒中的近26%。根据疾病自然史，颈内动脉（ICA）的同侧年卒中风险为3.1%～8.1%，大脑中动脉（MCA）为0～7.8%。最常见的颅内狭窄部位按降序排列为MCA占33.9%，ICA占20.3%，基底动脉（BA）占20.3%，椎动脉（VA）占19.6%，多部位受累占5.9%。尽管由于前循环供血区域的特殊性，卒中的致死率不如后循环高，但其占据大量的卒中比例，致残率明显（流程图5.1中①和②）。

本章关于治疗决策的主要争议包括：
（1）是否具有治疗指征。
（2）干预时机。
（3）开放式脑血管外科与血管内治疗。
（4）血管内治疗的不同方式［次全血管成形术和（或）支架植入术］。

是否治疗

无症状性颅内狭窄被认为是一种良性病变。在入组北美症状性颈动脉内膜切除术试验（NASCET）的患者中，接近1/3的患者除颅外颈动脉狭窄外还存在有中度的颅内段狭窄。华法林-阿司匹林症状性颅内疾病（WASID）试验明确评估了症状性颅内狭窄；研究者发现同一狭窄区域的第1年卒中风险为11%～12%，接近73%的卒中发生于狭窄血管分布区域。狭窄程度为50%～69%的狭窄血管分布区域的年卒中风险为6%，狭窄＞70%的患者为19%（流程图5.1中①和②）。此外，对未经治疗的狭窄的血管造影进展进行的一项回顾研究显示，40%的病变保持稳定，20%改善，40%进展。确定病变是否引起症状以及是否进展，预示着干预可获得更好的预后。无症状和症状改善的患者通过改良生活方式倾向于恢复更好（流程图5.1中①和②）。

解剖学因素

ICAD主要累及ICA和MCA血管。ICA常分为7个节段，从岩骨到海绵窦的节段为硬膜外段，受骨质和海绵窦限制，后3个节段为硬膜内段。床突上段ICA迂曲多，给单纯修复、搭桥、血管内治疗造成困难。床突上段ICA的正常管腔直径一般是3～4 mm。MCA常分为4个节段。近端MCA节段的正常管腔直

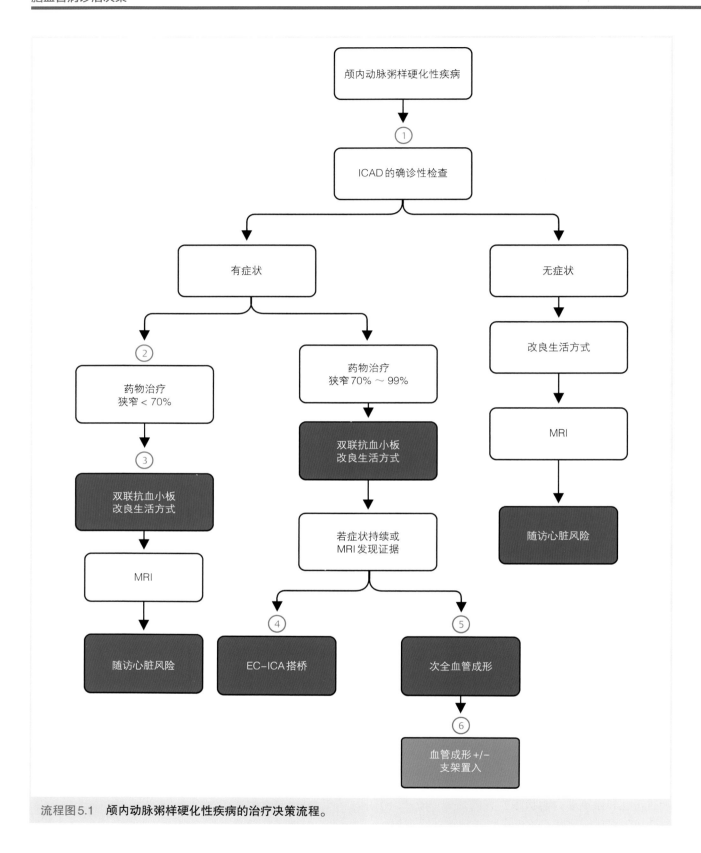

流程图 5.1　颅内动脉粥样硬化性疾病的治疗决策流程。

径为 2 ～ 3 mm，直径 < 1 mm 即有明显狭窄。豆纹动脉是从 M1 段发出的具有临床意义的重要分支。

每侧 VA 一般发自锁骨下动脉的第一部分或主动脉弓；分为 4 个部分，其中最后 1 段为硬膜内段，双侧 VA 汇成 BA。VA 的正常管腔直径为 3 ～ 5 mm，BA 为 2 ～ 3 mm，直径 < 2 mm 即提示存在显著狭窄

和动脉粥样硬化。小脑后下动脉（PICA）发自 VA 的颅内段，是其最大的分支之一，1% ～ 25% 的 VA 延续为 PICA。

病理生理学/分类

ICAD 所致的缺血性症状来自：① 低灌注；② 继发于斑块破裂、斑块出血或闭塞性斑块进行性生长的狭窄部位血栓形成；③ 狭窄远端血栓栓塞；④ 斑块部位小穿支动脉和分支血管闭塞和缺血。慢性血流动力学不足分 3 个阶段：0 期，血流动力学正常；1 期，侧支血流不良和灌注压下降［达峰时间延长、脑血流量（CBF）稳定、脑血容量升高（CBV）］的反应性血管舒张；2 期，脑灌注压超出自主调节范围的反应性灌注不良。乙酰唑胺（Diamox, Teva Pharmaceuticals, North Wales, PA）灌注检查显示 2 期（称为乙酰唑胺激发试验）最好，将在下面讨论。

Mori 及其同事根据病变类型将颅内狭窄分类如下：A 型，长度 ≤ 5 mm，向心性病变；B 型，长度 5 ～ 10 mm，向心性斑块或随访 < 3 个月的完全性血管闭塞；C 型，长度 > 10 mm，迂曲明显且成角。该分类系统在评估随访时的卒中风险和再狭窄率中发挥重要作用。

诊断检查

临床评估

颅内动脉粥样硬化性疾病可累及所有脑内血管。ICA、MCA 和大脑前动脉供应许多不同脑区，包括运动和感觉皮质、语言中枢、枕叶和颞叶。ICAD 最常见的初始表现是短暂性缺血发作（TIA），伴有肢体乏力、半身麻痹、构音障碍和（或）短暂性视觉功能障碍等事件。尽管这些症状定位困难，但不常有特定的脑神经麻痹，除非累及后循环。根据支持临床疑诊脑血流动力学不足的诊断性影像学检查进行诊断。

影像学

症状性颅内段狭窄的初始诊断性检查应该是头部计算机断层扫描（CT）平扫排除完全性缺血性事件和出血。弥散加权磁共振成像（MRI）+/-磁共振血管造影（MRA）和 CT 灌注检查可提供更多关于血管通畅性和血流动力学状态的信息（图 5.1）。经颅多普勒成像在显示狭窄血管血流速增高方面有预测性，但未被证实是一种良好的筛查技术；但对累及 ICA 和 MCA 的病变，经颅多普勒屏气检查可作为血流动力学指标，流速正常增高（1 期）或流速病理性下降（2 期）而功能不足。

尽管 MRA 可能高估狭窄程度，但 MRA 和 CT 血管造影（CTA）显示血管通畅性和血管内腔最好。锥形束 CT 和 MRA 也有助于确定斑块形态。这些专门检查看慢性还是急性出血性斑块更清晰。定量血流MRA［无创最佳血管分析（NOVA），VasSol, River Forest, IL］是评估 Willis 环水平侧支循环和血流动力学最有用的方式。但即使筛查技术良好，其特异性也不足以取代诊断性脑数字减影血管造影（DSA）。动脉内超声和光学相干断层扫描是 2 种较新的技术，其确定斑块形态和治疗模式的有效性仍在评估当中，目前其主要局限在导入颅内循环的探头的大小和导向性。

CT 灌注检查可定量神经实质内的脑灌注和血流相关性改变；可了解代谢利用、氧提取、CBF 和 CBV（图 5.1）。其与正电子发射断层扫描（PET）和单光子发射计算机断层扫描（SPECT）都是随访期间监测患者的良好工具，在日本颅外-颅内搭桥试验（JET）中用作确定患者是否从搭桥手术中获益的预测指标；这些研究检查显示狭窄血管供应区域组织的血流量和血容量关系改变后，88% 的患者能从手术中获益。

鉴别诊断

应评估引起症状的非血管性病因，包括周围神经疾病、脊髓压迫、创伤、出血、肿瘤和脱髓鞘疾病等。

治 疗

保守治疗

对于无症状的患者，药物治疗一般是最佳治疗；积极改良生活方式和严格控制糖尿病、高胆固醇血症和高血压以及抗血小板治疗和他汀类药物联合治疗是其关键。根据 WASID 试验，阿司匹林组的 2 年卒中风险为 19.7%，华法林组为 17.2%；研究结论是，华法林药物治疗的并发症发生率明显，并且不能全面治疗慢性斑块形成的病理生理学过程。一项包括 100 例患者在内的随机对照试验发现，氯吡格雷联合阿司匹林治疗比单用阿司匹林更有效，这是目前的治疗方案。尽管进行了这些治疗，但仍出现症状的患者可以通过开放式手术或血管内方法进行治疗（流程图 5.1 中③～⑥）。

脑血管外科治疗——手术细节

与颈动脉内膜切除术治疗颅外颈动脉疾病相比，开放式颅外-颅内（EC-IC）搭桥手术治疗颅内狭窄并不常见。患者出现症状后，应首先给予阿司匹林。直接颞浅动脉（STA）-MCA 搭桥是从头皮获取一支

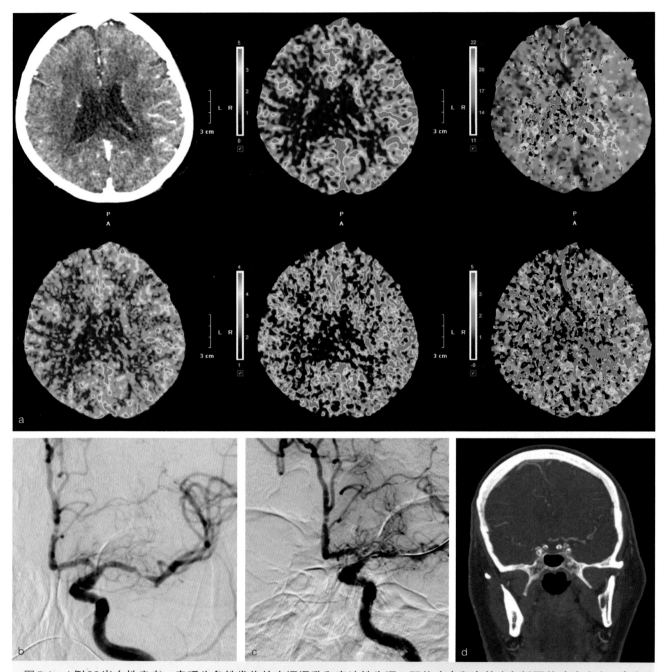

图5.1 1例83岁女性患者，表现为急性发作的言语混乱和表达性失语。既往病史和合并症包括冠状动脉疾病、高脂血症、高血压和充血性心脏衰竭，行计算机断层扫描（CT）卒中检查。a. CT灌注成像显示达峰时间延长、血容量增加，但血流量稳定。CT血管造影发现左侧MCA的M1段重度狭窄，病变远端有灌注（未显示）。然后行数字减影血管造影（DSA）（b，前后位），再次显示左侧M1段重度狭窄。Varrata压力导丝（Volcano Corporation, San Diego, CA）穿过病变，Gateway球囊（Boston Scientific, Marlborough, MA）充盈6 atm压力行次全血管成形术（c，血管造影片）。d. 手术后失语症状缓解，血管造影显示血运重建良好。

STA，建立到M4血管的直接吻合；或脑-硬膜-动脉融合（EDAS），这是将获取的血管直接缝合至软膜上（流程图5.1中④）；随着时间的推移而形成侧支循环。颅骨瓣复位，确认不损伤STA入口，肌肉复位并缝合切口。

血管内治疗——手术细节

支架植入术和积极药物治疗预防颅内段狭窄卒中复发（SAMMPRIS）试验的研究者表明，即使积极药物治疗，仍有接近1/8的有症状患者在支架植入后12个月的观察期内卒中复发。该研究仅观察了

Wingspan 支架（Stryker Neurovascular）植入血管成形术的前、后，未考虑单纯血管成形术；尽管研究显示支架植入患者的卒中复发风险较高，且与血运重建手术相关的围手术期并发症发生率较高，但未研究次全血管成形术。治疗 ICAD 常规使用的球囊是半顺应性球囊，即 Gateway 球囊（Stryker Neurovascular）。无论 SAMMPRIS 的结果如何，若手术后血管造影上发现夹层或再灌注不足，可在血管成形术后即刻展开支架（术中挽救性支架植入术），或数周后必要时联合再次血管成形术（分期手术）。随着技术和技巧的进展，次全血管成形术和分期支架植入术成为治疗 ICAD 的安全方式。次全血管成形术的细节描述如下（流程图 5.1 中⑤和⑥）。

在清醒镇静下，将 6F（French）导引导管置入股动脉并推进至同侧颈部血管，行路径图血管造影。建立动脉通路后给予肝素抗凝（根据体重确定剂量），达到活化凝血时间（ACT）250 秒。0.014 英寸软头微导丝到达并穿过狭窄血管；沿导丝导入球囊或支架；在压力不超过 6 个大气压（atm）的情况下逐渐进行血管成形术，直至达到正常血管直径的 70% ～ 80%（图 5.2）。通常用半顺应性球囊进行血管成形术。介入心血管科医生发现，顺应性球囊不会对大的斑块负荷产生应力，而硬质球囊会过度增加血管壁上的剪切应力。顺应性更好的球囊［如 TransForm 球囊（Stryker Neurovascular, Fremont, CA）］不适合用于动脉粥样硬化性疾病，因为其会造成正常血管的过度扩张而对狭窄节段的扩张则不足。半顺应性球囊［如 Maverick（Boston Scientific）和 Gateway 球囊］若大小合适，更大的压力将作用于斑块中心，甚至可能不影响正常血管，因此对 ICAD 是理想选择。放置支架时应注意避开分支开口，并注意小穿支。若需挽救手术中夹层或闭塞，自膨胀、球囊扩张和药物洗脱支架均可选。最终定位时，在可能的情况下，支架应覆盖血管内狭窄远端至少 2 mm 和狭窄近端 3 ～ 4 mm 的血管。

并发症防治

STA-MCA 搭桥的并发症包括损伤获取的血管以及再灌注后血容量和血流量的血流动力学变化，有时在直接搭桥后产生"水坑"效应。显微镜下仔细分离 STA，并用罂粟碱浸泡的棉片保护，可预防损伤获取的血管。此外，在直接搭桥后，患者应在重症监护室接受密切监测，因为到远端 M4 区域的新建血供可因远端压力增加造成经过狭窄处的灌注变

差。JET 研究发现，患者行搭桥手术后的缺血发生率为 2% ～ 39%。与 EC-IC 搭桥相关的术后并发症包括感染、头皮坏死、出血、癫痫和缺血性事件，报道占 11% ～ 26%。

血管内治疗的术中并发症包括血栓栓塞事件、血管夹层、远端血管过度扩张破裂以及某些慢性斑块的高灌注合并渗出。长期并发症包括再狭窄、支架内狭窄、支架移位以及支架扭结和断裂，尤其是在远端迂曲血管内。根据 Wingspan 登记研究的资料，支架植入患者的再狭窄率明显，总体再狭窄率 > 30%。尚不清楚药物洗脱支架和新型支架设计是否能降低这种迟发性并发症。

预后

随着最近血管内治疗的进展和更具预测性的灌注检查用于手术搭桥，结果令人鼓舞。EC-IC 研究的研究者回顾了入组药物治疗组或手术干预组的 1 495 例患者的预后。药物组 55 个月的卒中率为 18%，手术组为 20%，提示手术不改善神经功能预后。作者回顾性研究了 65 例 SPECT 影像发现血流动力学不稳定而行 EC-IC 搭桥的患者，报道的神经功能改善率为 88%。这类手术病例的血管通畅率接近 90% ～ 96%。最近 JET 研究的研究者用更好的灌注检查和严格的预后监测评估了 206 例乙酰唑胺激发试验发现血流动力学不足后行手术干预的患者；2 年随访时的死亡率和缺血性卒中复发率的下降有明显统计学意义（支持流程图步骤 4）。

对于 ICAD 的血管内治疗，2002 年的一项初步研究观察了 8 例后循环 ICAD 患者的分期支架辅助血管成形术［即包含血管成形术后续延期（≥ 1 个月）再次进行血管成形术和支架植入术的分期手术］；研究发现，在初次血管成形术后，狭窄率从 78% 显著降至 54%，支架植入后显著降至 30%（支持流程图步骤 5、6）。这些初步结果显示，单纯血管成形术联合支架植入术在难治性病变中具有一定的优势。2 年后，在前瞻性的椎动脉或颅内动脉症状性动脉粥样硬化性病变支架植入术（SSYLVIA）研究中，30 天卒中率为 7.2%，迟发性卒中率为 10.9%［研究的装置是 Neurolink 支架（Guidant Corporation），一种已不再使用的球囊预装支架］。在 Wingspan 研究中（一项前瞻性、以治疗为目的的登记研究），30 天卒中率达 6%。SAMMPRIS 试验显示，干预的卒中率比药物治疗组高。总共入组 451 例卒中高危患者；接受支架植入的患者 30 天卒中发生率为 14.7%，相比之下，药物治疗组为 5.8%。考虑到这些结果，其他研究也重新审视和

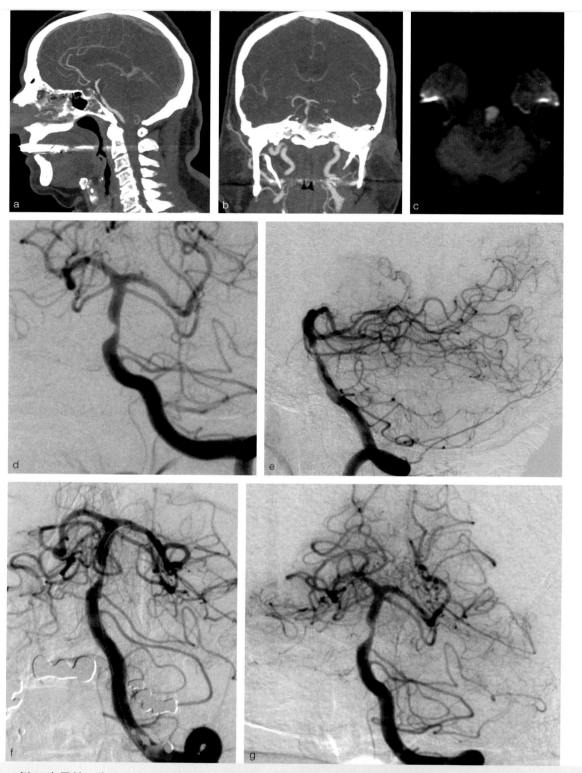

图5.2 1例69岁男性，表现为言语含糊和右上肢乏力。因严重合并症而行CT血管造影评估脑血流；侧位（a）和前后位（AP）（b）视图显示基底动脉（BA）严重狭窄。根据其症状和发现的BA狭窄，行液体衰减反转恢复（FLAIR）和弥散加权磁共振成像（MRI）评估主要卒中区域，DWI上显示低衰减区域（c）。鉴于高度狭窄和MRI结果，行血管造影（d，AP；e，侧位）显示BA狭窄程度为71%。SynchroMed Ⅱ导管（Medtronic, Minneapolis, MN）穿过病变置于左侧大脑后动脉中，Verrata压力导丝在血管成形前后检查病变远端的血流和压力（f，导管）。将Amphirion球囊（Medtronic）充盈至10 atm，持续5分钟。血管成形术后血管造影显示残余狭窄为58%，微小的血流储备得以改善（g，前后位视图）。

探讨了次全血管成形术和新技术的应用。

2011年法国的一项研究纳入了63例狭窄病变患者，使用Gateway球囊行次全血管成形术，随后即刻置入Wingspan支架。在这些患者中，血运重建成功率为95%，但围手术期并发症发生率接近20%，围手术期永久性并发症或死亡率为4.8%。重要的是，技术失败、残余狭窄或支架内狭窄未导致系统性卒中复发，提示对于药物难治性ICAD需要用支架来稳定斑块和新生内皮化。尽管最近这些支架植入治疗ICAD研究的围手术期并发症发生率高，但卒中复发率比药物治疗组低，卒中复发风险仅为12%（支持流程图步骤5、6）。

单纯血管成形术而非支架植入术代表了血运重建的另一种选择。次全血管成形术限制了血栓栓塞、血管穿孔和再灌注出血的风险。2012年一项包含41例患者的研究再次观察了不植入支架的次全血管成形术的想法；在19个月随访时，32例可获得随访的患者中有29例（91%）没有任何缺血性或围手术期并发症（支持流程图步骤5）。

在这些有前景的研究发表后，报道了单纯次全血管成形术的Ⅰ期试验结果。24例血管造影有明显ICAD证据的患者入组该试验，接受次全血管成形术和药物治疗。初始狭窄率为80%，血管成形术后降至54%；无围手术期并发症、出血或血管穿孔；30天时未发生任何缺血性事件，5%的患者在1年时在治疗区域发生缺血性事件（支持流程图步骤5）。

临床和影像学随访

接受EC-IC搭桥手术的患者在出现症状后应给予阿司匹林，并维持至术后3～4个月。接受血管内血管成形术和（或）支架植入术的患者应继续双联抗血小板治疗至少3个月，并终身服用阿司匹林。无论何种干预，均需进行临床和影像学随访。用CTA和CT灌注检查以及MRA，特别是NOVA定量血流MRA评估血管通畅性和再狭窄率。接受干预的患者应在最初3个月、6个月和1年时进行随访。有症状的患者应行正规诊断性血管造影。

稳定性和再狭窄率

血运重建手术的稳定性取决于血运重建的方式。JET之后最近的一项研究与其一样，研究了手术搭桥后SPECT发现的血流动力学不稳定变化和CBF。结果发现在1年随访时入组的132例患者中有接近91%的患者血管通畅（支持流程图步骤4）。

对于血管内干预，SSYLVIA研究发现再狭窄率为35%，Wingspan研究发现再狭窄率接近30%。在2006年的一项研究中，共116例患者随访接近42个月；平均狭窄程度从血管成形术前的82.2%降至血管成形术后的接近36.0%；单纯血管成形术的再狭窄率较高（接近67%），取决于狭窄性病变的部位和随访时长；6～12个月后随访的多数再狭窄率为7.3%～32.4%。尽管有这些再狭窄率，但重要的是注意到并非所有患者都有症状。根据Apollo支架治疗症状性颅内动脉粥样硬化性狭窄（APOLLO）研究，大多数再狭窄患者在随访时仍无症状。此外，SSYLVIA试验中61%的再狭窄患者也没有症状（支持流程图步骤5）。

随着血管成形术治疗ICAD的新技术引入，神经介入医生采用了心脏病学文献中描述的一些技术。使用专门的压力/血流检测导丝——Verrata压力导丝（Philips Volcano, San Diego, CA），可以测定穿越病变的微小血流储备。病变远端的压力易于显示血流模式，有助于确定哪些血管需要干预。微小血流储备与多血管造影评估2（FAME 2）试验研究了该装置，目前正在引入ICAD。使用该导丝能更好地测定血管成形术后的治疗是否成功，以及需要进行血管成形术的血管，并对无须即刻干预的血管进行风险分层。药物洗脱支架的使用和相关的再狭窄率也在研究中。

专 家 述 评

在后SAMMPRIS时代，血管内治疗药物难治性症状性ICAD分为：① 如Siddiqui博士评论中所描述的次全血管成形术；② 颅内支架植入术的患者选择。正在进行的WEAVE试验将评估采用SAMMPRIS方案后症状持续患者进行颅内支架植入术的安全性。在试验范围之外，我们目前的方法还包括对亚闭塞性病变进行次全血管成形术，以及比较直接搭桥与EDAS治疗最大剂量药物治疗失败的狭窄性闭塞病变患者。我们的经验表明，在这两种情况下，移植物成熟性都很好。成功治疗这类患者需了解清楚潜在的病理生理学机制并审慎选择患者。这类复杂病例应在手术量大的脑血管中心进行治疗。

J. Scott Pannell, MD and
Alexander A. Khalessi, MD
University of California
San Diego, San Diego, CA

主 编 述 评

颅内动脉粥样硬化性疾病仍是急性缺血性卒中的一个主要原因，最佳药物治疗的复发风险仍较高。WASID试验应用阿司匹林或华法林的卒中复发风险为17%～20%，打开了神经介入手术降低复发风险的大门。但SAMMPRIS试验改变了干预方案，明确界定最佳药物治疗是3个月双联抗血小板治疗、阿司匹林和大剂量他汀类药物维持终身，以及积极改良生活方式、治疗高胆固醇、高血压、糖尿病。SAMMPRIS试验后，积极评估接受干预的人群包括那些SAMMPRIS治疗方案下仍有症状者。也应注意到，患者接受SAMMPRIS治疗方案的年卒中风险并不低（12%以上），有许多机会可改善该比例。目前，椎基底动脉血流评估和短暂性缺血发作和卒中风险（VERiTAS）试验显示，接近1/3的症状性颅内椎基底动脉粥样硬化呈低灌注性，尽管药物治疗与SAMMPRIS类似，但用NOVA定量血流MRA测定的卒中复发风险仍有26%。

这让我想到上面列出的现在被所有研究所熟悉的模式。我们相信，SAMMPRIS支架植入组并发症发生率过高是该试验干预方案的直接结果。为了根据血管造影建立最佳血运重建合最大剂量药物治疗组与单纯最大剂量药物治疗组的分类，方案是血管成形至正常血管直径的80%，然后植入支架，再行血管成形术达到正常血管直径。这是在最近30天内出现症状的热斑块中进行的；意味着在各种血管成形术和支架植入术中过度骚扰斑块、远端栓塞、斑块破裂、穿支"除雪机"效应、血管穿破的风险增高，因为需要进行多次颅内器械更换。如本章前述，该试验也未能区分症状的两种主要因果关系，即低灌注的血栓栓塞性原因（远端，局部）。毫无疑问，任何血流增加都不太可能修复血栓栓塞结果；事实上，可能加重局部穿支闭塞以及斑块破裂造成的远端血栓栓塞。血流增加的唯一价值是造成病变中的远端血流动力学衰竭。

考虑到这些问题，我们以前报道了次全血管成形术是治疗局部血流动力学衰竭的一种安全、有效的方式。我们也认识到，若像烟雾病甚至ICAD中血管融合观察到的那样给予足够的时间，脑仍保持建立侧支循环的显著能力。因此，测量血管造影的再狭窄仅在有症状时才有重要意义，或许最初就扩张>50%管径所增加的部分血流对满足急性血流动力学需求已足够。这与理解血流与管腔半径的四次方成正比一致，提示稍微增加直径将显著改变经过狭窄病变的血流。此外，由于多数ICAD都是经一段时间发展而来，远端循环的实际需求已有建立侧支循环的机会，使快速恢复正常直径的需求降低。

因此，我们目前对颅内动脉粥样硬化性疾病的治疗方案与SAMMPRIS推荐的一样，无症状者采取药物治疗。但当出现症状时，我们检查测定血流动力学状态，包括乙酰唑胺激发的SPECT、CT或MR灌注成像、屏气经颅多普勒成像、PET或NOVA定量MRA。若病变对远端循环造成2期血流动力学应激，我们首选次全血管成形术治疗。但若不可能采用顺行血管内通路，如MCA、ICA或VA或BA闭塞，快速EC-IC搭桥是急性期的首选方法。我们使用相同的检查方式随访确定血流动力学衰竭，再次血管造影或干预仅限于症状复发的病变。

Adnan H. Siddiqui, MD, PhD
University at Buffalo, Buffalo, NY

推荐阅读

[1] Albuquerque FC, Levy EI, Turk AS, et al. Angiographic patterns of Wingspan in-stent restenosis. Neurosurgery 2008; 63(1): 23–27, discussion 27–28

[2] Chimowitz MI, Lynn MJ, Derdeyn CP, et al; SAMMPRIS Trial Investigators. Stenting versus aggressive medical therapy for intracranial arterial stenosis. N Engl J Med 2011; 365(11): 993–1003

[3] Costalat V, Maldonado IL, Vendrell JF, et al. Endovascular treatment of symptomatic intracranial stenosis with the Wingspan stent system and Gateway PTA balloon: a multicenter series of 60 patients with acute and midterm results. J Neurosurg 2011; 115(4): 686–693

[4] Dumont TM, Kan P, Snyder KV, Hopkins LN, Siddiqui AH, Levy EI. Revisiting angioplasty without stenting for symptomatic intracranial atherosclerotic stenosis after the stenting and aggressive medical management for preventing recurrent stroke in intracranial stenosis (SAMMPRIS) study.

Neurosurgery 2012; 71(6): 1103−1110

[5] Dumont TM, Sonig A, Mokin M, et al. Submaximal angioplasty for symptomatic intracranial atherosclerosis: a prospective Phase I study. J Neurosurg 2016; 125(4): 964−971

[6] EC/IC Bypass Study Group. Failure of extracranial-intracranial arterial bypass to reduce the risk of ischemic stroke. Results of an international randomized trial. N Engl J Med 1985; 313(19): 1191−1200

[7] Komotar RJ, Wilson DA, Mocco J, et al. Natural history of intracranial atherosclerosis: a critical review. Neurosurgery 2006; 58(4): 595−601, discussion 595−601

[8] Levy EI, Hanel RA, Bendok BR, et al. Staged stent-assisted angioplasty for symptomatic intracranial vertebrobasilar artery stenosis. J Neurosurg 2002; 97(6): 1294−1301

[9] Levy EI, Hanel RA, Boulos AS, et al. Comparison of periprocedure complications resulting from direct stent placement compared with those due to conventional and staged stent placement in the basilar artery. J Neurosurg 2003; 99(4): 653−660

[10] Levy EI, Turk AS, Albuquerque FC, et al. Wingspan in-stent restenosis and thrombosis: incidence, clinical presentation, and management. Neurosurgery 2007; 61(3): 644−650, discussion 650−651

[11] Marks MP, Wojak JC, Al-Ali F, et al. Angioplasty for symptomatic intracranial stenosis: clinical outcome. Stroke 2006; 37(4): 1016−1020

[12] Mori T, Mori K, Fukuoka M, Arisawa M, Honda S. Percutaneous transluminal cerebral angioplasty: serial angiographic follow-up after successful dilatation. Neuroradiology 1997; 39(2): 111−116

[13] Ogasawara K, Ogawa A.［JET study (Japanese EC-IC Bypass Trial)］. Nihon Rinsho 2006; 64(Suppl 7): 524−527

[14] SSYLVIA Study Investigators. Stenting of Symptomatic Atherosclerotic Lesions in the Vertebral or Intracranial Arteries (SSYLVIA): study results. Stroke 2004; 35(6): 1388−1392

[15] Thijs VN, Albers GW. Symptomatic intracranial atherosclerosis: outcome of patients who fail antithrombotic therapy. Neurology 2000; 55(4): 490−497

[16] Wong KS, Chen C, Fu J, et al; CLAIR study investigators. Clopidogrel plus aspirin versus aspirin alone for reducing embolisation in patients with acute symptomatic cerebral or carotid artery stenosis (CLAIR study): a randomised, open-label, blinded-endpoint trial. Lancet Neurol 2010; 9(5): 489−497

第6章 无症状性颅外颈动脉狭窄

Daniel M. Heiferman, Michael P. Wemhoff, and Christopher M. Loftus

摘　要：高达1/3的卒中由颅外颈内动脉（ICA）狭窄引起。总体人群中ICA狭窄的发病率范围为0.1%～9%，但在年龄大于65岁的个体可高达60%。无症状性ICA狭窄可在体格检查和检测颈动脉杂音时诊断，但杂音并不总是存在。计算机断层扫描（CT）和磁共振（MR）血管造影是诊断ICA狭窄的无创筛查工具。需行CT血管造影或数字减影血管造影，特别是计划干预时。所有患者均应接受最佳药物治疗，包括控制血糖和控制血压、戒烟和抗血小板治疗。对于有症状的患者建议手术干预，对于"无症状"患者（过去6个月内没有同侧缺血性梗死或短暂性缺血发作）建议血管造影（狭窄＞60%）或超声检查（狭窄＞70%），这些患者的手术风险较低。对于具有高风险特征的患者（年龄＞80岁、严重合并症、既往颈部手术或放疗史、颈动脉分叉或狭窄性斑块位于或高于C2或进入胸腔的颈总动脉，或者"颈动脉扭曲"），颈动脉支架植入术或血管成形术是一个很好的选择。

关键词：短暂性缺血发作，卒中，颈动脉疾病，颈动脉狭窄，ACST，ACST-2，CREST，CREST-2，颈动脉内膜切除术，颈动脉支架植入

概　述

颅外颈动脉狭窄是缺血性卒中的常见病因，占20%。流行病学研究报道的总体人群发病率预计为0.1%～9%，但在年龄＞65岁和（或）有危险因素（如吸烟、高血压、冠状动脉疾病和近期卒中）的人群中发病率可高达60%。颈动脉疾病一直是神经病学和心血管医学界激烈争论的焦点，包括手术重建和（或）使用新型血管内治疗方法的规范性。尽管所有颈动脉狭窄的治疗在本质上都为预防性的，用于预防脑栓塞事件，但具有挑战性的领域是治疗尚未表现出因既往卒中而易于栓塞的病变，因而被认为是无症状性狭窄。

本章关于治疗决策的主要争议包括：

（1）是否具有治疗指征。

（2）动脉内膜切除与支架植入术治疗无症状性颈动脉狭窄的比较。

（3）治疗的并发症、预后和稳定性。

是否治疗

20世纪90年代和21世纪早期进行了许多大型、多中心、随机对照试验来阐明手术重建无症状颈动脉疾病的合适指征。1991年发表的CASANOVA比较了颈动脉内膜切除术（CEA）和单纯药物治疗在无症状颈动脉狭窄患者中的应用，血管造影显示狭窄程度为50%～90%。由于手术并发症发生率高到无法接受、研究流程非常复杂以及排除了狭窄程度＞90%的患者，2个研究组之间在卒中或死亡数量方面没有差异。1992年发表的MACE研究是一项单中心研究，比较了单纯CEA和阿司匹林治疗，强调了在围手术期和术后应用阿司匹林的重要性。由于手术组心肌梗死（MI）和短暂性脑缺血事件的数量显著增加，该研究提前终止，仅71例患者被随机分组。普遍认为这些并发症是由于手术组未使用阿司匹林，随后的研究进一步支持了这个观点。退伍军人事务合作研究组在1993年发表了一项多中心前瞻性随机研究，包括2个治疗组：CEA联合阿司匹林抗血小板治疗组以及单纯抗血小板治疗组。尽管该研究没有统计学把握度，也未显示同侧卒中或死亡减少，但手术组的同侧神经系统事件降低（8%比20.6%）。然而，在4年长期随访期后，手术组的同侧卒中发生率为4.7%，与之相比药物组为9.4%（流程图6.1中①～⑤）。无症状颈动脉手术试验（ACST）发表于2004年，是迄今为止关于该主题最大的试验，包含3 000多例通过双功多普勒超声诊断的无症状狭窄程度＞60%的患者，随机分为CEA联合药物治疗组和单纯药物治疗组。排除标准包

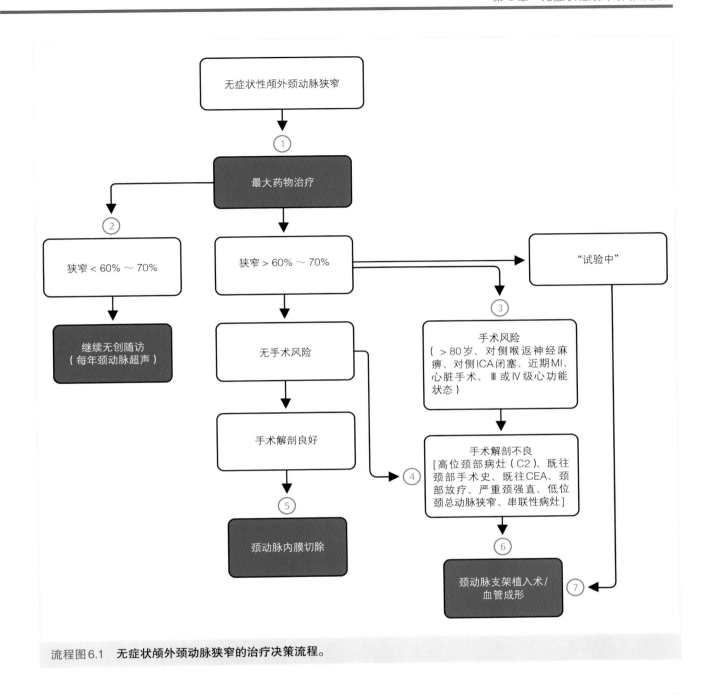

流程图6.1　**无症状颅外颈动脉狭窄的治疗决策流程。**

括手术风险高、既往同侧CEA及心脏性栓塞可能。试验中的外科医生被要求围手术期并发症发生率和死亡率 < 6%，而该研究中的实际比例仅略高于3%。平均随访3.4年，所有卒中和死亡（包括围手术期卒中和死亡）的总体5年风险在手术组和药物组分别为6.4%和11.8%。致死性和致残性卒中发生率分别为3.5%和6.1%。单纯致死性卒中的发生率分别为2.1%和4.2%。因此，考虑到"无症状"颈动脉患者［在最近6个月内未发生同侧缺血性梗死或短暂性缺血发作（TIA）］，我们推荐血管造影显示狭窄 > 60%或超声检查显示狭窄 > 70%的低风险患者考虑手术治疗（CEA）。

我们注意到，所有早期引用的研究都在他汀类治疗时代前完成。有证据表明，他汀类药物治疗与常规抗血小板治疗结合，对无症状颈动脉狭窄的药物治疗提供了更大程度的保护。为了评估这一点，正在进行3项新的随机对照试验：SPACE 2、ACST-2和CREST-2；所有这些都将评估现代药物治疗时代无症状疾病行预防性CEA的作用（流程图6.1中①～③）。

解剖学因素

注意可能增加手术难度的解剖学因素非常重要。

在术前影像学检查中，我们要寻找的特征包括有无高位颈动脉分叉或第2颈椎以远或下颌角以上的狭窄性颈内动脉（ICA）斑块，或颈总动脉（CCA）斑块是否向近端延伸进入胸腔内。在颈动脉支架植入术时代，到达高位远端ICA所需的扩大经下颌入路或颞下颌关节移位可能不再合适。我们也寻找"颈动脉扭曲"变异，即ICA在颈外动脉（ECA）下方向内侧扭转，造成充分显露远端ICA更加困难；前后位和侧位血管造影检查容易在手术前对这种关系进行预测（流程图6.1中④和⑤）。在决策过程中应该考虑的显著增加CEA围手术期风险的其他解剖学因素包括既往同侧颈部手术史（包括CEA）、根治性颈淋巴清扫术和开放性气管造口术。非解剖学因素包括年龄 > 80岁、既往放疗史、对侧声带麻痹和严重颈部僵硬（流程图6.1中④~⑥）。

诊断检查

临床评估

许多颈动脉狭窄患者不会出现任何威胁生命的神经系统主诉；常在详细体格检查和检测到颈动脉杂音后引起临床医生的注意。尽管体格检查是一种重要的手段，但没有颈部杂音并不能排除颈动脉疾病，1/4 ~ 1/3的高度狭窄患者听诊没有颈动脉杂音。仔细采集病史很重要，注意脑栓塞性疾病的特定症状，包括视觉改变、言语困难、面部轻瘫、构音障碍、麻木或无力。尽管本章阐述合适的"无症状"颈动脉疾病血流重建的临床基本原理，但"症状性"颈动脉狭窄伴同侧缺血性疾病是推动手术程序的一个更有说服力的触发点，因为未治疗的症状性和非症状性颈动脉疾病的2年卒中风险分别为26%和6%。

影像学

合理选择影像学检查有利于确认有无颈动脉狭窄及其程度。颈动脉超声用作筛查工具，或随访药物治疗和手术后的患者。计算机断层扫描血管造影（CTA）和磁共振血管造影（MRA）在颈动脉疾病的无创筛查中越来越有用。在许多情况下，CTA可替代数字减影血管造影（DSA）用于计划手术。MRA在区分重度狭窄和（或）完全闭塞方面不敏感，也不能充分显示ICA远端病变的程度，但这是计划安全而有效的手术所需的必要信息。CTA在解决这些问题方面要好得多，但在颈动脉球部存在钙化的情况下可能低估狭窄的程度（这是至关重要的信息），常见于颈动脉粥样硬化斑块病例。因此，我们只根据CTA建

立手术计划，但加做正规DSA成像的阈值较低（我们的绝大多数这类患者在CTA上确实存在颈动脉球部钙化），这2种检查可提供解剖学线索（流程图6.1中④）。

治疗

保守治疗

颈动脉疾病的初始保守治疗应努力避免伴发的心血管疾病进展或发展。改善风险的主要手段包括控制血糖、控制血压、血脂监测和戒烟。所有颈动脉疾病患者均应接受阿司匹林治疗。有A级证据和Ⅰ类推荐建议使用小剂量阿司匹林（75 ~ 325 mg）以降低这类患者人群的卒中风险（流程图6.1中①）。多亏过去40年间的一系列临床试验，颈动脉狭窄的药物治疗不断发展，最明显的是增加了他汀类药物和双联抗血小板药物。ESPS-2和ESPRIT研究都显示，与单独使用任一种药物相比，接受双联抗血小板治疗的患者的卒中相对风险显著降低（阿司匹林+氯吡格雷：37%，阿司匹林单药：18%），但文献显示出血性并发症增加。因此，常规双联抗血小板治疗不是我们治疗颈动脉疾病的标准方法。在颈动脉狭窄患者中使用他汀类药物的数据更令人印象深刻，SPARCL试验展示了1 000多例颈动脉狭窄但无临床冠状动脉疾病患者的亚组分析结果，与安慰剂相比，随机入组接受大剂量阿托伐他汀的患者的卒中风险显著降低33%（流程图6.1中①）。文献提示，最大限度的保守治疗可降低所有治疗方式的卒中发生率。接下来几年，我们必须从SPACE 2、ACST-2、CREST-2中寻找新的数据作为指导。此外，无论颈动脉狭窄患者是否需要手术治疗，其在未来5内发生MI、卒中或外周血管综合征的合并风险均超过20%，强调了药物治疗和心血管监测咨询以及进行复杂的初级治疗的必要性。

脑血管外科治疗——颈动脉内膜切除术

我们有A级证据支持CEA治疗血管造影显示狭窄程度 > 60%的无症状颈动脉狭窄，只要合并症风险较仍低且手术解剖结构合适（流程图6.1中⑤）。我们仔细选择和筛选适合手术干预的患者，需合适的医疗许可。与手术风险增加相关的因素和合并症包括年龄 > 80岁、左心室射血分数 < 30%、纽约心脏协会Ⅲ或Ⅳ级心力衰竭、左主干或多节段冠状动脉疾病、4周内MI、30天内需心脏手术和严重慢性肺疾病（流程图6.1中③）。手术前必须给予阿司匹林和他汀类药物并控制血压。选择手术干预前必须确认几个会增加

CEA 风险的解剖学指标，包括第 2 颈椎远端或下颌角以上的狭窄性斑块、胸腔内颈动脉狭窄、既往同侧颈部手术史、对侧声带麻痹和（或）既往手术部位放疗史（流程图 6.1 中④～⑥）。

　　与 CEA 的指征一样，对外科手术许多方面的复杂性进行了研究和审视。外科医生必须做出技术选择，如局部麻醉或全身麻醉、术中神经保护剂、术中监测和术中颈动脉转流的相关需求以及动脉内膜切除类型（线性或外翻）、单纯修复、显微镜下修复或用颈动脉补片移植物。

　　我们行颈动脉手术或教学时，患者取仰卧位，头部向对侧旋转但不固定，肩胛下放置卷状物使颈部略微伸展。同时用脑电图（EEG）和体感诱发电位（SSEP）监测。沿胸锁乳突肌前缘做线形皮肤切口，从锁骨上两指宽延伸至下颌角下两指宽。然后锐性切开颈阔肌，放置钝性自动牵开器于内侧浅部以避免损伤喉返神经［一旦深达颈阔肌，我们仅用钝性鱼钩状（LoneStar）牵开器以防止神经损伤］。沿胸锁乳突肌前面进行分离，进入颈动脉鞘，辨认颈内静脉和颈神经袢并分别向外侧和内侧游离。然后辨认并结扎面总静脉，以便向外侧推移颈内静脉。

　　外科医生应仔细分离 CCA，同时避免损伤常位于颈动脉后面的迷走神经；然后向头侧进行分离暴露 ICA、ECA、甲状腺上动脉和一些偶尔变异的 ECA 分支起始部。随着继续向头侧分离，应辨认舌下神经，仔细向内侧推移。一旦显露斑块远端的 ICA，0 号丝线绕过 CCA、ICA 和 ECA，Rummel 橡胶止血带环绕 CCA，以备可能的转流。看到 CCA 后在真正开始分离动脉前，静脉给予 5 000 U 肝素，这样在临时阻断颈动脉期间不会出现血管内血栓形成［我们不常规再次给予肝素，也不常规检测活化凝血时间（ACT）水平，从不使用鱼精蛋白逆转肝素］。然后按下面的顺序放置无损伤血管夹：首先 ICA，然后 CCA，最后 ECA。注意首先阻断 ICA，在修复完成前不取下血管夹（除非放置转流）。该顺序可提供防止斑块或血栓栓塞的最大限度的脑保护。切开动脉，Potts 剪刀延长切口至斑块远端的 ICA；斑块近端从动脉壁上环形分离；然后提起斑块，通过动脉壁翻转技术仔细从 ECA 起源处的动脉壁分离，残端锐性分离。随后是一种简单但更精细的修整技术，防止 ICA 斑块形成瓣。交叉阻断期间，高年资术者在交叉阻断后 EEG 或 SSEP 或二者明显改变的情况下放置转流。我们的阈值较低，只要发现任何变化就毫不犹豫地立即转流。此外，在我们的实践中，常

用补片移植物缝合动脉切开，从而将急性手术后闭塞和长期再狭窄率降至零。用 2 股缝线进行缝合，首先用 6-0 的 Prolene 缝线在内侧从远到近缝合，然后用 2 股缝线在外侧中部汇合，在回血并清除管腔中的所有空气和碎屑后在汇合点打结。在最后打结前，按下列顺序撤除血管夹：首先 ECA，然后 CCA，等待 10 秒，最后开放 ICA。按这种方式，任何潜在的残余空气或碎屑均无害地进入 ECA 循环，而非进入脑内（图 6.1）。

血管内治疗——颈动脉支架植入术

　　自无症状性颈动脉狭窄试验发布后的几十年，以血管内颈动脉支架植入形式出现的新技术已经提供了其他潜在的治疗选择。迄今为止，与血管内介入治疗颈动脉狭窄相比，开放式手术修复的优势仍存在争论，但尚无 A 级证据推荐无症状狭窄进行颈动脉支架植入术治疗。在 SAPPHIRE 和 CREST 试验中，约半数入组的患者没有发生脑栓塞事件。

　　2004 年发表的 SAPPHIRE 试验是比较 CEA 与 CAS 的试验中唯一支持颈动脉支架植入术的例外。但应注意的是，有大量患者在试验之外接受颈动脉支架植入术治疗，可能对手术造成巨大的选择性偏倚。

　　2010 年发表的动脉内膜切除术对比支架植入术重建颈动脉血流试验（CREST）是迄今为止最大且最广泛的随机对照试验，纳入无症状患者，是目前评估颈动脉支架植入术指征最好的数据。该试验结果显示，对所有无症状和有症状的颈动脉狭窄人群，支架植入术比 CEA 的围手术期卒中风险更高，而 CEA 的围手术期心脏风险更高（支持流程图步骤 5、6）。为进一步说明这点，通过患者问卷调查，确定卒中比 MI 对生活质量的影响更大。另一方面，颈动脉支架植入术的倡导者引用了血管内介入领域的持续快速发展；这些技术包括新型远端保护装置和近端保护系统，例如抽吸装置的应用。等效性是否存在仍有待证实。如前所述，这些研究是 SPACE 2、CREST-2、ACST-2。

　　考虑到这些数据，美国食品和药品监督管理局批准仅在有症状的高风险患者中进行颈动脉支架植入治疗。医疗保障制度补偿的 CMS 草案不支付无症状患者的 CAS。美国心脏协会 2011 年发表的指南略微放开了颈动脉支架植入术的应用指征，Ⅱb 级推荐"在高度选择性的无症状颈动脉狭窄患者中可以考虑预防性 CAS"，但他们指出有效性尚未得到确认（支持流程图步骤 6）（图 6.2）。

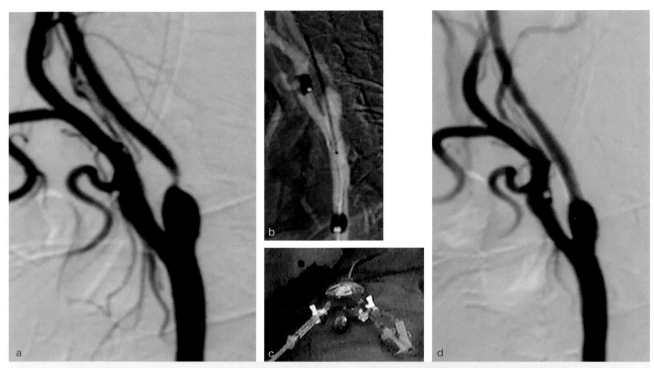

图6.1 无症状颈内动脉（ICA）重度狭窄。1例68岁男性患者，病变位于C2水平（颈动脉内膜切除术风险高）；因此考虑进行血管内颈动脉支架植入术和血管成形术。a. 左侧CCA血管造影侧位片显示ICA严重狭窄＞85%。b. 近端保护装置（双球囊导引导管）的路径图和侧位片。充盈2个球囊（颈总动脉和颈外动脉），并在血流阻断条件下展开支架。c. 双球囊导引导管的术中图像。d. 术后即刻血管造影显示颈段狭窄明显改善。患者神经功能完整，次日出院（图片由美国Mayo Clinic的Leonardo Rangel-Castilla医学博士提供）。

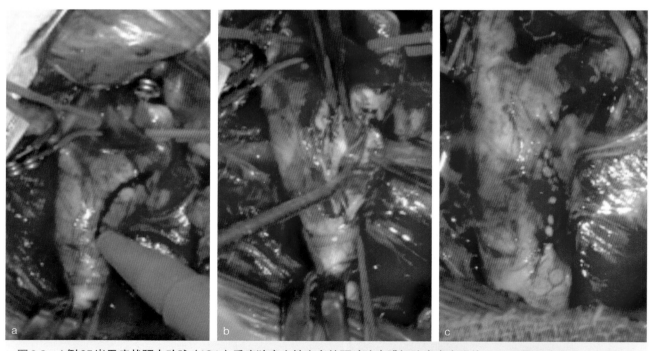

图6.2 1例65岁无症状颈内动脉（ICA）重度狭窄女性患者的颈动脉内膜切除术术中照片。a. 显露颈动脉后，夹闭3支动脉（颈总动脉、颈内动脉和颈外动脉）并标记动脉切开切口。b. 切开动脉，整块切除斑块。c. 内膜切除后的最终结果，显微镜下用6-0缝线连续缝合动脉（图片由美国Mayo Clinic的Leonardo Rangel-Castilla医学博士提供）。

并发症防治

预后

CEA 的并发症呈急性或迟发性，可为切口相关性、全身性或神经系统并发症。切口相关性并发症包括声音嘶哑、神经损伤、血肿、动脉不完整和感染。全身性并发症主要是心脏并发症，包括 MI。神经系统并发症包括 TIA 和卒中。对有经验的外科医生、麻醉医生和神经重症监护医生，CEA 的并发症发生率较低，并发症多为一过性。尽管灾难性并发症比较罕见，但其临床过程可快速进展，除非立即识别不良事件并快速干预逆转，否则病情将恶化。

幸运的是，动脉渗漏或破裂是 CEA 极为罕见的并发症（我们实际上从未遇到急性动脉渗漏，也未曾因血肿或气道压迫而再重新探查刚做完 CEA 的患者，我们将这种良好结果归功于细致彻底的止血和认真注意动脉闭合的细节）。若有急性动脉渗漏，患者表现为气道压迫征象，如呼吸困难、吞咽困难，也可表现为脑缺血症状。迟发性动脉完整性丧失时，患者可在 CEA 后数天至数周出现假性动脉瘤；此时常表现为发热和蜂窝织炎，因为假性动脉瘤的病因通常与术后切口感染有关。得克萨斯心脏研究所的 4 991 例 CEA 系列发现，35% 的术后假性动脉瘤直接与切口葡萄球菌或链球菌感染有关。应检查动脉切开部位，如果可能应直接修复，除非需要其他血管策略，如病变节段搭桥。实际上，在当今时代出现迟发性动脉瘤破裂时，我们首先将血管内策略看作低风险选择，无论有无感染。

CEA 后的脑缺血可有症状或无症状，据报道可见于约 5% 的患者。术后即刻的神经系统症状必须及时通过动脉修复影像学检查来快速评估。较小事件（如 TIA）或严重卒中（如偏瘫）可反映来自动脉剥脱床的栓塞现象或是颈动脉完全闭塞的信号。患者罕见情况下表现为术后神经功能改变，我们即刻用最快速有效的方式评估，通常是 CTA，或者用双功多普勒超声（若没有 CTA）。多数情况下明确修复处非常通畅，症状将自发性缓解。因此，我们不会在没有影像学检查结果的情况下再次手术；因为几乎没有必要，很大程度上可自行缓解。当然，如果血管发生闭塞，即刻探查和重建血流是最佳选择。在我们的实践中，广泛使用的 Hemashield 补片移植物能从根本上消除急性闭塞；其他人也确认了这一点。在 Sundt 等人的研究中，接受补片移植物治疗的患者的闭塞率为 0.8%，而接受单纯缝合治疗的患者则为 4%，补片缝合的患者的预后改善。

不到 1%～3% 的 CEA 患者可出现严重的脑高灌注状态。确切的病因不明，但慢性缺血可能损害脑动脉的正常自主调节，导致无法调节脑血流量。一些研究评估了术后的脑灌注，发现 CEA 后数日，脑血流量一过性升高 20%～40%。但在血流调节障碍引起的高灌注状态中，脑血流量可增至高于基线 100%～200%。这类病理性升高常在 CEA 后 3～4 天开始，甚至可在术后长达 1 个月出现。患有高灌注综合征的患者可表现为头痛、同侧眼睛疼痛、面部疼痛、呕吐、意识模糊、视觉障碍、局灶运动性癫痫发作或局灶性神经功能缺损征象。如果怀疑高灌注综合征，应立即采取措施降低血压至正常范围，通常使用拉贝罗尔或可乐定。脑自主调节重建的同时，至少需以严格的正常血压为目标进行抗高血压治疗 6 个月。推荐 CT 扫描作为首选的一线影像学检查，可显示同侧大脑半球点状出血、同侧基底节出血和顶枕部白质水肿，所有这些均可提示高灌注综合征。

尽管急性出血性和缺血性并发症令人担忧，但最常见的问题是一过性脑神经损伤，CEA 后的发生率较低但可预测。NASCET 试验发现 8.6% 的患者发生脑神经损伤。更近期的研究显示的发生率更低（～5%）（支持流程图步骤 5）。大多数神经功能缺损来自舌下神经或面神经下颌缘支的牵拉损伤。术前神经评估很重要，特别是计划 CEA 对侧的舌下神经或喉返神经麻痹时。当存在对侧神经麻痹时，我们更倾向于血管内策略以避免双侧喉返神经或舌下神经损伤造成灾难性后果的可能性（支持流程图步骤 6）。CEA 的长度和困难解剖结构特征能最好地预测术后脑神经麻痹的发生率。在实践中，正如前面所述，已去除固定牵开器，转而采用鱼钩状 LoneStar 牵开系统，这种改变显著降低了神经损伤的发生率，几乎为零。

稳定性和复发率

CEA 后颈动脉狭窄复发可能是新生内膜增生（术后 24 个月内复发的狭窄）和动脉粥样硬化复发（24 个月后）的结果。CEA 后可能会出现较小但有限的颈动脉狭窄复发。大多数研究引用的症状性复发率约为 4%～5%。一项 CEA 后的无创影像学随访研究发现，症状性颈动脉再狭窄的复发率为 4.8%，无症状性再狭窄率为 6.6%；有些作者报道使用补片移植物修复的数值更低（1% 有症状，2 年随访时总计 4%～5%）（支持流程图步骤 5）。虽然再狭窄时常可再次进行 CEA，但应将其看作一种高风险手术，因为再次手术可能造成更多的脑神经损伤和局部并发症。也有报道称再次CEA的患者的卒中发生率增高。我们推荐对复发的症状性颈动脉疾病进行CAS（支持流程图步骤6）。

临床和影像学随访

尽管已设计了严格的临床试验来评估无症状性颈动脉狭窄行CEA和CAS的指征和预后，但缺乏合适的临床和影像学随访数据，本书发布时仍无指南供临床医生参考。我们选择在治疗后次日采用超声来验证通畅并建立基线。此后，为患者提供常规临床治疗，包括前述的血压控制等，患者在门诊进行随访。此时，我们通常在3个月时再次进行多普勒超声检查，然后每年进行一次。一旦建立了长期稳定性，以更长的时间间隔进行随访检测也是合适的。患者不再具备干预指征时，终止随访是合理的。

主 编 述 评

无症状性颈动脉狭窄的治疗仍在进展当中。更好的医疗干预持续改善以往考虑手术或血管内干预时需重新评估的风险—获益比的自然史。目前，既往推荐手术的患者，现在已采用药物治疗。但对高度无症状性狭窄，干预的获益仍是合理的。预期寿命良好且手术风险较低的高度狭窄患者应接受手术，或应入组前瞻性临床试验。开放式颈动脉内膜切除术是研究最严格的手术，其获益非常好。对少数患者而言，血管内治疗是合理的，如高位骑跨病变或继发于放疗的病变。尽管有人认为存在"两种好的治疗"是指开放式手术和血管内治疗，但毫无疑问，动脉内膜切除术仍是两者中较好的一种。

Peter Nakaji, MD
Barrow Neurological Institute, Phoenix, AZ

无症状的高度颈动脉狭窄患者可从颈动脉干预中获益。CAS和CEA在降低颈动脉狭窄的卒中风险方面同样有效、安全。作为施行这两种手术的神经外科医生，我认为他们是互补的，CEA高风险患者是CAS的良好候选者，反之亦然。我们的工作是为不同的患者选择风险较小的适当手术。除了本章讨论的因素外，我还考虑患者的全身情况、颈总动脉、颈内动脉和颈外动脉的解剖、主动脉弓的类型、既往的颈部手术史和双联抗血小板药物的可能副作用（如胃肠道出血史）等。

Leonardo Rangel-Castilla, MD
Mayo Clinic, Rochester, MN

推荐阅读

[1] Barnett HJM, Taylor DW, Haynes RB, et al; North American Symptomatic Carotid Endarterectomy Trial Collaborators. Beneficial effect of carotid endarterectomy in symptomatic patients with high-grade carotid stenosis. N Engl J Med 1991; 325(7): 445−453

[2] Brott TG, Halperin JL, Abbara S, et al; American College of Cardiology Foundation/American Heart Association Task Force on Practice Guidelines. American Stroke Association. American Association of Neuroscience Nurses. American Association of Neurological Surgeons. American College of Radiology. American Society of Neuroradiology. Congress of Neurological Surgeons. Society of Atherosclerosis Imaging and Prevention. Society for Cardiovascular Angiography and Interventions. Society of Interventional Radiology. Society of NeuroInterventional Surgery. Society for Vascular Medicine. Society for Vascular Surgery. American Academy of Neurology and Society of Cardiovascular Computed Tomography. 2011 ASA/ACCF/AHA/AANN/AANS/ACR/ASNR/CNS/SAIP/ SCAI/SIR/SNIS/SVM/SVS guideline on the management of patients with extracranial carotid and vertebral artery disease. Stroke 2011; 42(8): e464−e540

[3] Brott TG, Hobson RW II, Howard G, et al; CREST Investigators. Stenting versus endarterectomy for treatment of carotid-artery stenosis. N Engl J Med 2010; 363(1): 11−23

[4] The CASANOVA Study Group. Carotid surgery versus medical therapy in asymptomatic carotid stenosis. Stroke 1991; 22(10): 1229−1235

[5] Duncan JM, Reul GJ, Ott DA, Kincade RC, Davis JW. Outcomes and risk factors in 1, 609 carotid endarterectomies. Tex Heart Inst J 2008; 35(2): 104−110

[6] Endarterectomy for asymptomatic carotid artery stenosis. Executive Committee for the Asymptomatic Carotid Atherosclerosis Study. JAMA 1995; 273(18): 1421−1428

[7] Gurm HS, Yadav JS, Fayad P, et al; SAPPHIRE Investigators. Long-term results of carotid stenting versus endarterectomy in high-risk patients. N Engl J Med 2008; 358(15): 1572−1579

[8] Hobson RW II, Weiss DG, Fields WS, et al; The Veterans Affairs Cooperative Study Group. Efficacy of carotid endarterectomy for asymptomatic carotid stenosis. N Engl J Med 1993; 328(4): 221−227

[9] Loftus CM. Carotid Endarterectomy: Principles and Technique. New York: Informa Healthcare; 2007

[10] Loftus CM, Kresowik TF, eds. Carotid Artery Surgery. New York: Thieme Medical Publishers; 2000

[11] Mayo Asymptomatic Carotid Endarterectomy Study Group. Results of a randomized controlled trial of carotid endarterectomy for asymptomatic carotid stenosis. Mayo Clin Proc 1992; 67(6): 513−518

[12] Sundt TM Jr, Houser OW, Fode NC, Whisnant JP. Correlation of postoperative and two-year follow-up angiography with neurological function in 99 carotid endarterectomies in 86 consecutive patients. Ann Surg. 1986; 203(1): 90−100

第7章 症状性颅外颈动脉狭窄

Andrew A. Fanous, Simon Morr, Gursant S. Atwal, Sabareesh K. Natarajan, and Kenneth V. Snyder

摘　要：卒中是美国第四大常见的死亡原因和主要的致残原因，因此治疗颈内动脉（ICA）狭窄非常重要。所有患者都应接受最佳药物治疗，包括控制血糖和血压、戒烟和抗血小板治疗。颅外ICA狭窄≥50%的有症状的患者应考虑干预；狭窄≥70%的无症状ICA狭窄患者应进行干预。不应延误对有症状患者的ICA血运重建，应视为紧急手术。早期血运重建比延迟至可以进行手术时再进行手术可以预防更多的卒中，其风险可以忽略不计。颅外ICA狭窄患者的血运重建方法一直是一个有争论的话题。不应对开放式手术风险和麻醉风险高的患者考虑颈动脉内膜切除术；也不应对ICA迂曲严重、向心性钙化、颈动脉假性闭塞和远端保护装置难以到远端锚定点的患者进行颈动脉支架植入术（CAS）。近端保护装置（如球囊导引导管和血流逆转装置）阻断心脏和颈总动脉的前向血流，创造一个从分叉部到ICA的逆向梯度血流。颈动脉支架植入术中使用逆向血流的安全性和有效性研究（POADSTER）是一项经颈动脉支架植入术的多中心试验，报道的卒中风险是迄今为止所有CAS试验中最低的。高灌注综合征是CAS后一个众所周知的现象，由继发于长期狭窄所致的脑血流自动调节功能改变所致。为预防该并发症，在CAS后即刻维持相对低的血压非常重要。

关键词：短暂性脑缺血发作，卒中，颈动脉疾病，颈动脉狭窄，CREST，颈动脉内膜切除术，颈动脉支架植入术，血管成形术，ROADSTER，SAPPHIRE

概　述

颈动脉分叉部狭窄是脑供血动脉中最常见的狭窄部位。颅外颈动脉狭窄造成的卒中占所有卒中的1/3，在美国总共为每年750 000次卒中。这类卒中最常见的原因是动脉粥样硬化斑块破裂导致的栓子，而不是血管闭塞。卒中风险与同侧颈内动脉（ICA）狭窄程度成正比。尽管许多临床试验研究了颈动脉疾病的治疗，但其仍是内科和外科医生之间激烈争论的主题。

本章关于治疗决策的主要争议包括：
（1）是否具有治疗指征。
（2）颈动脉内膜切除术与支架植入术治疗症状性颈动脉狭窄的比较。
（3）治疗的并发症、预后与稳定性。
（4）目前关于治疗的试验和争议。

是否治疗

卒中是美国第四大常见的死亡原因和主要致残原因，因此治疗颈动脉狭窄非常重要。但治疗决策在极大限度上取决于狭窄程度和有无症状。此外，关于治疗的选择，无论是采用开放式颈动脉内膜切除术（CEA）、血管内颈动脉支架植入术（CAS），还是采用药物治疗，都取决于患者的整体健康状况和有无合并症。

颅外颈动脉狭窄≥50%的有症状的患者应考虑进行干预（流程图7.1中①）。根据北美症状性颈动脉内膜切除术试验（NASCET），与最佳药物治疗相比，CEA可将这类患者的2年卒中风险从26%降至9%（流程图7.1中①）。欧洲颈动脉手术试验（ECST）也有类似报道：与最佳药物治疗相比，颈动脉狭窄程度≥80%的有症状的患者行CEA后，卒中风险从27%降至15%（流程图7.1中①）。

既往无症状的颈动脉疾病患者很少发生卒中。只有当这类患者的颈动脉狭窄程度高于有症状的患者时，治疗才是合理、有益的。因此，无症状的颈动脉闭塞性疾病患者仅在狭窄≥70%时才进行干预。对于此类患者，无症状性颈动脉粥样硬化研究（ACAS）和无症状性颈动脉手术研究（ACST）证实，与最佳药物治疗相比，CEA后的5年卒中风险从11%降到6%。

年龄是颅外颈动脉狭窄患者治疗的另一个争论

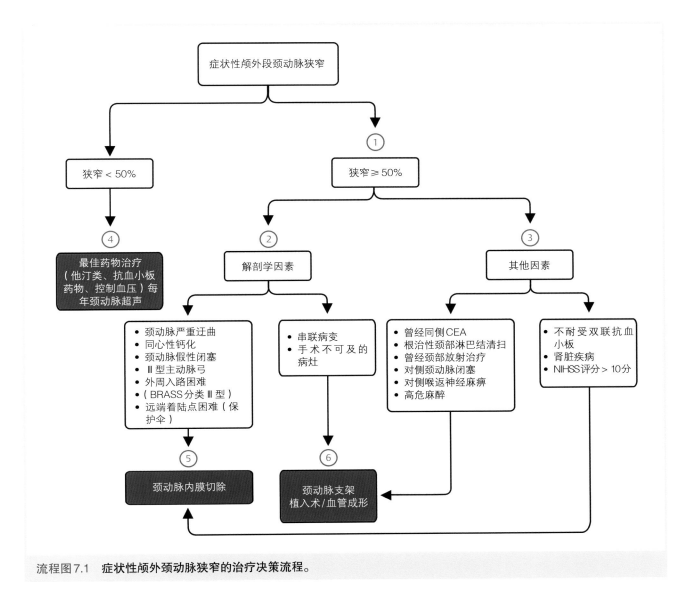

流程图7.1　**症状性颅外颈动脉狭窄的治疗决策流程。**

点。与年轻的患者相比，年龄超过70岁的患者CAS后卒中或死亡风险明显增加。但我们坚信年龄不是CAS的危险因素，老年患者并发症风险更高是由该人群的解剖学特征造成的，而不是年龄本身。如后文所述，老年患者中更常见到不利于支架植入术的解剖学特征。因此应根据患者的解剖学高危特征进行分层治疗，而不是根据其年龄（流程图7.1中②和③）。

保守治疗

无论经开放式手术还是经血管内方法治疗颅外ICA狭窄，只有在手术并发症发生率低于一定阈值的情况下才能获益。例如，NASCET试验中CEA的优势是假设30天的围手术期并发症风险（卒中、心肌梗死或死亡）≤6%；在ACAS试验中CEA的优势是假设围手术期并发症风险更低（≤3%）。在该比例更

高的医学中心应考虑保守治疗，除非将患者转诊至更有经验和并发症风险可以接受的医疗机构。

目前的内科治疗包括他汀类药物、抗血小板药物和控制血压。这种保守治疗是一种合理的治疗选择，特别是对无症状的颈动脉疾病患者。实际上研究显示，在过去30年中，接受保守治疗的无症状颈动脉疾病患者的卒中发生率逐渐稳步下降。目前，对于接受最佳药物治疗的颈动脉狭窄≥50%的无症状患者，任何一侧缺血性卒中的平均年发病率都＜0.5%，任何一侧短暂性脑缺血发作（TIA）的平均年发病率也都＜2%。狭窄＜50%的有症状的患者应单纯接受最佳药物治疗（流程图7.1中④）。

治疗时机

在初始缺血性事件后，最初7天的卒中风险为1%～2%，最初30天为2%～4%。因此，不应推迟

有症状的患者的颈动脉血运重建，应视为紧急手术。尽管紧急进行CEA或CAS可能增加围手术期并发症风险，但对这类患者延迟治疗将显著降低治疗获益。早期血运流重建比延迟至可以进行手术时再进行手术可以预防更多的卒中，其风险可以忽略不计。

解剖学因素

一些解剖学特征始终贯穿CAS手术的发展历程，一直被认为是支架植入术的高危因素，包括颈动脉迂曲、展开远端保护装置的远端锚定点困难、向心性钙化、颈动脉假性闭塞、Ⅲ型主动脉弓合外周股动脉入路困难。这些特征显著增加了CAS手术的技术难度和手术持续时间，使患者的风险增高；应避免对这类患者行CAS（流程图7.1中②和⑤）。有一种新的评分系统——Buffalo风险评估量表（BRASS）可预测对具有这种不利解剖学特征的症状性颈动脉疾病患者进行CAS的安全性。相反，应避免对有高风险解剖特征的患者进行CEA，包括串联狭窄和手术不可及的高或低颈部病变；这类患者更适合选择血管内治疗（流程图7.1中②和⑥）（图7.1）。

诊断检查

临床评估

颈动脉供应大脑半球的大部分，负责给控制力量、感觉、语言的脑部区域供应含氧血液。因此，累及颈动脉的卒中或TIA将产生对侧无力、对侧麻木、言语不能或言语理解不能等症状。另一个是由眼动脉栓塞引起的黑蒙；任何患者在急性期出现这种症状应立即急诊行卒中相关检查，包括重点关注症状发作时间和有无肾脏疾病的详细病史、记录美国国立卫生研究院卒中量表（NIHSS）评分的全面体格检查、诊断性影像学检查［包括弥散加权磁共振成像（MRI，图7.2）、计算机断层扫描（CT）灌注成像（图7.1）］。

影像学

多普勒超声成像是非急诊情况下诊断颈动脉狭窄最常用的筛查工具，常用于无症状的患者。明显狭窄患者的多普勒超声成像显示动脉腔内的血流速度增高。

急诊状态下诊断颈动脉狭窄的最常用影像学检查是CT血管造影和CT灌注检查，往往用于有卒中或TIA症状的患者。数字减影血管造影（DSA）是颈动脉疾病患者影像学检查的金标准，也是计算颈动脉狭窄程度最准确的工具。由于动脉粥样硬化是一种全身性疾病（图7.1和图7.2），DSA检查应包括双侧颈动脉系统和双侧椎动脉。

MRI对诊断有卒中或TIA症状的颈动脉疾病患者非常有用；有助于确定某一颈动脉斑块是否有斑块内出血、炎症、大的脂质核心和（或）溃疡，而这些特征往往提示栓塞风险较高。毫无疑问，MRI比多普勒超声成像能提供更多关于颈动脉斑块性质和形态的信息；但多普勒超声更迅速且成本低，所以作为诊断方式评估颈动脉的血运重建时，MRI不是一种常用的手段。

治　疗

自20世纪下半叶出现血管内技术以来，颅外ICA狭窄患者的血运重建方式的选择一直是一个有争论的话题。开放式手术风险高、麻醉风险高［如有严重心脏和（或）肺部合并症］的患者应避免行CEA（流程图7.1中⑥）；对侧颈动脉闭塞、对侧喉返神经麻痹以及具有解剖学高风险特征（在"解剖学因素"中讨论过）的患者也应避免CEA（流程图7.1中⑥）。既往接受过同侧CEA、根治性颈部淋巴结清扫或颈部放射治疗的患者也应避免CEA；这类患者的粥样硬化斑块更趋纤维化，不易栓塞；但此类患者发生脑神经损伤的风险更高。对于这些患者，血管内治疗肯定更合适（流程图7.1中⑥）。

相反，有支架植入术的高危解剖学特征（在"解剖学因素"中讨论过）的患者应避免CAS。并且，不能耐受双联抗血小板药物治疗的患者，如颅内或胃肠道出血风险高或近期有颅内或胃肠道出血的患者，也不应接受CAS（流程图7.1中⑤）。

脑血管外科治疗——手术细节

不同医学中心的CEA技术差别很大。一般在全身麻醉下进行CEA，几乎都需要使用神经监测，如脑电图和（或）脑神经监测。择期手术的患者常在术前给予4天阿司匹林（81 mg/d），术后持续6周；急诊手术的患者给予负荷剂量阿司匹林（325 mg）。某些医学中心也选择术前给予4天硫酸氯吡格雷（75 mg/d），手术维持6周，或在急诊情况下给予负荷剂量药物（300 mg）。但并不是所有外科医生都这么做。

患者取仰卧位，头部向对侧旋转约30°，颈部轻度伸展。在下颌骨下约4 cm做横形切口，根据颈动脉分叉水平的不同可能略有变化。在胸锁乳突肌前缘向下内侧分离，显露颈动脉鞘。在颈内静脉和颈总动脉之间继续分离，向头端沿CCA越过分叉部，明确辨认颈外动脉（ECA）和甲状腺上动脉；同时识别出ICA并进行环周分离。在夹闭颈动脉前数分钟，给予

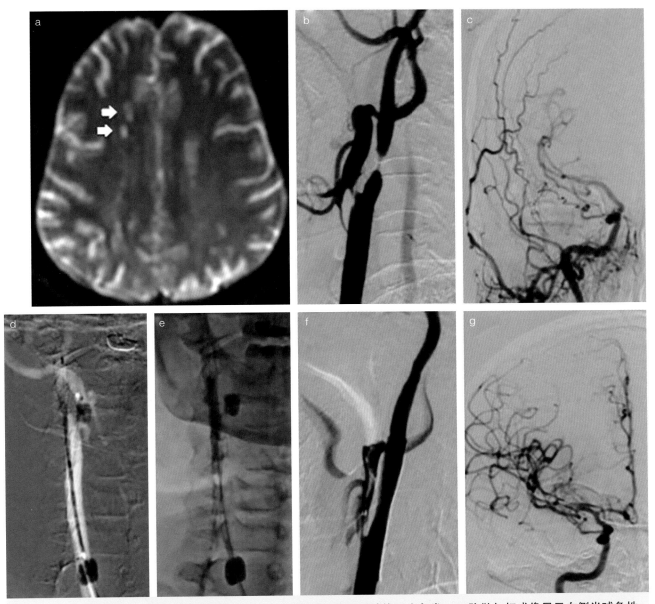

图7.1 1例56岁女性，表现为继发于颈内动脉（ICA）狭窄的左侧肢体无力复发。a. 弥散加权成像显示右侧半球急性缺血性卒中（箭头）。b. 数字减影血管造影（DSA）的颈部侧视图显示右侧 ICA 严重狭窄。c. 右侧颈总动脉的颅内 DSA 造影显示颅内血流缓慢、稀少。d ～ f. 近端保护下行支架植入术和球囊血管成形术。d. 路径图下显示双球囊导引导管（一个球囊在颈外动脉近端，另一个在颈总动脉）完全阻断血流，展开支架。e. 支架展开后的球囊血管成形术。f. 支架植入术后的DSA侧视图显示狭窄明显改善。g. 支架植入术后右侧颈总动脉的DSA侧视图显示颅内血流明显改善；大脑中动脉和大脑前动脉的分支已经显影（图片由美国Mayo Clinic的Leonardo Rangel-Castilla医学博士提供）。

患者 5 000 U 肝素。随后使用临时夹或动脉瘤夹按特定顺序阻断甲状腺上动脉、ICA、CCA 和 ECA。使用 11 号刀片切开 CCA，Potts 剪刀向 ICA 远端剪开，越过斑块最远端。此时的回血几乎都来自位置变异的咽升动脉，必须识别并阻断。首先从 CCA 切开处的最近段横形切断斑块，然后切断 ECA 处斑块，随后仔细在 ICA 内向远端分离斑块。用肝素生理盐水溶液冲洗管腔，冲去残留碎片。用 5–0 或 6–0 单线连续缝合

动脉切口。在即将完全缝合前，临时打开 ICA 的夹子约 10 秒钟使回血进一步冲出碎片，重新上夹，完成缝合动脉切口。然后取除 ECA 和 CCA 的夹子，以便将碎片冲入颈外循环。最后取除 ICA 的夹子。确认绝对止血后，在缝合颈阔肌、皮下组织和皮肤前用大量抗生素溶液冲洗切口。

血管内治疗——手术细节

颈动脉支架植入术是血管内治疗的主要手段。支

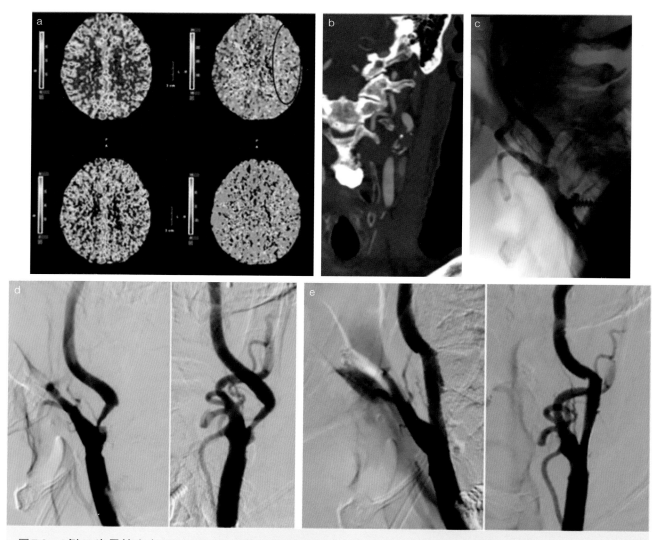

图7.2 1例82岁男性患者，既往有颈椎前路椎间盘切除融合手术史，表现为急性发作的找词困难。CT灌注成像（a）显示左侧达峰时间轻度延长。CT血管造影（b）显示左侧颈动脉分叉部一软斑块延伸至C2水平。随后进行诊断性脑血管造影（c），证实颈动脉分叉在C2水平。由于该患者既往接受过颈椎前路椎间盘切除融合术，并且分叉部水平较高，CEA风险较高，因此决定对具有高风险特征的症状性颈动脉狭窄进行CAS治疗。患者接受左侧颈动脉球囊血管成形术，然后植入支架（d）。e. 侧位（左）和前后位（右）视图的最终结果显示狭窄消退，左侧颈动脉通畅，恢复正常血流。

架分球囊扩张支架和自膨胀支架两种，前者已不被看好，目前不常用。CCA和ICA直径不同，且不规则扭曲常见，因此自膨胀支架更适于顺应颈动脉分叉部的病变。自膨胀支架有一个预定弹簧样力，在生产时被压缩在鞘内；导入颈动脉分叉后，将支架固定在适当位置并后撤鞘，移除压缩外力可释放支架（图7.2）。膨胀力由支架的不同固有材料和结构性质决定。生产颈动脉支架最常用的合金是镍钛，通常称为镍合金和钴铬合金。

颈动脉支架分开环型或闭环型，取决于构成支架的薄金属网之间的连接方式。开环支架允许的未覆盖空间更大，可塑性更高，因此多用于血管结构迂曲和复杂且成角的病变。闭环支架更硬，需更多的操作来展开，其提供了更完整的表面覆盖，首选用于直的、不复杂的病变。支架的选择似乎并不影响CAS患者的预后。某些研究报道了开环支架的CAS并发症发生率更高，尤其是对有症状的患者和透回声斑块，但大型系列研究并没有确认这种关系。新的支架技术引入了沿支架长度的区域性直径变化，称为"复合"支架技术；往往设计成直径陡变，也有的呈锥形，因为多数情况下CCA总比ICA粗大，内部直径逐渐减小。关于复合支架获益的研究还没有定论。支架设计也可有开环和闭环构造的组合。

CAS最可怕的并发症是远端围手术期斑块栓塞。

目前必须对所有CAS患者都使用栓塞保护装置是可以理解的。市场上有三种主要类型的栓塞保护装置，即远端非阻断性系统、远端阻断式系统（图7.1）和建立逆向血流的近端保护装置（图7.2）。远端非阻断性装置意在预防远端栓塞的同时保持远端血流。远端阻断性装置则完全阻断脑血流，类似CEA中的夹闭技术。近端保护装置（图7.2）也称为血流逆向装置，阻断来自心脏通过CCA近端到颈动脉分叉部的前向血流，同时阻断ECA；从而优先创造了从分叉部到ICA的逆向血流梯度，优势是避免穿越还未受到保护的病变。

CAS通常在轻度镇静下进行，手术期间可持续评估患者的神经功能状态。手术全程使用肝素，活化凝血时间目标值 > 250秒。术前5 ～ 7天开始给予双联抗血小板药物；在急性期条件下接受血运重建的患者中给予负荷剂量氯吡格雷（600 mg）。

CAS技术包括三个主要部分：入路、放置导引导管和展开支架。最常用的插管动脉是股总动脉；除了某些球囊导引导管需9F鞘以外，8F（French）鞘适合大多数导引导管。导引导管的选择取决于外科医生的喜好。导引导管置入CCA分叉部近端，然后释放远端或近端保护装置（如前所述）。手术的最后阶段是展开支架，其近端常放在CCA远端，而远端定位在ICA近端。极少数血栓负荷很大的患者以重叠方式释放多个支架。若关心支架展开后是否有支架内血栓，可使用血管内超声（IVUS）装置来观察支架的内腔。手术完成后撤除所有保护装置、支架导管和鞘，然后腹股沟区入路点用闭合装置封堵或直接压迫。

并发症防治

颈动脉内膜切除术

在剥离颈动脉鞘的过程中必须注意避免损伤舌下神经，该神经偶尔紧贴面总静脉后壁。此外，当遇到颈静脉链淋巴结时，最佳做法是沿颈内动脉在其内侧进行分离后向外牵开。必须仔细辨认和避免损伤迷走神经，该神经走行于颈静脉和颈动脉之间。

颈动脉支架植入术/血管成形术

建立股动脉入路时，穿刺点应低于腹股沟韧带水平。高于该水平有损伤髂外动脉的风险，拔鞘后可形成腹膜后血肿。相反，穿刺点过低有插管损伤股浅动脉或股深动脉的风险，导致假性动脉瘤或动静脉瘘。

导引导管穿过Ⅲ型或牛型主动脉弓或非常迂曲的CCA会很困难。中间滑行导管如VTK（Cook）和0.038交换导丝将克服这种技术困难。

当远端导丝穿过病变（颈动脉狭窄）展开保护伞时，应进行良好控制和精细的操作，避免斑块破裂和碎片栓塞。保护伞应在直的ICA节段展开，通常在C1水平，防止保护伞移动和潜在的动脉血管痉挛。若出现血管痉挛，我们通常缓慢注射10 ～ 20 mg维拉帕米。必须鉴别血管痉挛和动脉夹层。支架展开后，保护伞可能被支架近端卡住；轻微拉/推导丝或让患者旋转头部就能让保护伞穿过支架。

完成支架植入术后，进行颅内血管造影以排除手术导致的任何颅内血管闭塞。

高灌注综合征是CEA或CAS后一个众所周知的现象，是继发于长期狭窄的脑自动调节功能改变所致。危险因素包括高血压和严重对侧狭窄。为预防这种并发症，在术后即刻维持相对较低的血压是很重要的。建议术后第一个24小时内的收缩压 < 120 mmHg。

预后与循证治疗决策

许多临床试验比较了CEA和CAS，但结果各不相同。2001年，经颈动脉和椎动脉腔内血管成形术研究（CAVATAS）发现，两种治疗方式的围手术期和3年随访期间的并发症风险无明显差异。2004年，高危颈动脉内膜切除术患者保护下支架植入术和血管成形术（SAPPHIRE）试验显示，CAS在高危手术患者中不劣于CEA（支持流程图步骤5、6）。

2006年，症状性严重颈动脉狭窄的动脉内膜切除术与支架植入术（EVA-3S）试验由于支架植入术组的并发症发生率高而提前终止。同年，支架支持的经皮颈动脉血管成形术与动脉内膜切除术（SPACE）也因相同的原因而提前终止。2010年，国际颈动脉支架植入术研究（ICSS）也没有显示CAS比CEA更好。这三项试验均未要求使用栓塞保护装置，由此造成了对其设计和结果的批评。

动脉内膜切除术与支架植入术的颈动脉血运重建试验（CREST）发表于2010年，是迄今为止比较CEA与CAS的最大的研究，包括了有症状和无症状的ICA狭窄患者，随机分入两组之一；与上述三项试验的情况不同，CREST中所有CAS患者都需使用栓塞保护装置。CREST报道了CAS和CEA之间在所有并发症方面均没有显著差异，无论是围手术期还是4年随访时；尽管如此，CAS后的轻度卒中更常见，而CEA后的心肌梗死和脑神经损伤更常见（支持流程图步骤5、6）。

临床与影像学随访

在接受CAS的患者中，在支架展开后可用IVUS

进行即刻影像学随访，是预防手术相关性血栓栓塞的一个重要进展，可用来确认支架展开后有无残留狭窄或支架内有无血栓形成，做到手术结束前实时干预。该技术特别适用于血流逆转保护时，因为这种保护技术在终止血流逆向前不能行前向血管造影。

接受CEA或CAS的患者的随访流程相同，除临床随访外，术后1个月、6个月、12个月进行多普勒超声检查。只要患者在颈动脉治疗后无症状且多普勒血流速度保持在合理范围内，随访检查可延长到每年一次多普勒超声成像，直至终身。

专家述评

CREST显示CAS和CEA在降低动脉粥样硬化性颈动脉疾病的卒中风险方面一样安全、有效。因为私人保险公司现在对非高危CEA患者行CAS也已支付费用，所以非高危CEA患者行CAS的数量又有所增加。但CEA和CAS是互补的，CAS高风险的患者可能是CEA的良好候选者。

CAS风险增加的最常见原因之一是主动脉弓疾病、经Ⅲ型主动脉弓操作和主动脉开口疾病。经桡动脉/肱动脉入路到达右侧颈动脉循环或牛型主动脉的左侧颈动脉循环都绕过了主动脉弓/开口，可显著降低这类患者CAS的风险。有主动脉弓/开口疾病的非牛型左侧颈动脉疾病患者，可从近端保护和血流逆向下的直接经颈动脉支架植入术中获益。ROADSTER经颈动脉支架植入术试验是迄今为止报道的所有CAS试验中卒中风险最低的。

CREST试验中CAS患者的轻度卒中率更高，大多发生于CAS后24小时内；可能是支架网丝覆盖斑块不充分，斑块突出通过支架所致。近端或远端保护下的预扩可避免在狭窄腔内进行支架扩张，降低斑块突出机会；超规格的闭环支架也可降低支架孔隙率，提高了网罗斑块的能力。通过IVUS可观察到斑块突出；我们在每例症状性疾病行CAS后使用IVUS，特别是在血路恢复前使用近端保护和血流逆转装置的病例中。

新的支架技术如Roadsaver支架的网孔尺寸小得多，可网罗活动性斑块，目前正在试验中，显示出巨大的前景。虽然这些支架可能是

主编述评

约20%的卒中与颅外动脉粥样硬化性疾病相关。早期的试验发现，与最佳药物治疗相比，CEA的预后更好。最近的随机试验比较了CEA和CAS治疗的症状性颈动脉狭窄，发现CEA与较高的心肌梗死、手术部位血肿和脑神经麻痹发生率相关，但卒中风险较低。初步证据显示，就总体复合主要结局而言两者之间没有显著差异。

CREST评估了重度颈动脉狭窄的患者，证明CAS和CEA在4年卒中率、心肌梗死或死亡率方面没有显著差异。接受CEA的患者心肌梗死发生率更高，接受CAS的患者的卒中发生率更高。ICSS发现致死性或致残性卒中或总体功能预后没有差异。CREST报道了10年的预后：CAS组（11.8%）和CEA组（9.9%）间的卒中、心肌梗死或死亡等主要复合结局的发生率没有显著差异。在长期随访中，接受支架植入术的患者的卒中发生率稍高，但未达到统计学显著差异。

我们必须意识到，CREST和ACT中外科医生需对调查人员进行严格认证。在随机试验以外的真实世界，并发症发生率可能更高。除了有症状的患者，对疾病和患者特征进行进一步的分层将改善预后；CREST-2将进一步根据每个参与的医疗机构的最佳治疗策略通过预后来评估。其他试验可确定具体患者或疾病特征以及对具体患者采用一种治疗的获益是否优于另一种，并进一步降低并发症。我们正在期待目前这些试验的结果，包括支架保护下血管成形术与动脉内膜切除术治疗无症状颈动脉狭窄的比较试验、ACT-2和ECST-2，希望能弄

限制斑块脱出非常好的工具，但孔隙率低可产生血流导向效应，若贴壁不佳将导致内漏而直接引导血流向支架外流动。正在进行的CONFIDENCE试验研究的Roadsaver支架可能将阐明这个问题。

Kenneth V. Snyder, MD, PhD
University at Buffalo, Buffalo, NY

清患者的最佳治疗方案。

Leonardo Rangel-Castilla, MD

Mayo Clinic, Rochester, MN

推荐阅读

[1] Bersin RM, Stabile E, Ansel GM, et al. A meta-analysis of proximal occlusion device outcomes in carotid artery stenting. Catheter Cardiovasc Interv 2012; 80(7): 1072−1078

[2] Brott TG, Howard G, Roubin GS, et al; CREST Investigators. Long-term results of stenting versus endarterectomy for carotid-artery stenosis. N Engl J Med 2016; 374(11): 1021−1031

[3] Eckstein HH, Kühnl A, Dörfler A, Kopp IB, Lawall H, Ringleb PA; Multidisciplinary German-Austrian Guideline Based on Evidence and Consensus. The diagnosis, treatment and follow-up of extracranial carotid stenosis. Dtsch Arztebl Int 2013; 110(27−28): 468−476

[4] Eller JL, Dumont TM, Sorkin GC, et al. Endovascular advances for extracranial carotid stenosis. Neurosurgery 2014; 74(Suppl 1): S92−S101

[5] Fanous AA, Natarajan SK, Jowdy PK, et al. High-risk factors in symptomatic patients undergoing carotid artery stenting with distal protection: Buffalo Risk Assessment Scale (BRASS). Neurosurgery 2015; 77(4): 531−542, discussion 542−543

[6] Harbaugh RE, Patel A. Surgical advances for extracranial carotid stenosis. Neurosurgery 2014; 74(Suppl 1): S83−S91

[7] Kwolek CJ, Jaff MR, Leal JI, et al. Results of the ROADSTER multicenter trial of transcarotid stenting with dynamic flow reversal. J Vasc Surg 2015; 62(5): 1227−1234

[8] Montorsi P, Galli S, Ravagnani PM, et al. Carotid artery stenting with proximal embolic protection via a transradial or transbrachial approach: pushing the boundaries of the technique while maintaining safety and efficacy. J Endovasc Ther 2016; 23(4): 549−560

[9] Morr S, Lin N, Siddiqui AH. Carotid artery stenting: current and emerging options. Med Devices (Auckl) 2014; 7: 343−355

[10] Nerla R, Castriota F, Micari A, et al. Carotid artery stenting with a new-generation double-mesh stent in three high-volume Italian centres: clinical results of a multidisciplinary approach. EuroIntervention 2016; 12(5): e677−e683

[11] Setacci C, Argenteri A, Cremonesi A, et al; Italian Society for Vascular and Endovascular Surgery. Guidelines on the diagnosis and treatment of extracranial carotid artery stenosis from the Italian Society for Vascular and Endovascular Surgery. J Cardiovasc Surg (Torino) 2014; 55(1): 119−131

[12] White CJ. Carotid artery stenting. J Am Coll Cardiol 2014; 64(7): 722−731

第8章 椎动脉狭窄和供血不足

C. Benjamin Newman, Christian N. Ramsey, III, Curtis A. Given, II, and Gary B. Rajah

摘 要：症状性椎基底动脉狭窄是一种特别严重的疾病，自然史极差。后循环缺血（PCI）占所有缺血性梗死的25%～30%。椎基底动脉供血不足（VBI）的症状为非特异性或非局灶性的，诊断困难。有PCI症状或VBI应进行完整的卒中检查，包括脑MRI和头颈部CTA；如果计划进行介入治疗，应进行诊断性脑血管造影以明确狭窄的程度和部位、侧支循环和近端血管内通路。一线治疗是最佳药物治疗，包括抗血小板药物治疗。若药物治疗失败，如有进展性临床卒中、无症状性缺血或血流动力学衰竭，应考虑其他治疗。血管内球囊次全血管成形术（SBA）是用半顺应性颅内球囊进行性扩张颅内狭窄。如果颅内狭窄复发，应考虑颅内支架植入术。SBA是一种相对安全的手术，但并非没有并发症，其并发症常继发于对病变解剖结构理解不足、越过病变或血管成形术时的技术失误、抗血小板聚集或抗凝不充分以及狭窄或夹层所致的残余血流问题。搭桥血运重建不是VBI的常见治疗措施，而且仅限于三级医学中心。不应忽视这些策略，其在VBI治疗的总体流程中占据非常特殊的地位。

关键词：卒中，椎动脉，基底动脉，次全血管成形术，颅内支架植入术

概 述

主要颅内动脉（颈内动脉、大脑中动脉、椎动脉或基底动脉）的颅内动脉粥样硬化性疾病（ICAD）是卒中的主要原因，与卒中复发的风险高相关。华法林和阿司匹林治疗症状性颅内动脉狭窄的比较（WASID）试验显示，症状性颅内基底动脉或椎动脉（VA）狭窄是一种特别严重的疾病，自然史极差。颅内动脉狭窄的支架植入术与积极的药物治疗（SAMMPRIS）试验和其他随机对照试验已经证明，重度症状性颅内狭窄的一线治疗是抗血小板药物治疗；但是，血管内血管成形术和（或）颅内支架植入术对药物治疗失败并且发生进展性短暂性脑缺血发作（TIA）或卒中的患者也有作用。

本章关于治疗决策的主要争议包括：
（1）椎基底动脉狭窄是否具有治疗指征。
（2）颅内椎基底动脉狭窄药物治疗的药物选择和给药方案。
（3）颅内椎基底动脉狭窄的药物与介入治疗。
（4）颅内血管成形术和支架植入术在技术细节上的差异。
（5）脑血管外科手术或搭桥手术治疗椎基底动脉供血不足的作用。

是否治疗

所有椎动脉和（或）基底动脉狭窄≥70%的有症状的患者应接受治疗（流程图8.1中①和②）；治疗包括降低全身心血管危险因素（包括减肥、锻炼、抗高血压治疗、戒烟、严格控制血糖、强化他汀类药物治疗），此外，患者还应接受双联抗血小板药物治疗。

对于保守治疗失败的患者，应考虑采用颅内血管成形术和支架植入术进行血管内治疗。对于严重狭窄血管供血区域梗死的患者，在接受双联抗血小板药物治疗的前提下，2年时的卒中风险仍有35%（流程图8.1中③、④、⑥、⑦）。斑块脆弱和（或）侧支循环较差的患者被认为是高风险类型。最近，Amin-Hanjani等使用定量磁共振血管造影（MRA）评估椎基底动脉疾病的远端血流，发现远端血流较正常值降低超过20%的患者在12个月和24个月时的无事件生存率分别为70%和78%，而远端血流保留患者的无事件生存率分别为96%和87%。因此报道的保守治疗失败的患者接受颅内支架植入术和（或）血管成形术的围手术期致残率和死亡率是合乎情理的（流程图8.1中③、④、⑥、⑦）。

保守治疗

目前的证据支持使用阿司匹林和氯吡格雷（波立

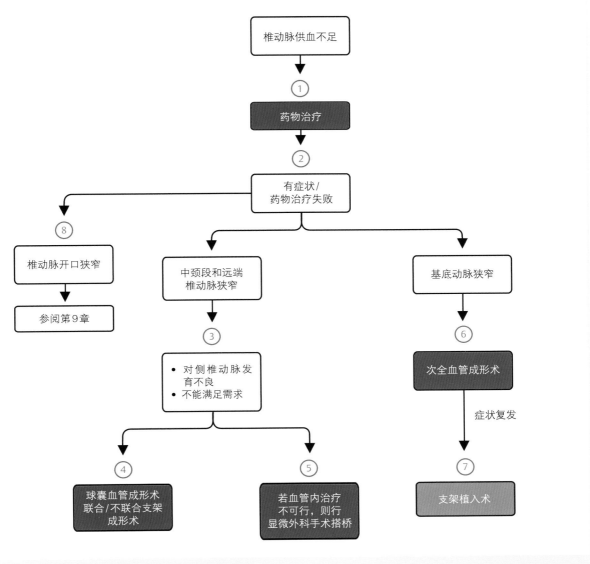

流程图8.1 椎基底动脉狭窄和供血不足的治疗决策流程。

维)。经典的初始治疗方案是650 mg负荷剂量的阿司匹林和300 mg负荷剂量的氯吡格雷，然后每天服用325 mg阿司匹林和75 mg波立维（流程图8.1中①和②）。

氯吡格雷是一种前体药物，经肠道吸收，依靠细胞色素P450途径的酶转化为活性代谢产物。氯吡格雷不可逆性结合血小板P2Y12受体，抑制ADP介导的血小板活化和聚集。氯吡格雷的药理反应各不相同，20% ～ 40%的患者由于对ADP诱导的血小板活化的抑制作用低而被归类为无反应者，这被认为是由于CYP2C19和CYP2C9蛋白编码基因的多态性所导致的。

VerifyNow P2Y12测定（Accumetrics Inc., San Diego, CA ）是一种已建立的从理论上评估氯吡格雷对血

小板抑制的充分性的检测方法。VerifyNow检测试剂盒是一种床旁检测装置，可根据吸光度测量血小板聚集。已证明其与其他评估血小板聚集抑制作用的方法等效。糖蛋白 II b/ III a受体抑制剂替罗非班（ Aggrastat ）或依替巴肽（ Integrilin ）给药2天后将导致VerifyNow结果异常和不可靠，阿昔单抗（ ReoPro ）将对检测结果产生2周的不利影响。某些患有先天性血小板疾病（如血管性血友病因子缺乏症）的患者也将导致不可靠的检测结果。

普拉格雷（ Effient ）是一种较新的第三代噻吩吡啶样氯吡格雷，不依赖于肝脏前体药物激活。替卡格雷（ Brilinta ）是一种不同类型的细胞戊基三唑吡嗪，与噻吩吡啶相反，其可逆性抑制ADP受体的P2Y12

组分而产生类似的血小板抑制作用。关键是目前没有关于普拉格雷治疗颅内狭窄的安全性和有效性的数据，在有卒中史的患者中禁忌使用。此外，有病例报道显示，在神经介入手术中使用普拉格雷和阿司匹林可能会增加出血性并发症的风险，但这并不反映作者当前的经验。

解剖学因素

椎动脉起源于锁骨下动脉的第一段，约4%的人发自主动脉弓。VA有4个不同的节段（图8.1），最常见的狭窄部位是VA开口（参阅第9章），但斑块形成和狭窄可见于后循环的任何水平。VA可有不同程度的迂曲，给经股动脉入路插管造成困难；有时需桡动脉或肱动脉入路。我们建议所有患者在任何干预前都应进行计算机断层扫描血管造影（CTA）以便更好地了解解剖结构特征。

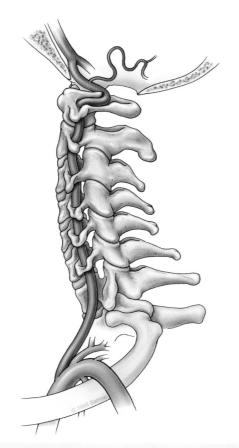

图8.1　插图显示椎动脉的解剖结构。

侧支循环在任何狭窄闭塞性疾病中都发挥着重要作用；因此，应进行完整的6根血管脑血管造影术。在慢性VA狭窄或闭塞中，来自颈外动脉（ECA）如枕动脉（OA）或锁骨下动脉（如甲颈干或肋颈干）的动脉分支可供应后循环。关键是了解前循环经后交通动脉（PCoA）的供血程度。VA可终止于小脑后下动脉（PICA），从而很少或不给对侧或基底动脉供血。若PCoA不存在，这种构造将使整个基底动脉的灌注建立在一根VA上。

基底动脉和椎动脉V4段可变得极度迂曲，尤其是在长期高血压的情况下，这将增加血管内治疗的难度。基底动脉是发出穿支的常见部位，这使血管内手术更加困难。应注意罕见的变异（如寰椎前动脉或永存胚胎血管，所有或大部分血供来自前循环），因为颈动脉损伤在这种情况下可能产生灾难性后果。

诊断检查

临床评估

有VBI或后循环缺血症状的患者应接受完整的卒中检查。必须考虑心源性病因，并进行全面的心血管评估。高度颅内狭窄依赖于充足的心输出量。高度颅内狭窄患者若伴发心功能障碍（如心律失常、房颤）或血流动力学不稳定（如直立性低血压），灌注压的变化可使患者出现症状，应尝试从病史中弄清产生症状的病因。

影像学

没有磁共振成像（MRI）和弥散加权成像（DWI）明确证实的缺血复发患者将被认为药物治疗失败，应采取额外的措施（如循环记录仪、倾斜试验、睡眠呼吸暂停试验）以明确当前情况。随访期间也应注意间歇性发展的无症状缺血"发作"，可通过仔细比较MRI检查中随时间变化的T2加权−液体衰减反转恢复（FLAIR）序列看出。我们考虑新出现的T2/FLAIR病变与狭窄性病变有关，代表药物治疗失败，应考虑进行干预（流程图8.1中②）。

在大多数情况下，无创影像学检查（如MRA或CTA）足以确诊ICAD并指导初始药物治疗；但早期经股动脉脑数字减影血管造影（DSA）评估狭窄的程度和部位也是合理的，因为CTA经常高估狭窄的程度，并且CTA和MRA在评估低位颈部血管时都可能出现伪影。DSA也能明确侧支循环，以及决定干预时的近端通路问题。重要的是要记住，许多患者可能存在串联的颈部和（或）大血管病变，这些病变可能更容易治疗并且可能被无创影像学检查中的伪影所掩盖。我们强烈推荐对ICAD和VBI患者进行全面检查弄清当前事件的可能病因，否则将来出现新症状的可能性高。

治　疗

在接受最佳药物治疗的情况下仍出现进展性临床卒中、无症状性缺血或持续血流动力学衰竭，则被视为药物治疗失败，应考虑进行正规DSA检查以及其他治疗（图8.2～图8.4）。

脑血管外科治疗——手术细节

VBI行搭桥血运重建不是一种常见的治疗措施，仅限于三级血管转诊中心。根据EC/IC搭桥研究和前循环供血不足的颈动脉闭塞手术研究（COSS）结果，当前采取搭桥治疗狭窄闭塞性缺血性疾病的指征非常有限，尤其是血管内技术和治疗得到持续发展的情况下。病例报道和系列研究显示，后循环搭桥是可行的，但报道有发生一过性并发症和永久性功能障碍的风险分别为55%和20%。开放式血运重建手术包括椎动脉再植（开口疾病；参阅第9章）、椎动脉内膜切除术、枕动脉–PICA搭桥、颞浅动脉（STA）–小脑上动脉（SCA）或大脑后动脉（PCA）搭桥。我们认为不应忽视这些治疗策略，应将其摆在VB供血不足治疗的总体流程中的一个非常特殊的位置。

血管内治疗——手术细节

患者入血管造影室，进行全身麻醉。对于所有手术都给予足量肝素，维持活化凝血时间250～350秒。应充分抑制血小板活性；若需急诊干预，给予患者负荷剂量600 mg氯吡格雷和650 mg阿司匹林。动脉管路通常主要用于围手术期和术中的血压控制；但有些患者的腹股沟通路使用负荷大，贯穿手术的剩余部分需更大的8～9F的通路鞘。手术前将血压变化维持在患者基线水平的10%以内，对于某些患者可能需要180 mmHg或更高；打开血管后，剩余的时间控制在不超过140 mmHg，患者入院治疗降低再灌注出血的风险。

我们的经验表明，虽然经股动脉入路是常用的入路，但桡动脉或肱动脉入路可能简化到达近端颈椎的入路，应考虑用于存在近端迂曲或困难型主动脉弓的情况。尽管我们常用6F导引导管到达椎动脉V4段来大大增加交换期间导丝和微导管的稳定性，但也越来越频繁地使用短的远端通路导管（DAC）；也有去除支架和（或）球囊系统内蓄积力量的附加作用，防止支架输送期间出现"鱼叉"效应。

预先测量工作长度很重要，以免释放装置时过短，减少必须重新进入病变的机会。DAC也能扩大球囊和支架的使用范围，因为我们发现依靠到位理想的DAC，使用单轨系统冠脉装置没有什么困难。在紧急情况下只有一个手术者时，DAC的优势也使手术简单化。

在我们的医疗机构，不常使用术中监测；但根据硬件条件和手术者舒适度而考虑使用是非常合理的。

并发症防治

血管成形术和支架植入术的并发症往往发生于：

- 对目标病变的解剖结构理解不足。
- 越过病变或血管成形术和（或）支架植入术中的技术失误。
- 抗血小板聚集不充分。
- 狭窄和（或）夹层的残余血流问题。

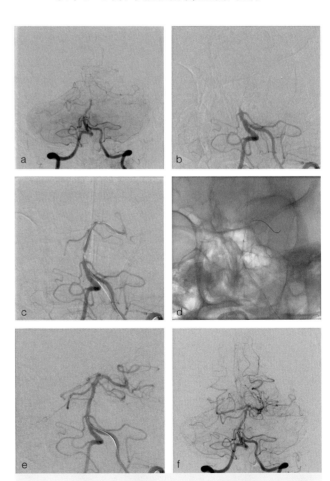

图8.2　基底动脉中段狭窄。a. 左侧椎动脉（VA）的汤氏位显示基底动脉中段高度狭窄。患者尽管接受药物治疗，但仍有持续性基底动脉缺血症状。b. 微导管穿越狭窄进入左侧大脑后动脉。c. 交换微导管；该操作通常由2个经验丰富的手术者在患者全身麻醉和完全神经肌肉阻滞的情况下进行。d. 将Gateway球囊定位在狭窄区域以便进行次全血管成形术。e. 输送Wingspan支架至狭窄区域，从而明显改善远端血流。f. 最终的对照血管造影显示基底动脉中段狭窄缓解。

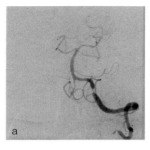
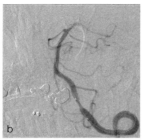
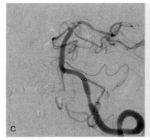

图8.3 椎动脉（V4段）节段性狭窄。a. 左侧VA造影显示V4段高度狭窄。这个病例的对侧VA闭塞，尽管接受药物治疗，但仍有持续性椎基底动脉供血不足。b. 首次Gateway球囊血管成形术后。c. 支架植入术后（Wingspan）的血管造影显示狭窄明显改善。

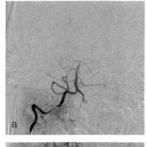
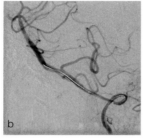
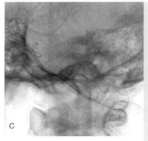

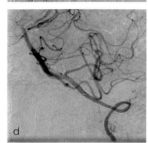
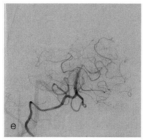

图8.4 椎动脉（V3～V4段）狭窄。a. 右侧VA的V3～V4段移行处高度狭窄，对侧VA闭塞。b. 血管成形后的侧位造影。c. 不减影的侧位血管造影，显示交换微导管前首先放置微导丝，Wingspan支架定位在狭窄节段。d. 支架放置后的侧位造影，右侧椎动脉造影。e. 血管成形术与支架植入术后的汤氏位对照造影显示右侧椎动脉狭窄完全缓解。

我们发现手术时间明显与并发症发生率相关，手术前计划做得越好（包括应急措施和替代方案），并发症发生率越低。如前所述，对解剖结构的仔细了解和良好的显示可以最大限度地减少术中意外事件的可能性。支架在病变处准确贴壁很重要，可避免穿支丰富区域产生潜在的血栓。我们还倾向于缓慢充盈球囊（0.5 atm/15～45 s），在理论上能防止气压伤、斑块破裂和（或）"铲雪效应"。除了在极其细小的血管（如＜1.5 mm），支架应在血管成形术后释放（图8.2～图8.4）。该指导意见唯一可能的例外是穿支丰富区域（基底动脉中段）有可疑症状性斑块破裂的患者（图8.2）；尽管可行控制性高血压治疗，但仍可有灌注不良症状和血流动力学症状。对这类特定且罕见的患者，我们优先选择"对吻血管成形术"来为有风险的半球建立一些血流，试图将斑块或血栓脱落的风险降至最低；目标是当患者随访更稳定时（8～12周），一旦斑块稳定，就行确切和更积极的血管成形术。

术中或术后血栓事件往往来源于血小板抑制不充分，手术前检测血小板可减少这一事件的发生率；一旦发生，我们会使用GP Ⅲ a/Ⅱ b抑制剂如依替巴肽

（Integrilin）24小时或更长时间。术中或术后早期出现支架内血栓形成应立即寻找解剖学原因，通常与支架水平的血管夹层、残余狭窄或血管腔小、支架贴壁不良或近端的未治疗病变（导致目标病变流入道的血流停滞和脑血流差）有关。

支架选择：Wingspan和Neuroform都是开环支架，为自膨胀式。Neuroform最初设计用于支架辅助弹簧圈栓塞，而Wingspan用于ICAD（图8.2～图8.4）。Enterprise是一种径向支撑力更低的闭环支架，但有些作者注意到其柔韧性更好；也注意到Enterprise的支架内狭窄率较低。我们通常使用Gateway球囊联合Wingspan支架（图8.2～图8.4）。药物洗脱支架也是一种很好的选择。

多数并发症源自技术失败；导丝分离一个脆弱的斑块，产生假腔和（或）斑块材料栓塞。由于迂曲的解剖结构将力量积蓄在三轴系统中，交换期间也可能发生远端导丝穿孔，保持患者不动可改善精细的导丝操作。血管成形术时球囊的"西瓜子"现象可对脂质斑块产生铲雪效应，可通过在扩张时准确放置球囊来避免。尝试使用更长的球囊来避免这种西瓜子现象将导致"狗骨状"狭窄远端的气压损伤，造成血管破

裂（大体观或微损伤夹层）或支架植入术前的次全血管成形术，导致血管腔不够大，最终因持续性血流差而促进血栓形成。所有这些并发症往往是目标病变或远端解剖结构显示不良的结果，因造影剂通过病变差或总体上对病变解剖结构理解错误所致。动态三维旋转也能通过更好地理解解剖特征来减少错误。

预后

除病例系列研究外，目前关于脑血管成形术和支架植入术预后的最好证据是 SAMMPRIS，报道的围手术期并发症发生率为 14.7%，支持药物治疗；但 WEAVE 试验的中期报道显示并发症发生率为 4.4%，反映出原始试验选择了合适的适应证。

最近，Dumont 等报道了次全血管成形术的结果，尽管 75% 是前循环，但平均血管狭窄直径从 80% 改善至 54%，30 天缺血性卒中发生率为 0%，1 年为 5.5%，提示这些干预的围手术期风险低。关于 ICAD 的美国多中心 Wingspan 研究所报道的严重围手术期并发症发生率为 6.1%（支持流程图步骤 4、6）。

Liu 等进行了一项评估血管内治疗药物无效的严重症状性椎基底动脉狭窄安全性的前瞻性研究：2013 年到 2014 年总共纳入 105 例卒中或 TIA 患者，只有 97 例采用支架成形术治疗，其中 52 例为 BA 狭窄，45 例为 V4 段 VA 狭窄；30 天卒中率、TIA 率和死亡率为 7.1%，所有卒中都发生在 BA 组，都是穿支卒中；支架展开成功率为 100%。作者得出结论，血管内支架植入术治疗严重症状性椎基底动脉狭窄患者的短期安全性可以接受（支持流程图步骤 4、7）。

Ausman 等报道了 85 例进行后循环低流量颅外到颅内动脉搭桥吻合的患者。患者表现为症状性（卒中或 TIA）严重双侧 VA 远端或 BA 疾病；14 例（17.6%）行 OA-PICA 吻合，20 例（23.5%）行 OA-小脑前下动脉吻合，50 例（58.8%）行 STA-SCA 吻合；69% 的患者症状缓解，并发症发生率和死亡率分别为 8.4% 和 13.3%（支持流程图步骤 5）。

Britz 等报道了 3 例 DSA 确诊的有椎基底动脉缺血症状的患者；随后接受了桡动脉移植物血运重建，所有搭桥都从 ICA 颈段经颅中窝和经迷路联合入路到达 PCA（P2 段）；最后一次临床随访时的改良 Rankin 量表评分有 2 例为 0 分，1 例为 2 分（支持流程图步骤 5）。

稳定性和再狭窄率

单纯血管成形术的再狭窄率比血管成形术和支架植入术高。有经验的术者行单纯血管成形术的围手术期并发症发生率与血管成形术和支架植入术类似，支

架植入术后患者的长期管腔维持率更高。为此，我们推荐对所有干预的 ICAD 都植入支架，除外之前讨论过的情况（如正常血管腔管径 < 1.5 mm、穿支丰富区域的溃疡性病变）。

病变长度和形态与神经功能预后和支架内狭窄率相关。支架内多中心登记研究显示，短于 5 mm 的病变与长于 5 mm 的相比，患者的神经系统事件发生率更低。Mori A 型病变（长度 < 5 mm，向心性或轻度偏心性，光滑狭窄）的支架内狭窄率（12%）比 Mori C 型病变［长度 > 10 mm，极度成角（> 90°）狭窄，或完全闭塞 > 3 个月，或病变有高度新生血管增生）］更低（50%）。

临床与影像学随访

所有接受颅内血管成形术和支架植入术的患者都应进行密切的临床随访。我们推荐手术后即刻在重症监护室内观察过夜。首次门诊随访预约在 2 周和 3 个月时。对降低继发性卒中风险的因素进行改正至关重要，都是一般的心血管和血流动力学优化。仔细告知患者需紧急报道任何神经系统症状并按处方服用抗血小板药物。

尽管多数无创检查不能准确显示支架治疗后病变的细节，但我们在手术后即刻对患者行薄层重建的头部 CTA 和对比剂增强的 MRA。这些检查是互补的，可作为这类其他事件高危的患者群的基线。我们的大多数患者将在 8 ～ 12 个月时接受另一次诊断性血管造影，并根据其各自的临床病程重复进行无创成像，作为未来的基线。除非有临床禁忌证，所有这些患者均需终身服用双联抗血小板药物治疗。

主 编 述 评

VBI 诊断困难。首先，患者的症状较模糊，包括头痛、恶心、头晕、眩晕、复视，可能有或没有小脑体征或症状。头部 CT 平扫几乎总是正常的，脑 MRI 也没有阳性发现。我们作为神经外科医生和神经科医生应使其他医生（初级保健、急诊医学、内科）意识到这种疾病。有后循环供血区的卒中证据应行血管影像学检查，如 CTA 或 MRA。若无创影像学检查不能得出结论，应行 DSA。我们在 DSA 上应明确 VA 的通畅性和优势侧、基底动脉的通畅性、PCA 存在与否及其特征、椎动脉和基底动脉的

狭窄证据以及VA起始部的狭窄。所有患者均应接受最佳药物治疗，即双联抗血小板药物治疗。若仍有症状，在考虑支架植入术前，血管内次全血管成形术是一种很好的替代方案。某些情况下需后循环搭桥手术，但这些手术并不常见。

Leonardo Rangel-Castilla, MD

Mayo Clinic, Rochester, MN

推荐阅读

[1] Akbari SH, Reynolds MR, Kadkhodayan Y, Cross DT III, Moran CJ. Hemorrhagic complications after prasugrel (Effient) therapy for vascular neurointerventional procedures. J Neurointerv Surg 2013; 5(4): 337−343

[2] Alexander M, Zauner A, Chaloupka J, Baxter B, Callison R, Yu W. O−016 interim report on the weave™ intracranial stent trial: 50 consecutive patients. J NeuroIntervent Surg 2015; 7: A9

[3] Amin-Hanjani S, Pandey DK, Rose-Finnell L, et al; Vertebrobasilar Flow Evaluation and Risk of Transient Ischemic Attack and Stroke Study Group. Effect of hemodynamics on stroke risk in symptomatic atherosclerotic vertebrobasilar occlusive disease. JAMA Neurol 2016; 73(2): 178−185

[4] Ausman JI, Diaz FG, Vacca DF, Sadasivan B. Superficial temporal and occipital artery bypass pedicles to superior, anterior inferior, and posterior inferior cerebellar arteries for vertebrobasilar insufficiency. J Neurosurg 1990; 72(4): 554−558

[5] Bouman HJ, Parlak E, van Werkum JW, et al. Which platelet function test is suitable to monitor clopidogrel responsiveness? A pharmacokinetic analysis on the active metabolite of clopidogrel. J Thromb Haemost 2010; 8(3): 482−488

[6] Brandt JT, Close SL, Iturria SJ, et al. Common polymorphisms of CYP2C19 and CYP2C9 affect the pharmacokinetic and pharmacodynamic response to clopidogrel but not prasugrel. J Thromb Haemost 2007; 5(12): 2429−2436

[7] Britz GW, Agarwal V, Mihlon F, Ramanthan D, Agrawal A, Nimjee SM, Kaylie D. Radial artery bypass for intractable vertebrobasilar insufficiency: case series and review of the literature. World Neurosurg 2016; 85: 106−113

[8] Dumont TM, Sonig A, Mokin M, et al. Submaximal angioplasty for symptomatic intracranial atherosclerosis: a prospective Phase I study. J Neurosurg 2016; 125(4): 964−971

[9] Feng Z, Duan G, Zhang P, et al. Enterprise stent for the treatment of symptomatic intracranial atherosclerotic stenosis: an initial experience of 44 patients. BMC Neurol 2015; 15: 187

[10] Fiorella D, Levy EI, Turk AS, et al. US multicenter experience with the wingspan stent system for the treatment of intracranial atheromatous disease: periprocedural results. Stroke 2007; 38(3): 881−887

[11] Fleg JL, Stone GW, Fayad ZA, et al. Detection of high-risk atherosclerotic plaque: report of the NHLBI Working Group on current status and future directions. JACC Cardiovasc Imaging 2012; 5(9): 941−955

[12] Gorelick PB, Wong KS, Bae HJ, Pandey DK. Large artery intracranial occlusive disease: a large worldwide burden but a relatively neglected frontier. Stroke 2008; 39(8): 2396−2399

[13] Hopkins LN, Budny JL. Complications of intracranial bypass for vertebrobasilar insufficiency. J Neurosurg 1989; 70(2): 207−211

[14] Kurre W, Berkefeld J, Brassel F, et al; INTRASTENT Study Group. In-hospital complication rates after stent treatment of 388 symptomatic intracranial stenoses: results from the INTRASTENT multicentric registry. Stroke 2010; 41(3): 494−498

[15] Liebeskind DS, Cotsonis GA, Saver JL, et al; Warfarin-Aspirin Symptomatic Intracranial Disease (WASID) Investigators. Collaterals dramatically alter stroke risk in intracranial atherosclerosis. Ann Neurol 2011; 69(6): 963−974

[16] Liu L, Zhao X, Mo D, Ma N, Gao F, Miao Z. Stenting for symptomatic intracranial vertebrobasilar artery stenosis: 30-day results in a high-volume stroke center. Clin Neurol Neurosurg 2016; 143: 132−138

[17] Savi P, Herbert JM, Pflieger AM, et al. Importance of hepatic metabolism in the antiaggregating activity of the thienopyridine clopidogrel. Biochem Pharmacol 1992; 44(3): 527−532

[18] Siddiq F, Vazquez G, Memon MZ, et al. Comparison of primary angioplasty with stent placement for treating symptomatic intracranial atherosclerotic diseases: a multicenter study. Stroke 2008; 39(9): 2505−2510

[19] Terada T, Tsuura M, Matsumoto H, et al. Endovascular therapy for stenosis of the petrous or cavernous portion of the internal carotid artery: percutaneous transluminal angioplasty compared with stent placement. J Neurosurg 2003; 98(3): 491−497

[20] Zhu SG, Zhang RL, Liu WH, et al. Predictive factors for in-stent restenosis after balloon-mounted stent placement for symptomatic intracranial atherosclerosis. Eur J Vasc Endovasc Surg 2010; 40(4): 499−506

第9章 椎动脉开口狭窄

Leonardo Rangel-Castilla, Adnan H. Siddiqui, and Peter Nakaji

摘　要：椎动脉（VA）近端，包括VA开口（VAO）是脑供血血管中第二常见的狭窄部位；尽管其可造成脑干和小脑卒中，但尚未引起足够的重视。脑血管病患者中颅外VA动脉粥样硬化闭塞性疾病的发生率为25%～40%。症状没有特异性，但常表现为小脑、脑干和脑神经功能障碍。疑似后循环缺血的患者应进行脑MRI和头颈部CT血管造影。诊断VAO狭窄的金标准是脑血管造影。药物治疗和危险因素控制与其他脑血管病类似，包括严格控制糖尿病和高血压、他汀类药物和抗血小板治疗。药物治疗无效的患者需接受更积极的治疗。手术和血管内干预包括VA转位术与VAO血管成形术和支架植入术。开放式血管手术或血管内技术治疗的VAO患者的预后非常令人振奋；两种治疗方式的成功率类似，为93%～98%。血管内血管成形术和支架植入术的复发率更高；但药物洗脱支架和双腔球囊血管成形术可降低长期随访时的支架内狭窄率。

关键词：卒中，椎基底动脉供血不足，脑干，小脑，椎动脉开口，锁骨下动脉，血管成形术，支架植入术，椎动脉转位

概　述

后循环缺血占所有缺血性梗死的25%～30%。尽管采用抗凝或抗血小板药物治疗，症状性颅内基底动脉狭窄患者的年卒中率仍为10.7%，症状性颅内椎动脉（VA）狭窄的年卒中率为7.8%。椎动脉近端是紧随颈动脉分叉部之后的第二常见的脑供血血管狭窄部位。尽管可能造成灾难性后果，但该部位的缺血性事件（如短暂性脑缺血发作或卒中）尚未得到充分的重视。最近的研究显示，这类事件与卒中或早期卒中复发的高风险相关。后循环缺血的诊断和治疗特别困难。

是否治疗

颅外VA的动脉粥样硬化闭塞性疾病是诊断性影像学检查中的常见变现。其在普通人群中的发病率

本章关于治疗决策的主要争议包括：
（1）是否具有治疗指征。
（2）干预的时机。
（3）开放式血管手术与血管内治疗。

尚不清楚，但估计约占脑血管病患者的25%～40%。颈动脉循环狭窄的自然史非常明确，但椎基底动脉供血不足的自然史尚不明确。症状性椎基底动脉狭窄患者采用单纯药物治疗；但还没有阐明新型药物（包括抗血小板药物和他汀类药物）改变这类病变自然史的效果，血管内支架植入术或显微外科干预可改善药物治疗无效的伴VA开口（VAO）狭窄的VA狭窄的自然史。

症状性椎基底动脉狭窄与椎基底动脉缺血性卒中的复发风险间的关系至今仍未明确。基于医院的前瞻性研究显示，16.6%的患者有程度至少50%的椎基底动脉狭窄。若将首次事件作为标志事件，狭窄程度至少为50%的患者的卒中复发风险为50%，而没有狭窄的患者则为8.9%（流程图9.1中①和②）。

解剖学因素

双侧VA常起源于锁骨下动脉或主动脉弓的第一部分；常规分为4段：V1段，从起始部至C6横突孔；V2段，从C6横突孔到C2横突孔；V3段，从C2到硬脑膜；V4段，从硬脑膜到椎动脉汇合形成基底动脉处。正常的VA管腔直径为3～5 mm，但往往不对称。单侧颅外VA发育不良（＜2 mm）（右侧最常见）见于2%～12%的健康个体和25%的后循环缺血患者。管腔直径＜2 mm提示存在动脉粥样硬化。小脑后下动脉发自VA的颅内部分，在9%～20%的普通人群中起源于颅外段。

病理生理学/分类

椎基底动脉和VAO狭窄部位的血栓栓塞（有或没有血流动力学障碍）是缺血性症状的主要原因。继

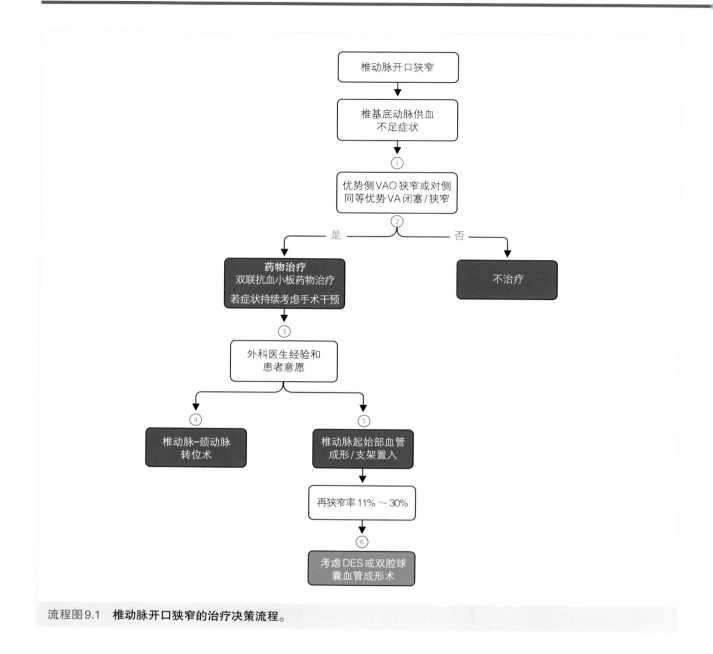

流程图9.1　椎动脉开口狭窄的治疗决策流程。

发于血栓栓塞或血流动力学障碍的小穿支动脉闭塞导致后循环腔隙性梗死。但有些患者有大动脉粥样硬化或心源性栓塞；目前还不清楚这些发现是纯属巧合还是梗死的原因。从关于卒中风险和治疗复杂性方面考虑，VA狭窄分为颅内段狭窄、颅外段狭窄、串联病变和VAO狭窄。串联性颅内/颅外狭窄患者的卒中风险较高，治疗更复杂。

诊断检查

临床评估

VA和基底动脉供应脑干、小脑、颞叶下部、枕叶和丘脑，因此后循环缺血可引起广泛的症状，最常见的症状包括头晕、单侧肢体乏力、构音障碍、头痛和恶心/呕吐。由于症状缺乏特异性，通常只在脑部影像学检查后才能确诊。体格检查发现的神经功能障碍也没有特异性，最常见的包括单侧肢体乏力、步态共济失调、单侧肢体共济失调、构音障碍和眼球震颤。也可观察到脑神经功能障碍，包括水平凝视麻痹、核间性眼肌麻痹、上睑下垂、吞咽困难和耳聋等。最常受累的脑神经是动眼神经和外展神经。

影像学

计算机断层扫描（CT）和CT灌注成像对后循环卒中的特异性和敏感性不如前循环卒中。磁共振成像，特别是弥散加权成像，在诊断急性卒中方面比CT和CT灌注成像更敏感。多普勒超声检测VA狭窄的敏感性比颈动脉狭窄差。必须行颅外和颅内部分VA的CT血管造影（CTA）（图9.1和图9.2）。影像学检查的"金标准"是脑血管造影（图9.1和图9.2），应包括双侧VA和颈总动脉（CCA）。VA的血管造影应在患者手臂绑一个充气袖带后从锁骨下动脉注射造影剂。若颅外段VA血管造影没有VAO狭窄或斑块的证据，可直接从VA注射造影剂行颅内段VA血管造影。

鉴别诊断

应排除非血管原因所致的椎基底动脉供血不足症状，包括脑神经病变、颅内肿瘤、中耳和内耳疾病以及脱髓鞘疾病等。

治　疗

保守治疗

前循环和后循环缺血的药物治疗和危险因素控制类似，包括双联抗血小板药物治疗、他汀类药物以及严格控制糖尿病和高血压。药物治疗无效的病例应考虑进行更积极的治疗。外科手术和血管内介入是两种替代方法（流程图9.1中③）。

脑血管外科治疗——手术细节

与颈动脉内膜切除术相比，很少采用外科手术治疗VAO狭窄。近端VA或VAO重建是颅外VA最常见的外科手术，包括VA内膜切除术和（或）VA-CCA转位术。这里简述VA-CCA转位术的细节（流程图9.1中④）：在全身麻醉下，进行神经监测和巴比妥类药物爆发性抑制，沿胸锁乳突肌内缘做6～8 cm线形切口，解剖至确认和分离CCA。应特别注意颈静脉和胸导管，结扎并分离胸导管。在手术过程中根据近端节段无分支且起源于甲颈干内侧的锁骨下动脉等特征可确认VA；结扎并分离VA，检查腔内血栓并冲洗。夹闭CCA并稍旋转；在后壁切开动脉。VA修剪成"鱼口状"，用单股6-0缝线与CCA吻合。在最后闭合前要回血，并用肝素盐水冲洗管腔。有条件时，采用吲哚菁绿血管造影确认通畅性（图9.1）。缝合肌肉并关闭切口。

血管内治疗——手术细节

随着技术的发展，支架辅助血管成形术现在是手术重建或药物治疗的一个良好替代方案，似乎相对安

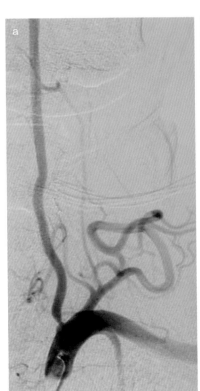
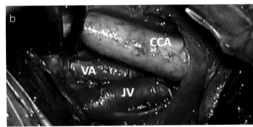
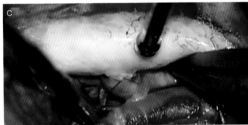
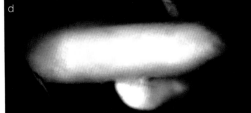
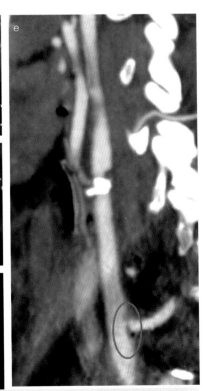

图9.1　椎动脉-颈总动脉（VA-CCA）转位术病例。1例58岁男性患者，患有症状性左侧VAO狭窄（a，血管造影，颈部前后位）。术中照片：显露左侧CCA、颈静脉（JV）和VA（b）；单股8-0缝线间断缝合行VA-CCA吻合（c）。术中吲哚菁绿视频血管造影显示吻合口足够通畅（d）。术后计算机断层扫描血管造影显示吻合口和VA的通畅性良好（e，红圈）。

全（流程图9.1中⑤）。这里简述VAO支架成形术的细节：在清醒镇静下建立标准股动脉或肱动脉入路；7F（French）导引导管置入锁骨下动脉的VAO处。将稳定的0.014英寸微导丝导入颈部VA远端；若需额外的稳定性，将V18导丝置入锁骨下动脉远端。根据狭窄病变的长度和VA远端非病变节段的直径来选择球囊扩张的开环支架。支架需覆盖斑块远端2～3 mm与椎动脉开口近端3～4 mm；展开支架。可用双腔球囊扩张开口［Ostial Flash系统（Ostial Corporation）］展开支架，也可扩张支架的近端边缘并使其贴合锁骨下动脉壁（图9.2）。我们发现，若随后因支架内狭窄或VA远端狭窄而需进入椎动脉时，这种技术非常有用。

并发症防治

VA-CCA转位术的并发症包括胸导管损伤（可通过早期识别并结扎预防）、喉神经损伤、喉返神经麻痹和Horner综合征（仔细操作组织和血管、轻柔牵拉和避免牵拉重要的脑血管结构）。一般而言，这些并发症通常是一过性的。血管内治疗的术中并发症包括血栓栓塞事件和椎动脉夹层、过度扩张和血管损伤，长期并发症包括支架内狭窄、支架移位和支架变

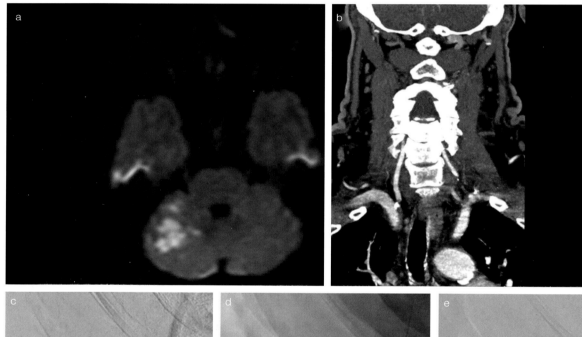

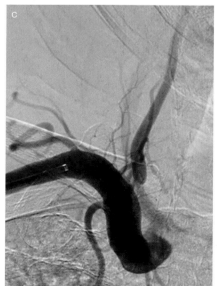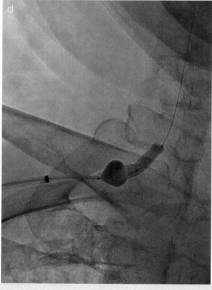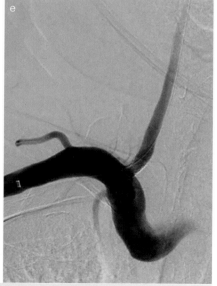

图9.2　1例68岁男性患者，急性发作辨距不良、眩晕、步态不稳。磁共振成像（a，弥散加权成像）显示右侧小脑半球的急性多发性梗死。计算机断层扫描血管造影（b）提示椎动脉开口（VAO）狭窄，脑血管造影进一步确诊（c，颈部，前后位）。患者接受双腔球囊血管成形术和支架植入术（d，术中透视）。e. 血管造影随访显示VAO通畅性良好。

形或破裂。

预后

总体而言，开放式血管手术或血管内技术治疗的VAO狭窄患者的预后非常令人振奋；两种方法的成功率类似，为93%～98%。血管内支架植入术是一种安全有效的治疗方式，所治疗的血管供血区域的卒中复发率低。但一些序列研究报道了血管成形术和支架植入术后的支架内再狭窄率为11.1%～66.7%。药物洗脱支架（DES）可将长期随访时的支架内再狭窄率降至10%（流程图9.1中⑥）。

临床与影像学随访

所有接受血管内血管成形术和支架植入术的患者都应继续接受双联抗血小板药物治疗至少6个月，然后终身服用阿司匹林单药。接受VA-CCA转位术的患者在症状发作时开始阿司匹林治疗，并在围手术期和术后3～4个月继续该治疗。无论采用何种治疗方式，都需进行临床和影像学随访。多普勒超声成像可作为筛查工具，但其对VA的特异性和敏感性不如在颈动脉中理想。无创神经影像学检查如头颈部CTA或磁共振血管造影（MRA）是良好的选择。如果患者症状复发或CTA或MRA提示支架内狭窄，应进行正规脑血管造影。由于可能发生再狭窄，所有患者应随访至少2～3年。

椎动脉转位的稳定性和再狭窄率

在选择近端VA血运重建的首选治疗方法时，治疗的稳定性变得至关重要。在一项最大系列的VA转位手术研究中，长期再狭窄率仅为4.5%。在平均8.8个月的随访期间，永久性并发症发生率为4.5%，其中仅1例患者有永久性喉返神经麻痹（支持流程图步骤2～4）。术后一过性并发症发生年率为45.5%，包括喉返神经麻痹、短暂性脑缺血发作、胸导管损伤或Horner综合征，均在术后2～3周内缓解。对于有经验的医生，使用VA-CCA转位术进行近端VA显微外科血运重建是一种治疗VAO狭窄相关的药物难治性椎基底动脉供血不足的安全有效的治疗方法。

血管内椎动脉开口支架植入术

2004年发表的椎动脉或颅内动脉症状性动脉粥样硬化性病变支架植入术（SSYLVIA）研究中，接受颅外VA狭窄治疗的18例患者中有14例（78%）在手术后6个月随访时行血管造影；8例有支架内狭窄的证据，其中4例显示血管完全闭塞。

一项系统综述包含近1 000例因症状性狭窄接受颅外VA支架植入术治疗的患者，围手术期卒中发生率为1.1%。VAO的再狭窄率为25%～30%，但这种再狭窄的临床意义仍未知。此外，结果表明，在平均24个月随访时，DES的再狭窄率比裸金属支架（BMS）低（11%比30%）（支持流程图步骤2、3、5）。

一项比较BMS和DES治疗颅外VA疾病的荟萃分析包含9项非随机研究，提供了关于支架内再狭窄的数据。结果显示DES的总体再狭窄率明显低于BMS（8.2%比33.7%，$P < 0.000\ 1$），并且DES的症状性再狭窄率也明显低于BMS（4.7%比11.6%；$P=0.005$）。没有发现再狭窄风险与患者的年龄、性别或随访时长有关（支持流程图步骤5、6）。

专 家 述 评

后循环短暂性脑缺血发作和卒中通常与椎动脉开口疾病有关。这些病变治疗中的主要混杂因素来自现有大量数据之间的巨大差异，这些数据详细描述了颈内动脉疾病的自然病程和介入后病程，而与椎动脉开口疾病治疗相关的信息相对缺乏。第二个因素与双侧VA在椎基底动脉移行汇合有关，因为当一侧患病时另一侧可能健康，从而降低了治疗的紧迫性。

要批判性地思考这个问题，需阐明表现的类型。若患者无症状且有一侧未受累的粗大椎动脉以及另一侧严重的椎动脉开口疾病，最好用抗血小板和他汀类药物治疗，同时优化血管性疾病的危险因素，如戒烟、运动、控制血压、血糖和血脂等。但如果患者一侧椎动脉发育不良且优势侧有严重的椎动脉开口疾病（>80%），则理想情况下可采用血管成形术与支架植入术进行治疗。

如果患者存在由优势侧VA栓塞性疾病或重度狭窄引起的症状，最好采用支架植入术治疗。如果不是重度狭窄，并且另一侧椎动脉具有同样优势或更粗大，则最好采用药物治疗，除非患者在积极药物治疗下仍有症状。若患者有来自孤立椎动脉开口狭窄导致的低灌注症状，则支架植入术是最好的选择。

我们喜欢看作两个阶段：首先使用球囊扩张，常用药物洗脱冠脉系统穿越开口至少在锁骨下动脉内超过2～3 mm。支架展开后，交换球囊为特殊设计的开口球囊系统，以使锁骨下动脉悬垂扩张，并为锁骨下动脉内的斑块提供更好的覆盖，同时允许将来再次进入开口。

Adnan Siddiqui, MD, PhD and Elad Levy, MD
University at Buffalo, Buffalo, NY

栓塞风险。对于许多患者而言，这是一种优于支架植入术的选择，仅需使用阿司匹林作为单一抗血小板药物。

Peter Nakaji, MD and Robert F. Spetzler, MD
Barrow Neurological Institute, Phoenix, AZ

主 编 述 评

椎动脉起始部狭窄在影像学检查中被偶然发现得越来越多，如MRA。自然史并不如颈动脉狭窄那样明确。对无症状病例，可能药物治疗就足够了。但无论是有症状的栓塞性疾病患者，还是血流受限（常因为侧支循环不足）的患者，血运重建都是有意义的。对于这一点关注很少，某种程度上是因为缺乏像治疗颈动脉狭窄的颈动脉内膜切除术那样明确的手术治疗方式。事实上，椎动脉内膜切除术是可能的，但需要注意的是其在技术层面上更加困难且再狭窄率高。

血管内治疗VA起始部闭塞性疾病取得了部分成功。但如前所述，椎动脉转位到颈动脉是一种可靠的选择，再狭窄率较低。虽然最初在技术上似乎很困难，但事实上可以和其他任何血管手术一样被掌握。

未进行转位术，需要在胸锁乳突肌胸骨头后方的低位颈部显露颈动脉鞘；然后打开鞘的后壁，在后方直接显露VA；紧靠动脉起始部夹闭动脉，临时夹闭横行切断，然后转向颈动脉。临时阻断颈动脉，旋转夹子90°显露其后表面。使用穿刺切口和主动脉弓打孔器在壁上创造一个新的开口，将VA缝合上去。取除临时夹，恢复血流。

该技术可实现持久性血运重建，同时降低

推荐阅读

[1] Compter A, van der Worp HB, Algra A, Kappelle LJ; Second Manifestations of ARTerial disease (SMART) Study Group. Prevalence and prognosis of asymptomatically vertebral artery origin stenosis in patients with clinically manifest arterial disease. Stroke 2011; 42: 2795−2800

[2] Dumont TM, Kan P, Snyder KV, Hopkins LN, Levy EI, Siddiqui AH. Stenting of the vertebral artery origin with ostium dilation: technical note. J Neurointerv Surg 2013; 5(5): e36

[3] Gulli G, Khan S, Markus HS. Vertebrobasilar stenosis predicts high early recurrent stroke risk in posterior circulation stroke and TIA. Stroke 2009; 40(8): 2732−2737

[4] Langwieser N, Buyer D, Schuster T, Haller B, Laugwitz KL, Ibrahim T. Bare metal vs. drug-eluting stents for extracranial vertebral artery disease: a meta-analysis of nonrandomized comparative studies. J Endovasc Ther 2014; 21(5): 683−692

[5] Rangel-Castilla L, Ghandi S, Munich SA, et al. Experience with vertebral artery origin stenting and ostium dilatation: results of treatment and clinical outcomes. J Neurointerv Surg 2016; 8(5): 476−480

[6] Rangel-Castilla L, Kalani MY, Cronk K, Zabramski JM, Russin JJ, Spetzler RF. Vertebral artery transposition for revascularization of the posterior circulation: a critical assessment of temporary and permanent complications and outcomes. J Neurosurg 2015; 122(3): 671−677

[7] SSYLVIA Study Investigators. Stenting of symptomatic atherosclerotic lesions in the vertebral or intracranial arteries (SSYLVIA): study results. Stroke 2004; 35(6): 1388−1392

[8] Stayman AN, Nogueira RG, Gupta R. A systematic review of stenting and angioplasty of symptomatic extracranial vertebral artery stenosis. Stroke 2011; 42(8): 2212−2216

第10章　儿童烟雾病

Nadia Khan

摘　要：儿童烟雾病是导致 Willis 环自发性闭塞的一种进展性血管病，症状通常呈缺血性，表现为头痛和短暂性脑缺血发作到完全性供血区域卒中。前循环［如颈内动脉末端、大脑前动脉（ACA）、大脑中动脉（MCA）］和后循环［如大脑后动脉（PCA）］均可受累。早期正确的诊断对长期的临床治疗和良好的预后很重要。六血管脑血管造影对正确诊断很关键，能够鉴别烟雾病与血管炎，后者是变现为急性卒中的小龄儿童的主要鉴别诊断之一。脑灌注与储备的血流动力学评估（如 $H_2{}^{15}O$–PET；基线和乙酰唑胺负荷）对显示有卒中风险的供血区域是必备的。治疗的主要目标是预防卒中，可通过多种个体化的脑血运重建手术来实现。术中专业的小儿麻醉和围手术期维持充足的水化和平均动脉压对于避免并发症很重要。直接和间接血运重建联合手术可分一个或多个阶段进行。直接血运重建手术包括颞浅动脉（STA）–MCA、STA–ACA、枕动脉–PCA 搭桥手术。若供体或受体血管管径太小或太脆弱，可行间接血运重建手术；包括 EDAS（脑–硬脑膜–动脉融合术）、EMS（脑–肌肉融合术）和 EGPS（脑–帽状腱膜–骨膜融合术）。血管内治疗（支架植入术、血管成形术）在长期卒中预防方面无效，应避免。术后行连续临床和影像学随访，即进入青春期和过渡到成人期。

关键词：烟雾病，小儿卒中，脑血运重建，$H_2{}^{15}O$–PET，血流动力学储备

概　述

与成人相比，儿童烟雾病（MMD）是一种进展性血管病。无论前循环［即颈内动脉（ICA）床突上段及其分叉部、大脑前动脉（ACA）、大脑中动脉（MCA）］还是后循环［大脑后动脉（PCA）］都可受累。

短期内的反复卒中是一种常见的症状，因此，建议对受累动脉供血区域进行早期诊断和脑血运重建治疗。

治疗不仅包括卒中的早期诊断和手术预防，还包括系统性的长期随访。

本章关于治疗决策的主要争议包括：
（1）是否具有治疗指征。
（2）儿童 MMD 的开放性手术与血管内治疗。
（3）脑血运重建的作用。
（4）治疗的理想时机、血运重建手术的类型和预后。

是否治疗

大多数儿童 MMD 需要重建脑血流。关键是早期诊断并尽快治疗（流程图 10.1 中①和②）。由于儿童一直在生长，血管病变是动态和进展性的，尤其是在 5 岁以下的儿童中，可在 8 周内从单侧进展到双侧或从一支脑动脉进展为多支脑动脉。

解剖学因素与病理生理学

烟雾病的特点是双侧 ICA 分叉部与 ACA 和 MCA 近端的狭窄或闭塞。在后循环，狭窄/闭塞性改变可累及整个 PCA 节段的近端或远端。典型的烟雾病侧支循环（深部：豆纹动脉、脉络膜动脉、丘脑穿支；或经硬脑膜：通过脑膜中动脉、筛动脉）形成可代偿减少的血流（图 10.1）。

随着时间的推移，逐渐出现进行性和自发性 Willis 环闭塞，最终由颈外动脉供应全部脑血流。烟雾病中受累 ICA 的尸检组织病理学研究显示，成纤维细胞与平滑肌细胞增殖导致内膜纤维细胞性增厚。这是一种复杂的血管病变，目前仍知之甚少，目前假定其主要原因是通过某种触发现象（如炎症、局部免疫系统刺激和血流动力学应激）激活的多种基因和血管生成异常。

诊断检查

临床评估

须充分询问临床病史来明确疾病的发作和卒中

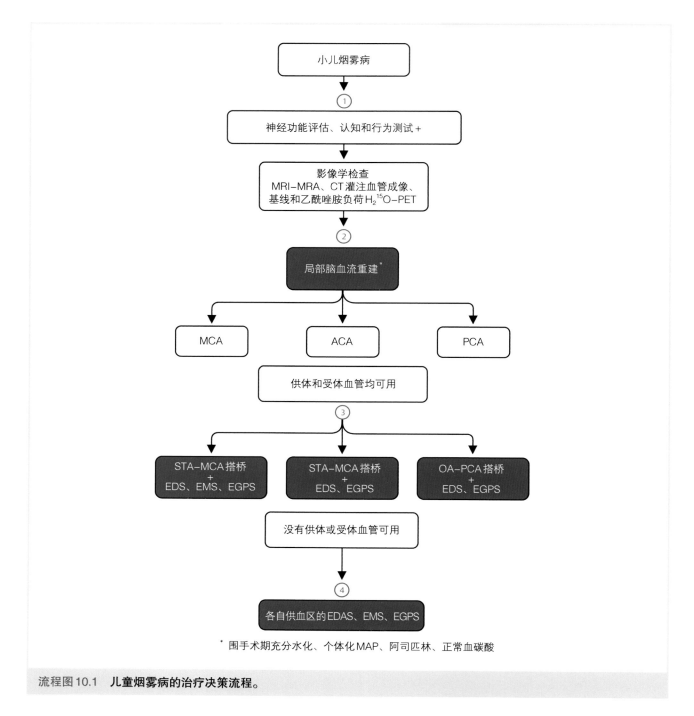

流程图 10.1　儿童烟雾病的治疗决策流程。

的负荷。有阳性家族史的症状性患者须行磁共振成像（MRI）、磁共振血管造影（MRA）或带灌注筛查的计算机断层扫描血管造影（CTA）。常见症状从单纯性头痛到偏头痛和短暂性缺血发作不等，可能造成感觉运动或语言障碍以及视力和视野改变。任何一支动脉供血区的反复卒中在 < 5 岁的儿童中很常见，其中皮质梗死更常见。因此，全面的基线神经系统检查以及神经心理学/儿童发育测试是至关重要的（流程图 10.1 中①和②）。

影像学

MRI-MRA

显示卒中负荷，即有无陈旧性和新鲜的供血区或分水岭卒中，筛查颅内血管结构的任何改变（流程图 10.1 中②）。此外，也可检测有无深部豆纹动脉和丘脑穿支烟雾状侧支。

带灌注的 CTA

与 MRA 相似，CTA 显示了 Willis 环的血管结构、狭窄部位和程度以及有无侧支循环。CT 灌注显示有

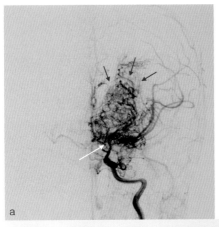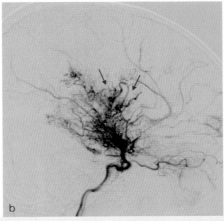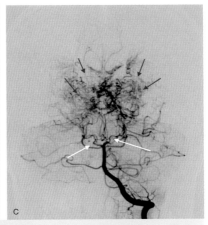

图10.1 颈内动脉（ICA）血管造影前后位（a）和侧位（b）显示ICA分叉部狭窄（白色箭头）和深部豆纹动脉穿支（红色箭头）。椎动脉前后位造影（c）显示双侧PCA狭窄（白色箭头）和远端烟雾状侧支形成（红色箭头）。

无脑血容量储备和梗死风险（流程图10.1中②）。

六血管的脑血管造影

须行数字减影血管造影（DSA）来正确诊断和为手术做最佳准备（流程图10.1中②）。有经验的神经外科医生/介入神经放射科医生在需要于手术准备时确定深部和浅表烟雾侧支循环范围的个体病例中也可以进行选择性血管造影（图10.1和图10.2）。接受过儿童血管造影培训的介入放射科医生有限，以及治疗烟雾病的医疗经验有限等一直是早期诊断的主要限制因素。

乙酰唑胺负荷的 H$_2$^{15}O-PET

显示乙酰唑胺负荷后区域性脑血流量和储备很有价值。儿童在正电子发射断层扫描（PET）前后各一晚行良好的水化来预防缺血。

可用HMPAOSPECT或氙CT扫描来显示基于血流动力学的局部评估（流程图10.1中②）（图10.3）。特别是儿童在，任何乙酰唑胺负荷前后都必须接受充分的静脉内水化。

鉴别诊断

颅内血管炎是主要的鉴别诊断。水痘血管炎常见于儿童，累及单侧和单支血管，往往是MCA。

临床病史和脑脊液（CSF）中有细胞通常有助于诊断。非典型病例须进行血管造影。ICA分叉部受累和MCA有额外的狭窄有助于明确诊断。大剂量类固醇治疗下临床和影像学仍有进展也可进一步确定烟雾病。

治 疗

保守治疗

保守治疗从水化开始，根据体重和年龄通常给予每日所需液体摄入量的两倍，以及使用阿司匹林进行抗血小板聚集治疗。根据年龄不同，须保持平均动脉压（MAP）正常至期望的高值。这些措施将维持终身。

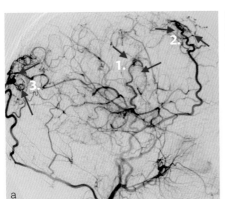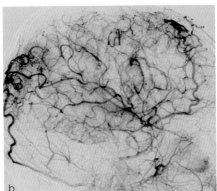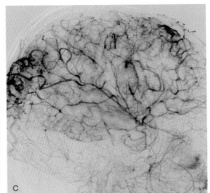

图10.2 颈外动脉（ECA）侧位造影（a～c）显示间接和直接STA-MCA联合搭桥。① 重建MCA供血区血流以及额部EDAS。② 和枕部EDAS。③ 分别重建ACA和PCA供血区血流后的远端充盈明显。

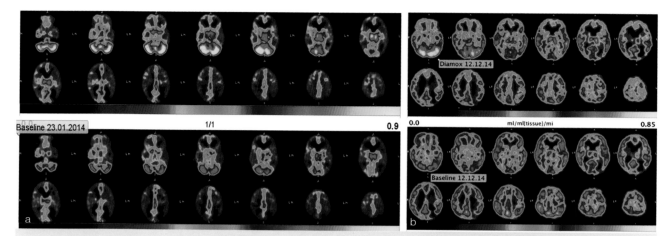

图 10.3 术前（a）和术后 $H_2^{15}O$-PET 扫描显示双侧 ACA、MCA 和 PCA 供血区的基线脑血流量下降（上排）和乙酰唑胺负荷的反应降低（下排）。多次直接和间接血运重建后（图 10.2）观察到基线脑血流量增加和对乙酰唑胺的血管舒缩反应。

脑血管外科治疗——手术细节

手术技术：间接血运重建（EGPS、EDS、EMS 和 EDAS）

更大范围开颅，翻转带蒂的帽状腱膜-骨膜瓣［脑-帽状腱膜-骨膜融合术（EGPS）］或硬膜瓣［脑-硬脑膜融合术（EDS）］到脑表面（流程图 10.1 中④）。该技术可用于任何需要血运重建的区域：额叶、额颞叶、额顶叶、颞枕叶和枕叶。颞浅动脉（STA）的额支或顶支或枕动脉（OA）可分别经额部、颞部或枕部的小骨窗开颅直接置于脑表面［脑-硬脑膜-动脉融合术（EDAS）］，刺激新生血管生长（图 10.4）。没有合适的供体和受体血管进行直接吻合时，这些技术可与经典的 STA-MCA 搭桥联合用于重建运动区域或额叶（ACA）和（或）枕叶（PCA）区域的血流。直接和间接血运重建方式联合被用得越来越多［STA-MCA 搭桥联合 EGPS、EDS 和脑-肌肉融合术（EMS）］；即行 STA-MCA 直接吻合后，翻转硬脑膜置于脑表面，用开颅前分离的颞肌和帽状腱膜-骨膜瓣关闭硬脑膜间隙（图 10.5）。接受这种手术的儿童应进行大骨窗开颅，然后在某些部位打开蛛网膜，使富含血管的组织广泛接触下方的脑组织从而促进新生血管形成。

手术技巧：直接血运重建

多重直接和间接供血区域血运重建联合是神经外科的首选治疗方法（流程图 10.1 中③）（图 10.2）。血运重建手术的数量和部位选择主要取决于从患者的临床表现、既往缺血/梗死的程度、有无存活的脑组织、术前血管造影以及乙酰唑胺负荷检查中灌注储备的降低或缺乏等方面中所观察到的严重性和程度。根据 MCA、ACA 或 PCA［单侧和（或）双侧］的分布区域进行手术，目的通常是在需要的区域行多次直接吻合（STA-MCA、STA-ACA、OA-PCA）。当供体或受体血管管径太小、血管太脆弱或不在期望部位时，进行间接血运重建。

STA-MCA 搭桥

在 STA 的顶支上做线形切口，分离动脉（解剖游离 8 ～ 10 cm 备用）；然后开颅。确认合适的 MCA 分支后，STA 的顶支直接吻合到 MCA 分支。用术前颈外动脉血管造影和术前即刻多普勒超声成像确定有无合适的供体血管（STA，额支和顶支；OA，耳后动脉）；当 STA 发育不良时可使用 OA 或耳后动脉。外侧裂上或外侧裂下皮质分支可作为受体血管；常选择角回、颞后、顶后、顶前、中央沟和中央沟前分支。若其中一支不可用或管径太小而须扩大开颅范围时，可向前方扩展定位额盖支用于直接吻合。

需小心切开硬膜，不要牺牲已存在的穿硬脑膜动脉吻合；通过避免单一的大硬脑膜瓣、限制电凝硬脑膜以及出血时使用硬脑膜夹来实现这一幕目标。当需要进一步的重建额顶部区域的血运时，可以进行双重吻合。必须准备额顶部头皮瓣，并分离 STA 的顶支与额支，这些分支分别用于进行额盖区和顶叶区域的吻合。

STA-ACA 搭桥

从发际线后到中线处追踪和分离 STA 额支。若额支不够长无法同时进行 STA-MCA 搭桥，只能行 EDAS、EDS 和 EGPS 间接血运重建。若要在这种情

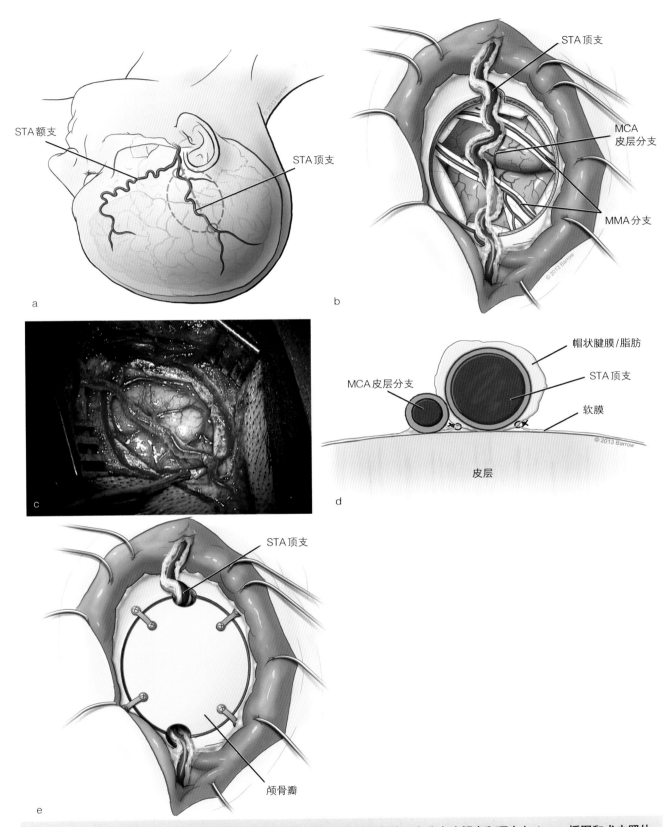

图 10.4　间接血运重建——脑融合术。a. 插图显示颞浅动脉（STA）的二个分支（额支和顶支）。b、c. 插图和术中照片显示 STA 置于脑皮质；切开硬脑膜时保留脑膜中动脉（MMA）的分支使其直接接触脑表表面。d. 插图显示皮质 MCA 分支直接与 STA 分支接触；供体血管缝合到软脑膜蛛网膜保持直接接触。e. 插图显示颅骨瓣适合 STA 分支，避免扭曲和（或）闭塞供体血管（经 Barrow Neurological Institute 同意使用）。

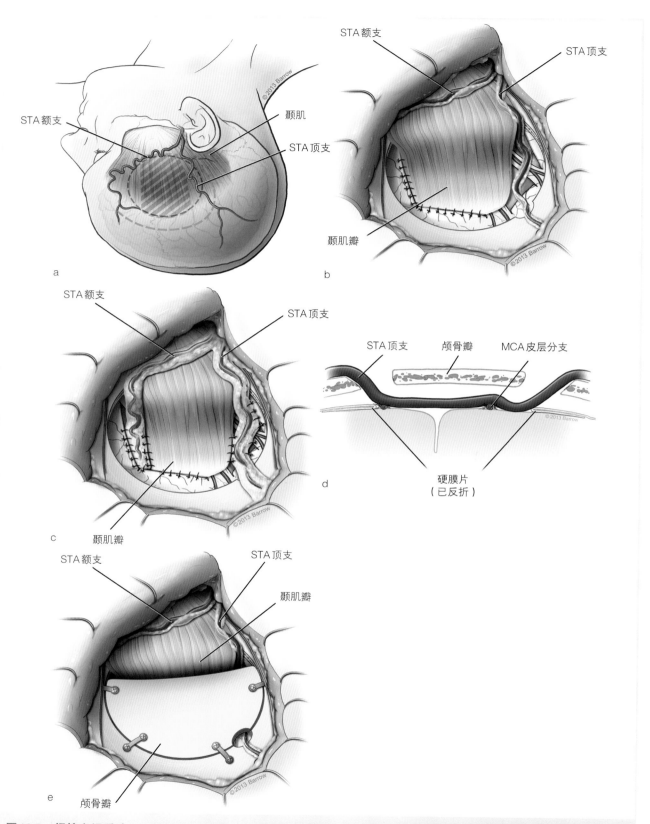

图 10.5　间接血运重建——脑肌肉融合术。a. 插图显示颞浅动脉（STA）的两个分支（额支和顶支）、颞肌和计划的皮肤切口。b、c. 插图显示适合STA分支和肌肉以增加与脑表面的接触面的不同方式。d. 插图显示皮质MCA分支与STA分支和翻转的硬膜瓣直接接触。e. 插图显示颅骨骨瓣适合STA分支和颞肌，避免扭曲和（或）闭塞供体血管（经Barrow Neurological Institute同意使用）。

况下行STA-MCA搭桥，可做弧形皮肤切口分离STA的额支和顶支，然后分别进行开颅和吻合。或者可以使用沿额支和顶支走行的两个单独的线形切口。

只有当额支不到中线时才会产生问题。在这种情况下，可以使用已准备好的顶支的其余部分进行间置移植。常在冠状缝前开颅，并从中线向侧方扩展。在额叶桥静脉周围定位ACA的远端皮质分支（额中内动脉）。

OA-PCA搭桥

患者取俯卧位手术。定位并分离OA。行枕部开颅，并定位合适的皮质分支进行直接吻合。若没有发现合适的皮质分支，则用OA进行单纯间接EDAS。

血管内治疗——手术细节

支架植入术或血管成形术在治疗MMD的长期效果方面显示无效。

单一病例报道和小样本病例报道显示，血管内治疗后随着疾病进展，再狭窄率较高，这是由于MMD的病理生理学是与动脉粥样硬化性病灶不同的由平滑肌细胞增殖所引起的再狭窄/闭塞。

并发症防治

术前、术中和术后维持充足的水化和MAP，就能在不增加麻醉和手术风险的情况下行一期或二期手术；应避免低血容量、低血压、高碳酸血症和低碳酸血症。须有专业的麻醉团队和重症监护医生。术前、术中和术后给予阿司匹林。术后镇痛对患者的舒适度很重要，特别是在儿童患者中（预防儿童哭闹可防止低碳酸血症/过度通气）。儿童医院基础设置中存在针对儿童患者的专门的团队（即儿童住院病房、手术室、麻醉团队和重症监护室）是至关重要的。

临床与影像学随访

术后6个月行首次随访，包括临床、神经功能和神经心理学评估、MRI卒中标准检查、六血管脑血管造影、乙酰唑胺负荷的$H_2^{15}O$-PET。根据患者年龄的不同，在1～3年间隔时，与临床随访一并再次行MRI和PET；青春期或儿童最大生长高峰时再次行血管造影。单侧MMA患者，特别是<5岁儿童的疾病会在数月时间内进展，应密切随访对侧是否出现疾病。男孩常随访至18岁；女孩的随访时间更长，持续至妊娠和分娩前。

神经外科干预在预防卒中中的预后和稳定性

根据我们的个人经验，双侧多重直接和间接血运重建联合手术可实现临床改善/无卒中以及$H_2^{15}O$-PET中观察到的血流储备能力稳定或改善（图10.3）；

术后血管造影也显示多支动脉供血区的远端充盈增加（图10.2）。

MMD儿童的脑灌注低，失代偿将导致缺血和卒中反复发作。脑血运重建手术后可增加全脑灌注，从而增强了手术的有用性；这不仅见于MCA区域，也常见于ACA和PCA区域。多数关于治疗MMD手术技术选择的文献报道了运动区（MCA供血区）的血运重建，仅少数报道了其他受累动脉供血区的血运重建。

需特别关注额叶区域的脑灌注状态。在5岁以下的儿童中，MMD相关性反复额叶缺血可造成智力和认知发育的灾难性后果，早期血运重建可支持正常的儿童期发育从而防止严重的智力障碍；后循环也是如此。血运重建的技术选择取决于当地对疾病的理解、外科医生治疗更多成人患者的意愿（反之亦然）、外科医生个人的外科专业知识和经验、当然也有手术中的解剖和技术限制。迄今为止的文献更多提及将经典的直接STA-MCA搭桥手术用于治疗成人MMD。在儿童中，特别是<5岁的患者，直接搭桥在技术上可能具有挑战性，因此大多数外科医生采用间接技术（支持流程图步骤4）。比较成人和儿童的间接手术，儿童的情况要好得多，因为生长期儿童的生长因子激活新生血管形成更丰富，诱导新生血管形成也取决于受体（脑、CSF的情况）和供体组织（颞肌；硬脑膜、帽状腱膜和骨膜瓣；供体动脉）的情况。但间接吻合后新生血管形成的时间比直接吻合更长；相反，直接搭桥能即刻增加血流量。针对每个供血区域的直接和间接联合手术以及当技术上无法行直接手术时行间接手术是目前推荐的首选手术方式。脑血运重建后的长期研究显示，临床症状和无卒中得到临床改善，生活质量得到总体改善（支持流程图步骤3、4）。

专 家 述 评

自1999年起，我们中心采用上述术前计划和多重血运重建手术治疗了超过105例儿童患者，平均年龄为3岁。多数儿童行双侧多重直接和间接联合血运重建手术（298次多重区域性血运重建）。$H_2^{15}O$-PET在确定脑灌注缺损的程度和个体化手术中总是很关键的。多年来，我们将MCA供血区的治疗策略从二期手术改良到一期手术。在仅有单侧血管病变且累及一个以上供血区域（MCA、ACA、PCA）的患者，所有供血区域均成功重建血运。根据我们的经验，计划良好的一期多重手术并不增加并发症发生率。术前、术中和术后充分水化仍然很关键。在围手术期缺血方面，在2例更早期手术的患者中观察到术后即刻并发症，1例术后额顶叶区域缺血的患者在3个月随访时完全恢复，1例20世纪90年代早期进行手术的患者在术后1天死于对侧非手术侧的大面积梗死。在治疗后6个月到1年的首次随访和平均随访10年后，所有其他患者都没有卒中。在血流动力学评估上，脑灌注得以改善，因为所有患者的血管造影上都显示远端动脉充盈。

Nadia Khan, MD
University of Tübingen, Germany

主 编 述 评

儿童烟雾病的手术治疗获益已得到充分验证，应考虑将其视为标准治疗。儿童MMD的手术选择介于覆盖和直接搭桥之间。虽然我们在可能的情况下倾向于直接搭桥，但其优于间接搭桥的数据在儿科人群中不是特别稳健。事实上，有些简单行多处钻孔的研究显示其在建立功能性吻合方面具有良好效果。早期血运重建可降低卒中和出血的风险；额外的血流也有助于帮助患者渡过主要危险期，在此期间可以修剪颈动脉循环并形成侧支吻合。一旦形成具有良好灌注的侧支，许多患者可以达到预期临床稳定，尽管其终身风险仍不完全明确。

Peter Nakaji, MD
Barrow Neurological Institute, Phoenix, AZ

推荐阅读

[1] Choi JU, Kim DS, Kim EY, Lee KC. Natural history of moyamoya disease: comparison of activity of daily living in surgery and non surgery groups. Clin Neurol Neurosurg 1997; 99(Suppl 2): S11−S18

[2] Hayashi T, Shirane R, Tominaga T. Additional surgery for postoperative ischemic symptoms in patients with moyamoya disease: the effectiveness of occipital artery-posterior cerebral artery bypass with an indirect procedure: technical case report. Neurosurgery 2009; 64(1): E195−E196, discussion E196

[3] Khan N, Dodd R, Marks MP, Bell-Stephens T, Vavao J, Steinberg GK. Failure of primary percutaneous angioplasty and stenting in the prevention of ischemia in Moyamoya angiopathy. Cerebrovasc Dis 2011; 31(2): 147−153

[4] Khan N, Schuknecht B, Boltshauser E, et al. Moyamoya disease and Moyamoya syndrome: experience in Europe; choice of revascularisation procedures. Acta Neurochir (Wien) 2003; 145(12): 1061−1071, discussion 1071

[5] Kim SK, Seol HJ, Cho B-K, Hwang Y-S, Lee DS, Wang KC. Moyamoya disease among young patients: its aggressive clinical course and the role of active surgical treatment. Neurosurgery 2004; 54(4): 840−844, discussion 844−846

[6] Kuhn FP, Warnock G, Schweingruber T, Sommerauer M, Buck A, Khan N. Quantitative H2 [(15)O] -PET in pediatric moyamoya disease: evaluating perfusion before and after cerebral revascularization. J Stroke Cerebrovasc Dis 2015; 24(5): 965−971

[7] Kuroda S, Houkin K. Moyamoya disease: current concepts and future perspectives. Lancet Neurol 2008; 7(11): 1056−1066

[8] Phi JH, Wang KC, Cho BK, et al. Long-term social outcome in children with moyamoya disease who have reached adulthood. J Neurosurg Pediatr 2011; 8(3): 303−309

[9] Scott RM, Smith ER. Moyamoya disease and moyamoya syndrome. N Engl J Med 2009; 360(12): 1226−1237

[10] Scott RM, Smith JL, Robertson RL, Madsen JR, Soriano SG, Rockoff MA. Long-term outcome in children with moyamoya syndrome after cranial revascularization by pial synangiosis. J Neurosurg 2004; 100(2, Suppl Pediatrics): 142−149

[11] Suzuki Y, Negoro M, Shibuya M, Yoshida J, Negoro T, Watanabe K. Surgical treatment for pediatric moyamoya disease: use of the superficial temporal artery for both areas supplied by the anterior and middle cerebral arteries. Neurosurgery 1997; 40(2): 324−329, discussion 329−330

[12] Suzuki J, Takaku A. Cerebrovascular "moyamoya" disease. Disease showing abnormal net-like vessels in base of brain. Arch Neurol 1969; 20(3): 288−299

[13] Yeon JY, Shin HJ, Kong DS, et al. The prediction of contralateral progression in children and adolescents with unilateral moyamoya disease. Stroke 2011; 42(10): 2973−2976

第11章 成人烟雾病

Mario K. Teo, Venkatesh S. Madhugiri, and Gary K. Steinberg

摘 要：烟雾病（MMD）是一种累及颅底血管的慢性狭窄闭塞性血管病变；曾被认为仅累及亚洲人群，但已被证明在全世界范围的发病率越来越高。本章我们将回顾MMD的自然史，探讨与之相关的争议，并基于最大的西方世界治疗MMD患者的系列研究来展示我们的结果；同时叙述一些与MMD相关或引起MMD的综合征和情况。10%～15%的MMD病例具有家族性，我们建议对该亚组筛查MMD。我们也将讨论是否具有治疗指征（基于临床表现），比较不同治疗方式（药物、手术或血管内治疗）的预后。此外，验证了MMD的新分类系统，尤其是在术前症状分层方面具有临床意义。在对MMD患者进行手术治疗之前进行相关诊断和检查［包括正规六血管脑血管造影、脑磁共振成像（MRI）及有或无乙酰唑胺负荷的脑灌注成像］从而获得最佳的手术策略和患者预后。比较脑血运重建的直接或间接方法。总之，间接搭桥用于更年轻的患者（与年龄较大的患者相比，血管可塑性更高和侧支形成情况更好）以及再次行血运重建的病例从而避免手术损伤之前的搭桥移植物，或患有颈内动脉/大脑中动脉（ICA/MCA）狭窄但ICA/MCA血管造影仍有前向充盈且无须即刻增加血流量的患者。

关键词：成人MMD，筛查，分类，治疗策略，手术类型，直接STA-MCA搭桥，间接搭桥，临床预后

概 述

烟雾病（MMD）指累及脑底部血管的一种慢性特发性闭塞性血管病变。1957年Takeuchi和Shimizu首次报道了1例"双侧颈内动脉发育不良"的病例。1969年Suzuki和Takaku创用"moyamoya"这一名称来描述这些患者中形成的侧支血管的外观。尽管多数早期的MMD报道源自日本，但现已明确MMD在全世界范围内都有发生；然而，发病率可能因地区而异。例如，2005年美国报道的发病率约为0.086/100 000，而2003年日本公布的发病率则为0.54/100 000。也有证据显示MMD发病率呈稳步上升趋势，2006年日本报道的发病率增长至每年0.94/100 000，美国（2012年）增长至每年0.57/100 000。MMD常呈双峰年龄分布，第一个峰值出现在人生第一个十年期的儿童期，第二个峰值出现在30～50岁时。

本章关于治疗决策的主要争议包括：
（1）与MMD相关的临床特征和综合征。
（2）MMD筛查对象？
（3）是否具有治疗指征，以及如何治疗——药物还是手术？
（4）手术的类型。

是否治疗

MMD的自然史呈进展性，研究显示30%～40%的单侧MMD患者在2～3年内进展为双侧（流程图11.1中①和②）。内科治疗包括抗血小板治疗、血压调节和治疗可能存在的潜在相关性疾病。同时也包括指导患者在任何时间都应维持充足的水化，因为脱水可能触发短暂性脑缺血发作（TIA）或卒中。推荐进行抗血小板治疗（通常81 mg阿司匹林）来预防狭窄的颅内动脉瘀滞部位形成微血栓，并在手术血运重建后维持颅外-颅内（EC-IC）移植物的通畅性；虽然抗血小板治疗预防MMD卒中的有效性从未被证实，但它似乎是安全的。由于存在出血风险，不推荐进行抗凝治疗。

在接受药物治疗的患者中，5年内缺血性症状进展率或发生严重卒中的发生率高达65%，因此手术干预已成为MMD的标准治疗（流程图11.1中②～⑧）。越来越多的证据表明，与单纯药物或保守治疗相比，手术重建血运可使症状性MMD患者的卒中和颅内出血发生率减少（流程图11.1中②和④）。最近日本完

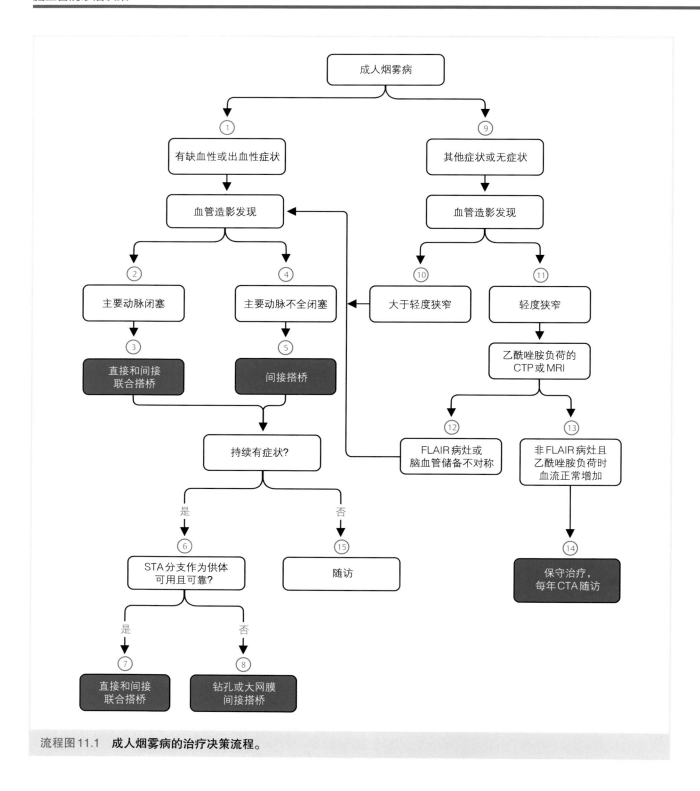

流程图 11.1　**成人烟雾病的治疗决策流程。**

成的一项前瞻性试验将80例出血性MMD患者（年龄16～65岁）随机分配至直接手术血运重建组或药物治疗组。在5年随访时，手术组的再出血率为每年2.7%，药物组为每年7.6%（$P=0.042$）；手术组的总体并发症发生率为每年3.2%，药物组为每年8.2%（$P=0.048$）（流程图11.1中②和④）。

筛查对象

一些综合征和情况被认为与MMD相关或引起MMD，以前称之为MMD或非典型性MMD，但这种区别可能不再相关。与MMD相关的各种情况包括：曾接受过头颈部或脑部放射治疗、唐氏综合征、神经纤维瘤病 I 型、结节性硬化、Majewski原发性侏儒症、Fanconi贫血、镰状细胞病、自身免疫性疾病（包括Graves病）、马方综合征、肾动脉狭窄，甚至如结核、脑膜炎和钩端螺旋体病等感染。任何有这些诊断的患者若出现慢性乏力或头痛和难治性或非预期高血压等症状，应行无创影像学检查以筛查MMD（流程图11.1中⑨）。已确认*RNF213*基因与亚洲人群的MMD相关。在白种人中，参与主要组织相容性复合物 II 激活的*ZXDC*（p.P562L）基因和参与肌原纤维形成的*OBSCN*基因富集最多。在所有的MMD病例中，10%～15%的病例具有家族性，同卵双胞胎的发病率增加。因此，MMD患者的一级亲属存在头痛或其他无法解释的症状时，应进行磁共振成像/磁共振血管造影（MRI/MRA）筛查。还需要监测原发性单侧MMD患者对侧的疾病进展（流程图11.1中⑭）。

病理生理学

参阅第10章：儿童烟雾病。

分 类

Suzuki及其同事根据颅内血管和烟雾状血管的表现将疾病分为6个阶段：1期：颈内动脉狭窄；2期：烟雾状血管开始出现；3期：颈内动脉狭窄增加，烟雾状侧支血管更为明显；4期：Willis环闭塞，烟雾状侧支血管开始减少；5期：烟雾状侧支血管进一步减少；6期：烟雾状侧支血管消失。但该分类是通过脑血管造影评估的纯粹的形态学标准，不能充分反映血流动力学状态，也与临床症状或手术预后无关。Berlin小组提出的新的MMD术前症状分级系统结合了血管造影结果［数字减影血管造影（DSA）］与慢性脑血管供血不足的特征和血流动力学储备［MRI或氙计算机断层扫描（CT）灌注序列诊断］。我们已在斯坦福MMD队列研究中验证了该系统，并常规将其用作术前大脑半球症状分层的重要工具。

诊断检查

临床评估

MMD具有出血性或缺血性表现（流程图11.1中①），通常成人表现为出血性疾病，儿童常表现为缺血性疾病。但这种模式因种族（非亚洲人群）而异。在日本的系列研究中，成人中接近50%的患者表现为颅内出血。在北美队列中，成人MMD主要表现为脑缺血（约80%）。包含658例手术治疗的成人MMD患者的斯坦福系列分析显示，59%表现为卒中或TIA，

16%表现为出血。

MMD患者的出血可位于脑内、脑室内或蛛网膜下隙；40%在基底节，30%在脑室内，15%在丘脑。考虑到有些MMD患者的血压升高，并且出血位于高血压脑出血的典型部位，因此常被漏诊。我们的早期系列研究包含430例MMD患者（71%为成人），结果发现女性患者更可能出现术前TIA，也更可能为双侧MMD；此外，未观察到性别和术前缺血性或出血性卒中之间的相关性。尽管成功进行血运重建血，女性患者发生术后不良事件的风险也可能更高；但在最终的神经功能预后方面似乎没有性别差异。MMD也可表现为非特异性感觉症状；头痛在儿童和成人中都很常见。有些患者仅主诉慢性乏力，往往在病程后期才诊断为MMD（流程图11.1中⑨）。患者也可表现为认知功能障碍和进行性记忆缺失而没有其他症状；也可有各种运动障碍如舞蹈病和半球性症状；可有极其非特异性的症状和体征，也可类似其他神经系统疾病如多发性硬化等。这种临床表现的多样性通常导致诊断延迟。患者的治疗取决于脑血管造影（流程图11.1中⑩和⑪）和MRI（流程图11.1中⑫和⑬）上的狭窄程度。

有潜在手术重建脑血运适应证的患者在术前应进行全面的内科、心脏和基线神经功能评估，此外还应包括常规术前实验室和影像学检查。术前最重要的是测量和记录患者的平均动脉压（MAP）；术中应告知麻醉医生全程维持患者的MAP等于或高于术前基线水平。

影像学

常用的术前影像学检查包括含有双侧颈外动脉造影的正规六血管脑血管造影、脑MRI、有或没有乙酰唑胺负荷的脑灌注成像［正电子发射断层扫描（PET）、MR灌注、单光子发射计算机断层扫描（SPECT）或经颅多普勒（TCD）］。在笔者机构，进行有或没有乙酰唑胺负荷的定量MR灌注检查；有血流动力学盗血的患者给予乙酰唑胺后显示受累区域血流量下降，而脑血管储备不足者给予乙酰唑胺后往往没有增加或增加很少，提示受累供血区的血管已最大程度扩张来促进血流。这种患者若不治疗，则有非常高的缺血风险；但也有更高的围手术期缺血性并发症风险，因此必须特别注意避免围手术期和恢复期的低血压。

治 疗

手术治疗的目标是在持续性脑灌注不良的情况下

补充脑血流量。对于有TIA或卒中临床病史的患者，若MRI改变符合缺血、血管造影提示动脉狭窄或闭塞或灌注成像显示大脑半球血流量降低，则应考虑EC-IC搭桥。我们在斯坦福治疗了大量MMD患者（861例患者共1 382次搭桥）；对于这类患者人群，特别是颈内动脉和（或）大脑中动脉完全闭塞的患者（流程图11.1中②），优先考虑直接颞浅动脉−大脑中动脉（STA-MCA）搭桥，因为其可即刻增加脑血流量并改善持续性缺血（流程图11.1中③）。但选择间接还是直接搭桥的决定应考虑患者特异性的危险因素和个体外科医生的舒适性和该医疗机构的集体经验。

脑血管外科治疗——手术细节

目前对于直接还是间接血运重建在MMD治疗中更优还没有随机对照试验（RCT）的一级证据。有些文献显示直接搭桥更优，其主要优势是术后即刻增加血流量、血管造影上显示持续和更高程度的侧支血管形成、恢复搭桥手术后脑血管储备的优越性、症状的改善概率更高、缺血性事件更少以及无卒中生存率更高。然而，如前所述，一项比较出血性MMD患者直接血运重建与保守治疗的前瞻性随机研究显示，将来的出血性或缺血性事件明显降低，所有并发症发生率也一样。

两种血运重建策略的主要差异在于脑再灌注的方式。直接方法将头皮动脉吻合到颅内动脉，目的是实现缺血脑区的即刻灌注；而间接方法的目标是在数月或数年内刺激新生血管网的发展，可通过使用邻近组织（帽状腱膜、肌肉、头皮动脉、硬脑膜）或远端移植物（大网膜）覆盖脑表面并促进间接侧支循环形成。间接搭桥方法包括脑肌肉融合术（EMS）、脑帽状腱膜骨膜融合术（EGPS）、脑硬脑膜动脉融合术（EDAS）、脑硬脑膜动脉肌肉融合术（EDAMS）、软脑膜融合术、多处钻孔术（MBH）以及大网膜转位术（脑−大网膜融合术）。

直接STA-MCA搭桥

全身麻醉下轻度低温至约33℃，患者取仰卧位，头部转向侧方用Mayfield头架固定（使术野与地面平行）。根据术前血管造影选择最适合的STA分支（额支或者顶支）作为供体；在大多数情况下，因为顶支位于发际线后方且走行更直，并且在分离期间损伤面神经额支的风险较低，所以选择顶支。使用手持式多普勒探头将9 cm的供体STA分支转换到颞弓表面，在显微镜放大下沿其走行分离。通常保留STA额支用于后续可能的血运重建手术；电凝远端小分支，分离移位STA主干。在切开的STA上间歇性使用罂粟碱以

缓解痉挛，使用多普勒探头确保分离STA期间的通畅性（图11.1）。

从颞肌筋膜上获取STA后，切开并牵拉颞肌，进行直径约6 cm的开颅手术。在最大倍数放大下从周围组织游离STA远端1～2 cm，使用精细显微剪刀修剪。类似地从周围软组织袖套分离一小段近端STA，创造一个放置近端临时夹的部位。临时夹闭的理想部位是未使用的STA额支起始部远端；允许持续血流经STA进入未闭塞的分支，从而减少临时夹近端血流瘀滞和血栓形成的风险。

以星芒状方式打开硬脑膜，用显微镜找到合适的MCA皮质分支受体。最重要的考虑因素是供体和受体血管的大小（0.9 mm或更大是最佳的）、MCA的受体M4分支的部位（首选远离颅骨切开术边缘）、血管的方向（为避免供体和受体血管间成锐角，并有助于缝合受体血管壁）。打开受体血管上的蛛网膜，在MCA的M4分支下方放置可见度高的背景材料准备吻合。较大的穿支可以通过在临时血管夹中包括其来自MCA段的起源来保留。临时夹闭前用Transonic的Charbel超声血流探头测量MCA分支和STA内的血流量。STA近端放置临时夹后，以45°角修剪STA形成"鱼口"状。然后用肝素盐水冲洗切割后的STA节段。

将MAP缓慢升至90 mmHg以上，使用丙泊酚实现爆发抑制。特殊设计的Anspach-Lazic临时迷你夹放置在受体血管的近端和远端。然后使用显微剪刀切开受体MCA，并用肝素盐水冲洗管腔。使用靛蓝胭脂红染料（或无菌记号笔）标记供体和受体血管壁以利于观察管腔和显微吻合。首先，用10-0缝线锚定动脉切口顶端（先缝足尖，后缝足跟）。缝线应从供体动脉外穿至受体动脉内，然后在吻合口外表面打结。一旦供体STA被锚定，在吻合的两侧以紧密的间隔进行间断缝合，并确认未缝到血管后壁。一旦完成吻合，放松受体动脉上的临时夹，然后打开STA近端的夹子（图11.1）。偶尔需要额外缝合来封闭吻合口。然后用Transonic的Charbel血流仪测量STA、MCA近端和MCA远端到吻合口的血流量，术中行吲哚菁绿血管造影和术中多普勒超声成像来确认搭桥移植物的通畅性和定量测定。

关颅时，硬脑膜疏松复位，扩大钻孔以容纳STA搭桥血管进入，回纳颅骨时避免扭曲或压迫血管，缝合颞肌，仔细缝合皮肤。在手术最后使用多普勒探头确认STA主干的通畅性。

间接颅外−颅内搭桥

在我们的成人MMD手术中，间接手术主要用于：

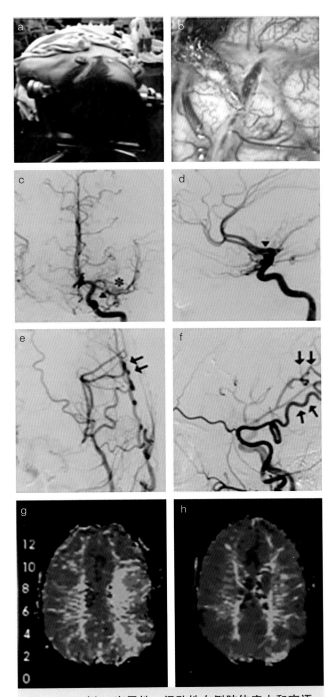

图 11.1 1 例 33 岁男性，间歇性右侧肢体麻木和言语障碍，诊断为左侧单侧烟雾病。患者随后接受左侧直接 STA-MCA 搭桥。a. 术中头部用 Mayfield 头架固定，头皮上标记 STA 顶支作为供体血管。b. 使用 10-0 缝线间断缝合进行直接 STA-MCA 吻合后的显微镜视野。c、d. 术前脑血管造影（AP 位、侧位、ICA 造影）显示左侧 MCA 闭塞（箭头）伴烟雾状血管形成（星号）。e、f. 术后 6 个月的脑血管造影（AP 位、侧位、ECA 造影）显示使用 STA 顶支的直接 STA-MCA 搭桥移植物（箭头）高度通畅，现充盈 MCA 供血区。g. 术前 MRI 脑灌注扫描显示左侧大脑半球 MCA 供血区域灌注降低。h. 术后 6 个月的 MRI 灌注显示左侧大脑半球灌注改善（经 Elsevier 同意复制 ）。

（1）年轻患者，比其他年长成人患者的血管可塑性更高、侧支循环形成更成功。

（2）对因初次手术血运重建不充分而持续存在症状的 MMD 患者进行重复血运重建。

（3）患有颈内动脉或 MCA 狭窄（但未闭塞）且 MCA 分布区有持续性前向充盈的患者，因为直接搭桥可促使自体循环和搭桥循环之间竞争血流造成潜在的狭窄血管闭塞，与狭窄部位的血流淤滞有关（流程图 11.1 中④）。

间接搭桥技术使用邻近的组织，例如 EDAS，过程包括从软组织袖套获取头皮血管、开颅、星芒状打开硬脑膜、多处穿透软膜-蛛网膜层、放置头皮血管紧密接触显露的脑组织（图 11.2）。然后硬脑膜覆盖接近血管，修整颅骨瓣允许动脉进入和穿出钻孔处，关颅的同时确认搭桥移植物的通畅性（流程图 11.1 中⑤）。

在没有合适的邻近组织或头皮血管可用于间接搭桥且需要大面积脑血运重建的情况下，可使用远端组织的间接搭桥（如大网膜转位）成为一个具有吸引力的选择（流程图 11.1 中⑧）。腹腔镜下获取大网膜，同时保留右侧胃网膜动脉和静脉干；然后再腹腔镜下建立通道到达颅区，并置于感兴趣半球进行间接搭桥促进侧支循环（图 11.2）。

血管内治疗——手术细节

血管内治疗包括血管成形术联合或不联合支架植入术，治疗 MMD 狭窄血管的长期疗效不佳。虽然没有前瞻性试验研究这种治疗方法，但我们机构的一项研究报道了血管成形术或支架植入术在一项包括 5 例患者的病例系列中没有取得成功，所有患者都在治疗一年多的时间内失败。由于受累血管的进行性狭窄闭塞性特征，我们认为腔内治疗并不能提供一个持久的结果。

并发症防治

手术重建血运后的管理是 MMD 治疗的一个关键部分。所有患者均在重症监护室内监护过夜。我们在术后首个 24 小时内维持 MAP 在 90 ～ 110 mmHg；之后允许患者逐渐稳定在术前的 MAP 基线或稍高；我们倾向于在首个 24 小时后使用甲氧胺福林和氟氢可的松维持 MAP 在预期范围内。患者术前使用阿司匹林（81 mg/d），术后第一天也用。我们不对住院患者进行围手术期常规成像，而是在术后一周进行术后 MRI。对于双侧 MMD 患者，我们通常间隔一周进行分期手术。

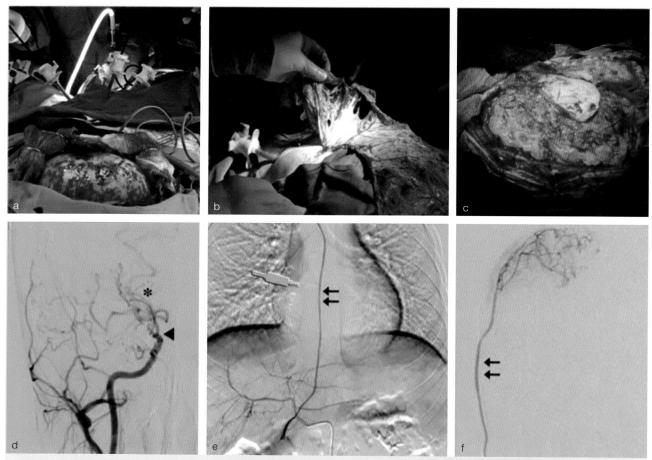

图11.2　1例18岁女性烟雾病患者，3年前接受双侧间接搭桥。表现为左侧肢体麻木，血管造影显示右侧ICA末端闭塞且既往间接搭桥的侧支循环不足。其随后接受脑-大网膜融合术来重建其右侧大脑半球的大范围血运。a. 显露颅骨的术中照片（注意既往开颅的复位系统在位），同时在内镜下获取大网膜。b. 将大网膜取出腹腔，并建立通道置入颅内。c. 打开硬脑膜后，将大网膜放置在显露半球的较大范围的区域。打薄颅骨以避免在关闭前压迫下面的大脑。d. 术前脑血管造影（AP位，颈总动脉造影）显示左侧ICA末端闭塞（箭头）和烟雾状血管（星号），右侧大脑半球大部分灌注降低。e、f. 术后腹腔干造影显示大网膜瓣的主干（胃网膜动脉，箭头）沿胸腔和颈部区域进入颅内（经Elsevier同意复制）。

　　治疗大脑半球的围手术期缺血性事件率为3.5%～5%。术前乙酰唑胺负荷的灌注MRI可检测确认急性术前梗死和脑血管储备不良，是MMD行EC-IC搭桥后缺血性并发症的独立危险因素。术后发现的任何新发的神经功能缺损都需要检查和治疗。我们认为术后新发缺血性事件是低灌注的结果，而不是高灌注的结果。因此，如果术后发生任何新的神经功能缺损，我们都给予水化（目标中心静脉压为8～10 mmHg），并将患者的MAP提升至术前的基线水平以上。若症状不缓解，则对患者进行MRI评估，包括弥散和灌注序列。

　　预后

　　最近的一项包含16篇RCT、前瞻性对照队列研究、回顾性病例对照研究论文的荟萃分析比较了症状性MMD的治疗效果。结论是手术治疗显著降低卒中风险 [优势比（OR）：0.17；95%置信区间（CI）：0.12～0.26；$P < 0.01$]，特别是对出血性MMD（OR：0.23；95% CI：0.15～0.38；$P < 0.01$）。进一步分析提示，与直接搭桥手术相比，间接搭桥手术降低继发性卒中风险的有效性更低（OR：1.79；95% CI：1.14～2.82；$P=0.01$），在围手术期并发症方面没有显著差异（支持流程图步骤3、5、7、8）。

　　稳定性与复发率

　　我们之前报道了血管造影随访长达9年的一系列患者，其中99%的搭桥通畅。围手术期和随后5年的累积卒中或死亡风险为5.5%。表现为TIA的患者超过90%在1年时没有TIA发作（支持流程图步骤3、5、7、8）。

　　在斯坦福，从1991年到2014年对765例患者进行了1 244次血运重建手术（1 107次直接搭桥，137

次间接搭桥）；其中57例患者在同侧半球进行了重复血运重建［38例既往接受过间接手术（5例最初在斯坦福治疗），19例既往接受过同侧半球直接搭桥（12例在斯坦福）］。估计既往斯坦福的间接或直接搭桥的再次血运重建率分别为4%（5/137）和1%（12/1 107）（P=0.03）；对于既往接受过直接或间接旁路移植术的患者，超过50%的重复血运重建是通过直接手术实现的。然而，手术的选择取决于手术的发现与供体和受体血管的状态（支持流程图步骤6、7）。

临床与影像学随访

通过影像学检查对患者进行随访。我们的方案包括术后6个月、3年、10年、20年时使用包括灌注序列的MRI和导管血管造影（流程图11.1中⑮）。单侧病变的患者需要每年进行CT血管造影（CTA）或MRA等无创影像学随访。一项研究显示，即使首次诊断时对侧动脉完全正常，8%的患者在最初正常侧发生疾病进展；相反，若首次诊断时对侧动脉有任何狭窄（包括轻度），71%的此类患者将在该侧发生疾病进展。

79%的患者在长期随访时仍在职或在校；除了学习困难的儿童和成人，87%的患者能生活自理，75%能独立生活；总体而言，83%的患者在长期随访时预后良好（改良Rankin量表评分0～1分）。因此，基于我们最近长达25年的长期随访研究，约80%的MMD患者在血运重建后有良好的长期身体、社会和功能预后。在我们的问卷调查中，82%术前头痛的患者在血运重建后症状减轻（支持流程图步骤3、5、7、8）；术前有高血压的患者，18%中断抗高血压治疗，47%在术后得以减少药物剂量。

专 家 述 评

成人MMD是缺血性和出血性卒中的一个主要原因，通常在年轻患者中导致严重残疾。药物治疗没有显示可改善症状性患者的自然病程，而EC-IC手术血运重建可以安全进行，并具有长期持久性，可减少未来缺血性和出血性事件的风险。一般而言，尽管间接手术在特定患者中发挥重要作用，我们还是更倾向于选择直接手术血运重建而不是间接手术。对手术技术和围手术期管理的细致灌注对取得成功疗效至关重要。选择无症状的MMD患者进行手术血运重建取决于血管造影上动脉狭窄的程度、

既往MR梗死的证据和脑灌注研究中血流动力学储备的损害程度。应该密切随访未接受手术治疗的MMD患者是否出现临床症状，以及血管造影、MR和血流动力学指标的进展。

Gary K. Steinberg, MD
Stanford University School of
Medicine, Stanford, CA

主 编 述 评

我对成人选择直接还是间接搭桥取决于缺血的解剖结构和严重程度。我们自己的研究提示，接受直接搭桥手术治疗的成人患者的结局优于接受间接血运重建的患者。然而，患者接受哪个手术的选择过程，事后分析并不可靠。一般情况下，我们选择Suzuki分级3到4级的患者进行手术，这时有足够的需求并且能使搭桥存活；而此前有许多侧支，不需要搭桥。

Robert F. Spetzler, MD
Barrow Neurological Institute, Phoenix, AZ

推荐阅读

［1］Acker G, Goerdes S, Schneider UC, Schmiedek P, Czabanka M, Vajkoczy P. Distinct clinical and radiographic characteristics of moyamoya disease amongst European Caucasians. Eur J Neurol 2015; 22(6): 1012−1017

［2］Czabanka M, Peña-Tapia P, Schubert GA, et al. Proposal for a new grading of Moyamoya disease in adult patients. Cerebrovasc Dis 2011; 32(1): 41−50

［3］Guzman R, Lee M, Achrol A, et al. Clinical outcome after 450 revascularization procedures for moyamoya disease. Clinical article. J Neurosurg 2009; 111(5): 927−935

［4］Han DH, Nam DH, Oh CW. Moyamoya disease in adults: characteristics of clinical presentation and outcome after encephalo-duro-arterio-synangiosis. Clin Neurol Neurosurg 1997; 99(Suppl 2): S151−S155

［5］Imaizumi T, Hayashi K, Saito K, Osawa M, Fukuyama Y. Long-term outcomes of pediatric moyamoya disease monitored to adulthood. Pediatr Neurol 1998; 18(4): 321−325

［6］Kazumata K, Ito M, Tokairin K, et al. The frequency of postoperative stroke in moyamoya disease following combined revascularization: a single-university series and systematic review. J Neurosurg 2014; 121(2): 432−440

［7］Kelly ME, Bell-Stephens TE, Marks MP, Do HM, Steinberg

GK. Progression of unilateral moyamoya disease: a clinical series. Cerebrovasc Dis 2006; 22(2−3): 109−115

[8] Miyamoto S, Yoshimoto T, Hashimoto N, et al; JAM Trial Investigators. Effects of extracranial-intracranial bypass for patients with hemorrhagic moyamoya disease: results of the Japan Adult Moyamoya Trial. Stroke 2014; 45(5): 1415−1421

[9] Qian C, Yu X, Li J, Chen J, Wang L, Chen G. The efficacy of surgical treatment for the secondary prevention of stroke in symptomatic moyamoya disease: a meta-analysis. Medicine (Baltimore) 2015; 94(49): e2218

[10] Scott RM, Smith ER. Moyamoya disease and moyamoya syndrome. N Engl J Med 2009; 360(12): 1226−1237

[11] Shoemaker LD, Clark MJ, Patwardhan A, et al. Disease variant landscape of a large multiethnic population of moyamoya patients by exome sequencing. G3 (Bethesda) 2015; 6(1): 41−49

[12] Suzuki J, Takaku A. Cerebrovascular "moyamoya" disease. Disease showing abnormal net-like vessels in base of brain. Arch Neurol 1969; 20(3): 288−299

第12章 创伤性与医源性颈动脉损伤

Jay U. Howington

摘　要：颈动脉损伤的原因多种多样，是引起年轻人群缺血性卒中的原因之一，其中大多数为高速机动车碰撞情况下的钝性创伤所致，但其也可能是穿通伤的结果。随着神经外科血管内手术的增加，近十年来医源性损伤的发生率呈上升趋势。绝大多数颈动脉损伤可以进行药物治疗，但其他有血管内治疗与开放性手术指征。本章将综述颈动脉损伤的原因、损伤的不同类型及其临床与影像学评估，并将介绍这些病变的治疗方案。

关键词：颈动脉损伤，颈动脉夹层，颈动脉支架植入术，钝性颈动脉损伤

概　述

　　无论是钝性损伤还是穿透性损伤，颈动脉损伤在创伤患者中的发生率为1%～2%，是引起年轻人群卒中的主要原因之一，最常由高能性机动车碰撞所致。医源性动脉损伤越来越常见，可继发于许多手术，包括中心静脉置管、血管内治疗和内镜经鼻手术。绝大多数颈动脉损伤会导致夹层，其他包括动静脉瘘、假性动脉瘤和撕裂/横断伤。这类损伤可能很麻烦，报道的症状性颈动脉损伤相关的神经系统后遗症率高达80%，死亡率高达40%。非手术的抗血栓治疗是颈动脉损伤的一线治疗，包括抗凝与抗血小板治疗。颈动脉损伤的传统手术治疗方法成功率不高，并且与继发于缺血性事件或脑神经损伤的显著致残率相关。与开放性手术相比，血管内技术具有下列优势：易到达位于或接近颅底的损伤、可保留主干动脉内的血流、避免脑神经损伤以及易评估颅内循环状态。血管内治疗，为有抗血栓治疗禁忌证或耐受性差的患者提供了一种有吸引力的选择。

是否治疗

　　颈动脉损伤的治疗决策在很大程度上取决于是否有与影像学异常相关的症状。大多数非医源性颈动脉损伤为钝性损伤，最初没有临床表现，与明显的颈

本章关于治疗决策的主要争议包括：

（1）充分与准确的影像学诊断工具。

（2）是否具有治疗指征。

（3）保守治疗的作用。

（4）颈动脉损伤的开放性手术与血管内治疗。

部创伤症状无关。因此，在无神经系统症状的患者中，基于创伤机制，必须保持相对高度的警惕性（流程图12.1中①）。Berne等发现钝性脑血管损伤存活者的中位诊断时间为12.5小时，未存活者则为19.5小时，这充分说明对这类损伤进行充分诊断的必要性。疑似颈动脉损伤的患者应首先进行计算机断层扫描（CT）与CT血管造影（CTA）评估。这种方式简单有效，CT是每个创伤患者初始创伤处理流程中的一部分（流程图12.1中①）。CTA的诊断准确性与探头数量直接相关；8排或以下CT的中心应考虑数字减影血管造影（DSA）或将患者转入合适的创伤中心（流程图12.1中②）。颈动脉损伤的主要治疗策略包括观察、抗血栓治疗、手术修补和血管内治疗。未治疗的颈动脉损伤的致残率与致死率相对较高，因此，除非对其他治疗策略具有明确的禁忌证，否则应避免观察。早期治疗颈动脉损伤的前提是积极筛查诊断，可改善预后并降低卒中发生率（流程图12.1中①和②）。影像学检查阳性的无症状患者应考虑使用抗血栓药物治疗（流程图12.1中③）。有抗凝或抗血小板治疗禁忌证的无症状患者应根据损伤类型与自然史考虑血管内治疗（流程图12.1中③和④）。有颈动脉损伤相关性症状的患者应考虑急诊治疗。有严重神经功能缺损且影像学提示有大面积缺血灶的颈动脉损伤患者很少从药物治疗或血运重建治疗中获益，通常认为这类患者应通过积极的颅内压管理进行支持性治疗。关于钝性颈动脉损伤的治疗没有一级证据，但回顾性研究、病例系列研究和荟萃分析等主要证据都提示干预治疗是可行与安全的。

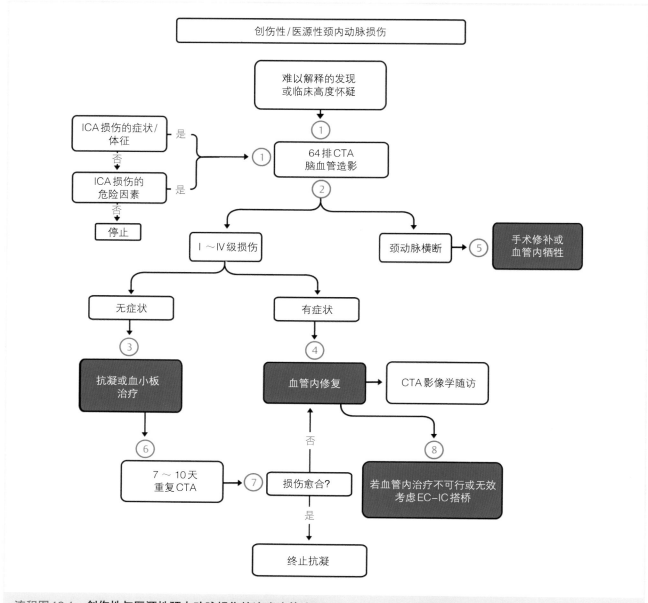

流程图12.1 创伤性与医源性颈内动脉损伤的治疗决策流程。

解剖学因素/病理生理学

　　钝性颈动脉损伤的基本机制源于解剖学上相对活动的颈部颈动脉与固定的颅内颈动脉相连接。颈部颈动脉受到纵向与压迫力（如颈部过伸或过屈并旋转时拉升上段颈椎侧块上方的颈动脉）、直接颈部创伤、口腔内创伤和颅底骨折的影响。高速机动车碰撞是钝性颈动脉损伤的最常见原因，其他原因包括推拿、直接打击颈部、引起快速减速或加速合并或不合并快速头部转动的任何机制。Biffl等提出根据评分对损伤进行分类（表12.1）。最常见的损伤是夹层，症状包括

颈部疼痛、Horner综合征、眼球和（或）大脑半球缺血体征。由于动脉在颈椎上被拉伸与压迫，内膜可能撕裂从而导致表12.1中列出的各种损伤。环状软骨与下颌角间的颈内动脉部分是动脉最脆弱和活动度最大的部分，因此是最常见的钝性损伤部位。

　　血管内技术在脑血管病治疗中的应用越来越多，医源性损伤也伴随增加。与外部创伤一样，夹层是最常见的损伤。与钝性损伤相比，医源性颈动脉损伤的致残率与致死率更高，这可能继发于该特殊患者人群中脑血管合并症的增加。经皮深静脉置管穿刺到动脉的风险为0.5%～3.7%的风险，且穿刺颈内静脉时的

表12.1 钝性颈动脉损伤评分表

损伤级别	描 述
I	管腔不规则或夹层，管腔狭窄 < 25%
II	夹层或壁内血肿（管腔狭窄 ≥ 25%），腔内血栓或凸起的内膜瓣
III	假性动脉瘤
IV	闭塞
V	自由外渗的横断

发生率比穿刺锁骨下动脉时更高。

诊断检查

临床评估

不存在诸如颈部血肿扩大，颈部、口腔、鼻腔与耳道的动脉性出血，Horner 综合征，< 50 岁患者的颈部杂音，颈动脉搏动消失伴随稳定或进展性神经功能缺损，或者不能用颅内损伤解释的大脑半球表现等征象时，单纯根据体格检查结果来推测创伤性颈动脉损伤很困难（流程图 12.1 中①）。如前所述，绝大多数钝性颈动脉损伤最初为隐匿性，表现为迟发性症状。因此，初始临床评估时须具有高度警惕性，并对创伤机理与伴随的损伤有全面理解。一些研究报道了钝性颈动脉损伤的危险因素，包括：损伤机制符合严重颈部过伸旋转或过屈，Le Fort II 型或 III 型骨折，累及颈动脉管的颅底骨折，闭合性头部损伤合并弥漫性轴索损伤的 Glasgow 昏迷评分 < 6 分，颈髓损伤合并半脱位或韧带损伤，C1 ～ C3 水平的任何骨折以及颈部

晾衣绳型损伤的外部征象。经蝶窦手术中的医源性颈动脉损伤因出血而容易发现，需首先控制出血后评估神经功能。中心静脉置管时意外穿刺到颈动脉也很明显，一旦出血控制就须行全面的神经功能评估。血管内医源性损伤时患者可能处于全身麻醉或镇静状态，以神经功能检查作为探查损伤的初始临床手段是有问题的。医源性夹层通常发生在颈动脉的初始入路过程中，往往在出现时就能确诊。

影像学

可用多种影像学检查手段评估可疑的颈动脉损伤，包括颈动脉超声、CTA、磁共振血管造影（MRA），但 DSA 一直作为诊断评估颈动脉损伤的金标准（流程图 12.1 中②）。脑血管造影本身有侵袭性风险，且该检查对设施与医生的专业知识有要求，因此应用的并不是非常广泛。血管造影上颈动脉夹层表现为血管不规则狭窄，可能与锥形闭塞、内膜瓣、夹层动脉瘤、腔外囊或罕见的造影剂外渗相关（图 12.1 和图 12.2）。一些机构将 CTA 纳入疑似颈动脉损伤的影像学诊断方案中；其可以快速完成，比 DSA 便宜，几乎没风险。Paulus 等比较了 DSA 与 64 排 CTA，发现 CTA 诊断钝性颈动脉损伤的敏感性为 66%，特异性为 90%，阴性预测值为 37%。由于 I 级损伤（管腔不规则或夹层，管腔狭窄 < 25%）的病灶可能很小，大多数 CTA 假阴性结果出现在这类患者中就不足为奇了。作者建议使用 CTA 替代 DSA 进行初筛，CTA 可疑或阳性时行 DSA 检查。就目前而言，64 排 CTA 对筛选钝性颈动脉损伤是一个可行方案，但 DSA 仍是推荐的标准检查（流程图 12.1 中①和②）。

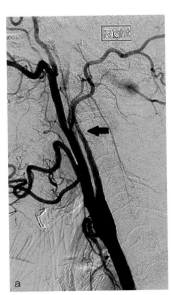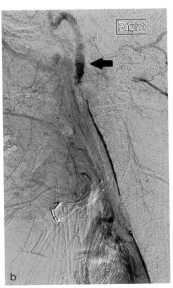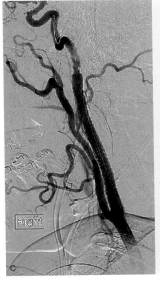

图12.1 1例42岁女性患者，在高速机动车碰撞后到达急诊室后迅速出现右侧半球缺血性症状；治疗前后右侧颈总动脉 DSA。a. 动脉早期显示夹层部位（实箭头）的颈内动脉呈锥形，b. 动脉晚期显示损伤节段远端的管腔通畅（实箭头），有前向血流。c. 支架展开后的即刻 DSA 显示血运重建。

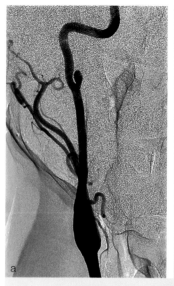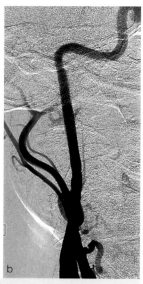

图 12.2 1 例 67 岁男性，挥鞭样损伤后一天出现小的右侧皮质梗死；治疗前后的右侧颈总动脉 DSA。其他检查未发现原因后行 CTA 检查，提示颈动脉夹层伴假性动脉瘤。a. 邻近颅底见小的假性动脉瘤。b. 颈动脉支架展开后即刻 DSA 显示假性动脉瘤完全消退。

鉴别诊断

虽然许多颈动脉损伤患者最初没有与颈动脉相关的症状，但必须强调钝性颈动脉损伤的诊断需具有高度的警惕性。损伤的机制是最重要的。创伤性脑损伤往往伴随钝性颈动脉损伤，使诊断过程更为复杂化。检查时更容易发现脑的 CT 异常，从而导致颈动脉损伤的诊断与治疗延迟。幸运的是，临床发现与影像学异常结合在鉴别诊断中能排除大多数可能性。

治 疗

保守治疗

抗凝或抗血小板等抗血栓治疗长期以来一直作为非症状性颈动脉损伤（无论是医源性还是外部创伤）的一线治疗。大部分基于回顾性研究的证据显示，抗血栓药物可降低颈动脉损伤后神经系统后遗症发生率（支持流程图步骤 3）；但关于药物选择与治疗持续时间还没达成共识。肝素化后使用华法林在历史上是首选初始治疗，但最近的研究显示长期抗血小板治疗在获益相同的基础上可能安全性更高、价格更便宜（支持流程图步骤 3）。全身肝素化推荐非团注给予 10 U/kg/h，目标达到部分凝血活酶时间 40 ～ 50 秒。初始使用肝素是因为其易于逆转，患者在出院前可改用华法林或抗血小板治疗。使用达比加群、利伐沙班和阿哌沙班等靶点特异性口服抗凝药还没有研究，目前不推荐用于颈动脉损伤的治疗。

抗血栓治疗的禁忌证包括伴有占位效应的大面积缺血性梗死、颅内出血以及需要行其他创伤相关的急诊手术。推荐对无症状的 I 级与 II 级患者在 7 ～ 10 天内进行 CTA 或 DSA 影像学随访（支持流程图步骤 6）。如果随访显示创伤没有改善，应考虑血管内治疗。无论抗血栓治疗是否合适，若患者开始出现症状应急诊行血管内或手术治疗。接受抗血小板治疗的患者仍有 1.8% ～ 3.8% 的缺血性事件发生风险，而接受抗凝治疗的缺血性事件风险为 1.2%，颅内出血风险为 0.5%。

脑血管外科治疗——手术细节

手术通路仍是手术治疗颈动脉损伤的限制步骤。许多病变累及位于或接近颅底的颈内动脉远端，无法实现充分的颈内动脉远端控制和（或）远端暴露，从而妨碍了对这些病变进行手术治疗的任何尝试。这类损伤的开放性手术治疗包括颈动脉结扎、直接或补片修补损伤节段重建血运和损伤节段搭桥。显露与修补颈动脉与颈动脉内膜切除术一样，显露时有出血无法控制的可能性。因此，修补血管前应努力尝试控制损伤部位远端和近端的动脉。大多数损伤使用合成补片进行修补，而不是自体静脉移植物或单纯修补，因为这样可将形成假性动脉瘤与将来狭窄的风险降到最低。最后，在牺牲颈动脉是唯一选择且侧支血流不充分的患者中，必须考虑颅外-颅内搭桥（流程图 12.1 中⑤和⑧）。

血管内治疗——手术细节

在下列情况下应考虑血管内治疗：患者有使用抗血栓形成药物的禁忌证、抗血栓形成治疗时病变进展或出现症状和病变不适合进行开放性手术修补（流程图 12.1 中④和⑦）。血管内重建损伤的颈动脉无须干扰脑灌注，能避免出血与脑神经损伤的风险，并且没有解剖限制，可从大血管起始部到颅内循环的任何部位进行。治疗方式包括牺牲血管、支架植入术、栓塞和血管成形术。颈动脉夹层是最常见的损伤类型，绝大多数首选支架植入术治疗。Pham 等报道的围手术期并发症发生率为 1.3%，支架内血栓形成率为 2%（支持流程图步骤 4）。使用双联抗血小板药物后，支架内血栓形成与闭塞的风险低；支架植入术治疗动脉粥样硬化性颈动脉疾病的增多也使其成为更常用且标准化的治疗。常规颈动脉血管成形术与动脉粥样硬化性病变支架植入中使用的自膨胀支架柔软，在展开过程中径向支撑力更低，从而降低了进一步损伤脆弱血管的风险。

血管内治疗修复损伤的颈动脉时，特别重要的是患者应首先使用双联抗血小板药物。术者往往采用与动脉粥样硬化性疾病支架植入术一样的到位技术，将鞘的远端置入颈总动脉。一般而言，在颈动脉夹层的支架植入术中不使用远端抗栓塞远端保护装置，因为会增加夹层恶化的风险，并且需要验证导丝在血管真腔内的位置，这在使用远端保护装置时无法实现。用于颅内病变的传统微导丝与微导管柔软、无创且可操控，是需跨越病变的理想选择。术者对血管损伤的精确部位须有清晰的理解，可避免损伤或将损伤风险降至最小的情况下越过病变。一旦微导丝到位，进行微导管造影确认真腔位置；将交换微导丝放置到远端的合适位置，撤除微导管；沿导丝置入自膨胀支架，展开并覆盖病灶。确认病变的准确边界非常重要，在两端需至少覆盖超过 5 mm 的支架。夹层造成的腔内狭窄通常较软，而非坚硬的动脉粥样硬化斑块，几乎不需要进行血管成形进一步扩张支架。若损伤节段较长或较复杂，可用多个支架通过串联或重叠方式达到满意的结果（图 12.1）。

即使给予抗血栓治疗，假性动脉瘤仍是持续生长或血栓栓塞性卒中病因的长期危险因素。若抗血栓治疗中创伤性假性动脉瘤出现症状，颈动脉支架是一个可行的选择；通过下列机制实现血运重建与闭塞假性动脉瘤的目标：① 作为滤网阻止病变内的血栓引起潜在的血栓栓塞；② 重置内膜瓣，降低假性动脉瘤内的血流，增加真腔内的腔内血流；③ 建立内皮细胞生长的网架，最终治愈损伤节段。Ellens 等报道了 61 例使用支架治疗的颈动脉假性动脉瘤，病变闭塞率达到 98.4%。也可联合使用弹簧圈与支架有效治疗假性动脉瘤（支持流程图步骤 4）。血流动力学上累及这类病变的力相对较弱，容易发生自发性血栓形成，而支架和弹簧圈时更容易（图 12.2）。

从血管内角度考虑也可牺牲颈动脉，但应作为万不得已的选择。导致完全性横断的颈动脉损伤常继发于穿透性创伤，与高死亡率相关。在这些情况下，如果可能的话，通过直接手术方法治疗损伤；若血管无法修复，应考虑 EC-IC 搭桥（支持流程图步骤 5）。

并发症防治

预后、稳定性与复发率

一项早期的大型系列研究比较了抗血栓治疗与血管内治疗创伤性颈动脉假性动脉瘤，Edwards 与 Cohen 均报道了无手术相关性并发症，随访时没有支架内血栓形成或闭塞（支持流程图步骤 4）。Pham 等

在一项系统性综述中回顾了 31 项描述 140 例患者 153 个颅外段颈动脉夹层的研究，结果发现手术相关并发症发生率为 1.3%。总共 98.4% 的相关性假性动脉瘤在出院时或随后的影像学随访时完全闭塞，只有 3 例病例有支架内血栓形成或闭塞（支持流程图步骤 4），但都没有症状。这些结果证实颈动脉损伤的血管内治疗是一种安全、技术上可行且疗效持久的方法。Rangel-Castilla 等报道了医源性颅底 ICA 损伤急诊行手术搭桥重建脑血流，使用桡动脉作为供体移植物的高流量 EC-IC 搭桥，提出这是无法进行血管内治疗时的一种补救措施。该研究纳入了 8 例连续患者，血管内治疗作为一线治疗，但都不成功；在平均临床/影像学随访 19 个月时，所有患者的改良 Rankin 量表评分为 0 分或 1 分，所有搭桥均保持通畅（支持流程图步骤 8）。

随访

接受药物治疗的颈动脉损伤患者应在首诊后 7 ～ 10 天进行 CTA 随访。接受血管内或手术治疗的患者应在首次手术后 3 ～ 6 个月进行 CTA 随访，然后每年进行超声检查随访。

专家述评

钝性颈动脉损伤极其罕见，在最早的创伤检查中往往被忽视。诊断需要具有高度的警惕性，而不能仅仅依靠神经功能检查。临床医生必须理解损伤机制，并掌握与颈动脉损伤相关的体格检查结果。在初始评估中，这些发现可能轻微或甚至是不存在的，因此处理这类患者的多数医生对 CTA 筛选的门槛更低。创伤患者无论如何都会行 CT 检查，而 CTA 增加不了多少时间，几乎没有风险。影像学上损伤小的无症状患者可通过抗血栓治疗安全处理；我们认为双联抗血小板治疗比华法林抗凝更好、更便宜、更简单且副作用更低。任何与病变相关的神经功能缺损都应通过颈动脉支架植入术进行紧急治疗，在随访影像上中提示假性动脉瘤生长时也应紧急进行治疗。血管内技术与器材在不断地发展，已成为这类损伤的主要治疗选择。

Jay U. Howington, MD
Neurological Institute of Savannah,
Savannah, GA

推荐阅读

[1] Berne JD, Norwood SH, McAuley CE, Vallina VL, Creath RG, McLarty J. The high morbidity of blunt cerebrovascular injury in an unscreened population: More evidence of the need for mandatory screening protocols. J Am Coll Surg. 2001; 192 (3): 314−321

[2] Biffl WL, Cothren CC, Moore EE, et al. Western Trauma Association critical decisions in trauma: screening for and treatment of blunt cerebrovascular injuries. J Trauma 2009; 67(6): 1150−1153

[3] Biffl WL, Moore EE. Identifying the asymptomatic patient with blunt carotid arterial injury. J Trauma 1999; 47(6): 1163−1164

[4] Biffl WL, Moore EE, Elliott JP, Brega KE, Burch JM. Blunt cerebrovascular injuries. Curr Probl Surg 1999; 36(7): 505−599

[5] Biffl WL, Moore EE, Offner PJ, Brega KE, Franciose RJ, Burch JM. Blunt carotid arterial injuries: implications of a new grading scale. J Trauma 1999; 47(5): 845−853

[6] Biffl WL, Moore EE, Offner PJ, et al. Optimizing screening for blunt cerebrovascular injuries. Am J Surg 1999; 178(6): 517−522

[7] Biffl WL, Moore EE, Ryu RK, et al. The unrecognized epidemic of blunt carotid arterial injuries: early diagnosis improves neurologic outcome. Ann Surg 1998; 228(4): 462−470

[8] Biffl WL, Ray CE Jr, Moore EE, et al. Treatment-related outcomes from blunt cerebrovascular injuries: importance of routine follow-up arteriography. Ann Surg 2002; 235(5): 699−706, discussion 706−707

[9] Brinjikji W, Lanzino G, Cloft HJ. Cerebrovascular complications and utilization of endovascular techniques following transsphenoidal resection of pituitary adenomas: a study of the Nationwide Inpatient Sample 2001−2010. Pituitary 2014; 17(5): 430−435

[10] Bromberg WJ, Collier BC, Diebel LN, et al. Blunt cerebrovascular injury practice management guidelines: the Eastern Association for the Surgery of Trauma. J Trauma 2010; 68(2): 471−477

[11] Cohen JE, Ben-Hur T, Rajz G, Umansky F, Gomori JM. Endovascular stent-assisted angioplasty in the management of traumatic internal carotid artery dissections. Stroke 2005; 36(4): e45−e47

[12] Cohen JE, Leker RR, Gotkine M, Gomori M, Ben-Hur T. Emergent stenting to treat patients with carotid artery dissection: clinically and radiologically directed therapeutic decision making. Stroke 2003; 34(12): e254−e257

[13] Cothren CC, Moore EE, Ray CE Jr, et al. Carotid artery stents for blunt cerebrovascular injury: risks exceed benefits. Arch Surg 2005; 140(5): 480−485, discussion 485−486

[14] Davis JW, Holbrook TL, Hoyt DB, Mackersie RC, Field TO Jr, Shackford SR. Blunt carotid artery dissection: incidence, associated injuries, screening, and treatment. J Trauma 1990; 30(12): 1514−1517

[15] Demetriades D, Skalkides J, Sofianos C, Melissas J, Franklin J. Carotid artery injuries: experience with 124 cases. J Trauma 1989; 29(1): 91−94

[16] Edwards NM, Fabian TC, Claridge JA, Timmons SD, Fischer PE, Croce MA. Antithrombotic therapy and endovascular stents are effective treatment for blunt carotid injuries: results from longterm followup. J Am Coll Surg 2007; 204(5): 1007−1013, discussion 1014−1015

[17] Engelter ST, Brandt T, Debette S, et al; Cervical Artery Dissection in Ischemic Stroke Patients (CADISP) Study Group. Antiplatelets versus anticoagulation in cervical artery dissection. Stroke 2007; 38(9): 2605−2611

[18] Fabian TC, Patton JH Jr, Croce MA, Minard G, Kudsk KA, Pritchard FE. Blunt carotid injury. Importance of early diagnosis and anticoagulant therapy. Ann Surg 1996; 223(5): 513−522, discussion 522−525

[19] Giswold ME, Landry GJ, Taylor LM, Moneta GL. Iatrogenic arterial injury is an increasingly important cause of arterial trauma. Am J Surg 2004; 187(5): 590−592, discussion 592−593

[20] Malek AM, Higashida RT, Phatouros CC, et al. Endovascular management of extracranial carotid artery dissection achieved using stent angioplasty. AJNR Am J Neuroradiol 2000; 21(7): 1280−1292

[21] Martinakis VG, Dalainas I, Katsikas VC, Xiromeritis K. Endovascular treatment of carotid injury. Eur Rev Med Pharmacol Sci 2013; 17(5): 673−688

[22] Paramasivam S, Leesch W, Fifi J, Ortiz R, Niimi Y, Berenstein A. Iatrogenic dissection during neurointerventional procedures: a retrospective analysis. J Neurointerv Surg 2012; 4(5): 331−335

[23] Paulus EM, Fabian TC, Savage SA, et al. Blunt cerebrovascular injury screening with 64-channel multidetector computed tomography: more slices finally cut it. J Trauma Acute Care Surg 2014; 76(2): 279−283, discussion 284−285

[24] Pham MH, Rahme RJ, Arnaout O, et al. Endovascular stenting of extracranial carotid and vertebral artery dissections: a systematic review of the literature. Neurosurgery 2011; 68(4): 856−866, discussion 866

[25] Prall JA, Brega KE, Coldwell DM, Breeze RE. Incidence of

unsuspected blunt carotid artery injury. Neurosurgery 1998; 42(3): 495–498, discussion 498–499

[26] Ramadan F, Rutledge R, Oller D, Howell P, Baker C, Keagy B. Carotid artery trauma: a review of contemporary trauma center experiences. J Vasc Surg 1995; 21(1): 46–55, discussion 55–56

[27] Sylvester PT, Moran CJ, Derdeyn CP, et al. Endovascular management of internal carotid artery injuries secondary to endonasal surgery: case series and review of the literature. J Neurosurg 2016; 125(5): 1256–1276

[28] Watridge CB, Muhlbauer MS, Lowery RD. Traumatic carotid artery dissection: diagnosis and treatment. J Neurosurg 1989; 71(6): 854–857

第13章 创伤性与医源性椎动脉损伤

Hasan A. Zaidi, Alfred Pokmeng See, Leonardo Rangel-Castilla, and Peter Nakaji

　　摘　要：椎动脉损伤（VAI）可由直接颈椎创伤、脊椎手术并发症或推拿造成。患者可无症状或表现为颈部疼痛和（或）小脑或脑干神经系统症状。疑似VAI的所有患者都应行脑磁共振成像（MRI）以及头部和颈部的计算机断层扫描（CT）或MR血管造影。数字减影血管造影可发现非狭窄性血栓并明确侧支循环代偿程度。除非有禁忌证，否则所有无症状的患者均应接受抗凝或抗血小板药物治疗。V4段的VAI应积极治疗，以尽量减少蛛网膜下腔出血的风险。有症状或药物治疗失败的患者有血管内或脑血管手术治疗的指征。血管内治疗包括球囊闭塞试验，牺牲血管，支架重建（包括血流导向支架）夹层、假性动脉瘤与不稳定血栓。若手术中发生VAI，只要可行就有行开放性手术的指征。应在药物治疗开始后7～10天、血管内或手术干预后3～6个月通过CT或MR血管造影对患者进行密切随访。

　　关键词：卒中，椎动脉，创伤性，医源性，椎动脉损伤，假性动脉瘤，抗血小板治疗，抗凝，椎动脉支架植入术，椎动脉重建，椎动脉结扎

概　述

　　椎动脉（VA）损伤（VAI）是一种潜在的灾难性并发症，可由医源性事件（如推拿、颈椎手术）或创伤（如创伤性脑或脊柱损伤、钝性创伤）造成，可以无症状，也可造成更严重的后果，包括假性动脉瘤、神经功能障碍、迟发性出血、梗死与死亡。

　　约0.5%的颈部创伤可造成症状性VAI。颈部损伤造成不稳定性骨折，特别是C2～C6水平，VAI的风险更高。小关节骨折、高位小关节、绞索小关节和累及横突孔皮质边界的骨折若造成关节活动过度综合征，则可在骨边界内损伤VA。实际上穿透性创伤损伤VA的风险相比钝性创伤要小。

　　头部与颈部手术也可损伤VA，有颈内静脉插管、前路或后路颈椎手术、血管内手术中损伤VA的报道。虽然中段颈椎对颈动脉的保护更差、损伤风险更高，但VA在进入横突孔前（V1段）和初次进入后（V2段）均可走行异常，随后出现骨外环（V3段）。此外，在脊椎手术过程中可直接损伤V2段，文献报道的颈椎融合术期间的医源性VAI的发生率为0～5.8%。大型的前路颈椎减压系列研究所报道的VAI的发生率为0.18%，而后路颈椎经关节固定（如Magerl技术）的系列研究报道的VAI的发生率为1.3%。需要在侧块放置内固定器械的颈椎融合术的VAI风险可能高于减压手术，因为VA邻近横突孔。

本章关于治疗决策的主要争议包括：
（1）充分且准确的影像学诊断工具。
（2）是否具有治疗指征。
（3）药物治疗的作用。
（4）VAI的开放性手术与血管内治疗。

是否治疗

　　VAI患者是否治疗在很大程度上取决于是否有症状以及影像学检查是否存在异常（流程图13.1中①～⑥、⑧）。大多数非医源性VAI患者由钝性创伤造成，通常表现不明显，与明显的颈部创伤征象不相关。因此在诊断时需要保持高度警惕，依靠没有神经系统症状患者的创伤机制来做出判断。VAI的主要治疗策略包括观察、直接临时压迫血管止血、抗血栓形成药物、手术修补和血管内治疗。未治疗的VAI的致残率与致死率相对较高，因此应避免观察，除非对其他治疗策略存在明确的禁忌证（流程图13.1中③～⑪）。积极筛查诊断钝性VAI可实现早期治疗，从而改善预后并降低卒中发生率。影像学检查提示VAI但无症状的患者应考虑使用抗血栓药物治疗；若存在抗凝或抗血小板治疗的禁忌证，则应根据损伤类型及其自然史考虑进行血管内治疗。有VAI相关症状的患者应考虑立即治疗（流程图13.1中⑤和⑧）。关于钝性VAI患者的治疗还没有一级证据，但回顾性综

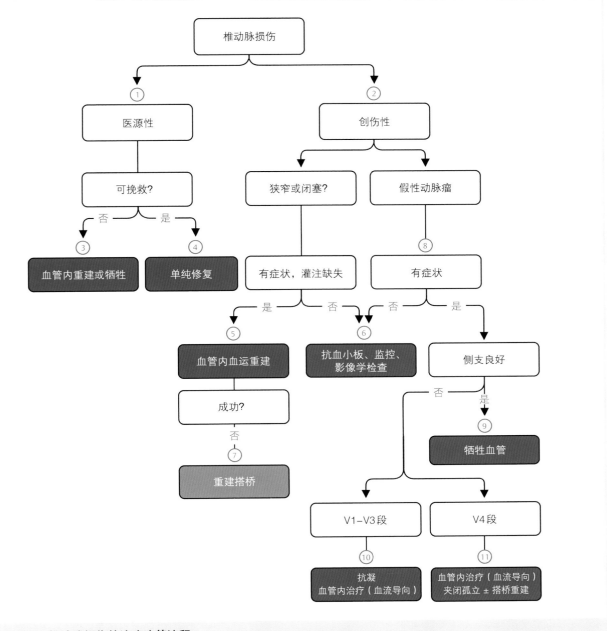

流程图 13.1　椎动脉损伤的治疗决策流程。

述、病例系列研究、荟萃分析的优势证据表明干预是一种可接受的安全的治疗。

解剖学因素/病理生理学

VAI 在 30 岁以下人群中更常见。已确定的支持低龄和 VAI 之间存在相关性的未经验证的机制包括创伤暴露增加，因为年轻患者胸廓入口处肌肉骨骼结构相对较灵活。尸检研究显示正常活动范围内血流量可减少 90%，而经肱动脉血管造影确认了这一点。年轻患者在 V1 与 V2 段之间以及 V2 与 V3 段之间的移行处的

损伤风险可能增加，其中相对移动的 VA 在这里移行为相对固定的 VA。例如这例 19 岁的患者，最初表现为体育活动中出现右上肢一过性乏力，并进展到对侧乏力，在检查时发现左侧 VA 夹层（图 13.1a）。经过 3 个月抗凝药物治疗后，激发试验（即头部转向右侧）显示 C2 水平的左侧 VA 闭塞，右侧 VA 血流通畅（图 13.1b、c）。该病例说明，VA 节段移行点发生 VAI 的风险在活泼、灵活的患者中增加。

许多 VAI 患者可能在标准创伤评估期间发现或以无症状方式就诊时发现.但血管损伤可能导致假性动

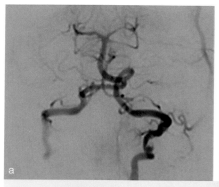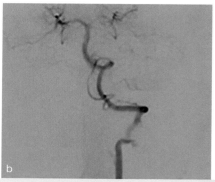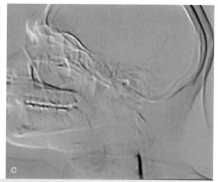

图13.1 左侧椎动脉（vertebral artery，VA）的数字减影血管造影（digital subtraction angiography, DSA）（a）前后位（anteropoterior, AP）显示C2水平的硬膜外V3段夹层。b. 3个月随访时DSA的ZP显示左侧VA夹层消失（c）患者头部被动转向右侧后，DSA的AP显示VA动力学闭塞（经Barrow Neurological Institute同意使用）。

脉瘤形成，从而造成局部占位效应、血栓栓塞性并发症和血流动力学不稳定（流程图13.1中②和⑧）。大的假性动脉瘤的特征可能包括软组织突出，其也可能因占位效应而导致邻近颈部结构功能障碍。此类患者可表现为吞咽困难、声音嘶哑或气道受压。压迫脑血管束可引起后组脑神经功能障碍。内膜下损伤与相关的壁内血栓将引起血管腔狭窄，可表现为椎基底动脉供血不足和后循环低灌注症状。血栓播散也可造成局灶性闭塞或血栓栓塞，引起血管供血区缺血。与这些缺血性并发症不同，VAI向颅内延伸也可导致蛛网膜下腔出血。

与V2段相关的颈椎手术解剖

应特别注意VA的V2段的解剖结构，因为前路颈椎手术中发生VAI是一种灾难性并发症。VAI更常见于退行性脊椎病或解剖标志紊乱的解剖异常患者。约5%～7%的患者存在VA入口异常，约2%～5%有横突孔内侧移位。退变也使VA位置扭曲，因为横突间隙变窄时椎间隙塌陷，这种情况将产生多余的血管长度，导致迂曲或畸形的血管袢，被骨赘直接压迫。也可能出现罕见的VA内侧袢入椎间隙，使椎间盘切除术时存在危险。虽然横突孔有相对足够的空间容纳VA，但动脉往往占据内侧部分。也应考虑VA的分支：V1与V3段VA没有神经根或神经根髓分支，但V2段有一些直径为0.5～1.1 mm的小分支供应肌肉、椎体、神经根、硬脊膜、脊髓和后组脑神经。58%在头长肌与颈长肌肌腹下方有肌支，在进行V2段周围分离过程中有损伤的风险；39%在C4与C6之间发出后支，向上供应相应的神经根，发出VA的韧带支与根支，后者给脊髓供血；在C3水平，V2段连续发出内侧支参与齿状动脉后弓，也发出穿过颈神经根孔外

侧部并与颈升动脉融合的外侧支。对小侧支的认识有助于外科医生在脊柱手术过程中以及在处理、牵拉、分离VA进行修补时避免造成撕脱。

检查评估

临床评估

深入回顾病史后，仍有许多患者没有症状，也没有明显创伤。患有胶原血管疾病的患者在轻微创伤后出现动脉损伤的风险增加，但多数没有创伤的患者未发现患有结缔组织疾病。近期呼吸道感染常作为一种孤立性VAI的替代机制。

VAI的危险因素包括慢性偏头痛、高血压和高同型半胱氨酸血症病史，使动脉基质易于损伤。但与结缔组织疾病的病理生理学机制不同，这些危险因素的合乎逻辑的病理生理学机制迄未被阐明，相关性也弱于结缔组织疾病，因此这些情况不能作为无限期行抗血小板抗凝治疗的理由。

影像学

在进行了全面的病史采集和体格检查后，无创影像学检查可通过解剖上的不规则性确诊VAI。最常用的技术是计算机断层扫描（CT）与CT血管造影（CTA）、磁共振（MR）、超声以及数字减影血管造影（DSA）。CTA与MR是评估创伤与颅内后遗症的无创、便捷可用及敏感的手段。CTA最容易使用，可阐明解剖上的VAI以及任何后遗症，包括蛛网膜下腔出血、脑梗死、血肿和假性动脉瘤。VA先天性发育不良或闭塞可被误认为VA夹层所致的狭窄。在经历过急性创伤的患者中，颈部血管CTA往往是筛查VAI的有效且安全的手段，特别是在存在高风险机制或影像学结果提示血管附近存在明显的作用力的情况下。

MR特别有用，可确认和帮助评估血管腔、血管

壁、血栓、软组织以及缺血和梗死。T1 与 T2 加权序列在识别血肿方面非常有用；考虑到颈部脂肪组织较多，增加脂肪抑制序列也是有用的。时间飞跃 MR血管造影（MRA）可评估 VA 管径，但在 VA 迂曲或血流紊乱时受限。钆增强 MRA 可提高管腔探测的敏感性。除了 VAI 的诊断外，MR 在探测颅内缺血（颅外 VAI 的主要并发症）时有最大的空间分辨率与灵敏度。弥散序列、磁敏感加权成像和相移序列可提供症状恢复的预后信息，也比 CT 探查颅内出血（颅内 VAI 的显著并发症以及抗血小板或抗凝治疗方案的可怕并发症）具有更高的敏感性。

DSA 有助于制定 VAI 的治疗计划，但在诊断 VAI方面，其敏感性不如 MR。但是，对于体内有植入物导致明显 MR 伪影或妨碍 MR 安全应用的患者，通常用 DSA 进行评估，但必须意识到 DSA 有漏诊非狭窄性血栓的风险。DSA 也能更好地确定侧支血管供应的范围，这在计划毁损式治疗方案时必须明确；牺牲VA 前明确有充足的侧支循环供应至关重要。DSA 与高分辨率横断面成像可显示依赖 VA 供应的小分支，如小脑后下动脉与脊髓前动脉；这些血管受累可使VAI 的治疗复杂化，无论是毁损性还是重建性治疗都应考虑这些终末动脉的灌注。

横断面成像对评估损伤的形态非常有用。超声和 MR 更能显示壁间血栓，而 CT 与 DSA 特别容易漏诊该病理情况，因为 CT 受限于软组织分辨率差，而DSA 无法评估腔外结构。横断面成像也能有效确定VAI 的颅内延伸（该情况下支持干预以降低出血风险）。虽然所有方式都可显示假腔内的夹层瓣，但超声和 DSA 的动态显像特征使敏感性增加。沿着血流方向的夹层瓣特别容易引起闭塞和（或）血栓栓塞，因而支持干预以减低缺血风险。

鉴别诊断

每例 VAI 必须区别是椎基底循环非创伤性动脉瘤（偶尔被称为夹层动脉瘤）还是创伤性或医源性 VAI。为了澄清这一点，本章中我们将夹层动脉瘤称为梭形动脉瘤，因为其往往累及动脉全周径，在创伤性损伤患者中不常见。梭形动脉瘤的自然史不良，不一定是真正的创伤性 VAI。虽然夹层与梭形动脉瘤的风险因素都是结缔组织疾病，但引起医源性 VAI 的创伤往往在 6 ～ 24 个月后趋于稳定。

治　疗

治疗选择

VAI 患者可采取保守治疗、脑血管手术治疗或血管内治疗，或联合这些方式。无症状患者的一线治疗是抗凝或抗血小板药物治疗。尽管临床病程常呈良性，但对初始病灶以及抗凝并发症的认识逐渐增多。患者有症状和（或）药物治疗失败时往往有脑血管外科或血管内治疗的指征。

保守治疗

无症状患者用抗血小板或抗凝药物保守治疗 6 个月（流程图 13.1 中⑥）。许多研究显示，这类患者发生缺血性或出血性并发症的风险相对较低，随访期间的发生率均为 1% ～ 2%。抗血栓治疗的并发症避免后，患者的缺血与出血风险也低。但值得注意的是，大血管闭塞所致后循环脑缺血的患者据报道在症状发作超过 6 小时后行血管内取栓的效果仍然很好。对占位效应引起症状的病变的自然史与病因知之甚少，部分原因是对缓解症状的紧迫感。虽然假定 VAI 可能与其他相同几何外形的病变有相当的愈合率和闭塞率，但还不清楚患者是否可以从脑神经功能缺损或其他压迫性神经病变中恢复。

尽管存在短暂性风险因素的患者预期可以从 VAI中恢复并且不会发生重复损伤，但有慢性危险因素的患者可能易于发生再次损伤或发生夹层延伸。在实践中，大多数患者在抗血小板或抗凝治疗 6 个月后 VAI 消退。然而，在具有慢性不可改变的风险因素的患者中，终身抗血小板治疗可能是最大限度降低再次颈部动脉损伤引起急性缺血风险的有效手段。相反，虽然医源性损伤是一种短暂性危险因素，但开放性外科手术与血管内治疗方便地提供了一种干预 VAI 的机会，可降低急性缺血和出血性后遗症的风险。对于这类患者，应考虑立即一期手术或血管内重建。

无颅内延伸或假性动脉瘤的 VAI 的主要风险是血栓栓塞和缺血。药物治疗与随后的血管影像学检查确认夹层愈合的成功率高达 80% ～ 90%。急性期药物治疗从输注肝素开始，然后桥接维生素 K 拮抗剂或低分子肝素；抗血小板药物可作为药物治疗的一种替代方案。卒中颈动脉夹层研究（CADISS）是一项随机对照试验，比较了抗血小板治疗（如阿司匹林、氯吡格雷、双嘧达莫、阿司匹林+氯吡格雷、阿司匹林+双嘧达莫）与抗凝治疗；虽然区分两种治疗方式有效性的力度不足，但确认了药物治疗期间缺血性并发症发生率约 1% ～ 2%；两组间的出血风险无显著差异（支持流程图步骤 6、10）。最近的研究发现了新的口服抗凝药，在房颤的一级与二级卒中预防中有效，出血性并发症较少。

在成人中，另一个要考虑的重要因素是侧支循环供应。虽然大多数患者在发病时血管通畅可维持动脉血供，但密切的临床与影像学随访可早期诊断不利的进展性狭窄与近全闭塞。假设对受损血管的灌注依赖性可增加长期通畅的可能性，但还没有数据能证实或反驳这种可能性。

脑血管外科治疗——手术细节

开放性手术修补是处理术中损伤的一种有效选择，特别是围手术期的出血风险使得开放性手术修补优于血管内支架修复（需抗血小板治疗）（流程图13.1中④、⑦、⑪）。

病例展示

患者接受了C5椎体切除与融合。在分离左侧颈

长肌的过程中，单极烧灼导致术野外侧缘快速出血，通过机械压迫临时止血。MRI证实了粗大的左侧优势侧椎动脉，横突孔的骨前缘较薄。在复合手术室内显露颈部损伤的同时发现无法放置临时瘤夹时，经右侧股动脉入路用血管内球囊临时闭塞左侧VA实现近端控制。跨越病变的球囊能充分止血，对左侧VA进行初步封堵（图13.2a、b）。治疗后的血管造影显示左侧VA通畅（图13.2c）。由于没有植入支架，患者不需抗血小板治疗，2天后成功进行椎体次全切除术（图13.2d）。这种有血管内近端控制支持的联合方式有助于困难的单纯显微外科手术修复。优选显微外科手术修补，因为手术野中已有可用的直接通路；没有使用抗血小板药物，因为患者需进一步手术干预（流

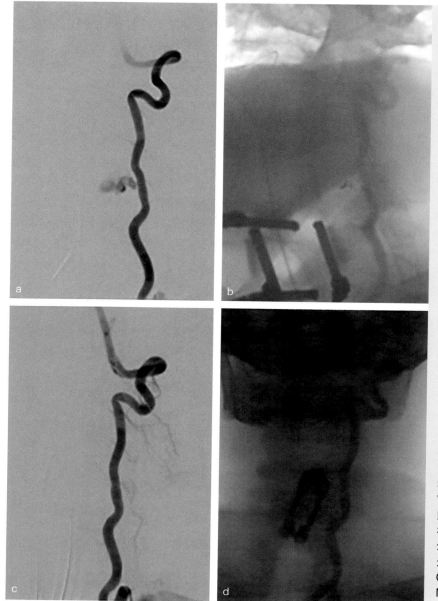

图13.2 a. 左侧椎动脉（VA）的术中数字减影血管造影（DSA）显示C5椎体次全切除术中分离软组织时引起VA的V2段损伤。b. 通过额外分离术野和血管内球囊控制止血进行单纯修补后的术中DSA。c. 早期DSA随访显示左侧VA通畅。d. 单纯手术修补后2天的DSA随访，随后返回手术间完成C5椎体次全切除与融合（经Barrow Neurological Institute同意使用）。

程图13.1中④）。

血管内治疗——手术细节

表现为血栓栓塞性并发症且侧支循环灌注良好的患者可能从牺牲血管中获益。曾有研究报道使用可解脱性球囊，随着血管内装置的不断发展，近期报道采用可解脱弹簧圈或机械栓塞装置，如微血管塞子（MVP, Covidien, Medtronic, plc, Dublin, Ireland）。对侧VA闭塞或缺如，或累及小脑后下动脉或脊髓前动脉的患者优先保护受损的椎动脉；可用支架治疗狭窄，tongguo 弹簧圈栓塞闭塞假腔或假性动脉瘤（流程图13.1中⑤、⑩、⑪）。虽然没有被美国食品与药品监督管理局批准，但血流导向装置如Pipeline（Covidien, Medtronic, plc）已被用于治疗此类VAI患者；这类干预的有效性数据甚至少于VAI的抗凝治疗的数据。支架重建通常需要短期双联抗血小板药物治疗，然后终身单药抗血小板药物治疗；中断抗血小板治疗与血栓栓塞性脑缺血相关。在实践中，大多数患者更合适的一线治疗是3～6个月的抗凝保守治疗，完全康复的可能性更高，复发风险更低。在药物难治性VAI患者中，必须权衡血管闭塞的风险与脑血栓栓塞的终身风险。

如果保留远端血流可以达到与保留损伤血管本身相同的灌注目标，搭桥将是血管内支架植入术的一个可行的替代方案（流程图13.1中⑦）。若病变节段不横跨小脑后下动脉、脊髓前动脉或其他终末分支的起始部，远端搭桥可提供关键的灌注，可通过孤立病变节段来消除脑循环的血栓栓塞风险。

最后，也应针对慢性危险因素进行治疗来降低将来VAI的可能性。具体而言，在结缔组织疾病和关节过度活动所致的VAI患者中，颈椎固定在理论上能消除两者之间的相互作用。

当前挑战

考虑以下病例：1例40多岁的女性患者，在深层组织按摩后出现急性发作的头痛、复视、左侧乏力、言语不清和手脚无力。MRI显示双侧VA夹层（图13.3a）伴右侧脑桥和小脑梗死（图13.3b）。根据VAI治疗流程，这种表现提示急性或创伤相关性VAI以及栓塞性缺血性症状，预期在抗血小板或抗凝药物治疗下发生进一步血栓栓塞的可能性较低。据此该患者被告知其每侧VAI恢复良好的概率为80%～90%的。对VA进行干预的并发症风险可能高于抗凝保守治疗风险。

尽管一开始给予肝素抗凝，后续转为维生素K拮抗剂，但患者1周后行MRI检查提示有进行性缺血性损伤。在讨论关于治疗的关键考虑因素时，我们有一些合理的治疗计划，但都没有确定的阳性结果。因为患者双侧VA受损，若双侧后交通动脉粗大，症状性栓塞复发的病程往往超过1周；有些作者争论，是否文献（如CADISS报道）准确代表了VAI的早期血栓栓塞风险，因为入组标准往往导致治疗延迟。

患者一旦症状复发，认为VAI对药物治疗无效是合理的。虽然有些医生可能选择继续进行药物治疗，但其他医生会考虑开放性手术或血管内技术与重建式或毁损式技术；需进一步了解解剖学与病理生理学细节从而来评估这些方式。颅颈DSA显示了从后交通动脉到后交通动脉双侧分布的稳健的双侧供血。虽然双侧VA都有夹层，但右侧VA显示整个骨孔段的狭窄更严重（图13.2c）；左侧VA有一个明显的夹层瓣与假腔相关（图13.2d）；该患者持续表现出血栓栓塞与低灌注缺血并发症的风险。血栓栓塞复发表示这是一个明显持续的急性问题，但尽管MR和DSA可明确解剖学上的异常，但很难明确栓塞来源于双侧VA损伤的哪一侧。分辨侧别不能证实无创检查的发现，如经颅多普勒的微栓子检测；因此双侧可能都需要进行干预以有效降低风险，并且要特别关注椎基底动脉供血不足和双侧VA闭塞。虽然双侧后交通动脉是一个稳定的侧支循环供血来源，但进一步的激发试验显示有独立于VA血供之外的功能灌注。还没有关于VAI患者球囊闭塞试验风险或双侧VA球囊闭塞试验风险的数据。这些检查还必须评估脊髓前动脉的供血情况。

确定血栓栓塞侧别与血流动力学独立性后，可行血管内弹簧圈牺牲或开放性手术孤立单侧VA；但毁损式治疗将使患者仅仅依靠已知损伤后闭塞率的对侧VA供血。对于双侧损伤，使用重建方式来恢复血流需谨慎。许多支架可选择用于血管内重建，但要优先保留脊髓前动脉。搭桥是另一种增加灌注的重建方式，可牺牲可疑的血栓栓塞节段；但这种方法可能难以保留从病变节段发出的脊髓前动脉的血供。尽管有许多治疗选择，但VAI的治疗仍然存在困难。

并发症防治

预后与稳定性

Hsu等在2017年报道了一项关于颈椎手术患者VAI流行病学和预后的多中心回顾性研究的结果。在16 852例接受筛查的患者中只确诊了14例VAI，发病率为8.4/10 000，并且发现VAI与大量失血相关（770 mL）。在这14例病例中，7例经前路入路，3例

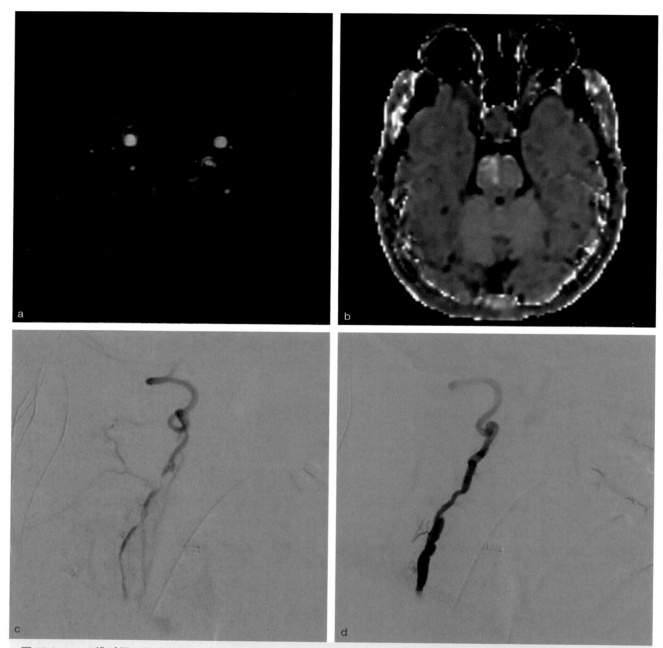

图13.3　a. 二维时间飞跃磁共振（MR）血管造影显示右侧椎动脉（VA）狭窄以及左侧椎动脉的壁间血栓与双腔，符合双侧VA夹层。b. 轴位弥散加权MR影像显示右侧脑桥中脑梗死。c. 侧位数字减影血管造影（DSA）显示右侧VA的V2段夹层，病理生理学上呈严重狭窄。d. 侧位DSA显示左侧VA的V2段夹层，以及假腔或假性动脉瘤。DSA也显示颈部的左侧VA扩张，经多支动脉向脊髓前动脉供血（经Barrow Neurological Institute同意使用）。

经后路入路，4例经联合入路手术。术后回顾这些VAI病例的术前影像时发现，其中一半有血管解剖结构变异。值得注意的是，14例病例中的13例（93%）恢复后没有残留功能障碍。因此，VAI是颈椎手术的潜在灾难性并发症。该研究数据显示，采用正确的步骤确切止血，患者的功能恢复率高，并且不会残留功能障碍（支持流程图步骤2、6）。

Lunardini等调查了一大组手术量大的外科医生来确定VAI的发生率和危险因素、治疗策略以及预后：141名脊椎外科医生行163 324例手术的总体VAI发生率为0.075%（111/163 324）；VA损伤主要出现在上段颈椎后路手术或前路椎体切除、颈椎后路显露、前路椎间盘切除中；所有VAI的1/5（22/111）累及走行变异的VA；直接填塞是最常用的处理VAI的方式。110例患者的预后包括：90%（99例）没有永久性后遗症，5.5%（6例）有永久性神经系统后遗症，4.5%

（5例）死亡（支持流程图步骤1～3）；公立与私立医学中心的外科医生报道的VAI的发生率近乎相同；虽然颈椎手术期间VAI的总体发生率为0.07%，但在经验较少的外科医生中发生率会更高。

在一项单个澳大利亚创伤中心治疗钝性颈动脉和VAI的4年流行病学研究中，Hwang等报道了10 417例患者中的67例（0.64%）因轻微和严重创伤而入院诊断为钝性颈动脉损伤和VAI，33例（49%）为钝性颈动脉损伤，34例（51%）为VAI。67例损伤中的大多数（43.64%）由机动车事故造成，主要与合并颈椎骨折（57%，38例）和头部损伤（36%，24例）相关。优势比分析显示，发生机动车事故的患者的上段颈椎损伤合并钝性颈动脉VAI的概率可能比没有这种危险因素的患者高出22.9倍。67例患者中约一半的Glasgow昏迷量表评分≤14分，其中4级钝性颈动脉VAI最常见，22例患者（33%）经历卒中，14例患者（21%）死亡（支持流程图步骤2、5～10）。因此，尽管VAI不常见，但在有颈椎骨折的患者中可能很严重，特别是机动车事故造成的上段颈椎损伤。

临床与影像学随访

接受药物治疗的VAI患者应在初诊后7～10天接受CTA随访。接受血管内或手术治疗的患者的随访影像应包括首次的术后3～6个月内的CTA，然后每年进行超声随访。

主 编 述 评

VAI的关键特征包括症状、病因、解剖结构和敏感性。虽然许多患者创伤轻微或没有创伤，但完整的病史检查有时能确定病因。必须明确病因和危险因素来确定VAI复发的风险。许多患者没有症状，但VAI可表现为头痛和后颅窝或颈髓的缺血性症状。症状或迫在眉睫的神经功能障碍可促使进行手术干预。我们发现MRI和MRA有助于确定和鉴别血栓、动脉腔和缺血组织。MR可连续进行解剖学随访，并可指导药物治疗，权衡出血与缺血风险。

VAI的敏感性最重要，因为超急性VAI最可能为医源性。在开放性手术期间，应考虑使用扩大的开放入路对VA进行一期修复。血管造影评估和血管内支持可用于控制止血。急性VAI患者的潜在病因似乎是后循环的急性缺血性卒中，急诊血管内取栓可能是合适的一线干预，然后是常规治疗。

VAI患者的临床表现也决定了优选保守治疗。对于表现为缺血性卒中的患者，具体的病理解剖决定了后遗症的风险。在有血流动力学症状和动脉狭窄的情况下，可以考虑干预来增加血流量。在保守治疗无效的复发性血栓栓塞的情况下，可以考虑进行开发性手术或血管内技术牺牲功能上重复的血管。但约90%的VAI病例可自愈，长期随访时VA通畅。多数病例系列研究报道称无症状患者的缺血性后遗症风险约1%，往往可以通过抗血小板或抗凝药物进行治疗。

为使蛛网膜下腔出血的风险降至最小，我们强烈推荐干预累及颅内的病灶（如V4段）。采用血管内栓塞或牺牲动脉或开放性手术重建血管或孤立治疗假性动脉瘤和节段性夹层患者；在这类患者中应始终考虑脊髓前动脉的命运。此外，在罕见的关键VA患者中，如对侧VA严重发育不良或对侧VA及后交通动脉缺如，应采用支架或搭桥保留动脉血供。

Peter Nakaji, MD

Barrow Neurological Institute, Phoenix, AZ

Leonardo Rangel-Castilla, MD

Mayo Clinic, Rochester, MN

推荐阅读

[1] Ambekar S, Sharma M, Smith D, Cuellar H. Successful treatment of iatrogenic vertebral pseudoaneurysm using pipeline embolization device. Case Rep Vasc Med 2014; 2014: 341748

[2] Hsu WK, Kannan A, Mai HT, et al. Epidemiology and outcomes of vertebral artery injury in 16582 cervical spine surgery patients: An AOSpine North America Multicenter Study. Global Spine J 2017; 7 (1 Suppl): 21S−27S.

[3] Hwang PY, Lewis PM, Balasubramani YV, Madan A, Rosenfeld JV. The epidemiology of BCVI at a single state trauma centre. Injury 2010; 41(9): 929−934

[4] Kühn AL, Kan P, Massari F, et al. Endovascular reconstruction of unruptured intradural vertebral artery dissecting aneurysms with the Pipeline embolization device. J Neurointerv Surg 2016; 8(10): 1048−1051

[5] Lunardini DJ, Eskander MS, Even JL, et al. Vertebral artery injuries in cervical spine surgery. Spine J 2014; 4(8): 1520−1525

[6] Markus HS, Hayter E, Levi C, Feldman A, Venables G, Norris J; CADISS trial investigators. Antiplatelet treatment compared

with anticoagulation treatment for cervical artery dissection (CADISS): a randomised trial. Lancet Neurol 2015; 14(4): 361−367

[7] Mikkelsen R, Dalby RB, Hjort N, Simonsen CZ, Karabegovic S. Endovascular treatment of basilar artery thrombosis secondary to bilateral vertebral artery dissection with symptom onset following cervical spine manipulation therapy. Am J Case Rep 2015; 16: 868−871

[8] Monagle P, Chan AKC, Goldenberg NA, et al. Antithrombotic therapy in neonates and children: Antithrombotic Therapy and Prevention of Thrombosis, 9th ed: American College of Chest Physicians Evidence-Based Clinical Practice Guidelines. Chest 2012; 141(2, Suppl): e737S−e801S

[9] Mustanoja S, Metso TM, Putaala J, et al. Helsinki experience on nonvitamin K oral anticoagulants for treating cervical artery dissection. Brain Behav 2015; 5(8): e00349

[10] Neo M, Fujibayashi S, Miyata M, Takemoto M, Nakamura T. Vertebral artery injury during cervical spine surgery: a survey of more than 5600 operations. Spine 2008; 33(7): 779−785

[11] Pelkonen O, Tikkakoski T, Leinonen S, Pyhtinen J, Lepojärvi M, Sotaniemi K. Extracranial internal carotid and vertebral artery dissections: angiographic spectrum, course and prognosis. Neuroradiology 2003; 45(2): 71−77

[12] Simonnet H, Deiva K, Bellesme C, et al. Extracranial vertebral artery dissection in children: natural history and management. Neuroradiology 2015; 57(7): 729−738

第14章　自发性颈内动脉夹层

Joseph M. Zabramski

摘　要：自发性颈动脉夹层（CAD）占所有缺血性卒中的2%，但在45岁以下人群中占血栓栓塞性卒中的20%。动脉内膜撕裂导致夹层，使血液进入动脉壁内形成假腔、狭窄和假性动脉瘤。最常见的临床表现是单侧颈部疼痛或头痛以及局灶性脑缺血。在15%～30%的病例中可观察到大血管闭塞。数字减影血管造影是诊断颈部动脉夹层的金标准，但无创评估手段如磁共振血管造影与计算机断层扫描血管造影也是可行的替代检查方式。抗血小板或抗凝药物是主要的治疗方式。但严重缺血性卒中患者应接受组织型纤溶酶原激活剂或血管内机械取栓或支架植入术或两者联合。接受药物治疗的患者有症状复发时也应考虑血管内治疗。大多数假性动脉瘤患者应采用保守治疗，血管内治疗仅用于有明确增大或缺血性症状复发的患者。手术对自发性CAD的作用有限，颅外-颅内搭桥往往只用于血管内治疗不可行或不成功的有症状患者。自发性CAD患者的总体预后通常很好。目前的研究中，死亡率为3%～7%，75%～80%的卒中患者功能恢复良好。

关键词：抗凝，抗血小板治疗，颈动脉夹层，颈动脉结扎，颈动脉重建，颈动脉支架植入术，颈内动脉，假性动脉瘤，卒中

概　述

自发性颈内动脉（ICA）夹层曾认为不常见，但作为卒中的原因而诊断得越来越多。1950年首次在病理学上确定了头部与颈部动脉的夹层，但直到20世纪70年代和80年代才被广泛认可。颈动脉夹层只占所有卒中的2%，但在45岁以下人群中约占血栓栓塞性卒中的20%（流程图14.1中①和②）。尽管对自发性ICA夹层的认识逐渐深入，但其发病机制、后续缺血性卒中的风险和最佳治疗方式仍然存在争议。

是否治疗

自发性ICA夹层是否治疗取决于是否有症状和

本章关于治疗决策的主要争议包括：

（1）静脉内使用重组组织型纤溶酶原激活剂（rt-PA）。

（2）是否使用抗凝或抗血小板药物治疗。

（3）血管内治疗的作用：

　a. 动脉内rt-PA与支架辅助取栓。

　b. 支架植入术治疗颈动脉狭窄或闭塞。

　c. 支架辅助弹簧圈栓塞治疗夹层动脉瘤。

（4）何时考虑高级显微血管外科手术治疗缺血性症状［颅外-颅内（EC-IC）搭桥］。

影像学检查结果。大多数患者表现为缺血性症状，应采用药物或血管内治疗或联合治疗（流程图14.1中①～⑦）。疑似自发性ICA夹层的患者应首先通过计算机断层扫描（CT）、CT血管造影（CTA）和CT灌注进行评估（流程图14.1中①、②、④）。主要治疗策略包括观察、抗血栓形成药物、外科手术干预和血管内治疗。未治疗的自发性ICA夹层的致残率与致死率相对较高，除非存在明确的禁忌证，否则应避免单纯观察。有影像学证据但无症状的ICA夹层患者应考虑抗血栓药物治疗。表现为急性缺血性症状的患者最好遵循已有的1级卒中规程治疗，包括药物与血管内治疗（流程图14.1中②～⑥）。最近的研究表明，即使患者有严重的神经功能缺损，也有血管内治疗的潜在指征。此外，大血管闭塞引起的卒中在发作后6小时以上进行机械取栓仍有明显获益（流程图14.1中⑤和⑥）。

解剖学因素

通常认为颈动脉夹层来源于内膜撕裂，血流在动脉压力下进入动脉壁形成所谓的假腔。内膜下夹层易引起解剖上的动脉腔狭窄（图14.1a）。内膜分离处的血小板被激活，引起局部血栓形成，可延伸入血管腔，导致血栓栓塞事件的发生率较高（图14.1b）。夹层进入外膜下层引起动脉壁的动脉瘤样扩张（图

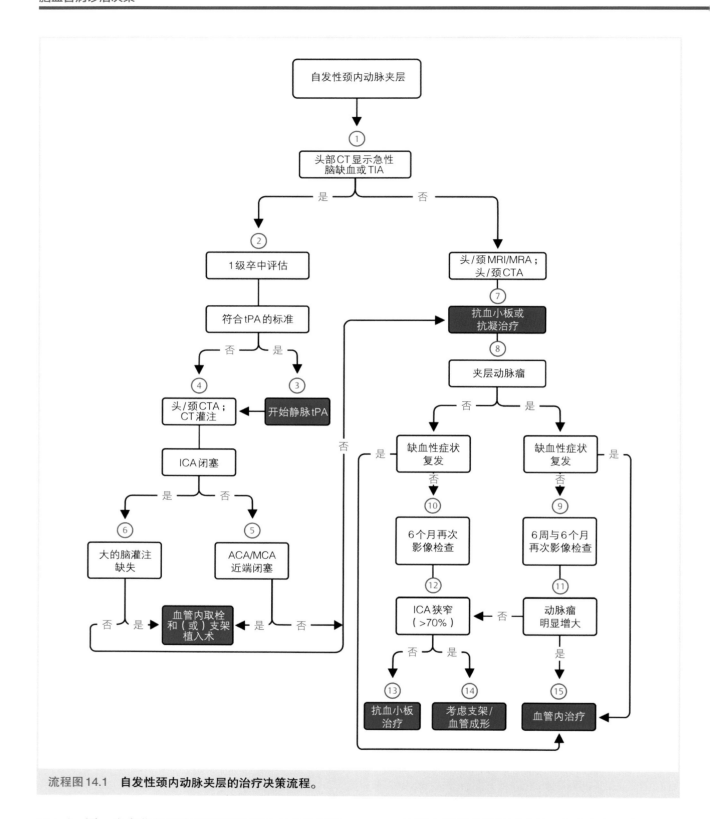

流程图14.1　自发性颈内动脉夹层的治疗决策流程。

14.1c）。同一患者往往观察到即有狭窄又有动脉瘤形成。虽然与夹层相关的动脉瘤称为假性动脉瘤，但它们并不是真正的假性动脉瘤，因为它们的壁包含血管成分（即中膜与外膜）；夹层动脉瘤这一名称可能更适合，本章也将使用这一名称。

诊断内膜撕裂是很困难的，但在仔细研究的患者中发现动脉真腔与假腔间没有任何沟通，这提示至少某些自发性夹层来源于原发性壁内血肿而没有内膜撕裂（图14.1d）。原发性壁内出血据报道是颈部颈动脉夹层的原因，占自发性ICA夹层患者的25%、椎动脉

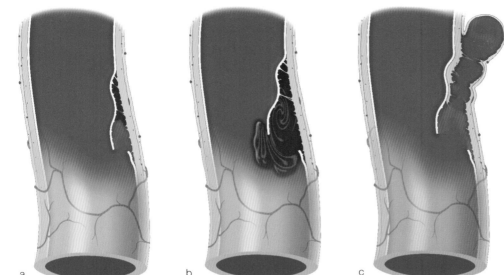

图14.1　颈动脉夹层的类型。小的内膜瓣合并局部内膜下血栓（a，矢状位，插图）。更大的内膜瓣暴露基底膜，进一步激活凝血级联形成内膜下与腔内血栓（b，矢状位，插图）；这种类型与血栓栓塞性卒中的高发生率相关。夹层延伸穿过中膜，引起动脉壁薄弱与动脉瘤样扩张（c，矢状位，插图）。壁内血肿引起血管腔狭窄，内膜层没有破坏（d，矢状位，插图）；该类患者最可能表现为孤立性头痛或眶后疼痛（经Barrow Neurological Institute 同意使用）。

夹层的75%。

诊断检查

临床评估

自发性ICA夹层患者最常表现为单侧头痛与局灶性脑缺血症状（流程图14.1中①和②）；30%的患者有典型的三联征：单侧头痛和（或）颈部疼痛、脑缺血和Horner综合征。据报道，70% ～ 90%的患者中脑缺血是主要表现，更常继发于夹层部位血栓形成的动脉-动脉栓塞，而不是夹层相关性狭窄或闭塞引起的血流动力学障碍所致（流程图14.1中①～⑥）。

严重卒中前常有警兆征象，如短暂性脑缺血发作（TIA）与一过性黑蒙；但约20%表现为缺血性卒中的患者没有任何预兆。血管造影上15% ～ 30%的夹层后缺血性卒中病例可观察到主要的颅内分支闭塞。

影像学

数字减影血管造影（DSA）是颈部动脉夹层影像学诊断的金标准。但无创评估手段如磁共振成像（MRI）、磁共振血管造影（MRA）、CTA也已是可行的替代检查方式。

颈动脉夹层在CTA/DSA上最常见的表现是偏心性平滑锥形的狭窄或火焰状闭塞（图14.2a、b）；其他血管造影结果包括内膜瓣与相关的假腔、狭窄伴内膜血栓形成和夹层动脉瘤（图14.2c）。内膜瓣与双腔是夹层的特征性表现，仅见于不到10%的病例。

MRI与MRA诊断颈动脉夹层的敏感性高；据报道，其敏感性与DSA相比高达87% ～ 99%。此外，弥散加权MRI对缺血性脑损伤的评估更准确、更详细。超过50%的颈动脉夹层患者有缺血性脑损伤的影像学证据。

CTA是另一种替代诊断方式。CTA与MRI或MRA的比较显示，这些方式诊断颈动脉夹层同样准确。CTA上最可靠的标志是偏心性假腔合并血管壁增厚；其他表现包括狭窄、闭塞和夹层动脉瘤。颈动脉闭塞常有一个类似DSA上所见的锥形残端（图14.2a）。CTA评估夹层患者的主要优势是成像方式相对简单且快速，以及在所有特定的卒中中心医院都容易实施（流程图14.1中④～⑥）。

双能超声是最无创的成像技术，但用途也最有限；限制其准确性的因素是从夹层特征中辨别动脉粥样硬化病变需依靠操作者的精确性。此外，自发性夹层平面常超过典型的超声筛查部位。超声作为影像学随访手段最有用，可指导已知夹层患者的治疗持续时间。

疑似颈动脉夹层患者的初始检查是基本的头部CT扫描，以除外蛛网膜下隙、颅内和脑室内出血（流程图14.1中①）。进一步诊断评估的选择往往由患者的临床表现决定。急性局灶性神经功能缺损患者的检查应遵循急性卒中规程，包括1级卒中评估（流程图14.1中②），并对符合适当标准的患者给予静脉内

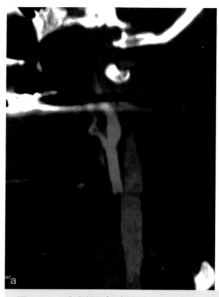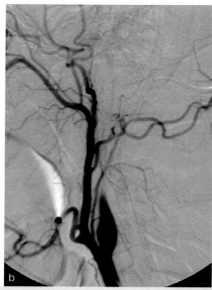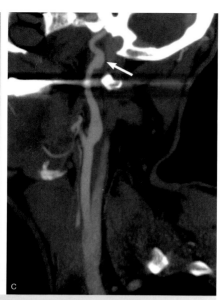

图 14.2 左侧颈内动脉夹层伴典型的火焰样锥形闭塞（a，计算机断层扫描血管造影；b，数字减影血管造影）。患者表现为自发性眶后疼痛发作与 20～30 分钟的言语困难。给予抗血小板保守治疗。在 5 个月随访时发现血管腔自发再通，颅底有一个小的局部动脉瘤样扩张（c，箭头）。1 年后的随访影像学（未展示）没有变化（经 Barrow Neurological Institute 同意使用）。

组织型纤溶酶原激活剂（t–PA）（流程图 14.1 中③）。在作者所在机构，CTA 与 CT 灌注检查已作为急性卒中检查的一部分（流程图 14.1 中④）；严重颅内血管闭塞（流程图 14.1 中⑤）或严重脑灌注缺失（流程图 14.1 中⑥）的患者若合适，转给血管内治疗组。

鉴别诊断

自发性颈动脉夹层的鉴别诊断包括头痛和（或）产生或类似脑缺血的任何情况（包括有神经系统表现的偏头痛、丛集性头痛、蛛网膜下腔出血、急性卒中与脑内或脑室内出血）。临床病史与体格检查的某些方面，特别是与急性局灶性神经功能缺损并颈部、面部和（或）头部疼痛相关，或同侧 Horner 综合征者，有助于临床医生考虑夹层的诊断（流程图 14.1 中①）。虽然鉴别诊断应考虑 ICA 的动脉粥样硬化性疾病，但自发性夹层往往不直接累及分叉部，且易于出现在较年轻的人群中［平均年龄（46.3±9.6）岁］。

治疗

保守治疗

药物保守治疗是自发性颈动脉夹层患者的基本治疗方式；只有一小部分患者需血管内或手术干预。如前所述，出现严重缺血性卒中并符合既定标准的患者应接受静脉内 t–PA（流程图 14.1 中③）治疗，然后行 CTA 和（或）CT 灌注检查（流程图 14.1 中④）。有颅内大血管闭塞（流程图 14.1 中⑤）或大的灌注缺

损（流程图 14.1 中⑥）证据的患者有血管内治疗的潜在适应证；在所有其他患者中首选抗凝或抗血小板药物治疗（流程图 14.1 中⑦）。夹层动脉瘤患者一开始采用保守治疗。约 1/3 的自发性 ICA 夹层患者有夹层动脉瘤（流程图 14.1 中⑧）。现有证据表明，多数与 ICA 夹层相关的动脉瘤呈良性病程，无须干预。

静脉内 t–PA

在继发于 ICA 夹层的急性缺血性卒中的情况下，静脉内 t–PA 的使用尚未通过随机临床试验进行评估。人们对夹层或临床结局可能恶化提出了担忧。虽然现有的数据有限，但治疗的潜在获益似乎超过了风险。Georgiadis 等于 2005 年发现，33 例自发性颈部颈动脉夹层引起急性卒中的患者接受静脉溶栓治疗，没有新发或恶化的局灶性体征、蛛网膜下腔出血或假性动脉瘤。2011 年的一项荟萃分析包含 180 例颈部动脉夹层所致急性缺血性卒中患者，均接受急性再灌注治疗（67% 静脉内 t–PA，33% 血管内溶栓），结果发现与纳入卒中安全实施溶栓——国际卒中溶栓登记中接受急性期再灌注治疗的一般卒中患者群相比，颅内出血率、死亡率或临床预后没有差异。对于符合相应标准的患者推荐首先接受静脉内 t–PA（流程图 14.1 中③）。

抗凝与抗血小板治疗

多数自发性 ICA 夹层患者表现为 TIA 或远端栓塞性卒中。经颅多普勒超声检查已在多达 60% 的病例中发现持续性微栓子。栓塞性卒中复发的风险使许多

临床医生支持从症状出现至夹层后 3 ～ 6 个月连续抗凝；但其他人相信，抗血小板药物可能就足够了（流程图 14.1 中⑦）。抗凝可预防新鲜血栓引起的栓塞，但也比抗血小板药物更危险。

最近发表的卒中研究中的颈部动脉夹层（CADISS）试验是迄今为止唯一的一项随机试验，评估了抗血小板与抗凝两种药物治疗方式。CADISS 是一项非盲的二期可行性试验，总共纳入 250 例患者（118 例颈动脉夹层，132 例椎动脉夹层）；患者以 1∶1 的比例随机分配到两个治疗组：抗血小板组（阿司匹林、双嘧达莫或氯吡格雷；或阿司匹林+氯吡格雷）与抗凝组（普通肝素桥接华法林或低分子肝素桥接华法林），药物选择由患者的医生自行决定。3 个月时两组之间的卒中风险未见显著差异；在意向治疗人群中，抗血小板组的卒中发生率为 2%，抗凝组为 1%；符合方案的人群中分别为 3% 与 1%。两组的栓塞性卒中复发率均比预想更低，提示两种治疗可能同样有效，应根据临床判断选择抗凝或抗血小板治疗（支持流程图步骤 7、13）。

作者个人偏好是使用抗凝药物治疗 3 个月（假设没有禁忌证），然后单药抗血小板治疗（阿司匹林或氯吡格雷）。理论上当患者达到完全血管再通后就能停止抗血小板治疗，但多数临床医生对这种患者进行持续长期抗血小板治疗。

脑血管外科治疗——手术细节

目前，手术在治疗急性自发性颈动脉夹层患者中的作用非常有限。对于高度颈动脉狭窄或闭塞以及最大剂量药物治疗下仍有缺血性症状复发的患者，EC-IC 搭桥可能有用。闭塞 ICA 联合 EC–IC 搭桥在入组病例中也用于治疗症状性和（或）生长的 ICA 夹层动脉瘤。这类手术操作在过去更常用，但现在往往只用于血管内治疗失败的患者。

血管内治疗——手术细节

急性期血管内干预

自发性 ICA 夹层急性期有颅内大分支闭塞的证据时，就有动脉内 t-PA 和（或）机械取栓的指征（流程图 14.1 中⑤）。颈动脉血管成形术与支架植入术的适应证是有持续缺血性症状并且有脑血流明显受损的证据（流程图 14.1 中⑥）。血管内入路受限于同侧动脉的严重狭窄或闭塞以及确认血管真腔困难。尽管如此，最近的文献综述表明，在选定的患者中可用血管内技术有效治疗症状性 ICA 夹层。

在一篇包含 23 篇文献的综述中，Xianjun 与 Zhiming 确认了 201 例 ICA 夹层患者：115 例自发

性（57.2%），69 例创伤性（34.3%），17 例医源性（8.5%）；血管内治疗的技术成功率为 99.1%，没有手术相关性死亡。急性卒中机械取栓的主要试验都排除了颈动脉夹层的患者。相比之下，Merci 登记研究包含 8 例急性颈动脉夹层患者（平均 NIHSS 评分为 14 分），治疗后预后良好；8 例患者中有 7 例的颅内动脉闭塞位于大脑中动脉，1 例有大脑中动脉与 ICA 的串联闭塞；所有 8 例患者均成功取栓，3 例采用颈动脉支架植入联合机械取栓；只有 1 例有手术相关性并发症（微导管造成颈动脉夹层延伸），通过支架植入术成功治疗；90 天时功能预后的平均改良 Rankin 量表评分为 1.5 分。多个单中心研究也报道了类似的结果。这些数据显示，血管内治疗可成功用于继发于 ICA 夹层的急性卒中患者（支持流程图步骤 8、14、15）。

夹层动脉瘤的血管内治疗

虽然多数与 ICA 夹层相关的动脉瘤呈良性病程而无须干预，但随访影像有动脉瘤生长的证据（流程图 14.1 中⑨和⑩）或合适药物治疗下仍有动脉瘤栓塞后复发史的患者，都有支架辅助弹簧圈栓塞或放置血流导向支架的指征（图 14.3）。血管内治疗入组的 ICA 夹层动脉瘤患者的预后往往良好。最近的一篇文献综述确认了 193 例因继发于创伤的 ICA 夹层动脉瘤行血管内治疗的患者，动脉瘤闭塞成功率为 84%，围手术期并发症率为 6%，围手术期死亡率为 1.2%。

并发症防治

预后

颈动脉夹层患者的临床预后往往良好。虽然首次住院后出院时仍有约 60% 的病例有持续性神经功能缺损，但据报道 70% ～ 90% 的患者在 3 个月时有良好的功能预后（改良 Rankin 量表评分≤ 2 分）。自发性再通、年龄较小和发病时卒中程度轻微与更好的预后相关。到 3 ～ 6 个月时，大多数患者至少有一定程度的自发性再通（流程图 14.1 中⑩），血管完全闭塞的患者有 40% ～ 50%、重度到重度狭窄有 60% ～ 70%、轻度狭窄有 90% 在随访影像上恢复正常或接近正常的血管直径。随后缺血性卒中的发生率为 0.3% ～ 3.4%，近期研究报道的发生率更低。卒中后一个月内卒中复发的风险最高。

三项单中心观察性研究描述了自发性夹层引起的 86 例患者中 97 个颈动脉瘤的临床与影像学预后；患者在诊断后随访 3 ～ 6.5 年；治疗包括抗凝与抗血小板药物（主要是阿司匹林），少数患者未接受治疗。在随访期间，64% ～ 100% 的动脉瘤持续存在，

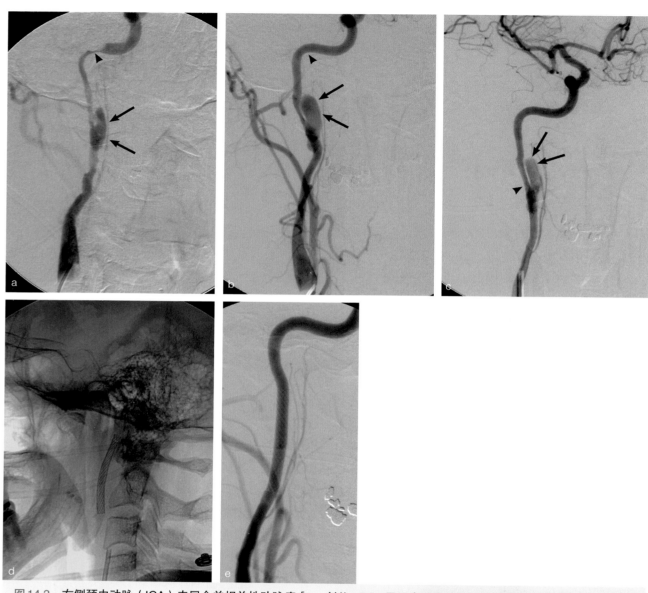

图14.3 右侧颈内动脉（ICA）夹层合并相关性动脉瘤［a，斜位，DSA显示夹层合并相关性动脉瘤（长箭头）］。夹层向颅底延伸，局部有严重狭窄（箭头）。患者神经功能稳定，给予抗血小板（阿司匹林）治疗。在4个月随访时，血管造影显示远端狭窄消失（箭头），但也显示动脉瘤增大（长箭头），造成邻近ICA节段受压变窄（b，斜位，DSA）。跨越动脉瘤起始部与载瘤动脉狭窄部放置单枚支架导致动脉瘤充盈减少（长箭头），邻近ICA直径增大（箭头）（c，斜位，治疗后即刻DSA）。不减影的影像上显示支架的最终位置良好（d，侧位，DSA）。5个月随访时，ICA非常通畅，没有动脉瘤（e，重复斜位，DSA）（经Barrow Neurological Institute同意使用）。

15%～30%的动脉瘤体积缩小，剩余的动脉瘤消失；没有患者出现卒中或TIA，没有继发于占位效应或动脉瘤破裂引起的局灶性症状（支持流程图步骤7、13）。

稳定性与复发率

自发性颈动脉夹层复发并不常见。一项多中心研究对超过400例患者平均随访了31个月，观察到的年复发率为0.3%。

临床与影像学随访

首次临床与影像学随访的时机取决于患者是否伴有夹层动脉瘤。夹层动脉瘤患者有指征在6～8周行影像学随访，6个月时再次进行影像学随访，评估是否有动脉瘤持续存在与生长（流程图14.1中⑨和⑪）。临床上动脉瘤明显增大的患者有血管内或手术治疗的指征。

再通往往在6个月内出现，极少超过这个时间。据报道，50%～70%的患者至少有某种程度的再通。一项包含268例自发性ICA闭塞患者的前瞻性研究中，药物治疗后1个月时的完全或近全再通率为12%，3个月时为50%，6～12个月时为60%。就诊时完全闭塞的患者再通的概率较低。严重持续性ICA狭窄的患者有血管内治疗指征（流程图14.1中⑫）。

虽然缺血性症状复发罕见，但有急诊评估的指征。有缺血性症状复发的患者应呼叫急诊转送至最近的医院。

专 家 述 评

自发性ICA夹层是年轻人卒中的主要原因，尤其是45岁以下的年轻人。CT/CTA与MRI/MRA是首次评估的首选诊断检查，出现急性卒中症状且有静脉内t-PA与血管内治疗的指征的患者首选CT或CTA。

自发性ICA夹层大部分采用抗血栓保守治疗。虽然曾认为肝素与口服华法林抗凝是首选治疗，但最近的研究显示抗血小板药物治疗疗效相当。

自发性颈动脉夹层的预后通常良好；现代研究中报道的死亡率为3%～7%，75%～80%的卒中患者功能恢复良好。40%～68%的病例在最初3～6个月内狭窄消退或闭塞动脉再通。夹层动脉瘤常维持稳定，似乎不会增加缺血性症状的风险。考虑到此类病变的良性自然史，重要的是避免受影像学检查结果影响而进行治疗。

Joseph M. Zabramski, MD
Barrow Neurological Institute, Phoenix, AZ

主 编 述 评

应将抗血小板药物保守治疗作为自发性ICA夹层的一线干预措施。大多数病例将出现自发性愈合。开放性手术（如搭桥）的指征并不广泛——通常仅用于存在严重的血流受限的症状性夹层患者中。灌注成像有助于弄清血运重建的必要性。

Robert F. Spetzler, MD
Barrow Neurological Institute, Phoenix, AZ

推荐阅读

[1] Benninger DH, Gandjour J, Georgiadis D, Stöckli E, Arnold M, Baumgartner RW. Benign long-term outcome of conservatively treated cervical aneurysms due to carotid dissection. Neurology 2007; 69(5): 486−487

[2] Benninger DH, Georgiadis D, Kremer C, Studer A, Nedeltchev K, Baumgartner RW. Mechanism of ischemic infarct in spontaneous carotid dissection. Stroke 2004; 35(2): 482−485

[3] Chandra A, Suliman A, Angle N. Spontaneous dissection of the carotid and vertebral arteries: the 10-year UCSD experience. Ann Vasc Surg 2007; 21(2): 178−185

[4] Fields JD, Lutsep HL, Rymer MR, et al; Merci Registry Investigators. Endovascular mechanical thrombectomy for the treatment of acute ischemic stroke due to arterial dissection. Interv Neuroradiol 2012; 18(1): 74−79

[5] Fusco MR, Harrigan MR. Cerebrovascular dissections — a review part I: Spontaneous dissections. Neurosurgery 2011; 68(1): 242−257, discussion 257

[6] Georgiadis D, Lanczik O, Schwab S, et al. IV thrombolysis in patients with acute stroke due to spontaneous carotid dissection. Neurology 2005; 64(9): 1612−1614

[7] Markus HS, Hayter E, Levi C, Feldman A, Venables G, Norris J; CADISS trial investigators. Antiplatelet treatment compared with anticoagulation treatment for cervical artery dissection (CADISS): a randomised trial. Lancet Neurol 2015; 14(4): 361−367

[8] Nedeltchev K, Bickel S, Arnold M, et al. R2-recanalization of spontaneous carotid artery dissection. Stroke 2009; 40(2): 499−504

[9] Schievink WI. Spontaneous dissection of the carotid and vertebral arteries. N Engl J Med 2001; 344(12): 898−906

[10] Spanos K, Karathanos C, Stamoulis K, Giannoukas AD. Endovascular treatment of traumatic internal carotid artery pseudoaneurysm. Injury 2016; 47(2): 307−312

[11] Vertinsky AT, Schwartz NE, Fischbein NJ, Rosenberg J, Albers GW, Zaharchuk G. Comparison of multidetector CT angiography and MR imaging of cervical artery dissection. AJNR Am J Neuroradiol 2008; 29(9): 1753−1760

[12] Xianjun H, Zhiming Z. A systematic review of endovascular management of internal carotid artery dissections. Interv Neurol 2013; 1(3−4): 164−170

[13] Zinkstok SM, Vergouwen MD, Engelter ST, et al. Safety and functional outcome of thrombolysis in dissection-related ischemic stroke: a meta-analysis of individual patient data. Stroke 2011; 42(9): 2515−2520

第15章 自发性椎动脉夹层

J. Scott Pannell, Mihir Gupta, Jason Signorelli, and Alexander A. Khalessi

摘　要：自发性椎动脉夹层是缺血性卒中的重要原因，尤其是在年轻患者中。本章将叙述此类病变的诊断检查、治疗和手术注意事项。初始检查应包括头部计算机断层扫描平扫、血管造影和脑部磁共振成像。治疗的主要目的是预防夹层的缺血性后遗症。治疗遵循随机试验与已有的研究，强调患者神经功能状况与夹层形态的关键作用。神经功能不稳定的患者（如低灌注综合征）有急诊行血管内血运重建与修复的指征；对于神经功能稳定的患者，有限疗程的抗血小板治疗对非血流限制性狭窄或血管闭塞而言通常是足够的。抗血小板治疗中仍有突破性梗死以及表现为血流限制性狭窄的神经功能稳定的患者接受全身抗凝治疗的预后更好。有些患者无法接受最大剂量的药物治疗，但可从血管内闭塞以防止进一步栓塞性卒中或支架重建以防止椎基底动脉血流不足中获益。本章将详细讨论血管内治疗的细节以及支架植入或闭塞血管的最佳装置的选择。

关键词：自发性椎动脉夹层，椎动脉支架植入术，抗凝治疗，抗血小板治疗，后循环卒中

概　述

自发性颈动脉夹层占所有卒中的2.5%，占中青年卒中的20%以上。自发性椎动脉夹层（SVAD）占大约1/3。关于自发性夹层的潜在病理生理学机制仍所知甚少，已确定的危险因素包括高血压、偏头痛、近期感染和结缔组织疾病。SVAD可能表现为无症状病变、颈部疼痛、缺血性卒中、蛛网膜下腔出血（SAH）或对邻近结构有占位效应的占位性病变。与所有卒中综合征一样，SVAD的成功治疗取决于对夹层临床综合征与解剖学特性的考量。

是否治疗

首先，治疗SVAD须考虑缺血性卒中的程度与严重性。超过2/3的SVAD患者有栓塞性缺血性卒中或短暂性缺血发作（TIA）（图15.1和图15.2）。

本章关于治疗决策的主要争议包括：

（1）治疗SVAD时重要的临床与解剖学因素。

（2）SVAD抗血小板治疗与抗凝治疗的比较。

（3）药物难以治愈患者的血管内治疗。

后循环的侧支循环潜力巨大，大多数患者将表现为神经功能稳定状态，无缺陷或存在与影像上可见的栓塞性卒中相对应的固定神经功能缺损。除了治疗因素，神经功能缺损的程度以及患者年龄对患者的整体预后也很重要。SVAD患者极少表现为神经功能不稳定状态与后循环低灌注综合征；这类患者倾向于存在孤立的后循环。低灌注综合征表现为血压依赖性神经功能检查结果、分水岭卒中小脑卒中或磁共振成像（MRI）上神经功能缺损与解剖学卒中不匹配。

病理生理学

夹层的形态也是SVAD治疗中需要考虑的一个重要因素。夹层可表现为非血流限制性内膜损伤（图15.2）、血流限制性狭窄、闭塞（图15.1）或假性动脉瘤（PSA）。尽管大多数SVAD会导致栓塞性卒中，但在血流限制性狭窄或串通的情况下会发生低灌注综合征。与非血流限制性内膜损伤相关的缺血性卒中常来源于初始损伤时的内膜栓子碎片或内膜下暴露的基底膜激活血小板形成的血栓；在血流限制性狭窄的情况下，栓塞碎片和血小板活化也可能导致缺血性卒中。血流限制性狭窄中，基底膜暴露在停滞的血流中将激活凝血级联形成纤维蛋白血栓，从而导致栓塞性卒中。此外，血流越慢，越有更多的时间形成更大的血栓。尽管闭塞性病变可导致纤维蛋白凝块形成，但缺乏前向血流也限制了受累椎动脉的远端栓塞。受累椎动脉远端的纤维蛋白血栓可激活流经对侧V4段的血液中的血小板或激活通过同侧V4段到同侧小脑后下动脉（PICA）逆行的血液中的血小板，从而导致残端栓塞。

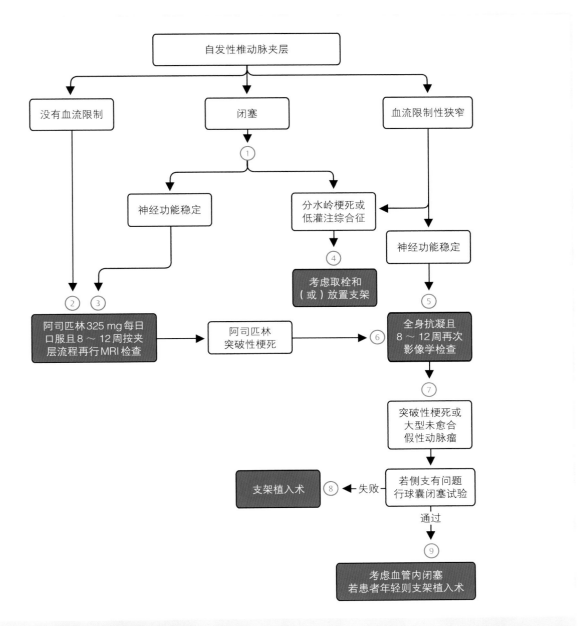

流程图15.1　自发性椎动脉夹层的治疗决策流程。

解剖学因素

　　最后，治疗SVAD时要考虑到多个重要的解剖学因素。优势侧椎动脉夹层的低灌注综合征风险更高，在缺乏充足的侧支循环的情况下可能会限制治疗选择。绝大多数自发性SVAD发生在横突段（V2）或寰椎祥段（V3）。尽管颅内V4段夹层非常罕见，但颅内夹层与颈部夹层间的区别仍至关重要。颅外SVAD最常表现为疼痛和（或）与后循环有关的缺血性症状（图15.1和图15.2）。颅内SVAD可表现为类似的症状，但也可表现为SAH、头痛、脑干占位效应或脊髓

占位效应；在选择治疗与处理策略时必须考虑到这些因素。

诊断检查

临床评估与影像学

　　SVAD的初始检查应包括常规实验室检查、非增强的头部计算机断层扫描（CT）、血管造影和脑部MRI。实验室检查至少应包括全血细胞计数、全套代谢功能检查和凝血功能检查。头部CT主要用于评估SAH，因为MRI诊断急性蛛网膜下腔出血的敏感性或特异性不如CT。首选脑MRI评估有无梗死，弥

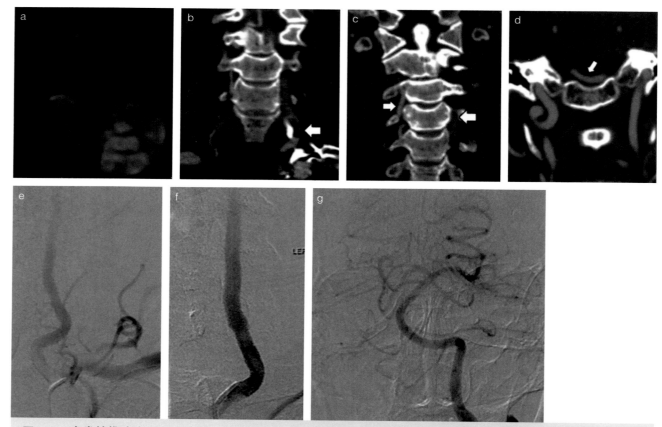

图 15.1　自发性椎动脉（VA）夹层/闭塞。1例41岁男性举重运动员，在体育馆训练后出现构音障碍、平衡障碍和严重恶心而至急诊就诊。a. 脑部CT扫描（未展示）与MRI显示左侧小脑急性缺血性卒中。b ～ d. 颈部CT血管造影显示左侧VA的V1段急性夹层与血栓形成（箭头），对侧VA发育不良。c. 注意与右侧VA相比，左侧VA的造影剂通过量极少，提示夹层与闭塞（箭头）。d. 左侧VA的颅内V4段（箭头）由右侧VA代偿。患者持续肝素治疗72小时后行诊断性脑血管造影（DSA）。e ～ g. DSA显示完全的自发性血流再通以及左侧VA开放，没有狭窄残留征象，没有颅内血管闭塞（图片由美国Mayo Clinic的Leonardo Rangel-Castilla医学博士提供）。

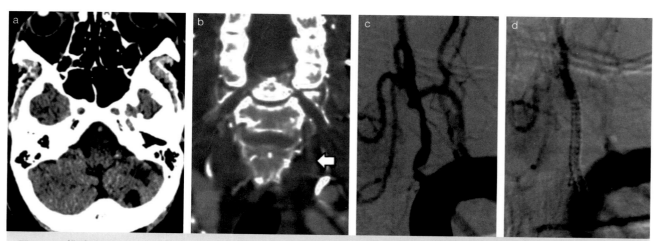

图 15.2　椎动脉（VA）夹层。患者，男，59岁，因急性头痛发作、构音障碍、眩晕和平衡障碍至急诊就诊。a. 脑部CT扫描显示左侧小脑多发性慢性与亚急性缺血性卒中。b. 颈部CT血管造影显示左侧VA的V1段夹层与狭窄（箭头）；对侧VA闭塞。患者接受双联抗血小板药物治疗，但症状仍持续存在。c. 诊断性脑血管造影显示左侧椎动脉的夹层与狭窄有进展。d. 置入一枚药物洗脱支架充分重建病变动脉节段（图片由美国Mayo Clinic的Leonardo Rangel-Castilla医学博士提供）。

散加权成像上检测急性梗死的敏感性更高。初始血管造影检查可行 CT 血管造影（CTA）、MR 血管造影（MRA）或常规导管血管造影。常规血管造影是诊断与鉴别 SVAD 的金标准。MRA 的总体敏感性低于 CTA 或常规脑血管造影，但常作为首选的初始无创检查方式；因为没有电离辐射并且可提供额外的信息。MRA 应包括时间飞跃（TOF）血管造影、对比剂增强的血管造影、T1 脂肪饱和影像。TOF 血管造影用于在脑血管造影之前确认血流限制性病变。T1 脂肪饱和影像通过探测壁内血肿（动脉夹层的必要条件）有助于改善无创血管影像的特异性。最后，夹层常引起血流紊乱而使 TOF MRA 影像模糊，对比剂增强的 MRA 可改善夹层形态的轮廓。也应行颅内血管结构的血管造影来排除作为卒中致病病因的颅内大血管闭塞，并评估颅内侧支循环。

治　疗

硬膜外 SVAD

历史上的一线治疗是抗凝或抗血小板药物治疗（流程图 15.1 中①～③）。尽管临床病程呈良性，但人们认识到初始病变与抗凝治疗的并发症越来越多。最近比较抗凝与抗血小板药物治疗的随机对照试验与多项观察性研究均显示抗凝组的卒中风险略低；但两组间未发现明显的统计学差异；接受抗凝治疗的患者的出血风险高于接受抗血小板治疗的患者。不幸的是，还没有比较在血流限制性狭窄、闭塞、低灌注综合征的 SVAD 患者中使用抗凝与抗血小板治疗的随机对照试验。

鉴于前面讨论过 SVAD 治疗的解剖学与临床考量的局限性，治疗椎动脉夹层的第一步是确定患者的临床状态、夹层的形态与部位（流程图 15.1 中①～③）。

对于神经功能稳定的硬膜外 SVAD 患者，抗血小板治疗在非血流限制性狭窄或闭塞中往往已足够，可分别预防颈部椎动脉基底膜暴露活化血小板引起的栓塞性缺血性卒中或 V4 远端水平的残端栓子（流程图 15.1 中②和③）。在接受阿司匹林治疗后出现血流限制性狭窄、明显的血栓、血流紊乱或突破性梗死的神经功能稳定的 SVAD 患者中，抗凝治疗能更好地预防缺血性卒中（流程图 15.1 中⑤和⑥）（图 15.1）。有低灌注综合征的神经功能不稳定的 SVAD 患者应考虑血管内再通与修复。此外，应仔细研究颅内血管影像，排除串联性颅内大血管闭塞。串联性颅内大血管闭塞的治疗不在本章的讨论范围之内；但在存在低灌注综合征的情况下应考虑机械取栓（流程图 15.1 中④）。抗凝治疗失败的 SVAD 患者可从血管内闭塞以预防进一步栓塞性卒中或从支架重建中获益。考虑干预时，若夹层累及优势侧椎动脉且侧支循环有问题，应在抗凝治疗失败后行球囊闭塞试验（BTO）来指导治疗。BTO 失败或没有明确侧支循环的患者应考虑支架植入术。累及非优势侧椎动脉、侧支循环充分或通过 BTO 的 SVAD 患者，支架植入术与血管内闭塞都可选。重要的是，支架植入术不会影响未来的血管内闭塞（流程图 15.1 中⑦～⑨）。

硬膜内 SVAD

累及椎动脉 V4 段的硬膜内 SVAD 有发生 SAH 与形成 PSA 的倾向，需考虑治疗。治疗有 SAH 或 PSA 的硬膜下 SVAD 将涉及后面的后循环夹层动脉瘤章节。若硬膜下 SVAD 没有 SAH 与 PSA 但超过正常外膜边界，除非有应尽可能避免抗凝的 SAH 风险以及应尽可能避免牺牲血管的累及小脑后下动脉起始部的夹层，否则可用硬膜外 SVAD 的治疗流程来进行处理。

血管内治疗——手术细节

SVAD 患者的血管内治疗仍有争议，在选择适当的治疗方法时须考虑到前面详细描述过的多种因素。一旦导丝到位就不应放弃，因为一旦放弃后可能无法再次到位。若路径丧失后无法通过前向路径重新到位，应考虑闭塞血管与从对侧椎动脉的逆向路径。当考虑支架植入术时，应尽可能使用闭环支架将栓子碎片限制于支架与动脉壁之间（图 15.2）。面临有可能治疗将来形成的 PSA 时，选择可通过微导管的支架是明智的。考虑闭塞血管时，应在夹层远、近端闭塞动脉，防止将来通过正向或逆向血流形成 PSA。在夹层远端释放弹簧圈或微血管塞子，然后用液态栓塞剂、弹簧圈向夹层近端栓塞或释放近端微血管塞子来完成闭塞。微血管塞子仅适用于有合适的至少 13 mm 长的直血管中。

并发症防治

除了接受口服抗凝治疗的患者以外，其他所有接受血管内治疗的患者都应在手术中充分肝素化以避免栓塞性并发症。当考虑支架植入术时，为了尽可能确认任何潜在的药物不耐受，应尽可能在不给予负荷剂量的情况下提前给予双联抗血小板药物治疗。夹层应避免行血管成形术，因为其可导致 PSA 形成或外渗进入软组织。若需经逆向入路穿越夹层植入支架，对侧导管操作时间应尽可能减小从而避免发生低灌注。球囊保护有利于避免栓塞性并发症，特别是在低灌注综合征情况下尝试支架完全闭塞或用液态栓塞剂联合弹簧圈闭塞时。因此，可用微血管塞子来闭塞，因为其有即刻闭塞的特性；但如前所述，微血管塞子只适合于直的动脉节段。

预后

2015年2月发表的一项比较抗血小板与抗凝治疗颈部动脉夹层[卒中中的颈部动脉夹层研究（CADISS）]的随机对照试验报道了在已确认的颈部动脉夹层患者中，抗血小板治疗的缺血性卒中发生率为2%，抗凝治疗则为1%；抗凝组的严重颅内出血发生率为1%，抗血小板组为0%（支持流程图步骤2、3、5）；抗凝治疗组与抗血小板治疗组的卒中与死亡主要终点的差异在95%置信区间上无明显的统计学差异。但该研究不能区分夹层的临床表现与形态学特征。

最近的一项包含370例颈动脉与椎动脉夹层患者的研究比较了抗血栓治疗。在颅外夹层患者中，54.4%接受抗血小板治疗，28.9%接受抗凝治疗，11.2%接受联合治疗；抗血小板治疗组的缺血性与出血性事件的发生率为10.1%，抗凝治疗组9.3%，联合治疗组为13.8%。在自发性夹层患者中，55%接受抗血小板治疗，29.4%接受抗凝治疗，12.5%接受联合治疗；抗血小板治疗后6.9%有新发或复发性缺血与出血事件，抗凝治疗后有11.1%，联合治疗后有20%。在颅内夹层患者中，63.1%开始接受抗血小板治疗，19.7%开始接受从抗凝治疗，14.5%开始接受从联合治疗；抗血小板治疗组的缺血性与出血性事件发生率为8.5%，抗凝治疗组为15.4%，联合治疗组为18.2%。抗血栓治疗与缺血性/出血性事件与临床预后的相关性在所有夹层类型中都不明显。作者的结论是，抗血小板与抗凝治疗颅外与颅内颈动脉与椎动脉夹层的新发或复发事件类似（支持流程图步骤2、3、5）。

2016年Arnold等发表于 *Stroke* 上的一项前瞻性研究包含195例SVAD患者，除有禁忌证外均给予6个月的抗凝治疗。研究结果显示，82%的患者通过国立卫生研究院卒中量表（NIHSS）预测的预后良好（支持流程图步骤5、6）。基线NIHSS评分较低与年龄较小是预后良好的独立预测因素。

Daou等的一项分析包含112例患者120个颈动脉与椎动脉夹层性PSA，总体而言，18.3%为颅内，81.7%为颅外，平均大小为7.3 mm；平均随访时间为29.3个月，3.3%的患者有TIA复发；随访影像显示13.8%的PSA增大，30.2%愈合，56%保持稳定；总共有20.8%的患者接受了药物治疗以外的干预（支架植入术、弹簧圈栓塞术、血流导向或夹闭）。作者的结论是，颈动脉与椎动脉的夹层性PSA呈良性病程，多数在随访时不会引起症状或增大。药物治疗作为初始治疗已足够；但仍有超过20%的患者需要进行进一步干预（支持流程图步骤2、3、5、8）。

Pham等的一项系统性文献综述检测了血管内支架植入术治疗颈动脉与椎动脉夹层的安全性与有效性，共8篇报道仅包含10例（12支血管）椎动脉夹层；技术成功率为100%，平均血管造影随访时间为7.5个月；在平均26.4个月的临床随访期间没有新发神经功能障碍。

临床与影像学随访

SVAD患者的临床与影像学随访取决于治疗方式与初始检查。所有接受初始血管造影或血管内治疗的患者都应在2周随访，评估腹股沟穿刺点与任何新发症状。抗凝治疗的患者应常规定期随访，每周检查国际标准化比值直到稳定状态，然后每月检查一次。抗血小板与抗凝治疗的患者都应6～8周时行门诊随访检查神经系统功能，3个月时再次行血管造影检查。继续抗凝或抗血小板治疗直至内膜愈合和管腔恢复；无法愈合的夹层应考虑血管内治疗。

专家述评

尽管SVAD主要采用抗血小板药物治疗，往往呈良性病程；但更严重的SVAD的治疗仍有争议，特别是CADISS研究未能解决的表现更恶性的低灌注综合征、血流限制性狭窄、最大剂量药物治疗下的突破性梗死的SVAD患者。

神经功能稳定的患者主要考虑是否有梗死表现、狭窄的程度颌夹层的形态。血流限制性狭窄的SVAD患者更可能形成富纤维蛋白血栓而不是富血小板血栓，因为血流停滞将激活凝血级联反应。有附壁血栓的不规则夹层患者体内有血栓形成可能。我们相信，表现为梗思与血流限制性狭窄或有附壁血栓的不规则夹层的神经功能稳定的SVAD患者更应考虑接受抗凝治疗而不是抗血小板治疗。

最大剂量抗凝药物治疗失败且没有低灌注综合征的SVAD患者没有替代治疗方案；我们相信给予血管内治疗是合适的，可考虑闭塞血管或支架植入术。若对侧椎动脉代偿不足或患者BTO失败，支架植入术是这类SVAD患者的唯一选择。若患者通过了BTO，则主要考虑的是潜在梗死的面积；因为有梗死面积较大的患者更可能在支架植入术后发生出血性并发症（因为需双联抗血小板药物治疗）。因此，我们认为在抗凝治疗失败的情况下，对于梗死负荷较小的患者，支架植入术是更合适的选择，而对于核心梗死较大的患者，牺牲可能更合适。

表现为低灌注综合征的神经功能不稳定的SVAD患者代表了SVAD患者的最高风险组。由于存在脑干梗死与闭锁综合征的可能性，我们认为出现低灌注综合征的患者应考虑紧急血运重建治疗。

虽然大多数SVAD在8～12周内愈合，但有些可能需要更长的抗血栓治疗才能完全愈合。我们往往推荐在8～12周时再次行影像学检查，然后每3个月检查直至完全愈合。若在6～12个月内没有愈合，可考虑血管内修复；但我们相信仅在患者抗血小板治疗失败后进行，因为抗血小板药物的长期风险相对较低。

总之，与钝性脑血管损伤相比，SVAD的恶性表现相当罕见，从而限制了对这类疾病的研究，并且多数情况下需重复临床研究。但幸运的是，我们有许多抗血栓药物与血管内器材来优化我们的治疗策略。

J. Scott Pannell, MD, and

Alexander A. Khalessi, MD

University of California San Diego,

San Diego, CA

主 编 述 评

与自发性颈内动脉夹层一样，这类疾病有使用抗血小板药物治疗的最佳适应证，偶尔也是血管内治疗的最佳适应证。虽然可行手术搭桥，但这种情况并不多。发生于优势侧椎动脉的夹层可用多种血运重建方式来增加夹层部位的血流，包括从颈动脉循环和枕动脉插入移植物到椎动脉。

Robert F. Spetzler, MD

Barrow Neurological Institute, Phoenix, AZ

推荐阅读

[1] Arnold M, Kurmann R, Galimanis A, et al. Differences in demographic characteristics and risk factors in patients with spontaneous vertebral artery dissections with and without ischemic events. Stroke 2010; 41(4): 802−804

[2] Daou B, Hammer C, Mouchtouris N, et al. Anticoagulation vs antiplatelet treatment in patients with carotid and vertebral artery dissection: a study of 370 patients and literature review. Neurosurgery 2017; 80(3): 368−379

[3] Debette S. Pathophysiology and risk factors of cervical artery dissection: what have we learnt from large hospital-based cohorts? Curr Opin Neurol 2014; 27(1): 20−28

[4] Fusco MR, Harrigan MR. Cerebrovascular dissections — a review part I: spontaneous dissections. Neurosurgery 2011; 68(1): 242−257, discussion 257

[5] Gottesman RF, Sharma P, Robinson KA, et al. Imaging characteristics of symptomatic vertebral artery dissection: a systematic review. Neurologist 2012; 18(5): 255−260

[6] Hassan AE, Jadhav V, Zacharatos H, et al. Determinants of neurologic deterioration and stroke-free survival after spontaneous cervicocranial dissections: a multicenter study. J Stroke Cerebrovasc Dis 2013; 22(4): 389−396

[7] Markus HS, Hayter E, Levi C, Feldman A, Venables G, Norris J; CADISS trial investigators. Antiplatelet treatment compared with anticoagulation treatment for cervical artery dissection (CADISS): a randomised trial. Lancet Neurol 2015; 14(4): 361−367

[8] Metso TM, Metso AJ, Salonen O, et al. Adult cervicocerebral artery dissection: a single-center study of 301 Finnish patients. Eur J Neurol 2009; 16(6): 656−661

[9] Pham MH, Rahme RJ, Arnaout O, et al. Endovascular stenting of extracranial carotid and vertebral artery dissections: a systematic review of the literature. Neurosurgery 2011; 68(4): 856−866, discussion 866

[10] Rahme RJ, Aoun SG, McClendon J Jr, El Ahmadieh TY, Bendok BR. Spontaneous cervical and cerebral arterial dissections: diagnosis and management. Neuroimaging Clin N Am 2013; 23(4): 661−671

[11] von Babo M, De Marchis GM, Sarikaya H, et al. Differences and similarities between spontaneous dissections of the internal carotid artery and the vertebral artery. Stroke 2013; 44(6): 1537−1542

第16章　慢性颈内动脉闭塞

Nina Z. Moore, Andrew M. Bauer, and Peter A. Rasmussen

　　摘　要：慢性颈内动脉闭塞治疗困难，即使患者接受最佳药物治疗，仍有短暂性脑缺血发作、灌注不足和卒中复发，导致临床表现进行性恶化。本章讨论了药物治疗、血管内干预和外科手术搭桥的作用，并探讨了围绕这些治疗策略的争议。颅外颈动脉−颈内动脉（EC−IC）搭桥技术仍是慢性颈动脉闭塞治疗的一个重点。关于EC−IC搭桥有效性的争论尽可从文献上得知；尽管优化药物治疗是标准方案，但治疗持续存在症状的患者仍然比较困难。本章也讨论了对慢性颈内动脉闭塞患者的评估，有助于描述影响临床进展的因素以及确认可从手术干预中获益的患者亚组。本章提供了评估慢性颈内动脉闭塞的流程图，并探讨了手术与血管内治疗策略的有效性；详细描述了EC−IC搭桥技术以及常见并发症及其防治。关于慢性颈动脉闭塞的生理学以及血流动力学改变对神经功能保存的影响等诸多方面的问题仍需进一步研究；对这种病变的深入理解可能能有朝一日能够提高治疗的成功率。

　　关键词：颈内动脉，闭塞，动脉粥样硬化，缺血性卒中，低灌注

概　述

　　动脉粥样硬化性疾病引起的慢性颈内动脉（ICA）闭塞导致同侧颈动脉供血区约10%的短暂性脑缺血发作（TIA）以及15%～25%的缺血性卒中。与表现为严重神经系统症状急性发作的急性ICA闭塞相比，这类患者的病程常表现为渐进性认知功能下降，并有致残性TIA复发、症状性低灌注和卒中复发。此外，即使没有明显的神经系统事件，连续影像学检查也可能发现进行性脑容量丢失。尽管患者接受最佳药物治疗，但同侧缺血性卒中的2年风险仍达10%～15%。Yasargil在1969年首先报道了颅外−颅内（EC−IC）直接搭桥手术，将颞浅动脉（STA）与大脑中动脉（MCA）的远端分支吻合以增强大脑半球灌注。从那时起，几乎没有其他神经外科手术比此更有争议。两项大型随机对照试验以卒中作为主要终

点，结果显示手术获益不比药物治疗多；然而，仍有一部分患者可能从手术血运重建中获益。

　　本章关于治疗决策的主要争议包括：
　　（1）慢性ICA闭塞是否应该接受治疗？
　　（2）慢性症状性ICA闭塞应通过药物治疗、血管内治疗还是EC−IC搭桥治疗？
　　（3）开放式血管内技术的作用。
　　（4）低流量与高流量EC−IC搭桥的作用。

是否治疗

　　大量文献报道了颈动脉的动脉粥样硬化闭塞性疾病，支持症状性重度颈动脉狭窄患者接受颈动脉内膜剥脱、血管内动脉成形术与支架植入术。但关于颈动脉闭塞的治疗仍不十分清楚。慢性颈动脉闭塞是否出现症状，理论上主要与Willis环以及大脑自主调节系统代偿的充分性有关，可在颈动脉闭塞引起血流量下降的情况下保持灌注。

　　通常被接受且有指南支持的观点是，无论是否有神经系统症状，所有患严重动脉粥样硬化性疾病与颈动脉狭窄或闭塞的患者都应接受积极的药物治疗（流程图16.1中①、③、⑤），包括治疗高血压（目标血压＜140/90 mmHg）、戒烟、治疗高血脂（目标低密度脂蛋白胆固醇＜100 mg/dL）和糖尿病（目标血红蛋白A1C＜7.0%）。这些患者还推荐使用阿司匹林（ASA）或氯吡格雷进行抗血小板治疗。

　　如果在接受最佳药物治疗的情况下症状仍然持续存在，可考虑进行手术治疗，手术选择包括通过直接或间接EC−IC搭桥进行血运重建（流程图16.1中⑥）。在实践中，选择手术治疗的患者必须有药物治疗无效的持续症状和脑灌注不足的客观证据，具体讨论如下（图16.1）。

解剖学因素

　　在解剖学方面主要需要考虑的因素是颈外动脉

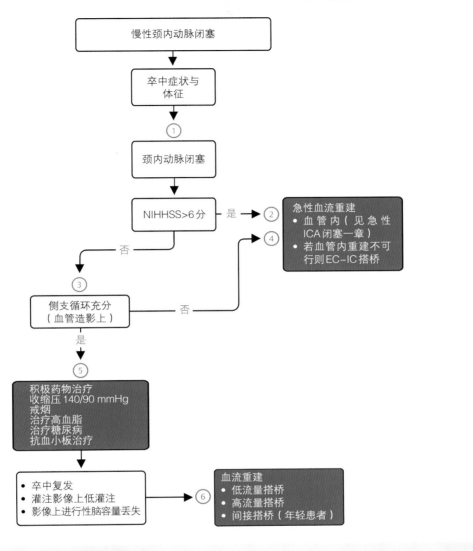

流程图 16.1　**慢性颈内动脉闭塞的治疗决策流程。**

（ECA）作为供体的充分性以及 Willis 环的具体解剖结构和侧支循环模式。ICA 近端动脉粥样硬化闭塞的患者通常也患有 ECA 近端病变。在这种情况下，ECA 动脉内膜切除术或支架植入术应先于颅内吻合完成。我们在一些患者中观察到远端侧支进入近端闭塞的 ECA，提示 STA 通畅；在 EC–IC 搭桥前，可用颈总动脉或锁骨下动脉与 ECA 搭桥。

　　为保证直接 EC–IC 搭桥保持通畅，STA 的直径应至少为 1 mm。若 STA 很细或不存在，可尝试通过适当改变的脑-硬脑膜-颞肌-动脉融合术（EDAMS）进行间接搭桥。接受间接搭桥手术的成人颈动脉闭塞患者的预后不如接受间接搭桥手术的年轻烟雾病患者。

　　考虑 EC–IC 搭桥时，侧支循环的模式非常重要（流程图 16.1 中③～⑤）；应行双侧颈内动脉、颈外动脉以及椎动脉的血管造影（见后述）。有些患者侧支循环良好，没有低灌注的客观证据，应重新评估引起症状持续的原因。前交通动脉与后交通动脉通畅的患者可维持相对正常的大脑半球灌注。没有完整 Willis 环的患者常经 ECA 通过眼动脉或脑膜中动脉充盈部分床突上段。在开颅手术时应注意不要弄断这些侧支循环。

病理生理学

　　大脑的关键功能直接依赖于邻近的持续血流输送代谢底物。与其他器官系统不同，大脑几乎没有内在能量储备，一旦受损，几乎没有修复能力。研究显示，低于每分钟 15 mL/100 g 的血流量若持续超

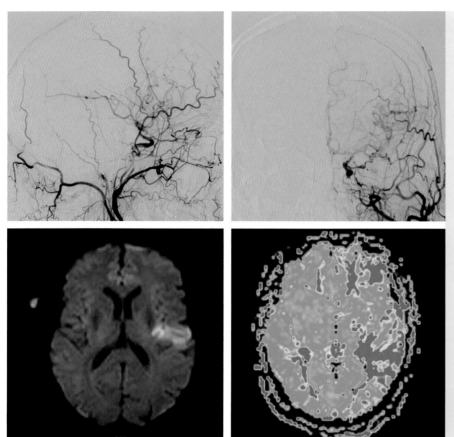

图16.1　低灌注的颈内动脉闭塞。左侧颈内动脉的前后（AP）位与侧位视图显示颈内动脉闭塞，通过侧支血流重建。MRI灌注的弥散加权影像显示卒中的证据，在平均通过时间灌注影像中显示更大面积的低灌注区。

过1小时可导致永久性细胞损伤与细胞死亡。众所周知，颈动脉内膜切除术中短时间血流量低于每分钟18 mL/100 g就可导致脑电图（EEG）记录近乎均匀的抑制，提示细胞功能障碍。大脑半球"缺血半暗带"中的血流量低，可导致慢性颈动脉闭塞的进行性梗死；直接与侧支循环的模式以及灌注压的充足性有关。若不治疗，低灌注可导致一系列异常细胞信号转导和炎性标志物释放，从而导致细胞凋亡与细胞死亡。

诊断检查

临床评估

所有患者由血管神经科医生评估如前所述的危险因素。考虑手术干预前应充分评估（流程图16.1中⑤）。评估危险因素时，调查症状的严重程度、频率和持续时间非常重要。慢性低灌注患者可能有抑制性症状，包括失语、偏瘫或感觉障碍，这些症状可能随着血压升高而消退。许多患者有慢性、复发性、致残性TIA或常描述的典型低灌注的"肢体颤抖"变异。一些患者有位于大脑前动脉（ACA）与大脑中动脉（MCA）或大脑后动脉（PCA）之间分水岭区域的复发性卒中。对这类症状持续的患者应进行干预。重要

的是要记住，有与影像学上观察到的卒中/卒中体积不成比例的神经系统症状的患者进展为不可逆的进行性梗死的风险非常高。

影像学

所有患者往往首先通过磁共振成像（MRI）扫描进行评估，以确定梗死负荷与位置。若可行MR灌注成像，有时对确定病因是血栓栓塞事件还是低灌注非常有用。计算机断层扫描（CT）血管造影通常用于确诊颈部颈动脉闭塞，并提供关于侧支循环模式的信息。我们在临床实践中下一步行6血管脑血管造影，不仅能确诊ICA闭塞，也能提供脑循环模式的信息（流程图16.1中②～④）；此外，其还可显示颞浅动脉或枕动脉作为搭桥供体的充分性。如前所述，如果ECA闭塞，可能需要进一步手术治疗。手术干预前应行脑灌注成像，如正电子发射断层扫描（PET）、单光子发射计算机断层扫描（SPECT）、氙增强计算机断层扫描（XeCT）、动态灌注计算机断层扫描（PCT）、MRI动态磁敏感对比增强（DSC）、动脉自旋标记（ASL）和多普勒超声。所有方式都有优点与缺点，但这超出了本章的讨论范围。也可行其他方法（给予乙酰唑胺、屏气）来提供关于脑储备充分性的

信息。通常，灌注成像方式的偏好具有机构特异性。在我们的实践中，我们通常在给予乙酰唑胺前后使用SPECT进行扫描。

鉴别诊断

颈动脉闭塞的原因往往是动脉粥样硬化，但也可能包括夹层、放射性损伤、肿瘤或大血管动脉病变。实际上，闭塞的原因可能并不重要，因为症状常是闭塞与低灌注的结果，而不是致病因素本身。但大血管动脉病变或血管炎是例外，因为它们可影响任何搭桥的效果。

须仔细研究这类患者的症状；详细询问患者的神经功能障碍的类型，通过与家属沟通证实，并辅以患者报告的结局度量工具，是非常有价值的。TIA或进行性卒中可由低灌注、血栓栓塞（残端栓塞）事件、癫痫发作或潜在的神经系统疾病引起。MRI或灌注成像上的梗死类型对鉴别血栓栓塞事件和低灌注可能有用。使用经颅多普勒超声进行栓子监测也可能是有用的。

治　疗

治疗选择

治疗选择通常介于继续保守治疗直接或间接、手术搭桥或在某些情况下进行血管内血运重建与支架植入术之间。大多数患者在药物治疗失败后转为接受手术治疗。我们往往对持续存在神经系统症状且灌注成像显示低灌注证据的患者进行EC-IC搭桥。虽然有慢性颈动脉闭塞进行血管内血运重建的报道，但我们通常不采用该方法。

保守治疗

保守治疗之前已详细讨论。一般来说，所有心血管危险因素都应尽可能接受最佳药物治疗。戒烟、控制血压以维持足够的脑灌注压、降胆固醇药物、抗血小板药物都属于药物优化治疗的一部分。

脑血管外科手术——手术细节

选择合适的STA搭桥候选者要求额支或顶支的血管直径至少为1 mm，并且长度足以确保吻合部位不会受到张力。在手术开始时使用Mayfield头架固定患者头部，与地面平行，颧弓位于最高点。使用多普勒超声追踪颞浅动脉，同时标记额支与顶支。切口应以血管为中心，顶支供体采用线形或"T"形切口，或向额部延伸以额支为供体。需注意使用小的肌腱剪刀仔细解剖分离血管；分离血管后夹闭并切断血管的时机则按外科医生喜好进行。在我们机构倾向于保持血管完整，保持其既往循环，根据是选择使用额

支还是顶支作为供体，分别仔细行环绕血管或血管后方的开颅术。注意避开硬膜侧支吻合区域，开颅后星芒状切开硬脑膜，使吻合能穿过硬脑膜。然后将手术显微镜置入术野，选择与供体大小相匹配的受体动脉血管。优先在侧裂上方的额叶部分寻找M4动脉，如果没有发现受体血管或STA分支太短，则在颞部寻找M4分支。若没有找到良好的供体，可以分离侧裂浅部。同样，如果未找到良好的受体，则可改变手术方式为EDAS或EDAMS。

一旦找到受体血管，仔细去除血管周围的蛛网膜，搭桥目标区域发出的任何小分支都用低功率双极电凝烧灼后切断，防止吻合过程中分支反向出血。准备供体血管，切除动脉外膜与肌层形成干净的吻合端；末端剪成45°斜角，在近端线形切开形成"鱼口状"。然后用2个微型AVM夹夹闭受体血管，小心使夹子成角离开操作区域。然后用Beaver眼科刀片切开受体动脉，长度匹配鱼口状切开的供体血管，或用显微剪刀椭圆形切开动脉。

随后使用10-0尼龙缝线以间断缝合或连续缝合方式进行端端吻合。在关闭吻合前，M4血管回血冲掉血栓，开放STA夹冲走所有血凝块；肝素再次冲洗血管。我们不常规行全身肝素化。完成吻合后用微型多普勒与吲哚菁绿确认移植物通畅。然后观察5分钟证实吻合通畅；若通畅则关闭硬脑膜，不要缩窄移植物，颅骨瓣修剪后复位，避免压迫移植物。

在进行EDAMS或EDAS时在放置移植血管的一些区域打开蛛网膜，并在动脉与肌肉上方缝合硬脑膜，使其附着于颅外结构，用硬脑膜与颅骨瓣的缩窄部分压向脑部。

血管内治疗——手术细节

后循环或对侧前循环血流受限时可用血管内治疗通过血管成形术或支架植入术来改善侧支循环血流。若对侧血管狭窄，血管成形术或治疗前可置入远端保护装置。已有报道开通慢性颈动脉闭塞的技术，但也存在发生血管穿孔、夹层或出血的风险。

并发症防治

选择搭桥的部位时应确定当前的侧支循环状况，因为侧支血流可来自脑膜中动脉的硬脑膜动脉。若在侧支循环区域开颅，将增加破坏侧支循环的风险（图16.2）。术前血管造影应确定侧支循环，在通过搭桥增加血流的手术中避免损害侧支血流。此外，仔细清除供体血管的外膜和颅内受体血管的蛛网膜有助于提高搭桥成功率。应注意保留足够长度的供体血管来避

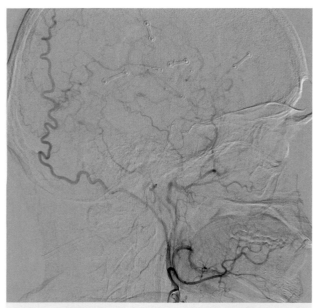

图16.2　硬脑膜侧支血管。显示之前的搭桥开颅，硬脑膜血管形成的侧支循环供应颅内血管。

免张力，选择受体血管时不要使供体血管有张力。若供体血管的大小和受体血管的大小和位置选择合适，可增加搭桥的成功率。

预后

颈动脉闭塞手术研究（COSS）显示，虽然手术搭桥改善了灌注，但术后30天的卒中风险仍为15%，

可能是血流动力学竞争的结果，2年的卒中风险为21%（支持流程图步骤5、6）。即使ICA狭窄患者接受最佳药物治疗，2年的卒中风险仍为22.7%。我们对74例颈动脉闭塞患者进行回顾性研究，他们均接受最佳药物治疗且在2007年至2015年接受EC-IC直接搭桥，卒中率为8.6%。该结果提示接受最佳药物治疗后仍有症状的患者可从EC-IC搭桥中获益（支持流程图步骤5、6）。此外，TIA复发几乎都消失，神经功能恶化往往也能停止或改善。应对有希望的搭桥部位进行血流动力学检查，防止血流竞争相关性卒中。

稳定性与复发率

COSS研究的结果显示98%的搭桥通畅，末次随访时通畅率为96%。随着时间的推移，为了适应脑循环的需求，搭桥移植血管增粗并成熟（图16.3）（支持流程图步骤5、6）。动脉粥样硬化是一种进展性疾病，特别是在依从性不良的患者中，尽管接受最佳药物治疗，仍然显示出较高的卒中发生率以及其他动脉粥样硬化性疾病相关病程（如心肌梗死和外周血管疾病）的高风险。

临床与影像学随访

我们机构在术后2周检查切口，术后4～6周再次评估。在6个月时行乙酰唑胺检查随访评估灌注。随后，由监测动脉粥样硬化性疾病的全科医生或神经科医生每年对患者进行随访。往往每隔几年行脑血管造影监测侧支循环疾病。

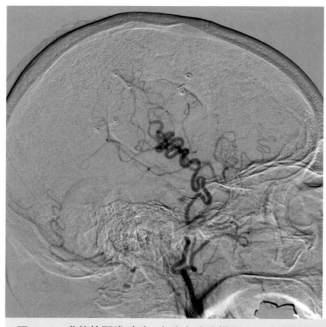
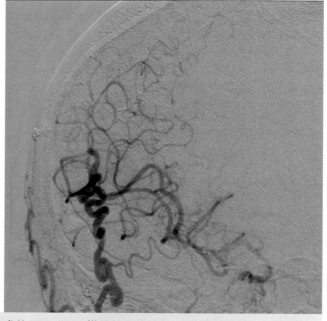

图16.3　成熟的颞浅动脉-大脑中动脉搭桥。10年随访时的成熟STA-MCA搭桥的血管造影AP与侧位影像，与之前的术后5年的影像相比结果稳定。

在所有神经外科手术中几乎没有像EC-IC搭桥一样有着悠久且极具争议的历史。尽管两项多中心前瞻性随机试验的客观数据显示，手术在预防卒中方面没有获益，但仍在全球范围内常规开展。也许这是因为神经外科医生与卒中神经科医生一直相信手术在药物治疗无效的低灌注以及伴随其他慢性脑低灌注的症状的患者中的有效性，包括改善进行性神经功能下降、缓解药物治疗无效的TIA和减少影像学无法解释但证实为梗死组织的神经功能障碍。

STA-MCA搭桥接受了最早一批的随机试验，引发了当时循证医学的热潮；也许手术的持续开展说明了试验设计不充分，过度依赖单个预后指标。慢性低灌注的患者不能只关心有没有卒中，他们还受折磨于对将来发生卒中、TIA复发的致残性、一般的精神迟钝与平淡情感的恐惧和焦虑；经验资料支持在这类患者中使用EC-IC搭桥来治疗这些其他问题，因为我们不是在治疗颈动脉闭塞，而是联合治疗患者的整个"人性"问题。

Peter A. Rasmussen, MD
Cleveland Clinic, Cleveland, OH

慢性ICA闭塞往往无症状，在其他疾病检查时或常规颈动脉多普勒检查时意外发现。这类病例主要因为运气好，有完整的Willis环代偿闭塞血管的血流下降，且在闭塞时没有相关的临床栓塞事件。

大多数症状性闭塞有临床明显的相关性栓塞事件证据，有些表现为严重卒中与高NIH卒中量表评分。目前，通常通过血管内血运重建来解决串联病变，同时进行颅内机械取栓以及使用或不使用支架的颅外颈动脉血管成形术。随后对这些患者进行彻底检查，开始给予最佳药物治疗以处理潜在的危险因素。

最后一类有症状的患者难以捉摸，神经外科医生一直认为其表现为持续缺血性症状但没有完全性半球梗死。我们相信这类患者的颈动脉闭塞或Willis环与其他颅内侧支不足引起的脑低灌注并没有良好处理，他们预测了同侧半球脑血流减少和最大自我调节血管舒张的生理特征。我们也相信，若人为扩张邻近未受累（非缺血性）的循环床（如通过乙酰唑胺或屏气），将导致这些缺血区域的盗血和潜在的相关临床表现恶化；可利用各种影像学与其他血管检查来明确这类患者。我们也报道了在临床实践中遭遇过这类罕见的患者，尽管接受最佳药物治疗，但仍表现为TIA复发或轻度卒中，可在升高血压后改善。

但事实上两项独立的前瞻性随机多中心试验（后者比前者好，但并不完美）都显示手术增加这类患者的血流没有临床获益。

也就是说，我相信有这类患者，但不确定他们是否能在闭塞事件后几周或最多1或2个月仍然存活。脑自主调节的驱动性与需求很大，血管生成因子在绝大多数病例的早期血流缺失后脑存活中促进侧支循环建立。

我的方法是早期确定初发事件后数天内症状复发且受助于血液稀释与诱导性高血压的患者。脑MRI显示ACA与MCA以及MCA与PCA供血区之间分水岭的多发性小缺血性梗死灶。与未受累的大脑半球相比，高级灌注影像往往显示受累半球的循环时间大大增加，同时脑血流量降低，脑血容量相对稳定或增加。额外给予乙酰唑胺后，供应循环床的邻近未受累侧支的盗血将使脑血流量进一步减少。

一旦确认这类患者，行全面的6支血管造影，包括交叉充盈评估ACA，以及Alcott试验评估PCA。注意任何已存在的通过颈外动脉侧支供应同侧眼动脉的侧支；也要评估STA作为颅外-颅内搭桥供体的可能性。最后评估有无逆向血流进入闭塞颈动脉，确认岩骨海绵窦段颈内动脉的通畅性。

我的治疗模式基于如下情况，即多数主要血流缺失的患者表现为初始NIH卒中量表评分较高，并且在超过数小时的显著血流缺陷中无法存活。因此，在迟发性（慢性）症状性ICA闭塞需要增加血流量是为了获得相对较低的流量。首先评估是否可恢复闭塞颈动脉的血流。若注意到从颈外动脉或其他动脉注射造影剂可逆向充盈岩骨海绵窦段颈动脉，这将是首选治疗。分别采用球囊导引导管或血流反转系统行血流阻断/反转，颈动脉采用血管成形术与支架植入术治疗，在恢复正向血流前用超声确认通畅性以及没有腔内血栓。

若岩骨海绵窦段颈动脉没有逆向充盈，尽管风险更高，但仍可通过血管内恢复正向血流；这是因为可用多个支架来卡住岩骨海绵窦段的任何腔内血栓。由于血管内超声不易导入上述颈动脉节段来确认通畅性以及没有潜在栓子，因此与下述其他手术步骤相比，操作风险高得多。

下一步观察是否可以增加到Willis环通畅部分或相邻侧支循环区域的侧支血流。一个例子是作为颅内侧支血流主要来源的眼动脉；若ECA有严重的局部狭窄，ECA血管成形术与支架植入术可增加通过ECA到眼动脉的血流。同样，如果存在对侧颈内动脉或优势侧椎动脉开口狭窄（分别是ACA或PCA的血流来源），血管成形术与支架植入术是极好的选择。

最后，对于没有真正侧支循环狭窄的病例，直接血管内恢复正向血流太危险，会显著增加血流。在这些情况下，直接颞浅动脉–MCA远端分支吻合仍是最好的选择。若STA太小，也可考虑额外的搭桥来源与人工血管。间接的软脑膜血管成形对烟雾病特别有效，但对慢性缺血性疾病的效果不佳。

Adnan H. Siddiqui, MD, PhD
University at Buffalo, Buffalo, NY

推荐阅读

[1] EC/IC Bypass Study Group. Failure of extracranial-intracranial arterial bypass to reduce the risk of ischemic stroke. Results of an international randomized trial. N Engl J Med 1985; 313(19): 1191−1200

[2] Powers WJ, Clarke WR, Grubb RL Jr, Videen TO, Adams HP Jr, Derdeyn CP; COSS Investigators. Extracranial-intracranial bypass surgery for stroke prevention in hemodynamic cerebral ischemia: the Carotid Occlusion Surgery Study randomized trial. JAMA 2011; 306(18): 1983−1992

[3] Yasargil MG. Anastomosis between the superficial temporal artery and a branch of the middle cerebral artery. In: Yasargil MG, ed. Microsurgery Applied to Neurosurgery. Stuttgart: George Thieme Verlag; 1969: 105−115

第17章 脑静脉血栓形成与闭塞

Matthew R. Reynolds, Kimon Bekelis, Stavropoula I. Tjoumakaris, Pascal Jabbour, and Robert H. Rosenwasser

摘　要：脑静脉窦血栓形成（CVST）和脑静脉闭塞（CVO）是缺血性卒中的罕见形式，诊断和（或）治疗通常比较困难。其致残率和致死率高，快速的临床评估、诊断和治疗极其重要。虽然主要治疗方法仍然是抗凝药物治疗，但手术和血管内治疗可用于特定的患者。作者在本章叙述了CVST/CVO的流行病学、临床表现、病理生理学、影像学特征、评估和处理/治疗方式。

关键词：静脉窦血栓形成，静脉窦闭塞，缺血性卒中，脑出血，高凝状态，"空δ征"，抗凝，血管内治疗，机械取栓，药物溶栓

概　述

虽然近期的临床试验显示机械取栓可使急性缺血性卒中获益，文献也对前循环大动脉闭塞给予了许多关注，但脑硬脑膜窦和静脉血栓形成作为神经系统血管性疾病的一个重要内容却往往不受重视。脑静脉窦血栓形成（CVST）和脑静脉闭塞（CVO）是缺血性卒中的少见形式，占所有卒中的0.5%～1.0%；成人中该疾病的总体发病率每年13.2/1 000 000人。尽管CVST/CVO可发生于任何年龄，但20～30岁的发病率最高，且女性比男性更常见（3∶1）。CVST/CVO的临床体征、症状和标准影像学表现难以捉摸，在历史上一直以来都在诊断方面存在困难。脑血管专家需保持高度警惕，根据临床病史、症状和体征以及影像学检查来建立诊断。未经治疗的CVST/CVO的致残率和致死率非常高，因此及时诊断和治疗非常关键。

本章关于治疗决策的主要争议包括：

（1）CVST/CVO的最佳药物治疗。

（2）CVST/CVO药物与手术治疗。

（3）血管内干预CVST/CVO的指征。

是否治疗

考虑因素：影响CVST/CVO患者治疗决策［药物和（或）手术］的因素包括与患者和病程相关的各种因素。患者因素包括年龄、合并症、临床表现、神经功能状态和估计的预期寿命。某些患者的病程有非常明显的潜在高凝状态（如广泛播散的全身性恶性肿瘤），应考虑保守治疗或姑息治疗（见下述"保守治疗"一部分内容）。但一般来说，由于患者大多比较年轻，应积极给予药物和手术治疗（流程图17.1中①）。

总之，虽然我们对CVST/CVO的自然史仍然了解不够，但大多数证据表明，如果不及时治疗，该疾病的致残率和致死率高（流程图17.1中②～⑥）。若没有主要禁忌证，即使有脑出血（ICH），所有患者都应给予低分子肝素（LMWH）或普通肝素（UFH），随后过渡为口服抗凝药治疗（Ⅰ级证据）（流程图17.1中⑥、⑧、⑨）。若单纯药物治疗没有改善或恶化，且有恶性颅内高压和神经功能状态不良，应考虑手术治疗［脑脊液（CSF）分流、去骨瓣减压（decompressive hemicraniectomy，DHC）、血管内干预］（流程图17.1中⑦、⑩、⑪）。

保守治疗

对于某些患者，考虑单纯保守治疗是合理的，如高龄、存在极端合并症（如广泛播散性肿瘤引起的全身高凝状态）、垂死性神经功能状态、预期寿命较短、无法耐受药物或手术治疗、小的无症状的偶然发现的血栓或患者自身意愿。但是，必须告知这些关于未经治疗的CVST/CVO的自然史，并且可能需要临床随访症状有无进展并通过无创神经影像学检查进行影像学随访。

解剖学因素

脑静脉系统是一个复杂的吻合网络，个体差异很大。一般来说，静脉系统分浅静脉系统和深静脉系

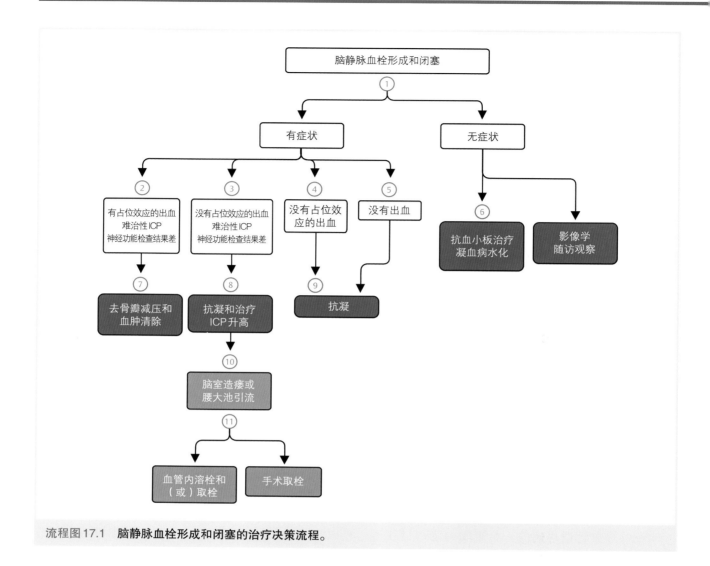

流程图 17.1　脑静脉血栓形成和闭塞的治疗决策流程。

统，都回流入硬脑膜静脉窦（图17.1）。大脑浅静脉以离心方式引流皮质与皮质下白质，包括大脑中静脉（回流入蝶顶窦，然后入海绵窦）、Trolard上吻合静脉［回流入上矢状窦（SSS）］和Labbé下吻合静脉（回流入横窦−乙状窦移行处）。大脑深静脉以向心性方式引流深部灰质和白质，包括成对的大脑内静脉和Rosenthal基底静脉；大脑深静脉在胼胝体压部下方汇入Galen大脑大静脉；Galen静脉依次汇入直窦、窦汇（静脉窦汇合处）、横窦、乙状窦和颈内静脉。

最常受累的硬脑膜静脉窦是SSS（62%）、横窦/乙状窦（41% ～ 45%）、直窦（18%）、颈静脉（12%）和深静脉系统（11%）。神经影像学检查上CVST/CVO所致的脑水肿和（或）出血常与静脉狭窄/闭塞区域有密切的空间关系。例如，SSS的CVST或皮质静脉的CVO表现为额叶、顶叶或枕叶出血或水肿；颞叶异常提示横窦、乙状窦或Labbé静脉受累；

大脑深静脉的CVO可累及深部核团结构（如双侧丘脑）。不典型、脑叶型、双侧或不符合特定动脉灌注区的ICH或水肿强烈提示静脉性病因。

病理生理学

CVST/CVO的病理生理学涉及促血栓形成与抗血栓形成之间的失衡。一项关于CVST/CVO的大型多中心前瞻性研究［脑静脉和硬脑膜窦血栓形成的国际研究（ISCVT）］中，潜在的血栓形成倾向或暴露于已知的促血栓形成药物（如口服避孕药）分别与34%和54%的病例存在相关性。

一般来说，区分两种明显不同的病理机制非常重要：① 主要硬脑膜静脉窦的血栓形成/闭塞，② 脑静脉的血栓形成/闭塞；分清两者对诊断和治疗很重要。在前一种情况下，血栓/闭塞在硬脑膜静脉窦内进展（SSS最常见）。SSS有大量蛛网膜颗粒，是CSF

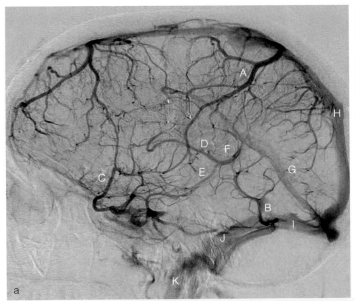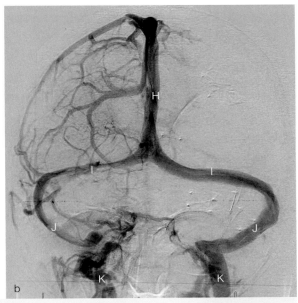

图17.1 右侧颈总动脉注射造影剂（静脉中期）的导管脑血管造影，侧位（a）和前后位（b）。大脑凸面的浅静脉经上吻合静脉（Trolard静脉；"A"）（回流入SSS；"H"）、下吻合静脉（Labbé静脉；"B"）（回流入横窦/乙状窦；分别为"I"和"J"）和大脑中静脉（"C"）（回流入蝶顶窦后入海绵窦）引流。SSS的浅部引流汇入窦汇（静脉窦汇合处）、横窦（"I"）、乙状窦（"J"）、颈内静脉（"K"）。白质的深静脉经成对的大脑内静脉（"D"）和Rosenthal基底静脉（"E"）引流入Galen静脉（"F"），然后汇入直窦（"G"）。静脉血流从直窦延续入窦汇，与浅静脉系统的静脉回流混合。

重吸收入静脉系统的主要途径。血栓形成后，受累静脉窦通过吻合改变流向，维持静脉流出、静脉压和CSF重吸收。若血栓负荷明显或侧支循环不充足，静脉流出道受阻将出现静脉高压，从而干扰CSF重吸收进入硬脑膜窦，最终导致CSF梗阻与颅内高压。这一过程可最终导致弥漫性血管源性和（或）细胞毒性水肿（ATP依赖性离子泵衰竭）、难治性颅内压（ICP）升高和脑静脉梗死伴或不伴静脉性出血。相反，CVO直接阻塞周围脑组织静脉血流的出口，造成静脉和毛细血管压力增高、局部血脑屏障破坏以及该静脉引流区域的脑组织缺血/梗死/出血。

诊断检查

临床评估

每个患者都需要进行详细的病史检查和神经系统检查。病史应着眼于易于产生高凝状态的合并症和药物。神经系统检查应完整，包括眼底检查评估视盘水肿。在病情稳定的患者中应进行神经眼科检查（包括视力和视野检查）。

根据血栓形成/闭塞的部位和负荷，临床体征和症状差异很大，可有头痛（90%）、视力改变/丧失、局灶性神经功能缺损、失语、昏迷、癫痫发作（40%）和死亡。CVST/CVO的潜在病因很多，包括

肿瘤、感染、产褥期、妊娠、获得性和先天性血栓形成倾向、系统性免疫性疾病、贫血、脱水、头部创伤、机械性因素和某些药物（特别是口服避孕药和某些化疗药物）。然而，在高达30%的病例中不能确定潜在病因。

每个CVST/CVO患者应进行完整的生化实验室检查，评估代谢紊乱和（或）隐性凝血疾病，包括获得性和遗传性促血栓形成状态。

影像学

头部计算机断层扫描（CT）：头部CT检测脑水肿、脑实质内出血和梗死非常有用，但结果正常也不能排除CVST/CVO的诊断。平扫CT偶尔也能显示受累硬脑膜窦内的高信号血栓（图17.2a，箭头），CVO表现为沿受累静脉的均一高信号。相当数量的CVST/CVO患者（30%～50%）发生ICH；往往在大面积水肿区域内见到斑片状/点状高密度出血信号，且与特定的动脉灌注区不符（图17.2a）。相比其他ICH的常见原因，出乎意料的水肿范围往往支持静脉性病因；但也能在浅静脉系统与深静脉系统交界区发现没有明显水肿的较小出血（如皮质旁出血）。

计算机断层扫描静脉造影（computed tomographic venography，CTV）：CTV是一种快速、简便、准确的检测CVST/CVO的技术，敏感性达95%。其分辨

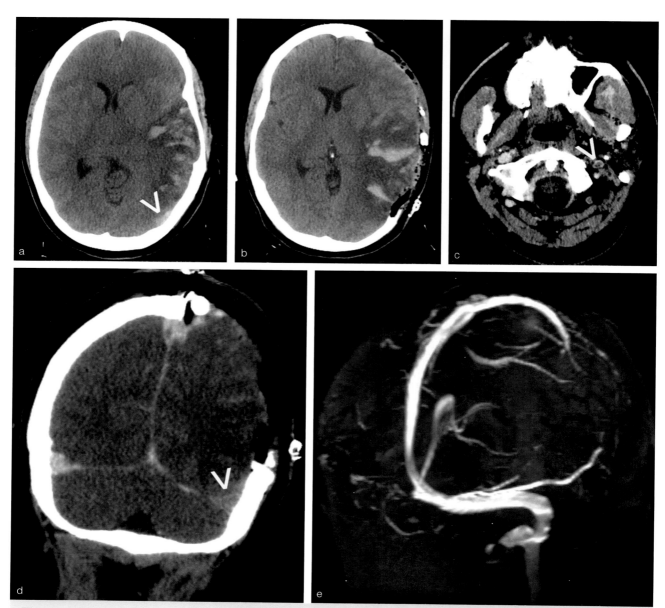

图17.2　1例17岁女性患者，有口服避孕药和吸烟史，表现为急性发作的严重头痛、嗜睡和右侧偏瘫。初始头部平扫CT（a）显示左侧顶叶和颞叶后部大范围水肿和出血，有占位效应、中线偏移和右侧侧脑室额角消失。在左侧横窦和乙状窦观察到明显的高信号（a，箭头），符合DVST。头/颈部CT血管造影未见明显异常（未展示）。由于ICP升高对药物治疗无效，该患者的神经功能状态迅速恶化。随后行大骨瓣DHC治疗恶性颅内高压后，患者神经功能状态明显改善。术后头部CT（b）显示大骨瓣缺损，但占位效应和中线移位缓解。CT静脉造影显示左侧颈内静脉（c，箭头）与乙状窦和横窦（d，箭头，"空δ征"）的血栓（充盈缺损）。术后24小时开始抗凝，临床恢复明显。术后6个月（同时抗凝）行MR静脉造影显示左侧横窦和乙状窦只有部分再通（e）。

率优于常规磁共振静脉造影（MRV）的时间飞跃成像。腔内中央充盈缺损被对比剂增强的硬脑膜侧支静脉通道包围（空"δ"征）高度提示CVST/CVO（图17.2d，箭头）。

磁共振成像（MRI）：MRI是评估硬脑膜静脉窦或脑静脉内充盈缺损的一种极好的方式。T1加权和T2加权MR影像上，血栓在不同时期的表现差异很

大；随着血栓发展，不同时期的血液分解产物将出现不同的信号强度。T2*、梯度回波、磁敏感加权MR序列对检测ICH和硬脑膜窦/脑静脉血栓形成特别有用。T2加权和液体衰减反转恢复（FLAIR）序列能见到血管源性和细胞毒性水肿的高信号区。

MRV：平扫MRV（时间飞跃）是诊断CVST/CVO最常用的方式；与CTV相似，可显示硬脑膜窦

内的中央充盈缺损。对比剂增强的 MRV 更好（如分辨率更高），可避免其中的一些问题。

导管脑血管造影：数字减影血管造影（DSA）是检测 CVST/CVO 的金标准，可获得动态的血管影像，包括动脉早期、中期和晚期、毛细血管期、静脉早期、中期和晚期。完整的检查应包括前循环和后循环的各种角度；也应评估静脉吻合和侧支循环的充分性。在 CVST/CVO 中可观察到静脉淤血、皮质静脉扩张或正常静脉血流逆向。导管静脉造影的大脑静脉系统分辨率更高，能获取硬脑膜静脉窦不同部位的压力。

鉴别诊断

鉴别诊断考虑应包括：肿瘤、海绵状血管瘤、硬脑膜和软脑膜动静脉瘘、自发性高血压性 ICH、凝血病和淀粉样血管病以及烟雾病。

治 疗

CVST/CVO 的治疗取决于总体血栓负荷、血栓部位和患者神经功能障碍的严重程度。意外发现的无症状患者可考虑抗凝或保守治疗（流程图 17.1 中①和⑥），都应进行临床和影像学随访来评估疾病是否进展。

美国卒中学会指南支持对没有严重禁忌证的有症状和无症状 CVST/CVO 患者静脉内（IV）使用普通肝素（UFH）或皮下 LMWH（流程图 17.1 中⑥、⑧、⑨）。一项大型非随机前瞻性研究（ISCVT）比较了 UFH 与 LMWH 治疗 CVST 患者的疗效，结果发现，与使用 UFH 相比，LMWH 治疗后的功能独立性更好，并且出血并发症更少，提示 LMWH 的有效性与安全性更好；然而，两组之间的完全恢复率和死亡率并没有差异。新型口服抗凝药物已被用于治疗 CVST/CVO，包括达比加群（直接凝血酶抑制剂）、利伐沙班（Ⅹa 因子抑制剂）、阿哌沙班（Ⅹa 因子抑制剂）。一些文献显示，这些药物可能与出血和其他不良事件风险增加相关，支持其常规使用的数据非常有限。目前还没有发现 CVST/CVO 患者可从抗血小板药物治疗中获益。

如果无须进行紧急手术清除脑实质内血肿或其他外科手术，ICH 患者不应停止抗凝治疗；多项研究已经证明了抗凝在这种情况下的安全性（流程图 17.1 中⑥、⑧、⑨）。如果计划行急诊手术，首选 IV UFH 抗凝，因为 IV 鱼精蛋白可快速逆转 UFH。

急性期抗凝后患者的神经功能状况稳定或改善后应转为口服抗凝治疗并持续 3 ～ 12 个月。虽然 CVST/

CVO 的影像学缓解并不总是与临床症状改善相符，但常规随访期间重复影像学检查（无创静脉造影）有助于指导治疗的持续时间。尽管接受了积极的药物治疗，仍有约 25% 的患者会发生急性期神经功能恶化。急性期单纯抗凝治疗的患者若没有改善且有 ICP 升高，应针对 ICP 升高进行药物治疗。

若患者有幕上或幕下大血肿或占位性病变即将出现脑疝的临床体征和症状，应考虑 DHC，同时清除或不清除血肿（流程图 17.1 中⑦）。然后应尽快安全地开始抗凝治疗（理想状态是在 24 小时内）。

即使接受了最大限度的药物治疗（没有需手术清除的大血肿或占位性病灶），但若患者的神经功能没有改善或进一步恶化，也应考虑进行血管内干预（流程图 17.1 中⑪）。神经功能状况较差的患者（GCS 评分≤ 8 分）应考虑立即行血管内干预；GCS 评分 9 ～ 12 分的患者可考虑血管内干预；GCS 评分 > 12 分的患者应在尝试抗凝治疗后考虑行血管内干预。虽然支持 CVST/CVO 血管内治疗的证据仅限于专家意见和小型病例报道 / 系列研究，但文献显示合适的患者能从溶栓和（或）机械取栓中获益；仅用于血栓负荷量大、神经功能状况较差且没有其他治疗选择的患者。若血管内溶栓和（或）取栓不成功，一些小型神经外科病例系列研究发现开放性开颅和显微手术取栓可能有益（流程图 17.1 中⑪）。

显微手术治疗——手术细节

开放式手术治疗 CVST/CVO 多数只限于 DHC，同时清除或不清除责任血肿。虽然神经外科文献中描述过开颅和直接打开硬脑膜窦进行显微手术取除 CVST，但在我们机构并不常用。在手术的所有阶段，必须仔细止血，因为患者可能在术后 24 小时内开始接受抗凝治疗。

血管内治疗——手术细节

关于已有的 CVST/CVO 血管内治疗的技术推荐不多。一般包括血管内注射溶栓药物、机械取栓、抽吸取栓和（或）联合这些方式。成功的血管内治疗优势很多，包括急性期溶解 / 碎裂血栓、静脉窦再通、静脉流出正常化、降低 ICP 和改善症状。第一种技术将微导管导入闭塞节段，并在不同时间内以不同剂量局部注射各种溶栓药物［如重组组织型纤溶酶原激活剂（rtPA）、尿激酶、链激酶、阿替普酶］。大多数情况下，rtPA 是大多数患者的首选药物，推荐初始以 1 ～ 5 mg 进行团注，随后以（1 ～ 2）mg/h 持续输注≥ 24 小时。在手术过程中也能同时测量硬脑膜静脉窦压力。后两种技术通过类似的静脉通路物理破坏 /

取除血栓尝试静脉再通。文献中记载了器材和技术的组合，包括流变导管取栓、回收型支架、微型网套、吸栓/拉栓、球囊静脉成形术（用或不用支架）或单纯微导丝再通。虽有全身应用溶栓药物治疗CVST/CVO的报道，但该技术的静脉再通率很低，且存在显著的出血性并发症风险。上述技术中的绝大多数需经股静脉入路到达闭塞部位；但有些报道描述了外科手术/血管内联合入路，通过囟门穿刺、钻孔或小骨瓣开颅到达静脉窦。

我们首选CVST/CVO对侧的股静脉入路；该策略背后的根本原因是，若在同一手术期间出现危及肢体功能的腹股沟并发症与颅内并发症时，将只会影响一侧的肢体。在中线CVST（如SSS血栓形成）的情况下，可经任一侧股动脉。

我们使用6F（French）的同轴输送系统［如6F静脉鞘，0.058 Navien颅内支撑导管（ev3/Covidien Neurovascular; Irvine, CA），0.027 Marksman微导管（ev3/Covidien Neurovascular; Irvine, CA），0.014 Synchro-2微导丝（Stryker Neurovascular; Fremont, CA）］；可提供足够的支撑，即使在长节段CVST时，也有利于进入更远端的静脉系统区域。此外，这些现代抽吸导管的追踪性更高、内径更大，也容许更强烈抽吸，提高了再通的机会。

"Solumbra"技术是我们首选的CVST机械取栓的方式；该方法联合了支架回收装置取栓和Penumbra MAX系统（Penumbra Inc.; Alameda, CA）抽吸取栓。我们认为该技术提供了Penumbra系统持续抽吸/吸引联合回收型支架头端抓捕大血栓的优势。虽然Solumbra技术、单纯抽吸/吸引、球囊静脉成形术都试图达到CVST再通，但大而坚韧的血栓负荷可能也需选择性注射溶栓药物。我们通常努力避免在静脉内放置支架（需抗血小板药物），若需要将进一步联合全身肝素化（同时局部注射溶栓药物或不用），这将增加出血性并发症的风险。

在CVO病例中，大脑深静脉尺寸越小，在强力吸引和释放回收型支架时发生血管穿孔/损伤的风险就越大；我们首选使用rtPA的药物溶栓技术。

并发症防治

不同个体之间的静脉解剖结构变异性极大，因此掌握正常静脉变异的知识非常重要。CVST/CVO绝不能与静脉血管结构的正常变异相混淆（如硬脑膜静脉的发育不良或不发育、蛛网膜颗粒扩大等）；这将导致药物治疗不足或使没有CVST/CVO的患者面临不可接受的抗凝风险。平扫MRV（时间飞跃）上血流间隙和窦信号强度的变化可能造成在某些情况下的诊断不确定性。

预后

一般来说，CVST/CVO患者的临床预后良好。随着急性期抗凝治疗的推广，该病相关的死亡率在过去几十年中稳步下降（现在为5%～10%）。约85%～90%的患者通过适当治疗后达到完全功能恢复或生活自理（mRS评分0～2分）（支持流程图步骤6、8、9）；许多患者持续存在慢性头痛、轻微的认知困难和疲劳。在IVSCT研究中，8.3%的患者在最初16个月内死亡；但其中许多患者因急性CVST/CVO以外的原因而死亡。根据ISCVT的数据，患者预后不良的预测因素包括mRS < 3分、年龄较大（> 37岁）、男性、昏迷、癫痫、深部CVST、脑实质出血和其他严重的血液系统和造血系统合并症（如全身恶性肿瘤、感染、炎症）。

抗凝治疗：20世纪90年代早期的一项随机安慰剂对照前瞻性研究在CVST/CVO患者中比较了剂量调整的IV肝素与未治疗相比的安全性和有效性；该试验在招募20例患者后提前终止，因为肝素治疗3天后（以及在随后3个月内的每个后续时间点）观察到显著的统计学获益（支持流程图步骤6、8、9）。20世纪90年代后期的另一项随机安慰剂对照多中心试验在CVST/CVO患者中研究了基于体重调整剂量的皮下LMWH治疗3周后改为口服抗凝3个月是否优于安慰剂治疗；结果发现，12周后，治疗组中4/30（13%）和安慰剂组中6/29（21%）的患者预后差；虽然没有显著的统计学差异，但治疗组中有存在预后良好的趋势。

一项包括上述试验的关于CVST/CVO患者抗凝治疗的Cochrane综述发现，与不治疗相比，死亡风险和依赖性的绝对风险降低13%（95%置信区间：30%～-3%）；重要的是没有新发的症状性ICH。基于这些数据，作者得出结论，CVST/CVO的抗凝治疗似乎是安全的，可降低并发症发生率和死亡率（支持流程图步骤6、8、9）。另一项大型回顾性综述包含62项随机对照试验和观察性研究，结果发现肝素治疗的CVST/CVO患者的总体死亡率显著低于不接受抗凝治疗的患者（9.1%比14%，$P=0.000\ 7$）。尽管有这些数据，许多研究者仍反对常规进行抗凝治疗，因为急性期肝素治疗有副作用（如新发出血、肝素诱导性血小板减少症）。目前尚无在CVST/CVO中使用抗血小板药物的对照试验或观察性研究。

ICP升高的内科治疗：ICP升高导致脑疝综合征是CVST/CVO患者急性期死亡的最常见原因。尽管如此，仍缺乏证据支持对CVST/CVO且ICP升高的患者进行升阶梯治疗（如床头抬高、PCO_2调节、利尿剂、乙酰唑胺、高渗治疗）和床边手术（连续腰椎穿刺、脊髓蛛网膜下腔引流、脑室造瘘）。目前没有研究这些治疗方式的随机临床试验。

DHC：Ferro等在2011年发表了一篇包含69例急性CVST/CVO患者的多中心回顾性综述，所有患者均因脑实质缺血性或出血性病变引起脑疝而行DHC（同时清除或不清除ICH）。结果提示，在1年随访期间，仅12例患者（17%）功能预后不良（mRS评分为5分或死亡）；总共26例患者（38%）的mRS评分为0～1分，39例患者（57%）的mRS评分为0～2分，4例存活患者（6%）的mRS评分为4～5分，11例患者（16%）死亡；3例在DHC前出现临床脑疝症状的患者（如双侧瞳孔固定且无反应）完全恢复。该试验结果与更近期的研究数据均显示CVST/CVO患者因脑实质缺血性或出血性病变即将导致脑疝时行DHC（清除或不清除ICH）可挽救生命，并且通常能获得可接受的功能预后（支持流程图步骤7）。目前有一项CVST/CVO合并恶性颅内高压的患者额行DHC的前瞻性注册研究（DECOMPRESS-2研究）正在进行；我们期望该研究结果有助于进一步阐明这种情况下行DHC后的临床预后。

血管内干预：Canhão等在2003年发表的一篇文献综述（纳入72项研究的169例患者）评估了CVST/CVO中血管内溶栓治疗的安全性和有效性。大多数患者（～78%）的基线神经功能状态非常差，包括昏迷和（或）脑病。治疗包括微导管引导的局部溶栓治疗联合或不联合全身溶栓。值得注意的是，86%的患者在出院时达到功能独立（死亡率～5%，功能依赖～7%）（支持流程图步骤11）。

Borhani等在2014年发表了一项包含64例接受机械取栓的CVST/CVO患者的文献综述，不同手术者使用的器械和使用的技术差别很大。在末次随访时，40例患者（63%）没有残疾或轻度残疾，7例患者（11%）重度残疾，9例患者（16%）死亡（支持流程图步骤11）。另一项回顾性分析研究了CVST/CVO患者接受机械取栓联合或不联合IV溶栓（42项研究共185例患者）：功能预后良好（mRS 0～2分）的患者比例为84%；死亡率为12%，新发ICH的发生率为10%；值得注意的是，接近半数（～47%）的患者在干预前处于昏迷状态（支持流程图步骤11）。Stam

等在2018年进行的一项前瞻性研究包含20例CVST/CVO患者，若患者有精神状态改变、大的占位性病便或直窦血栓形成时就选择血管内干预。大多数患者在干预前神经功能状态差（12例患者昏迷）。技术包括流变导管尿激酶溶栓联合阿司匹林（15例），单纯药物溶栓（4例）和因静脉入路困难而不干预（1例）。其中9例患者恢复极好，3例轻度残疾，2例中度至重度残疾，6例死亡（支持流程图步骤11）。

大脑静脉血栓形成的溶栓或抗凝治疗（TO-ACT）试验是一项正在进行的前瞻性多中心随机研究，比较了CVST/CVO患者血管内溶栓治疗（联合或不联合机械取栓）与传统药物治疗（全身肝素化）相比的安全性和有效性。该试验的结果应有助于阐明血管内介入治疗在CVST/CVO治疗中的作用。

复发率

CVST/CVO患者接受适当的药物治疗后再通率约为85%。再通多见于SSS和直窦（多于横窦和乙状窦），通常在抗凝治疗4个月后影像学无改善。尽管不同研究的CVST/CVO复发风险不同且随访时间较短，但多家权威机构评估的再狭窄和（或）闭塞的发生率为0～10%。

临床和影像学随访

经治疗或未经治疗的CVST/CVO患者都应定期进行临床和影像学随访。充分治疗的情况下临床症状和体征仍持续存在、恶化或复发的所有患者都推荐再次行静脉成像（MRV最常用）。所有患者应在初始抗凝治疗后3～6个月再次进行静脉成像以评估再通情况。但重要的是要注意，CVST/CVO再通可能不一定与患者临床症状的缓解相关。

专 家 述 评

CVST/CVO变幻无常的症状和体征要求医生必须在诊断与治疗这种不常见疾病时保持高度警惕，当患者表现出高凝状态的临床危险因素时尤其如此。鉴于目前的药物治疗标准（如全身抗凝治疗），大多数CVST/CVO从未受到神经外科的重视。然而，在选定的患者中（如接受抗凝治疗后仍发生临床恶化、有明显血栓负荷、有药物难以治疗的恶性颅内高压症状和体征的患者）应通过手术和（或）血管内干预。

手术治疗主要包括即刻缓解ICP升高的去

骨瓣减压（+/–血肿清除；+/–切除无活性脑组织）。血管内治疗主要着眼于药物或机械血栓碎裂。我们在这种情况下首选使用支架回收装置进行机械取栓。

我们的血管内操作包括放置8F股静脉鞘，向颈静脉插入6F导引导管；可提供最大支撑来通过颅内迂曲的静脉系统。通过三轴方式，通过静脉系统逆行推送微导管/微导丝至血栓水平。使用微导管/微导丝穿过血栓，在血栓近端展开支架回收装置；然后使用抽吸/取栓技术，机械性粉碎血栓和取除血栓。我们发现，在静脉硬脑膜窦和大的大脑皮质静脉内释放更大直径的支架取栓装置（如6×30 mm）可能优于较小的装置，因为其可在顺应性静脉壁上提供更大的径向支撑力。罕见的情况下，若多次通过后机械取栓仍不成功，可考虑使用tPA进行药物溶栓。但考虑到患者在手术时已接受了全身抗凝，我们将药物溶栓主要作为挽救性措施，因为可增加ICH的风险。

Robert H. Rosenwasser, MD
Thomas Jefferson University,
Philadelphia, PA

主编述评

静脉窦血栓形成的主要问题通常是诊断延迟。尽管发病率较高的地区（如落基山脉西部）有这种情况，但低海拔地区的社区也往往将症状误诊为药物中毒或精神病症状，直到CT呈阳性伴出血时才能做出正确诊断。由于双侧受累特征导致的就诊时症状的对称性、ICP升高和年龄较小都将导致诊断的延迟。

一旦用平扫CT、CTV、MRI或MRV做出诊断，无须常规血管造影进行进一步诊断。即使在脑出血的情况下，也应以全负荷剂量对患者进行紧急肝素化，因为这是静脉高压直接造成的结果。若患者在全身肝素化后仍出现病情恶化或出现濒死状态，应考虑急诊血管内治疗。基本上任何粉碎和取除血栓的技术都是有效的，已报道的许多方式都表现出具有有效性。

就个人而言，尝试局部注射tPA、单纯抽吸或联合最大的支架取栓装置以及如Angiojet等外周工具后，我将选择进行Fogarty球囊取栓。根据CT上闭塞窦的直径经放置到颈静脉球的6F长鞘使用3F或4F的Fogarty球囊导管，同时通过长鞘进行抽吸。在所有策略中，我发现这是最有效和最快速的。

即使患者出现局灶性ICH，我们仍尝试急诊再通，而不是进入手术室治疗即将发生的脑疝。

Adnan H. Siddiqui, MD, PhD
University at Buffalo, Buffalo, NY

推荐阅读

[1] Borhani Haghighi A, Mahmoodi M, Edgell RC, et al. Mechanical thrombectomy for cerebral venous sinus thrombosis: a comprehensive literature review. Clin Appl Thromb Hemost 2014; 20(5): 507–515

[2] Canhão P, Falcão F, Ferro JM. Thrombolytics for cerebral sinus thrombosis: a systematic review. Cerebrovasc Dis 2003; 15(3): 159–166

[3] Coutinho J, de Bruijn SFTM, Deveber G, Stam J. Anticoagulation for cerebral venous sinus thrombosis. Cochrane Database Syst Rev 2011(8): CD002005

[4] Coutinho JM, Ferro JM, Canhão P, Barinagarrementeria F, Bousser MG, Stam J; ISCVT Investigators. Unfractionated or low-molecular weight heparin for the treatment of cerebral venous thrombosis. Stroke 2010; 41(11): 2575–2580

[5] Ferro JM, Canhão P, Stam J, Bousser MG, Barinagarrementeria F; ISCVT Investigators. Prognosis of cerebral vein and dural sinus thrombosis: results of the International Study on Cerebral Vein and Dural Sinus Thrombosis (ISCVT). Stroke 2004; 35(3): 664–670

[6] Ferro JM, Crassard I, Coutinho JM, et al; Second International Study on Cerebral Vein and Dural Sinus Thrombosis (ISCVT 2) Investigators. Decompressive surgery in cerebrovenous thrombosis: a multicenter registry and a systematic review of individual patient data. Stroke 2011; 42(10): 2825–2831

[7] Saposnik G, Barinagarrementeria F, Brown RD Jr, et al; American Heart Association Stroke Council and the Council on Epidemiology and Prevention. Diagnosis and management of cerebral venous thrombosis: a statement for healthcare professionals from the American Heart Association/American Stroke Association. Stroke 2011; 42(4): 1158–1192

[8] Stam J, Majoie CB, van Delden OM, van Lienden KP, Reekers JA. Endovascular thrombectomy and thrombolysis for severe cerebral sinus thrombosis: a prospective study. Stroke 2008; 39(5): 1487–1490

第 2 篇

动脉瘤——前循环

Aneurysms— Anterior Circulation

第18章　颈段颈动脉动脉瘤

Vernard S. Fennell, Peter Nakaji, and Robert F. Spetzler

摘　要：颈段颈动脉（CCA）动脉瘤占所有外周动脉动脉瘤的0.4%～4%，病因可为动脉粥样硬化、动脉夹层、霉菌性、继发于既往颈部手术或胶原病。CCA动脉瘤患者可无症状或表现为占位效应症状、脑神经功能障碍或脑缺血。应行计算机断层扫描（CT）和磁共振成像（MRI），以及头部和颈部CT或MR血管造影；也应进行数字减影血管造影。无症状患者可保守治疗；有脑缺血症状者可用抗血小板药物治疗。有症状的患者、药物治疗失败的患者或有生长证据的无症状动脉瘤应予以治疗；可采用脑血管外科手术（直接夹闭、切除+移植或直接修复、血管结扎）或血管内技术（弹簧圈栓塞、支架植入术、血流导向、牺牲血管）。干预方式取决于症状的类型、患者的临床状况、动脉瘤的血管构造、动脉瘤的部位、是否存在瘤颈解剖结构不良。关于治疗结局的数据很少且具有异质性。所有患者均应通过血管造影进行密切随访。

关键词：颈动脉，颈动脉动脉瘤，颈段颈动脉，颈段颈动脉动脉瘤，颅外段颈动脉动脉瘤，假性动脉瘤

概　述

颅外段颈动脉动脉瘤［主要指颈内动脉（ICA）颈段的动脉瘤］罕见，仅占所有外周动脉动脉瘤的0.4%～4%，且动脉瘤的形态和病因各异；侵入性治疗仅占颅外段颈动脉动脉瘤治疗方式的0.6%～3.8%。因此，关于即刻手术结果或长期随访的可靠流行病学数据不多。一项关于动脉瘤治疗的回顾性综述报道了一个医学中心的65例患者的67个颈段颈动脉动脉瘤，病因多样，包括动脉粥样硬化、创伤性因素以及既往颈动脉手术导致的假性动脉瘤。该观察结果与Welleweerd及其同事对截至2014年已发表的有10例或以上患者的医学文献中汇集到的1 239例患者的结果类似。

颈段颈动脉动脉瘤的症状各异，但33%～58%表现为占位效应症状，36%～43%表现为脑缺血症状（流程图18.1中①、③、④）；有些患者可能根本没有症状（流程图18.1中②、⑤、⑧）。不同的患者有许多其他的症状和体征，包括脑神经功能障碍、疼痛（头痛）、吞咽困难、头晕、耳鸣、声音嘶哑、咽部肿块、气道阻塞和破裂（图18.1和图18.2）。

本章关于治疗决策的主要争议包括：
（1）是否具有治疗指征。
（2）颈段ICA动脉瘤的开放式手术与血管内治疗。
（3）引起占位效应的颈段ICA动脉瘤的治疗。
（4）与动脉夹层相关的颈段ICA假性动脉瘤的治疗。

是否治疗

颈段颈动脉动脉瘤是否需要治疗实际上是个有趣的问题。由于其罕见性，尚无足够的数据来准确了解其自然史以及开始治疗的时机。回顾已有的数据显示，手术（开放式血管手术与血管内治疗）治疗和保守治疗的颈段颈动脉动脉瘤至少在30天结局方面可能存在差异。但已有的数据存在异质性，并且已报道的开放式手术、血管内治疗和保守治疗方式存在多样性，因此很难总结出单一可靠的临床治疗方式。

解剖学因素

解剖学因素与颈动脉闭塞性疾病类似。必须了解颈总动脉分叉部相对于颈椎水平的位置，特别是与下颌角的关系；65%的颈总动脉分叉部位于C3和C4之间。回顾手术和血管内治疗的数据显示，最常见的并发症是缺血性事件和脑神经功能障碍。

显露颈段颈动脉需辨认重要的脑血管结构。首先是颈静脉，确认其内侧和外侧界；定位面总静脉常有助于完成静脉分离。安全显露的关键步骤是沿颈静脉

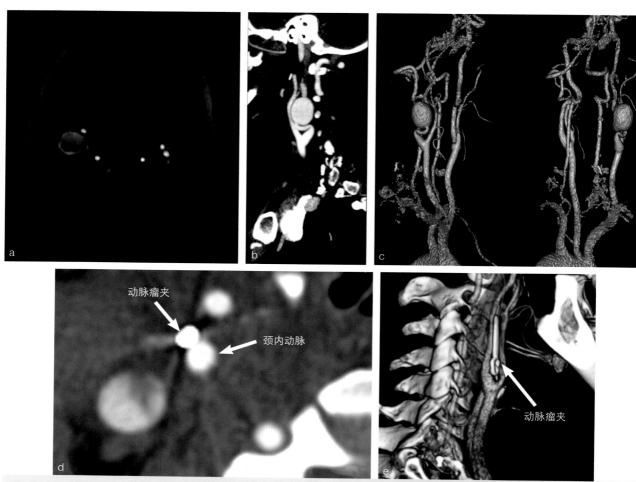

图18.1　1例39岁女性颈段颈动脉动脉瘤的典型病例，主诉头痛。右侧颈内动脉囊状动脉瘤（a，磁共振血管造影成像轴位）。囊状动脉瘤位于颈段颈动脉分叉部远端（b，计算机断层扫描血管造影成像矢状位）。颈段颈动脉动脉瘤（c，三维重建）。切除颈内动脉（ICA）动脉瘤，显示瘤夹（d，计算机断层扫描血管造影成像轴位）。夹闭后的动脉瘤（e，三维重建矢状位）（经Barrow Neurological Institute同意使用）。

内侧分离确认颈动脉的颈总、颈外和颈内部分；必须辨认和控制甲状腺上动脉来实现血管控制。根据动脉瘤的位置辨认可能扭曲的神经结构很重要。舌下神经常在颈静脉内侧走行，在颈段ICA上方从外向内越过；由于局部解剖结构可能扭曲，在该处仔细分离舌下神经就显得非常关键。若不能充分显露，在未确认神经前就牵拉，可导致神经麻痹。理解脊髓副神经和胸锁乳突肌的关系也很关键。迷走神经在颈动脉鞘内位于颈总动脉深部，钳夹血管时可能损伤。向内侧牵拉显露高位颈段ICA时，面神经下颌缘支面临损伤风险。颈动脉周围交感神经链损伤可造成一过性Horner综合征。显露高位ICA时辨认二腹肌后腹也很有用，因为切断后可在没有明显临床并发症的情况下改善显露情况。

病理生理学/分类

文献中颈段颈动脉动脉瘤的分类各异。在形态上可分为梭形、囊状或假性动脉瘤（图18.3）。根据病因可进一步分为动脉粥样硬化性、创伤性、霉菌性或其他/混合性。但值得注意的是，许多报道既没有确认颈段颈动脉动脉瘤的外在形态，也没有确认其病理生理学起源。高达16%～20%病例的病因属于其他型/混合型（如医源性、Behçet病、Ehlers-Danlos综合征或原因不明），或该信息缺失完全不明。

诊断检查

临床评估

颈段颈动脉动脉瘤患者可有症状或无症状（流程图18.1中①和②）。有症状者需行临床评估（流程图18.1中①、③、④），而无症状者更可能保守随访（流程图18.1中⑤）。有症状患者的临床评估包括疑似短暂性缺血发作（TIA）的检查（流程图18.1中⑥）。对TIA检查的详尽回顾不在本章的范围内。但检查应

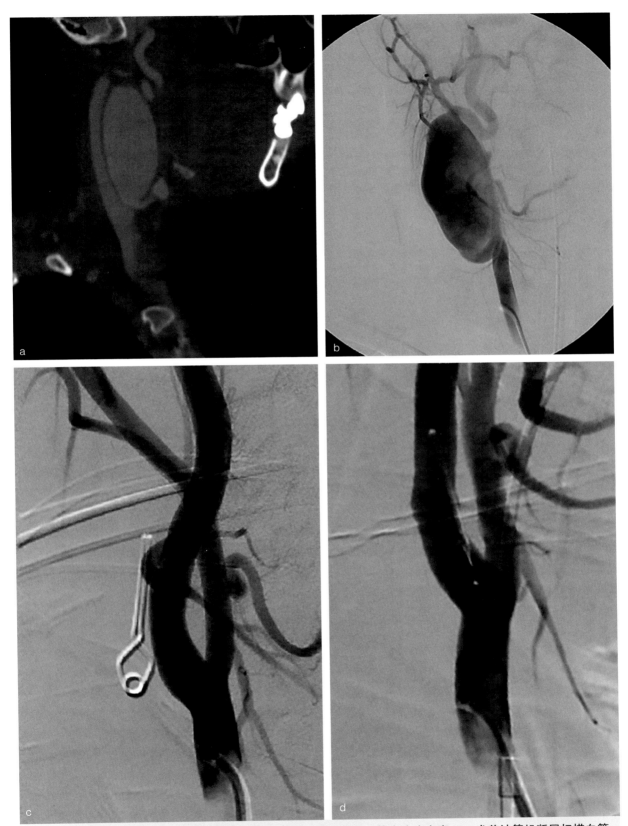

图 18.2　1 例 9 岁男孩患者，存在搏动性颈部肿块，没有良好的血管内治疗方案。a. 术前计算机断层扫描血管造影矢状位。b. 术前左侧颈总动脉数字减影血管造影，颈部注射，侧位。治疗包括动脉瘤修补术、直接再吻合和夹闭包裹。c、d. 术后左侧颈总动脉的数字减影血管造影，侧位（c）和前后位（d）（经 Barrow Neurological Institute 同意使用）。

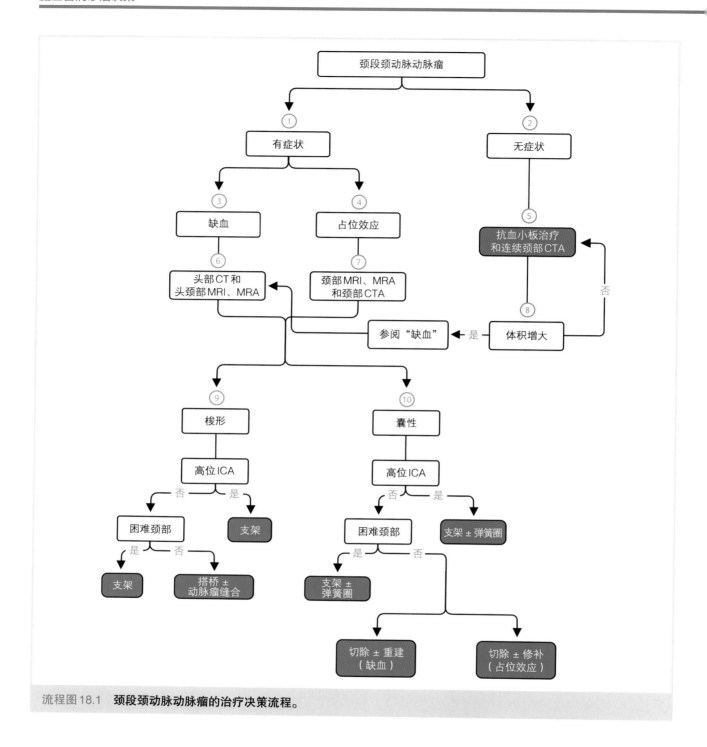

流程图18.1　颈段颈动脉动脉瘤的治疗决策流程。

包括一些关键因素，如决定潜在的发病机制、确定发病危险因素、使用安全和相关的评估技术。完整的临床检查，特别是评估运动和脑神经功能，是首要的关键步骤。常规实验室评估（全血细胞计数、凝血功能检查、电解质、葡萄糖、基本炎症标志物）、心电图和胸部放射学检查也是有用的。

影像学

根据患者表现的症状行多种方式的影像学检查。

若TIA是主要临床表现，可能的诊断序列包括头部计算机断层扫描（CT）平扫，然后是头颈部磁共振成像（MRI）和磁共振血管造影（MRA），可能的情况下行颈部多普勒超声检查（流程图18.1中⑥）。如果搏动性和大型肿块是临床表现的一部分，颈部MRI和MRA可能是首要检查，可能的话后续行颈部CT血管造影（CTA），特别是当骨质-血管的关系不明确时（流程图18.1中⑦）。基于这些主要检查的结果，进行

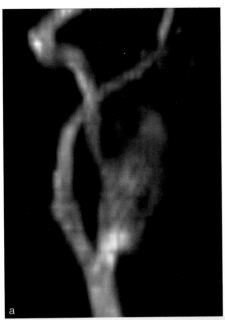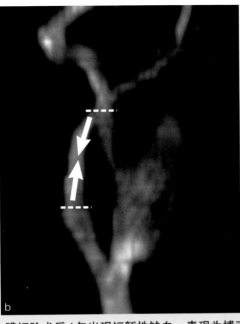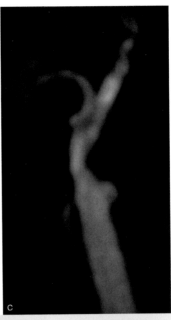

图18.3　1例60岁女性患者，在颈动脉内膜切除术后4年出现短暂性缺血；表现为搏动性颈部肿块。确诊为颈段颈动脉大型假性动脉瘤。a. 颈部磁共振血管造影，三维重建。计划采用颈外动脉颌内段（b，颈部磁共振血管造影，三维重建；底部虚线，向上箭头）和颈段颈内动脉（顶部虚线，向下箭头）搭桥重建以缓解功能障碍（c，术后颈部磁共振血管造影，矢状位）（经Barrow Neurological Institute同意使用）。

数字减影血管造影，特别是在血管关系不明确或者解剖学或临床因素提示需要进行血管内治疗时。

鉴别诊断

影像学检查后，鉴别诊断可能包括颈部血管异常、血管瘤和血管淋巴管瘤。也应考虑炎症性病因，如颈部淋巴结肿大和结节病。肿瘤性病因，如颈动脉体瘤、副神经节瘤、神经鞘瘤、淋巴瘤和转移性颈部癌，也应作为鉴别诊断的一部分。

治　疗

治疗选择

根据临床表现，保守治疗可能是一种选择（流程图18.1中②、⑤、⑧）。但如下所述，保守治疗如抗血小板治疗的患者，在死亡率和卒中结局方面似乎比手术治疗者的预后要差。已报道了不同的手术方式，但颈段颈动脉动脉瘤的罕见性导致了缺乏单一的手术策略。Welleweerd等汇总1 239例患者数据进行的综述中，11%的病例选择保守治疗，89%选择侵入性治疗。在接受侵入性治疗的病例中，94%选择直接手术，5%选择血管内介入，1%选择复合方式。已报道了超过10种不同的手术方式；也使用了不同类型的血管内手术和工具。干预的方式取决于动脉瘤的血管构造（梭形或囊状）、是否位于ICA高位、是否因既往颈部手术或放射治疗而有困难的颈部情况（流程图18.1中⑨和⑩）。

保守治疗

医学文献上讨论的保守治疗方式包括抗凝治疗、不治疗、抗血小板治疗、药物治疗（未指定）和保守治疗（未指定）。无症状的动脉瘤可通过抗血小板治疗，随后进行连续颈部CT血管造影随访（流程图18.1中②和⑤）。当CTA显示动脉瘤增大（流程图18.1中⑧），应按照和缺血表现者一样进行治疗（流程图18.1中⑥、⑨、⑩）。尽管有一部分患者采用保守治疗，但还没有更好的保守治疗方式推荐。

脑血管外科治疗——手术细节

已报道的治疗颈段颈动脉动脉瘤的手术方式包括切除后间置移植、切除后直接吻合、部分切除和血管重建、动脉瘤修补术、颅外–颅内移位搭桥、颅外–颅内移植物搭桥、血管结扎和各种联合方式。大量患者接受了不同的手术。切除后间置移植和切除后直接吻合是两种最常报道的手术干预方式。Fitzpatrick等和Sundt等报道了使用大隐静脉移植物行颅外–颅内搭桥（从颅外段ICA或颈总动脉）。尽管他们报道的患者数量有限，但预后良好。

处理颈段颈动脉动脉瘤的理想状态是利用脑血管外科团队。术中充分抗凝、靶向爆发抑制的神经麻醉和神经生理监测很关键。根据手术方式，也需使用各类术中血管影像监测（如多普勒超声、吲哚菁绿血管造影或数字减影血管造影）。一些联合方式也需与耳鼻喉科团队合作。

血管内治疗——手术细节

已报道的血管内治疗方式包括支架植入术、球囊闭塞、支架辅助弹簧圈栓塞、球囊辅助栓子放置、腔内血流导向和其他血管内手术（流程图18.1中⑨和⑩）。随着血管内技术的不断进步，必定会有更多的选择。2011年Li及其同事的一篇综述报道了从1995年到2010年包含224例血管内支架植入术治疗的颅外段颈动脉动脉瘤的患者，发现所用支架的类型、直径、长度以及数量差异很大。报道了总共22种不同品牌的支架，最常用的品牌是Wallstent（Boston Scientific Corp）。也有相当数量的病例所使用的支架类型未知或数据不可用。最近，血流导向支架的使用变得普遍，结果优异（图18.4）。

并发症防治

预后

关于治疗结局的数据稀少且具有异质性，报道的致残率和死亡率并不理想。1990年的一篇综述报道颈动脉结扎的卒中风险为25%，死亡率为20%。2015年

Welleweerd及其同事的综述指出，保守治疗的动脉瘤患者的30天死亡率为4.67%，手术治疗则为1.91%；保守治疗的动脉瘤患者的卒中发生率为6.67%，而手术治疗则为5.16%（支持流程图步骤2、5），报道的术后脑神经损伤率为12%。在上述2011年的文献综述中，报道的血管内治疗颅外段颈动脉动脉瘤的成功率为93%；住院期间并发症发生率为4.1%，卒中发生率为1.8%，脑神经损伤率为0.5%；支架通畅率为93.2%，最常见的术后并发症是Ⅰ型和Ⅲ型内漏，报道的发生率为8.1%（支持流程图步骤2、5）。从来自这些预后数据所得出的潜在结论必须认识到，最好且唯一的数据汇集自治疗方式不同和患者差异很大的多项研究，无法对已建立的临床变量进行可能的调整。重要的是必须强调，还没有有效的前瞻性证据来明确证实哪种治疗方式更优。

稳定性与复发率

由于数据的特点，关于手术的报道不能可靠地评估稳定性和复发率。从血管内治疗颈段颈动脉动脉瘤汇集的回顾性数据显示平均随访仅15.4±15.3个月。并且，从相对小的总体样本、如此广的范围中只能得出有限的结论。

临床和影像学随访

由于缺乏关于这种罕见病例的自然史数据，导

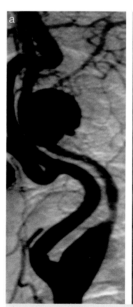
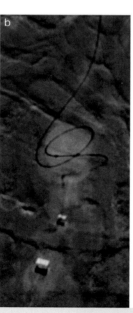
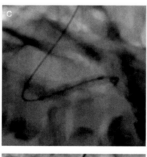
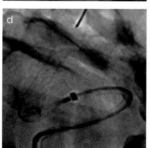
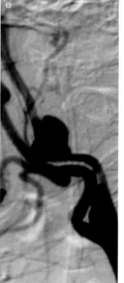
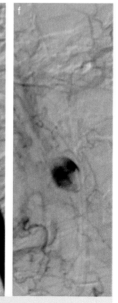

图18.4　1例66岁女性患者在过去2年内出现短暂性脑缺血发作和卒中复发。确认大的颈段颈内动脉（ICA）假性动脉瘤和夹层。a. 数字减影血管造影（DSA）显示近端ICA上段继发于动脉夹层的大的假性动脉瘤。然后使用血流导向支架进行血管内修复。b. DSA显示导引导管位于颈总动脉以及远端路径。c. 在夹层/狭窄节段进行球囊血管成形术。d. 展开血流导向支架。e. 支架植入后即刻DSA显示ICA狭窄和夹层重建，假性动脉瘤内血流停滞（照片由美国Mayo Clinic的Leonardo Rangel-Castilla和美国University at Buffalo的Adnan H. Siddiqui提供）。

致决定临床或影像学随访的时机很困难。可考虑头颈部CTA作为监测性影像学手段（支持流程图步骤5～7）。由于这种疾病的自然史难以捉摸，谨慎的方式是开始时时间间隔更短，逐渐延长影像学检查间期。

主编述评

颅外段颈动脉动脉瘤往往在颈段颈动脉夹层患者的随访过程中发现。大多数病例无症状，影像学监测联合阿司匹林单药治疗足够预防将来的栓塞性事件。这类动脉瘤患者表现为栓塞性事件是罕见的，在这种情况下，若患者尚未治疗则给予抗血小板治疗，或者考虑手术。最罕见的是表现为占位性症状的病变，直接压迫口咽部结构引起症状或压迫性脑神经病变症状。

治疗取决于准确的解剖结构。在有症状且接受抗血小板治疗的患者中，夹层后出现的绝大多数假性动脉瘤可采用外周闭环支架进行治疗。重要的是要注意，若动脉瘤接近或紧靠岩骨段颈动脉，大多数外周支架不容易导入岩骨弯曲近端，需要颅内支架到达远端节段，在需要时可在近端节段桥接外周支架。

若颈段载瘤动脉严重迂曲，那么只有颅内支架可通过，此时，血流导向装置是重建正常血管解剖结构的理想方式。这方面的主要问题是支架纵向短缩，特别是随着颈部活动时；因此，若累及长节段，应选择适当尺寸并使用多个重叠支架。此外，若动脉瘤较大或巨大，应考虑放置弹簧圈来进一步支撑血流导向装置，使其保持在载瘤动脉内而不是脱入动脉瘤内。

若颈动脉解剖结构过于迂曲而不能导入血管内装置行支架重建，应考虑开放式显微外科手术修复。此处最重要的因素是颅底到正常血管的距离，因为越过第二颈椎获得远端颈部入路需要辅助手术方式，将增加并发症发生率；随着深度增加，维持手术控制变得困难。但如果远端正常血管容易到达，那么无论端端吻合（利用自然迂曲缩短血管）还是间置移植都是一种极好地选择。若需要重建血运，且迂曲路径妨碍血管内通路、累及远端颈段而无法直接颈部修复时，可使用桡静脉或大隐静脉移植物行高流量颅外—颅内搭桥并结扎/闭塞近端动脉。

虽然理想状态是保持颈段颈动脉持续通畅，但必须权衡血管内或显微外科手术重建期间或术后的血栓栓塞事件风险。因此，尽管使用单个外周支架进行单纯血管内修复治疗症状性动脉瘤是合理的，但是如果血管内或显微外科手术修复的解剖结构复杂，应进行球囊闭塞试验来看是否能牺牲血管。这可能是风险最低的干预方式，特别是在高龄患者中。最后，我的方式是对这类病例首选血管内治疗，因为我相信，这些夹层血管具有内在脆弱性，可能使开放性手术修复复杂化，比使用支架良好覆盖受累节段近端和远端进行的血管内加固更复杂。

Adnan H. Siddiqui, MD, PhD
University at Buffalo, Buffalo, NY

推荐阅读

[1] Attigah N, Külkens S, Zausig N, et al. Surgical therapy of extracranial carotid artery aneurysms: long-term results over a 24-year period. Eur J Vasc Endovasc Surg 2009; 37(2): 127–133

[2] Ausman JI, Pearce JE, de los Reyes RA, Schanz G. Treatment of a high extracranial carotid artery aneurysm with CCA-MCA bypass and carotid ligation. Case report. J Neurosurg 1983; 58(3): 421–424

[3] Countee RW, Vijayanathan T, Barrese C. Cervical carotid aneurysm presenting as recurrent cerebral ischemia with head turning. Stroke 1979; 10(2): 144–147

[4] El-Sabrout R, Cooley DA. Extracranial carotid artery aneurysms: Texas Heart Institute experience. J Vasc Surg 2000; 31(4): 702–712

[5] Fitzpatrick BC, Spetzler RF, Ballard JL, Zimmerman RS. Cervical-to-petrous internal carotid artery bypass procedure. Technical note. J Neurosurg 1993; 79(1): 138–141

[6] Hertzer NR. Extracranial carotid aneurysms: a new look at an old problem. J Vasc Surg 2000; 31(4): 823–825

[7] Li Z, Chang G, Yao C, et al. Endovascular stenting of extracranial carotid artery aneurysm: a systematic review. Eur J Vasc Endovasc Surg 2011; 42(4): 419–426

[8] Sundt TM Jr, Pearson BW, Piepgras DG, Houser OW, Mokri B. Surgical management of aneurysms of the distal extracranial internal carotid artery. J Neurosurg 1986; 64(2): 169–182

[9] Welleweerd JC, den Ruijter HM, Nelissen BG, et al. Management of extracranial carotid artery aneurysm. Eur J

Vasc Endovasc Surg 2015; 50(2): 141−147

[10] Wemple JB, Smith GW. Extracranial carotid aneurysm. Report of four cases. J Neurosurg 1966; 24(3): 667−671

[11] Wolfe SQ, Mueller-Kronast N, Aziz-Sultan MA, Zauner A, Bhatia S. Extracranial carotid artery pseudoaneurysm presenting with embolic stroke in a pediatric patient. Case report. J Neurosurg Pediatr 2008; 1(3): 240−243

[12] Zhou W, Lin PH, Bush RL, et al. Carotid artery aneurysm: evolution of management over two decades. J Vasc Surg 2006; 43(3): 493−496, discussion 497

第19章　海绵窦段颈动脉动脉瘤

Karam Moon, Giovanni R. Malaty, Bradley A. Gross, and Felipe C. Albuquerque

摘　要：海绵窦段颈动脉动脉瘤（CCA）占所有颅内动脉瘤的2%～9%。其位于硬膜外间隙和硬膜壁内，可限制其生长和破裂的风险。绝大多数CCA无症状。若CCA很大，患者可表现为脑神经麻痹；若CCA破裂，患者可表现为颈动脉海绵窦痿、严重鼻出血或少见的蛛网膜下腔出血。与其他颅内动脉瘤相比，一般认为CCA是风险较低的动脉瘤。数字减影血管造影是显示和评估动脉瘤的金标准。小的无症状CCA仍应继续观察；形态不规则、突入蛛网膜下隙、侵蚀骨质或有生长的大或巨大的CCA应考虑进行治疗；症状性与破裂CCA必须治疗。血管内治疗已成为首选的治疗方法，包括弹簧圈栓塞、支架辅助弹簧圈栓塞、血流导向治疗或载瘤动脉闭塞。对于大多数CCA，血流导向治疗已成为一线治疗。目前很少使用开放性脑血管外科技术。血流导向治疗的完全闭塞率为66%～100%，最近的荟萃分析显示的闭塞率为76%。

关键词：球囊闭塞试验，海绵窦段颈动脉，海绵窦段颈动脉动脉瘤，海绵窦，血流导向治疗，Pipeline栓塞装置

概　述

海绵窦段颈动脉动脉瘤（CCA）位于颈内动脉（ICA）海绵窦段内。根据Bouthillier分类，海绵窦段起于岩舌韧带，终于近端硬膜环。CCA占所有颅内动脉瘤的2%～9%，很大的比例是宽颈动脉瘤。海绵窦段位于海绵窦硬膜外隙，硬脑膜壁将其孤立于脑外，限制CCA生长，降低破裂风险。但其与多组脑神经毗邻，可产生占位效应症状。破裂时可表现为颈动脉海绵窦痿、严重鼻出血，或在极少数情况下表现为蛛网膜下腔出血（SAH）。海绵窦段ICA在海绵窦内与某些脑神经和神经节后交感神经纤维的位置关系使得显微外科技术处理CCA非常困难；因此，血管内治疗已成为首选的治疗方式，特别是诸如Pipeline栓塞装置（PED；eV3）这样的血流导向装置治疗。

对于大多数CCA，将血流导向治疗作为一线治疗目前已被广泛接受，本章将重点关注这种治疗方式的细节。

本章关于治疗决策的主要争议包括：

（1）是否具有治疗指征。

（2）破裂和未破裂海绵窦段ICA动脉瘤的开放式手术与血管内治疗。

（3）血流导向支架和其他血管内技术的作用。

（4）是否具有应用高级外科手术技术的指征（牺牲ICA联合搭桥）；如果有，何时应用。

是否治疗

与其他颅内动脉瘤相比，通常认为CCA是低风险动脉瘤，估计的年累积破裂风险为0～1.6%，报道的年累积SAH风险为0.2%～0.4%。根据国际未破裂颅内动脉瘤研究（ISUIA），对于既往无SAH史的CCA的5年累积破裂率而言，< 7 mm的动脉瘤为0%，7～12 mm为0%，13～24 mm为3%，> 25 mm为6.4%。因此，CCA的治疗决策很大限度上取决于有无症状、体积和动脉瘤是否破裂（流程图19.1中①～⑤）。总之，无症状的未破裂CCA应根据具体情况进行处理，根据连续影像学检查考虑动脉瘤的形态和体积。小的无症状的CCA应继续观察（流程图19.1中②）。形态不规则、突入蛛网膜下隙、侵蚀骨质或间断影像学检查发现病变明显生长的大的或巨大的动脉瘤应考虑进行治疗（流程图19.1中③）。表现为SAH或颈动脉海绵窦痿的破裂CCA患者应进行治疗，以保护邻近的脑神经的功能，并预防未来再次破裂出血（流程图19.1中④）。大多数病例需要通过脑血管造影明确诊断，并常在同期进行治疗。症状性未破裂CCA患者可表现为影响视力的脑神经麻痹（如复视和视物模糊）、头痛、面部疼痛和麻木以及栓塞性并发症。这些症状可继发于占位效应和急性血栓性改变。

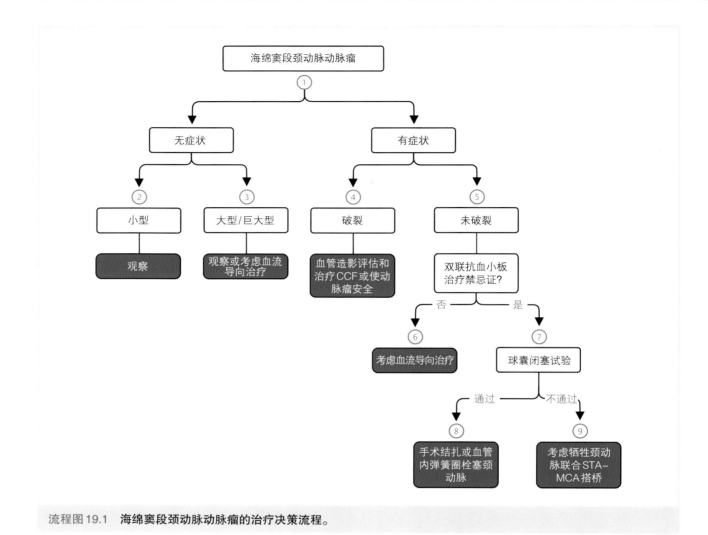

流程图19.1　海绵窦段颈动脉动脉瘤的治疗决策流程。

表现为无法耐受症状的未破裂CCA患者应考虑进行治疗（流程图19.1中⑤）。

解剖学因素

CCA形成于海绵窦段ICA，位于海绵窦硬膜外隙内，前界为眼上裂，后界为岩骨尖。海绵窦段与某些脑神经毗邻，特别是视神经、动眼神经、三叉神经和外展神经。因此，CCA可表现为占位效应或动脉搏动所致的脑神经麻痹。海绵窦段位于ICA岩骨段上方、床突上段下方。血流经颈动脉分叉和岩骨段后，穿过破裂孔离开颅骨，越过岩舌韧带后进入Bouthillier分类中C4段的海绵窦段。该节段是极少发出主要分支的节段之一，供应垂体后部和斜坡部分、动眼神经、滑车神经、三叉神经和外展神经、垂体腺、小脑幕和邻近硬脑膜。脑膜垂体干包括天幕外侧动脉、天幕边缘动脉、垂体下动脉和斜坡外侧动脉。脑血管造影上容易看到海绵窦段的这一分支。下外侧干发自海绵窦段外侧面，供应邻近的硬脑膜和脑神经，与颅外循环有广泛的吻合。

诊断检查

临床评估

虽然大多数CCA是因其他原因在影像学检查中意外发现的，但有些CCA可产生无法耐受的症状。症状性CCA患者通常表现为脑神经麻痹，包括复视、视力减退、面部疼痛或感觉丧失等症状。因破裂或SAH而发现者非常罕见。

影像学

初始无创影像学检查常包括计算机断层扫描血管造影（CTA）或磁共振成像（MRI）和磁共振血管造影（MRA）。数字减影血管造影联合三维旋转血管造影是显示动脉瘤的金标准。计算机断层扫描（CT）平扫可确认SAH。

鉴别诊断

CCA的鉴别诊断在很大程度上取决于影像学检

查方法。在平扫影像中，ICA海绵窦段区域或海绵窦区域的大型占位性病变可能是原发性或转移性肿瘤。CTA上海绵窦区域模糊也提示颈动脉海绵窦瘘。

治疗

治疗选择和脑内血肿的影响

小的未破裂CCA通常采用保守治疗（流程图19.1中②）。对于需要治疗的大的或巨大的症状性CCA患者和无双联抗血小板治疗禁忌证的症状性未破裂CCA患者，应考虑将血流导向治疗作为一线治疗（流程图19.1中③和⑥）。若存在双联抗血小板治疗的禁忌证，应进行球囊闭塞试验（流程图19.1中⑦）。如果试验结果提示可耐受颈动脉闭塞，应考虑手术结扎或弹簧圈栓塞（流程图19.1中⑧）；对于无法耐受闭塞试验的患者应考虑手术搭桥（流程图19.1中⑨）。由于CCA极少表现为颅内或脑内出血/血肿，因而很少在治疗选择中考虑这点。

保守治疗

大多数无症状的未破裂CCA是在其他疾病的无创影像学检查中意外发现的。治疗决策必须考虑动脉瘤的自然史和病因、患者的年龄和吸烟史，以及患者的风险。因为破裂风险较低，小于13 mm的无症状动脉瘤可保守治疗并定期影像学随访，大多数常采用血管造影和MRI监测动脉瘤是否生长（流程图19.1中②）。13 mm或更大的无症状CCA可继续观察或考虑血流导向治疗（流程图19.1中③）。

脑血管外科治疗——手术细节

近端动脉结扎（手术牺牲载瘤动脉）

近端动脉结扎是18世纪Hunter推广的颈动脉动脉瘤的早期治疗方式，Abernethy进一步发展用于治疗脑血管病；包括在颈部直接结扎颈动脉或在颈部和靠近脑底的远端闭塞颈动脉。从1868年到1966年，结扎治疗ICA动脉瘤的致死率和致残率高，死亡率超过20%，最常见的原因是脑梗死。颈动脉闭塞后的交叉循环不足会导致各种缺血性并发症。1970年引入Serbinenko球囊导管后可通过球囊闭塞试验来确定患者是否能行结扎术（流程图19.1中⑦）。在某些情况下，通过前交通动脉和后交通动脉的循环可代偿颈动脉闭塞（流程图19.1中⑧）。循环不足时可能需要搭桥（流程图19.1中⑨）（图19.1）。引入术前球囊闭塞试验后，与结扎相关的死亡率下降。1994年Drake等观察到术前行球囊闭塞试验后采用结扎治疗的77例CCA患者中，死亡率为1.3%，致残率为1.3%，大多数并发症是由于血栓栓塞所致。

历史上，结扎可成功使CCA血栓化；引入球囊闭塞试验使得手术更安全、更可靠。然而，术后的缺血性并发症和死亡的持续存在使结扎已成为一种过时的手术方式。

夹闭

1930年Dandy引入开放式手术夹闭，1964年首先由Gallagher和Baiz尝试用于CCA；随后由Dolenc等外科医生进行改进，显微镜技术的发展使风险降低。1988年Diaz等报道了32例接受夹闭的患者，其中20例（62.5%）的CCA完全消失，没有神经功能缺损。但颅底周围结构复杂，不仅增加手术风险，也使外科医生的学习曲线变得困难，因此夹闭仍是高风险的手术方式。需要充分理解海绵窦的解剖结构，以便在邻近的脑神经间显露手术空间。Parkinson三角能显露海绵窦，上界为动眼神经和滑车神经，下界为外展神经。显露颈部ICA或经Glasscock三角（由下颌神经、岩浅大神经和棘孔构成）显露岩骨段颈动脉来实现近端控制。由于该入路复杂、手术风险高且血管内治疗有效性良好，显微外科手术夹闭CCA已失去优势。

血管内治疗——手术细节

弹簧圈栓塞和支架辅助弹簧圈栓塞

1995年美国食品和药品监督管理局批准Guglielmi可解脱弹簧圈后，弹簧圈栓塞成为脑动脉瘤血管内治疗的一种广泛手段，主要是因为其可将载瘤动脉保留于循环内。根据动脉瘤闭塞分类的Raymond评估系统，所报道的CCA弹簧圈栓塞的1级闭塞（完全闭塞）率高达80%。对于形态不良而无法直接行手术干预的宽颈动脉瘤，支架或球囊辅助弹簧圈栓塞是一种可靠的替代方案；这类动脉瘤包括瘤颈宽度 > 4 mm或瘤顶/瘤颈比 < 2。但大的症状性动脉瘤患者可能并不总是单纯弹簧圈栓塞的理想指征，因为动脉瘤瘤顶的占位效可能持续或增加，可能造成脑神经病变恶化。虽然实验室模型尚未确认该效应机制，但应优先考虑在一期弹簧栓塞之前采用血流导向装置将这种风险降至最低。

血管内载瘤动脉闭塞

自引入Serbinenko球囊导管以来，可解脱性经导管球囊被用于测试患者是否可耐受颈动脉闭塞，并进行长期血管闭塞。目前的载瘤动脉闭塞指部分弹簧圈栓塞动脉瘤并完全栓塞颈动脉。与手术结扎一样，球囊闭塞试验时建议联合脑电图来确定患者是否能维持稳定的脑血流或在清醒患者中行神经功能检查（流程图19.1中⑦）。若试验结果提示循环差，建议在牺牲

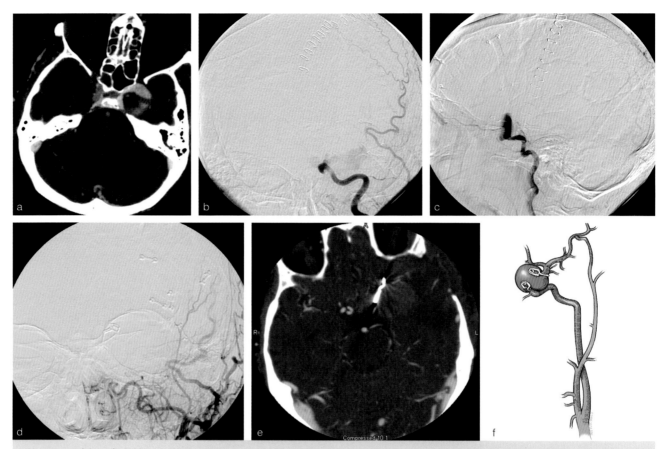

图19.1 1例54岁女性,存在复视数月。a. 计算机断层扫描血管造影(CTA)轴位显示一个3.2 cm的左侧海绵窦段颈内动脉(ICA)动脉瘤。行近端夹闭闭塞和远端搭桥(ICA血管造影)。b. 前后位。c. 侧位,显示术后动脉瘤内滞留。d. 颈外动脉血管造影斜位显示搭桥通畅。e. 术后CTA显示动脉瘤内血栓形成,没有血流证据。f. 示意图显示岩骨段ICA动脉瘤的治疗策略,近端闭塞联合远端血运重建可能是一种治疗策略。这种策略可用于海绵窦段和床突上段ICA动脉瘤(经Barrow Neurological Institute 同意使用)。

颈动脉前行颅外-颅内搭桥(流程图19.1中⑨)。血管内颈动脉牺牲往往达到完全闭塞,并在接近100%的动脉瘤中实现脑神经症状缓解。尽管罕见,但颈动脉闭塞后的流量差异可能导致远隔部位动脉瘤形成,因此需要继续进行影像学随访。因此,虽然载瘤动脉闭塞的动脉瘤闭塞率高,但在不进行搭桥手术的情况下只应对通过球囊闭塞试验的患者予以考虑。

血流导向治疗

颅内动脉瘤的血流导向治疗可能是CCA传统治疗模式中最重要的转变。随着PED的实施,血管内血流导向治疗已成为一种新的治疗方法,尤其是对大的或复杂的颅内动脉瘤。初期研究显示,6个月的闭塞率为69%~94%,1年闭塞率为87%~95%。Pipeline栓塞装置治疗颅内动脉瘤(PITA)试验显示,30例患者6个月后的完全闭塞率为82.9%,并发症发生率为6.3%(支持流程图步骤3、6)。血流导向治疗对CCA的吸引力是多方面的。由于该部位动脉瘤往往具有侧壁形态特征,并且沿病变节段缺乏重要的穿支,因此血流导向装置实现载瘤血管腔内重建的能力非常适合于CCA。此外,血流导向支架可诱发动脉瘤内迟发性血栓形成,从而减轻占位效应,通常能改善伴发的脑神经病变。一项2014年的队列比较研究显示,在临床改善率、影像学随访的动脉瘤闭塞率、再治疗率和并发症发生率方面,血流导向治疗优于常规技术(弹簧圈栓塞或牺牲颈动脉)(支持流程图步骤3、6)。最后,为有助于促进动脉瘤血栓形成,对较大的动脉瘤在置入血流导向装置时可采用辅助性弹簧圈栓塞(图19.2)。值得注意的是,血流导向治疗只能用于没有双联抗血小板治疗禁忌证的患者(流程图19.1中⑥)。推荐在术后前6个月同时应用阿司匹林和氯吡格雷(或第二代药物如普拉格雷)治疗;若血管造影随访没有支架内狭窄,则大多数患者可转为单药治疗。我们通常推荐术前给予抗血小板药物3~7天,或在支架植入后即刻给予负荷剂量的阿昔单抗,

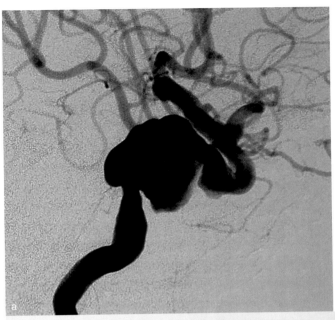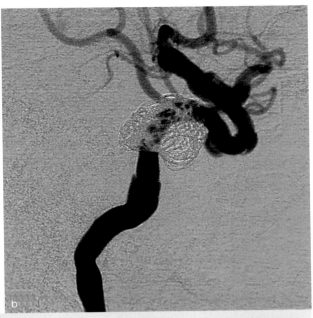

图19.2　1例79岁女性患者，因3周的急性头痛病史就诊，伴恶心和水平复视（a，影像学显示一个20 mm的海绵窦段颈内动脉动脉瘤）。接受2个Pipeline栓塞装置和弹簧圈辅助栓塞治疗。在6个月随访时，病灶近乎完全闭塞，并且症状缓解（b）。19个月随访时患者神经功能完整［引自Moon K, Albuquerque FC, Ducruet AF, et al. Resolution of cranial neuropathies following treatment of intracranial aneurysms with the Pipeline Embolization Device. J Neurosurg, 2014; 121(5): 1085−1092］。

随后口服抗血小板药物。

　　Pipleline栓塞装置展开的技术细节

　　（1）展开PED需要使用0.027英寸的微导管，如Marksman微导管（eV3）、Headway 27（MicroVention）和Excelsior XT−27（Styker Neurovascular）。考虑到PED的输送系统较为坚硬，微导管需越过病灶约2 cm远。

　　（2）对于辅助性弹簧圈栓塞，我们通常推荐在展开支架前将栓塞微导管置入动脉瘤腔的"jailing"技术。使用Marksman输送PED时，需更大的导引导管，如0.088英寸Neuron MAX（Penumbra）来容纳另外一根弹簧圈栓塞微导管。

　　（3）推荐使用尺寸可跨越病变颈部全长的单个器械。然而，巨大的CCA往往需桥接或重叠支架。在这类情况下，展开更大直径的支架前应将更小直径的支架展开到远端，在每个装置内获得最佳的支架定位。更近端方向的支架不得往近端展开或桥接入更小直径的支架中。

　　（4）在装置远端开始展开后，支架的剩余部分往往能通过推送输送导丝进行释放，特别是尝试达到弯曲后壁贴壁时。完全释放装置后，应保持输送导丝、移除微导管，维持通过支架的通路，以便必要时再置入一个装置。

并发症防治

　　血流导向治疗CCA的成功在于，与常规手术或血管内干预相比，死亡率和致残率更低。总体并发症发生率为2%～36%，大多数为短暂性或自限性事件，如腹股沟或入路并发症。报道的严重并发症发生率仍有6%或更高，包括严重卒中、动脉瘤破裂、血管穿孔或迟发性远端出血；但继发于微导丝或弹簧圈穿破的CCA术中破裂罕见，因为放置血流导向装置时无须直接将微导管置入动脉瘤腔。尽管如此，仍可采用多种步骤来减少并发症的风险。所有装置和血流导向支架的正确尺寸选择非常关键，因为载瘤血管的解剖结构常会导致展开困难和最终支架长度的意外变化。装置短缩通常导致脱垂入动脉瘤；因此，展开前导管精准到位很重要。充分的导管结构支撑能确保展开支架时导管的1∶1移动；应用大口径导引导管（如Neuron MAX）支持的三轴系统往往更有利。最后，在获得满意的工作角度进行血管造影前，应在释放装置后维持微导管通路，以备防需要更多的器械。

　　稳定性和复发率

　　接受血流导向治疗的CCA患者的临床和影像学预后都很有希望，使其被广泛接受作为治疗大的或巨大的症状性CCA的一线治疗。总的来说，股动脉入路血管造影评估的完全闭塞率为66%～100%，最近的荟萃分析显示闭塞率为76%。在再通、动脉瘤闭塞失败或症状无改善时需要再治疗（支持流程图步骤3、6）。动脉瘤闭塞不完全的患者进行再治疗的决策往往取决于患者的临床状况——对症状已改善的轻度残留的病灶进行观察是合理的，因为完全血栓形成可能需要数年。再治疗选择包括再放置血流导向装置或在补救情况下闭塞载瘤血伴或不伴搭桥（图19.3）。

临床和影像学随访

较小或无症状的患者往往可以观察，而不是治疗。一般来说，临床和影像学随访间隔因患者而异，可用CTA或MRA进行随访。对于血管内放置血流导向装置治疗的患者，推荐在放置支架6个月内行血管造影随访；确保已出现动脉瘤内血栓形成，支架仍充分通畅。如果此时若没有支架内狭窄，患者可以停用第二种抗血小板药物（如氯吡格雷），并继续每日服用阿司匹林。也应告知患者，由于动脉瘤内血栓形成，症状可能在支架放置后的间期内恶化，可通过短期口服皮质类固醇激素缓解。这种恶化往往是一过性的，可在几周内恢复至基线水平。

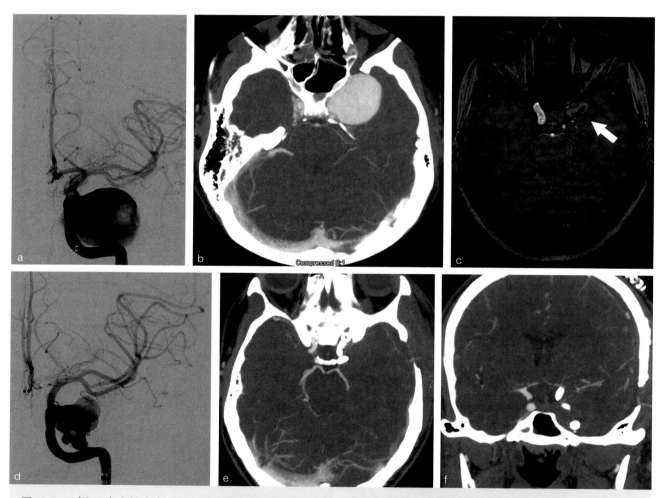

图19.3　1例47岁女性患者，因急性发作性头痛和复视3天就诊，体格检查发现左侧动眼神经和外展神经麻痹（a、b，影像学显示一个30 mm的巨大的海绵窦段颈内动脉动脉瘤）。患者接受了2个Pipeline栓塞装置治疗，视觉主诉近全缓解；但每天仍有持续性头痛。16个月时，磁共振血管造影显示有些残留充盈（c，箭头），18个月时行血管造影随访（d. 血管造影显示重叠结构分离，脱垂进入动脉瘤瘤顶）。此时再放置2个Pipeline栓塞装置。在首次治疗后28个月时，血管造影随访显示病变持续充盈。临床状态维持稳定，仅残留轻度复视，但每天有一些慢性头痛。于是行显微外科手术夹闭闭塞左侧颈内动脉并行STA-MCA（颞浅动脉-大脑中动脉）搭桥（e、f）[引自 Moon K, Albuquerque FC, Ducruet AF, et al. Resolution of cranial neuropathies following treatment of intracranial aneurysms with the Pipeline Embolization Device. J Neurosurg, 2014; 121(5): 1085–1092]。

专家述评

　　CCA 治疗方式的历史和演变是丰富和吸引人的。海绵窦段 ICA 的动脉瘤在破裂和 SAH 方面往往是良性的，但患者可表现为占位效应症状，特别是影响视力的脑神经病变和虚弱性头痛。虽然只有一小部分这类患者需要治疗，但历史上已探索了各种类型的开放式和血管内治疗方式。尽管一些手术技术在补救病性例中仍然很重要，但大多数 CCA 现在能通过血流导向装置安全而有效地进行治疗。即使在经验丰富的医生手中，在该部位放置血流导向装置通常也很困难，并且依赖于术者对多种技术细节的理解。尽管如此，血流导向治疗已成为大的症状性病变的一种确切的一线治疗；随着血流导向支架技术的不断改进，其安全性和有效性也将毫无疑问地持续改进。

Felipe C. Albuquerque, MD
Barrow Neurological Institute, Phoenix, AZ

主 编 述 评

　　对于大多数这类动脉瘤，因为其自然史非常良性而无须治疗。对于因占位效应或症状性血栓形成而出现症状的 CCA 患者，首选血管内血流导向治疗。在少数患者中，由于多个血流导向支架治疗后动脉瘤仍持续生长且症状进行性加重，手术治疗闭塞 ICA 联合血运重建仍是必需的。可采用一系列血运重建方式，包括颈段 ICA-MCA（大脑中动脉）和岩骨段 ICA-MCA 或床突上段 ICA。比起牺牲颈动脉，我更愿意搭桥，即便球囊闭塞试验阴性；因为球囊闭塞试验有明显的假阴性率。

Robert F. Spetzler, MD
Barrow Neurological Institute, Phoenix, AZ

推荐阅读

[1] Brinjikji W, Murad MH, Lanzino G, Cloft HJ, Kallmes DF. Endovascular treatment of intracranial aneurysms with flow diverters: a meta-analysis. Stroke 2013; 44(2): 442−447

[2] Drake CG, Peerless SJ, Ferguson GG. Hunterian proximal arterial occlusion for giant aneurysms of the carotid circulation. J Neurosurg 1994; 81(5): 656−665

[3] Kim LJ, Tariq F, Levitt M, et al. Multimodality treatment of complex unruptured cavernous and paraclinoid aneurysms. Neurosurgery 2014; 74(1): 51−61, discussion 61, quiz 61

[4] Moon K, Albuquerque FC, Ducruet AF, Crowley RW, McDougall CG. Resolution of cranial neuropathies following treatment of intracranial aneurysms with the Pipeline Embolization Device. J Neurosurg 2014; 121(5): 1085−1092

[5] Puffer RC, Piano M, Lanzino G, et al. Treatment of cavernous sinus aneurysms with flow diversion: results in 44 patients. AJNR Am J Neuroradiol 2014; 35(5): 948−951

[6] Raymond J, Guilbert F, Weill A, et al. Long-term angiographic recurrences after selective endovascular treatment of aneurysms with detachable coils. Stroke 2003; 34(6): 1398−1403

[7] Serbinenko FA. Balloon catheterization and occlusion of major cerebral vessels. J Neurosurg 1974; 41(2): 125−145

[8] Starke RM, Chalouhi N, Ali MS, et al. Endovascular treatment of carotid cavernous aneurysms: complications, outcomes and comparison of interventional strategies. J Clin Neurosci 2014; 21(1): 40−46

[9] Tanweer O, Raz E, Brunswick A, et al. Cavernous carotid aneurysms in the era of flow diversion: a need to revisit treatment paradigms. AJNR Am J Neuroradiol 2014; 35(12): 2334−2340

[10] Zanaty M, Chalouhi N, Starke RM, et al. Flow diversion versus conventional treatment for carotid cavernous aneurysms. Stroke 2014; 45(9): 2656−2661

第20章　颈动脉窝动脉瘤

Laurent Pierot and Jean-Paul Lejeune

摘　要：颈动脉窝是一个硬膜内凹陷，位于远端硬膜环水平以下的颈内动脉（ICA）壁和环绕ICA的硬膜袖套之间。该部位的颈动脉窝动脉瘤指向内侧，可完全位于硬膜外或部分位于硬膜内。由于其体积小以及所处的部位，多数未破裂颈动脉窝动脉瘤无症状，偶然被发现。最常见的临床表现是破裂后的蛛网膜下腔出血（SAH）。大多数情况下，破裂的动脉瘤有明确的治疗指征，除了高级别SAH和非常高龄的患者以外。对于未破裂的动脉瘤，治疗指征的阈值可能是尺寸达到4～5 mm，应与患者的年龄和剩余的预期寿命相权衡。对于破裂和未破裂的颈动脉窝动脉瘤，血管内治疗是一线治疗。可用于治疗颈动脉窝动脉瘤的一些血管内技术包括标准弹簧圈栓塞、球囊辅助弹簧圈栓塞、支架辅助弹簧圈栓塞、血流导向治疗或载瘤动脉闭塞。ICA腹侧动脉瘤（包括颈动脉窝动脉瘤）的手术治疗比较困难。

关键词：颅内动脉瘤，颈动脉窝，血管内治疗，夹闭，弹簧圈栓塞，支架植入术，血流导向治疗

概　述

Kobayashi等最早于1989年报道了颈动脉窝动脉瘤。颈动脉窝是一个硬膜内凹陷，位于远端硬膜环水平以下的颈内动脉（ICA）壁和环绕ICA的硬膜袖套之间；据报道，其在80%的尸体标本中存在。该区域的临床意义是，动脉瘤从该处的ICA指向内侧，可整体位于硬膜外或部分位于硬膜内；这些动脉瘤埋藏在硬膜凹陷内，在显微外科手术中观察、分离和夹闭通常比较困难。因此，目前绝大多数此类动脉瘤采用血管内治疗。

本章关于治疗决策的主要争议包括：

（1）如何辨认颈动脉窝动脉瘤？
（2）何时治疗颈动脉窝动脉瘤？
（3）开放式血管手术还是血管内治疗。

是否治疗

颈动脉窝动脉瘤的基底部完全或部分位于颈动脉窝，可引起蛛网膜下腔出血（SAH）。大多数情况下，破裂动脉瘤的治疗指征明确。高级别SAH和非常高龄的患者预后通常很差，必须与家属详细讨论治疗方案（流程图20.1中①）。

未破裂动脉瘤仍建议进行治疗；一些因素是决策的一部分，包括患者的年龄、危险因素（吸烟和血压升高）、动脉瘤的大小、多发性动脉瘤和家族性动脉瘤（流程图20.1中②）。颈动脉窝实际上是一个小间隙，可限制动脉瘤的生长。Joo等在最近的解剖学研究中指出，颈动脉窝的平均深度和长度分别为2.4 mm和9.9 mm。Tanaka等人的研究中，颈动脉窝动脉瘤的平均大小是4 mm。因此，国际未破裂颅内动脉瘤研究（ISUIA）描述的7 mm界限可能不适用于这一动脉瘤亚组；< 7 mm的动脉瘤必须治疗（流程图20.1中③、④、⑦～⑨）。Lihara等在未破裂床突旁动脉瘤治疗的大型回顾性研究中指出，直到2000年，他们治疗所有70岁以下 > 3 mm的颈动脉窝动脉瘤患者；而从2001年起改变策略，决定原则上治疗 > 5 mm的所有动脉瘤；但从2001年起，仍有30%接受治疗的动脉瘤 < 5 mm。治疗指征的界限可能是4～5 mm，应与患者的年龄和剩余的预期寿命相权衡（流程图20.1中③、④、⑦～⑨）。

解剖学因素

68%～90%的尸体标本中确认有颈动脉窝，其是硬膜的一个小隐窝，位于远端硬膜环水平以下的ICA后内侧壁。该隐窝在内侧以骨质为边界，即蝶骨体和（或）蝶鞍。在大多数情况下，颈动脉窝包含蛛网膜下隙，有时还含有蛛网膜或蛛网膜外隙。在影像学上辨认远端硬膜环和颈动脉窝并不容易。Oikawa等在详细的尸体标本解剖学和影像学研究中阐明了远端硬膜环向后内侧方向倾斜；他们提出，远端硬膜环的最远端多数位于ICA的前外侧，标志是前床突

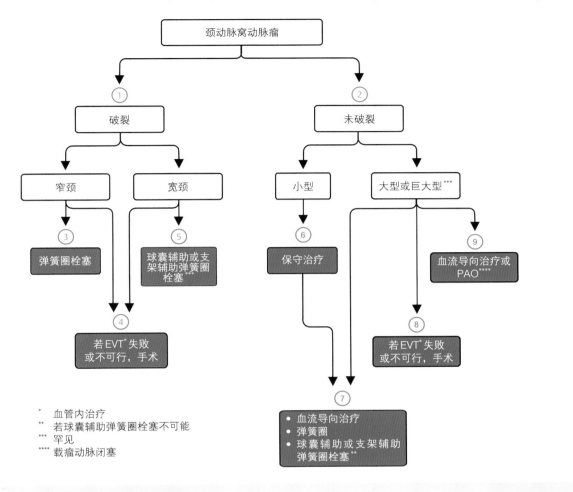

流程图20.1　**颈动脉窝动脉瘤的治疗决策流程。**

的上界；最近端位于后内侧，标志是鞍结节。最近，Watanabe 等报道了融合 3D 磁共振（MR）脑池成像和 MR 血管造影（MR MRA）影像可用于辨认这些解剖结构。

根据以往的解剖学报道，颈动脉窝动脉瘤起源于硬膜内 ICA 的最近端部分；当它们长入硬膜内腔时，有可能引起 SAH。颈动脉窝动脉瘤主要位于眼动脉起始部近端的颈动脉窝；它们仅发自 ICA 膝部头侧，ICA 走行的改变引起的湍流和高流量可促进动脉瘤生长。因为动脉瘤的生长受限于内侧的蝶骨和外侧的 ICA，通常很小；但它们若向腹内侧生长可进入海绵窦。Tanaka 等在床突旁颈动脉动脉瘤的影像测量分析中发现，位于床突上段水平的动脉瘤平均大小为 7.3 mm，位于床突水平为 5.2 mm，位于床突下水平（多数为颈动脉窝动脉瘤）为 4 mm。在某些情况下，颈动脉窝动脉瘤的进展与垂体上动脉有关。

分　类

已经提出了位于邻近远端硬膜环的 ICA 动脉瘤的几种分类。Al-Rodhan 等在 1993 年提出下述分类方法：

• Ⅰ组：颈部发自硬膜内 ICA 眼段的动脉瘤；也包括起源于眼动脉或眼动脉远端的 ICA 腹侧面的床突旁颈内动脉腹侧动脉瘤（也称为 Nutik 动脉瘤）；这些动脉瘤起源于眼动脉起始部对侧。

• Ⅱ组：真正的眼动脉动脉瘤，瘤颈发自眼动脉和 ICA 交界处。

• Ⅲ组：颈动脉窝动脉瘤。

• Ⅳ组：过渡型动脉瘤，包括颈部发自 ICA 海绵窦段的海绵窦段动脉瘤，瘤顶指向上方进入硬膜下海绵窦外的蛛网膜下隙。

• Ⅴ组：海绵窦内动脉瘤。

Kyoshima 等在 1996 年将这类动脉瘤分为 3 组：

- 发自眼动脉起始部远端ICA的硬膜内床突旁动脉瘤；包括颈内动脉–眼动脉瘤和后交通动脉瘤。
- 位于颈动脉窝和眼动脉起始部近端的颈动脉窝动脉瘤。
- 床突下硬膜外动脉瘤。

诊断检查

临床评估

由于体积小和所处的位置，大多数未破裂的颈动脉窝动脉瘤无症状，意外被发现。破裂时最常见的临床表现是SAH。由于动脉瘤基底部可位于海绵窦内，因此其破裂可能引起颈动脉–海绵窦瘘。但除了颈动脉窝动脉瘤血管内治疗过程中可能是医源性造成的以外，文献中并没有报道。

根据其位置，这类动脉瘤有时会压迫视神经；在未破裂动脉瘤患者中必须进行眼科评估（包括评估视力和视野）。

影像学

采用包括计算机断层扫描（CT）和MRI在内的任何影像学检查在直接显示颈动脉窝方面都很困难。Watanabe等在最近的一篇论文中展示了融合3D MR脑池造影和MRA有助于辨认远端硬膜环并定位该区域的动脉瘤。血管造影上辨认颈动脉窝动脉瘤是根据Zhang等提出的标准：颈动脉窝动脉瘤在前后位视图上呈半圆形浆果样，向内科突出；在侧位视图中，在腋部（ICA膝部内的区域）与动脉瘤的前部和前下部之间看不到间隙。相反，床突旁颈内动脉腹侧动脉瘤（Nutik动脉瘤）常在前后位像上与ICA重叠，并且在其前壁和腋部之间常能看到一个间隙。

治　疗

治疗选择

正如一些床突旁动脉瘤治疗的系列所总结，ICA腹侧动脉瘤（包括颈动脉窝动脉瘤）的外科手术治疗很困难。Lihara等在未破裂床突旁动脉瘤治疗的病例系列中报道大多数颈动脉窝动脉瘤（36/37，97.3%）采用血管内治疗；并且得出结论，血管内治疗是可接受的一线治疗（支持流程图步骤3、6、8）。值得注意的是，其中唯一1例通过外科手术治疗的动脉瘤不是夹闭，而是包裹。

为此，对于破裂和未破裂的颈动脉窝动脉瘤，血管内治疗是一线治疗。随着一些血管内治疗的应用（参阅下述），多数颈动脉窝动脉瘤可采用血管内治疗（流程图20.1中③、⑤、⑦、⑨）；仅在血管内治疗失败的情况下才建议外科手术治疗（流程图20.1中④和⑧）。

保守治疗

如前所述，颈动脉窝动脉瘤生长于一个相对较小的硬膜内腔，其生长可能受限。因此，由于它们生长的可能性相对受到解剖结构的限制，在达到常见破裂体积前发生破裂的机会也可能相对会更高。所以对于该部位的未破裂动脉瘤，ISUIA报道的7 mm的阈值可能并不适用，治疗决策更主要地要取决于患者的年龄，动脉瘤尺寸 > 5 mm的患者可能必须接受治疗（年轻患者中甚至 > 4 mm就应接受治疗）（支持流程图步骤3、4、7 ～ 9）。

对于 < 5 mm（或4 mm）的动脉瘤，保守治疗当然也是一种选择，定期MRA或CT血管造影随访对发现任何动脉瘤的变化都很重要。

手术治疗

推荐在颈部显露颈动脉来控制动脉瘤的过早破裂（如果发生）。经同侧翼点或改良眶颧开颅，打开侧裂和颈动脉池显露ICA。从硬膜外或硬膜内磨除床突，去除视神经管顶，广泛切开镰状硬脑膜皱襞返折以便安全地游离视神经；将视神经与眼动脉分离。下一步是打开远端硬膜环，但由于其与颈内动脉壁粘连紧密且有海绵窦的静脉性出血，可能会很困难。Kobayashi等强调需显露ICA腋部（由ICA的C2和C3段之间的夹角构成）。然后显露动脉瘤，分离游离，但瘤颈部仍藏在颈内动脉下方。可用的上夹空间狭小，常需小心地间断性牵拉视神经。由于该区域的ICA迂曲，需用叶片弯曲的开窗夹来夹闭。确认近端瘤颈完全夹闭很困难；术中吲哚菁绿血管造影对明确动脉瘤已消除和ICA的完整性非常重要。

血管内治疗——手术细节

一些用于治疗颈动脉窝动脉瘤的方式包括标准弹簧圈栓塞、球囊辅助弹簧圈栓塞、支架辅助弹簧圈栓塞、血流导向治疗或载瘤动脉闭塞（流程图20.1中③、⑤、⑦、⑨）（图20.1和图20.2）。

选择不同的血管内治疗时须考虑一些因素：动脉瘤的状态（破裂/未破裂）、动脉瘤的尺寸、瘤颈的大小（或瘤顶–瘤颈比）和瘤颈相对于载瘤血管的位置。颈动脉窝动脉瘤经常遇到一些影响血管内治疗策略的解剖学因素：动脉瘤通常体积较小、瘤颈较宽或瘤顶–瘤颈比不合适；此外，瘤颈通常位于颈动脉虹吸部第1个近端祥后的腹内侧。这种特殊的位置和通常较小的动脉瘤尺寸解释了为什么微导管在动脉瘤内的放置和稳定有时会很困难。因此，使用远端呈锐角

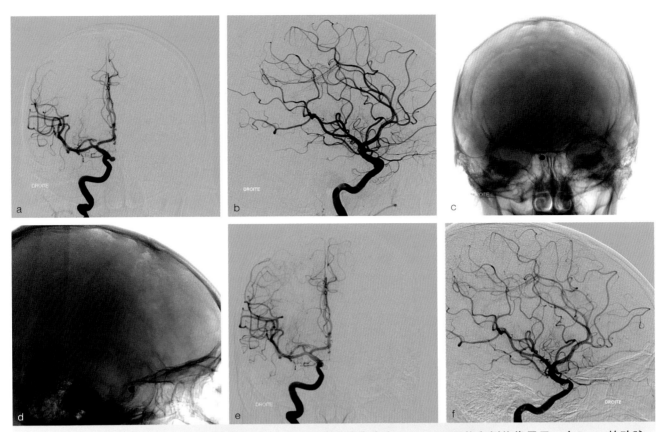

图20.1　1例50岁女性患者，意外发现右侧颈动脉窝未破裂动脉瘤（a、b. DSA正位和侧位像显示一个5 mm的动脉瘤）。动脉瘤内填塞弹簧圈联合颈内动脉虹吸部展开支架进行治疗（c、d. DSA不减影的正位和侧位像显示动脉瘤内的弹簧圈；支架几乎不可见）。6个月时的对比DSA显示动脉瘤完全闭塞（e、f. DSA正位和侧位像）。

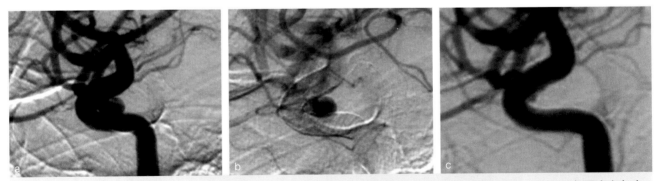

图20.2　1例34岁女性患者，因严重头痛至急诊就诊。a. 血管造影侧位像，颅内段颈内动脉造影，显示一个颈动脉窝动脉瘤。b. 血流导向装置栓塞后的即刻血管造影，侧位像，显示动脉瘤内血流停滞。c. 术后6个月时的血管造影侧位像显示动脉瘤完全闭塞（图片由美国Mayo Clinic的Leonardo Rangel-Castilla医学博士惠赠）。

且相对短弯的微导管肯定是有帮助的。此外，为了将微导管稳定在动脉瘤内并将弹簧圈安全展开填塞到动脉瘤内，使用球囊重构技术将经常有用；在这一特殊的动脉瘤亚组，使用球囊也能在术中破裂时止血。使用支架将微导管固定在动脉瘤内也有助于稳定微导管和动脉瘤内的弹簧圈，但代价是要使用双联抗血小板治疗（流程图20.1中③、⑦），并且支架在术中发生

破裂的情况下没有任何帮助。颈动脉窝动脉瘤使用血流导向装置受限，因为绝大多数动脉瘤很小；同样的理由，ICA闭塞的指征也非常局限。但最近使用血流导向装置治疗小动脉瘤的良好结果正在增加（流程图20.1中⑨）。

破裂动脉瘤的首选血管内治疗是确切的弹簧圈栓塞（流程图20.1中③）。在大量病例中联合使用球

囊将有助于微导管置入动脉瘤、输送弹簧圈，特别是动脉瘤发生破裂时；该处一般是重塑形技术必须广泛使用的部位（流程图20.1中⑤）。支架辅助弹簧圈栓塞可能不是破裂动脉瘤的一个良好选择，因为术中和术后必须双联抗血小板治疗来避免支架内血栓形成和远端栓塞性并发症；仅用于标准弹簧圈栓塞或球囊辅助弹簧圈栓塞不可行时。如前所述，因为尺寸通常较小，血流导向治疗和载瘤血管闭塞治疗在这组动脉瘤中的适应证有限。并且，血流导向治疗对破裂动脉瘤也不是一个良好的选择，至少有以下2个理由：① 支架植入术也须进行抗血小板治疗；② 动脉瘤在数天或数周进行性血栓形成，限制了这种治疗在出血急性期防止再出血的有效性。对于其他动脉瘤部位，闭塞载瘤血管在出血急性期也不是一种良好的选择，因为血管痉挛期将极大地改变脑动脉循环。

未破裂动脉瘤若瘤颈较宽或瘤顶-瘤颈比不合适，弹簧圈栓塞联合重构技术或支架植入术也是首选的血管内治疗方式（流程图20.1中③、⑦）。在这种情况下，很难确定最好的方式（重塑或支架植入术）。从文献来看，球囊辅助弹簧圈栓塞与标准弹簧圈栓塞的安全性相似，但支架植入术可能并非如此；但另一方面，支架植入术可能改善动脉瘤闭塞的质量和稳定性。由于颈动脉窝动脉瘤的瘤颈直接面临颈内动脉的高流量动脉血流，与位置更远端的动脉瘤相比，在该部位使用支架的余地可能更大（流程图20.1中⑦）。此外，在瘤顶-瘤颈比不合适的情况下，有时仅用球囊重塑无法治疗动脉瘤，必须植入支架。未破裂的大的和巨大的动脉瘤，即使弹簧圈栓塞联合重构或支架植入术也不是合适的技术，因为这种治疗的再通率高。在大的和巨大的颈动脉窝动脉瘤这类罕见的病例中，使用血流导向装置是一种良好的选择，可联合部分弹簧圈栓塞来预防迟发性破裂（流程图20.1中⑨）（图20.2）。从动脉瘤闭塞的角度来看，血流紊乱的效率非常高，但与其他技术（标准弹簧圈栓塞、球囊辅助弹簧圈栓塞、支架辅助弹簧圈栓塞）相比其安全性较低（参阅下述）。为此，有时选择闭塞ICA来治疗这类大的或巨大的动脉瘤，因为其有效性也很高，安全性更好；但在闭塞ICA前必须进行闭塞试验来评估Willis环的吻合；若不充分且闭塞ICA仍是一个良好的选择时，必须行动脉搭桥（流程图20.1中⑦、⑨）。

并发症防治

预后

Kobayashi等在其最早的系列中报道了通过外科

手术治疗的7例颈动脉窝动脉瘤患者；在前2个病例中由于缺乏颈动脉窝相关的知识，未能成功显露动脉瘤。2例患者在术后表现为视力下降。

Lihara等报道的大型病例系列中，37例颈动脉窝动脉瘤患者中的36例采用血管内治疗。永久性和一过性血栓栓塞性并发症分别为2例（5.6%）和3例（8.3%）；治疗后没有视野缺损。术后动脉瘤完全闭塞率较高（77.8%），少量动脉瘤残留（8.3%）（支持流程图步骤3、5、7、9）。

D'Urso等报道了弹簧圈栓塞、必要时联合辅助性治疗（54%球囊辅助或支架植入术）的118例患者中128个床突旁动脉瘤的大型系列研究。仅4例患者有颈动脉窝动脉瘤。在整个组中并发症发生率较低，包括3%的动脉瘤穿孔和3%的远端栓塞，导致0.8%的一过性致残率、0.8%的永久性致残率、无死亡率。早期血栓栓塞性并发症（1个月内）发生率为4%，均为一过性。术后38%的动脉瘤完全闭塞，54%存在瘤颈部残留，8%的残留动脉瘤在随访期间有所改善。

文献中还没有关于血流导向装置治疗颈动脉窝动脉瘤或床突旁动脉瘤的具体数据。一般来说，血流导向装置的治疗安全性比弹簧圈栓塞术低。Brinjikji等发表的治疗所有部位的动脉瘤的大型荟萃分析中，手术相关致残率率和死亡率分别为5%和4%。相反，血流导向装置治疗具有较好的疗效；76%在6个月时观察到动脉瘤完全闭塞，并且随着时间推移该比例逐渐增加。

稳定性和复发率/临床和影像学随访

文献中关于这一重点的信息非常少。

D'Urso等通过血管内治疗处理床突旁动脉瘤的病例系列中，在平均31.0个月后，62%的动脉瘤完全闭塞，30%的瘤颈残留，8%的动脉瘤残留；9%的动脉瘤进行再次治疗。

破裂和未破裂动脉瘤患者的临床随访与其他部位类似。患者有视觉主诉时应尽快行精确的眼科评估。

血管内治疗后的影像学随访与其他动脉瘤部位相比没有什么不同；主要采用MRA。弹簧圈栓塞后的合适MRA序列是3D-TOF（时间飞跃），支架植入术或血流导向治疗后的检查是CE-MRA。数字减影血管造影在该部位也非常有用，MRA在该部位的评估通常不统一。必须在治疗后3～6个月行早期影像学随访，治疗后12～18个月进行再次对照；之后的随访取决于初次影像学随访的解剖学结果。总体随访期不明，但可能非常长，至少10年。

专家述评

颈动脉窝动脉瘤邻近远端硬膜环，就在 ICA进入蛛网膜下隙处。动脉瘤突向内侧，但不应被当成垂体上动脉动脉瘤，后者也指向相同的方向，但位于略远端。颈动脉窝动脉瘤也发自ICA的非分支部位。由于其位于非常受限的空间，它们通常很小；与硬脑膜紧密贴附也解释了为什么绝大多数患者不出血。这类动脉瘤通常是偶然发现的，SAH多数来源于其他动脉瘤的破裂。当然，破裂的颈动脉窝动脉瘤应该治疗，偶然发现者可留待观察，除非直径已达7 mm；或较小的动脉瘤出现增大。

一般来说，对于其他动脉瘤，尺寸是手术治疗难易程度的一个决定因素。但颈动脉窝动脉瘤位于颅底、与硬脑膜贴附且藏于颈动脉后方，尽管其尺寸较小，但其手术非常困难。因此，血管内治疗常是首选方式；外科手术仅适用于不适合血管内治疗的动脉瘤患者。

外科医生必须对该区域颈内动脉的所有弯曲及其与硬脑膜皱襞返折的密切关系有深入和全面的了解。这对安全切除前床突和打开围绕颈动脉的硬膜环至关重要。对于破裂的动脉瘤，推荐在颈部显露ICA以便获得近端控制。对于未破裂的动脉瘤，显露ICA的床突段后可获得近端控制。但颈部至少应准备好，以备显露过程中发生破裂。夹闭困难不仅因为看不到动脉瘤颈，也因为其位于颈内动脉的前部弯曲。有一部分需盲操作，夹子的尖端不总是能看得见，外科医生须特别警惕避免任何阻力突破，否则可造成来自动脉瘤、颈动脉或海绵窦的大量出血。术中血管造影非常有用。

Michel W. Bojanowski, MD, FRCSC
University of Montreal, Montreal, Quebec

主编述评

发自ICA硬膜内段最近端部分的颈动脉窝动脉瘤从血管壁向后方、下方和内侧突出。这类动脉瘤通常较小，生长受限于内侧的蝶骨和外侧的载瘤血管。有些位于硬膜外，没有SAH风险。但是这类动脉瘤一般至少有一部分位于硬膜内，破裂后可能引起SAH。

显微外科夹闭已被用于治疗颈动脉窝动脉瘤。该手术入路需切除前床突显露颈动脉窝区域，随后切开ICA周围的硬膜环显露颈动脉窝内的结构并获得近端控制。海绵窦的静脉性出血尽管容易控制，但发生时将增加手术的复杂性。此外在分离载瘤血管和动脉瘤时，视神经显得突兀，操作前需切开镰状韧带；这将面临术后出现视觉问题的风险。动脉瘤通常指向相反的方向，使得很难充分显示瘤颈。总体上，治疗颈动脉窝动脉瘤的手术方法比较复杂，可能导致显著的致残率和较长的恢复时间。

治疗颈动脉窝动脉瘤的血管内方法包括单纯弹簧圈栓塞术、支架辅助弹簧圈栓塞术或球囊辅助弹簧圈栓塞术。血管内弹簧圈治疗颈动脉窝动脉瘤的闭塞率令人满意，且并发症的风险非常小。随着血管内技术的进展，血流导向治疗已成为一种治疗选择。绝大多数情况下，单个血流导向装置对达到完全闭塞已足够。偶尔随访时动脉瘤持续充盈或内漏需第2个血流导向装置进行再治疗。在我们机构，首选血流导向装置治疗颈动脉窝动脉瘤和大多数宽颈床突旁动脉瘤。出血性和血栓栓塞性并发症风险较低，并且可以达到良好的闭塞率。

Elad I. Levy, MD, MBA
University at Buffalo, Buffalo, NY

推荐阅读

[1] Hitotsumatsu T, Natori Y, Matsushima T, Fukui M, Tateishi J. Micro-anatomical study of the carotid cave. Acta Neurochir (Wien) 1997; 139(9): 869–874

[2] Iihara K, Murao K, Sakai N, et al. Unruptured paraclinoid aneurysms: a management strategy. J Neurosurg 2003; 99(2): 241–247

[3] Joo W, Funaki T, Yoshioka F, Rhoton AL Jr. Microsurgical anatomy of the carotid cave. Neurosurgery 2012; 70 (2, Suppl Operative): 300–311, discussion 311–312

[4] Kato Y, Sano H, Hayakawa M, et al. Surgical treatment of internal carotid siphon aneurysms. Neurol Res 1996; 18(5): 409–415

[5] Kobayashi S, Koike G, Orz Y, Okudera H. Juxta-dural ring aneurysms of the internal carotid artery. J Clin Neurosci 1995; 2(4): 345–349

[6] Kobayashi S, Kyoshima K, Gibo H, Hegde SA, Takemae T, Sugita K. Carotid cave aneurysms of the internal carotid artery.

J Neurosurg 1989; 70(2): 216-221

[7] Kyoshima K, Koike G, Hokama M, et al. A classification of juxta-dural ring aneurysms with reference to surgical anatomy. J Clin Neurosci 1996; 3(1): 61-64

[8] Nutik SL. Anatomical location of carotid cave aneurysms. J Clin Neurosci 1997; 4(1): 87-90

[9] Oikawa S, Kyoshima K, Kobayashi S. Surgical anatomy of the juxta-dural ring area. J Neurosurg 1998; 89(2): 250-254

[10] Tanaka Y, Hongo K, Tada T, et al. Radiometric analysis of paraclinoid carotid artery aneurysms. J Neurosurg 2002; 96(4):

649-653

[11] Watanabe Y, Nakazawa T, Yamada N, et al. Identification of the distal dural ring with use of fusion images with 3D-MR cisternography and MR angiography: application to paraclinoid aneurysms. AJNR Am J Neuroradiol 2009; 30(4): 845-850

[12] Zhang QJ, Kobayashi S, Toriyama T, Kyoshima K, Hongo K, Kuroyanagi T. Angiographic differentiation of carotid cave aneurysms from ventral paraclinoid carotid aneurysms of Nutik type. Neurosurg Rev 1993; 16(4): 283-289

第21章 垂体上动脉动脉瘤

Oliver Bozinov, Jan-Karl Burkhardt, Anton Valavanis, and Luca Regli

摘 要：垂体上动脉动脉瘤通常被描述为床突旁动脉瘤的一部分；因此，其发病率和患病率尚不明确。其解剖学部位邻近近端硬膜环，在颈内动脉（ICA）的后内侧，邻近视神经，使其手术入路变得困难。有症状的患者表现为蛛网膜下腔出血；视神经或垂体柄压迫比较罕见。数字减影血管造影是显示和明确动脉瘤特征的金标准。无症状的和小的动脉瘤采取保守治疗；大的或破裂的动脉瘤应进行治疗。由于解剖的复杂性且需要操作视神经或垂体柄，目前很少进行显微外科手术夹闭；绝大多数采用弹簧圈栓塞、支架辅助弹簧圈栓塞或血流导向技术进行血管内治疗，预后良好。所有颅内动脉瘤都必须进行适当的临床和影像学随访。

关键词：颈内动脉，垂体上动脉，硬膜环，垂体上动脉动脉瘤，蛛网膜下腔出血，血管内弹簧圈栓塞，显微外科手术夹闭

概 述

垂体上动脉（SHA）是由约1～5支血管组成的复杂集合体，发自ICA远端硬膜环和后交通动脉之间的床突旁颈内动脉（ICA）。该动脉位于ICA内侧壁，供应垂体柄、双侧视神经和视交叉；双侧SHA构成环状吻合，以充分供应这些重要结构。文献中极少描述SHA动脉瘤，多数汇总于其他床突旁动脉瘤内；这使得很难对这类罕见疾病给出明确的循证治疗建议。女性患者多见，并且SAH或床突旁动脉瘤有存在多发性动脉瘤的趋势。

本章关于治疗决策的主要争议包括：
（1）是否具有治疗指征。
（2）破裂和未破裂SHA动脉瘤的开放式手术与血管内治疗。
（3）使用高级外科手术或血管内技术治疗复发SHA动脉瘤。

是否治疗

与其他破裂颅内动脉瘤需要预防再出血风险一样，破裂的SHA动脉瘤明确推荐立即治疗。此外，应考虑对未破裂但有症状的SHA动脉瘤进行治疗，包括视觉障碍或垂体功能不全的患者，以改善症状或预防进一步恶化。

无症状的未破裂SHA动脉瘤患者（偶然发现的SHA动脉瘤）的治疗决策取决于动脉瘤的大小、患者的年龄、既往其他动脉瘤导致的动脉瘤性蛛网膜下腔出血（SAH）和心血管危险因素。与其他颅内动脉瘤一样，PHASES或UIATS评分有助于权衡动脉瘤破裂风险与治疗风险的决策过程。与所有其他动脉瘤相比，SHA动脉瘤尚无特定的治疗方案；没有出血风险明确增加的报道。

破裂和症状性SHA动脉瘤需要立即治疗（流程图21.1中①）。若未破裂SHA动脉瘤的破裂风险比治疗风险高，也应进行治疗。治疗决策过程除考虑动脉瘤的大小外，患者的年龄也很重要。大于7 mm的动脉瘤和年轻的患者应该治疗，而非预期寿命短的患者（流程图21.1中②）。

解剖学因素

SHA位于ICA后内侧，邻近近端硬膜环，造成手术入路控制近端有时很困难。视神经一般非常靠近这类动脉瘤，有时经同侧入路完全遮挡动脉瘤；因此，也应考虑对侧入路，给外科医生提供直接观察视神经之间情况的角度。双侧SHA的环状吻合是另一个重要的解剖学考虑因素。治疗动脉瘤期间有SHA闭塞风险时，需了解或至少在治疗前评估每个患者的SHA的解剖结果，闭塞SHA时确保有逆行血流；吻合不充分可能导致视觉功能障碍或垂体功能不全（流程图21.1中②）。

分 类

床突旁动脉瘤有许多分类，都至少在一组中包含

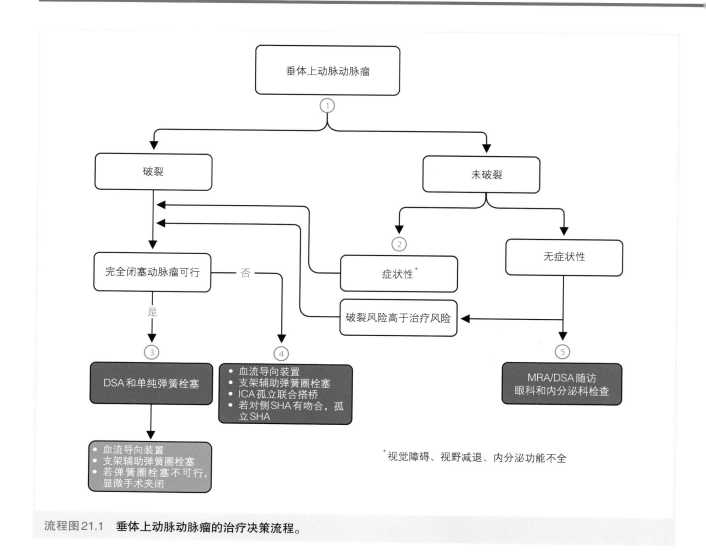

流程图 21.1 垂体上动脉动脉瘤的治疗决策流程。

SHA 动脉瘤。Horiuchi 等根据动脉瘤与 SHA 之间的关系对 SHA 动脉瘤进行了分类。SHA 可发自近端瘤颈、瘤颈内侧、远端瘤颈、动脉瘤体，或可能与动脉瘤无关；但大多数 SHA 可见于动脉瘤的瘤颈近端。

诊断检查

临床评估

破裂和未破裂 SHA 动脉瘤患者的临床评估都很重要。对于破裂的动脉瘤，世界神经外科医生联合会（WFNS）评分中汇总的临床状态为外科医生提供了关于预后的参考，并影响治疗或不治疗的决定。

未破裂的动脉瘤必须进行眼科和内分泌科检查，以排除所有视觉功能障碍如失明或视野缺损，以及某种激素轴的功能障碍。

影像学

血管造影如计算机断层扫描血管造影（CTA）、磁共振血管造影（MRA）和（或）数字减影血管造影（DSA），对了解准确的起源、指向、大小和与邻近结构的关系非常重要。由于 SHA 动脉瘤邻近颅底，CTA 可因伪影而质量降低，但比多数 MRI 能更好地显示与骨质的关系。DSA 在该部位优势明显，因为在检查的同时可治疗动脉瘤。磁共振成像（MRI）/MRA 对鉴别诊断很重要。

鉴别诊断

若血管造影明确发现该部位的动脉瘤，需鉴别的疾病极少。紧邻垂体柄/腺体，特别是有垂体功能障碍的患者，疑诊时（如用鞍区 MRI）需排除垂体腺瘤/囊肿。其他肿瘤包括鞍结节脑膜瘤或视神经肿瘤；尽管罕见，但有时可被误诊为 SHA 动脉瘤。

治 疗

治疗选择和脑内血肿的影响

SHA 动脉瘤的治疗选择取决于许多因素。与其他部位的动脉瘤类似，破裂动脉瘤的占位性脑出血

（ICH）有手术清除血肿并夹闭动脉瘤的指征，但对于 SHA 动脉瘤来说非常罕见。

在所有其他情况下（无 ICH 的破裂 SHA 动脉瘤和有治疗指征的未破裂 SHA 动脉瘤），如果可行，应首先考虑血管内 DSA 和弹簧圈栓塞。较大系列报道的手术治疗 SHA 动脉瘤的并发症发生率（> 15%）高于栓塞（2%）；但对有经验的外科医生来说，并发症发生率应更低，但仍 > 2%，因为这类动脉瘤与视神经和床突紧邻。如果 SHA 动脉瘤瘤颈较宽或累及 SHA 时，血管内治疗困难而手术重建可行，应考虑支架辅助弹簧圈栓塞或血流导向治疗，以及手术重建（流程图 21.1 中③）。

如果使用标准技术无法实现动脉瘤闭塞，并且强烈推荐闭塞载瘤血管时，应考虑更高级的血管内或外科手术技术。例如，对于累及整个 ICA 节段血管壁的大的和（或）梭形动脉瘤，应考虑使用颅外-颅内（IC-EC）高流量搭桥或血流导向装置（流程图 21.1 中④）。

保守治疗

保守治疗明确适用于小的动脉瘤（< 3 mm），理想情况下使用 MRA 进行无创神经影像学检查，若发现动脉瘤生长则进行治疗（流程图 21.1 中④）。对所有其他偶然发现的动脉瘤，多种因素发挥着主要作用（如年龄、家族史、全身状况、动脉瘤大小和形态）。近期的治疗评分如 PHASES，尝试包含所有这些因素，有助于治疗决策。

脑血管外科治疗——手术细节

经典的入路是额外侧或翼点入路。由于动脉瘤与额下外侧入路呈直线，不可能需要扩展入路如眶颧或更大的入路。同侧入路通常不必切除前床突；但须稍推移视神经时，推荐去除视神经管上壁。完全显露动脉瘤后，可从硬脑膜外或硬脑膜内切除前床突和去除视神经管上壁。在某些情况下，例如，当视交叉位于背侧时，合适的解剖结构使外科医生有足够的空间在双侧视神经之间进行操作。对侧入路能更好地观察动脉瘤和夹闭的结果；但近端控制更难实现。若动脉瘤向硬膜外（近端）延伸，则有必要在颈部进行近端控制；然后其就不再是一个"真正的"SHA 动脉瘤，可算作一个床突旁或颈动脉窝动脉瘤。因此，推荐预先在颈部控制近端。SHA 动脉瘤极少是夹层动脉瘤，因此广泛的近端控制可能并不像其他 ICA 动脉瘤那么重要。更倾向于选择对侧入路来夹闭未破裂的 SHA 动脉瘤；同侧上夹常用开窗夹或大的弧形夹（图 21.1）。当然，在较大的动脉瘤中也存在例外情况，但是需要单独讨论。在视神经上方还是下方进行夹闭，很大程度上取决于个体化的解剖结构、最终的动脉瘤部位和所选择的入路。如果必须针对视神经进行操作，我们强烈建议松解镰状韧带。

术中常用的影像学检查包括吲哚菁绿（ICG）和术中血管造影。若选择同侧入路，ICG 不能提供充分的表浅显微镜视野来确认夹闭完全。成角内镜 ICG 是有帮助的（从双侧接近）。若通过对侧入路，显微镜 ICG 可更好地确认夹闭结果。ICG 对显示 SHA 的通畅性帮助很大。很少行术中血管造影，但在复杂和巨大动脉瘤中很有价值。

血管内治疗——手术细节

经标准股动脉入路；在双平板透视引导下用裸金属微弹簧圈栓塞动脉瘤。若 ICA 到达硬膜内入口处无变异，容易进行 SHA 动脉瘤的弹簧圈栓塞（若非巨大的动脉瘤）（图 21.2）。常能避开垂体分支。宽颈动脉瘤可能具有挑战性，但球囊重构和支架辅助将有助于实现动脉瘤的充分闭塞。一项单纯针对 SHA 动脉瘤的大型研究中，绝大多数采用支架辅助弹簧圈栓塞。破裂的宽颈动脉瘤多需球囊辅助弹簧圈栓塞以保护载瘤血管。血流导向装置使用得越来越多，成为这类动脉瘤的首选。严重的动脉粥样硬化对导管到位至关重要；可能出现医源性夹层，但罕见。

SHA 动脉瘤压迫视神经导致的视觉障碍不能用于除外弹簧圈栓塞，因为消除搏动性压力对恢复而言可能已足够，没必要决定进行手术治疗或手术减压。然而，尚未在随机或等效研究中澄清这一潜在的争议。

并发症防治

夹闭 ICA 动脉瘤可能比远端动脉瘤更加困难。近端控制是最重要的因素。应准确研究进入硬膜之后的 ICA 的解剖结构，以确定是否可能进行近端控制，以及是否有必要切除前床突。该部位的远端控制不是问题。动脉夹层也可能是 ICA 动脉瘤的原因，不应尝试夹闭这类非常薄的动脉壁。在这种情况下，夹闭包裹可能是一种选择，但须个体化治疗。若术前成功进行了球囊闭塞试验，那么闭塞 ICA 对无法夹闭的动脉瘤而言是一种选择，但载瘤动脉闭塞多采用血管内方式进行。

视神经移位或推压过度可造成视觉功能损伤和障碍。外科医生在手术过程中应非常轻柔地操作该重要神经，若最后上夹时需针对视神经进行操作，则应将神经与镰状韧带进行分离。手术损伤内分泌功能也是严重事件，因此在夹闭期间和夹闭后应多关注垂体、垂体柄和 SHA。

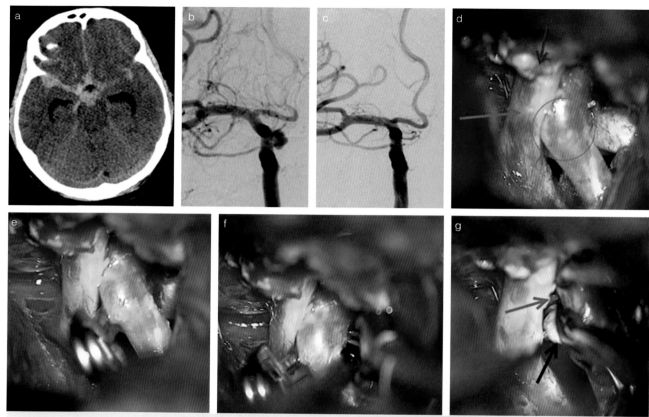

图21.1　1例52岁女性患者，右侧垂体上动脉（SHA）动脉瘤破裂引起蛛网膜下腔出血［SAH；世界神经外科联合会（WFNS）2级；Fisher分级3级］，合并右侧大脑中动脉（MCA）分叉部未破裂动脉瘤。当地的计算机断层扫描轴位显示右侧为主的SAH（a，Fisher分级3级）。术前（b）和术后（c）数字减影血管造影显示同期手术夹闭前、夹闭后的2个动脉瘤。术中照片（d）显示经同侧入路显露右侧视神经（红色箭）和部分切除前床突（蓝色箭）后的视野，动脉瘤位于颈内动脉（ICA；红色环）后方。第1个夹子在ICA和视神经之间夹闭已破裂SHA动脉瘤的大部分（e），然后在外侧夹闭（围绕ICA）动脉瘤的残余瘤颈（f）。同侧SHA（红色箭）完整，位于夹闭的动脉瘤近端（g，黑色箭头）。

血管内手术期间血栓栓塞或动脉瘤破裂或载瘤动脉夹层导致的分支闭塞可造成显著的临床致残率。在弹簧圈栓塞动脉瘤时，重构球囊临时阻断血管时间过长也能导致一些远端分支闭塞；因此，应选择性使用球囊。弹簧圈栓塞动脉瘤开口处的弹簧圈团块上血栓形成造成的可疑栓塞性事件应采用肝素进行治疗。支架过小和（或）移位，以及较小的血管闭塞也有可能，但不是常见的并发症；当然，也可出现急性和迟发性支架内狭窄。

预后

SHA动脉瘤很罕见，分析该部位手术或血管内治疗的预后的大型研究较少。SHA动脉瘤常归入其他床突旁动脉瘤一起进行总结，单独分析SHA动脉瘤的预后困难。总体来看，由于其颅内结构复杂，许多研究认为血管内治疗的床突旁动脉瘤比手术治疗的SHA动脉瘤的致残率/死亡率更低（支持流程图步骤3、4）。但文献中缺少在随机试验中具体分析比较

SHA动脉瘤的这两种治疗方式。一项研究报道了血管内和手术治疗的床突旁动脉瘤，包含46例SHA动脉瘤，81%的手术夹闭和69%的血管内治疗的患者的Glasgow预后评分（GOS）良好，为5分（支持流程图步骤3、4）。但最大的SHA动脉瘤系列支持血管内治疗，比手术组（更少）的预后更好（支持流程图步骤3、4）。所有这些研究都是回顾性研究，存在偏倚；没有针对SHA动脉瘤的随机试验报道。

在一项手术治疗未破裂床突旁动脉瘤的研究中，对SHA动脉瘤进行了亚组分析，其最大的治疗风险是视觉减退，高达10%存在失明，21%存在部分视觉障碍；10%存在瘤颈残留。该研究未报道关于内分泌预后的信息。这些神经功能障碍的并发症发生率相对较高，明确倾向于支持血管内治疗作为一线治疗策略（支持流程图步骤3、4）。

在另一项关于外科手术治疗破裂和未破裂SHA动脉瘤的研究中，作者报道的视觉障碍风险13%；同

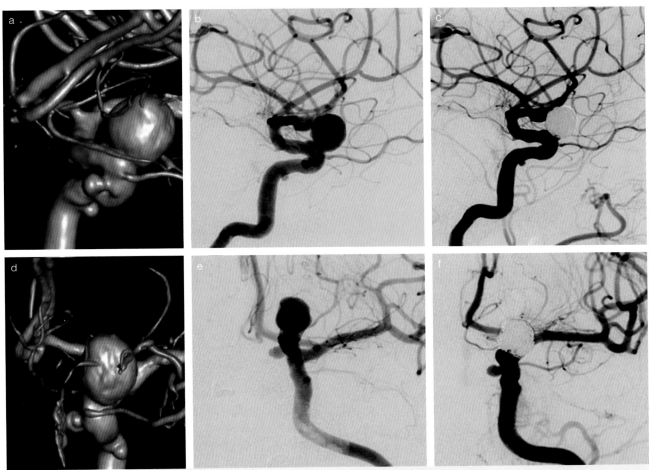

图21.2　1例64岁女性患者，有偶然发现的左侧垂体上动脉（SHA）未破裂动脉瘤和另外2个颈内动脉（ICA）小动脉瘤（1个颈动脉窝，1个海绵窦段）。由于SHA动脉瘤大（9 mm），有血管内弹簧圈栓塞术的指征。a、b. 三维（3D）数字减影血管造影（DSA）和侧位（c）以及前后位（d）DSA显示弹簧圈栓塞前和栓塞后（e、f）的动脉瘤。同期手术中弹簧圈栓塞颈动脉窝动脉瘤（未展示）。

期手术夹闭双侧SHA动脉瘤是视觉减退的显著危险因素。有趣的是，外科医生在必须牺牲同侧SHA（该研究中约57%）的情况下，视觉功能下降并无显著增加。若SHA血管众多，出现视觉功能障碍的风险似乎较低，因为与仅有一支SHA血管者相比，还存在有其他血管的吻合。

稳定性和复发率

BRAT试验发现，显微外科手术夹闭组的动脉瘤闭塞率、动脉瘤复发率和再治疗率比血管内弹簧圈栓塞组明显更好；但未针对性研究SHA动脉瘤。国际蛛网膜下隙动脉瘤试验（ISAT）报道，弹簧圈栓塞的动脉瘤比夹闭的再出血风险稍高，但对于SHA动脉瘤几乎不明显，因为不可能在一项比较性试验中收集足够的病例（SHA动脉瘤）来针对性回答这个问题。一项大型SHA动脉瘤系列报道的随访时的复发率为3.9%，并不比夹闭的动脉瘤多。需要进一步干预的

复发率仅为1.3%；而后循环动脉瘤和大脑中动脉动脉瘤则 > 20%、后交通动脉动脉瘤高达35%，弹簧圈栓塞的SHA动脉瘤似乎复发率最低（支持流程图步骤3、4）。所有床突旁动脉瘤的复发率有时高达12% ～ 29%。SHA动脉瘤无论治疗与否，似乎非常良性。

临床和影像学随访

我们推荐对所有动脉瘤进行临床和影像学随访。对于接受弹簧圈栓塞的患者，应在住院期间进行MRI/MRA随访，然后每年进行MRI/MRA随访，持续3年；若仍闭塞完全，可延长间隔。接受弹簧圈栓塞的患者不建议行CTA，但对于夹闭的患者而言是更好的方式。夹闭的动脉瘤应在术后1年进行CTA检查，若仍保持完全夹闭，则应在术后5年再次进行检查。年轻患者（＜40 ～ 50岁）和动脉瘤不完全闭塞的患者应随访更长时间。对于接受弹簧圈栓塞治疗的患者，影像学随访也应更长，但SHA动脉瘤的复

发数量似乎有希望（参阅"稳定性和复发率"一部分内容）。若想更好地评估瘤颈复发和了解支架通畅性，建议行DSA。支架辅助弹簧圈栓塞后，双联抗血小板治疗应至少维持6个月，阿司匹林维持终身。

主编述评

与其他床突旁动脉瘤相反，垂体上动脉动脉瘤发自眼动脉起始部的远端，并向内侧和下方突出。SHA供应垂体柄、视神经和视交叉，通常与临床表现无关；相反，最常见的两种症状是直接压迫视觉通路导致视觉障碍或破裂引起SAH。罕见情况下，大的或巨大的动脉瘤可导致垂体、额叶正中或下丘脑功能障碍。

我的简单流程是对SHA动脉瘤进行血管内治疗，除非有一个不这么做的真正的好理由；罕见的是压迫性视野缺损，这种情况下可以讨论在颈部控制近端（开放性手术或血管内治疗）的情况下开颅与视力丧失的风险，何者更高；与其他压迫性脑神经病相似，手术减压最好。

但这是一种相对罕见的情况；在大多数情况下，这类动脉瘤适合弹簧圈栓塞+/−球囊或支架辅助，以及血流导向治疗。对于破裂动脉瘤，我首选单纯弹簧圈栓塞或球囊辅助弹簧圈栓塞，然后延期植入支架或血流导向装置。对于未破裂动脉瘤，< 10 mm的动脉瘤我首选血流导向治疗而非弹簧圈栓塞，> 10 mm的动脉瘤血流导向治疗联合弹簧圈栓塞。此外，我对极度不规则、< 10 mm、多叶状动脉瘤也使用弹簧圈。这些情况下使用辅助性弹簧圈手术是为了预防治疗后迟发性动脉瘤破裂。

Adnan H. Siddiqui, MD, PhD
University at Buffalo, Buffalo, NY

延伸至床突上段颈内动脉间隙内侧的垂体上动脉动脉瘤可像其他动脉瘤一样夹闭。对于颈动脉窝内的动脉瘤，因为手术操作所需的范围，以及这类动脉瘤在很大程度上被包含在一个由硬脑膜构成的凹陷中，使得其破裂和生长的可能性低于其他部位的动脉瘤，因此血管内治疗或观察是非常合理的选择。特别是那些完全位于颈动脉窝的动脉瘤，无须治疗；需要时

当然也能显露和夹闭。对于向颈内动脉内侧生长的动脉瘤，需切断镰状韧带和去除视神经管上壁后推移视神经来达到完全显露。

Peter Nakaji, MD
Barrow Neurological Institute, Phoenix, AZ

推荐阅读

[1] Backes D, Vergouwen MD, Tiel Groenestege AT, et al. PHASES score for prediction of intracranial aneurysm growth. Stroke 2015; 46(5): 1221−1226

[2] El Refaee EA, Baldauf J, Balau V, Rosenstengel C, Schroeder H. Is it safe to sacrifice the superior hypophyseal artery in aneurysm clipping? A report of two cases. J Neurol Surg A Cent Eur Neurosurg 2013; 74(Suppl 1): e255−e260

[3] Etminan N, Brown RD Jr, Beseoglu K, et al. The unruptured intracranial aneurysm treatment score: a multidisciplinary consensus. Neurology 2015; 85(10): 881−889

[4] Hoh BL, Carter BS, Budzik RF, Putman CM, Ogilvy CS. Results after surgical and endovascular treatment of paraclinoid aneurysms by a combined neurovascular team. Neurosurgery 2001; 48(1): 78−89, discussion 89−90

[5] Horiuchi T, Goto T, Tanaka Y, et al. Role of superior hypophyseal artery in visual function impairment after paraclinoid carotid artery aneurysm surgery. J Neurosurg 2015; 123(2): 460−466

[6] Javalkar V, Banerjee AD, Nanda A. Paraclinoid carotid aneurysms. J Clin Neurosci 2011; 18(1): 13−22

[7] Matano F, Tanikawa R, Kamiyama H, et al. Surgical treatment of 127 paraclinoid aneurysms with multifarious strategy: factors related with outcome. World Neurosurg 2016; 85: 169−176

[8] Molyneux A, Kerr R, Stratton I, et al; International Subarachnoid Aneurysm Trial (ISAT) Collaborative Group. International Subarachnoid Aneurysm Trial (ISAT) of neurosurgical clipping versus endovascular coiling in 2143 patients with ruptured intracranial aneurysms: a randomised trial. Lancet 2002; 360(9342): 1267−1274

[9] Patel BM, Ahmed A, Niemann D. Endovascular treatment of supraclinoid internal carotid artery aneurysms. Neurosurg Clin N Am 2014; 25(3): 425−435

[10] Shimizu K, Imamura H, Mineharu Y, Adachi H, Sakai C, Sakai N. Endovascular treatment of unruptured paraclinoid aneurysms: single-center experience with 400 cases and literature review. AJNR Am J Neuroradiol 2016; 37(4): 679−685

[11] Spetzler RF, McDougall CG, Zabramski JM, et al. The Barrow Ruptured Aneurysm Trial: 6-year results. J Neurosurg 2015; 123(3): 609−617

[12] Wiebers DO, Whisnant JP, Huston J III; International Study of Unruptured Intracranial Aneurysms Investigators. Unruptured intracranial aneurysms: natural history, clinical outcome, and risks of surgical and endovascular treatment. Lancet 2003; 362(9378): 103−110

第22章　眼动脉动脉瘤

Stephan A. Munich and Demetrius Klee Lopes

摘　要：眼动脉动脉瘤占所有颅内动脉瘤的4%，除非压迫视神经引起视觉障碍，偶然发现者最常见。其破裂风险较低，治疗时必须保证并发症发生率低。考虑显微外科手术策略时，必须特别注意其周围的解剖结构限制（如前床突、颈内动脉、视神经）。需切除前床突和对视神经损伤的担忧导致血管内治疗成为这类动脉瘤中有吸引力的选择。单纯弹簧圈栓塞、支架或球囊辅助弹簧圈栓塞和血流导向支架均已成功用于消除这类动脉瘤。在本章，我们回顾了治疗决策过程，并讨论了眼动脉动脉瘤的显微外科手术和血管内治疗的细节。

关键词：动脉瘤，前床突切除，眼动脉，眼动脉瘤

概　述

眼动脉动脉瘤（也称为颈内动脉-眼动脉动脉瘤）相对罕见，约占所有颅内动脉瘤的4%；它们通常向上突出，可压迫同侧视神经。所有治疗（如显微外科手术或血管内治疗）的难点都是保留眼动脉和视网膜中央动脉来维持视觉功能。尽管眼动脉段动脉瘤也可能包括背侧和腹侧壁动脉瘤以及血泡样动脉瘤［所谓的床突旁颈内动脉（ICA）动脉瘤］，但本章着眼于发自ICA和眼动脉连接处的动脉瘤的治疗和决策。

本章关于治疗决策的主要争议包括：

（1）是否继续进行治疗或观察。

（2）若治疗，是使用开放式显微外科手术还是血管内技术。

（3）血管内血流导向治疗后，眼动脉的命运和临床结果。

（4）血管内和显微外科手术治疗有视觉症状的动脉瘤后的视觉预后。

是否治疗

急性破裂的颅内动脉瘤，包括眼动脉动脉瘤，绝大多数情况下需急诊治疗（流程图22.1中①）；例外情况是非常高龄和濒死而无法耐受干预的患者。但随着血管内治疗的引入，无法接受外科手术治疗的高龄动脉瘤患者，仍能耐受血管内闭塞。

评估破裂风险和预防破裂是所有未破裂、无症状性颅内动脉瘤决策过程的核心。除罕见情况以外，眼动脉动脉瘤很少引起蛛网膜下腔出血（SAH）。ICA"近端或眼动脉区域"动脉瘤在国际蛛网膜下隙动脉瘤试验（ISAT）中仅占1.4%。与之类似，文献中的一些系列显示，眼动脉动脉瘤的破裂率为0～3%；尽管破裂率极低，但评估眼动脉动脉瘤时必须考虑，不能忽视动脉瘤破裂所造成的灾难性后果（通常呈致死性）（流程图22.1中②～④）。

眼动脉动脉瘤最常被偶然发现。促成及时检查发现眼动脉动脉瘤的最常见症状之一是眶后头痛。但一项研究报道称患有这类动脉瘤的患者中有27.8%有眼部症状。由于破裂率低，在压迫邻近的神经结构和随后的视觉功能障碍而引起临床注意之前，可长到相当大的尺寸。Drake报道的一项系列中，视觉功能障碍发生于32%的患者，所有患者均有视野异常，除1例患者外，其他患者的视力均受到影响。83%的患者视觉功能结果满意。鉴于视觉功能对生活质量的重要性，存在视觉症状（或再既往无症状的患者中出现视觉症状）时需要更积极的进行治疗（流程图22.1中②～⑤）。

眼动脉动脉瘤罕见，是SAH的不常见原因。尽管破裂的眼动脉动脉瘤需要治疗，但未破裂的动脉瘤的治疗需要合理地权衡治疗的风险和获益。尽管治疗无症状性、未破裂眼动脉动脉瘤时需考虑动脉瘤的大小、患者的预期寿命以及治疗意愿，但我们对有视觉症状的患者采取积极治疗（流程图22.1中②和③）。

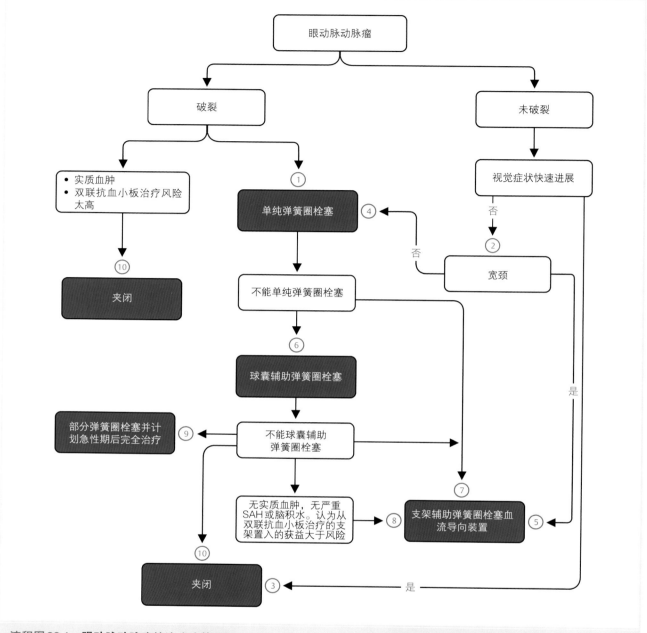

流程图22.1　**眼动脉动脉瘤的治疗决策流程。**

保守治疗

　　未破裂、偶然发现（即无症状性）的眼动脉动脉瘤破裂风险低，应考虑商讨治疗选择。需考虑多个因素，包括患者的预期寿命、视觉症状、医学合并症、家族史、动脉瘤的尺寸和患者的意愿（流程图22.1中②～⑤）。这类动脉瘤邻近周围的神经和骨性结构，无创影像学检查（如CTA或MRA）无法完全显示。因此，我们建议患者行数字减影血管造影（DSA）评估在无创影像学检查中发现的任何眼动脉动脉瘤。尽

管我们用无创影像学检查随访，但所有症状的发展或无创影像学检查上的变化，都应采用DSA来评估。

解剖学因素

　　眼动脉动脉瘤或颈内动脉–眼动脉交界处的动脉瘤都向上突出，发自海绵窦内ICA直接向上再向后转的血流动力学压力最大的部位。眼动脉在视神经下方发自ICA；在硬膜内的长度短，起始部显露困难；在罕见情况下发自床突段或海绵窦段ICA。因此，眼动脉动脉瘤的手术解剖结构及其与周围硬脑膜和骨性结

构的关系因眼动脉的起始部和走行而异。我们建议读者复习 Albert Rhoton 等人极具描述性的解剖学著作。

眼动脉常起源于视神经下方的 ICA 上表面内侧 1/3。显露眼动脉起始部及其动脉瘤常需推移视神经，通过切除前床突和眶顶可以实现这点。镰状韧带是一个硬脑膜皱襞返折，从前床突向内侧延伸至鞍结节，覆盖视神经；因此，游离视神经时也需要切开镰状韧带。若采用这些技术后仍然不能很好地观察动脉瘤瘤颈，可推移颈内动脉。分离上下硬膜环有助于推移颈内动脉。

无论采用血管内治疗或是显微外科手术治疗，仔细分析术前的影像学检查对成功治疗眼动脉动脉瘤必不可少。

诊断检查

临床评估

SAH 是眼动脉动脉瘤的罕见表现，ISAT 中仅占 1.4%。有视觉症状的患者一般已行正规的眼科检查；而没有视觉症状的患者也应行正规的视野和视力检查。建议无症状性患者告知我们任何视觉症状的进展。已知患有眼动脉动脉瘤的患者若出现视觉症状进展，应引起对动脉瘤增大的关注，并提示应进行适当的检查和治疗（后面将讨论；流程图 22.1 中②和③）。

影像学

常规行 DSA 评估动脉瘤。随访常用无创影像学检查；但无创影像学检查中发现的任何改变（或担忧是否发生改变的）都应采用 DSA 进行评估。

鉴别诊断

眼动脉动脉瘤的独特之处是包含在视野和视力障碍的鉴别诊断之中。尽管眼部症状是该部位的动脉瘤所特有的症状，但与其他部位脑动脉瘤一样，文献中的许多系列报道了在慢性头痛检查期间发现眼动脉动脉瘤。

治　疗

脑血管外科治疗——手术细节

与所有脑血管手术一样，丰富的解剖学知识对于成功的眼动脉动脉瘤显微外科手术治疗至关重要（图 22.1）。回顾术前的影像学检查对手术成功至关重要。球囊闭塞试验对计划行显微外科手术治疗的未破裂动脉瘤也有用。动脉瘤瘤颈周围的环境通常很拥挤，识别瘤颈钙化/斑块很关键，因为其会影响上夹的能力。

同时采用血管内和显微外科手术技术的复合手术特别适合于治疗眼动脉动脉瘤。动脉瘤和近端载瘤血管（即 ICA）与硬脑膜和骨性结构的密切关系造成使得获取近端控制具有挑战性（图 22.2）。对于复杂的病例，传统上需要显露颈段 ICA 获得近端血管控制。最近，球囊阻断岩骨段 ICA 行血管内近端控制成为更加受欢迎的选择。此外，术中血管造影也可提供关于夹子放置和载瘤血管/分支血管通畅性的即刻反馈。血管内策略的增加可以补充传统的显微外科手术技术。

血管内治疗——手术细节

血管内治疗是治疗眼动脉动脉瘤的一种微创方式；治疗选择包括单纯弹簧圈栓塞、支架辅助弹簧圈栓塞和血流导向治疗。血管内治疗过程中遇到的技术挑战包括颈内动脉虹吸部迂曲（造成到达动脉瘤更加

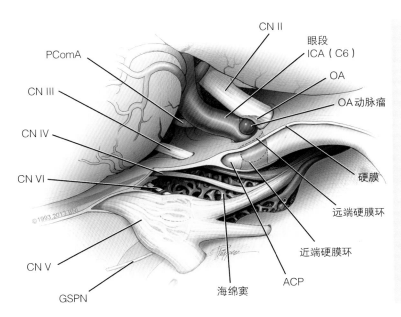

图 22.1　插图显示眼动脉动脉瘤的解剖结构及其周围结构（载瘤血管、海绵窦、硬膜环和脑神经）。ACP：前床突。CN：脑神经。GSPN：岩浅大神经。ICA：颈内动脉。OA：眼动脉。PCOmA：后交通动脉（经 Barrow Neurological Institute 同意使用）。

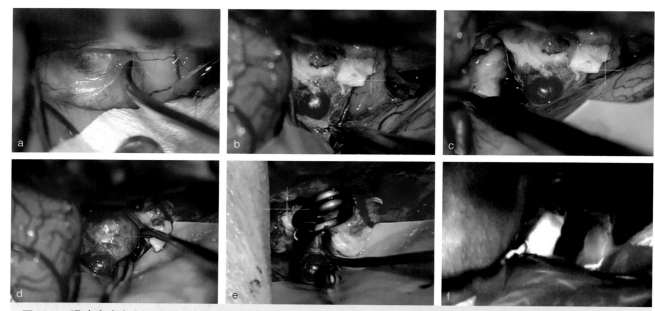

图22.2　眼动脉动脉瘤。1例47岁男性患者，表现为左眼视物模糊，视盘中度水肿。神经影像学检查显示一个大的眼动脉动脉瘤，压迫左侧视神经。行显微外科手术夹闭动脉瘤并行视神经减压。a. 经侧裂入路可观察到压迫左侧视神经的大动脉瘤。b～d. 硬膜内切除前床突后，显露动脉瘤瘤颈，获得近端控制。e. 用稍弯的夹子夹闭动脉瘤；观察视神经减压。f. 术中吲哚菁绿血管造影显示动脉瘤完全消除，颈内动脉通畅（图片由Barrow Neurological Institute的Peter Nakaji博士提供）。

困难）和宽颈动脉瘤。我们建议在颈内动脉虹吸部角度迂曲和（或）狭窄的情况下使用三轴系统。

急性破裂眼动脉动脉瘤的血管内治疗传统上包括单纯弹簧圈栓塞（流程图22.1中②和③）。复杂的血管内策略，如支架辅助弹簧圈栓塞（图22.3）或血流导向治疗需双联抗血小板治疗，在治疗急性破裂的宽颈眼动脉动脉瘤时存在挑战性（流程图22.1中③和⑩）。在这种情况下，我们首先尝试球囊辅助弹簧圈栓塞，努力避免使用这些药物（流程图22.1中⑥）。

尽管我们在急性SAH时避免需要抗血小板治疗的血管内策略，但近期许多研究确定了支架辅助弹簧圈栓塞和血流导向治疗的安全性。Lodi等发现使用支架辅助弹簧圈栓塞治疗的破裂动脉瘤患者的出血性并发症没有增加。Amenta等得出类似的结论，出血性并发症发生率仅7.7%。

急性动脉瘤性SAH情况下采用血管内治疗仍有争议；这种做法并非没有风险，治疗前必须对每例患者进行详细评估。我们的做法是首先尝试单纯弹簧圈栓塞和球囊辅助弹簧圈栓塞，特别是高分级出血患者和需要或可能需要脑室外引流的患者（以及随后的分流依赖性脑积水）（流程图22.1中⑥）。Taylor等确实观察到Hunt-Hess分级Ⅲ～Ⅴ级和脑室外引流的患者中出血性并发症的风险增加。认为必要时，应与患者和（或）患者家属讨论急性SAH时进行双联抗血小

板治疗可能发生的并发症。

血流导向支架的发展可更有效和更安全地治疗该部位的动脉瘤，特别是宽颈动脉瘤。与支架辅助弹簧圈栓塞类似，需要双联抗血小板治疗，从而限制了其在急性破裂眼动脉动脉瘤中的使用（流程图22.1中⑦和⑧）。但最近的报道显示出它们在急性SAH情况下使用的安全性和有效性，出血性并发症发生率为5%～15%。

对于分级较高的急性破裂宽颈动脉瘤或有脑室外引流的患者，另一个策略是分期治疗：部分弹簧圈栓塞动脉瘤，从SAH恢复后分期行血流导向治疗或夹闭（流程图22.1中⑨；图22.4）。部分弹簧圈栓塞以消除瘤体为目的（即闭塞最可能的破裂部位），弹簧圈栓塞宽颈动脉瘤对载瘤动脉没有风险。Brinjikji等最近验证了该策略，观察到其安全性和有效性，弹簧圈栓塞和血流导向治疗间期无再出血病例；此外，没有弹簧圈占位效应相关的不良临床后果（该眼动脉动脉瘤的这种后果常对视神经产生占位效应）（支持流程图步骤9）。

并发症防治

血管内治疗

除与所有部位的脑动脉瘤血管内治疗相关的固有风险（如卒中、血管穿孔、术中动脉瘤破裂、入路并

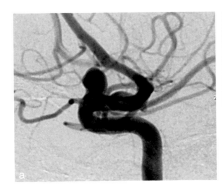
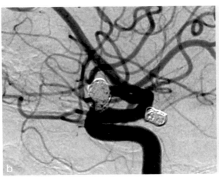

图22.3　1例60岁女性患者，在检查头痛时发现多发性颅内动脉瘤。数字减影血管造影侧位像显示一个向上突出的右侧眼动脉动脉瘤（a）。考虑到动脉瘤瘤颈较宽，使用Enterprise支架（闭环）行支架辅助弹簧圈栓塞术。1年时的血管造影随访显示动脉瘤完全闭塞，没有干扰载瘤血管或眼动脉（b）。

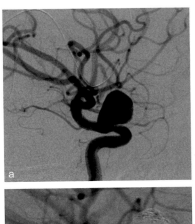
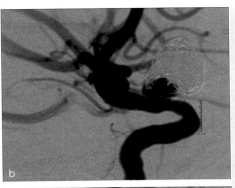
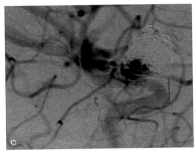
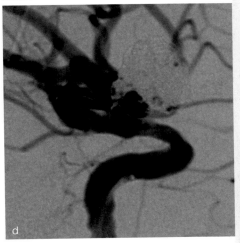

图22.4　1例33岁女性，表现为进行性视力丧失。数字减影血管造影斜位显示一个向上方突出的左侧眼动脉大动脉瘤（a）。行弹簧圈栓塞，残留瘤颈部充盈（b、c）。再次尝试弹簧圈栓塞导致弹簧圈疝入载瘤血管。因此，穿过动脉瘤放置Pipeline栓塞装置（d）。1年时的血管造影随访显示动脉瘤完全闭塞，颈内动脉（ICA）和眼动脉通畅（e）。患者的视觉症状改善。

发症等）外，视觉损害是眼动脉动脉瘤血管内治疗所特有的风险。

　　一些作者最近建议在弹簧圈栓塞前行球囊闭塞试验来评估颈外动脉的侧支血供。侧支血供的知识在完全消除动脉瘤但可能损害眼动脉（有粗大侧支血供的患者可能耐受）与不全性消除动脉瘤但保留眼动脉（或许在没有侧支血供的患者中首选）之间权衡时有用。即使可保留载瘤动脉，也有人建议弹簧圈栓塞可能导致慢性视神经前部受压和随之而来的视觉症状。

尽管在我们的经验中没有遇到过这种情况，但应加以考虑，特别是在表现为视神经压迫的动脉瘤中（流程图22.1中②和③）。

　　血流导向支架的发展已改进了眼动脉段动脉瘤的治疗。由于动脉瘤腔内没有弹簧圈团块，可缓解对视神经压迫的顾虑。最初关于血流导向装置覆盖眼动脉开口的疑虑尚未被证实。尽管随访期间眼动脉闭塞并不少见，但相关的视觉症状发生率极低；据推测，血管逐渐闭塞可重建侧支循环，从而避免突然闭塞/栓塞时常见的症状（流程图22.1中⑤和⑦）。

脑血管外科手术

除了与开颅和显微外科手术夹闭颅内动脉瘤相关的一般风险外，眼动脉动脉瘤因其与视神经和骨性结构的密切关系，常有特殊的挑战。通常需要切除前床突来充分显露动脉瘤的瘤颈以放置动脉瘤夹；是否进行硬脑膜内或硬脑膜外前床突切除术超出了本章的范围，并且这通常是外科医生偏好的问题；每种技术的舒适度和经验可使其安全进行。需特别注意术前的影像学检查结果——约10%的患者出现前床突气化，在切除前床突时可能容易发生脑脊液（CSF）漏。

所有眼动脉动脉瘤的治疗底线是保留视觉。如前所述，松解镰状韧带和去除视神经管上壁可推移视神经，不仅有利于夹闭动脉瘤，也有助于防止栓系所致的神经损伤。磨除前床突的同时应充分灌洗，避免邻近视神经的热损伤（流程图22.1中③和⑩）。

除操作可能直接损伤视神经外，意外夹闭/闭塞眼动脉也可导致术后视力受损。由于颈内动脉虹吸部和眼动脉起始部拥挤，须非常仔细地分离动脉瘤瘤颈并确认避开眼动脉。用视觉诱发电位（VEP）监测视觉，许多人主张将其常规用作早期提示眼动脉受损的手段。使用术中多普勒、吲哚菁绿血管造影或常规DSA也有助于确认眼动脉闭塞。

预后

血管内治疗

血管内治疗眼动脉动脉瘤的影像学和临床预后一般很好。报道的早期随访时的完全或近全（即 > 95%）闭塞率达82.2%，后期随访时可达87.2%。Jefferson组报道的一项病例系列中，严重并发症发生率为1.4%，而轻微并发症发生率为8.8%。治疗后，表现为视觉症状的患者更可能改善症状，而非出现新发或视觉障碍恶化；视觉症状改善率高达70%。单纯弹簧圈栓塞或支架辅助弹簧圈栓塞时，保留眼动脉对达到良好的临床预后至关重要。一项最近的现代系列发现，当眼动脉起始部位于动脉瘤瘤颈时，血管内治疗后有动脉瘤复发的趋势（支持流程图步骤1、2、4）；结果可能是由于在努力保留眼动脉通畅性时，有目的地对动脉瘤进行不完全性治疗所导致的。

血管内弹簧圈栓塞时增加支架植入术似乎并未预示视觉并发症风险的增加。Duke在2012年发表的一项系列报道中，1.8%的病例出现一过性、急性视觉障碍，3.5%的病例出现迟发性、持续性视觉障碍。与其他部位的动脉瘤类似，支架辅助弹簧圈栓塞与单纯弹

簧圈栓塞相比，复发率更低（一项系列中，9.4%比24.6%；支持流程图步骤7、8）。

血流导向支架的发展也改善了眼动脉动脉瘤的治疗，特别是那些既往因动脉瘤或分支血管形态不适合单纯弹簧圈栓塞者。在大多数现代病例系列中，血管造影随访中的完全或近全闭塞率 > 90%。如前所述，尽管血管造影随访时眼动脉（以及附近其他穿支血管）的通畅性可能受损，但不良临床后果的发生率极低（多数报道中 < 3%；支持流程图步骤7、8）。

脑血管外科手术

眼动脉动脉瘤与周围的骨质和脑血管结构关系密切，手术治疗困难。熟悉解剖对安全和有效的显微外科手术治疗这类动脉瘤至关重要。读者可参考Nanda医生提供的显微手术治疗这类动脉瘤的专家描述（参阅"推荐阅读"）。在其包括86例动脉瘤（79%为大的或巨大）的系列中，88%的患者临床预后良好（GOS评分4分或5分）；77%的已有的视觉障碍在术后改善，而总体视觉并发症发生率为2.5%。包含大的或巨大的动脉瘤的比例较少的系列中所报道的预后类似（支持流程图步骤3、10）。

尽管罕见，但外科医生可能会发现眼动脉动脉瘤无法夹闭；文献中报道的比例为4% ～ 11%。除一般原因（如动脉瘤壁钙化、灾难性手术中破裂）外，动脉瘤基底部延伸至海绵窦内也可能造成无法夹闭。

不出意外的话，手术夹闭眼动脉动脉瘤的预后在SAH的患者中比在择期治疗的患者中差。此外，对于SAH患者，临床预后在很大程度上取决于术前的Hunt-Hess分级。

有经验的医生可安全和有效地进行眼动脉动脉瘤的显微外科手术夹闭。如前所述，临床预后良好的关键是限制对视神经的操作，而最佳上夹需充分分离瘤颈并辨认眼动脉开口。

稳定性

最近发表的BRAT的6年结果显示，接受弹簧圈栓塞术的动脉瘤的闭塞率在统计学上显著低于接受夹闭术的患者（47.9%比95.7%）。但这种闭塞率的差异必须在临床预后的背景中进行解读，其中2组间并没有任何显著差异。

直接比较眼动脉动脉瘤治疗的长期预后的文献稀少。Indiana大学的16年经验也许是对眼动脉动脉瘤治疗稳定性的最好描述。他们发现，完全夹闭的动脉瘤的复发风险为0.9%/患者-年；显微外科手术夹闭后即刻和随访时有20.5%的患者存在颈部残留；15.4%的患者在随访时出现再生长，而84.6%的瘤颈

部残留仍稳定或后续形成血栓。尽管血管内治疗的动脉瘤的随访间期短得多，但完全弹簧圈栓塞的动脉瘤没有复发。血管内弹簧圈栓塞后瘤颈部残留的患者中有11.1%出现再生长，44%仍保持稳定，44%后续形成血栓。所有颈部残留自发性血栓形成都发生在第1年。这提示，无论是显微手术夹闭还是血管内弹簧圈栓塞，只要是完全治疗，结果都稳定。并且，瘤颈残留随时间推移而倾向于稳定，无须即刻、积极地再治疗。尽管最初的数据提示眼动脉动脉瘤的血流导向治疗具有早期稳定性，但仍需更多的长期数据。

临床和影像学随访

按照其他部位动脉瘤的资料，治疗的眼动脉动脉瘤患者应定期进行随访；但尚无数据支持专门的随访方案。外科手术夹闭后数天应行血管造影随访；血管内治疗传统上在治疗后即刻进行随访（即"最终血管造影"）。6～12个月时的血管造影随访常能确认动脉瘤是否完全闭塞，然后每年行无创影像学检查（如CTA或MRA）随访。确认动脉瘤残留或复发动脉瘤＞2 mm常需再次干预。若残留动脉瘤稳定或＜2 mm，我们推荐继续每年行无创影像学检查随访。但眼动脉动脉瘤残留瘤颈发生破裂或再生长的风险非常低；所有发现的残留或复发动脉瘤生长或进展都应采用正规血管造影进行评估。

血流导向或支架辅助弹簧圈栓塞治疗的患者维持双联抗血小板治疗（通常是阿司匹林和氯吡格雷）3个月。阿司匹林单一抗血小板治疗仅维持6个月（在梭形动脉瘤中更长）。

专 家 述 评

眼动脉动脉瘤约占所有颅内动脉的4%，破裂动脉瘤的比例更小。但其与视觉结构邻近，使得血管内和开放式脑血管手术治疗都具有挑战性。

眼动脉动脉瘤与周围的硬脑膜、骨质和视觉结构关系密切，使得显微外科手术夹闭非常困难。通常需要切除前床突来充分显露动脉瘤瘤颈和辨认眼动脉起始部；同时也造成上夹困难，需孤立联合搭桥来完全治疗。由于这些大范围的手术操作及其相关的并发症，我们将显微外科手术夹闭仅用于所有血管内方法都用尽和（或）认为可能失败的患者。

单纯弹簧圈栓塞瘤体-瘤颈比合适的眼动脉动脉瘤相对简单；宽颈动脉瘤用支架辅助弹簧圈栓塞容易治疗。甚至有视觉症状（来自动脉瘤的占位效应）的患者在弹簧圈栓塞后也有视觉症状改善；Durst等发现改善率达68%。因此，视觉症状的存在不应除外弹簧圈栓塞或支架辅助弹簧圈栓塞作为可行的治疗选择。

血流导向支架的发展改进了眼动脉动脉瘤的治疗。最初关于眼动脉或邻近分支血管可能闭塞的顾虑被证明没有依据。尽管使用Pipeline栓塞装置治疗的眼动脉动脉瘤患者中发现高达26%的患者有眼动脉血流下降，但不良视觉后果极其罕见。鉴于血流导向装置的有效和可靠的闭塞率（文献中报道的完全或近全闭塞率为74%～95%），影像学检查发现眼动脉血流下降不应作为禁用这种治疗策略的依据。

我们主张即使在急性SAH的情况下也可使用需双联抗血小板治疗的血管内策略（如支架辅助弹簧圈栓塞或血流导向治疗）。我们机构的经验与本章前述一致，支架辅助弹簧圈栓塞和血流导向治疗的出血性并发症增加不多；但我们相信，这种轻微增加仍比显微外科手术夹闭的并发症发生率低得多。

随着新型血管内装置的开发，我们期待眼动脉动脉瘤血管内治疗的作用继续扩大。瘤内装置无须双联抗血小板治疗，如WEB动脉瘤栓塞系统，在急性SAH的情况下可减轻一些与血管内治疗相关性并发症少量增加有关的顾虑。根据我们的经验和意见，显微外科手术夹闭治疗眼动脉动脉瘤应仅用于所有血管内治疗选择都失败的患者。

Demetrius Klee Lopes, MD
Rush University, Chicago, IL

主 编 述 评

尽管眼动脉动脉瘤目前通常采用血管内治疗，但许多眼动脉动脉瘤的夹闭仍有优势。与血流导向治疗相比，夹闭的优势包括眼动脉闭塞风险较低和复发风险较低。治疗选择取决于特定的解剖学因素和患者的意愿。夹闭该动脉瘤需要多种显微外科手术技能；前床突切除术和视神经管去顶术是其中最基本的技术，还有复杂的多夹夹闭策略的能力，特别是当这类动脉瘤的大小和复杂程度增加时。一些患者最适合接受显微外科手术，如果要进行这种手术，必须掌握这些技能。

Peter Nakaji, MD
Barrow Neurological Institute, Phoenix, AZ

推荐阅读

[1] Aneurysms RA. Neurosurgery 2002; 51: S1–S122

[2] Durst CR, Starke RM, Gaughen J, et al. Vision outcomes and major complications after endovascular coil embolization of ophthalmic segment aneurysms. AJNR Am J Neuroradiol 2014; 35(11): 2140–2145

[3] Fulkerson DH, Horner TG, Payner TD, et al. Results, outcomes, and follow-up of remnants in the treatment of ophthalmic aneurysms: a 16-year experience of a combined neurosurgical and endovascular team. Neurosurgery 2009; 64(2): 218–229, discussion 229–230

[4] Moon K, Albuquerque FC, Ducruet AF, Webster Crowley R, McDougall CG. Treatment of ophthalmic segment carotid aneurysms using the pipeline embolization device: clinical and angiographic follow-up. Neurol Res 2014; 36(4): 344–350

[5] Nanda A, Javalkar V. Microneurosurgical management of ophthalmic segment of the internal carotid artery aneurysms: single-surgeon operative experience from Louisiana State University, Shreveport. Neurosurgery 2011; 68(2): 355–370, discussion 370–371

[6] Yadla S, Campbell PG, Grobelny B, et al. Open and endovascular treatment of unruptured carotid-ophthalmic aneurysms: clinical and radiographic outcomes.Neurosurgery 2011; 68(5): 1434–1443, discussion 1443

第23章 后交通动脉动脉瘤

Robert Asa Scranton and Gavin W. Britz

摘 要：后交通动脉（PCoA）动脉瘤是第二类最常见的颅内动脉瘤，约占所有颈内动脉（ICA）动脉瘤的1/2。开放式手术治疗可以非常简单，也可能极其困难，取决于动脉瘤体的指向或是否出血。瘤颈往往宽大且累及载瘤动脉或远端血管，使血管内治疗变得复杂。意外发现的 < 3 ~ 4 mm的动脉瘤患者可进行观察；更大或已破裂的动脉瘤应进行治疗。动眼神经麻痹引起瞳孔变化者也推荐尽早治疗。最好采用动态脑血管造影评估，明确动脉瘤的部位、形态、周围血管结构和变异，如胚胎型后交通动脉或血管重复。传统的治疗方式是显微外科手术夹闭；但若条件合适，在临床权衡下也可采用血管内治疗。本章在回顾临床表现和治疗预后的有效数据基础上建立治疗流程。此外也讨论了开放式显微外科手术和血管内治疗的手术细节。

关键词：动脉瘤，后交通动脉，动眼神经麻痹，夹闭，栓塞

概 述

后交通动脉（PCoA）动脉瘤是第二类最常见的颅内动脉瘤，约占所有颅内动脉瘤的20% ~ 25%和所有颈内动脉（ICA）动脉瘤的1/2。通常认为治疗PCoA动脉瘤的开放式手术入路是最基本的，但动脉瘤的不同指向和有无出血也可使手术变得非常困难。PCoA动脉瘤在ICA的部位容易经血管内路径到达，但瘤颈更宽大则需高级技术或装置，如球囊和支架辅助弹簧圈栓塞或血流导向装置。除了罕见情况，如老年或病重患者的钙化性巨大或大的动脉瘤，血流导向装置在动脉瘤破裂急性期使用受限。本章从最近的数据中回顾了临床表现、自然史和治疗预后，以及为进一步治疗制定决策。

是否治疗

做出治疗还是观察的决定很困难，不应掉以轻心；最终有赖于现有但不完善的数据、患者的人口

本章关于治疗决策的主要争议包括：
（1）是否具有治疗指征。
（2）破裂和未破裂PCoA动脉瘤的开放式手术与血管内治疗。
（3）动眼神经麻痹：最好采用开放式手术还是血管内治疗？
（4）胚胎型大脑后动脉（PCA）：是否是血管内治疗的禁忌证？

统计学数据、临床表现和合并症、外科医生的技术、现有的资源和患者的偏好。美国心脏协会估计，50岁年龄段无任何易感合并症的未破裂颅内动脉瘤的患病率为3.2%。美国、加拿大、欧洲的多中心国际未破裂颅内动脉瘤研究（ISUIA）报道了未破裂颅内动脉瘤的自然史和治疗预后数据。最近发表的结果（2003年）根据动脉瘤大小和部位分层，PCoA动脉瘤被纳入后循环组（Post + PCoA）；Post + PCoA组中既往无蛛网膜下腔出血（SAH）史且 < 7 mm的患者的年破裂率为2.5%，既往有SAH史者破裂率增至3.5%。对于 > 7 mm的动脉瘤，SAH史不再重要；但7 ~ 12 mm的动脉瘤的年破裂风险增至14.5%，13 ~ 24 mm为18.4%， > 24 mm为50%（流程图23.1中①和②）。345例PCoA动脉瘤中，99例接受治疗（84例手术治疗，15例血管内治疗）；由于与其他后循环动脉瘤如基底动脉顶端动脉瘤分入一组，导致报道的预后数据没有意义。随着年龄增加，所有部位动脉瘤的手术并发症发生率增加是明确的。前瞻性的日本未破裂脑动脉瘤研究根据大小对PCoA动脉瘤分层，3 ~ 4 mm动脉瘤的年破裂率的95%置信区间为0.41（0.15 ~ 1.10），5 ~ 6 mm为1（0.37 ~ 2.66），7 ~ 9 mm为3.19（1.66 ~ 6.12），10 ~ 24 mm为6.12（1.66 ~ 6.13）， > 25 mm为117.82（16.60 ~ 836.43）。与其他部位动脉瘤相比，PCoA动脉瘤的破裂率更高；与手术并发症相权衡，许多研究都降低了治疗门槛（流程图23.1中①和②）。

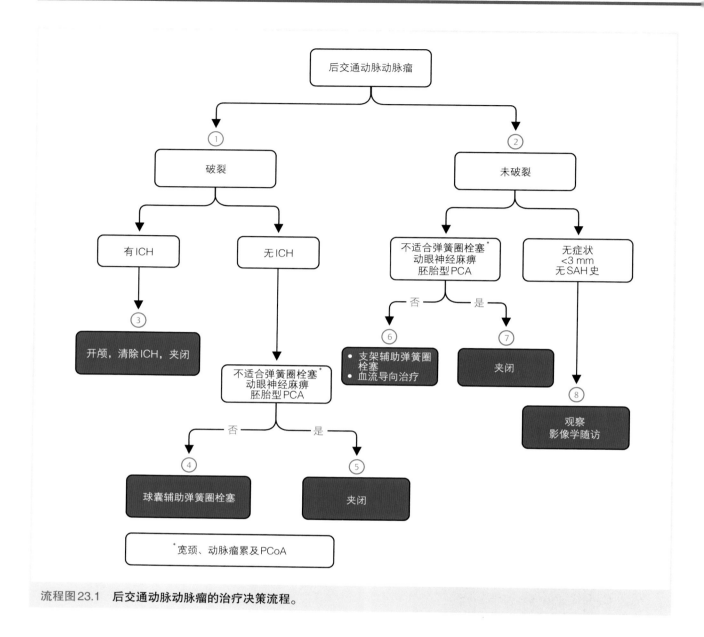

流程图23.1 后交通动脉动脉瘤的治疗决策流程。

多发性、大型或持续生长的动脉瘤，或有家族性或动脉瘤SAH个人史的患者，更应考虑进行治疗而非观察。有SAH个人史、警兆性头痛、动眼神经麻痹、持续生长的动脉瘤或动脉瘤 > 7 mm的患者应接受治疗（流程图23.1中②）。

芬兰未破裂颅内动脉瘤自然史研究显示，年破裂率为1.1%。有趣的是，根据年龄进行分层时，破裂风险的增加与年龄呈独立负相关。作者的结论是，50岁以下任何大小的动脉瘤都应治疗。

保守治疗

由于无创影像学检查的广泛应用，发达国家的绝大多数动脉瘤都是偶然发现的；正因如此，何时进行观察显得更重要。单发、小型（< 3 ~ 4 mm）PCoA动脉瘤可用计算机断层扫描血管造影（CTA）或磁共振血管造影（MRA）随访（流程图23.1中①和②）。进一步需考虑的因素包括患者的人口统计学资料，包括高龄、导致手术风险增高的合并症和患者的治疗意愿。

解剖学因素

PCoA最常发自ICA后内侧或后壁，平均在眼动脉以远约10 mm，是颈内动脉交通段的起始处。PCoA向后内侧走行约12 mm，止于PCA连接处。胚胎时期，PCoA延续为PCA，是后循环的主要血供来源；若这种构型维持到成人，则称为胚胎型PCoA，见于 10% ～ 30% 的人群（图 23.1）。在 PCA 的胚胎起源中，PCoA 止于动眼神经外侧，P1 段可发育不良，有部分血流或缺失；每个病例都应根据动态脑血管造影确认。PCoA 上表面发出约 8 个小穿支供应第三脑室底、视交叉和视束、丘脑、下丘脑、内囊和垂体柄；供应第三脑室底的最大穿支称为丘脑前穿支动脉。脉络膜前动脉（AChA）常在 PCoA 远端发自交通段后壁，部分供应视束、内囊和丘脑部分。AChA 往往紧邻 PCoA 动脉瘤的远端瘤颈，必须保留。PCoA 在 ICA 的起始部呈圆锥形且顶端发出 PCoA 者称为漏斗，见于 10% 人群，是正常解剖变异，既非病理性也非动脉瘤前期表现。PCoA 开窗或重复罕见，但已有报道。PCoA 动脉瘤可起源于许多部位，瘤颈部发自 ICA 发出 PCoA 的近端或远端（最常见），累及 PCoA 的近端或远端起始部；或者是"真性 PCoA 动脉瘤"（罕见），颈部直接起源于 PCoA。动脉瘤体的指向有临床意义，Yasargil 明确描述为 4 种变异，包括前外侧（颈部被更大的动脉瘤遮挡）、上外侧和上后外侧（主体位于天幕上，指向颞叶）、下后外侧（主体位于天幕下，直指脚间池）、下后内侧。有时天幕可勒入动脉瘤体，部分位于天幕上、部分位于天幕下。上后外侧指向的动脉瘤破裂时易导致颞叶和（或）脑室出血。下后外侧指向的动脉瘤由于朝向脚间池，最可能引起动眼神经麻痹（OMNP）。

诊断检查

临床评估

PCoA 动脉瘤的临床表现最多变。绝大多数在破裂和 SAH 后才发现；但发达国家偶然发现的数量正在增加。出血类型各不相同，多数位于基底池，但侧裂、颞叶或经侧脑室颞角的脑室内出血也不少见，报道较多。有趣的是，硬膜下血肿也可以是动脉瘤破裂的初始表现，PCoA 动脉瘤是一个重要的元凶。

PCoA 动脉瘤导致 OMNP 常见，高达 40%。典型表现是单侧完全性或"累及瞳孔"的动眼神经麻

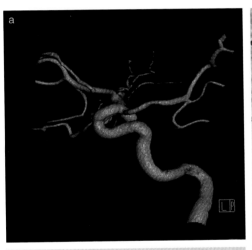
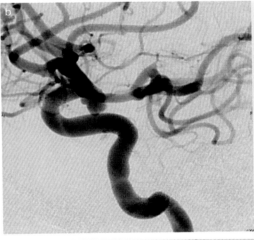
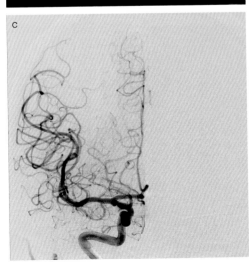
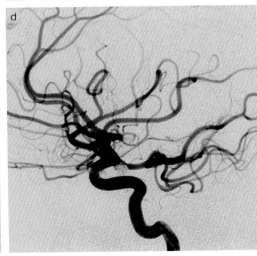

图 23.1 1 例右侧后交通动脉瘤患者，大脑后动脉胚胎型起源。栓塞前的三维（3D）重建（a）和颈内动脉（ICA）侧位的数字减影血管造影（b）。动脉瘤未破裂，窄颈，采用单纯弹簧圈栓塞治疗；栓塞后血管造影前后位（c）和侧位（d）。

痹，可能包括上睑下垂、复视、瞳孔散大和单眼视物模糊。

影像学

头部平扫CT筛查常在急诊室进行，但会遗漏非常多的动脉瘤。若怀疑动脉瘤，无创影像学检查如MRA或CTA是有用的筛查方法。若仍不明显且高度怀疑，应行有三维重建功能的数字减影血管造影（DSA）。若采取保守治疗，经MRA或CTA确诊的PCoA动脉瘤仍可用这些手段随访。若考虑治疗，应行DSA来更好地了解PCoA和后循环血供的关系。

鉴别诊断

许多疾病可有PCoA动脉瘤的表现，应在评估时予以排除。OMNP可见于基底动脉顶端动脉瘤、海绵窦病变、糖尿病性神经病变、多发性硬化、重症肌无力、创伤和脑干梗死综合征（如核间性眼肌麻痹、Nothnagel综合征、Weber综合征或Benedikt综合征）。其他引起颞叶或脑室出血的原因也应排除，包括单纯疱疹病毒感染、创伤和高血压。

治疗

治疗选择和脑内血肿的影响

根据不同病例的解剖结构而异，PCoA动脉瘤手术可以是非常基本且愉快，或者是极其复杂且令人沮丧的。显微外科手术夹闭历来都是首选的治疗方式，已被充分描述（流程图23.1中③、⑤、⑦；图23.2）。但在恰当情况下，血管内治疗也有相同的临床疗效。

若PCoA动脉瘤破裂导致脑出血（ICH）需急诊清除，应行开颅显微外科手术夹闭，并常规去除骨瓣（流程图23.1中③）。有些患者可考虑血管内治疗后行开颅清除血肿或微创入路清除血肿，且已有报道。若破裂后无ICH，夹闭（流程图23.1中⑤）或血管内治疗均可，前提是动脉瘤的形态和入路血管的解剖结构适于血管内治疗（流程图23.1中④）。

与前交通动脉瘤或大脑中动脉动脉瘤相比，PCoA动脉瘤的血管内治疗更容易。常能在血管造影上找到一个工作角度，窄颈易于行单纯弹簧圈栓塞。许多瘤颈形态不良的病例可用球囊或支架辅助弹簧

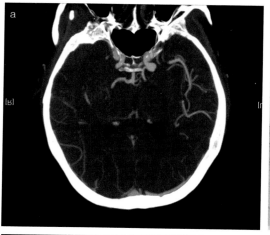
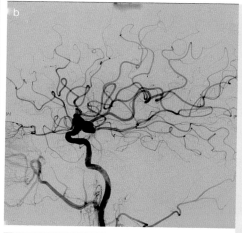
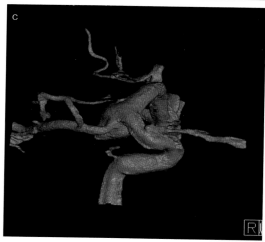
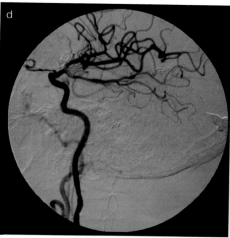

图23.2　表现为急性动眼神经麻痹的患者，腰穿示脑脊液黄染，计算机断层扫描（CT）血管造影（a）发现左侧后交通动脉动脉瘤，数字减影血管造影显示大脑后动脉呈胚胎型起源（b）。三维（3D）重建显示后交通动脉和颈内动脉（ICA）交界处动脉瘤，颈部累及ICA。患者接受开放式显微外科手术夹闭，结果良好（d，术中血管造影）。

圈栓塞。脑血流导向治疗也可以是各种原因导致弹簧圈栓塞困难病例的一种选择（流程图23.1中④和⑥；图23.3）；一个明显缺点是需双联抗血小板治疗，但这往往是动脉瘤破裂急性期的禁忌证。有些作者报道了在这种临床状况下使用血流导向装置的病例；但并非标准。若血管内治疗无法获得充分的工作角度，必须行夹闭治疗（流程图23.1中④和⑦）。

脑血管外科治疗——手术细节

PCoA动脉瘤可经许多入路到达，包括标准翼点、小翼点、眶上锁孔或眶颞入路。高年资医生喜欢眶额开颅，因为其比标准翼点开颅能提供更多的额叶显露，这在更好地显露时往往是必须的。有些外科医生常规从硬脑膜外部分切除蝶骨翼和前床突；这有助于显露动脉瘤和控制近端ICA。可从硬脑膜内或硬脑膜外切除前床突。一旦打开硬脑膜，有限解剖近端侧裂确认颈动脉分叉，到达PCoA动脉瘤。若需探查，应仅限于额叶；在颞叶探查可造成上后外侧指向的动脉瘤破裂或撕裂（图23.4）。在颅底和床突周围沿颈内动脉解剖分离蛛网膜，便于手术中放置临时夹。镰状

韧带从前床突内侧跨越至蝶骨平台，偶尔需在其上打开一个间隙，这是在视神经和ICA间进行近端控制所必需的。随后须确认PCoA和AChA起始部。常能在动脉瘤近端瘤颈附近沿ICA后外侧面找到PCoA起始部；大动脉瘤将使这些结构模糊不清。此时，在视神经颈动脉三角内的ICA内侧寻找PCoA，向近端寻找其起始部，游离近端动脉瘤瘤颈。然后确认AChA；1/3不止1支。小动脉瘤时更容易辨认，更大的动脉瘤变得模糊不清，或需从瘤体上游离。若不易清晰辨认，可探查ICA分叉部下方寻找AChA分支，沿其向近端探查。上后外侧指向的动脉瘤埋入或破入颞叶，使AChA无法清晰辨认，需在软脑膜下解剖分离颞叶以游离动脉瘤主体。一旦确认AChA，可分离远端动脉瘤瘤颈。最后需确认的重要结构是动眼神经，其可黏在动脉瘤上。除非绝对必要，否则不要尝试解剖分离动眼神经，因为这一定会导致损伤；最好将其保留在动脉瘤体上（图23.4）。

治疗PCoA动脉瘤时的临时夹闭有特殊困难之处，控制ICA近端和远端不能将动脉瘤隔绝于循环外

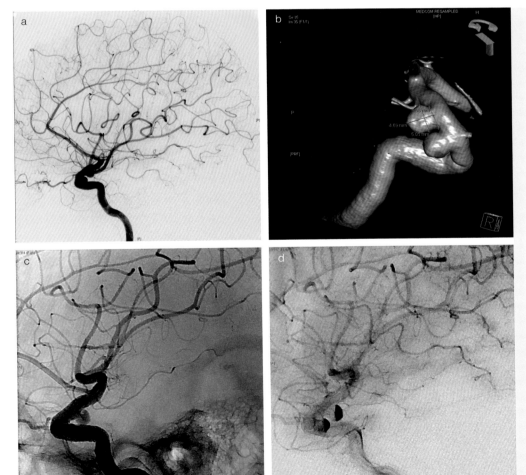

图23.3　1例海绵窦和后交通动脉宽颈动脉瘤患者，选择性数字减影血管造影侧位（a）和三维（3D）重建（b）。放置血流导向装置，动脉期显示进入动脉瘤的血流即刻减少（c）。毛细血管期见瘤体内造影剂滞留（d）。

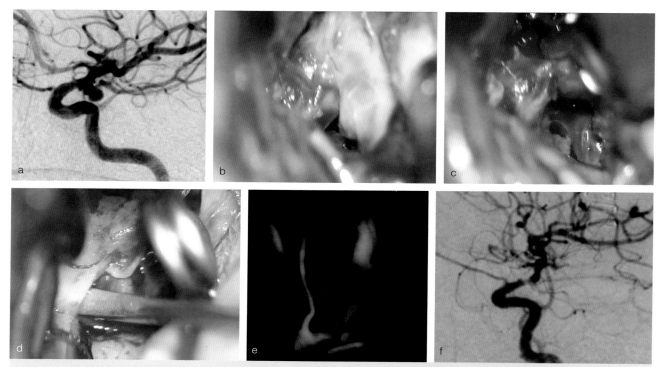

图23.4　夹闭破裂的后交通动脉（PCoA）动脉瘤。43岁女性患者，表现为严重头痛和左侧动眼神经麻痹。a. 数字减影血管造影（DSA）显示PcoA动脉瘤。鉴于年龄、脑神经压迫、动脉瘤形态，患者接受显微外科手术夹闭。b～d. 术中显微镜下图像显示动脉瘤指向外侧（b），动脉瘤夹夹闭动脉瘤（c），从动眼神经上游离动脉瘤。e. 术中吲哚菁绿血管造影显示动脉瘤消失，载瘤动脉和穿支通畅。f. 6个月后DSA随访显示动脉瘤完全消失（图片由美国Mayo Clinic的Leonardo Rangel-Castilla提供）。

或术中破裂时不能止血，因为还有来自后循环的血流。临时夹闭常用于分离时，使动脉瘤松弛，便于在控制状态下进一步分离或放置永久夹。后循环动脉瘤手术中最常用的替代方案如腺苷诱导的暂时性心脏停搏或快速心室起搏，在PCoA动脉瘤手术中临时夹闭受限时可能更有用。直形夹对PCoA动脉瘤通常已足够；应在确认和分离所有重要结构后上夹，包括PCoA及其穿支、AChA和动眼神经。上夹过程中动脉瘤可能破裂，特别是与天幕粘连时。若AChA不能从动脉瘤上分离，可用跨窗夹保护该血管。大型或交界处动脉瘤，或那些有大量血栓或钙化的动脉瘤，可能需多个动脉瘤夹。采用有效的辅助手段确认动脉瘤已完全夹闭且PCoA及其穿支、AChA和ICA通畅，包括微血管多普勒、吲哚菁绿血管造影、术中血管造影。术中血管造影对检查PCoA穿支无用，但仍推荐用于排除大血管狭窄或痉挛。有些医生提倡切开动脉瘤并去除血栓或血液使动眼神经减压。与单纯压迫相比，动脉性搏动是未破裂动脉瘤导致动眼神经麻痹的最可能原因，因为血管内治疗的恢复率几乎相等（流程图23.1中⑥和⑦），动脉瘤手术中减压的恢复效果没有显示出明显改善。切开动脉瘤体并切除血栓所需

的额外操作可能造成动眼神经的进一步机械性损伤，因此我们不推荐常规减压。

血管内治疗——手术细节

随着最近的技术进展，PCoA动脉瘤的血管内治疗已成为一种普及技术，国际蛛网膜下腔隙脉瘤试验（ISAT）的数据进一步增强了这种趋势；研究结果显示，与开放式手术相比，血管内治疗ICA动脉瘤（包括PCoA）的独立生存获益高达7年。PCoA动脉瘤的指向往往与ICA交通段轴向相同，使微导管超选治疗相对容易。窄颈PCoA动脉瘤可采用单纯弹簧圈栓塞治疗。宽颈PCoA动脉瘤往往无法采用球囊重塑治疗，因为瘤颈没有足够的组织防止弹簧圈疝入载瘤动脉并构成容纳血栓的巢。大多数PCoA动脉瘤位于交界处；宽颈交界处动脉瘤至少需一种高级技术如支架辅助弹簧圈栓塞，但仍可能预后不良。当治疗交界处宽颈PCoA动脉瘤时，血流导向是一种更有用的技术。但一个缺点是无法像夹闭一样达到即刻确切防止SAH的目的；相反，其有赖于血栓逐渐形成而改变进入动脉瘤内的血流（图23.3c、d），最终内皮生长覆盖装置"重塑"血管。血管从瘤颈部或体部发出的动脉瘤，血流状态更高，更可能在血流导向治疗后保持通

畅。血管通路迂曲和粥样硬化斑块负荷高将增加血管内治疗的并发症发生率，术前评估时应予以考虑。

并发症防治

显微外科手术和血管内治疗的并发症分为一般性和特殊性。一般风险包括全身麻醉、低血压、用药错误或脑血管损伤风险。显微外科手术夹闭的特殊性风险包括开放性手术的麻醉负荷和感染增加，从而使手术风险更大。应避免的最大风险是穿支损伤或牺牲脉络膜前动脉，最佳预防方法是全面显露动脉瘤、载瘤动脉、穿支和分支；可能需颅底入路、临时夹闭、在更大的动脉瘤中采用腺苷心脏停搏。手术操作引起的动眼神经麻痹风险是另一个考虑因素。血管内治疗的特殊性风险包括肾脏疾病和入路风险和并发症，如腹股沟或后腹膜血肿、血管路径迂曲或粥样硬化负荷。最大的风险是穿破动脉瘤和血栓栓塞性卒中，因此在动脉瘤的血管内治疗中审慎抗凝至关重要。此外，使用支架或血流导向装置也必须长期双联抗血小板治疗。因此也须考虑在此期间患者需行其他手术的可能性，权衡血栓栓塞性疾病、支架内狭窄或闭塞的风险。

预后

显微外科手术和血管内治疗 PCoA 动脉瘤的预后通常很好，但很难全面评估，几乎不可能比较真正的临床优劣。具体涉及 PCoA 动脉瘤治疗的高质量数据仍然缺乏，常合并在与后循环相比的大组中（如前循环动脉瘤）。目前关于未破裂动脉瘤治疗预后的数据虽不完善，但最佳数据来自 ISUIA，报道的 1 年手术并发症发生率为 9.9%，血管内治疗则为 6.4%，死亡率分别为 2.7% 和 3.4%，手术治疗组和血管内治疗组无统计学差异。显著差异出现在 1 年的预后不良率 [定义为 Rankin 量表评分 3 ~ 5 分和（或）认知状态受损]，手术组为 12.6%，血管内治疗组为 9.8%。Wirth 等的 119 例偶然发现的年长动脉瘤患者的系列显示，PCoA 动脉瘤的手术并发症发生率相对较低（4.8%），而大脑中动脉动脉瘤为 8.1%，眼动脉动脉瘤为 11.8%，前交通动脉动脉瘤为 15.5%（支持流程图步骤 5、7）。

动眼神经麻痹的恢复率很难评估，因为在目前极少的系列研究中缺乏评估恢复的标准。新发的动眼神经麻痹与动脉瘤即将破裂相关，可从数天到数月不等。继发于 PCoA 动脉瘤的动眼神经麻痹的恢复程度与干预时机和干预前的障碍程度有关；Levio 等的系列中，在 10 ~ 14 天内干预的患者中，2/3 完全

恢复。2 周后，恢复率下降至 1/3。干预后的最初 2 周内恢复最多，但也有报道长达 1 年（支持流程图步骤 4 ~ 7）。

一项包含 93 例有 OMNP 的 PCoA 动脉瘤患者的系列结果显示，显微外科手术夹闭的完全恢复率为 56.6%，血管内弹簧圈栓塞为 41.5%。完全性动眼神经麻痹的患者（229 例）中，夹闭治疗的完全恢复率为 47.3%，但弹簧圈栓塞仅 20%。破裂动脉瘤患者（130 例）中，夹闭的完全恢复率为 70.9%，弹簧圈栓塞为 49.3%。此外，动眼神经完全恢复患者的中位治疗时间为 4 天；没有完全恢复的中位治疗时间为 7 天（支持流程图步骤 5、7）。

最近的一项荟萃分析比较了影响动眼神经的 384 例 PCoA 动脉瘤患者采用外科手术夹闭和血管内弹簧圈栓塞治疗后的 OMNP 恢复情况，257 例夹闭治疗（67%），127 例弹簧圈栓塞治疗（33%）。弹簧圈栓塞组动眼神经麻痹的总体完全恢复率为 42.5%，夹闭组为 83.6%。亚组分析显示，破裂动脉瘤患者接受夹闭比弹簧圈栓塞获益更多，但在未破裂动脉瘤患者中没有差异（支持流程图步骤 5、7）。

首个涉及胚胎型 PCA 的 PCoA 动脉瘤系列研究包含 30 例患者；24 例显微外科手术夹闭治疗，6 例血管内技术治疗。动脉瘤平均大小 7 mm。4 例手术病例发生术中破裂。术后血管造影显示夹闭后有 1 例患者的胚胎型 PCA 闭塞（3%），随后发生枕叶梗死，但没有临床症状。绝大多数动脉瘤采用手术治疗，因为弹簧圈移位进入胚胎型 PCA 管腔的风险在绝大多数情况下是无法接受的。若合并胚胎型 PCA 的动脉瘤采用血管内治疗，必须使用支架；但直到目前为止，还没有用于此目的的支架（支持流程图步骤 5、7）。

稳定性和复发率

从 2014 年开始的 ISAT 的长期资料报道，目标动脉瘤有 17 例再出血，4 例在手术组，13 例在血管内治疗组。血管内治疗组的再出血率为 1.56/1 000 患者–年，手术组为 0.49/1 000 患者–年。再出血导致的死亡和残疾率在血管内治疗组为 0.72/1 000 患者–年，手术组为 0.49/1 000 患者–年。补充数据显示，血管内治疗后再出血的动脉瘤中，46% 为 PCoA 动脉瘤（支持流程图步骤 5、7）。一项包含 504 例血管内治疗动脉瘤的系列中，54.1% 为破裂动脉瘤，发现 33.6% 复发，20.7% 需再治疗。急性期治疗和不完全栓塞与复发相关。如前所述，PCoA 动脉瘤很难单独采用弹簧圈达到完全栓塞，可能需支架或血流导向装置。这可以解释 ISAT 中观察到的 PCoA 动脉瘤再出血率较高，提示

血管内治疗破裂急性期PCoA动脉瘤可能不合适（支持流程图步骤5、7）。尚不清楚使用支架或血流导向装置的结果是否不同；但急性期需双联抗血小板治疗是一个困难的抉择。

Barrow破裂动脉瘤试验（BRAT）发布了408例随机接受手术（209例）或血管内（199例）治疗的患者的6年结果。随机化后发生大量交叉，最终280例患者采用开放式手术治疗、128例接受弹簧圈栓塞治疗。手术治疗组中有2例再出血，均在初次住院时治疗，没有1例发生在血管内治疗组。该研究中弹簧圈栓塞组的再治疗率更高（16.4%，手术组4.6%）。该研究中的闭塞要求没有颈部残留；手术组的6年闭塞率为96%，血管内治疗组为48%。与ISAT一样，该研究的普遍适用性也存疑（支持流程图步骤5、7）。但作者承认，BRAT是一项设计用于研究"更牢固设计的未来试验"可行性的初步项目。

临床和影像学随访

选择更保守的方式连续影像学监测动脉瘤生长和形态变化的患者应密切随访。我们推荐6～12个月内再次影像学检查，确认稳定后每年或每2年复查。若患者出现症状，就治疗动脉瘤。

采用任何手段治疗颅内动脉瘤的患者应持续长期临床和影像学随访，直至观察到持续完全的闭塞。手术治疗的患者若围手术期检查结果显示夹闭完全，首次影像学复查可在夹闭后3年。夹闭不全或年轻患者需密切观察，延长随访间隔之前至少进行每年1次随访持续3年。有或没有出血的新发动脉瘤在年轻患者中不少见。血管内治疗的患者应采用DSA随访，而不是MRA或CTA，以更好地评估残留、弹簧圈压缩、支架通畅性或内皮覆盖。

专家述评

任何年龄组 > 7 mm的PCoA动脉瘤都强烈推荐治疗，也包括50岁以下年龄组中 > 4 mm的动脉瘤。有警兆性头痛、动眼神经麻痹、动脉瘤体积增大或SAH个人史和多发性动脉瘤史的患者毫无疑问也应进行治疗，即使动脉瘤体积小。

若决定治疗动脉瘤，应全面考虑外科手术还是血管内治疗。

对于外科手术治疗，许多人相信与血管内弹簧圈栓塞治疗PCoA动脉瘤相比，显微外科手术夹闭具有最好的长期稳定性，除了那些具有理想颈/体比的患者，因为这类患者的血管内弹簧圈栓塞最可能获得最佳稳定性。瘤颈部形态不良或中等的动脉瘤更容易发生弹簧圈压缩、残余造影剂充盈或瘤颈残留；这可能是PCoA动脉瘤相对于ICA的指向以及瘤颈累及2支血管而导致ICA的搏动性血流直接进入瘤体所致，因为真正的PCoA动脉瘤相对罕见，使动脉瘤更容易发生弹簧圈压缩、残余造影剂充盈或瘤颈残留。血管内治疗的PCoA动脉瘤的再治疗率更高。血流导向治疗PCoA动脉瘤的高质量长期数据仍缺乏，但那些经筛选的外科手术夹闭或弹簧圈栓塞都不理想的未破裂动脉瘤是一种选择。但有一种趋势，血流导向治疗在血管内治疗领域将变得更为重要。但与放置支架或血流导向装置一样，需双联抗血小板治疗，绝大多数病例都能良好耐受。尽管如此，血流导向治疗的风险仍比夹闭或弹簧圈栓塞更高。

对于破裂PCoA动脉瘤，除非有良好或理想的颈/体比，否则在所有可能的情况下都应夹闭。

夹闭的要点如下：夹闭的主要危险是瘤体侧方指向（不必要的颞叶牵拉）、动眼神经、胚胎型PCA保留AChA和PCoA。颅底入路使手术更安全，可早期获得近端控制，早期确认动眼神经，在胚胎型PCA患者中确认AChA和PCoA。对动眼神经的任何操作往往至少导致一过性OMNP。面对侧方指向的破裂动脉瘤时，推荐软脑膜下分离颞叶显露动脉瘤；额下入路不应牵拉颞叶，这无必要。应避免的最大风险是穿支损伤或牺牲脉络膜前动脉，预防的最佳方式是全面显露动脉瘤、载瘤动脉、穿支和分支。这可能需颅底入路、临时夹闭、在更大的动脉瘤中采用腺苷心脏停搏。

至于血管内治疗，治疗决策最重要，稳定性必须与安全性一起考虑，包括球囊辅助弹簧圈栓塞、支架辅助弹簧圈栓塞、血流导向治疗。除了穿孔风险较低，最大的风险是血栓栓塞性卒中，因此在血管内治疗动脉瘤期间与术后审慎抗凝至关重要。此外，使用支架或血流导向装置也须长期双联抗血小板治疗。

Gavin W. Britz, MD
The Methodist Neurological Institute,
Houston, TX

作为第二类最常见的颅内动脉瘤，PCoA动脉瘤约占所有颅内动脉瘤的25%和ICA动脉瘤的50%。它们往往较大，瘤壁不规则，起源于ICA的PCoA。多数PCoA动脉瘤指向后方和下方，常与动眼神经麻痹相关。

PCoA动脉瘤通常既适于血管内治疗也适于外科手术治疗。外科手术夹闭治疗PCoA动脉瘤的致残率和死亡率低。标准翼点开颅并解剖分离近端侧裂已足够显露PCoA段ICA和近端M1。术后最大的并发症和死亡风险来自术中动脉瘤破裂、意外将AChA夹入瘤夹。当PCoA动脉瘤与颞叶形成粘连，显微解剖分离期间牵拉颞叶可导致破裂风险增高。与之相似，外侧指向的动脉瘤易与天幕粘连，显微解剖分离期间可发生术中破裂。

血管内治疗PCoA动脉瘤包括弹簧圈栓塞、支架辅助弹簧圈栓塞和血流导向治疗。由于PCoA起始处的ICA走行相对更直，相对更容易选择性插管进入动脉瘤填塞弹簧圈。随着球囊和支架辅助弹簧圈栓塞应用于临床，弹簧圈栓塞治疗宽颈动脉瘤也已变得可行。弹簧圈栓塞或血流导向治疗后的动眼神经功能往往得以改善，因为动脉瘤对神经的搏动效应消失。

我们使用血流导向装置治疗PCoA动脉瘤的经验令人振奋。可在未破裂PCoA动脉瘤中安全使用血流导向装置，也已在破裂急性期尝试使用。我们喜欢在既往破裂和治疗过的动脉瘤复发时使用血流导向装置。尽管在破裂急性期的作用还有待进一步明确，但并不建议对胚胎型PCA的PCoA动脉瘤患者采用血流导向装置治疗，因为有血管闭塞或动脉瘤闭塞失败的风险。根据我们的经验，多数PCoA动脉瘤适于血管内治疗。应根据患者的特征、现病史、动脉瘤的形态在外科手术夹闭和血管内治疗中权衡来选择治疗方式。

Elad I. Levy, MD, MBA
University at Buffalo, Buffalo, NY

在BRAT中，这类常见动脉瘤采用夹闭或弹簧圈栓塞治疗的风险相似。夹闭的优势是减少将来SAH的风险、闭塞程度更高、对于复发的长期控制好得多。这类动脉瘤曾经是适合夹闭的样板动脉瘤。我们承认许多这类动脉瘤现在主要采用血管内治疗。剩下的那些往往很小、粘连于动眼神经且需细致游离、巨大的或胚胎型构型——总之，比一般情况更复杂。既往构成一个外科医生在该区域手术经验基础的大量"简单"PCoA动脉瘤已很少见到。尽管如此，对于经验丰富的外科医师，所有这些都可采用显微外科手术治疗，一般来说可以预料到结果极好。

Peter Nakaji, MD and Robert F. Spetzler, MD
Barrow Neurological Institute, Phoenix, AZ

推荐阅读

[1] Chiu AHY, Cheung AK, Wenderoth JD, et al. Long-term follow-up results following elective treatment of unruptured intracranial aneurysms with the pipeline embolization device. AJNR Am J Neuroradiol 2015; 36(9): 1728−1734

[2] Gaberel T, Borha A, di Palma C, Emery E. Clipping versus coiling in the management of posterior communicating artery aneurysms with third nerve palsy: a systemic review and meta-analysis. World Neurosurg 2016; 87: 498−506.e4

[3] Gibo H, Lenkey C, Rhoton AL Jr. Microsurgical anatomy of the supraclinoid portion of the internal carotid artery. J Neurosurg 1981; 55(4): 560−574

[4] Golshani K, Ferrell A, Zomorodi A, Smith TP, Britz GW. A review of the management of posterior communicating artery aneurysms in the modern era. Surg Neurol Int 2010; 1(1): 88

[5] Lawton MT. Posterior communicating artery aneurysms. In: Conerly K, ed. 1st ed. Seven Aneurysms: Tenets and Techniques for Clipping. New York, NY: Thieme Medical Publishers; 2011: 45−64

[6] McCracken DJ, Lovasik BP, McCracken CE, et al. Resolution of oculomotor nerve palsy secondary to posterior communicating artery aneurysms: comparison of clipping and coiling. Neurosurgery 2015; 77(6): 931−939, discussion 939

[7] Molyneux AJ, Birks J, Clarke A, Sneade M, Kerr RSC. The durability of endovascular coiling versus neurosurgical clipping of ruptured cerebral aneurysms: 18 year follow-up of the UK cohort of the International Subarachnoid Aneurysm Trial (ISAT). Lancet 2015; 385(9969): 691−697

[8] Molyneux AJ, Kerr RSC, Yu L-M, et al; International Subarachnoid Aneurysm Trial (ISAT) Collaborative Group. International subarachnoid aneurysm trial (ISAT) of neurosurgical clipping versus endovascular coiling in 2143 patients with ruptured intracranial aneurysms: a randomised comparison of effects on survival, dependency, seizures,

rebleeding, subgroups, and aneurysm occlusion. Lancet 2005; 366(9488): 809−817

[9] Morita A, Kirino T, Hashi K, et al; UCAS Japan Investigators. The natural course of unruptured cerebral aneurysms in a Japanese cohort. N Engl J Med 2012; 366(26): 2474−2482

[10] Spetzler RF, McDougall CG, Zabramski JM, et al. The Barrow Ruptured Aneurysm Trial: 6-year results. J Neurosurg 2015; 123(3): 609−617

[11] Thompson BG, Brown RD Jr, Amin-Hanjani S, et al; American Heart Association Stroke Council, Council on Cardiovascular and Stroke Nursing, and Council on Epidemiology and Prevention. American Heart Association. American Stroke Association. Guidelines for the management of patients with unruptured intracranial aneurysms: a guideline for healthcare professionals from the American Heart Association/American Stroke Association. Stroke 2015; 46(8): 2368−2400

[12] Yasargil MG. Carotid-posterior communicating aneurysms. In: Microgenurosurgery. Vol. 2. Clinical Considerations, Surgery of the Intracranial Aneurysms and Results. Stuttgart: Georg Thieme Verlag; 1984: 71−98

第24章　脉络膜前动脉动脉瘤

Anna Štekláčová, Ondřej Bradáč, Vladimír Beneš

摘　要：脉络膜前动脉（AChA）动脉瘤仅占所有颅内动脉瘤的2%～5%。尽管发生率相对较低，但与AChA供应的关键区域相关的重要性特别高。AChA动脉瘤根据与AChA起始部的起源关系分为前方（遮挡AChA起始部）、上方（AChA起始部上方）、后方（AChA起始部后方）或更复杂（在重复AChA之间或合并其他AChA变异）。远端AChA动脉瘤极罕见，常很小，往往与Moyamoya病、感染、创伤或动静脉畸形（AVM）相关。表现为蛛网膜下腔出血（SAH）时，最重要的考虑是区分AChA动脉瘤和后交通动脉（PCoA）动脉瘤；有时可根据计算机断层扫描血管造影（CTA）进行；但强烈推荐有三维（3D）重建的脑血管造影［数字减影血管造影（DSA）］来准确评估解剖学变异和动脉瘤形态，特别是动脉瘤体与AchA起始部的关系。无论何种治疗方式，AChA动脉瘤的治疗总体预后比其他部位动脉瘤稍差；原因是几乎总有载瘤血管损伤/闭塞，导致灾难性神经功能障碍。与其他颅内动脉瘤一样，需影像学和临床随访；最佳方式是在手术后同一次住院期间行插管血管造影；血管内治疗后，常规行治疗后的最终血管造影。

座右铭：PCoA——最宽容的动脉，AChA——最不宽容的动脉，两者间距离仅2 mm。

关键词：脉络膜前动脉，动脉瘤，蛛网膜下腔出血，瘤夹，弹簧圈，预后，决策流程，再出血，随访

概　述

脉络膜前动脉（AChA）动脉瘤仅占所有动脉瘤的2%～5%。尽管发生率相对较低，但与AChA供应的关键区域相关的重要性特别高。手术或血管内治疗中控制动脉瘤时损伤AChA，常导致抑制性神经功能障碍（AChA综合征），包括重度偏瘫、视野缺损、偏身感觉障碍或失语。在本章，我们尝试探讨治疗这类动脉瘤的最佳方式、并发症及其防治措施。

本章关于治疗决策的主要争议包括：

（1）是否具有治疗指征。

（2）辨认AChA动脉瘤。

（3）开放性手术或血管内手术。

是否治疗

根据国际未破裂颅内动脉瘤研究（ISUIA），既往无蛛网膜下腔出血（SAH）的颈内动脉（ICA）小动脉瘤（直径＜7 mm）患者的5年累积出血率为0%，既往有SAH的5年累积出血率为1.5%；但ISUIA研究并非为研究AChA动脉瘤而专门设计。一项纳入747例患者1 013个动脉瘤的回顾性研究调查了30例AChA动脉瘤；其中仅8例（27%）破裂。与其他所有部位的颅内动脉瘤相比，破裂的优势比（OR）为0.74（CI：0.33～1.69；流程图24.1中①和②）。有趣的是，这类动脉瘤的破裂率介于后交通动脉（PCoA）动脉瘤（OR：1.77；CI：1.24～2.53）和其他颈内动脉（ICA）动脉瘤（垂体上动脉动脉瘤：OR：0.12；眼动脉动脉瘤：OR：0.33；ICA分叉部动脉瘤：OR：0.33）之间。日本未破裂脑动脉瘤研究（UCAS）进行了类似的观察，其中非PCoA ICA动脉瘤被归入一组，与大脑中动脉（MCA）动脉瘤相比的破裂OR为0.43（CI：0.18～1.01）。直径3～4 mm的这类动脉瘤的年破裂率为0.14%（CI：0.04%～0.57%），5～6 mm为0，7～9 mm为1.19%（CI：0.30%～4.77%），10～24 mm为1.07%（CI：0.27%～4.28%），更大的动脉瘤为10.61%（CI：1.49%～75.3%）；因而认为AChA动脉瘤为低至中等风险。除了未破裂AChA动脉瘤外，其他应考虑的因素是年龄、总体临床状态、家族史、动脉瘤的大小（这类动脉瘤通常较小）、形态、有无相关性动脉瘤和患者的意愿（流程图24.1中①和②）。

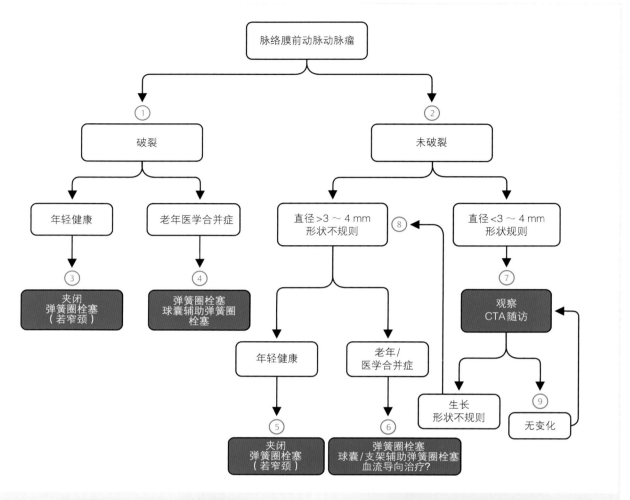

流程图 24.1　脉络膜前动脉动脉瘤的治疗决策流程。

解剖学因素

　　AChA 发自床突上段 ICA 交通段的后内侧壁；起始部仅在 PCoA 起始部上方数毫米且稍外侧，一般距 PCoA 比距颈内动脉分叉部更近。约 1/3 的病例有 1 或 2 支小穿支动脉在 PCoA 和 AChA 之间从邻近结构发出。从起始部开始，AChA 向后内侧穿过脑池朝向大脑脚走行，转向外侧至脉络裂和侧脑室颞角。因此，AChA 在下脉络点分为脑池段和脉络段。AChA 在脑池走行中供应重要的结构，如视束、颞叶内侧结构、内囊后肢、苍白球、膝状体和大脑脚。在脉络点后常与大脑后动脉（PCA）的分支吻合，脑池段在这里急转向外侧进入脉络裂。AChA 常与后内侧和后外侧脉络膜动脉吻合。进入颞角后，沿脉络丛并供应脉络丛，有时高达 Monro 孔水平。AChA 脑池段供应的区域因有吻合而变化很大，起始部闭塞并非呈灾难性；

但这种后果不可预测，多数可能造成严重的 AChA 综合征。上述吻合可供应远端（脉络丛）区域，但不能作为穿支动脉供应脑池部分。AChA 直径各异，可由一丛丰富的小血管组成而非单支动脉；其他变异为重复 AChA 或仅单一血管立即分为 2 个分支。过度发育的 AChA 常供应部分 PCA 区域。AChA 可异位起源（1% ～ 4%）于 PCoA 或 MCA。最重要的变异可能是 AChA 起源于 PCoA 近端（尽管极其罕见），需在术前脑血管造影上评估以避免术中的并发症风险。

分　类

　　AChA 动脉瘤根据起源处与 AChA 起始部的关系分为前部（遮挡 AChA 起始部）、上方（AChA 起始部上方）、后部（AChA 起始部后方）或更复杂（在重复 AChA 之间或有其他 AChA 变异）。远端 AChA 动脉瘤极其罕见，通常很小，往往与 Moyamoya 病、感染、创伤或动静脉畸形（AVM）相关。

诊断检查

临床评估

与其他颅内动脉瘤一样，偶然发现的AChA动脉瘤数量逐渐增加；这一情况，以及AChA动脉瘤的出血率与PCoA或前交通动脉（ACoA）动脉瘤相比相对较低，造成经常治疗未破裂的AChA动脉瘤。出血见于约1/3的AChA动脉瘤病例。大的或巨大的AChA动脉瘤极其罕见，不太可能表现为占位效应。PCoA动脉瘤更常见的动眼神经麻痹在AChA却罕见，主要因为动脉瘤体积更小，常指向下方。AChA区域梗死居SAH所致并发症的首位。

影像学

AChA动脉瘤表现为SAH时，最重要的考虑因素是鉴别AChA动脉瘤和PCoA动脉瘤；有时可根据计算机断层扫描血管造影（CTA）进行。但强烈推荐有三维（3D）重建的脑血管造影［数字减影血管造影（DSA）；图24.1］来准确评估解剖学变异和动脉瘤形态（图24.2），特别是动脉瘤体与AChA起始部的关系；另一个行完整4血管DSA的理由是，约半数AChA动脉瘤患者有另一个相关性动脉瘤，最常见的是PCoA或MCA动脉瘤。

鉴别诊断

如前所述，关键是辨认AChA及其与动脉瘤的关系，主要是鉴别PCoA动脉瘤（图24.3）。

治　疗

治疗选择和脑内血肿的影响

AChA动脉瘤很少表现为脑内血肿；但动脉瘤体与颞叶钩回粘连时，破裂后可形成血凝块；但通常血液仅积聚于鞍旁区的蛛网膜下隙、同侧环池、视交叉和颈动脉池。若AChA动脉瘤表现为大量颞叶脑内血肿，有强烈的指征行手术治疗动脉瘤，同时清除血凝块以缓解压力（流程图24.1中③）。但根据动脉瘤的血管结构，也可血管内治疗破裂动脉瘤，后续清除血肿。AChA动脉瘤更常表现为脑室内出血，特别是同侧脑室内积血。可能需要常规治疗随之而来的脑积水。

保守治疗

保守治疗的决策与其他破裂的前循环动脉瘤类似：在治疗决策过程中应考虑患者的年龄、临床状态、出血的严重程度和伴发疾病；但绝大多数情况下有指征行积极治疗。仅对临床状况较差［世界神经外科医师联合会（WFNS）分级4～5］的高龄患者（≥80岁）延迟治疗。

脑血管外科治疗——手术细节

标准翼点或改良眶颧开颅一般对ICA交通段和其分支就足够（图24.1和图24.4）。为了有利于分离和分离期间减少脑牵拉，我们更倾向于在手术前放置腰大池引流，即使是未破裂动脉瘤。切开硬脑膜后进入颈动脉池和视交叉池，引流脑脊液（CSF），辨认ICA用于近端控制。进一步沿ICA前内侧面向远端分离；分离近端侧裂并辨认ICA分叉部复合体。避免牵拉颞叶很关键，否则可导致动脉瘤破裂。仅在获得良好的近端和远端控制后继续向ICA后壁分离，PCoA常比AChA更靠内侧，从而在AChA之后到达。对于胚胎型PCoA，解剖分离后用于可能的临时阻断是明智的。此时开始分离AChA和动脉瘤，在分离和上夹时，发自ICA、PCoA和AChA的所有穿支动脉都应保留。最终穿越动脉瘤基底部、垂直于ICA，十分轻柔地上夹，同时检查所有邻近血管，防止扭曲或干扰血流。该过程可能产生问题，特别

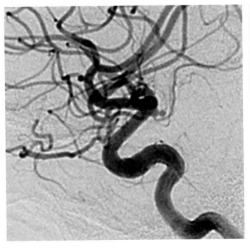
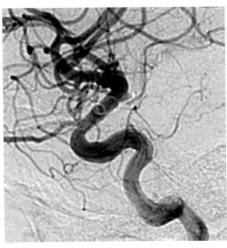

图24.1　轻度蛛网膜下腔出血（SAH）后1个月发现脉络膜前动脉（AChA）动脉瘤。左：诊断性数字减影血管造影（DSA）。右：夹闭后的对照DSA。

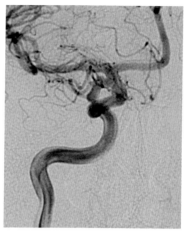
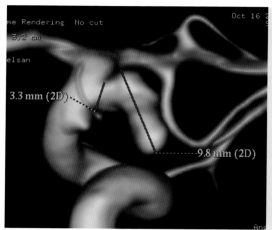
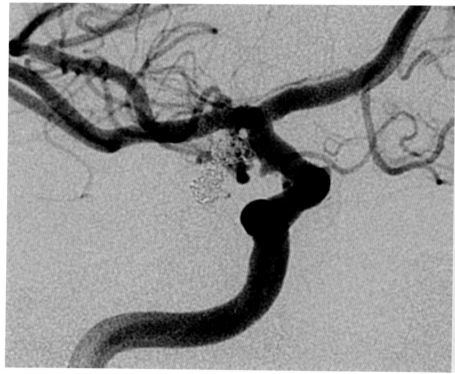

图 24.2　偶然发现的脉络膜前动脉（AChA）动脉瘤。左上：诊断性数字减影血管造影（DSA）。右上：三维（3D）重建。下：弹簧圈栓塞后的对照DSA。

是对非常小的动脉瘤，夹子必须包入小部分 ICA 壁。必要时可临时阻断 ICA，但时间不应超过 3 ～ 4 分钟。可用于分离或上夹时简化过程或处理术中破裂的其他方式是腺苷诱导的心脏停搏或最近引入的快速心室起搏（RVP）技术。

血管内治疗——手术细节

血管内治疗中保持 AChA 和穿支通畅很关键。因此，常用球囊重塑形或支架植入术来辅助直接弹簧圈栓塞，特别是宽颈动脉瘤；治疗选择包括单纯弹簧圈栓塞（图 24.2）、支架辅助弹簧圈栓塞和血流导向治疗。血管内治疗过程中遇到的技术困难包括颈内动脉虹吸部迂曲，这可能造成动脉瘤通路更困难，以及宽颈动脉瘤。我们推荐在迂曲和（或）颈内动脉虹吸部角度固定时使用三轴通路。AChA 动脉瘤常很小（＜ 5 mm），1 或 2 个弹簧圈已足够填塞动脉瘤；但微导管必须非常稳定。通常在单联抗血小板方案下使用弹簧圈栓塞未破裂动脉瘤；若支架辅助弹簧圈栓塞，给予双联抗血小板治疗至少 6 个月。但这种增加的血管内步骤将带来新的风险，包括围手术期血管破裂、穿支动脉闭塞、夹层、支架内血栓形成或栓塞性事件。分支发自动脉瘤时，可采用任何一种前述的更复杂的技术，或血流导向装置可相对安全地穿越 AChA 起始部放置；但关于后者的研究相对较少，缺乏 AChA 通畅性的长期随访数据。

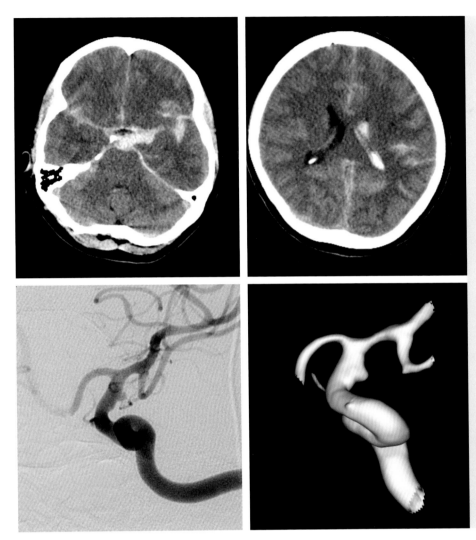

图24.3　通过夹闭治疗的Hunt-Hess分级4级（HH4）的蛛网膜下腔出血（SAH）。上：初始计算机断层扫描（CT）显示左侧为主的SAH合并左侧侧脑室出血。左下：诊断性数字减影血管造影（DSA）。右下：三维（3D）重建。

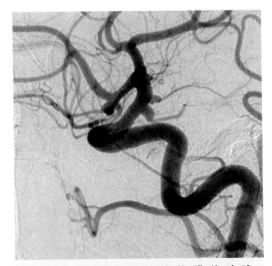

图24.4　偶然发现的脉络膜前动脉（AChA）动脉瘤。诊断性数字减影血管造影（DSA）显示AChA动脉瘤和后交通动脉（PCoA）起始部漏斗样扩张。夹闭治疗AChA动脉瘤，术中包裹漏斗样扩张。

并发症防治

多数医生认为，手术治疗时每次的神经功能和AChA血流监测都至关重要；常用方式是运动诱发电位（MEP）监测、吲哚菁绿（ICG）视频血管造影或多普勒超声。一项研究的作者甚至建议对AChA动脉瘤患者行清醒开颅；比较了清醒患者的MEP监测和神经功能检查，临时阻断AChA时发现肢体乏力发作后7分钟出现MEP恶化，MEP改善比偏瘫改善晚12分钟。但这些发现是基于5例患者这样相对较小的队列。血管内治疗AChA动脉瘤的优势是在术中和最后血管造影时能对照AChA的通畅性。清醒镇静下血管内弹簧圈栓塞比全身麻醉的优势是能即刻行神经功能检查和在AChA受损害时发现恶化。

预后

AChA动脉瘤治疗后的总体预后比其他部位动脉瘤稍差；原因是几乎总有损伤/闭塞载瘤血管，造成灾难性神经功能障碍。

一项纳入119例手术治疗的AChA动脉瘤的研究中，12.6%有缺血性并发症；SAH后有15.5%（11/71例）出现缺血，未破裂动脉瘤则为8.3%（4/48例）。这些并发症与术中临时阻断控制近端的次数密切相关。出院时，78%的Glasgow预后评分为4～5分，6个月随访时为89%，1年后为85%（支持流程图步骤3、5）。

另一项纳入接受夹闭治疗的102例患者（68例SAH）中106个动脉瘤的研究显示，15例（15%）有AChA区域的新发缺血，未破裂动脉瘤稍多，但不显著。接受治疗的患者在随访期间（平均18.8个月）无再出血或动脉瘤再生长。84例（81%）预后良好（支持流程图步骤3、5）。

一项包含62例接受夹闭治疗的连续AChA动脉瘤患者（21例破裂动脉瘤和其他15例不同动脉瘤来源的SAH）的韩国研究显示手术结果良好；没有患者有永久性AChA综合征，3例有短暂性缺血性障碍。随访血管造影显示，57例动脉瘤完全闭塞；5例仅瘤颈少量残留（支持流程图步骤3、5）。

一项包含88例患者90个动脉瘤（31例破裂和95例未破裂）、接受91次治疗的研究评估了血管内治疗：4例（4.4%）有手术相关性缺血性和出血性并发症；但仅15个（17%）动脉瘤完全闭塞；69个动脉瘤（77%）近全闭塞，6个（7%）部分闭塞。79例（90%）预后良好（Glasgow预后评分4～5分）。随访期间（平均25个月）没有再出血，2例有明显的再通（支持流程图步骤4、6）。

另一项研究包含11例患者（5例SAH，6例无症状），临床结果良好（1例因严重血管痉挛死亡），没有手术并发症。6例完全闭塞；随访期间（平均18个月），其他3例进一步血栓形成，达到完全闭塞。

一项回顾性研究包含72例患者73个动脉瘤，比较了弹簧圈栓塞和夹闭：38个动脉瘤（23个破裂和15个未破裂）接受血管内弹簧圈栓塞治疗，35个（30个破裂和5个未破裂）动脉瘤接受外科手术治疗。4例在夹闭后有AChA梗死造成的永久性神经功能障碍。弹簧圈栓塞后，5例有AChA血流干扰引起的短暂性功能障碍（但即刻药物治疗恢复血流）。随访期间，弹簧圈栓塞（平均27个月）或夹闭（平均34个月）均无再出血。弹簧圈栓塞后5例（29例随访血管造影中，17.2%）复发：4例在治疗后第1年，1例在第2年。夹闭组31例（83.8%）和弹簧圈栓塞组31例（88.6%）预后良好（支持流程图步骤

3～6）。

我们前瞻性收集了捷克共和国军事大学医院和布拉格查尔斯大学治疗患者的数据库进行回顾性分析；15年间共治疗了1 265例患者1 474个颅内动脉瘤。我们确认16例（12例女性和4例男性）有AChA动脉瘤（1.1%）；平均年龄为52岁（SD±13岁）。在我们的系列中，10例为未破裂（8例显微外科手术治疗，2例血管内干预）AChA动脉瘤，6例因AChA动脉瘤破裂引起SAH（2例Hunt-Hess分级为1级，3例Hunt-Hess分级为4级，1例Hunt-Hess分级为5级），均行显微外科手术夹闭治疗。在未破裂动脉瘤组，2种治疗方式均无新发神经功能障碍。1个动脉瘤因初次干预后瘤颈残留而需再次干预。SAH患者中，3例（50%）恢复日常生活，1例没有神经功能障碍，2例存在轻度神经功能障碍。2例初始临床状况严重的患者死亡，1例呈持续植物状态。

稳定性和复发率

文献中没有AChA动脉瘤前瞻性随机试验的专门数据，我们必须遵循国际蛛网膜下隙动脉瘤试验（ISAT）和Barrow破裂动脉瘤试验（BRAT）研究的数据。与ISAT研究的长期随访结果一样，既往弹簧圈栓塞的动脉瘤比既往夹闭者的再出血率明显更高（尽管总体较低）。6年后，BRAT研究报道弹簧圈栓塞的动脉瘤的闭塞率明显更低，再治疗率明显更高，但在随访期间，弹簧圈栓塞动脉瘤组无再出血。

临床和影像学随访

与其他颅内动脉瘤一样，需影像学和临床随访。最佳方式是手术患者在同一次住院期间行插管血管造影。血管内治疗后，常规行治疗后的最终血管造影。不完全闭塞的动脉瘤在3～6个月后首次复查血管造影进行对照，一旦动脉瘤残留稳定，在最初3年每年采用CTA或磁共振血管造影（MRA）随访。手术夹闭完全闭塞的动脉瘤，仅行术后早期对照随访，然后3年随访CTA或MRA。弹簧圈栓塞后，应至少在最初3年内坚持每年随访1次。

组 2.5%）。我们治疗所有的破裂 AChA 动脉瘤，但也治疗多数 > 4 mm 的未破裂动脉瘤。AChA 动脉瘤常比其他动脉瘤（如 PCoA 动脉瘤）更小，与特定的载瘤动脉大小相当。AChA 是非常特殊的动脉；作为穿支，其实是终末动脉，其损伤/牺牲几乎总造成严重的神经功能障碍。这就是为什么我们倾向于治疗更小的未破裂动脉瘤的原因。我们一般对预期寿命较短和小的动脉瘤进行观察。

治疗决策过程与其他前循环动脉瘤类似。我们倾向于对有严重合并症、高龄、WFNS 评分较差、Fisher 分级较高的患者考虑血管内治疗，希望不使用其他装置的单纯弹簧圈栓塞。在未破裂动脉瘤中，决定权留给患者，但我个人建议夹闭动脉瘤。在面临相同的风险的前提下，我让患者在术后行单次影像学随访对照，而非终身影像学监测。在我们的社会中，外科夹闭手术的经济效益也好得多。

AChA 动脉瘤在治疗技术上类似 PCoA 动脉瘤；比 PCoA 动脉瘤稍靠外侧（若 ICA 背侧壁是 12 点钟，AChA 动脉瘤在右侧 4～5 点、左侧 7～8 点），在 ICA 更远端。3D 血管造影容易区分 PCoA 和 AChA 动脉瘤，CTA 准确性稍差。我们采用小型额外侧骨瓣，腰大池引流或放液，行无牵拉手术。首先打开脑池，显露 ICA 近端至 PCoA 用于临时阻断；继续沿 ICA 内侧壁分离至分叉部，显露远端 ICA；沿 ICA 壁向前，辨认 PCoA，最后游离 AChA 和动脉瘤；然后夹闭动脉瘤，常用小型直形或稍弯的 Yasargil 迷你夹。极其小心保留 PCoA 的所有穿支，检查重复 AChA，了解所有解剖学变异。我总是积极观察寻找分支；由于动脉瘤的位置和一般体积不大，有时检查夹闭分支的远端困难；并且也会忽略内侧的 "狗耳"。我通常准备内镜来检查解剖结构和上夹是否合适；夹闭后，用 ICG 检查 AChA 的血流；多普勒探头也能提供 AChA 的信息。

如前所述，血管内治疗直接、相对容易；同样，AChA 动脉瘤也应容易且直接。这些标准采用不使用额外装置的单纯弹簧圈栓塞容易实现。

座右铭：PCoA—— 最宽容的动脉，AChA—— 最不宽容的动脉，两者间仅间距

2 mm。

Vladimír Beneš, MD, PhD
Military University Hospital and First
Medical Faculty, Charles University, Prague,
Czech Republic

推荐阅读

[1] Bohnstedt BN, Kemp WJ III, Li Y, et al. Surgical treatment of 127 anterior choroidal artery aneurysms: a cohort study of resultant ischemic complications. Neurosurgery 2013; 73(6): 933–939, discussion 939–940

[2] Cho MS, Kim MS, Chang CH, Kim SW, Kim SH, Choi BY. Analysis of clip-induced ischemic complication of anterior choroidal artery aneurysms. J Korean Neurosurg Soc 2008; 43(3): 131–134

[3] Gross BA, Lai PM, Du R. Impact of aneurysm location on hemorrhage risk. Clin Neurol Neurosurg 2014; 123: 78–82

[4] Kang HS, Kwon BJ, Kwon OK, et al. Endovascular coil embolization of anterior choroidal artery aneurysms. Clinical article. J Neurosurg 2009; 111(5): 963–969

[5] Kim BM, Kim DI, Shin YS, et al. Clinical outcome and ischemic complication after treatment of anterior choroidal artery aneurysm: comparison between surgical clipping and endovascular coiling. AJNR Am J Neuroradiol 2008; 29(2): 286–290

[6] Lee YS, Park J. Anterior choroidal artery aneurysm surgery: ischemic complications and clinical outcomes revisited. J Korean Neurosurg Soc 2013; 54(2): 86–92

[7] Lehecka M, Dashti R, Laakso A, et al. Microneurosurgical management of anterior choroid artery aneurysms. World Neurosurg 2010; 73(5): 486–499

[8] Li J, Mukherjee R, Lan Z, Liu Y, He M. Microneurosurgical management of anterior choroidal artery aneurysms: a 16-year institutional experience of 102 patients. Neurol Res 2012; 34(3): 272–280

[9] Raz E, Shapiro M, Becske T, et al. Anterior choroidal artery patency and clinical follow-up after coverage with the pipeline embolization device. AJNR Am J Neuroradiol 2015; 36(5): 937–942

[10] Suzuki K, Kodama N, Sasaki T, et al. Intraoperative monitoring of blood flow insufficiency in the anterior choroidal artery during aneurysm surgery. J Neurosurg 2003; 98(3): 507–514

[11] Suzuki K, Mikami T, Sugino T, et al. Discrepancy between voluntary movement and motor-evoked potentials in evaluation of motor function during clipping of anterior circulation aneurysms. World Neurosurg 2014; 82(6): e739–e745

[12] Tanabe J, Ishikawa T, Moroi J, Suzuki A. Preliminary study on safe thresholds for temporary internal carotid artery occlusion in aneurysm surgery based on motor-evoked potential monitoring. Surg Neurol Int 2014; 5: 47

第25章 颈内动脉分叉部动脉瘤

Biagia La Pira and Giuseppe Lanzino

摘　要：颈内动脉分叉部动脉瘤约占所有颅内动脉瘤的5%，常呈非对称性位于分叉部，主要位于大脑前动脉近端起始部，主体位于大脑中动脉起始部者少见。破裂动脉瘤和 > 7 mm 的未破裂动脉瘤有治疗指征。但未破裂动脉瘤 < 7 mm 者，若年轻、有已知的进展和破裂危险因素也具有治疗指征。根据不同的患者相关性和动脉瘤相关性因素考虑个体化治疗方案，绝大多数患者能取得良好的预后。

关键词：颈内动脉分叉部动脉瘤，自然史，血管内治疗，外科手术治疗，手术解剖，预后

概　述

颈内动脉（ICA）分叉部动脉瘤（ICABifA）位于颈内动脉分为大脑前动脉（ACA）A1段和大脑中动脉（MCA）M1段的分叉部；通常呈非对称性位于分叉部顶端，但主要位于ACA起始部（更常见）或MCA起始部（少见）。

ICABifA相对少见，在包含破裂和未破裂动脉瘤的大型系列研究中约占所有动脉瘤的5%。在我们评估超过8年期间的连续1 230例未破裂的动脉瘤患者系列中，74例（6%）为ICABifA；约占所有累及ICA的动脉瘤的15%，未发现侧别优势。ICABifA比其他部位动脉瘤患者的出血年龄更年轻。与更年长的成人相比，ICA分叉部是非常年轻患者中最常发生动脉瘤的部位之一，占 < 20岁患者所有颅内动脉瘤（IA）的27% ～ 40%（流程图25.1中①～③）。

与其他IA相关的ICA分叉部动脉瘤达25%。双侧ICABifA仅见于6%的病例。巨大ICABifA占所有ICABifA的7%；尽管梭形ICABifA罕见，但其常累及床突上段ICA远端和M1段近端。在破裂病例中，19%存在脑出血（ICH）（常位于额叶底面；图25.1），23%存在脑室内出血。特别是大的和巨大的动脉瘤病例，可仅有ICH而没有相关的SAH。

本章关于治疗决策的主要争议包括：

（1）是否具有治疗指征。

（2）破裂和未破裂ICABifA动脉瘤的开放式手术与血管内治疗。

（3）ICABifA的瘤体指向和显微外科手术夹闭的细节。

（4）新型血管内装置的作用（如瘤颈重建装置和囊内血流干扰装置）。

是否治疗

破裂ICABifA具有治疗指征；除非患者神经功能状况非常差，全身和神经功能稳定和支持后无法改善者（流程图25.1中②和③）。由于其相对罕见，缺乏针对ICABifA自然史的研究；同样，迄今为止的大型多中心观察性队列研究中，代表性也不足。因此，尚无决定性数据可用于指导未破裂ICABifA的治疗。总体来说，有症状的动脉瘤和 > 7 mm 的未破裂ICABifA有治疗指征。我们认为，像ICA这样的大血管分叉部的血流动力学应力增高，ICABifA比小血管分叉部动脉瘤的破裂风险更高。因此，我们推荐 < 7 mm 的未破裂动脉瘤患者，若年轻且有已知的IA进展和破裂危险因素如吸烟和高血压，也应接受治疗（流程图25.1中②和③）。小型ICABifA且有动脉瘤性SAH家族史（流程图25.1中②和③）的患者也应进行治疗，不仅因为破裂风险比一般人群更高，也因为这类人群由于知道患有IA而存在心理负担。对于患小的未破裂ICABifA的老年患者、偶然发现的小动脉瘤（≤ 3 mm）且无危险因素、评估治疗风险较高的患者、小的未破裂动脉瘤且预期寿命不足3 ～ 5年的患者，可考虑保守治疗。

解剖学因素

局部解剖因素在计划手术步骤和理解治疗潜在的风险时至关重要。手术中需辨认的动脉和（或）动脉

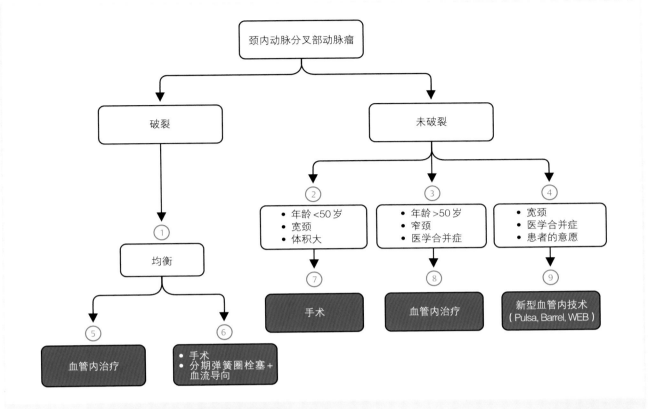

流程图 25.1 颈内动脉分叉部动脉瘤的治疗决策流程。

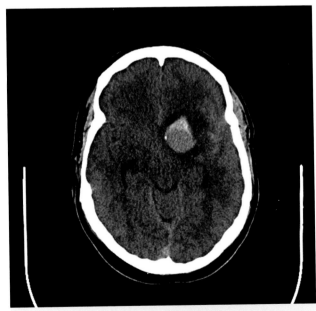

图 25.1 19% 的颈内动脉分叉部动脉瘤（ICABifA）破裂患者出现脑出血，常累及同侧额叶底部。该 37 岁病例表现为突发头痛，没有其他神经系统症状/体征。存在极少量的相关性蛛网膜下腔出血（SAH）。

节段包括：① 床突上段 ICA 远端；② ACA 起始部；③ 近端侧裂内的 MCA 起始部；④ 发自近端 ACA 的

内侧豆纹（MLS）动脉；⑤ Heubner 回返动脉；⑥ 发自近端 MCA 的外侧豆纹（LLS）动脉；⑦ 脉络膜前动脉（AChA）的分支；⑧ 后交通动脉（PCoA）。这些解剖关系如图 25.2 所示。

颈内动脉远端和颈内动脉分叉部

ICA 离开海绵窦后进入硬膜内，其床突上段在前床突下内侧穿过颈动脉池。床突上段根据主要分支起源分为三段：眼段，从眼动脉至 PCoA 起始部；交通段，从 PCoA 至 AChA 起始部；脉络膜段，从 AChA 起始部至 ICA 分叉部。

在前穿质下方，ICA 分为 2 个终末分支：MCA 的近端 M1 段和 ACA 的近端 A1 段。ICA 分叉部常是 Willis 环的最高点，其本身从顶端发出 2 ～ 6 个小穿支（常是豆纹动脉直径的一半）进入前穿质。

近端 ACA、内侧豆纹动脉和 Heubner 回返动脉

近端 ACA 从 ICA 分叉部发出后直接向前内侧走行，发出数支穿支、MLS 动脉向后进入前穿质。这些小穿支动脉常隐藏于 ICABifA 瘤体后方。

Heubner 回返动脉的管径不一，在 A1/A2 的远端交界处发自 A2 侧壁或少见情况下发自交界处本身。然后折返走行（据此命名），平行于 A1（通常在其后

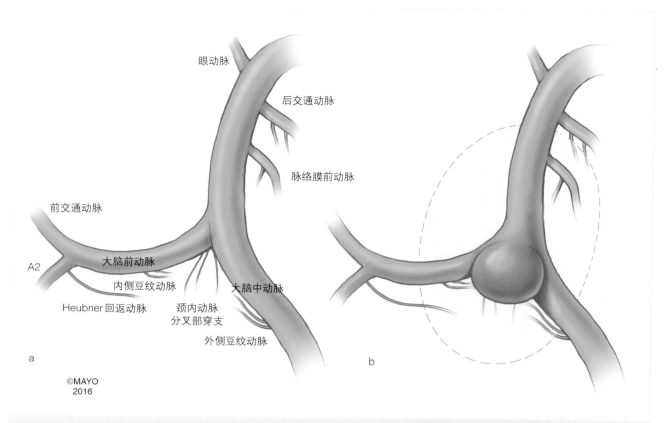

图25.2 a. 与颈内动脉分叉部动脉瘤（ICABifA）的瘤颈和瘤体相关的各种穿支血管。b. ICABifA示意图。勾勒的区域显示了不同的与ICABifA相关的穿支血管（引自 Yasargil MG. Microneurosurgery. Vol. II: Clinical Considerations, Surgery of the Intracranial Aneurysms and Results. Stuttgart: Georg Thieme Verlag; 1984: 109–122）。

方）在ICA分叉部后内侧进入前穿支。

近端 MCA 和外侧豆纹动脉

近端MCA发自ICA的2个终末分支中较大者，从其起始部向外侧平行蝶骨嵴走行，经过前穿质下方时发出LLS动脉。

LLS动脉发自M1外侧，进入前穿质后外侧，穿过壳核后从前向后供应内囊及尾状核头部和体部。

分 类

与其他部位动脉瘤类似，ICABifA可根据大小分为小型、大型和巨大型。该部位还有一种重要的基于动脉瘤主体起源的分类，因为瘤体指向（与动脉瘤大小一起）决定治疗风险，并影响治疗的选择。根据主要瘤体指向，ICABifA可如下分类：

• 上方指向（最常见），瘤体指向前穿质和额叶底面。

• 前方指向，瘤体指向额叶眶回或嗅束底面。

• 后下方指向，瘤体指向颈动脉池和脚间池，或环池和大脑脚池。该类型进行外科手术夹闭最

困难。

诊断检查

临床评估

破裂动脉瘤患者的临床评估与其他部位的破裂动脉瘤一样。仔细的临床评估对未破裂ICABifA患者至关重要。建议治疗和选择最佳治疗方案前须考虑许多因素。应特别注意促成发现动脉瘤的真正体征和症状。应查明已有的与动脉瘤形成、生长和破裂相关的危险因素，如吸烟嗜好、高血压史、IA和动脉瘤性SAH家族史。合并症将增加治疗风险和（或）影响预期寿命，在决定是否治疗时也应予以考虑。

了解患者对已有IA的态度非常重要。意愿迫切的患者若治疗风险很低，考虑治疗来缓解焦虑，从而改善生活质量（流程图25.1中②～④）。我们的治疗决策过程中，患者对治疗类型的偏好、抑郁和痛阈低等因素也非常重要。

影像学

多数未破裂动脉瘤患者在专科评估时已行无创影

像检查。采用现代的多层计算机断层扫描（CT）机行计算机断层扫描血管造影（CTA），足以评估动脉瘤的形态、起源、与载瘤动脉的关系。复杂动脉瘤应行数字减影血管造影（DSA）。三维（3D）重建影像对手术计划非常有用，可重现手术视角，更重要的是确认 ICABifA 的准确指向。

治　疗

治疗选择

一些动脉瘤相关性和患者相关性因素将影响治疗选择。动脉瘤相关性因素包括破裂状态、大小、形状和指向；患者相关性因素包括年龄、临床状况、合并症和患者的意愿（流程图 25.1 中①～③和⑤）。当前对 ICABifA 进行仔细的个体化治疗，致残率和死亡率很低。若动脉瘤可充分栓塞且预期治疗风险与手术相同或更小，我们与当前的趋势一样，对简单动脉瘤首选血管内治疗（流程图 25.1 中①和⑤）；而非常小的动脉瘤（直径≤3 mm）仍首选显微外科手术，因为宽颈小动脉瘤需支架辅助弹簧圈栓塞；患有简单动脉瘤的年轻和健康患者趋于选择血管内治疗（流程图 25.1 中⑥和⑦）。对于复杂的动脉瘤（非常大或巨大），更新的血管内工具如血流导向装置已使我们更倾向于选择血管内治疗，因为这类病例的手术风险更高（流程图 25.1 中⑧和⑨）。

保守治疗

对于神经功能状况非常差且在全身和神经功能稳定后无法改善的破裂动脉瘤患者，考虑保守治疗。对于 ICABifA 较小且未破裂的老年患者、偶然发现的无危险因素的小动脉瘤（≤3 mm）患者、治疗风险较高的患者以及预期寿命小于 3～5 年的未破裂的动脉瘤患者，也建议采用保守治疗。

脑血管外科治疗——手术细节

与显微外科手术显露 ICABifA 的手术细节相关的点：① 相对于颅底位置高，因为 ICA 分叉部常是 Willis 环的最高点；② 动脉瘤主体与经常位于动脉瘤体后方（从外科角度看）的重要且众多穿支的关系；③ 与额叶下方的粘连，在破裂动脉瘤中移动额叶非常危险，因为有术中有破裂风险。手术步骤和策略取决于动脉瘤的破裂状态、大小和方向；瘤体指向后方时手术最为困难。

常用入路和患者体位

多数 ICABifA 可经标准翼点入路和（或）多种变异中的一种有效显露。在后续描述中，我们将重点描述这类特定动脉瘤类型特有的大部分步骤。我们对大多数简单的 ICABifA 首选 Hernesniemi 推广的眶上外侧入路；对于更复杂的动脉瘤（通常是大或巨大动脉瘤）首选经典翼点入路，以提供更广泛和更外侧方的显露。但入路类型主要取决于外科医生的喜好。

蛛网膜剥离

在破裂病例中，第一步是显露 ICA 和准备近端控制。显露视神经池中的蛛网膜后，吸除脑脊液（CSF）。接着沿床突上段 ICA 从视神经外缘向外越过 ICA、平行 PCoA 起始部锐性分离蛛网膜打开 ICA 池。小心向远端探查 ICA，确认 AChA 起始部，充分游离分叉部近端的一小段 ICA 以备临时夹闭。若 ICABifA 手术中临时夹闭 ICA，可能的情况下都应在 AChA 起始部远端，这样在临时夹闭期间可保留该动脉的灌注。临时夹应在保证足够包绕 ICA 直径的情况下最短，不应干扰更远端的解剖和（或）限制最终夹闭的角度。分离打开侧裂，显露分叉部。

对于未破裂的动脉瘤，在从基底池吸除 CSF 前打开侧裂是明智的，因为充满 CSF 的侧裂有利于创造自然对抗牵拉来分开不同的平面。为避免额叶移动过大，特别是 ICABifA 指向上方或前方时，由远及近打开侧裂。

侧裂静脉的解剖结构变异很大；常见情况是侧裂浅静脉走行于侧裂的颞侧，到达蝶顶窦和海绵窦。但常有变异，须根据具体情况打开侧裂。最重要的是尽可能避免牺牲任何静脉。若需牺牲小静脉以优化显露，我们建议在分离的后期进行。

侧裂内的软膜-蛛网膜覆盖的额叶和颞叶间有潜在界面；小的桥静脉偶尔横贯该界面，但动脉从不穿越侧裂，因此须在高倍镜放大下检查小动脉的准确方向，以便能沿正确界面解剖蛛网膜。

从侧裂内深部轻柔施加张力展开浅部界面，有助于辨认正确的解剖界面，然后从内向外打开侧裂。近端侧裂根部接近颈动脉池和视神经池的蛛网膜增厚。沿近端 M1 到 ICA 分叉解剖分离，锐性打开蛛网膜。

瘤颈的准备

确认 ICA 分叉部后锐性解剖游离 ACA 和 MCA 近端节段。该处的动脉瘤常为宽颈，部分瘤颈叠盖在载瘤动脉上，可能会造成载瘤动脉是部分瘤颈的假象；但通常能进一步从近端 M1 和 A1 段游离瘤颈。为避免打折或干扰载瘤动脉，这一操作是必要的。同样须从所有蛛网膜粘连上游离瘤颈和毗邻穿支，否则夹闭后将干扰束缚在动脉瘤上的载瘤动脉或穿支血管的血流。穿支动脉遵循"解剖学因素"部分内容中描述的走行，常位于后方（从手术角度或解剖学角度看），藏在大和巨大动脉瘤背侧。小动脉瘤完全分离瘤体后可显露和游离瘤颈。若小部分瘤体藏在额叶底面，低功率电凝轻柔塑形收缩瘤体足以显露藏在额叶底面的蛛网膜界面。更大的动脉瘤充分显露瘤颈时需在临时夹闭下或初步夹闭孤立瘤颈后松弛动脉瘤。各种指向ICABifA最常用的夹闭方案如图25.3所示。

血管内治疗——手术细节

与ICABifA血管内治疗细节主要相关的是：动脉瘤相对于分叉部顶端本身的位置常稍有偏移，该部位动脉瘤的瘤颈相对于瘤体大小更宽。起源处更常累及近端ACA，更少累及近端MCA，造成微导管超选困难；在脆弱的破裂小动脉瘤中是个问题。更新的远端到达导管能导入颅内段ICA提供额外支撑，对这样的病例有利。宽颈动脉瘤可能需更高级的技术，如球囊或支架辅助弹簧圈栓塞。

血流导向装置改变了我们治疗非常大和巨大ICABifA的方式。过去对于这类病例首选外科手术，但有了血流导向装置以后，许多这类动脉瘤可安全、有效地进行治疗（图25.4）。血流导向装置治愈ICABifA的能力与ACA形态有关。在同等优势ACA的情况下，血流导向装置不仅能重新引导血流并治愈动脉瘤，也将导致同侧ACA的无症状性影像学闭塞（图25.4）。但优势ACA充盈双侧A2区域时，血流导向治疗后该血管仍持续通畅，将影响完全治愈动脉瘤的能力。在制定治疗决策时须考虑这一因素。

已设计了专用于宽颈分叉部动脉瘤（如基底动脉、ICABifA和MCA动脉瘤）的更新的血管内血流干扰装置和瘤颈重建装置。初期临床研究中，这些装置在使单纯弹簧圈栓塞无法治疗的IA达到安全有效的治愈方面显示出非常有前景的结果。随着技术的进展，这种装置将可能成为ICAVifA治疗的有效选择，但其目前在美国仅用于临床试验中（流程图25.1中⑨）。

并发症防治

预防并发症的措施包括严格的指征、个体化治疗方式选择、仔细遵循之前叙述的显微外科手术和血管内治疗的基本细节。

预后

应用不同的治疗方式个体化地治疗ICABifA可获得良好的临床结果。最近发表了一项1999年至2012年期间治疗ICABifA的单中心经验分析，58例ICABifA患者由神经外科医生和血管内治疗医生构成的多学科团队治疗；28例接受外科手术治疗，30例接受血管内弹簧圈栓塞治疗。总体上在91%的患者中结果良好（偶发未破裂动脉瘤的患者为96%）。尽管弹簧圈栓塞组的动脉瘤残留和复发率高得多，但随访期间没有发生SAH的病例（支持流程图步骤5～8）。

在一项关于血管内治疗ICABifA的荟萃分析中，导致致残和致死的围手术期卒中发生率为3%。术中破裂率为3.0%（95% CI：1.0%～7.0%）；手术相关

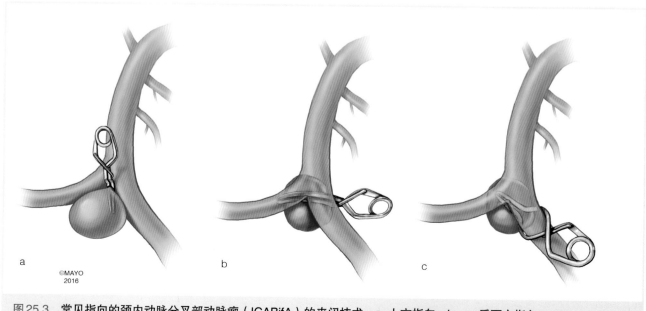

图25.3　常见指向的颈内动脉分叉部动脉瘤（ICABifA）的夹闭技术。a. 上方指向。b、c. 后下方指向。

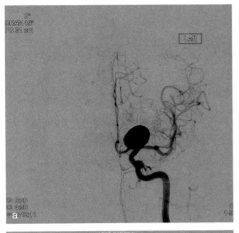
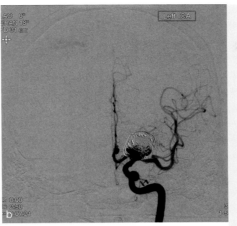
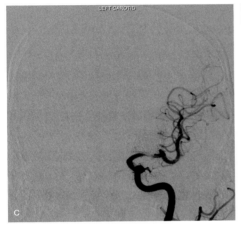
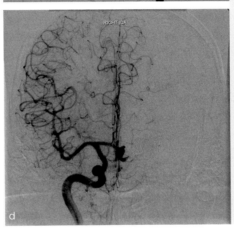

图25.4 与图25.1为同一病例。插管血管造影前后位显示非常大的破裂颈内动脉分叉部动脉瘤（ICABifA），指向上方（a）。急性期部分栓塞治疗保护瘤体（b）。患者从急性出血中恢复，无后遗症；3周后行Pipeline栓塞。插管血管造影随访显示动脉瘤在影像上完全闭塞（c）。同侧近端大脑前动脉（ACA）自发性血栓形成（d），对侧ACA血流充盈双侧A2段。

性并发症发生率为4.0%（95% *CI*：2.0% ～ 14.0%），手术相关性死亡率为3.0%（95% *CI*：1.0% ～ 8.0%）。总体而言，93.0%的患者长期神经功能预后良好（95% *CI*：86.0 ～ 977.0%）（支持流程图步骤5 ～ 8）。

最近发表了Woven Endobridge（WEB）装置治疗宽颈ICABifA的初期和中期结果，包含108例连续患者的114个IA，47例（41.2%）为破裂动脉瘤。110例（96%）成功释放WEB；10%出现血栓栓塞性并发症。86例有血管造影和临床随访，平均13.4个月。2个动脉瘤（4.3%）治疗后再出血。血管造影随访显示90个动脉瘤中68个（75.6%）完全闭塞，15个需再治疗，证实了安全性和有效性；但在25%的患者中仍观察到复发和再治疗，仍需更长的影像学随访（支持流程图步骤9）。

稳定性和复发率

总体而言，外科手术夹闭的影像学完全闭塞率更好，而血管内治疗尤其是单纯弹簧圈栓塞更微创，患者耐受性更好，但复发率明显更高。血管内治疗后，即刻的完全和近完全闭塞率为88%，随访为82%；高达14%的患者因随访时发现复发而需要再治疗。复发率更高且一些患者需再治疗是血管内治疗的一个主要缺陷，但随着技术的进一步进展该情况将得以改善（支持流程图步骤6、7）。

临床和影像学随访

动脉分叉部的血流动力学应力增加与动脉瘤的发展有关，当然也与血管内治疗ICABifA后复发有关。最有趣的是，有些ICABifA在6或12个月的首次影像学随访时显示结果稳定，但仍会复发；强调在这类患者人群中需密切进行影像学随访。我们推荐破裂动脉瘤弹簧圈栓塞治疗后6个月、未破裂动脉瘤血管内治疗后12个月进行影像学随访。此后，根据破裂状态、患者年龄、动脉瘤形态、首次随访的影像学表现等因素确定进一步影像学随访的时间间隔。外科手术治疗后，我们在手术后次日行CTA，若无动脉瘤残留，推荐5年后再次影像学检查，主要排除新发动脉瘤。随着无创影像学检查的进展，我们采用磁共振血管造影（MRA）随访弹簧圈栓塞的动脉瘤，CTA随访手术治疗的动脉瘤。典型的ICABifA比Willis环其他部位动脉瘤的破裂年龄段更早，约占＜20岁成人所有IA的34%。

ICABifA少见，占所有IA的4%～6%，有独特的临床和解剖学特征。这类动脉瘤常呈非对称性位于分叉部本身顶端，但主要累及近端A1段，少见者主要累及近端M1段。其原因尚不清楚，推测大直径血管分叉部的血流动力学应力更高以及ICA分叉部角度更宽可能是造成这种特征的原因。其他部位动脉瘤更常见于女性，而ICABifA在两性中比例相等。

根据ICA瘤体的主要指向分为：

• 上方指向（最常见），指向前穿质和终板池或侧裂池的外侧部分。

• 前方指向，进入额叶眶回外侧或嗅束底面。

• 后下方指向，进入颈动脉池，如果较大，进入脚间池和环池。最后一种指向的动脉瘤采用外科手术夹闭最为困难。

ICABifA相对罕见，即使在已发表的最大未破裂动脉瘤观察队列中也不具代表性，尚无具体的治疗指南。ICABifA选择血管内治疗还是显微外科手术治疗高度个体化，取决于许多因素，包括与动脉瘤本身相关的特征和患者的特征。动脉瘤相关性因素包括破裂状态、大小、形状、方向；患者相关性因素包括年龄、临床状况、合并症、患者的意愿。

与ICABifA显微外科手术技术治疗相关的点：① ICA分叉部位置常是Willis环的最高点；② 动脉瘤颈和体与非常重要和众多穿支血管的关系；③ 若为破裂动脉瘤，动脉瘤瘤体与额叶底面的关系，在操作额叶时将增加术中破裂的可能性。

从血管内治疗的角度看，ICABifA可能具有挑战性，因为其常相对于分叉部顶端位置有偏移且瘤颈宽。宽颈动脉瘤需采取比单纯弹簧圈栓塞更高级的血管内技术进行治疗，如球囊或支架辅助弹簧圈栓塞。在血流导向装置时代，随着最近为宽颈分叉部动脉瘤特殊设计的新型血管内血流干扰装置的应用，包括大和巨大动脉瘤（之前认为夹闭更好）在内的越来越多的ICABifA可安全、成功地采用血管内治疗。

随着血管内和显微外科手术技术的进展，多数ICABifA可非常安全地治疗，绝大多数病例可获得极好的预后。当前，治疗预后取决于合适的指征和个体化的治疗选择，而非治疗本身。与其他部位的动脉瘤类似，血管内治疗创伤更小，但残留率更高，后期需更密切随访的复发风险更高。显微外科手术治疗的完全闭塞率更高，但创伤更大。

Giuseppe Lanzino, MD
Mayo Clinic, Rochester, MN

ICA分叉部发出多个穿支、血流动力学应力高、动脉瘤累及ACA或MCA，使得ICABifA治疗特别困难。

制定治疗决策时应考虑的因素包括动脉瘤的大小和形态、破裂状态、患者的年龄和身体状况、优势侧或非优势侧A1。绝大多数ICABifA可考虑进行血管内治疗。在我们机构，小动脉瘤或破裂的宽颈动脉瘤首选外科手术治疗。形态上适合于血管内治疗的小的或大的动脉瘤，考虑单纯弹簧圈栓塞或支架辅助弹簧圈栓塞。年轻或健康患者的小的或大的动脉瘤，特别是宽颈动脉瘤，首选外科手术治疗。大或巨大动脉瘤，考虑血流导向支架或更新的血管内装置作为首选治疗方式。大或巨大的ICA末端动脉瘤可能需手术搭桥。

单纯弹簧圈栓塞或支架辅助弹簧圈栓塞的复发或再治疗率更高，因为弹簧圈压缩和血流动力学应力所致；尽管随访影像学上常观察到复发，但表现为SAH非常罕见。尽管如此，随着技术进步，ICABifA的血管内治疗指征将持续拓宽。

Brian L. Hoh, MD
University of Florida, Gainesville, FL

推荐阅读

[1] Clajus C, Strasilla C, Fiebig T, Sychra V, Fiorella D, Klisch J. Initial and mid-term results from 108 consecutive patients with cerebral aneurysms treated with the WEB device. J Neurointerv Surg 2017; 9(4): 411−417

[2] Gibo H, Lenkey C, Rhoton AL Jr. Microsurgical anatomy of the supraclinoid portion of the internal carotid artery. J Neurosurg 1981; 55(4): 560−574

[3] Grand W. Microsurgical anatomy of the proximal middle cerebral artery and the internal carotid artery bifurcation. Neurosurgery 1980; 7(3): 215−218

[4] Gupta SK, Khosla VK, Chhabra R, et al. Internal carotid artery bifurcation aneurysms: surgical experience. Neurol Med Chir (Tokyo) 2007; 47(4): 153−157, discussion 157−158

[5] Konczalla J, Platz J, Brawanski N, et al. Endovascular and surgical treatment of internal carotid bifurcation aneurysms: comparison of results, outcome, and midterm follow-up. Neurosurgery 2015; 76(5): 540−550, discussion 550−551

[6] Lehecka M, Dashti R, Romani R, et al. Microneurosurgical management of internal carotid artery bifurcation aneurysms. Surg Neurol 2009; 71(6): 649−667

[7] Morales-Valero SF, Brinjikji W, Murad MH, Wald JT, Lanzino G. Endovascular treatment of internal carotid artery bifurcation aneurysms: a single-center experience and a systematic review and meta-analysis. AJNR Am J Neuroradiol 2014; 35(10): 1948−1953

[8] Oishi H, Yamamoto M, Nonaka S, Arai H. Endovascular therapy of internal carotid artery bifurcation aneurysms. J Neurointerv Surg 2013; 5(5): 400−404

[9] Rhoton AL Jr. The supratentorial arteries. Neurosurgery 2002; 51(4, Suppl): S53−S120

[10] Samson DS, Batjer HH. Intracranial Aneurysm Surgery: Techniques. Mount Kisco, NY: Futura Publishing Inc.; 1990: 69−81

[11] van Rooij WJ, Sluzewski M, Beute GN. Internal carotid bifurcation aneurysms: frequency, angiographic anatomy and results of coiling in 50 aneurysms. Neuroradiology 2008; 50(7): 583−587

[12] Yasargil MG. Microneurosurgery. Vol. II: Clinical Considerations, Surgery of the Intracranial Aneurysms and Results. Stuttgart: Georg Thieme Verlag; 1984: 109−122

第26章　大脑中动脉动脉瘤

Leonardo Rangel-Castilla, Peter Nakaji, and Adnan H. Siddiqui

　　摘　要：大脑中动脉（MCA）动脉瘤占所有颅内动脉瘤的14%～20%。MCA是所有颅内动脉中最粗也是变化最大者。与其他动脉瘤相比，未破裂MCA动脉瘤在发现前可能更大。MCA动脉瘤最常见于分叉部，占90%；最常见的临床表现是蛛网膜下腔出血和（或）脑实质内出血（IPH）。计算机断层扫描（CT）和CT血管造影是初始影像学检查；数字减影血管造影是显示和明确动脉瘤特征的金标准。选择治疗方式时应考虑的因素包括患者的年龄、临床状况、动脉瘤的大小和形态、颈部有无分支血管发出、有无IPH。显微外科手术夹闭历来是首选治疗方式；但条件合适时，一些血管内技术也有相同临床疗效。单纯弹簧圈栓塞技术在这种经典的分叉部位可能会复发。若无法行显微外科手术或患者意愿所致，支架辅助弹簧圈栓塞、新型瘤颈重建装置、瘤内血流导向装置也是良好的替代方案。MCA动脉瘤总体上预后良好；大型系列研究显示，超过95%的未破裂动脉瘤和超过75%的破裂动脉瘤预后良好。所有动脉瘤均须恰当的临床和影像学随访。

　　关键词：大脑中动脉，大脑中动脉动脉瘤，蛛网膜下腔出血，脑出血，血管内弹簧圈栓塞，显微外科手术夹闭

概　述

　　大脑中动脉（MCA）动脉瘤占所有颅内动脉瘤的14%～20%；最常位于第1段（M1）分叉部。与其他颅内动脉瘤相比，MCA动脉瘤在发现前可能更大，引起脑占位效应症状、表现为脑实质内血肿。常呈宽颈，从瘤体基部发出分支；因此使用血管内技术治疗更困难。

是否治疗

　　与其他颅内动脉瘤一样，破裂风险随着大小和同一患者既往有动脉瘤性蛛网膜下腔出血（SAH）而增加。直径 < 7 mm且无既往SAH的大脑中动脉动脉瘤患者的年破裂率为0.1%～1.0%。国际

本章关于治疗决策的主要争议包括：

（1）是否具有治疗指征。

（2）破裂和未破裂MCA动脉瘤的开放式手术与血管内治疗。

（3）表现为脑内血肿（ICH）的MCA动脉瘤的治疗。

（4）何时应考虑高级外科手术技术（动脉瘤缝闭、搭桥）？

　　未破裂颅内动脉瘤研究1（ISUIA-1）和随访研究ISUIA-2设计用于评估未破裂颅内动脉瘤的自然史和治疗相关性致残率和致死率，以及比较外科手术和血管内治疗的预后。MCA动脉瘤的5年累积破裂率：< 7 mm且无既往其他动脉瘤所致SAH为0%，有其他动脉瘤所致SAH为1.5%；7～12 mm为2.6%；13～24 mm为14.5%；> 25 mm为40%。与MCA动脉瘤手术治疗预后不良相关的因素包括动脉瘤 > 12 mm、患者年龄 > 50岁。二项试验中包含共1 179例MCA动脉瘤（29%），其中475例（40%）未接受治疗，650例（55.1%）接受外科手术夹闭，54例（0.45%）接受弹簧圈栓塞。破裂动脉瘤的治疗指征明确，除非患者濒死或极度高龄（年龄 > 80岁，治疗或不治疗的预后都很差）。日本的一项前瞻性研究发现，3～4 mm的MCA动脉瘤的年破裂率（95% CI）为0.23%（0.09%～0.54%），5～6 mm为0.31%（0.10%～0.96%），7～9 mm为1.56%（0.74%～3.26%），10～24 mm为4.11%（2.22%～7.66%），> 25 mm为16.87%（2.38%～119.77%）。一项基于人群的芬兰研究发现年破裂率为1.1%。MCA动脉瘤被认为是中等风险的动脉瘤。绝大多数破裂的MCA动脉瘤都应治疗，大部分一线治疗应是显微外科手术夹闭。对于未破裂的动脉瘤，动脉瘤大小和患者预期寿命应是治疗与否的主要决定因素（流程图26.1中①）。

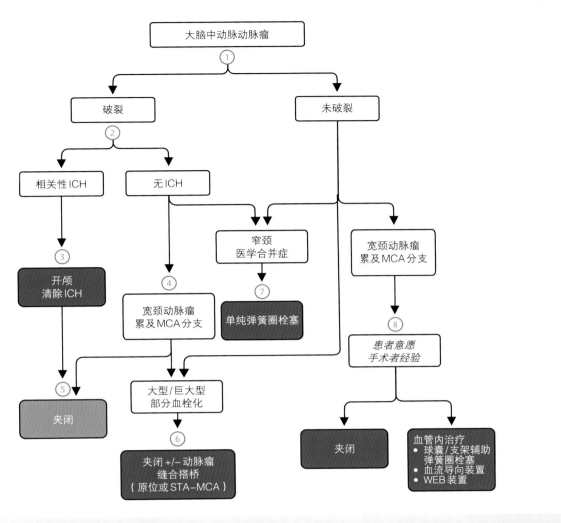

流程图26.1　大脑中动脉动脉瘤的治疗决策流程。

解剖学因素

　　从解剖学角度看，MCA是所有颅内动脉中最粗且变化最大者；分为4个节段（MCA烛台）：M1（蝶骨段）、M2（岛叶段）、M3（岛盖段）、M4（皮质段）。MCA长度变化大。M1段短对手术有影响，因为动脉瘤在这种血管上位于侧裂深部。MCA的分支对手术溯源、治疗影响和挽救技术很重要。M1段有内侧和外侧豆纹动脉，任何治疗中都应重视。MCA烛台的变异不少见，包括重复MCA（3%）、发自大脑前动脉（3%）。

病理生理学/分类

　　颅内动脉瘤根据大小、病因、部位和形态分类。根据大小分为小型（＜5 mm）、中型（5～10 mm）、

大型（11～25 mm）和巨大型（＞25 mm）。大型和巨大型动脉瘤在MCA更常见，占10%。根据病因分为囊性或浆果性、梭形、夹层、感染性和创伤性。多数MCA动脉瘤为囊性。梭形MCA动脉瘤罕见；但可很大，累及多支血管。MCA夹层动脉瘤罕见，与感染和结缔组织疾病相关；夹层位于内弹力层和中层间，内膜分离在血管造影上呈现不对称的狭窄和波纹表现。患者可表现为梗死。若保持载瘤动脉通畅，可考虑血管内支架植入术或孤立＋手术搭桥。感染性动脉瘤位于更远端（参阅第27章的"MCA远端动脉瘤"）。创伤性MCA动脉瘤也位于远端，与颅骨骨折相关，可能表现为迟发性破裂。

　　根据部位，最常见的是分叉部（90%），然后是M1段（10%）。分叉部动脉瘤都首选外科手术治疗。MCA近端动脉瘤分为上壁型和下壁型。上壁型动脉

瘤位于豆纹动脉起始处，指向额叶。这类动脉瘤小，血管内治疗困难。下壁型动脉瘤指向颞叶。MCA远端动脉瘤在第27章叙述。

诊断检查

临床评估

MCA动脉瘤最常见的临床表现是合并或不合并ICH的SAH。大型动脉瘤可表现为占位效应、癫痫发作和梗死。然而，目前许多MCA动脉瘤都是在评估不相干症状时偶然发现的。

影像学

诊断性脑血管造影（DSA）一般包含动脉瘤的三维重建。大型动脉瘤也推荐计算机断层扫描血管造影（CTA），用于评估动脉瘤的钙化和可能的部分性血栓形成。

治　疗

治疗选择和脑内血肿的影响

所有MCA动脉瘤传统上都推荐显微外科手术夹闭治疗。尽管这仍是一般规范，但一些作者开始报道血管内治疗破裂和未破裂动脉瘤的经验（流程图26.1中①和⑧）。根据动脉瘤的大小和形状、瘤颈有无包含分支、有无SAH、手术者或介入医生的经验，MCA动脉瘤治疗的难易差别很大（图26.1和图26.2）。表现为颞叶或侧裂大ICH的MCA动脉瘤需急诊开颅清除血肿并同时显露和治疗动脉瘤，仍是一种规范。通常首先夹闭动脉瘤而不清除血肿，然后容易且安全地清除血肿（流程图26.1中②）。许多MCA动脉瘤不适合血管内治疗的原因包括主要分支的闭塞率更高、典型的分叉部位更可能复发。手术到达MCA动脉瘤通常也容易，因此多数脑血管病医学中心首选外科手术夹闭（图26.1）。有一些弹簧圈栓塞动脉瘤后清除血肿的报道。有经验的脑血管外科医生认为这不是标准治疗。若为了ICH而开颅，在仅能清除部分血肿的情况下应考虑去骨瓣减压。弹簧圈栓塞动脉瘤后行开颅清除血肿而不尝试夹闭仍有争议（流程图26.1中③）。没有血肿的破裂动脉瘤的手术时机应尽早。再出血风险在最初24小时到2周内更高，应选择最早的时机进行治疗（流程图26.1中④）。

保守治疗

偶然发现的未破裂MCA动脉瘤患者应商讨治疗方案；应考虑多种因素，包括：年龄、家族史、总体身体状况、动脉瘤的大小、动脉瘤的多发性和患者的意愿。总之，小动脉瘤（＜3 mm）可通过无创影像

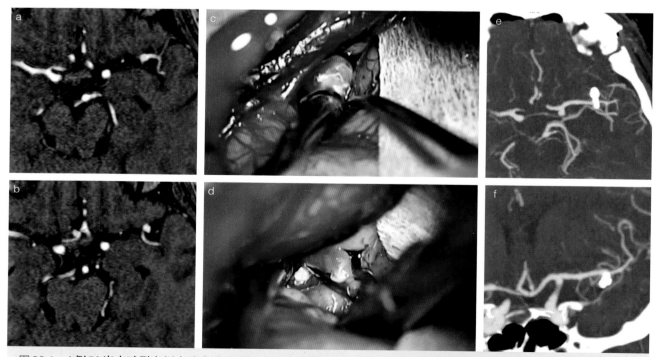

图26.1 1例58岁未破裂左侧大脑中动脉（MCA）动脉瘤女性患者［a、b，脑磁共振血管造影（MRA）影像显示左侧5 mm MCA动脉瘤］。行眶上外侧开颅和动脉瘤夹闭手术（c、d，夹闭前后的术中照片）。术后影像显示动脉瘤完全闭塞（e、f，CTA的轴位和冠状位影像）。

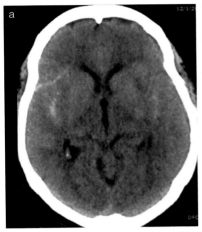
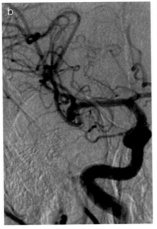
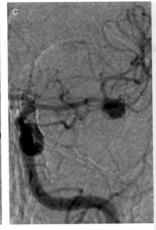
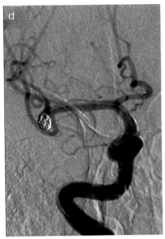
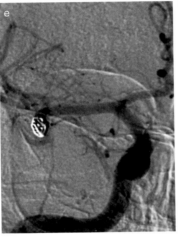
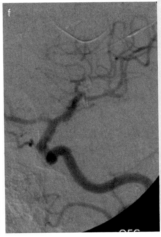

图26.2 1例50岁女性患者，表现为蛛网膜下腔出血（SAH），Hunt–Hess 2级（a，计算机断层扫描），有多种医学合并症（充血性心力衰竭）。诊断性脑血管造影显示双侧大脑中动脉（MCA）动脉瘤［b，右侧颈内动脉（ICA）前后位；c，左侧ICA前后位］。多数SAH在右侧侧裂，提示右侧MCA动脉瘤是破裂动脉瘤。发病12小时内行单纯弹簧圈栓塞（d，前后位）。患者从SAH急性期恢复后择期夹闭左侧MCA动脉瘤。血管造影随访（e、f，前后位）显示双侧MCA动脉瘤完全闭塞。

学随访（CTA或MRA）进行保守治疗；有动脉瘤生长的证据时进行治疗。

脑血管外科治疗——手术细节

对于MCA动脉瘤，标准翼点开颅通常足够；其他包括眶颧、眶上或小翼点开颅。眶上外侧开颅也是一种选择，尤其是M1段短且瘤颈垂直于手术通道者（图26.1）。理想的情况下应保留颞浅动脉（STA）以备STA-MCA搭桥（流程图26.1中⑤）。

全身麻醉下翼点开颅。显微镜下解剖侧裂，目标是确认M2和M3分支血管，获得M1段近端和颈内动脉（ICA）的近端控制。鼓励广泛打开侧裂以减少打开不充分所致的额外不必要牵拉；应避免持续牵拉。分离近端MCA以备临时阻断。充分准备瘤颈的远端分支以备临时夹闭。上夹前确认所有毗邻血管极其重要。夹闭MCA动脉瘤时，瘤夹常平行于分支血管以避免残留。避免紧贴瘤壁或分支上夹，因为有狭窄或扭曲分支的风险。MCA动脉瘤易于过度夹闭；通常瘤壁厚，因此往往外观夹闭良好时，内腔可能已经狭窄。这在动脉瘤破裂的情况下尤为不利，血流减少

可加重血管痉挛。有腔内血栓的大动脉瘤在上夹前须切开并切除血栓（流程图26.1中⑥）。可能的情况下，临时阻断MCA应维持在4分钟内，正常血流的开放时间至少要一样长。应努力确保临时夹闭不超过15分钟，开通时间不少于10分钟。爆发抑制和适度升高血压对脑保护是必要的。累及1支或更多分支的梭形和大型动脉瘤可能需牺牲血管和搭桥。颞浅动脉可用作供体血管；M2端端吻合可用作挽救手段。巨大和（或）大的部分性血栓形成的动脉瘤可能需动脉瘤缝闭和（或）搭桥（流程图26.1中⑥）。所有MCA动脉瘤实际上都能经开放性夹闭治疗，因此只能根据患者自身不适合麻醉或非常适合血管内治疗的解剖结构而放弃夹闭。有一些非常初步的弹簧圈栓塞存在SAH的MCA动脉瘤的经验。在国际蛛网膜下隙动脉瘤试验（ISAT）的事后分析中，接受弹簧圈栓塞的高龄MCA动脉瘤患者组比夹闭组差（流程图26.1中⑦）。

血管内治疗——手术细节

位于近端和累及MCA分支使这类动脉瘤的血管

内治疗困难，常需球囊重塑和支架辅助。技术性困难包括：MCA 三分支、动脉瘤位于远端、血管腔相对细小。在小血管（< 2 mm）内充盈球囊和释放支架增加了破裂或夹层以及支架内狭窄的风险。更复杂的技术如"对吻"球囊塑形和 Y 形支架（包括每个分支释放一个支架）可能风险更高（如血栓栓塞、夹层或支架内狭窄）。新型血管内技术包括血流导向装置和 Woven EndoBridge（WEB）装置（Sequent Medical）仍缺乏长期结果。支架辅助弹簧圈栓塞需双联抗血小板治疗。对于 MCA 动脉瘤的血管内治疗预后，可参考的研究有限（流程图 26.1 中⑧）。

并发症防治

除了全身麻醉和开颅的固有风险，其他并发症包括穿破动脉瘤和 M2、M3、豆纹动脉闭塞。需切除血栓和缝合动脉瘤的大型部分性血栓形成的动脉瘤可有动脉粥样硬化性栓塞和卒中。总之，与其他颅内动脉瘤相比，MCA 动脉瘤在解剖上容易到达，外科手术夹闭被认为安全和相对"容易"。

关于血管内治疗，MCA 动脉瘤弹簧圈栓塞的具体并发症直接与释放的弹簧圈数量和使用辅助性支架/球囊有关。瘤颈宽且瘤体累及主要 MCA 分支，常需球囊和支架辅助弹簧圈栓塞；这种复杂化增加了并发症，如球囊过度充盈导致的血管损伤/破裂、缺血、支架过小和移位、较小血管的闭塞。急性和迟发性支架内狭窄都可发生。血管内治疗 MCA 动脉瘤常需困难的技术，主要用于因患者原因而使得脑血管手术风险非常高时。

预后

显微外科手术或血管内治疗 MCA 动脉瘤的总体预后良好。多数大型系列研究显示，未破裂动脉瘤 > 95%、破裂动脉瘤 > 75% 的患者预后良好。未破裂动脉瘤的治疗相关性死亡率约 0.1% ～ 1.1%，破裂动脉瘤为 8% ～ 15%。夹闭后的长期影像完全闭塞率 > 95%，弹簧圈栓塞后 68%。夹闭的再通率 < 1%，用或不用支架或球囊辅助的弹簧圈栓塞约为 14% ～ 27%（支持流程图步骤 1、8）。

一项荟萃分析包含 1 891 个未破裂 MCA 动脉瘤，1 052 个夹闭治疗，839 个弹簧圈栓塞治疗，平均 6 ～ 9 个月随访时的完全闭塞率在夹闭组为 95.5%，弹簧圈栓塞组为 67.8%（$P < 0.05$）。围手术期血栓栓塞率在夹闭组为 1.8%，弹簧圈手术组为 10.7%。夹闭的再通率为 0，弹簧圈栓塞的再通率为 14.3%（$P=0.05$；支持流程图步骤 1、8）。改良 Rankin 量表评分（mRS）为 0 ～ 2 分的比例在弹簧圈栓塞组为 95%，夹闭组为 98.8%。作者的结论是，这些数据支持外科手术夹闭是未破裂 MCA 动脉瘤的首选治疗方式，两组的临床预后没有显著差异。

一项关于 MCA 动脉瘤的临床和影像学预后的系统综述显示，未破裂动脉瘤患者弹簧圈栓塞后的预后良好率为 97%，夹闭后为 77.1%；破裂动脉瘤弹簧圈栓塞后为 97.2%，夹闭后为 72.8%。未破裂动脉瘤弹簧圈栓塞后的死亡率为 1.1%，夹闭后为 8.4%；破裂动脉瘤弹簧圈栓塞后为 0.3%，夹闭后为 14.7%（支持流程图步骤 7）。

可以从一项包含 346 个 MCA 动脉瘤的大型单中心经验理解血管内技术治疗 MCA 动脉瘤的优缺点。治疗方式包括单纯弹簧圈栓塞（86 个，24.9%）、球囊辅助弹簧圈栓塞（230 个，66.5%）、支架辅助弹簧圈栓塞（26 个，7.5%）、血流导向装置治疗（4 个，1.2%）。在该回顾性研究中，治疗成功率为 98.6%；但 27% 成功治疗的动脉瘤在首次弹簧圈栓塞后超过 2 年随访时有瘤颈残留（支持流程图步骤 1、8）。术中动脉瘤破裂率为 2.6%；血栓栓塞事件发生率为 13.6%，多数（85.1%）与球囊辅助弹簧圈栓塞技术有关。另有 12 例缺血性事件（2 例短暂性缺血发作和 10 例卒中）和 1 例 30 天内的迟发性脑实质内出血（支架辅助弹簧圈栓塞病例）。尽管作者的结论是血管内治疗 MCA 动脉瘤安全、有效，但动脉瘤复发率和术中血栓栓塞事件发生率却无法接受。

稳定性

Barrow 破裂动脉瘤试验（BRAT）的 3 年结果显示，显微外科手术夹闭组的动脉瘤闭塞率（$P=0.000\ 1$）、动脉瘤复发率（$P=0.01$）、再治疗率（$P=0.01$）明显好于血管内弹簧圈栓塞组（支持流程图步骤 1）。夹闭组与弹簧圈栓塞组患者的预后不良风险相比（35.8% 比 30%），观察到 1 年时下降并不再显著。试验中有 60 个（14.7%）MCA 动脉瘤，其中 29 个分入夹闭组，31 个分入弹簧圈栓塞组。有趣的是，20 例（64.5%）分入弹簧圈栓塞组的患者转入夹闭组，导致 MCA 动脉瘤的转组率是所有前循环和后循环动脉瘤部位中最高的（支持流程图步骤 1）。

ISAT 的长期结果（平均随访 9 年，范围 6 ～ 14 年）显示，弹簧圈栓塞的动脉瘤比夹闭的复发性出血风险高。24 例再出血发生于治疗后 1 年以上，其中 13 例来自治疗过的动脉瘤（10 例在弹簧圈栓塞组，3 例在夹闭组）。弹簧圈栓塞组的 5 年死亡风险比夹闭组明显更低。试验中包含 303 例 MCA 动脉瘤（14.1%）。

临床和影像学随访

所有患者应行临床和影像学随访。夹闭患者应在同一次住院期间随访，完全闭塞者在3年时随访，不完全闭塞者至少每年随访1次持续3年。可行CTA和（或）MRA。年轻患者（＜40～45岁）和不完全闭塞的动脉瘤患者随访时间应更长。血管内治疗患者的影像学随访时间应更长，股动脉脑血管造影对于更好地评估瘤颈残留和支架通畅是必须的。支架辅助弹簧圈栓塞者的双联抗血小板治疗应维持至少6个月，然后阿司匹林维持终身。

主编述评

MCA动脉瘤一般应治疗，除了小动脉瘤（＜7mm）、预期寿命短而无法从风险中获益的患者中偶然发现的，或由于身体原因而无法耐受手术的患者。作为一般原则，绝大多数病例应采用开放式手术治疗。虽有报道甚至是病例系列研究显示血管内治疗MCA动脉瘤的结果良好，但多数报道显示血管内治疗的并发症发生率和治疗不完全率更高。需释放额外血管内装置的对象通常是小血管，从而增加了可通过快速、有效、持久的开放性手术容易完成的动脉瘤的风险水平。

对于未破裂动脉瘤，患者往往处于一种尴尬的境地，不得不在血管内治疗和开放式手术间做出决定。总体上对于这类动脉瘤，我鼓励患者在恢复期更长但有效性更好（开放式手术）以及恢复更快但治疗不完全率更高（需要随访或需要再治疗）间抉择。患者知道哪个对他们更重要，常能告诉你他们更愿意选择哪种；但有趣的是，并不总是这个或那个。尽管列出选择，但我总有推荐；与其他部位相反，MCA动脉瘤实际上总是推荐外科手术夹闭。

关于夹闭技术，现在可选择微创开颅，特别是未破裂动脉瘤。小翼点开颅，甚至对更大的动脉瘤也往往足够，对患者操作更少，外观更好。

关于夹闭，MCA动脉瘤的最大风险是过度夹闭。瘤壁和分支经常增厚，因此外观夹闭良好的动脉瘤实际上内部血流已经受阻。每个患者都应使用吲哚菁绿血管造影、插管血管造影、微血管多普勒超声、超声血流探头，或多种组合来评估分支。在策略方面，我通常喜欢穿过瘤体放置一个瘤夹，故意留下"狗耳"，不影响主要血管；然后放置第2个"收尾夹"夹闭狗耳。这种策略的优势是将残余瘤颈减少到一个非常容易解决的程度，这样收尾夹就成为一种锦上添花的措施。

Robert F. Spetzler, MD, and
Peter Nakaji, MD
Barrow Neurological Institute, Phoenix, AZ

MCA动脉瘤是一组异质性相当高的动脉瘤。MCA第1段的动脉瘤位于背侧时，通常由豆纹动脉穿支填塞，该处的动脉瘤在起源上倾向于潜在性夹层。我们首选血管内治疗，通常是支架辅助弹簧圈栓塞，以及血流导向装置辅助弹簧圈栓塞治疗巨大动脉瘤。与颞前动脉有关的动脉瘤指向下方，通常宽颈，血管内治疗使动脉分支面临风险；若瘤颈解剖结构不合适，夹闭对未破裂动脉瘤更好。

我们推荐治疗所有5～7mm或更大的MCA动脉瘤。一般认为MCA动脉瘤最好采取外科手术夹闭治疗，但很快就过时了。随着技术持续进展，新型治疗策略使得越来越多的MCA动脉瘤可以通过血管内策略安全持久地治疗。

我们评估MCA分叉部动脉瘤患者时，治疗决策过程中针对显微外科手术夹闭或血管内治疗策略需要分析一些因素，包括患者的年龄、医学合并症、动脉瘤的大小、动脉瘤的瘤颈形态、动脉瘤与MCA分支的解剖关系。只有通过这种前瞻性分析才能为这类病灶优化治疗，通过联合血管内治疗和显微外科手术工具产生最大获益和最小并发症发生率。

评估解剖结构时，关键是理解动脉瘤瘤颈与M2分支的关系。瘤体/瘤颈比小且瘤颈没有分支，我首选在局部镇静（或Hunt-Hess分级＞2时全身麻醉）下行单纯弹簧圈栓塞。若解剖上瘤体/瘤颈比不合适或动脉瘤发出分支而需支架辅助弹簧圈栓塞，血管内治疗将仅用于高龄或体弱的未破裂动脉瘤患者或SAH少的破裂动脉瘤（因为脑积水风险更低）。

轻微或没有合并症的相对年轻（＜50岁）

的破裂或未破裂动脉瘤（瘤颈形态复杂）患者无法行单纯弹簧圈栓塞时，通常适合夹闭治疗。有严重合并症的高龄患者通常采用单纯弹簧圈栓塞、球囊辅助弹簧圈栓塞或支架辅助弹簧圈栓塞（若未破裂）治疗。

所有破裂动脉瘤且有相关性ICH的患者传统上行开颅血肿清除，在技术可行的情况下夹闭动脉瘤。但我们与其他人一样，发现在快速弹簧圈栓塞后清除血肿的情况下预后更好（特别是有同期开放式手术和血管内治疗的复合手术室的医学中心）。

用于分叉部动脉瘤的新型血管内装置如WEB和Pulsar装置是宽颈动脉瘤支架辅助弹簧圈栓塞的一种良好替代方案。瘤内装置的优势是无须双联抗血小板治疗，因此将持续降低外科手术在MCA动脉瘤中的作用。

Elad I. Levy, MD, and

Adnan H. Siddiqui, MD, PhD

University at Buffalo, Buffalo, NY

推荐阅读

[1] Arnaout OM, El Ahmadieh TY, Zammar SG, et al. Microsurgical treatment of previously coiled intracranial aneurysms: systematic review of the literature. World Neurosurg 2015; 84(2): 246−253

[2] Blackburn SL, Abdelazim AM, Cutler AB, et al. Endovascular and surgical treatment of unruptured MCA aneurysms: meta-analysis and review of the literature. Stroke Res Treat 2014; 2014: 348147

[3] International Study of Unruptured Intracranial Aneurysms Investigators. Intracranial aneurysms: risk of rupture and risks of surgical intervention. N Engl J Med 1998; 339(24): 1725−1733

[4] Juvela S, Poussa K, Lehto H, Porras M. Natural history of unruptured intracranial aneurysms: a long-term follow-up study. Stroke 2013; 44(9): 2414−2421

[5] Kadkhodayan Y, Delgado Almandoz JE, Fease JL, et al. Endovascular treatment of 346 middle cerebral artery aneurysms: results of a 16-year single-center experience. Neurosurgery 2015; 76(1): 54−60, discussion 60−61

[6] Molyneux A, Kerr R, Stratton I, et al; International Subarachnoid Aneurysm Trial (ISAT) Collaborative Group. International Subarachnoid Aneurysm Trial (ISAT) of neurosurgical clipping versus endovascular coiling in 2143 patients with ruptured intracranial aneurysms: a randomised trial. Lancet 2002; 360(9342): 1267−1274

[7] Molyneux AJ, Kerr RS, Birks J, et al; ISAT Collaborators. Risk of recurrent subarachnoid haemorrhage, death, or dependence and standardised mortality ratios after clipping or coiling of an intracranial aneurysm in the International Subarachnoid Aneurysm Trial (ISAT): long-term follow-up. Lancet Neurol 2009; 8(5): 427−433

[8] Morita A, Kirino T, Hashi K, et al; UCAS Japan Investigators. The natural course of unruptured cerebral aneurysms in a Japanese cohort. N Engl J Med 2012; 366(26): 2474−2482

[9] Spetzler RF, McDougall CG, Albuquerque FC, et al. The Barrow Ruptured Aneurysm Trial: 3-year results. J Neurosurg 2013; 119(1): 146−157

[10] Wiebers DO, Whisnant JP, Huston J III, et al; International Study of Unruptured Intracranial Aneurysms Investigators. Unruptured intracranial aneurysms: natural history, clinical outcome, and risks of surgical and endovascular treatment. Lancet 2003; 362(9378): 103−110

[11] Zijlastra IA, Verbaan D, Majole CB, Vardetop P, van der Berg R. Coiling and clipping of middle cerebral artery aneurysms: a systematic review on clinical and imaging outcome. J Neurointerv Surg 2016; 8(1): 24−29

第27章　远端大脑中动脉动脉瘤

Wuyang Yang and Judy Huang

摘　要：远端大脑中动脉（MCA）动脉瘤位于MCA的M2段以远，非常罕见，占所有MCA动脉瘤的比例＜5%。远端MCA动脉瘤的治疗存在不确定性，特别是决定是否治疗和选择最佳治疗方式。多种因素干扰决策，包括是否破裂、有无脑出血（ICH）、动脉瘤的大小、部位、形态、患者总体临床状态、动脉瘤有无钙化和腔内有无血栓形成。制定治疗决策时应考虑这些因素采用个体化方式或联合方式，包括开放式显微外科手术技术如夹闭重建或搭桥、血管内治疗以及保守治疗。本章讨论影响远端MCA动脉瘤治疗的决策流程，特别强调解剖学和临床因素如何最终影响治疗决策。

关键词：远端，大脑中动脉，动脉瘤，解剖学，决策

概　述

远端大脑中动脉（MCA）动脉瘤定义为发生在MCA双分叉或三分叉以后的动脉瘤，即起源于M2～M4（或M5）段MCA者。罕见，仅占所有MCA动脉瘤的1.1%～5%，多数位于M2和M3段。与近端MCA动脉瘤不同，远端MCA动脉瘤的病因常为感染性，已报道的破裂可能性不大。无论选择显微外科手术还是血管内技术治疗，须考虑远端MCA动脉瘤的独有解剖特征。

本章关于治疗决策的主要争议包括：
（1）是否具有治疗指征。
（2）M2段远端MCA动脉瘤的显微外科手术与血管内治疗。
（3）M3～M4段远端MCA动脉瘤的治疗方式选择。
（4）巨大、梭形、夹层和霉菌性动脉瘤的治疗方式选择。

是否治疗

由于其异质性和罕见性，远端MCA动脉瘤的自然史尚不清楚，但已认可的动脉瘤破裂危险因素也适用于远端MCA动脉瘤；包括动脉瘤的大小、形态不规则、蛛网膜下腔出血（SAH）史、高血压、阳性家族史和有症状。决定是否应进行治疗时，制定个体化治疗决策须考虑这些因素。大样本系列的远端MCA动脉瘤病变预估约70%＜7 mm，＞75%未破裂（流程图27.1中②），多数为囊性。理论上后续出血风险低，若认为治疗风险超过患者自身和动脉瘤的风险，可保守治疗（流程图27.1中⑪和⑫）。动脉瘤具有体积大或巨大、既往SAH史或形态不规则等出血风险较高的特征，可采用显微外科手术或血管内治疗，可达到接近100%的闭塞率，70%～90%的患者功能预后良好（流程图27.1中⑨和⑩）。对于破裂的动脉瘤（流程图27.1中②），血管内或显微外科手术治疗常可确切预防再出血（流程图27.1中④、⑤、⑧），若分级差或合并脑出血（ICH），可联合减压性半球颅骨切除（流程图27.1中⑥和⑦）。

解剖学因素

M1段发自床突上段颈内动脉的末端分叉部。M1分叉部位于岛阈，分为上干和下干，多数MCA动脉瘤发生于此（图27.1和图27.2）。＞85%的MCA分叉部位于膝部近端，多数紧邻M1末端。越过膝部即为远端MCA动脉瘤，包括岛叶段（M2）、岛盖段（M3）、皮质段（M4）；远端M4分支也称终末段（M5）。从M2段开始，MCA走行穿过侧裂岛盖部，最终到达皮质表面，延续为M4段。M2最大的分支位于岛叶前部，前支供应额叶和颞叶的前部区域，后支更常供应顶叶后部区域。约80%～90%的远端MCA动脉瘤位于M2～M3段，多数位于M2段，随后是M2-M3移行处和M3。

M2和M3段的解剖学优势是位置相对表浅且接近侧裂，显微外科手术容易治疗远端MCA动脉瘤

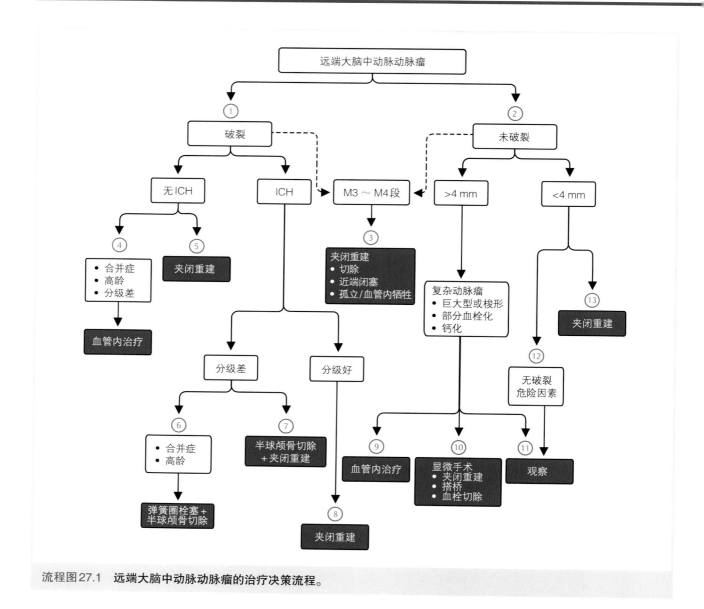

流程图27.1 远端大脑中动脉动脉瘤的治疗决策流程。

（图27.1～图27.3）。相反，解剖学缺点是越过MCA分叉部以后的分叉点多，从而增加了术中定位动脉瘤的难度，因为将计算机断层扫描血管造影（CTA）或血管造影上容易辨认的远端MCA分支匹配至手术野中的部位可能很困难。梭形动脉瘤的发病率可能更高，没有明确的瘤颈，缺乏为保留细小载瘤动脉而行理想夹闭重建所需的侧支循环。此外，分支的管腔直径变小也使血管内通路建立困难。

分　类

远端MCA动脉瘤根据其部位或病因分类。相对更近端的远端MCA动脉瘤位于M2和M2-M3移行处，绝大多数发生于此。多数远端MCA动脉瘤发生于M3～M4（或M5）段。远端MCA动脉瘤根据病

因分为非感染性和感染性（霉菌性）。

诊断检查

临床评估

远端MCA动脉瘤的表现可因动脉瘤发自MCA分叉部还是近端而明显不同。破裂伴SAH或ICH仅有20%；表现为头痛、意识丧失、急性乏力或失语发作等症状。约50%的破裂患者合并ICH，脑积水发生率为20%。70%左右的患者有多个颅内动脉瘤。

影像学

平扫CT和CTA作为动脉瘤初筛手段用于评估SAH、检测脑室内出血（IVH）、有无ICH、动脉瘤壁是否有钙化。但CTA的诊断敏感性有限，特别是动脉瘤＜3 mm时。具有三维重建功能的诊断性数字减影

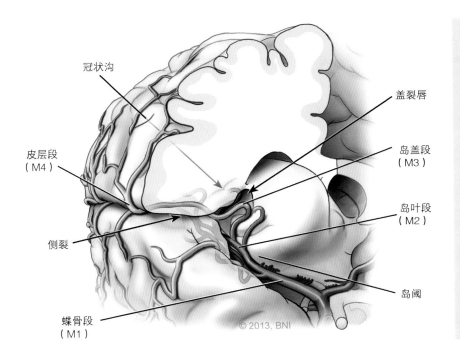

冠状沟

盖裂唇

皮层段
（M4）

岛盖段
（M3）

岛叶段
（M2）

侧裂

蝶骨段
（M1）

岛阈

© 2013, BNI

图27.1 插图描绘大脑中动脉的4个节段（经Barrow Neurological Institute同意使用）。

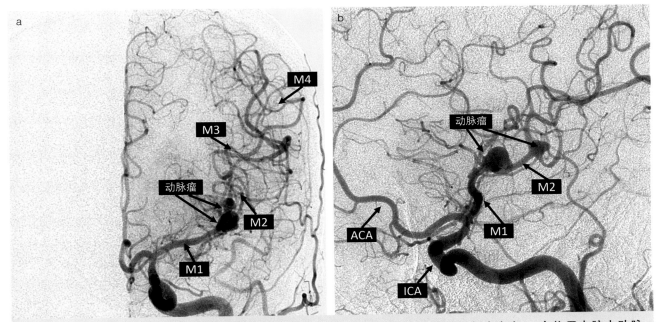

图27.2 a. 左侧颈动脉数字减影血管造影（DSA）前后位（AP）像。显示存在2个动脉瘤，1个位于大脑中动脉（MCA）分叉部，另1个位于M2段。b. 同一患者的斜位像。

血管造影（DSA）是目前评估远端MCA动脉瘤和周围血管结构的"金标准"（图27.2和图27.3）。若怀疑大或巨大的动脉瘤有部分或完全血栓形成时，脑磁共振成像（MRI）很有用。

鉴别诊断

患者有侧裂周围ICH+/-伴发SAH的鉴别诊断包括动静脉畸形破裂、海绵状血管畸形、远端MCA动脉瘤破裂。自发性颅内出血可能血管造影阴性，推荐在ICH吸收后再次行DSA确定排除远端MCA动脉瘤的诊断。

治 疗

治疗选择和脑内出血的影响

远端MCA动脉瘤经侧裂容易到达，显微外科手

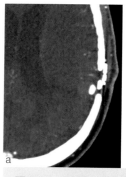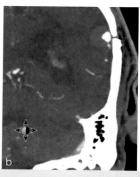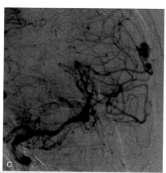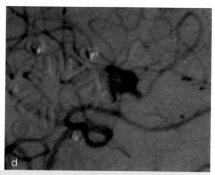

图27.3 远端大脑中动脉动脉瘤（M4）。患者有需手术清除的颞叶脑内血肿（ICH）。a、b. 血肿清除后的计算机断层扫描血管造影（CTA）显示远端大脑中动脉（MCA）动脉瘤，但手术中未发现。c、d. 数字减影血管造影（DSA）显示远端MCA动脉瘤。患者返回手术室行显微外科手术夹闭动脉瘤（图片由美国Mayo Clinic的Leonard Rengel-Castilla医学博士提供）。

术夹闭稳定，总体上优于血管内治疗（流程图27.1中③、⑤、⑦、⑧、⑩、⑬）。远端MCA动脉瘤破裂较多伴发ICH，显微外科手术在确切治疗动脉瘤的同时可清除血肿并对恶性颅内高压行去骨瓣减压，患者可即刻获益、挽救生命，并增加难治性脑水肿的后续治疗手段。有ICH的非常远端的MCA动脉瘤，血肿有助于定位动脉瘤。因此，显微外科手术是确切消除远端MCA动脉瘤破裂伴ICH的首选治疗（流程图27.1中⑦）。若认为破裂动脉瘤伴ICH的患者的手术治疗风险高，血管内治疗联合半颅骨切除是一种良好的替代选择（流程图27.1中⑥）。

血管内治疗远端MCA动脉瘤有特殊困难，包括可及性受限、瘤体–瘤颈比例不合适、复杂重叠分支造成特定分支显影不良。尽管已有弹簧圈栓塞和Pipeline栓塞装置（PED）成功治疗破裂和未破裂远端MCA动脉瘤的报道，但长期效果仍不清楚。血管内通路合适的动脉瘤，可考虑血管内治疗作为显微外科手术的替代方案，特别是抗菌治疗后无缩小且位于近端的远端MCA梭形或霉菌性动脉瘤（流程图27.1中④、⑥、⑨）。非常远端的霉菌性动脉瘤可考虑手术切除或血管内牺牲血管（流程图27.1中③）。出血风险高的梭形或巨大动脉瘤可用血管内治疗（血流导向装置+/–弹簧圈栓塞）或显微外科手术（夹闭重建；流程图27.1中⑨和⑩）治疗；既不适合血管内治疗也不适合显微外科手术夹闭重建者可考虑颞浅动脉（STA）或其他合适大小供体血管的直接吻合搭桥手术联合近端载瘤动脉闭塞治疗（流程图27.1中⑩）。

保守治疗

高龄或有严重合并症的无症状患者，若远端MCA动脉瘤较小且无明确的破裂危险因素，可考虑控制血压和戒烟的保守治疗方法（流程图27.1中⑪和⑫）。采用CTA或磁共振血管造影（MRA）定期行无创影像学随访，监测动脉瘤的大小和形态变化；并将动脉瘤体积增大作为治疗适应证。

脑血管外科治疗——手术细节

经侧裂入路是显微外科手术治疗远端MCA动脉瘤最常用的入路。为了更容易定位动脉瘤且使最佳上夹的选择余地最大，理想状态是经开颅充分显露远端侧裂并广泛打开侧裂区蛛网膜。根据部位、操作角度、蛛网膜打开程度选择开颅部位，主要考虑动脉瘤的部位和手术通路、远端MCA分支的个体化解剖学特征以及有无ICH。在大多数情况下，行标准翼点开颅已足够，是破裂动脉瘤合并颞叶大ICH的首选入路；位于远端MCA以远的动脉瘤应考虑向后方（顶叶）扩展或切除颞部颅骨的改良翼点入路。需STA–MCA搭桥时推荐保留STA。

远端MCA分支网络复杂，术中辨认非常远端的动脉瘤比近端更困难，手术前解剖学评估对成功定位动脉瘤很重要。应仔细研究三维DSA或CTA，重点是准确识别载瘤分支和动脉瘤至容易辨认的MCA分叉部解剖标志的相对距离。瘤体的指向和与侧裂的相对位置对确定经岛叶分离远端侧裂的最佳操作角度也很重要。

非巨大型、囊性远端MCA动脉瘤无论是否破裂，显微外科手术夹闭是首选的确切治疗（流程图27.1中⑤、⑦、⑧、⑩、⑬）。绝大多数远端MCA动脉瘤位于M2或M2–M3移行处，入路与MCA分叉部动脉瘤类似。在动脉瘤近端打开蛛网膜，经手术通路分离，尽量减少操作周围脑组织。直接分离应从动脉瘤近端开始，沿蝶骨嵴向远端，从 M2 分离至动脉瘤部位。有颞叶 ICH 者可用表浅的颞叶脑回入路。

位于 M3 ~ M4 的极远端 MCA 动脉瘤需更多努力来定位动脉瘤，CTA、DSA 或多普勒超声术中神经导航是定位动脉瘤的有用辅助手段。孤立动脉瘤瘤颈远近端的 MCA 血管后，仔细分离瘤颈用于夹闭。有些极远端的 MCA 动脉瘤可经孤立或血管内牺牲动脉进行有效治疗。形态不规则或瘤壁脆弱的动脉瘤可用临时夹短时间间断控制近端，辅以体感诱发点位监测。巨大动脉瘤切除腔内血栓时也需临时夹闭或孤立，确保夹闭后完全闭合瘤颈。

特定类型的远端 MCA 动脉瘤需特别关注显微外科手术方式的选择。巨大远端 MCA 动脉瘤常需复杂的夹闭重建，这在瘤颈区域钙化严重的患者中具有挑战性。STA-MCA 搭桥后闭塞动脉瘤近端是一种可接受的替代方案（流程图 27.1 中 ⑩）。对于梭形、夹层或霉菌性远端 MCA 动脉瘤，若载瘤动脉的逆行血流良好，可安全牺牲载瘤动脉而无须搭桥。

血管内治疗——手术细节

血管内治疗远端 MCA 动脉瘤的主要困难是 MCA 动脉分支管径进行性缩小所致的通路受限；血管内装置的最新进展稍微改善了这种局限性。可变柔软性和外径更小的微导管，以及最新一代稳定导管远端的远端到达装置可改善到达远端 MCA 节段的入路。有报道成功释放弹簧圈和 PED 治疗近端的远端 MCA 动脉瘤。极远端 MCA 分支栓塞的现有资料有限。与第 26 章中提到的血管内治疗 MCA 动脉瘤的缺点类似，血管内治疗系列仍有待长期结果，总体而言，首选血管内治疗而不是显微外科手术对一般 MCA 动脉瘤而言并不合适，因为经开颅相对容易到达这类表浅病变。尽管如此，老年患者或因严重合并症而不适合外科手术干预的高风险远端 MCA 动脉瘤且临床状况差的患者，若通路可行，可考虑血管内治疗作为闭塞动脉瘤的替代策略（支持流程图步骤 4、6）。

并发症防治

预后

远端 MCA 动脉瘤发病率低，预后相关数据有限，报道的预后数据均良好，偏倚不可避免。远端 MCA 动脉瘤的功能预后受发病时不良的功能状况影响，因为相关性 ICH 发病率高。在已报道的显微外科手术系列中，超过 80% 为破裂动脉瘤，绝大多数 Hunt-Hess 分级或世界神经外科医师联合会（WFNS）分级不良。> 90% 的病例可行夹闭即刻闭塞动脉瘤，短期预后良好率可达 68.1% ~ 88.9%，死亡率为 2.7%（支持流程图步骤 5、7、8）。

对于血管内治疗，一个病例系列包含 20 例 PED 治疗的远端 MCA 动脉瘤患者，其中 1 例（5%）为破裂动脉瘤，绝大多数（75%）为梭形动脉瘤。在平均 10 个月随访时，观察到 70% 的动脉瘤闭塞，95% 的患者功能预后良好（支持流程图步骤 5、7、8）。

稳定性和复发率

目前尚无显微外科手术或血管内治疗远端 MCA 动脉瘤后复发率的长期随访数据。MCA 动脉瘤系列提示，显微外科手术治疗预防动脉瘤复发优于血管内治疗；尽管临床表现、病因、治疗技术不同，但被认为适于远端 MCA 动脉瘤的治疗。

临床和影像学随访

建议对所有接受治疗或未接受治疗的患者进行临床和影像学随访。显微外科手术夹闭或搭桥的患者推荐 CTA 随访确认动脉瘤闭塞和搭桥通畅性。血管内治疗的患者推荐 6 个月时行 DSA 血管造影随访。有残留充盈的动脉瘤应在 1 年时行 DSA 检查，以重新评估和考虑再治疗。

专 家 述 评

远端 MCA 动脉瘤代表了一种罕见的和异质性的动脉瘤亚型，需仔细考虑最佳的个体化治疗。非常小和某些梭形动脉瘤可能适合观察。需治疗的位于 M2 和 M3 段的动脉瘤很容易经侧裂入路行显微外科手术治疗，根据是否存在腔内血栓形成、瘤壁钙化、大小，显微外科手术治疗可从单纯夹闭到切除血栓后的复杂夹闭重建，甚至 STA-MCA 搭桥联合牺牲载瘤血管。有 ICH 者进一步支持显微外科手术治疗，因为在同一手术步骤中也能清除 ICH。弹簧圈栓塞和血流导向治疗的稳定性仍有待确定。抗菌治疗失败的感染性远端动脉瘤，显微外科手术孤立和血管内闭塞牺牲载瘤血管这两种治疗方式都可选择。完整的技术设备对于有效治疗这些罕见的远端 MCA 动脉瘤是很有价值的。

Judy Huang, MD
Johns Hopkins University
School of Medicine, Baltimore, MD

主编述评

  远端MCA动脉瘤是一组异质性的颅内动脉瘤，病理生理学尚不清楚。大多数远端MCA动脉瘤与感染（霉菌性）相关。体积大、瘤壁不规则、非球形是造成动脉瘤破裂的解剖学特征。我个人的意见是，除了非常小（＜3 mm）、规则和未破裂的动脉瘤以外，所有远端MCA动脉瘤都应进行治疗。鉴于其解剖部位，绝大多数远端MCA动脉瘤应采用显微神经外科手术技术治疗，单纯手术夹闭或手术切除联合载瘤血管原位吻合/搭桥，除非患者全身状况不允许，此时行血管内单纯弹簧圈栓塞和闭塞载瘤血管是一种有效的选择。我们推荐使用基于CTA的术中神经导航来更准确地定位动脉瘤。

Leonardo Rangel-Castilla, MD
Mayo Clinic, Rochester, MN

推荐阅读

[1] Baltacioğlu F, Cekirge S, Saatci I, et al. Distal middle cerebral artery aneurysms. Endovascular treatment results with literature review. Interv Neuroradiol 2002; 8(4): 399−407

[2] Calvacante T, Derrey S, Curey S, et al. Distal middle cerebral artery aneurysm: a proposition of microsurgical management. Neurochirurgie 2013; 59(3): 121−127

[3] Dashti R, Hernesniemi J, Niemelä M, et al. Microneurosurgical management of distal middle cerebral artery aneurysms. Surg Neurol 2007; 67(6): 553−563

[4] Durst CR, Hixson HR, Schmitt P, Gingras JM, Crowley RW. Endovascular treatment of a fusiform aneurysm at the M3-M4 junction of the middle cerebral artery using the pipeline embolization device. World Neurosurg 2016; 86: 511.e1−511.e4

[5] Horiuchi T, Tanaka Y, Takasawa H, Murata T, Yako T, Hongo K. Ruptured distal middle cerebral artery aneurysm. J Neurosurg 2004; 100(3): 384−388

[6] Joo S-P, Kim T-S, Choi J-W, et al. Characteristics and management of ruptured distal middle cerebral artery aneurysms. Acta Neurochir (Wien) 2007; 149(7): 661−667

[7] Lin N, Lanzino G, Lopes DK, et al. Treatment of distal anterior circulation aneurysms with the pipeline embolization device: a US multicenter experience. Neurosurgery 2016; 79(1): 14−22

[8] Rinne J, Hernesniemi J, Niskanen M, Vapalahti M. Analysis of 561 patients with 690 middle cerebral artery aneurysms: anatomic and clinical features as correlated to management outcome. Neurosurgery 1996; 38(1): 2−11

第28章　大脑前动脉动脉瘤

Behnam Rezai Jahromi, Tarik F. Ibrahim, Joham Choque-Velasquez, Hugo Andrade-Barazarte, and Juha Hernesniemi

摘　要：大脑前动脉分5个主要节段，按从近到远命名为A1至A5；其动脉瘤按其进行相应分类。大脑前动脉动脉瘤（ACAA）罕见，占所有颅内动脉瘤（IA）的1%以下。体积较小时破裂，常表现为脑内血肿（ICH）和脑室内血肿（IVH）。ACAA患者常有多发性IA。ACAA动脉瘤和患者的特点使其适合显微神经外科手术治疗。对于A1和A2动脉瘤，我们倾向于使用眶上外侧（LSO）入路；远端ACAA和指向上方或后方的高位A2动脉瘤，我们倾向于单侧半球间入路。近端ACAA的入路侧别取决于破裂状态、有无ICH或IVH、动脉瘤的大小和指向、A1优势侧、双侧A2的起源。ACAA可接受血管内治疗，但很多时候，ACAA的解剖学特征需要使用柔性支架或支架辅助弹簧圈栓塞；这在另一方面需双联抗血小板治疗，造成破裂动脉瘤治疗具有挑战性。破裂ACAA常表现为ICH和（或）IVH，首选显微神经外科手术治疗。

关键词：动脉瘤，动脉瘤缝闭，大脑前动脉，LSO，显微神经外科手术细节

概　述

大脑前动脉（ACA）动脉瘤（ACAA）起源于A1 ~ A5和额底支，罕见，占所有颅内动脉瘤（IA）的1%以下。根据我们的经验，这类动脉瘤破裂时的体积相对于其他部位更小。Lehechka等发现，表现为脑内血肿（ICH）和脑室内血肿（IVH）的破裂A1动脉瘤分别为25%和17%。远端ACAA包括所有A1 ~ A2移行处远端的动脉瘤；与A1动脉瘤相比，破裂时ICH和IVH的发生率更高（分别为52%和33%）。ACAA患者常有多发性动脉瘤。

是否治疗

未破裂IA（UIA）的治疗决策困难。2015年最新的美国心脏协会（AHA）指南报道的UIA年破裂率为0.25%。ACAA罕见，流行病学数据稀少。高血压影响IA形成，而吸烟诱发炎症和破裂。因此，有高血压和吸烟史的UIA患者有破裂和新发动脉瘤形成的风险。有明确证据表明，多发性IA更易破裂引起蛛网膜下腔出血（SAH）。ACAA常有多发性IA，在体积较小时破裂，因此，即使动脉瘤较小，也应尽早治疗。我们相信，由于ACAA常位于分支基底部、瘤壁脆弱、累及颅底穿支、有ICH，因此显微外科手术是最好的一线治疗选择。在某些情况下，血管内治疗ACAA可能是合适的，但该部位的动脉瘤（特别是DACAA）在技术上具有挑战性。

本章关于治疗决策的主要争议包括：
（1）是否具有治疗指征。
（2）破裂和未破裂ACAA的开放式手术与血管内治疗。
（3）表现为ICH的ACAA的治疗。
（4）何时应考虑高级外科技术（动脉瘤缝闭、搭桥）？

保守治疗

未破裂大脑前动脉动脉瘤

治疗的主要依据一直是大小和部位；但动脉瘤形态、性别、高血压、吸烟、直系亲属SAH（家族性并不一定意味着遗传）等因素也与动脉瘤的形成和破裂密切相关。尽管预防是最好的治疗方式，但是否干预应权衡疾病的自然史和手术的潜在风险。神经外科医生须谨记，治疗小型UIA比治疗更大的UIA安全和成功得多。我们推荐早期治疗ACAA，因为其更不可预测；根据我们的经验，ACAA比其他部位的动脉瘤在体积更小时更易破裂（流程图28.1中①和②）。

解剖学因素

ACA是颈内动脉的一个终末分支；分为5个主要节段，按从近到远命名为A1 ~ A5。该分段的标志是前交通动脉（ACoA）、胼胝体嘴部和膝部之间的区域、冠状缝水平的虚拟分隔平面。

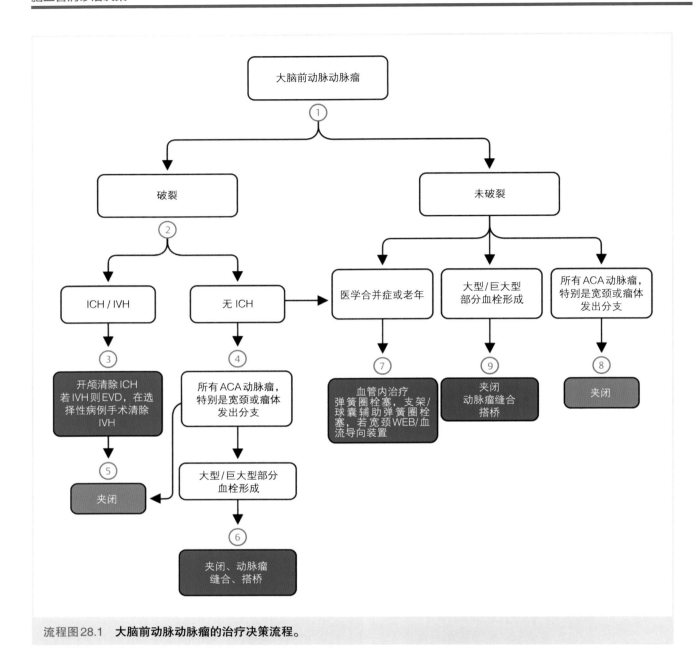

流程图28.1　大脑前动脉动脉瘤的治疗决策流程。

ACA的A1段发自颈动脉池；在视神经上方向前内侧走行，穿过从嗅神经三角延伸至视神经外侧较厚的蛛网膜束带，最终进入终板池，与对侧A1一起构成ACoA。A2段在终板前方的终板池向上，到达胼胝体膝部前在半球间裂沿胼胝体嘴部表面向前进入胼胝体池后转向上，随即向后延续为A3～A5段。内侧豆纹动脉主要发自A1主干的远端1/2，所有操作中都应保留Hubner回返动脉；以及ACoA复合体的穿支。

A1段动脉瘤（A1A）常有血管变异，包括A1发育不良（26%）、不发育、重复、开窗以及非常罕见的于视神经下方走行。70%的近端ACAA合并其他动脉瘤；但镜像A1A极为罕见。

ACAA最常见的部位是AcoA（80%～85%），随后是A3段（10%～15%）。A1A（1%～2%）分为位于A1主干的近端、内侧和远端，可指向上方埋入额叶或指向后方被A1遮挡。这些动脉瘤体积通常较小且破裂风险高；因此，未破裂A1A即使体积非常小也需要进行治疗（流程图28.1中①和②）。

分　类

ACA动脉瘤可分为5组：A1段或近端ACA动脉瘤（A1A；图28.1）、ACoAA、A2段动脉瘤及其额底分支或近端胼周动脉动脉瘤（A2A）、A3段动脉瘤或经典的胼周动脉动脉瘤（A3A）、A4和A5段动脉瘤、远端皮质分支或远端胼周动脉动脉瘤（AdistA）；后 3 组也称 DACAA，根据显微神经外科手术标准可进一步分为 7 个亚组。

诊断检查

临床评估

破裂 ACAA 表现为 SAH 和相关性症状。不同部位可表现出特有的神经功能障碍：ACoAA 可能与视觉障碍相关，DACAA 破裂可引起无症状性缄默、下肢乏力、行为改变或认知功能障碍。

75% 的巨大动脉瘤患者可产生占位效应症状，引起头痛、癫痫发作或视觉障碍；25% 的巨大动脉瘤破裂；仅 2%～5% 表现为血栓形成或卒中。未破裂动脉瘤常因无关症状或因多发性动脉瘤行影像学检查时偶然发现。

影像学

计算机断层扫描血管造影（CTA）的敏感性和特异性与数字减影血管造影（DSA）相当。CTA 与 DSA 不同，可明确显示腔内血栓形成、瘤壁钙化（特别是瘤颈）、动脉瘤与颅骨之间的密切关系等特征（图 28.1）。具有三维（3D）重建的 CTA 使动脉瘤与相关血管和颅骨的关系更加清晰，有助于临床处理和制定治疗计划（图 28.1 和图 28.2）。DSA 是检测 IA 的金标准（图 28.3）。磁共振血管造影（MRA）对某些与颅底关系密切的动脉瘤非常有用，如海绵窦或床突上段动脉瘤。MRA 是血管内弹簧圈栓塞后理想的无创随访方式。

治　疗

尽管体积较小，但破裂 ACAA 与严重 SAH 和厚的血凝块相关。每个患者的治疗都应根据其临床状况、动脉瘤的特征、前交通动脉复合体的解剖结构和有无 ICH 来决定。当动脉瘤的颈/体比适合血管内治疗时，创伤更小的血管内治疗可作为一线治疗选择；由于主要取决于医疗机构的已有设备和外科医生的经验，目前尚无最佳流程。破裂的近端 ACAA 无大 ICH 时，弹簧圈栓塞是首选治疗方式（图 28.3）。急性脑积水有指征行脑室外引流（EVD），随后对动脉瘤行弹簧圈栓塞术（流程图 28.1 中③和⑤）。

破裂 ACAA 若解剖结构复杂、宽颈或穿支发自动脉瘤，可能需要显微外科手术治疗（流程图 28.1 中②；图 28.2）。与额叶大面积 ICH 相关的破裂动脉瘤病例也首选显微外科手术治疗（流程图 28.1 中③）。首先避开 Broca 区小范围切开皮质，部分清除血凝块

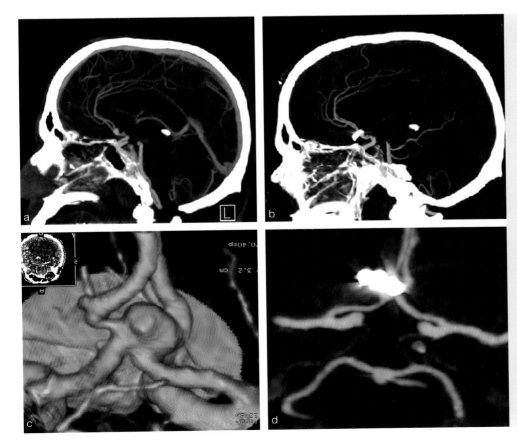

图 28.1　未破裂大脑前动脉动脉瘤的术前（a、c）和术后（b、d）血管结构。

获取空间，然后分离和夹闭动脉瘤。一旦动脉瘤彻底安全，可清除剩余的血凝块（流程图28.1中③）。使得外科手术夹闭优于弹簧圈栓塞术的因素包括多发性前循环动脉瘤、年轻、大或巨大动脉瘤。

重要的是要注意，全世界1/3的人口无法获得血管内治疗，无论是由于成本还是机构的可用性，使得显微外科治疗在所有情况下均成为首选治疗选择（流程图28.1中③、④、⑧、⑨；图28.2）。

保守治疗

老年、高血压、动脉瘤形态、吸烟和既往SAH等变量被认为风险高，不建议保守治疗。治疗决策过程应权衡累积破裂风险与血管内以及显微外科手术治疗相关的风险。对于偶然发现的非常小的（< 3 mm）、形状规则并且无任何其他危险因素的动脉瘤，我们的策略是无创影像学（CTA或MRA）随访，确认所有动脉瘤的进一步生长或形态变化。

外科手术治疗——手术细节

对于A1A和A2A，我们倾向于使用眶上外侧入路；但其他入路，如标准翼点、小翼点和眶颧入路也可行。对于DACAA和上方或后方指向的高位A2A（颅底以上 > 13 ~ 15 mm），我们更倾向于单侧半球间入路。

近端ACAA的入路侧别取决于破裂状态、有无ICH或IVH、动脉瘤的大小和指向、A1优势侧、双侧A2的起源。术前用3D CTA研究所有参数，获得解剖学和颅底标志，预测手术通道。我们从优势侧A1到达动脉瘤；双侧A1均势时，主要根据前方的A2和动脉瘤的指向决定入路侧别。

全身麻醉下患者取仰卧位，头部向对侧旋转20° ~ 30°。头部旋转、屈曲、伸展的程度取决于动脉瘤的指向和ACoA复合体至颅底的距离。标准LSO是一种更快、更靠额侧、创伤更小的标准翼点入路的改良，无外观并发症。

一旦切开硬脑膜，侧裂即是开颅的下界，所有显微外科手术操作均在额侧进行。锐性分离额叶底面的蛛网膜束带，随后打开同侧视神经-颈动脉池和近端侧裂。在破裂病例中，主要目标是释放脑脊液（CSF）以松弛脑组织，为此打开脑池和终板。但在指向下方的ACA和ACoAA病例中，应直接分离打开同侧视神经-颈动脉池和Liliequist膜释放脑脊液，避免动脉瘤意外破裂。继续分离直至显露ICA分叉部、同侧A1、Heubner回返动脉（RAH）、ACoA复合体；然后辨认对侧A1和双侧A2的近端。血凝块较厚时，大量生理盐水充分冲洗有助于保持术野清晰。

特殊情况下可切除一小部分直回，改善显露动脉瘤和A1-A2移行处。一旦辨认双侧A1和A2，我们就在A1的远端1/3上临时夹，先对侧A1，然后同侧A1；这样能最好地松弛瘤体。上临时夹后，重点分离动脉瘤瘤颈和周围的穿支。我们喜欢用一个瘤夹初步夹闭ACAA的瘤体，下一步再次调整以利于完全夹闭。然后从远到近撤除临时夹，评估有无出血。

血管内治疗——手术细节

ACA和ACoA复杂和多变的解剖学特征造成该

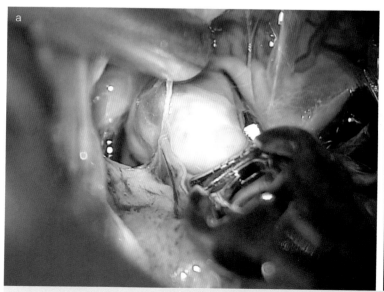
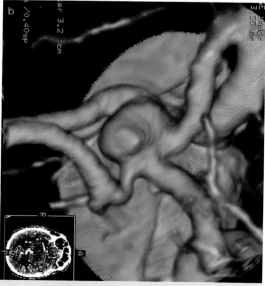

图28.2　a. 未破裂大脑前动脉动脉瘤的术中夹闭。b. 同一大脑前动脉（ACA）动脉瘤的计算机断层扫描血管造影（CTA）和三维（3D）重建。

部位的动脉瘤治疗具有挑战性。根据破裂状态和动脉瘤特征，可用不同的技术；单纯弹簧圈栓塞、球囊重塑和球囊辅助弹簧圈栓塞是破裂动脉瘤的选择（图28.3）。治疗策略因不同机构而异；破裂动脉瘤首先通过弹簧圈栓塞治疗，然后二期通过支架辅助弹簧圈栓塞再治疗残余部分。一期支架辅助弹簧圈栓塞需双联抗血小板治疗，因此不建议治疗破裂ACAA，存在出血性并发症的风险。由于许多血管内治疗的ACAA复发，未破裂宽颈ACAA采用支架辅助弹簧圈栓塞是更好的选择（流程图28.1中⑦）。

对于无穿支的更复杂的（梭形）、大的或巨大的动脉瘤，血管内装置如血流导向装置和Woven Endobridge（WEB）装置是替代治疗选择（流程图28.1中⑦）。但与夹闭和血流重建相比，尚无长期证据支持。

并发症防治

预后

ACAA非常罕见，报道的系列很少，大多数没有足够数量的接受血管内治疗的患者。因而，关于ACAA复发的数据稀少。

Lehecka等研究了夹闭或弹簧圈栓塞治疗的501例DACA患者的预后；这是迄今为止最大的ACAA系列。仅12例接受单纯弹簧圈栓塞治疗。结果发现91%接受夹闭治疗的动脉瘤完全闭塞（支持流程图步骤3、4、8、9）；与夹闭相关的最常见的并发症是可逆性神经功能障碍。该系列中仅1例患者死亡。夹闭组手术后10年内有0.4%出现DACAA再出血。12例接受血管内治疗的DACAA患者中，7例完全闭塞；4例需要再次行弹簧圈栓塞术，3例最终夹闭。没有与血管内治疗相关的残疾和死亡。

Yamazaki等尝试弹簧圈栓塞30例连续ACAA患者；3例无法行弹簧圈栓塞，其余27例接受弹簧圈栓塞的患者中仅19例达到完全闭塞（70%）。19例完全闭塞的患者中的11例在随访时证实仍为完全闭塞，5例存在瘤颈残留，3例死亡。

Xavier等报道了基于动脉瘤大小的IA完全血管内闭塞后的复发率：在平均16个月随访时，< 5 mm的动脉瘤为14%，5 ～ 10 mm的动脉瘤为27%，> 10 mm的动脉瘤则为57%。此外，已知DACAA在血管内治疗方面更具挑战性，因为其位于远端、载瘤动脉细小且瘤颈较宽；远端位置也使得微导管控制更加困难。因此，应密切随访血管内治疗的ACAA的复发情况。

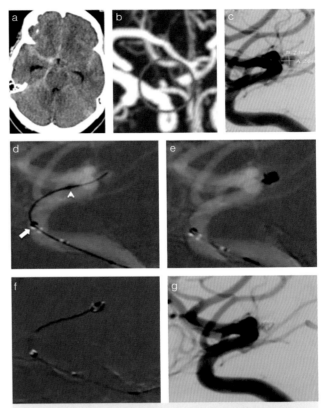

图28.3 1例44岁女性患者，患有急性动脉瘤性蛛网膜下腔出血（SAH）。a. 计算机断层扫描（CT）显示基底池SAH。b. CT血管造影显示右侧大脑前动脉（ACA）小动脉瘤。c. 数字减影血管造影（DSA）侧位像显示指向后方的右侧ACA动脉瘤。d ～ g. 血管内弹簧圈栓塞ACA动脉瘤。d. DSA路径图显示三轴系统[导引导管（不可见）、中间导管（箭头）、微导管（三角箭头）]。e. 第一个弹簧圈。f. 第二个弹簧圈。g. 术后即刻DSA显示ACA动脉瘤完全闭塞。

临床和影像学随访

这类患者可接受CTA或MRA随访。CTA的优点是更快、应用更广泛；对有MRA禁忌证的患者也很有用，但重复CTA将会使患者暴露在严重辐射中。MRA检查时间更长，在有些医疗机构无法随时检查。正规的4血管造影对常规随访非必需，但怀疑复发且CTA或MRA因伪影或其他原因而显示困难时有用。

专 家 述 评

ACAA是一组多变和罕见的动脉瘤。与血管内治疗相比，ACAA手术比许多其他部位的并发症更少。由于引入了血流导向装置和柔性支架，大多数动脉瘤可通过血管内方法进行治疗。在有经验的血管内治疗中心，ACAA可用血管内方式成功、安全地治疗；但有些问题的存在可能会提倡外科手术治疗而不是血管内治疗。首先，血管内治疗后瘤颈残留的动脉瘤的复发风险无疑要比外科手术治疗高。如果复发是由于弹簧圈压缩造成的，可能需要进一步的血管内治疗。如果复发是由于动脉瘤再生长而非弹簧圈压缩，患者可能需要在某个时间点进行外科手术治疗。使用夹闭手术再次治疗既往弹簧圈栓塞过的动脉瘤是极度高风险的手术；有时需血运重建。简而言之，应完全闭塞动脉瘤，但对于这些特定的动脉瘤采取血管内治疗可能是具有挑战性的。其次，患者在血管内治疗后需重复血管造影。目前尚无SAH后比较影像学检查的心理学和心理社会学效应的对照研究，但根据我们自己的经验，有些患者在SAH后血管内栓塞影像学检查前数周甚至数月出现心理社会功能障碍。显微神经外科手术简单、有效，且能保留正常解剖结构——应在建立神经外科知识和艺术能力的机构进行。LSO是许多病变极有用的入路，我们已发表了许多关于该入路的论文。LSO不是眶上入路；所需骨窗为3×4 cm，外观效果远好于眶上或翼点入路。最后，所有动脉瘤，特别是更复杂的动脉瘤（如ACAA），应在专门治疗脑血管病的医学中心进行治疗。

Juha Hernesniemi, MD, PhD
Helsinki University Hospital,
Helsinki, Finland

主 编 述 评

与许多其他部位的动脉瘤相比，ACAA是较小体积时发生破裂的最常见来源。我在评估是否治疗ACAA患者的决策方案时，考虑常见因素，如年龄、合并症、其他动脉瘤、家族史；特别是注意动脉瘤的形状、二级囊泡、体积比（长轴长度比载瘤动脉直径）。体积比＞2，破裂风险高。

对于破裂ACAA，主要需要考虑的不是长期治愈，而是在接下来3～4周内预防再破裂。

我相信，一旦患者在急性期存活，可用血管内或显微外科手术方式进行择期治疗，以达到明确治愈。因此，若动脉瘤可用弹簧圈安全治疗而无须辅助性支架植入术，那么有或无球囊辅助的弹簧圈栓塞是主要的治疗方式。但是，如果动脉瘤瘤颈宽且瘤体浅、呈圆锥形且体积非常小，那么开颅夹闭仍是最好的方式。我对近端ACAA喜欢标准翼点入路，显露良好，与眶上入路相比有最好的美容效果；膝部下方（胼胝体的）动脉瘤采用前部半球间入路，膝部上方的动脉瘤用到达动脉瘤距离最短的标准半冠状半球间入路。

部位远以及离开颈部导引导管到进入动脉瘤之间的微导管堆积，造成血管内治疗ACAA困难；ACoA之后更远端部位将加剧这种情况。因此，治疗窄颈和位于远端的动脉瘤，我总是常规使用中间导管提供到ICA末端甚至ACA近端的支撑；使动脉瘤瘤颈的弹簧圈栓塞控制极好。对于宽颈的破裂动脉瘤，我用球囊辅助，也能稳定微导管。

根据我的观点，未破裂ACAA包含超过破裂后3～4周时间的部分治疗的急性破裂动脉瘤，若需要也已行分流术；我治疗这类病灶的目标是永久性治愈。若用单纯弹簧圈栓塞或单支架辅助弹簧圈栓塞容易做到，那么采用血管内治疗；但若最佳血管内治疗需要使用超过1枚支架，那么首选开颅手术夹闭，根本原因是每个额外的血管内支架都将增加手术并发症。显微外科手术入路仍与前述的破裂动脉瘤相同。远端ACA-ACA搭桥罕见，巨大动脉瘤计划行近端闭塞时可以考虑。

最后是囊泡或夹层破裂。我非常愿意在这种情况下权衡双联抗血小板治疗相关的额外风险，在急性期用血流导向支架治疗。发病后首先放置脑室外引流，引流后24小时在标准肝素化下负荷替格瑞洛和阿司匹林。若需分流，维持手术前替格瑞洛剂量，在经脑室外引流相同通道置入分流管时输注血小板。显微外科手术闭塞ACA的破裂囊泡或夹层并保留ACoA完好常是一种良好的替代方案。

Adnan H. Siddiqui, MD, PhD
University at Buffalo, Buffalo, NY

推荐阅读

[1] Bruneau M, Amin-Hanjani S, Koroknay-Pal P, et al. Surgical clipping of very small unruptured intracranial aneurysms: a multicenter international study. Neurosurgery 2016; 78(1): 47−52

[2] Dashti R, Hernesniemi J, Lehto H, et al. Microneurosurgical management of proximal anterior cerebral artery aneurysms. Surg Neurol 2007; 68(4): 366−377

[3] Hernesniemi J, Dashti R, Lehecka M, et al. Microneurosurgical management of anterior communicating artery aneurysms. Surg Neurol 2008; 70(1): 8−28, discussion 29

[4] Keston P, White PM, Horribine L, Sellar R. The endovascular management of pericallosal artery aneurysms. J Neuroradiol 2004; 31(5): 384−390

[5] Korja M, Lehto H, Juvela S. Lifelong rupture risk of intracranial aneurysms depends on risk factors: a prospective Finnish cohort study. Stroke 2014; 45(7): 1958−1963

[6] Lehecka M, Lehto H, Niemelä M, et al. Distal anterior cerebral artery aneurysms: treatment and outcome analysis of 501 patients. Neurosurgery 2008; 62(3): 590−601, discussion 590−601

[7] Lehecka M, Niemelä M, Seppänen J, et al. No long-term excess mortality in 280 patients with ruptured distal anterior cerebral artery aneurysms. Neurosurgery 2007; 60(2): 235−240, discussion 240−241

[8] Pandey A, Rosenwasser RH, Veznedaroglu E. Management of distal anterior cerebral artery aneurysms: a single institution retrospective analysis (1997−2005). Neurosurgery 2007; 61(5): 909−916, discussion 916−917

[9] Thompson BG, Brown RD Jr, Amin-Hanjani S, et al; American Heart Association Stroke Council, Council on Cardiovascular and Stroke Nursing, and Council on Epidemiology and Prevention; American Heart Association; American Stroke Association. Guidelines for the management of patients with unruptured intracranial aneurysms: a guideline for healthcare professionals from the American Heart Association/American Stroke Association. Stroke 2015; 46(8): 2368−2400

[10] Wiebers DO, Whisnant JP, Huston J III, et al; International Study of Unruptured Intracranial Aneurysms Investigators. Unruptured intracranial aneurysms: natural history, clinical outcome, and risks of surgical and endovascular treatment. Lancet 2003; 362(9378): 103−110

[11] Xavier AR, Abdelbaky A, Rayes M, Tiwari A, Narayanan S. Clinical and angiographic outcome in patients with completely occluded intracranial aneurysms by endovascular coiling: our experience. J Neurointerv Surg 2011; 3(4): 335−339

[12] Yamazaki T, Sonobe M, Kato N, et al. Endovascular coiling as the first treatment strategy for ruptured pericallosal artery aneurysms: results, complications, and follow up. Neurol Med Chir (Tokyo) 2013; 53(6): 409−417

第29章　前交通动脉动脉瘤

Mary In-Ping Huang Cobb, Ali R. Zomorodi, Tony P. Smith, Patrick A. Brown, and L. Fernando Gonzalez

　　摘　要：前交通动脉（ACoA）动脉瘤占未破裂颅内（IC）动脉瘤的12%～15%和破裂IC动脉瘤的23%～40%，小动脉瘤（＜7 mm）与后循环动脉瘤一样容易破裂。Hunt-Hess分级＜5级的破裂ACoA动脉瘤或＞3 mm且破裂风险高的未破裂ACoA动脉瘤应进行治疗。决策流程取决于其复杂的解剖结构、毗邻的血管和解剖结构。总之，若ACoA动脉瘤适于弹簧圈栓塞就应栓塞治疗；可接受弹簧圈栓塞的动脉瘤应＞2 mm且体/颈比＞2∶1。球囊和支架辅助有助于保护瘤颈并避免A2受到意外损伤。球囊在术中破裂的情况下也充当"控制近端的手段"。颈/体比宽的动脉瘤、破裂的小（＜3 mm）动脉瘤、脑实质内出血有占位效应的ACoA动脉瘤首选夹闭。入路侧别的选择应利于早期确认A1和ACoA动脉瘤的瘤颈。通常优势侧A1充盈ACoA动脉瘤，瘤体指向对侧；该区域有重要的解剖变异。ACoA的上方和后方是穿支和终板。穿支不易观察；终板造瘘有助于脑松弛。ACoA上内侧是直回，必要时可安全切除。ACoA下方是视觉通路和垂体柄。翼点、改良眶颧和眶上入路开颅适于前方、下方和对侧指向的动脉瘤。巨大的半球间或后方指向的动脉瘤可经额下或半球间入路到达。

　　关键词：前交通动脉动脉瘤，弹簧圈栓塞，夹闭，破裂和未破裂动脉瘤的治疗决策，手术解剖，手术入路

概　述

　　前交通动脉（ACoA）动脉瘤是最常见的颅内（IC）动脉瘤类型，占未破裂颅内动脉瘤的12%～15%和破裂颅内动脉瘤的23%～40%。与其他IC动脉瘤相比，小AcoA动脉瘤更容易破裂，50%的破裂动脉瘤＜7 mm，与后循环动脉瘤的风险一样高。ACoA动脉瘤的治疗给神经外科医生和神经介入医生带来了独特的挑战，治疗决策流程主要取决于其复杂的解剖结构、毗邻的血管和解剖结构。

本章关于治疗决策的主要争议包括：
（1）是否具有治疗指征。
（2）选择开放式手术还是血管内治疗（基于解剖和技术因素）。
（3）针对ACoA动脉瘤的特殊解剖结构及其毗邻结构的显微外科手术细节。
（4）针对AcoA动脉瘤的特殊解剖结构的血管内治疗细节。

是否治疗

破裂前交通动脉动脉瘤

　　破裂动脉瘤需急诊治疗防止再破裂（流程图29.1中①），除非临床状况差（流程图29.1中③；如没有IC大出血的情况下放置脑室外引流后患者仍Hunt-Hess分级5级）、患者既往有不积极治疗意愿（比动脉瘤破裂优先考虑的多种身体残疾，如癌症晚期或逐渐衰竭的慢性疾病）、要求"不复苏、不干预"者。

未破裂前交通动脉瘤

　　ACoA动脉瘤破裂风险相对高，即便体积很小时也是如此。国际未破裂动脉瘤研究（ISUIA）显示，动脉瘤越小，破裂的可能性越低（流程图29.1中②）；＜7 mm的前循环动脉瘤的年破裂率＜1%。但近期研究显示，＜7 mm的ACoA动脉瘤易于破裂。前瞻性的日本未破裂脑动脉瘤研究（UCAS）显示，与其他部位的动脉瘤相比，ACoA动脉瘤的破裂率更高；与ISUIA研究相同，动脉瘤越大，破裂的可能性越大。但在破裂的小动脉瘤（＜7 mm）中，ACoA是最常见的部位。

　　Bijlenga等报道了超过900例患者，4～7 mm的AcoA动脉瘤与后循环动脉瘤的破裂风险类似。Lee等报道了200例破裂动脉瘤患者系列，47%为小动脉瘤（＜5 mm），最常见的破裂部位是ACoA；非常小的动脉瘤（＜3 mm）破裂更可能发生在有高血压的ACoA动脉瘤患者。Matuskawa等

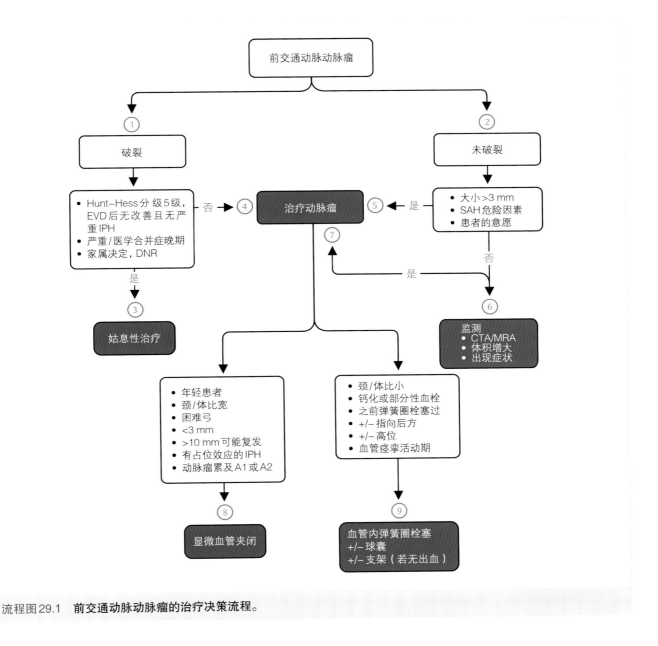

流程图 29.1　前交通动脉动脉瘤的治疗决策流程。

报道 ACoA 动脉瘤破裂更可能发生于更年轻的患者（＜60岁）、有高胆固醇血症的患者以及带子囊的瘤体指向前方的患者。

　　在我们机构，是否治疗未破裂 ACoA 动脉瘤取决于多个因素，包括患者的意愿、动脉瘤的大小和相关的危险因素。我们治疗＞3 mm 的动脉瘤患者；也主张治疗有蛛网膜下腔出血（SAH）危险因素的患者，包括带子囊的 ACoA 动脉瘤、形状不规则、有生长的影像学证据以及下列危险因素：高血压、吸烟、SAH 个人史或家族史（流程图 29.1 中⑤）。若患者既往接受过动脉瘤治疗，我们在再次治疗前等待 4～6 周。若权衡相对风险和获益后患者及其家属希望保守

治疗，用磁共振血管造影（MRA）随访（流程图 29.1 中⑥），6 个月～1 年后再次讨论是否治疗（流程图 29.1 中⑦）。

解剖学因素

　　ACoA 动脉瘤变化大且毗邻功能区的特殊部位使得治疗有挑战性。ACoA 动脉瘤的解剖学考虑因素包括动脉瘤的特征（如大小、形状、颈/体比、瘤体指向、钙化、血栓形成；图 29.1）和邻近血管的解剖结构（如优势充盈、ACoA 复合体解剖、A1、A2、穿支、胼胝体内侧动脉、迂曲度、可及性、侧支循环和相对结构关系）。

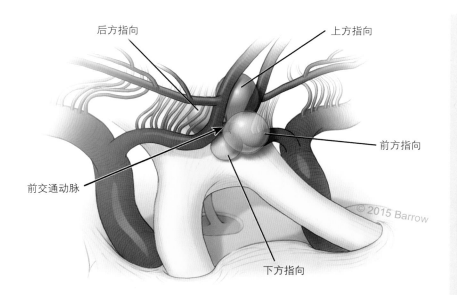

后方指向
上方指向
前方指向
前交通动脉
下方指向

图29.1 插图示前交通动脉（ACoA）动脉瘤的多种可能的指向。

前交通动脉

ACoA复合体包括双侧A1、A2和ACoA，变化很大，典型的"H"形仅见于20%的患者。相对非对称性的血流通常来自大小不同的A1，急转进入ACoA和A2，使ACoA壁容易形成动脉瘤。

前交通动脉穿支

穿支发自ACoA上面和后面，垂直于A2起始部，在术者的标准视野中常看不到；但可出其不意地位于优势侧A1或对称型A1内侧，供应前穿质、视交叉、垂体柄、下丘脑（视交叉上部和前部区域）、穹隆、边缘系统和额叶下面。虽有侧支循环到达这些结构，但ACoA穿支损伤可导致记忆缺失、意识丧失（LOC）、个性改变和电解质失衡。

毗邻解剖结构

ACoA下界是视觉通路（如视神经池、视交叉、视神经、视束）。ACoA动脉瘤可压迫这些结构，1/3破裂ACoA动脉瘤患者有视觉症状。视觉通路下方是垂体柄，损伤后有尿崩症和激素异常。ACoA动脉瘤紧邻下丘脑，被认为是低钠血症发生率高的原因。

动脉瘤体相对于毗邻解剖结构的位置有助于确定哪种ACoA更容易夹闭。

ACoA后上方是终板。ACoA动脉瘤破裂经终板可表现为脑室内出血（IVH）。终板造瘘释放脑脊液（CSF）有助于脑松弛。ACoA内上方是直回，安全切除后显露更广。直回外侧是额叶底面，损伤后有典型的ACoA症状，包括记忆缺失、胡言乱语、个性改变。开放式手术和血管内治疗的进展使ACoA综合征不常见，最近发现作为激进行为改变的障碍与前额叶腹内侧皮层损伤有关。

诊断检查

临床评估和影像学

ACoA动脉瘤的临床评估和影像学检查与其他破裂动脉瘤相似，取决于患者的临床和破裂状态。通常Hunt-Hess分级 > 2级的患者的早期治疗决策是放置脑室外引流（EVD），有助于处理IC压（ICP）和CSF转流，将有利于手术显露。放置EVD前需纠正凝血因子，若使用抗血小板药物则输注血小板。EVD应设置为15 ~ 20 mmHg，不仅可缓解ICP增高，也不会对未治疗的动脉瘤造成过度引流。计算机断层扫描血管造影（CTA）三维（3D）Terarecon（Foster City, CA）影像有助于进一步明确动脉瘤的特征和制定治疗计划（图29.2和图29.4）。仔细注意ACoA动脉瘤与邻近血管解剖结构（包括优势侧A1）、半球间裂、前床突、蝶鞍的关系，以及ACoA复合体到颅底的高度、在冠状位和矢状位上动脉瘤的指向、动脉瘤瘤颈附近的钙化。CTA对确认数字减影血管造影（DSA）看不到的血栓形成的动脉瘤非常有用。

CTA不能提供足够的动脉瘤特征信息或考虑动脉瘤适合进行弹簧圈栓塞时，应带着治疗目的行DSA（图29.2 ~ 图29.5）。与其他IC动脉瘤相比，ACoA动脉瘤的假阴性率最高，因为有竞争性血流来自对侧A1。筛骨硬脑膜动静脉瘘在CT上有类似的出血表现，某些情况下不行插管血管造影无法确诊。有些神经介入医生在DSA上看不到且CT/CTA上高度怀疑ACoA动脉瘤时，手工阻断对侧ICA以增加同侧ICA

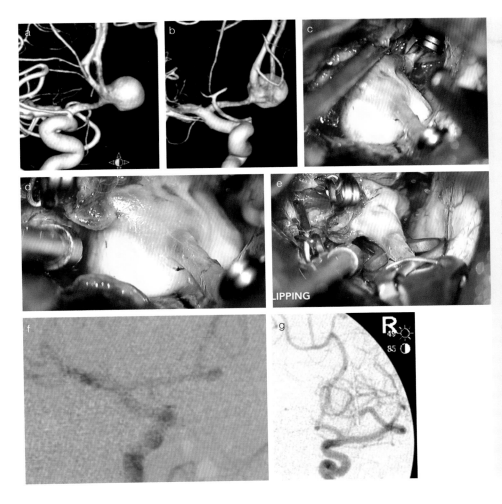

图29.2　大的宽颈未破裂前交通动脉动脉瘤。1例55岁女性患者，在意识模糊急性发作检查期间发现大的ACoA动脉瘤。a、b. 计算机断层扫描血管造影（CTA）显示大的、复杂的AcoA动脉瘤；累及2支大脑前动脉（ACA）远端。d. 患者行右侧眶颧开颅动脉瘤夹闭。e. 使用一个大的开窗永久夹夹闭动脉瘤。注意动脉瘤的宽颈累及双侧A2。f、g. 即刻术中血管造影显示动脉瘤完全闭塞，双侧近端和远端ACA通畅（照片由美国Mayo Clinic的Leonardo Rangel-Castilla医学博士提供）。

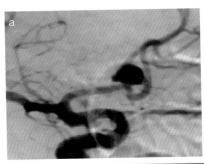
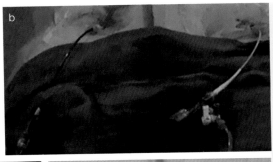
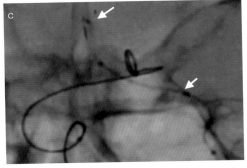
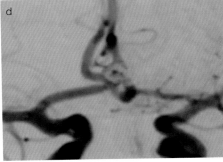

图29.3　未破裂前交通动脉（ACoA）动脉瘤。1例70岁女性患者，在头痛检查过程中发现ACoA动脉瘤。a. 数字减影血管造影（DSA）显示复杂ACoA动脉瘤。患者选择血管内治疗；遂行支架辅助弹簧圈栓塞。b. 双侧股动脉入路行双侧大脑前动脉（ACA）入路。c. 术中照片显示支架（Neuroform ATLAS）从右侧ACA（A2）展开到左侧ACA（A1；箭头），弹簧圈在动脉瘤内展开。d. 即刻术后血管造影显示动脉瘤完全闭塞（照片由美国University at Buffalo的Adnan Siddiqui医学博士提供）。

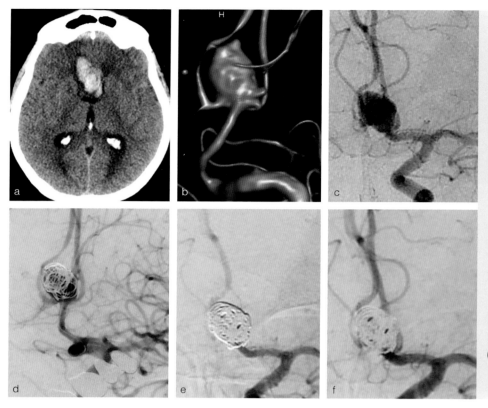

图29.4 大的破裂前交通动脉（ACoA）动脉瘤。1例66岁女性患者，头痛4天后至急诊就诊。a. 计算机断层扫描（CT）显示双侧额叶脑内血肿（ICH）。b、c. CT血管造影（CTA）和数字减影血管造影（DSA）显示大的（12 mm）复杂的ACoA动脉瘤，合并大脑前动脉（ACA）A2严重血管痉挛。d. 行单纯弹簧圈栓塞。e. 最后一个弹簧圈置入后，血栓形成闭塞左侧ACA（A2）。依替巴肽团注（糖蛋白 Ⅱ b/ Ⅲ a抑制剂）。f. 闭塞后10分钟，左侧ACA再通。24小时依替巴肽持续输注。随访血管造影显示双侧ACA通畅（未展示）（照片由美国Mayo Clinic的Leonardo Rangel-Castilla医学博士提供）。

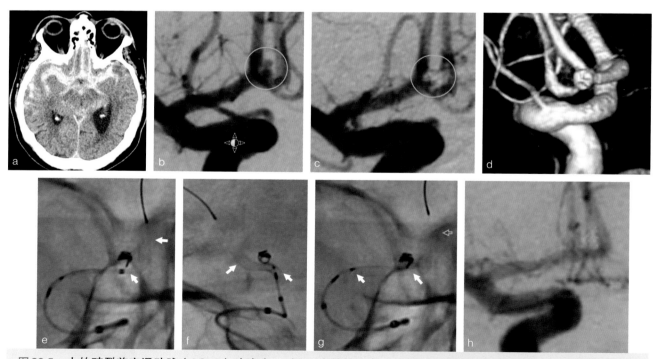

图29.5 小的破裂前交通动脉（ACoA）动脉瘤。1例75岁男性患者，初始Hunt-Hess分级为4级。a. 计算机断层扫描（CT）显示严重蛛网膜下腔出血（SAH）合并脑积水。b. 数字减影血管造影（DSA）显示小的ACoA动脉瘤。c. 鉴于患者的临床状况行血管内栓塞。小动脉瘤仅能容纳1个小弹簧圈。患者完全恢复。d. 6个月随访血管造影显示动脉瘤复发。e ～ g. 血流导向支架（箭头）治疗残留动脉瘤。h. 最近的DSA显示动脉瘤完全闭塞（照片由美国Mayo Clinic的Leonardo Rangel-Castilla医学博士提供）。

血流。在极端情况下，同时行双侧颈动脉注射观察 ACoA 复合体（图 29.4）。一旦 DSA 确认 ACoA 动脉瘤则行 3D 旋转，在治疗准备中更好地明确动脉瘤的特征和其毗邻的血管解剖。

保守治疗（未破裂 ACoA 动脉瘤）

未破裂的 ACoA 动脉瘤一般由脑 MRA 或 CTA 发现。一旦在无创影像学检查中确认并决定治疗后，我们行 DSA 更好地评估 ACoA 动脉瘤的特征。若选择保守治疗，每 6 个月随访 MRA 的 3D 时间飞跃序列至 1 年；若观察期出现动脉瘤增长、患者决定治疗或临床状态变化，则决定进行治疗（流程图 29.1 中⑥和⑦）。

治　疗

血管内治疗还是开放式显微外科手术，以及脑内血肿的影响

一旦决定治疗动脉瘤，下一步的治疗决策流程是使用的技术——开放式显微外科手术还是血管内治疗。两种方式的目标相同：从循环中隔绝 ACoA 动脉瘤，同时保持邻近血管的血流，不损伤邻近结构。都能通过最大显露和最小风险获得最优预后。

总之，若破裂 ACoA 动脉瘤适合弹簧圈栓塞就应栓塞（流程图 29.1 中⑨；图 29.4 和图 29.5）。国际蛛网膜下腔动脉瘤试验（ISAT）和 Barrow 破裂动脉瘤试验（BRAT）都支持破裂 IC 动脉瘤行弹簧圈栓塞比夹闭具有相对更好的致残率和死亡率。若存在有占位效应的脑实质内出血（IPH），有些研究报道了血管内弹簧圈栓塞后进行开颅减压的成功病例。若动脉瘤看上去容易经开放式开颅到达和夹闭，则是一种合理的方式（流程图 29.1 中⑧）。

脑血管外科治疗——手术细节

ACoA 动脉瘤夹闭遵循最佳脑松弛和最小牵拉下最佳显露相关解剖结构（双侧 A1 和 A2）的原则。

术前计划

ACoA 动脉瘤的术前准备中，理解解剖结构并制定安全的策略至关重要。入路侧别的选择应有利于早期确认 A1 和 ACoA 动脉瘤瘤颈。通常优势侧 A1 充盈 ACoA 动脉瘤，瘤体指向对侧。双侧均势时，首选右侧入路。

除仔细研究相关解剖结构外，麻醉应设置中心静脉导管和临时起搏器，配备可能的低温、腺苷停搏或快速心室起搏用于控制近端。准备吲哚菁绿（ICG）用于夹闭后评估载瘤血管的通畅性和确认动脉瘤夹闭完全。我们常规行术中血管造影，麻醉开始后放置股

动脉鞘。破裂动脉瘤放置 EVD 可促进脑松弛，或未破裂病例放置腰大池引流、使用甘露醇和地塞米松。体感诱发电位（SSEP）和脑电图（EEG）的神经监测有助于确认早期缺血征象。

入路

翼点、改良眶颧和眶上入路适于该动脉瘤。巨大半球间动脉瘤可经半球间或额下入路到达。

开颅并广泛打开侧裂后确认视神经，向下探查视神经-颈动脉三角。打开视神经-颈动脉池和终板释放脑脊液。探查颈内动脉（ICA）至同侧 A1 段。分离近端侧裂，在分叉部确认 M1。向内侧探查 A1；若动脉瘤在半球间裂内指向后方，打开终板促进脑松弛，然后在对侧视神经上方确认对侧 A1。一旦获得近端控制，注意力集中到 ACoA。此时，确认动脉瘤瘤颈以及毗邻的 ACoA 穿支、双侧 A2 和 Heubner 回返动脉。仔细显微解剖分离粘连于动脉瘤体的解剖结构或血管结构（图 29.2）。另外，软脑膜下切除直回可增加显露。临时夹闭同侧 A1 段和麻醉（如腺苷停搏）实现近端控制。然后放置一枚瘤夹到动脉瘤瘤颈。若沿 ACoA 动脉瘤瘤颈形成毗邻的同侧 A2，可能需开窗夹（图 29.2）。夹闭后，手工检查邻近的血管结构是否闭塞或扭曲，然后用多普勒超声检查和术中 ICG 血管造影目视确认。若有血管痉挛，直接用罂粟碱浸泡血管。紧密缝合硬脑膜，颅骨瓣复位，分层缝合头皮。

血管内治疗——手术细节

对于血管内治疗，必须建立到达动脉瘤的稳定通路；主要方式是弹簧圈栓塞。动脉瘤是否可进行弹簧圈栓塞治疗取决于具体形状，最重要的是动脉瘤的大小和颈/体比。可进行弹簧圈栓塞治疗的 ACoA 动脉瘤 > 2 mm（可容纳小弹簧圈）且体/颈比合适（约 2 : 1）。瘤颈更宽时，球囊辅助技术可在弹簧圈栓塞期间作为支撑保护瘤颈，防止 A2 的意外损伤，并在术中破裂时充当"近端控制手段"。理想状态下，破裂动脉瘤不使用支架进行治疗，因为使用抗血小板药物后存在出血并发症风险。

栓塞

我们在全身麻醉和神经监测下进行操作。一些中心首选清醒镇静。麻醉诱导和腹股沟区无菌准备后，6F（French）或 8F 鞘建立股总动脉入路（图 29.3）。典型的导管搭配是 6F 的 0.070ID 导引导管和导丝。0.072ID 导引导管可减少导管摩擦，以及 1 个 W 型或 2 个 Tuohy 止血阀。行 3D 旋转确定 ACoA 动脉瘤的工作角度。路径图引导下，0.014 微导丝引导 1.7F 微导管越过动脉瘤颈，后撤进入动脉瘤体。移除微导丝，在

空白路径图和X线透视引导下释放弹簧圈开始成篮，填充圈收尾结束。填充达动脉瘤瘤体约30%的目标后撤除微导管，行最终造影确认没有栓子且邻近分支通畅。使用闭合装置在腹股沟区止血。

辅助技术

若ACoA动脉瘤瘤颈宽且患者不适于夹闭，可使用辅助技术。2根微导管经一系列Tuohy导入接近ACoA复合体。破裂患者可使用单个顺应性球囊作为临时支撑以减少弹簧圈突入ACoA的风险，这样不必使用双联抗血小板药物。最近，LVIS Jr.支架（Microvention, Tustin, CA）或新开发的Neuroform Atlas（Stryker, Kalamazoo, MI）已成功用于支架辅助弹簧圈栓塞，以单支架或Y形支架形式帮助支撑弹簧圈团位于动脉瘤内，固定进入动脉瘤体的微导管（图29.3）。与传统的Enterprise（Cordis, Dublin, OH）和Neuroform支架相比，LVIS Jr.支架的优势包括可经细小微导管（0.017）释放的能力、适应细小载瘤动脉（2～3.5 mm）的能力。对于复杂动脉瘤，部分弹簧圈栓塞后进行更确切的治疗（如破裂ACoA动脉瘤给予双联抗血小板药物）是安全的，6个月和3年随访时没有再出血（图29.5）。在筛选的日本研究中，单纯弹簧圈栓塞治疗的 < 3 mm 的破裂ACoA小动脉瘤显示出近全或完全闭塞。

并发症防治

血管内治疗

ACoA动脉瘤治疗中有2个主要的并发症。第一个且也是最可怕的是术中破裂；这在较小的动脉瘤的治疗过程中应特别注意。跨越瘤颈的球囊有助于支撑弹簧圈在位且作为破裂时的临时控制手段。及时与麻醉团队沟通很重要。快速逆转肝素；若事先使用抗血小板药物则输注血小板。若球囊在位时发生破裂，微导管撤入动脉瘤内更近端进行弹簧圈完全栓塞。若球囊未跨越瘤颈，助手在边桌快速准备，释放更多弹簧圈后导入合适部位；第一根导管留在破裂部位的同时，第二根微导管用于栓塞动脉瘤。

第二种可怕的并发症是缺血性事件。可在手术过程中发生，有望通过间断性术中血管造影（图29.3和图29.4）和EEG或体感诱发电位改变来早期确认。预防的关键方法是在感觉足够时早期注射肝素，也可防止弹簧圈疝入A1、A2或ACoA腔内。但某些情况下泄瘪球囊时弹簧圈团移位，需要支架。

开放式显微外科手术

避免术中ACoA动脉瘤破裂的措施包括术前全面理解解剖结构、充分近端控制以便更好显露、从邻近复杂的微血管解剖结构中分离动脉瘤的高超技术。广泛浅表显露以及神经监测的早期信号改变有助于减少牵拉损伤。减少近端阻断时间、夹闭后确认邻近血管结构的血流可减少邻近血管缺血。若无法单纯夹闭，在动脉瘤周围放置棉纱是一种安全的替代方案。术中ACoA动脉瘤破裂时，可通过血流停滞（腺苷或室性心动过速诱导以进一步控制近端）、在动脉瘤破裂部位周围放置棉花然后重新夹闭或直接手术修补破裂部位来处理。

临床和影像学随访

所有ACoA动脉瘤患者都应进行临床和影像学随访。破裂动脉瘤应在神经重症监护单元（neuro-ICU）观察至少2周，直至脱离血管痉挛的时间窗。若破裂后首次DSA阴性，1周内应再次行DSA。若破裂后进行夹闭治疗，应在3个月内行DSA；若稳定，可用MRA每6个月随访直至稳定，然后每年随访。若未破裂动脉瘤接受弹簧圈栓塞 ± 支架或夹闭，应在3个月内行DSA；若稳定，可每6个月随访DSA至稳定，然后每年随访。

预后

Moon等回顾了入组BRAT研究的ACoA动脉瘤的长期预后，包含130例患者；动脉瘤平均大小为5.8 mm，最常见的瘤体指向是前方（52例）。BRAT中随机化和转组后，91例（70%）ACoA动脉瘤夹闭治疗，39例（30%）弹簧圈栓塞治疗。评估后，16.9%从弹簧圈栓塞治疗组转入夹闭治疗组；原因是体/颈比不合适、导管到达病变困难、累及分支血管。没有患者从夹闭治疗组转至弹簧圈栓塞治疗组。出院时或1年或3年随访时采用治疗后和治疗意向分析，二组的临床预后无明显差异。3例（2.3%）夹闭治疗的患者和3例（2.3%）弹簧圈栓塞治疗的患者接受再治疗。

一项大型系列研究包含64例支架辅助弹簧圈栓塞治疗的ACoA动脉瘤患者；5个动脉瘤 ≥ 10 mm。1例因血管内治疗的技术并发症死亡，另1例发生严重卒中。支架辅助弹簧圈栓塞后，32例（50%）ACoA动脉瘤完全闭塞，15例（23.4%）瘤颈残留，17例（26.6%）瘤体充盈。首次影像学随访时，55例中的39例（70.9%）完全闭塞。总共3例（5.5%）动脉瘤需再治疗。支架辅助在治疗最大径 < 15 mm 的ACoA动脉瘤时安全、有效。

一项回顾性分析研究了Neuroform支架辅助弹簧圈栓塞治疗未破裂ACoA动脉瘤的长期结果。使用了

44 枚支架。血管造影随访至少 3 个月（平均 65 个月），仅 33 例患者有随访。末次血管造影随访结果如下：24 例完全闭塞，2 例残留"狗耳"，3 例瘤颈残留，4 例瘤体残留。1 例支架内狭窄（45% 且无症状）。1 例迟发性短暂性缺血发作。2 例再治疗；另 2 例由于年龄和临床状况未接受再治疗。结论是 Neuroform 支架辅助弹簧圈栓塞治疗 ACoA 动脉瘤安全，治疗后平均 65 周随访时的动脉瘤生长率低。

专 家 述 评

ACoA 动脉瘤属前循环动脉瘤；因此外科手术夹闭通常耐受性良好，预后与弹簧圈栓塞相似。外科手术夹闭需显露双侧 A1 和 A2（近端和远端控制）；可从任一侧入路到达。但手术夹闭 ACoA 动脉瘤的一个主要问题是涉及患者认知功能的并发症，为操作直回和额叶的结果。鉴于这一问题，也为了给右利手的术者增加便利和舒适，我们一般推荐右侧入路；这从总体上一并避免了操作优势侧左侧额叶和直回。各种颅底入路有助于减少或完全避免脑牵拉。

尽管外科手术夹闭的预后良好，但现在大多数 ACoA 动脉瘤均采用血管内治疗。当前的支架技术包括血流导向装置使得即使是巨大和部分血栓形成的动脉瘤也能通过血管内手段进行治愈性治疗，留有外科手术夹闭指征的少见。若选择血流导向装置治疗，合适的尺寸对保护穿支至关重要。我一般选择比远端 A1 直径大 0.25 ～ 0.5 mm 的装置；这样金属覆盖率最低（25%），缺血性穿支损伤的可能性最低（支架孔恢复成正方形而不是菱形）。血流导向装置可穿越 ACoA 放置或从 A1 到同侧 A2，偶尔双侧。我个人尽量避免 X 或 Y 形支架。单一支架通常能将宽颈转变为窄瘤颈，创造足够的空间来支撑弹簧圈团。最后，瘤体/载瘤动脉比是另一个预测 IC 动脉瘤破裂的危险因素；有理由相信，与其他前循环动脉瘤相比，ACoA 动脉瘤的破裂风险可能更高。我相信一些筛选的 < 7 mm 未破裂的 AcoA 动脉瘤有治疗指征。

Erik F. Hauck, MD and
L. Fernando Gonzalez, MD
Duke University, Durham, NC

主 编 述 评

ACoA 是破裂和未破裂动脉瘤的常见部位，占所有破裂动脉瘤的 30%。ACoA 复合体有明显的解剖学变异，决定治疗计划前必须确认。随着技术的进展，现在越来越多的 ACoA 动脉瘤倾向于血管内治疗。但对某些病例，外科手术夹闭仍有作用。

大多数动脉瘤可经翼点开颅到达。额外磨除蝶骨翼和眶顶可显著增加操作空间。更小的眶上入路仅提供有限的手术操作空间，只应用于形态高度合适的动脉瘤。从优势侧 A1 到达动脉瘤是明智的，往往与瘤体指向相反；或从破裂 ACoA 动脉瘤的血肿侧进入，保护正常的直回和额叶。手术有损伤额叶和 ACoA 穿支的明显风险。优势侧 Herbner 动脉梗四可导致偏瘫和失语。所有穿支无论多细小都必须保留，以达到最好的认功能知预后。由于显微外科手术解剖的复杂性及其潜在风险，血管内治疗越来越多应用于治疗 ACoA 动脉瘤；在我们医学中心，外科手术仅用于不适于血管内治疗的病例。

血管内治疗时经优势侧 A1 段到达 ACoA 动脉瘤，或经到达动脉瘤更直走行的 A1 段。若颈/体比 > 2，单纯弹簧圈栓塞通常足够。瘤颈较大（> 7 mm）的动脉瘤可用球囊或支架辅助弹簧圈栓塞。球囊辅助弹簧圈栓塞压迫弹簧圈进入动脉瘤腔。但球囊泄瘪后无法维持弹簧圈在位时，可行支架辅助弹簧圈栓塞。支架通常从同侧 A1 放置到对侧 A2、A1 到 A1、A1 到同侧 A2。但需双联抗血小板治疗，SAH 时应谨慎使用。

血流导向装置对 ACoA 侧壁分支和穿支的作用尚不完全清楚。随着血流导向装置的指征持续拓宽，我们可以看到将来血流导向装置治疗 ACoA 动脉瘤的作用。此外，当前瘤内装置已用作治疗 ACoA 动脉瘤的第二代装置。

Elad I. Levy, MD
University at Buffalo, Buffalo, NY

对 ACoA 动脉瘤的思考似乎又发生了转变。尽管弹簧圈栓塞成为许多动脉瘤的首选治疗方法，但越来越多的人认识到这是一类血管内治疗存在困难的动脉瘤。特别是小或非常小的动脉瘤（＜4 mm），似乎术中破裂率较高。夹闭技术持续改进，更小、更特定的开颅和无牵拉手术使患者的手术显露风险更小。保留从ACoA复合体到鞍隔区和穹隆的穿支至关重要。目前，所有这类动脉瘤都可行显微外科手术治疗；对巨大动脉瘤，孤立联合搭桥的简洁治疗方式可能是唯一可靠的解决方案。

BRAT中，显微外科手术夹闭和弹簧圈栓塞的风险和临床预后相当。但弹簧圈栓塞组的复发率和再治疗率明显更高。因此可提出有力的论点，显微外科手术夹闭通常是ACoA动脉瘤的首选治疗。

Peter Nakaji, MD and Robert F. Spetzler, MD
Barrow Neurological Institute, Phoenix, AZ

推荐阅读

[1] Bijlenga P, Ebeling C, Jaegersberg M, et al; @neurIST Investigators. Risk of rupture of small anterior communicating artery aneurysms is similar to posterior circulation aneurysms. Stroke 2013; 44(11): 3018−3026

[2] Gonzalez N, Sedrak M, Martin N, Vinuela F. Impact of anatomic features in the endovascular embolization of 181 anterior communicating artery aneurysms. Stroke 2008; 39(10): 2776−2782

[3] Lee GJ, Eom KS, Lee C, Kim DW, Kang SD. Rupture of very small intracranial aneurysms: incidence and clinical characteristics. J Cerebrovasc Endovasc Neurosurg 2015; 17(3): 217−222

[4] Lescher S, Zimmermann M, Konczalla J, et al. Evaluation of the perforators of the anterior communicating artery (AComA) using routine cerebral 3D rotational angiography. J Neurointerv Surg 2016; 8(10): 1061−1066

[5] Matsukawa H, Uemura A, Fujii M, Kamo M, Takahashi O, Sumiyoshi S. Morphological and clinical risk factors for the rupture of anterior communicating artery aneurysms. J Neurosurg 2013; 118(5): 978−983

[6] McDougall CG, Spetzler RF, Zabramski JM, et al. The Barrow Ruptured Aneurysm Trial. J Neurosurg 2012; 116(1): 135−144

[7] Moon K, Levitt MR, Almefty RO, et al. Treatment of ruptured anterior communicating artery aneurysms: equipoise in the endovascular era? Neurosurgery 2015; 77(4): 566−571, discussion 571

[8] Morita A, Kirino T, Hashi K, et al; UCAS Japan Investigators. The natural course of unruptured cerebral aneurysms in a Japanese cohort. N Engl J Med 2012; 366(26): 2474−2482

[9] Pierot L, Spelle L, Vitry F; ATENA investigators. Immediate anatomic results after the endovascular treatment of unruptured intracranial aneurysms: analysis of the ATENA series. AJNR Am J Neuroradiol 2010; 31(1): 140−144

[10] Spetzler RF, McDougall CG, Albuquerque FC, et al. The Barrow Ruptured Aneurysm Trial: 3-year results. J Neurosurg 2013; 119(1): 146−157

[11] Spetzler RF, McDougall CG, Zabramski JM, et al. The Barrow Ruptured Aneurysm Trial: 6-year results. J Neurosurg 2015; 123(3): 609−617

[12] Wiebers DO, Whisnant JP, Huston J III, et al; International Study of Unruptured Intracranial Aneurysms Investigators. Unruptured intracranial aneurysms: natural history, clinical outcome, and risks of surgical and endovascular treatment. Lancet 2003; 362(9378): 103−110

第30章　胼周动脉瘤

John D. Nerva and Louis J. Kim

摘　要：胼周动脉（PcaA）动脉瘤发病率低，在临床试验中常不具代表性。PcaA位于大脑前动脉远端（DACA），比其他颅内动脉瘤更小。由于没有明确的治疗阈值，未破裂患者的治疗决策往往更具挑战性。PcaA动脉瘤的部位远、载瘤动脉管腔小、体积小、常累及分支血管呈瘤颈较宽，并且血管内治疗的不完全闭塞率与复发率相对较高，因此传统上更多采用显微外科手术夹闭而非血管内治疗。显微外科手术治疗PcaA动脉瘤采用前部半球间入路；无框架立体定向导航可辅助制定手术计划并确定到达动脉瘤的入路。从硬膜下隙开始解剖分离，然后到达大脑镰下的蛛网膜下隙，显露双侧PcaA、胼缘动脉与DACA。但手术通路狭窄，未受累的动脉紧邻动脉瘤，分辨困难；需复杂的夹闭策略与原位搭桥技术。窄颈、不累及分支动脉、位于胼胝体膝部相对近端（获得近端控制更困难）者考虑血管内治疗；有合并症、SAH分级差、开放式手术风险较高的患者也应考虑血管内治疗。小直径支架与微导管等更新的器材有出色的安全性与远端追踪能力，使更多PcaA动脉瘤采用血管内技术治疗，从而改善预后。

关键词：胼周动脉瘤，显微外科手术治疗，血管内治疗，预后

概　述

　　胼周动脉（PcaA）动脉瘤也称为大脑前动脉远端（DACA）动脉瘤，在近期的临床试验中占所有颅内动脉瘤的3%～6%。与其他颅内动脉瘤相比，PcaA动脉瘤体积更小，但脑出血（ICH）的发生率高，常合并其他动脉瘤。PcaA动脉瘤位于远端、体积小、载瘤动脉管径小、常累及分支动脉且呈宽颈，常采用显微外科手术夹闭而非血管内治疗。

是否治疗

　　PcaA动脉瘤发生率低，在临床试验中不具代表性。国际未破裂颅内动脉瘤研究（ISUI-1）与

本章关于治疗决策的主要争议包括：
（1）是否具有治疗指征。
（2）破裂与未破裂PcaA动脉瘤的开放式手术与血管内治疗。
（3）表现为ICH的PcaA动脉瘤的治疗。
（4）何时应考虑采用高级手术技术（搭桥）。

ISUIA-2将PcaA动脉瘤并入前交通动脉（ACoA）动脉瘤。日本未破裂脑动脉瘤研究（UCAS Japan）将其列入"其他"类别，后来在一项日本的随访研究［包括小型未破裂颅内动脉瘤验证（SUAVe）研究数据］中发现UCAS的DACA动脉瘤总体发生率为4.5%。Tominari等发表的该项研究发现，与大脑中动脉（MCA）动脉瘤（2分）和ACoA、后交通动脉（PCoA）（3分）相比，PcaA动脉瘤的破裂风险相对更低（1分）。相反，在PHASES动脉瘤风险评分（人群、高血压、年龄、动脉瘤大小、其他动脉瘤引起的既往蛛网膜下腔出血、动脉瘤部位）中与MCA（2分）和颈内动脉（ICA；0分）动脉瘤相比，PcaA动脉瘤与ACoA、PCoA以及后循环动脉瘤一样为4分（流程图30.1中①和②）。同样，PcaA动脉瘤在破裂动脉瘤试验——国际蛛网膜下隙动脉瘤试验（ISAT）与Barrow破裂动脉瘤试验（BRAT）中的发生率分别仅为4.4%与3.1%；难以将PcaA动脉的研究数据外推。

　　因此，关于PcaA动脉瘤危险因素与治疗的许多数据均来自回顾性病例研究。迄今为止最大样本的DACA动脉瘤研究由Lehecka等发表，包含现代（1980—2005年）的来自芬兰2个中心的427例患者470个DACA动脉瘤。绝大多数患者（86%）表现为源自DACA动脉瘤或其他动脉瘤的SAH；破裂动脉瘤比未破裂动脉瘤更大（平均大小分别为6 mm与3 mm；流程图30.1中①和②）；多发性动脉瘤常见，占52%。分为破裂DACA动脉瘤（277例）、没有急性SAH的未破裂DACA动脉瘤（没有SAH史或其他动脉瘤引起的SAH已恢复，94例）、有其

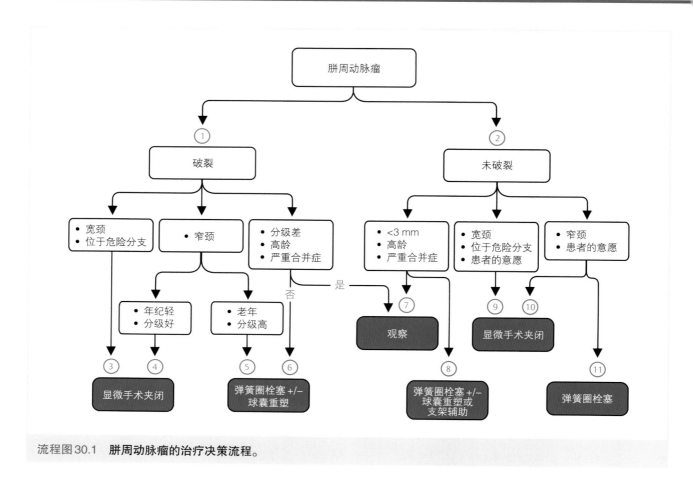

流程图30.1 **胼周动脉瘤的治疗决策流程。**

他动脉瘤引起的急性SAH的未破裂DACA动脉瘤（56例）三组。破裂患者的数据与2个破裂动脉瘤数据库中的2 243例患者进行比较，DACA动脉瘤更小（平均大小6 mm ：8 mm）、ICH发生率更高（53%：26%）；51%的破裂DACA动脉瘤＜7 mm，43%为7～14 mm。

总之，PcaA动脉瘤的总体发生率低，评估所有颅内动脉瘤破裂风险与治疗风险的试验不一定能代表PcaA动脉瘤；但治疗动脉瘤的一般原则也适用于PcaA动脉瘤，包括患者的年龄、家族史、合并症、心理因素、患者的意愿以及动脉瘤的特异性因素，如破裂状态、有无子囊或不规则瘤体外形、随时间推移的生长情况以及合并的相关动脉瘤等。PcaA动脉瘤更小，尤其是在破裂患者中；由于没有明确的动脉瘤大小治疗阈值，未破裂患者的治疗决策往往具有挑战性（流程图30.1中①和②）。更小的动脉瘤（3～7 mm）推荐观察还是治疗时应考虑患者的全身情况。例如，1例60岁女性患者，有吸烟与高血压病史，她的一个5 mm、多叶状PcaA动脉瘤就比有一个5 mm囊性PcaA动脉瘤的60岁健康男性患者的破裂风险高。这种风险无法准确量化，但考虑越早越有助于

与患者探讨将来破裂的风险。

解剖学因素

胼周动脉通常指ACoA远端的ACA部分。根据与胼胝体的关系，DACA分为4段（A2～A5）。A2从ACoA开始，沿胼胝体嘴部走行；A3环绕膝部转弯向后；A4与A5位于胼胝体体部上方，由冠状缝平面分开。A2与A3段构成上升段，A4与A5段构成水平段。

重要的是，胼缘动脉（CmaA）在PcaA上的起源点不是用来定义DACA的。CmaA的起源多变，最常见于A3段，但18%的患者缺如。PcaA在胼胝体池中沿胼胝体走行，CmaA在其上方走行或邻近扣带回大致平行于PcaA走行。CmaA的直径与其起源点以远的PcaA呈反比，30%的患者两者相等，50%的患者中PcaA更大；PcaA与CmaA的平均直径分别为1.9 mm与1.8 mm。大脑镰在膝部前方最薄，向后逐渐增厚；PcaA走行于大脑镰游离缘下方，CmaA近端也一样。

DACA的分支分为2类：中央支（基底穿支）与大脑支，后者进一步分为皮质支、皮质下支与胼胝体支。中央支发自A2，进入视交叉、终板、前脑前部，

供应下丘脑前部、前连合、穹隆柱、纹状体前下部。皮质下支（即Heubner回返动脉）常起源于A2段，供应尾状核与内囊前下部。中央支与皮质下支与ACoA动脉瘤关系更密切。

DACA往往有8个皮质分支：眶额动脉、额极动脉，A2；额内前动脉、额内中动脉、CmaA，A3；旁中央动脉，A4；顶上动脉、顶下动脉，A5。额内后动脉发自A3、A4或CmaA。所有皮质分支更常起源于PcaA，而不是CmaA。DACA的分支类型多变，比MCA动脉瘤中解剖侧裂的解剖学研究少得多。皮质分支供应大脑半球的上内侧区域，在外侧与MCA供血区、在后方与大脑后动脉（PCA）供血区吻合。DACA的解剖变异包括三支A2段（即副A2）、不对称A2段（即单一ACA）、双侧半球型ACA（即一支ACA单独供应双侧半球）。

分　类

PcaA可根据其起源的DACA节段进行分类。动脉瘤最常见于A3段（80%），但也可发生于A2与水平段。大多数PcaA动脉瘤为囊性（芬兰的研究中破裂患者的98%，未破裂患者的100%），易发生于分叉部；罕见情况下，动脉瘤呈梭形、创伤性或霉菌性。大脑镰近端的创伤性剪应力可在水平段造成创伤性假性动脉瘤。

诊断检查

临床评估

PcaA与其他颅内动脉瘤最常见的表现是SAH；大多数破裂患者表现为相关ICH。确诊PcaA动脉瘤后，必须评估是否伴有其他颅内动脉瘤，因为这类患者的多发性动脉瘤的发生率较高。

影像学

计算机断层扫描（CT）血管造影可明确动脉瘤的钙化与部分血栓形成；常需行包括三维（3D）重建在内的诊断性脑血管造影。必须仔细评估确定PcaA动脉瘤的起源。制定手术入路计划时，回流入上矢状窦（SSS）的皮质静脉与桥静脉也很重要。若考虑血管内治疗，重要的是瘤体-瘤颈比、载瘤动脉管径、分支血管的部位。

治　疗

治疗选择与脑内血肿的影响

因受沿DACA到位的血管内路径所限以及可防止治疗后载瘤动脉与分支闭塞的技术有限，大多数

PcaA动脉瘤传统上采用显微外科手术夹闭治疗（流程图30.1中③、④、⑨、⑩）。对于窄颈、不累及分支动脉的PcaA动脉瘤，血管内治疗可作为一种替代方式；若PcaA动脉瘤在上升段相对更近的膝部转弯处，由于近端控制更困难，也可考虑血管内治疗，特别是有出血时；有合并症、SAH分级差、开放式手术风险高的患者也可考虑血管内治疗。对于破裂PcaA动脉瘤，考虑分期治疗中将血管内弹簧圈栓塞作为初始治疗是合理的（流程图30.1中⑤、⑧、⑪）。若血管造影随访中动脉瘤复发且不适合支架辅助弹簧圈栓塞治疗，可分期手术夹闭。随着血管内技术与预后持续改进，更多的PcaA动脉瘤可行血管内治疗。小直径支架有出色的远端追踪能力并可通过小直径的微导管释放，其用于PcaA动脉瘤治疗的前景良好；但在目前的多数研究中发现，与其他部位动脉瘤相比，不完全闭塞率与动脉瘤复发率相对更高，从而在绝大多数病例中限制了采用血管内治疗。

所有SAH病例的早期治疗都是为了防止再破裂风险。SAH合并ICH时的标准治疗是显微外科手术夹闭并清除血肿；但有脑水肿与组织脆弱等损伤皮质的危险因素，可考虑血管内治疗。虽然PcaA动脉瘤的ICH与脑疝的理论风险比MCA动脉瘤低，但也应急诊治疗。

保守治疗

未破裂、偶然发现的PcaA动脉瘤患者若没有SAH史，应商议治疗选择。应考虑多种因素，包括患者的年龄、家族史、吸烟史、合并症、心理因素、患者的意愿以及动脉瘤相关性因素，如是否有子囊或不规则的瘤体外形、随时间推移的生长情况、相关性动脉瘤等。总之，＜3 mm的动脉瘤可通过行非侵袭性影像学随访观察（流程图30.1中②和⑦）。

脑血管外科治疗——手术细节

PcaA动脉瘤位于大脑镰的中线深部，可经前部半球间入路到达。无论动脉瘤起源于DACA的何处，绝大多数病例都选择右侧单侧入路来减少静脉性与牵拉性并发症对优势半球造成的风险。无框架立体定向导航有助于设计切口、开颅与入路。

患者仰卧位（有些外科医生采用侧卧位，将重力作为牵开器），头部居中或轻度伸展；从颧弓（颞线上方）向对侧颞上线做双侧冠状或部分冠状切口。打开额窦时，带蒂的骨膜瓣很有用。以SSS为基底瓣状切开硬膜，从内侧打开硬脑膜下分离面。开颅部位越往后，桥静脉越明显；分离硬脑膜瓣保护静脉，游离静脉获得最大操作角度。分离动脉瘤期间需不断评估

这些静脉是否可闭塞或牵拉；应尽力避免牺牲皮质引流静脉。

沿大脑镰在右侧额叶内侧的硬脑膜下平面开始解剖分离，在大脑镰游离缘下方分离蛛网膜进入胼胝体池。随着动脉瘤部位与手术通道后移，硬脑膜下分离变长，蛛网膜下隙分离变短。一旦进入脑池，就能看见邻近扣带回的CmaA以及A3段动脉瘤。PcaA在扣带回深部，白色的胼胝体有助于区分这两支血管。皮质分支有助于明确这些动脉的偏侧性。向前分离PcaA，向大脑镰游离缘打开脑池，显露CmaA（图30.1）。

PcaA动脉瘤见于DACA发出CmaA与PcaA的分叉部，瘤体常指向前方与上方。解剖分离动脉瘤包括双侧CmaA、PcaA与DACA。根据ACA的血管造影影像，有二种方式控制近端：第一种，向动脉瘤前下方分离半球间裂；第二种更常用，沿胼周动脉–动脉瘤复合体从后向前分离，沿动脉瘤后下方的PcaA开始解剖分离并向前追踪，沿弧形的胼胝体膝部就能显露载瘤动脉近端。与更远端动脉瘤相比，A2段动脉瘤的近端控制更困难，因为动脉在嘴部的走行转弯大。未受累的对侧动脉与分支紧邻动脉瘤，很难从载瘤动脉与主要流出分支动脉上分离。手术通路狭窄，主干动脉与分支动脉一起构成血管复合体，常覆盖或粘连于动脉瘤。必须注意避免瘤夹意外缩窄或闭塞动脉瘤同侧的胼缘动脉分支，因为动脉瘤夹闭前往往无法良好显露其起始部。若上夹前需反复操作动脉瘤，应临时夹闭。

瘤壁薄弱与粘连紧密需让一些动脉粘连在瘤体上，最后用跨窗夹夹闭。若治疗动脉瘤时发生血管闭塞而需搭桥，应采用如侧侧吻合的原位搭桥技术与动脉移植技术，因为半球间裂的深度不适合使用颅外供体血管。吲哚菁绿血管造影联合多普勒超声和（或）术中血管造影确认永久夹闭后载瘤动脉是否通畅、动脉瘤是否闭塞完全。若上夹后评估载瘤动脉的血流困难，必须行术中血管造影。

血管内治疗——手术细节

由于近端PcaA动脉瘤的载瘤动脉管径更大且开放式手术控制近端困难，可能适合于血管内治疗。除非动脉瘤瘤颈适合单纯弹簧圈栓塞，否则需球囊重塑或支架辅助弹簧圈栓塞，后者需双联抗血小板药物治疗。受限于载瘤动脉的直径，PcaA动脉瘤很少用血流导向支架治疗。更新的支架如LVIS Jr（Microvention, Terumo; Tustin, CA）或ATLAS Neuroform（Stryker, Fremont, CA）可用于更小直径的血管，比以往的支架需更细的输送导管，从而改善了远端追踪与展开能力。

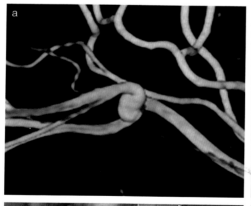
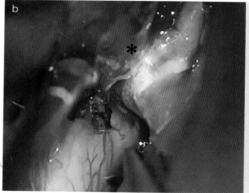
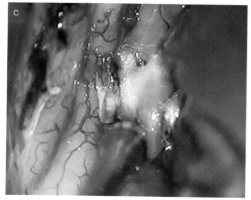
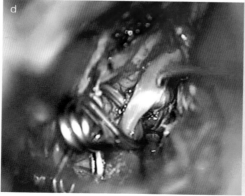

图30.1 未破裂胼周动脉（PcaA）动脉瘤。1例60岁女性患者，破裂基底动脉尖动脉瘤合并未破裂PcaA动脉瘤。血管内治疗基底动脉尖动脉瘤后，患者从蛛网膜下腔出血（SAH）中恢复，接受显微外科手术夹闭PcaA动脉瘤。PcaA动脉瘤的最大径为4mm，起源于一个分支动脉，宽颈累及PcaA（a）。采用前部半球间入路。大脑镰下缘与动脉瘤瘤体粘连，电凝后游离瘤体（*b）。这种操作可完全显露动脉瘤与发自颈部的流出动脉（c）。临时夹闭后，在累及分支起始部的瘤颈放置一个直形跨窗夹，另一个直形迷你夹放置在近端瘤颈（d）。为防止分支动脉闭塞，残留了部分瘤颈，覆以棉花。2年时血管造影随访显示残留稳定。

建立股动脉入路，导入6F（French）或8F鞘；静脉给予肝素维持活化凝血时间在250～300秒。行包括3D旋转血管造影的诊断性脑血管造影，建立清晰显示瘤颈与邻近穿支血管的工作角度影像，测量动脉瘤体与动脉瘤颈，需球囊重塑或支架辅助时一并测量载瘤动脉。也要评估远端分支，用以评估血栓栓塞事件。导引导管置入颈部ICA远端，常将远端到达导管置入ICA岩骨段或海绵窦段近端提供三轴支撑。

在工作角度的路径图引导下，微导丝引导微导管轻柔进入动脉瘤。球囊重塑时，在栓塞微导管前就要用微导丝引导球囊微导管置入载瘤动脉；在小管径动脉内额外增加系统将使到位与输送产生困难，特别是对更远端的动脉瘤。标准方式填塞弹簧圈，特别注意弹簧圈疝入载瘤动脉以及瘤颈附近的动脉闭塞（图30.2）；弹簧圈解脱前间断性血管造影可予以确认，但载瘤动脉的直径可限制造影剂到达远端。若发生血栓栓塞事件，静脉内或动脉内给予阿昔单抗。一旦完成弹簧圈栓塞，撤除微导管，最终血管造影评估动脉瘤是否闭塞、载瘤动脉与分支动脉是否通畅、有无远端血栓栓塞事件。

并发症防治

PcaA动脉瘤毗邻额叶内侧，可产生独特的神经功能缺失，如运动不能性缄默、行为改变、单肢无力、辅助运动区综合征。如前所述，除了远端部位与更近端病变相比在理论上血管闭塞与血栓栓塞事件的风险更高以外，手术与血管内治疗PcaA动脉瘤的主要风险与治疗常规动脉瘤一样。Willis环更近端的动脉瘤往往不累及穿支，除了A2近端动脉瘤；PcaA动脉瘤则与之不同。显微外科手术解剖或血管内栓塞时，注意载瘤动脉的形态以及局部穿支与动脉瘤的关系这些局部血管解剖细节很关键。因为位于远端以及弹簧圈栓塞期间相对缺乏导管支撑，足够的填塞密度对PcaA动脉瘤也是个潜在问题。虽然球囊重塑技术可行且有帮助，但在小管径的载瘤动脉内很难看清球囊扩张；必须注意避免意外过度充盈损伤载瘤动脉。

手术损伤桥静脉引起的静脉梗死或继发于额窦入口处理不全的感染将掩盖完美的动脉瘤夹闭。血管内治疗时迂曲的近端血管与额外的近端支撑使动脉损伤的风险更高。

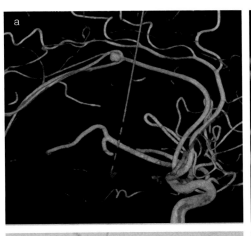
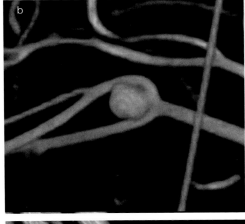
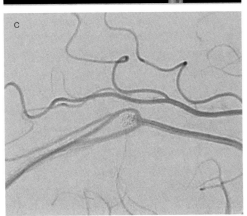
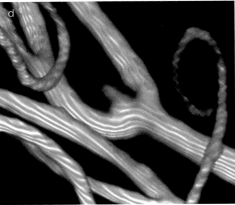

图30.2 破裂胼周动脉（PcaA）动脉瘤。1例56岁男性患者，表现为Hunt-Hess分级4级、Fisher分级3～4级的蛛网膜下腔出血（SAH），继发于左侧A4段的PcaA动脉瘤破裂；有半球间血肿延伸入胼胝体。动脉瘤高3.2 mm，瘤颈宽2.2 mm，累及分支动脉起始部（a、b）。4个弹簧圈栓塞动脉瘤，基底部有小部分残留，没有分支血管闭塞（c、d）。

预后

Lehecka等在2008年发表了迄今为止最大样本的手术研究，包含1980年至2005年期间治疗的427例患者470个DACA动脉瘤，277个破裂动脉瘤（59%）与193个未破裂动脉瘤（41%）。患者接受的治疗中，显微外科手术夹闭破裂动脉瘤254例（94%）、未破裂动脉瘤104例（97%）；术后血管造影显示91%的破裂与未破裂动脉瘤完全闭塞。57例破裂病例（22%）与13例未破裂病例（12.5%）出现术中破裂，与那些其他动脉瘤引起SAH的患者相比，择期患者的比例更高。5例破裂（2%）与3例未破裂（2.8%）动脉瘤需再治疗。治疗相关性并发症见于38例破裂动脉瘤（12%）与13例未破裂动脉瘤（12.5%）；破裂与未破裂患者的治疗相关性死亡率 < 1%。75%的破裂患者、94%没有近期SAH的未破裂患者、55%的其他动脉瘤所致SAH的未破裂患者的1年预后良好（Glasgow预后评分≥4分）（支持流程图步骤3、4、9、10）。作者的结论是，破裂DACA动脉瘤所致SAH的患者1年时的死亡率低于其他动脉瘤，但严重残疾率更高；他们也发现，在其他动脉瘤所致的SAH行检查时偶然发现的DACA动脉瘤患者有更高的治疗相关性并发症发生率，应在恢复后延期治疗。

对于血管内治疗，Sturiale等在2013年发表了单中心经验，并联合了包含16项研究279例患者荟萃分析的系统文献综述：185/246（75%）例为破裂患者；治疗后即刻的完全/近全闭塞率为86%；治疗相关性缺血与医源性破裂分别出现于5%与7%的患者；永久性手术相关性并发症发生率为8%；平均（13.5±8.7）个月随访时，完全/近全闭塞率为78%，75%的患者（破裂＋未破裂）恢复"良好"，总体死亡率为9%。作者的结论是，DACA动脉瘤比报道的其他动脉瘤的血管内治疗并发症发生率更高（支持流程图步骤3～5、8～11）。

Hui等联合2个有经验的机构比较了血管内治疗与手术治疗PcaA动脉瘤的结果，包含81例患者：62例（70%）破裂，26例（30%）未破裂；54例（61%）行显微外科手术，32例（36%）行血管内治疗。大体上，接受夹闭治疗的患者的动脉瘤更小，更常需脑室外引流治疗脑室内出血；术前Hunt-Hess评分类似。作者发现，血管内治疗SAH的患者在随访时的改良Rankin量表评分更可能为0～2分；这类患者也更可能完全恢复，死亡更少。采用血管内治疗（7例）与手术治疗（19例）的未破裂患者的临床预后相似。该研究的影像学闭塞率与并发症发生率没有统计学差异。作者的结论是，血管内治疗的患者有更好的神经功能预后（支持流程图步骤5、8、11）。

临床与影像学随访

除了标准的颅内动脉瘤显微外科手术或血管内治疗随访外，PcaA动脉瘤患者应不厌其烦地进行长期非侵袭性影像学随访来评估动脉瘤有无进展，因为这类动脉瘤的复发率相对更高。血管内栓塞治疗的患者应更早随访，3～6个月就应随访评估，因为弹簧圈压缩率与复发率较高。

专 家 述 评

PcaA动脉瘤有独特的部位、手术入路、血管内治疗方式；破裂时体积更小，其罕见性导致了其在临床试验中不具代表性。目前，由于显微外科手术夹闭的入路简单且治疗持久性好，仍是PcaA动脉瘤的标准治疗。接受血管内治疗的PcaA动脉瘤的不完全闭塞率与复发率相对较高，需不厌其烦地选择病例。分级差、老年、病情复杂的患者也强烈推荐单纯血管内治疗。随着血管内技术与预后的持续改进，更多的PcaA动脉瘤将接受血管内治疗；但现在，这类动脉瘤选择外科手术夹闭作为一线治疗仍是合适的。

正如"脑血管外科治疗"这部分内容中简要讨论的，再次强调合适的患者体位与广泛打开半球间裂；这样往往无须使用有损伤皮质、撕裂桥静脉以及造成动脉意外受压风险的牵开器。立体定向导航对破裂PcaA动脉瘤特别有帮助，"立体定向"般的准确性简化了越过水肿脑组织到达兴趣区的过程。对于未破裂病例，导航可显著减少所需的颅骨显露与切口，使入路更微创。

像之前所讨论的，由于这类动脉瘤位于远端，微导管支撑减少，往往限制了血管内治疗的弹簧圈填塞密度。标准的直径0.018英寸微导管以同轴方式使用远端到达导管（DAC），在弹簧圈栓塞过程中可充分改善导管支撑以维持到达动脉瘤的通路。对特别困难的血管内治疗病例，DAC头端可置入A1段，从而极好地改善微导管的稳定性。最后，对复杂的破裂PcaA动脉瘤考虑分期血管内和（或）手术治疗绝对合理。例如，急性期单纯弹簧圈栓塞动脉瘤，后期康复后在抗血小板药物基础上进行确切的支架辅助弹簧圈栓塞或开颅夹闭。重要的是患者在治疗和康复结束后病情如何；分期治疗选择的患者是最安全与最有效的。

Louis J. Kim, MD
University of Washington
School of Medicine, Seattle, WA

主 编 述 评

　　PcaA 动脉瘤容易通过半球间入路进行手术治疗。使用影像学导航可改善定位。我更喜欢在手术时将头部水平放置，依靠重力牵开同侧半球，显露目标动脉瘤。这类动脉瘤多数很小，可简单夹闭；罕见的情况下可行 A3–A3 侧侧搭桥。

Robert F. Spetzler, MD
Barrow Neurological Institute, Phoenix, AZ

推荐阅读

[1] Abla AA, Lawton MT. Anterior cerebral artery bypass for complex aneurysms: an experience with intracranial-intracranial reconstruction and review of bypass options. J Neurosurg 2014; 120(6): 1364–1377

[2] Hui FK, Schuette AJ, Moskowitz SI, et al. Microsurgical and endovascular management of pericallosal aneurysms. J Neurointerv Surg 2011; 3(4): 319–323

[3] Lawton MT. Pericallosal artery aneurysms. In: Lawton MT, ed. Seven Aneurysms: Tenets and Techniques for Clipping. New York, NY: Thieme; 2011: 147–163

[4] Lehecka M, Lehto H, Niemelä M, et al. Distal anterior cerebral artery aneurysms: treatment and outcome analysis of 501 patients. Neurosurgery 2008; 62(3): 590–601, discussion 590–601

[5] Perlmutter D, Rhoton AL Jr. Microsurgical anatomy of the distal anterior cerebral artery. J Neurosurg 1978; 49(2): 204–228

[6] Sturiale CL, Brinjikji W, Murad MH, Cloft HJ, Kallmes DF, Lanzino G. Endovascular treatment of distal anterior cerebral artery aneurysms: single-center experience and a systematic review. AJNR Am J Neuroradiol 2013; 34(12): 2317–2320

第31章　前循环巨大动脉瘤

Matthew R. Reynolds, Joshua W. Osbun, C. Michael Cawley, and Daniel L. Barrow

　　摘　要：前循环巨大动脉瘤是颅内动脉瘤的一类复杂亚型，自然史不良，治疗的技术要求高。在本章，作者回顾了这类困难的血管性疾病的自然史、临床表现、解剖学因素、诊断检查、鉴别诊断、治疗考虑（以及围绕不同治疗方式的争议）和临床预后。

　　关键词：巨大动脉瘤，前循环，EC-IC搭桥，高流量搭桥，夹闭重建，动脉瘤孤立，动脉瘤缝闭，循环骤停，抽吸-减压，血管内血流导向

本章关于治疗决策的主要争议包括：

（1）是否具有治疗指征。

（2）破裂和未破裂GIA的显微外科手术与血管内治疗。

（3）需急诊清除血肿的GIA的治疗。

（4）何时应采用辅助性显微外科手术技术（如搭桥、动脉瘤缝闭、局部或全身循环骤停）？

概　述

　　颅内巨大动脉瘤（GIA）的典型特征是基底部直径≥25 mm。尽管该定义有点武断，但大量证据显示，GIA有其独特的生物学、解剖学和临床病理学特征。GIA在形态学和血管造影上分为囊性（最常见）、梭形或蛇形。已发表的大型系列中，GIA约占所有颅内动脉瘤的5%；常在中年引起临床注意，更常见于女性，主要位于前循环。症状和体征可因动脉瘤破裂引起，但也可因体积大的占位效应和（或）血栓栓塞现象引起。

　　GIA诊断后的自然史差，自发性破裂风险高，伴随着显著的致残率和死亡率。尽管最近血管神经影像、神经麻醉、神经重症监护、显微外科手术/血管内技术的进展极大改善了临床预后，但体积大、血管结构复杂、常有动脉粥样硬化、钙化和（或）GIA内血栓造成治疗极其困难。成功治疗GIA的目标是从颅内循环中排除动脉瘤，以预防破裂、保留载瘤动脉和穿支动脉、减压周围的神经结构。一般来说，开放式显微外科手术能最好地实现上述目标，提供确切、稳定治愈的最好机会。不适合开颅的患者考虑血管内治疗，这可能是某些解剖部位GIA的首选方式。但血管内技术并非标准治疗，其动脉瘤闭塞率较低、动脉瘤再出血率较高、需多次再治疗、占位效应缓解不满意。

是否治疗

　　我们对GIA自然史的了解仍不完全；优势证据

显示，其预后严峻。观察性研究显示，GIA首次破裂后，首个14天内的累积再出血率为18.4%；2年内的死亡率＞60%。一般来说，80%的患者有症状，未治疗的GIA在因出血或脑缺血初诊后5年内死亡或残疾（流程图31.1中①）。国际未破裂颅内动脉研究（ISUIA）试验中，研究者确定GIA的在第一年的破裂率为6%，破裂的相对风险为59.0（与≤10 mm的未破裂动脉瘤相比）。该研究显示，海绵窦段颈内动脉（ICA）的GIA的5年累积破裂率为6.4%，而前交通动脉（ACoA）、大脑中动脉（MCA）和ICA的GIA的5年破裂率为40%；后交通动脉（PCoA）的GIA的5年累积破裂率更高，达50%。整合这些数据提示，未治疗的症状性硬膜内GIA的致残率和致死率证实了需积极治疗的合理性（流程图31.1中①）；这与硬膜外GIA（如岩骨海绵窦段）的自然史并列，似乎自然史更良性，有理由更保守地治疗。

　　影响前循环GIA治疗决策的因素包括患者相关性和动脉瘤相关性因素。患者因素包括年龄、医学合并症、临床表现、家族史、吸烟史、预期寿命、特定的治疗偏好。动脉瘤因素包括体积、部位、形态、瘤颈宽度、动脉粥样硬化、钙化、血栓、载瘤动脉和穿支的部位、破裂状态、侧支循环（如Willis环的完整性）。一般来说，前循环GIA是高风险的病灶，自发性破裂率明显；为此，多数破裂和未破裂GIA都应治疗。可能的情况下，显微外科手术夹闭是首选治疗

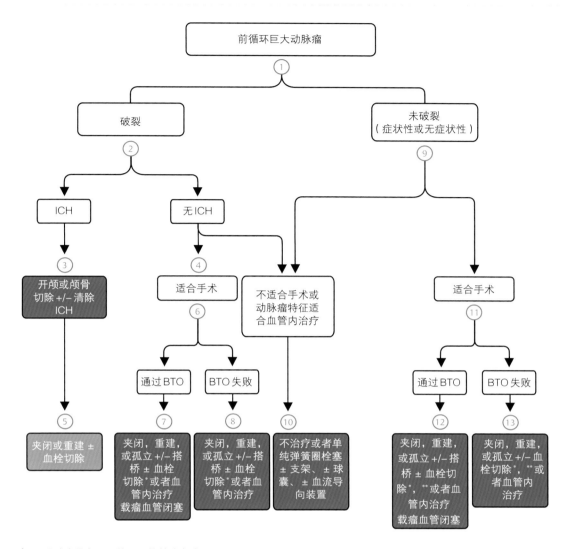

* 硬膜外岩骨段 ICA 的 GIA 的首选方式
** 岩骨海绵窦和床突旁 GIA（也包括 PCoA 和 ICA 末端 GIA）可考虑血流导向治疗

流程图 31.1 **前循环巨大动脉瘤的治疗决策流程。**

方式；但有些患者和动脉瘤的特征适合于血管内治疗（流程图 31.1 中①）。此外，联合血管内/显微外科手术方式成功治疗的人群越来越多。

保守治疗

对于某些患者（如高龄、医学状况差、医学合并症、预期寿命短、不能耐受全身麻醉或患者的意愿），考虑保守治疗是合理的（流程图 31.1 中⑩）；但必须与这类患者仔细商讨无法接受的自发性破裂的高风险。临床随访这些患者的症状发展，用无创神经影像学检查随访。

解剖学因素

GIA 按形态学分为 3 种不同类型：囊性、梭形、蛇形。囊性 GIA 最常见，由较小的囊性动脉瘤进行性增大而来；出现于动脉分叉部，最常见于前循环。梭形动脉瘤由较长动脉节段的动脉粥样硬化性退变造成；无明确的动脉瘤颈，更常见于椎基底动脉系统。蛇形动脉瘤罕见；部分血栓形成，血管通道迂曲，血管造影显示顺行血流延迟。在本章，我们将主要着眼于前循环的囊性 GIA。

根据部位，前循环 GIA 最常见的部位包括近端硬膜内ICA、海绵窦段ICA、MCA、大脑前动脉（ACA）/ACoA。随着大的动脉瘤进展为GIA，其瘤颈部增宽并累及流出道和穿支动脉。载瘤动脉可从不同角度和部位进入和离开GIA。许多GIA的基底部和瘤颈有动脉粥样硬化区域、不同发展阶段的分层血栓和（或）钙化。如果显微外科手术不是不可行，这些因素常造成夹闭瘤颈更具挑战性；并且，GIA的庞大瘤体常埋入深部、功能区脑实质，使操作充满危险，有损伤神经的风险。最后，由于动脉瘤体积大，占据了自然脑通道并阻碍到达近端动脉节段，造成控制近端动脉困难。

诊断检查

临床评估

每例患者都需要完整地采集病史和进行神经系统检查。神经系统检查应包括患者的觉醒水平、脑神经功能、运动/感觉能力。若怀疑梗阻性脑积水，应行眼底镜检查评估视盘水肿。对于有视觉症状的床突旁ICA GIA，应行神经眼科学检查（包括视力和视野）。累及眼球运动的脑神经功能障碍应由神经眼科医生评估作为基线功能。须行实验室检查评估代谢紊乱和（或）隐匿性凝血病。GIA累及垂体腺和（或）垂体柄应检查内分泌功能。

影像学

头部计算机断层扫描（CT）：头部CT平扫对评估GIA的急性出血很重要；也能看到动脉瘤基底部和颈部的钙化程度。颅底薄层扫描对手术计划中评估骨性解剖结构很重要。

磁共振成像（MRI）：是评估GIA体积（血管造影仅显示管腔通畅性）、占位效应、周围血管源性水肿、腔内血液产物氧化状态、与邻近神经结构关系的较好方式。T2加权MRI上的流空信号有助于鉴别GIA腔和流入/流出动脉与血栓化的基底部。弥散加权序列可显示与血栓栓塞性事件或穿支血管损害有关的急性脑缺血。

无创血管造影：包括CT和MR血管造影。CT血管造影有助于确定GIA的解剖及其与颅底的关系；对需急诊开颅和清除血肿的不稳定患者是一种理想的检查方式。MR血管造影的影像分辨率较低，但更适合肾功能不全、碘对比剂过敏，或怀孕的患者。

插管脑血管造影是显示GIA血管结构的金标准检查；也可行选择性微导管造影。数字减影血管造影（DSA）可动态血管造影，包括动脉早、中、晚期，毛细血管期，静脉早、中、晚期。完整的检查应包括前循环和后循环的大量角度。颈外动脉（ECA）造影对计划行颞浅动脉（STA）-MCA搭桥而评估STA的大小和走行很重要。也要评估侧支循环的范围和Willis环的完整性。

对计划闭塞载瘤动脉、孤立和（或）搭桥的GIA行临时球囊闭塞（TBO）试验；期间行系列神经功能评估（+/-降压耐受），然后用放射性核苷酸成像来确定患者对ICA牺牲的耐受性。若患者在临床或影像学方面无法耐受TBO，常需搭桥（如低流量、高流量或原位）（流程图31.1中⑦、⑧、⑫、⑬）。对于分离颈部时需控制近端［如眼动脉（OA）、垂体上动脉（SHA）、眼动脉段变异］的床突旁GIA，颈段ICA的影像有助于确定颈总动脉（CCA）分叉部的水平。

鉴别诊断

考虑的诊断（特别是鞍区和鞍上区病灶）应包括下述：

- 脑内肿瘤。
- 垂体腺瘤。
- 颅咽管瘤。
- Rathke裂囊肿。

治 疗

治疗选择和脑内血肿的影响

推荐治疗所有前循环GIA，包括破裂和未破裂者，传统上采用开放式显微外科手术。20世纪90年代早期，引入了另一种血管内弹簧圈栓塞技术；但从那时起，单纯弹簧圈栓塞治疗GIA的临床和影像学预后令人失望；理由包括：① 动脉瘤瘤颈宽，造成用弹簧圈完全闭塞动脉瘤的同时不干扰载瘤动脉困难，② 流入/流出动脉分支复杂，③ 弹簧圈压缩，需再治疗，④ 弹簧圈移位进入腔内形成血栓并再通，⑤ 残留动脉瘤瘤颈再生长，⑥ 需频繁血管造影监测，⑦ 动脉瘤出血和（或）再出血率较高，⑧ 不能消除占位效应。

在过去10年中，新型装置和技术的发展见证了血管内神经外科领域的复兴；包括更小更柔软的微导管、球囊和支架辅助弹簧圈栓塞技术、血流导向装置重建载瘤动脉。现在，GIA血管内治疗的选择包括：① 栓塞/牺牲载瘤动脉，② 单纯弹簧圈栓塞［+/-球囊和（或）支架辅助］，③ 血流导向装置重建载瘤动脉（+/-弹簧圈栓塞；流程图31.1中⑦、⑧、⑩、⑫、⑬）。

在患者神经功能状态差、手术干预失败、预计手术困难（如动脉瘤瘤颈严重钙化或动脉粥样硬化）、手术不可及、无法进行开颅的医学合并症、预期寿命短和患者的意愿等情况下，应考虑血管内治疗（流程图 31.1 中⑩）。不断增加的证据提示，血管内治疗是破裂和未破裂硬膜外岩骨海绵窦段 ICA 动脉瘤的首选治疗（流程图 31.1 中⑦、⑧、⑫、⑬）；或者，血流导向装置是治疗床突段、眼段、交通段 ICA，以及 ICA 末端未破裂 GIA 的一种选择（流程图 31.1 中⑫和⑬）。对于未破裂梭形 GIA，血管内血流导向治疗也是一种选择；但需双联抗血小板治疗，这类患者将处于血流导向治疗后无法接受的高出血风险中，且动脉瘤的保护状态不明。

急性蛛网膜下腔出血（SAH）和脑内大血肿的 GIA 患者需急诊颅骨切开术/颅骨切除术清除血凝块并夹闭动脉瘤（流程图 31.1 中②、③、⑤）。根据血肿部位，GIA 的处理常先于血肿清除，从而避免清除血凝块期间动脉瘤过早破裂。这类不稳定患者无法安全行插管血管造影（并 TBO）。并且由于水肿、出血的脑组织和经常痉挛的动脉血管，动脉搭桥在技术上也更困难。严格来说，手术目标应是夹闭/非搭桥重建。一些作者主张急诊弹簧圈栓塞，然后行颅骨切开术/颅骨切除术清除血凝块，但并非标准过程。有时，在没有大血肿的情况下，可弹簧圈栓塞动脉瘤瘤体进行临时保护但残留颈部，待患者更稳定后，后期行确切的显微外科手术治疗。

未破裂和稳定的破裂 ICA GIA 患者应选择性行脑血管造影和 TBO 检查。显微外科手术治疗的方式包括：①闭塞载瘤动脉。②直接夹闭动脉瘤颈（+/-血栓内膜切除）。③孤立（+/-搭桥）。④包裹（流程图 31.1 中⑤、⑦、⑧、⑫、⑬）。首选直接夹闭动脉瘤瘤颈来闭塞动脉瘤并保留流入/流出动脉。TBO 检查失败的患者需血管搭桥（流程图 31.1 中⑧和⑬）。手术时机应在合理的情况下尽可能早。

对于无法夹闭重建的前循环破裂梭形 GIA，病变动脉节段可用 Gore-Tex 补片环形包裹，然后上夹重建载瘤动脉。

脑血管外科治疗——手术细节

手术前应与神经麻醉团队讨论手术计划，以便给予神经保护剂和明确的血流动力学目标。放置股动脉鞘。术中应考虑电生理监测脑功能；脑电图对临时阻断期间确定爆发抑制特别有用。应仔细监测平均动脉压（MAP），临时阻断或孤立期间升高至基线以上约 10% ~ 15%。动脉 CO_2 水平的目标是 25 ~ 30 mmHg。计划行动脉搭桥的情况下，应给予抗血小板治疗；其获益须与出血风险的增加相权衡。GIA 过早破裂和需药物临时停搏时应有腺苷可用。给予静脉抗生素（头孢唑林，2 g）、抗癫痫药（左乙拉西坦，1 000 mg）、渗透性治疗（甘露醇，0.5 ~ 1 g/kg）。计划脑操作或牵拉时，给予地塞米松。多数情况下应行腰大池引流或脑室引流以利于脑松弛。

多数前循环 GIA 经标准翼点或眶颧开颅到达。患者头部用可透放射线的头架固定，向外侧旋转 15° ~ 30°（动脉瘤对侧）、侧屈、伸展，使颧突位于术野顶端；从而对齐垂直的侧裂平面，分开侧裂后可自然牵开额叶和颞叶。对于近端 ICA GIA，需要时应准备同侧颈部显露近端颈段 ICA。

从颧弓根至中线做发际后方的弧形切口。需颅外-颅内（EC-IC）搭桥时，应仔细避免损伤 STA。若需更广泛的开颅/颅骨切除（如有血肿的破裂 GIA），切口可向后延伸形成更大的骨瓣。积极切除翼点和蝶骨小翼内侧至眶上裂；磨平小翼至颅前窝底。若需更充分地显露，可从眶外侧切除骨质，推移硬膜反折来显露前床突（ACP）。

锐性分离广泛打开侧裂。GIA 的解剖学特征决定了从近到远分离侧裂的策略，显露动脉瘤基底部之前应优先获得动脉近端控制。低流量、高流量或原位搭桥在操作动脉瘤前进行，以避免过早破裂（图 31.1）。

GIA 颈部常因腔内血栓而无法行显微外科手术夹闭闭合。这种情况下，可行血栓内膜切除，切开基底部、切除血栓物质、缩减体积，然后可以上夹。作者喜欢用超声吸引器来安全、有效、快速地减容动脉瘤（图 31.1h）。操作时须用临时夹孤立局部循环；使用神经保护剂通常能很好地耐受完全性局部循环骤停 < 20 分钟。若需较长时间，应考虑全身循环骤停（联合诱导性低温）；但可导致严重的手术相关并发症，前循环 GIA 极少需要。一旦动脉瘤从内部减容变得松弛，就辨认流入/流出动脉开口，夹闭病变。

对于近端 ICA GIA（如 OphA、SHA、OphA 段变异、床突上段 ICA 短的 PCoA），切除 ACP 有利于观察和控制近端动脉（图 31.1g）；此时可直接显露 CCA、ECA、颈段 ICA 用于近端控制。切除 ACP 时，分开覆盖在 ACP 和视神经上的硬膜，向下翻转保护视神经和动脉瘤；用超声骨刀去除视神经管顶、轮廓化 ACP；完全切除视柱，锐性打开视神经鞘和镰状韧带；分开远端硬膜环显露床突段 ICA。早期减压视觉器官对避免切除 ACP 时损伤视神经至关重要。

对于宽颈 GIA，长直形夹的远端闭合力通常不足以夹闭动脉瘤。这种情况下，可用直形开窗夹夹闭远端瘤颈，采用串联方式叠加较短的直形夹夹闭近端瘤颈（图 31.2g、h）；也可能需复杂的瘤夹重建技术来

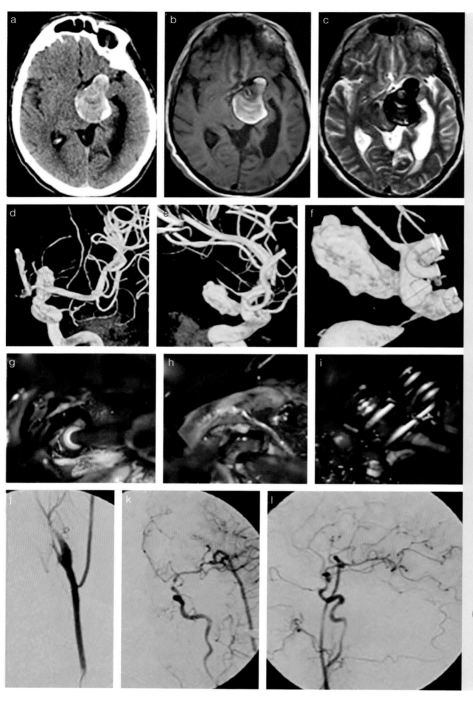

图31.1　1例60岁男性患者，表现为头痛加重和脑干压迫症状/体征。计算机断层扫描（a，CT）轴位平扫显示有局部占位效应的未破裂、钙化、部分血栓形成的巨大颅内动脉瘤（GIA）。T1（b）和T2加权磁共振成像（MRI）（c）序列显示动脉瘤基底部内信号不均，符合层状血栓。插管脑血管造影的（d）前后位（P）和（e、f）侧位三维（3D）重建显示发自垂体上动脉（SHA）起始部的宽颈GIA。左侧翼点开颅，并显露左侧颈段颈内动脉（ICA）。桡动脉移植物作为供体血管行高流量颈总动脉（CCA）-大脑中动脉（MCA）搭桥。切除前床突（ACP）和视柱（g）后，临时夹孤立GIA，用超声吸引器切除血栓内膜（h）。右侧成角的开窗夹同向串联消除宽颈GIA颈部（i）。术中颈部（j）和脑（k）血管造影的AP像，以及脑血管造影的侧位像（l），显示显微外科手术完全夹闭GIA，高流量搭桥通畅。

闭合动脉瘤颈。若颈部钙化严重或动脉粥样硬化，第1枚夹子将滑向颈部并干扰载瘤动脉；可保留第1枚夹子在位，同时重叠其他夹子来纠正；撤除第1枚夹子将重建载瘤动脉的血流。偶尔需加强夹来增加夹子远端的闭合力。最终上夹后观察夹子结构数分钟，有助于确认动脉搏动下夹子稳定。

对于无须完全切开的近端ICA GIA，抽吸减压软化动脉瘤是有用的辅助手段。该技术需临时阻断ICA近端至PCoA，从而保留ACA和MCA的血流。在颈部显露同侧CCA、ECA、ICA，经ICA内的造影导管手动抽瘪动脉瘤。基底部减压后，夹子可夹闭瘤颈。有时需孤立载瘤动脉和动脉瘤并行搭桥手术（图31.3）。

夹闭后必须四周游离GIA，检查确保穿支和流入/流出动脉通畅。夹闭前、后用多普勒超声检查流入/流出动脉很有用；也采用吲哚菁绿（ICG）血管造影在后续手术中DSA之前确认动脉通畅。应行DSA来确认夹闭消除动脉瘤、载瘤动脉通畅、所有相关性搭

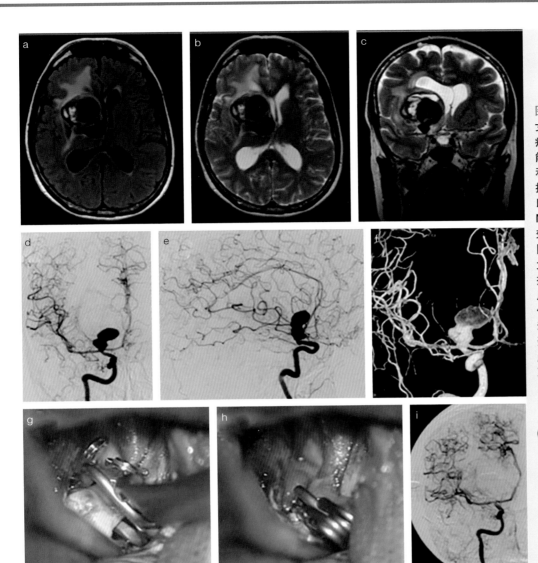

图31.2 1例54岁女性患者，表现为头痛、偏瘫、脑神经功能障碍。轴位（a）T1和（b）T2加权磁共振成像（MRI）序列，以及冠状位T2加权MRI（c）显示有占位效应、腔内血栓、周围血管源性水肿的巨大颅内动脉瘤（GIA）。插管脑血管造影的前后位（AP）和侧位像（d～f）显示颈内动脉（ICA）末端宽颈GIA。右侧翼点开颅显露动脉瘤后，串联夹闭技术夹闭颈部，用直形开窗夹夹闭远端颈部，重叠较短的直形夹夹闭近端颈部（g、h）。术中插管血管造影显示GIA完全夹闭（i）。ACA：大脑前动脉。ACoA：前交通动脉。ECA：颈外动脉。ICA：颈内动脉。MCA：大脑中动脉。PCoA：后交通动脉。STA：颞浅动脉。

桥的功能；可识别和纠正技术问题，减少再手术的需求。

血管内治疗——手术细节

存在关于前循环中GIA血管内治疗的技术建议。成功治疗这些常见的宽颈动脉瘤通常需要大量血管内工具，包括复杂的同轴支撑导管系统、双微导管、球囊、开环和闭环支架、血流导向支架。对于未破裂的GIA，术前手术计划很关键。插管脑血管造影对评估主动脉弓解剖和颅外段颈动脉的迂曲程度以及血管内入路的可行性必不可少。

在选定的病例中，进行诊断性血管造影时可行TBO；可提供极其有用的信息，明确牺牲ICA（手术或血管内）作为一种治疗选择是否可行。我们的TBO规程包括球囊导入岩骨段ICA［常用7 mm×7 mm的Hyperform球囊（eV3 Neurovascular, Irvine, CA）］；

充盈球囊前，静脉内给予肝素，达到活化凝血时间300～350秒；充盈球囊并血管造影，确认血流停止；患者每3～5分钟行系列神经功能检查（球囊充盈共30分钟），评估新发临床功能障碍；若无临床变化，行单光子发射计算机断层扫描（SPECT）比较双侧半球间的脑低灌注。若TBO期间没有出现临床障碍且SPECT扫描没有相关性低灌注，则认为患者通过TBO，可比较可信地牺牲相应的ICA。

如前所述，血管内单纯弹簧圈栓塞［支架和（或）球囊辅助］的结果令人失望。这类通常宽颈的动脉瘤用弹簧圈完全闭塞困难，除非瘤颈用球囊或支架（如Enterprise; Codman Neuro, Raynham, MA; or Neuroform EZ; Stryker Neurovascular, Fremont, CA）保护，否则弹簧圈将疝入载瘤血管造成血栓栓塞性并发症。此外，弹簧圈充分填塞动脉瘤瘤颈将导致微导管

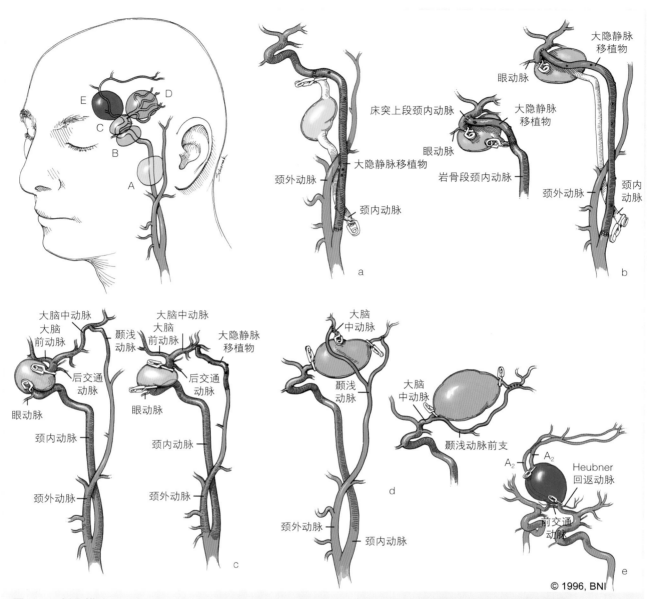

大隐静脉移植物

眼动脉

床突上段颈内动脉

眼动脉

大隐静脉移植物

岩骨段颈内动脉

大隐静脉移植物

颈外动脉

颈内动脉

颈外动脉

颈内动脉

a

b

大脑中动脉

大脑前动脉

颞浅动脉

后交通动脉

眼动脉

颈内动脉

颈外动脉

大脑中动脉

大脑前动脉

大隐静脉移植物

后交通动脉

眼动脉

颈内动脉

颈外动脉

c

大脑中动脉

颞浅动脉

颈外动脉

颈内动脉

大脑中动脉

颞浅动脉前支

A₂ A₂

Heubner回返动脉

前交通动脉

d

e

© 1996, BNI

图31.3　插图描绘治疗前循环巨大动脉瘤的多种孤立和搭桥手术（经Barrow Neurological Institute同意使用）。

被踢出动脉瘤进入载瘤血管，经支架网孔再次穿入困难。

最近，血流导向装置开始用于治疗GIA。血流导向装置需一段时间来达到动脉瘤血栓形成，并需抗血小板治疗；因此，我们推荐所有 > 15 mm的硬膜内动脉瘤填塞弹簧圈（释放血流导向装置时）以减少破裂风险。由于装置的孔隙太小，无法容纳微导管，因此支架须置于双微导管系统中，一根微导管固定在动脉瘤内，另一根用于释放血流导向装置。过度填塞弹簧圈将增加局部占位效应，因此我们推荐达到33% ~ 50%的填塞密度；发现这种方法在血管造影随访时会获得较好的动脉瘤闭塞。我们常规使用5天疗程的地塞米松，以减少所有相关性水肿和硬脑膜刺

激引起的症状。

对于血流导向治疗前循环硬膜外GIA（如岩骨段ICA），尚无证据支持同期使用弹簧圈；事实上，过度填塞弹簧圈可能造成和（或）恶化海绵窦综合征。尽管海绵窦段ICA GIA破裂不常引起SAH，但可导致颈动脉−海绵窦瘘。但我们的经验是，血流导向治疗海绵窦段ICA GIA有约10%的医源性颈内动脉−海绵窦瘘发生率（55例中的5例；未发表数据）。这种情况下，最终需血管内牺牲血流导向装置近端和远端的ICA来治疗发生的瘘。我们因而改变了我们的做法，在血流导向治疗的海绵窦段ICA GIA疏松填塞弹簧圈（图31.4）。与血管内治疗硬膜内GIA类似，短疗程给

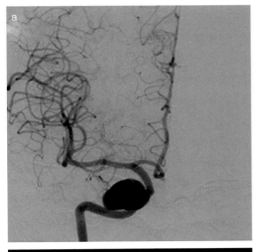
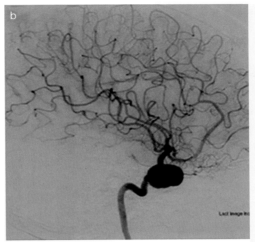
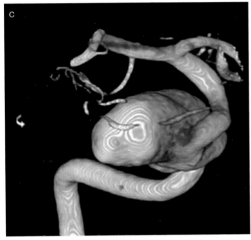
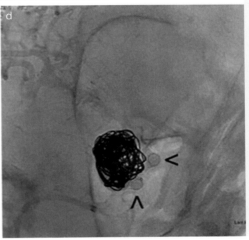

图 31.4　1 例 65 岁女性患者，表现为海绵窦综合征的症状和体征。脑血管造影的前后位（AP）和侧位像（a～c）显示海绵窦段颈内动脉（ICA）的宽颈巨大颅内动脉瘤（GIA）。血管内治疗，部分弹簧圈填塞动脉瘤基底部联合血流导向治疗（d，箭头显示冠状平面的血流导向装置）。

予地塞米松治疗。

血流导向装置治疗中大型动脉瘤（10～24 mm）以及 GIA 的血管造影结果很有希望；但动脉瘤闭塞的结果应与手术并发症发生率（5%）相权衡，包括死亡、卒中或出血事件。由于外源性金属合金的表面积大，血流导向装置高度致栓，后续双联抗血小板治疗应至少持续 6 个月。我们推荐用 Verify Now（Accriva Diagnostics, San Diego, CA）或血小板抑制曲线测定（PIPA）来确定血小板抑制的治疗水平；氯吡格雷抵抗的患者需增加药物剂量、延长术前药物治疗时间或改换其他抗血小板药物。

并发症防治

显微外科手术治疗：GIA 的并发症包括动脉瘤过早破裂、流入/流出动脉闭塞、动脉瘤闭塞不完全、临时阻断时间延长导致缺血性功能障碍、相关性动脉搭桥的技术困难。为帮助预防这些问题，应采用细致的显微外科手术技术和锐性分离。显露动脉瘤基底部前，可能时应早期获得近端和远端动脉控制。若瘤夹干扰载瘤动脉，准备术中血管造影时用视频血管造影

验证流入/流出动脉通畅和动脉瘤是否闭塞，可避免延长缺血时间。术中血管造影对识别和纠正技术问题必不可少。最后，与神经麻醉团队明确沟通手术计划（口述手术中遇到的困难）也至关重要。

血管内治疗：GIA 的并发症与前面列出的类似，但也包括腹股沟并发症、抗血小板和抗凝诱发的出血、多根微导管和外源性装置引起的血栓栓塞性事件、与需要辅助性支架和（或）球囊相关的技术问题。仔细监测术前、围手术期、术后血小板抑制率对预防血栓性和出血性并发症必不可少。对于术中血栓栓塞，审慎使用静脉内抗血小板药物（如 Ⅱ b/ Ⅲ a 受体抑制剂）可溶解血小板介导的血栓。应避免球囊辅助弹簧圈栓塞时过度充盈球囊，防止血管损伤和（或）破裂。最后，血管内治疗后应经常监测血管造影，评估动脉瘤闭塞和植入装置的潜在并发症（如支架内狭窄和内漏）。

预后

在手术量大的医学中心的经验丰富的外科医生手中，显微外科手术治疗 GIA 的预后良好。尽管不完全

闭塞率较高和需多次再治疗造成血管内治疗GIA的热情减退，但该技术正在不断改进当中。

Sharma等在2008年发表了181例GIA的大型手术系列；其中，168例（93%）位于前循环。107例（59%）直接夹闭动脉瘤瘤颈，11例（14%）需搭桥；131例（74%）手术预后极佳，22例（12%）良好，8例（5%）不良；致残率率和死亡率分别为12%和9%；118例（65%）行术后DSA，106例（90%）显示GIA完全闭塞。Lawton在2011年发表了接受手术治疗的141例GIA的系列；其中，100例（71%）位于前循环；64例（45%）直接夹闭，52例（37%）搭桥；93例（66%）预后极佳，21例（15%）良好，8例（5%）不良；致残率和死亡率分别为13%和10%；118例（84%）术后DSA显示完全闭塞。根据作者超过25项手术后系列包含＞1 680例GIA的文献综述，动脉瘤完全闭塞率约94%，致残率和死亡率分别约23%和10%；约76%预后良好（支持流程图步骤5、7、8、12、13）。

Jahromi等的一项接受血管内治疗的39例GIA的大型系列中，14例（36%）动脉瘤完全闭塞；66%需支架辅助；39%预后极佳，24%良好，8%不良；致残率率和死亡率分别为32%和29%。根据作者超过10项手术系列包含250例GIA的文献综述，动脉瘤完全闭塞率约45%，致残率和死亡率分别约14%和13%；约76%预后良好。

稳定性和复发率

Sharma等的手术系列没有提到平均随访时间，没有再出血或再治疗。Lawton的手术系列平均随访23个月，再出血率为1%，再治疗率为1%。Jahromi等的血管内系列平均随访期25个月；平均每个GIA需治疗2次；再治疗率为54%，再出血率为5%。根据作者的文献综述，手术系列的再治疗率为0.2%，再出血率约为0.5%；相反，血管内治疗系列的再治疗率约31%，再出血率约为5%（支持流程图步骤5、7、8、12、13）。

临床和影像学随访

接受治疗的前循环GIA患者需临床和影像学监测。手术治疗的GIA患者的再次插管血管造影的时机高度个体化，受术中血管造影结果、是否有SAH、有无其他未治疗动脉瘤的影响。一般来说，治疗后6～12个月应考虑再次血管造影；也可延迟插管血管造影（如治疗后5年）来验证治疗的稳定性。

血管内治疗的GIA患者应在治疗后6个月再次插管血管造影，每年检查1次共持续2年。此后，若动脉瘤无变化，用CT或MR血管造影作为影像学监测手段。对于血流导向治疗后的随访，我们推荐术后6个月和2年行插管血管造影。我们对6个月血管造影时没有支架内狭窄证据的所有患者终止氯吡格雷治疗；6个月随访时存在极少残留的动脉瘤，多数在停用氯吡格雷后将自发性闭塞。对于持续存在的GIA，多数情况下在第1个血流导向装置内套叠植入第2个可消除残留充盈的动脉瘤。

对有强烈家族史和（或）个人吸烟史和多发性脑动脉瘤的年轻患者，须更长时间的影像学随访。

专家述评

GIA的定义有些武断，许多＜2.5 cm的动脉瘤都表现出类似的临床行为，治疗困难。GIA代表一组不同的病理实体，血管结构、血流动力学、壁结构、血栓形成、钙化程度差别很大。有些只是更常见的囊性动脉瘤的更大的类型，治疗方式基本相同。它们可呈囊性或梭形，薄壁或动脉粥样硬化，或窄颈或复杂，常推移或累及载瘤血管及其分支。GIA在许多方面独一无二，包括自然史、表现方式、诊断检查、治疗选择。

尽管所有大小的动脉瘤均可破裂，但较大的动脉瘤出血风险更大；巨大动脉瘤的自然史令人沮丧。除了出血风险高，巨大动脉瘤更可能因占位效应或血栓栓塞而产生症状。因此，多数预期寿命合理的巨大动脉瘤患者需进行治疗；但局限于颈内动脉海绵窦段的巨大动脉瘤是个例外。后者位于硬膜外，极少表现为SAH，常适合于血管内血流导向技术。

诊断检查比更常见的囊性动脉瘤更复杂。常需完整的插管血管造影来完全了解血流动力学和侧支循环；常需MRI来确定腔内血栓的部位和量；可能需CT来确定动脉瘤颈是否有钙化或动脉粥样硬化；可能需术前行载瘤血管的球囊闭塞试验来确定毁损性手术是否可作为一种治疗选择，以及手术或血管内牺牲载瘤动脉后是否需搭桥来增加脑血流量。

巨大动脉瘤在治疗上存在独特困难；血管结构通常复杂、腔内血栓发生率较高、相关性占位效应将除外或限制血管内治疗。血管内和显微外科手术治疗都包括重建性和毁损性治疗。对于破裂 GIA，我们避免使用血管内血流导向治疗，因为需双联抗血小板治疗；并且，血管内治疗在消除与病变相关的占位效应方面不怎么成功。这些 GIA 的相同特征也挑战了脑血管外科医生的技术；显微外科手术治疗常需血栓切除或动脉瘤缝闭、脑保护下临时阻断、复杂和新型瘤夹的应用、行颅外-颅内或颅内-颅内搭桥手术的设备。巨大动脉瘤真正需多学科团队进行高度个体化的治疗决策；经过深思熟虑和多学科决策过程后启动治疗计划，绝大多数 GIA 可从循环中消除，并在避免将来血栓栓塞风险的同时解决相关性占位效应。

Daniel L. Barrow, MD
Emory University, Atlanta, GA

主 编 述 评

前循环大和巨大动脉瘤是一个异质性亚组，自然史不良，治疗复杂且风险高。

自然史不良提示所有预期寿命合理（1～2 年）者均需治疗。最重要的检查是完整的血管造影评估，包括球囊闭塞试验评估 Willis 环的功能通畅性；特别需评估 ACoA 和 PCoA 作为潜在的挽救性策略途径以及限制性因素。许多情况下，球囊闭塞试验就在动脉瘤近端闭塞，而非单纯阻断颈段。其他断层影像对评估血栓和钙化负担以及显微外科手术或血管内治疗期间的栓塞风险非常有用。对有栓塞性表现的血栓形成动脉瘤选择血管内治疗时，许多时候在考虑重建前最好用一阶段的抗凝。

必须认识到血管内时代分为血流导向前时代和血流导向后时代。前者没有血管内治疗可保留用于治疗巨大动脉瘤的血管毁损。在血流导向后时代，巨大动脉瘤通常但并不总是用血流导向治疗。

对局限于硬膜外（岩骨海绵窦）颈脑动脉的未破裂动脉瘤有 2 种主要治疗方式：血流导向治疗保留血管或血管毁损+/-颅外-颅内搭桥。若近端和远端血管在解剖上可及，我非常喜欢血流导向治疗；若不可及，球囊闭塞试验

联合毁损是一种极好的选择，通常耐受良好，特别是老年患者。较年轻患者的血管通路一般不是问题；但若球囊闭塞试验失败，高流量搭桥仍是一种可靠的选择。从血流导向治疗的观点来看，我常规准备这类患者在术后发生脑神经病变，用类固醇治疗 2～3 周甚至更长。我也喜欢用单纯弹簧圈来稳定支架结构，从而减少了血栓负荷量；我关注的这点是颅内动脉瘤（非海绵窦段）血流导向治疗后破裂的主要原因。

我对床突旁或 ICA 末端之前动脉瘤的策略与常规使用标准辅助性弹簧圈栓塞+血流导向治疗类似，因为非常担心迟发性破裂。再次强调，与 ICA 末端、脉络膜或 PCoA 动脉瘤相比，球囊闭塞试验联合毁损对更近端的床突旁动脉瘤仍是一种更可靠的方式。与海绵窦段动脉瘤类似，球囊闭塞试验失败者可用毁损联合搭桥治疗。血管内治疗的一个相对禁忌证是压迫性视神经或动眼神经病变，脑神经病变最好的恢复机会是缩小动脉瘤体积；血流导向治疗无法做到，特别是使用辅助性弹簧圈时。即使不用弹簧圈，巨大动脉瘤也通常变大，高达 5% 的病例破裂；因此，我个人的意见是这对治疗压迫性神经病变而言是一种不好的选择；这一观点可扩展至表现为占位效应的动脉瘤。与之相似，与 PCoA、脉络膜前动脉或 ICA 末端有关的动脉瘤无法闭塞，事实上可继续生长，因为来自后循环或对侧循环的血流将分别持续灌注。继续生长或充盈可能需二期手术从循环中孤立动脉瘤。

越过 ICA 分叉部，A1 或 M1 段动脉瘤可用血流导向装置和辅助性弹簧圈进行类似的治疗。但发出多个远端分支的 ACoA 或 MCA 分叉部巨大动脉瘤不适合血流导向治疗，尽管有尝试成功的报道。根据我的意见，分叉部血流导向治疗需"掷骰子般随机"地保持主要远端血管的通畅，因为只能选择保护一支血管。与之类似，对于 A2 或 M2 或远端分支的侧壁巨大动脉瘤，血流导向治疗和近端闭塞联合搭桥仍是可靠的选择。

根据我的经验，患者表现为占位效应或压迫性脑神经病变以及累及 ICA 末端分叉部远端

而无论破裂状态如何时，显微外科手术治疗前循环巨大动脉瘤是首选方式。尽管多数破裂动脉瘤除外了双联抗血小板治疗，但根据我的意见，显微外科手术治疗处在水肿期"愤怒"大脑的巨大动脉瘤有相同的高风险。因此，破裂状态本身并不除外血流导向装置联合辅助性弹簧圈栓塞。这种情况下，我在发病后放置脑室外引流，24小时后负荷阿司匹林和替格瑞洛，在血流导向装置固定微导管用于辅助性弹簧圈栓塞前肝素化。若需后期分流，我们维持术前的替格瑞洛剂量，放置永久性脑室导管时输注血小板，穿过先前的脑室外引流导管通道。

Adnan H. Siddiqui, MD, PhD
University at Buffalo, Buffalo, NY

推荐阅读

[1] Barrow DL, Cawley CM. Clinical manifestations of giant intracranial aneurysms. In: Awad IA, Barrow DL, eds. Giant Intracranial Aneurysms. Park Ridge, IL: American Association of Neurological Surgeons Publication Committee; 1995: 35−49

[2] Batjer HH, Samson DS. Retrograde suction decompression of giant paraclinoidal aneurysms. Technical note. J Neurosurg 1990; 73(2): 305−306

[3] Dannenbaum MJ, Rahimi SY, Schuette AJ, Cawley CM, Barrow DL. Natural history of giant intracranial aneurysms. In: Abdulrauf SI, ed. Cerebral Revascularization: Techniques in Extracranial-to-Intracranial Bypass Surgery. Philadelphia, PA: Elsevier Health Sciences; 2011: 231−245

[4] Day AL, Gaposchkin CG, Yu CJ, Rivet DJ, Dacey RG Jr. Spontaneous fusiform middle cerebral artery aneurysms: characteristics and a proposed mechanism of formation. J Neurosurg 2003; 99(2): 228−240

[5] Drake CG. Giant intracranial aneurysms: experience with surgical treatment in 174 patients. Clin Neurosurg 1979; 26: 12−95

[6] Gobin YP, Viñuela F, Gurian JH, et al. Treatment of large and giant fusiform intracranial aneurysms with Guglielmi detachable coils. J Neurosurg 1996; 84(1): 55−62

[7] Investigators ISUIA; International Study of Unruptured Intracranial Aneurysms Investigators. Unruptured intracranial aneurysms — risk of rupture and risks of surgical intervention. N Engl J Med 1998; 339(24): 1725−1733

[8] Jahromi BS, Mocco J, Bang JA, et al. Clinical and angiographic outcome after endovascular management of giant intracranial aneurysms. Neurosurgery 2008; 63(4): 662−674, discussion 674−675

[9] Lawton MT, Spetzler RF. Surgical management of giant intracranial aneurysms: experience with 171 patients. Clin Neurosurg 1995; 42: 245−266

[10] Sharma BS, Gupta A, Ahmad FU, Suri A, Mehta VS. Surgical management of giant intracranial aneurysms. Clin Neurol Neurosurg 2008; 110(7): 674−681

[11] Sughrue ME, Saloner D, Rayz VL, Lawton MT. Giant intracranial aneurysms: evolution of management in a contemporary surgical series. Neurosurgery 2011; 69(6): 1261−1270, discussion 1270−1271

[12] Tang G, Cawley CM, Barrow DL. Giant aneurysms of the anterior circulation. In: Batjer HH, Lotus CM, eds. Textbook of Neurological Surgery: Principles and Practice. Philadelphia, PA: Lippincott, Williams, and Wilkins; 2003: 2452−2462

第32章　前循环梭形动脉瘤

Leonardo B. C. Brasiliense, Pedro Aguilar-Salinas, Douglas Gonsales, Andrey Lima, Eric Sauvageau, and Ricardo A. Hanel

摘　要：一般人群中，颅内动脉瘤（IA）的预计发病率为2%～4%。梭形动脉瘤在椎基底循环中更常见，前循环的发生率为0.1%～0.3%。梭形动脉瘤是复杂的病变，累及 > 50% 的动脉瘤周径，常以缺乏清晰可辨的瘤颈为特征。一般来说，该亚组的预后差、致残率和死亡率更高。在本章，我们讨论其解剖学特征并探讨病理生理学机制，以及外科手术和血管内治疗选择的当前证据。显微外科手术仍是一种充分的治疗方式，血管重建包括孤立、包裹、搭桥、近端夹闭切除和诱发动脉瘤血栓形成。梭形动脉瘤的血管内治疗常需使用支架或血流导向装置+/-辅助性弹簧圈栓塞；一般来说，比显微外科手术具有更合适的安全性和有效性；但某些情况下可联合应用。尽管前循环梭形动脉的最佳治疗方式尚未达成共识，但基于神经外科医生对潜在并发症（特别是严重神经功能并发症和功能独立性丧失）的顾虑，应评估患者预期寿命内的出血风险来进行个体化决策。

关键词：颅内动脉瘤，梭形动脉瘤，外科手术，血管内

概　述

颅内动脉瘤在一般人群中预计的发生率约为2.8%，巨大动脉瘤（最大直径≥25 mm）是不常见的亚组亚型，仅占颅内动脉瘤的3%～5%；常根据形态和影像学表现分为囊性和梭形。囊性动脉瘤有可辨认的瘤颈，常发生于局部动脉壁有缺陷后。

相反，梭形动脉瘤是复杂病变，累及 > 50% 的动脉周径，常无可辨认的瘤颈，对治疗有重要的影响。尽管更常见于椎基底循环，但也见于前循环，预计发生率为0.1%～0.3%；绝大多数发生于颈内动脉（ICA）；累及大脑前动脉（ACA）和大脑中动脉（MCA）罕见。床突上段ICA的梭形动脉瘤与海绵窦段动脉瘤（5年内为10%）相比，破裂率高（5年内约为40%～50%）；前者预后更差，并发症发生率、再通率和死亡率更高。

以往一些作者认为，梭形动脉瘤的病因中有动脉粥样硬化的作用；但其他与动脉粥样硬化无关的病因也促使动脉瘤随时间推移而增加动脉瘤增大和出血的风险。患者的年龄是发病机制的一个良好预测因素。年轻患者常在血管夹层或潜在血管病变的情况下产生这类动脉瘤，而老年患者（ > 45 岁）更可能与血管动脉粥样硬化相关。

本章关于治疗决策的主要争议包括：
（1）影像学监测还是治疗。
（2）显微外科手术治疗还是血管内技术。
（3）当前治疗策略的长期稳定性。
（4）最先进的血管内装置。

是否治疗

与囊性动脉瘤相比，我们对前循环梭形动脉瘤的自然史和破裂风险仍知之甚少，将从进一步研究中极大获益。与其他颅内动脉瘤一样，有利于制定治疗决策流程的因素包括：① 动脉瘤的体积；② 影像学检查上的近期生长；③ 既往的蛛网膜下腔出血（SAH）；④ 患者的意愿。较小的无症状性病变可通过连续影像学检查安全监测，极少出现进一步生长（流程图32.1中①）。治疗决策应总是权衡预计的治疗相关风险和自然史。

解剖学因素

颅内动脉瘤更可能发生于特定的动脉节段，通常基于血流的区域差异。与之类似，梭形动脉瘤倾向于出现在主要颅内动脉近端和远端节段的血管分叉部区域之间。绝大多数前循环梭形动脉瘤见于ICA海绵窦段（约42%），然后是ICA剩余节段（23%～39%）、MCA分叉部（32%～41%），ACA罕见（0.2%～1.0%）。累及ACA的梭形动脉瘤常局限于A1段；与之类似，累及MCA时，更可能发生于

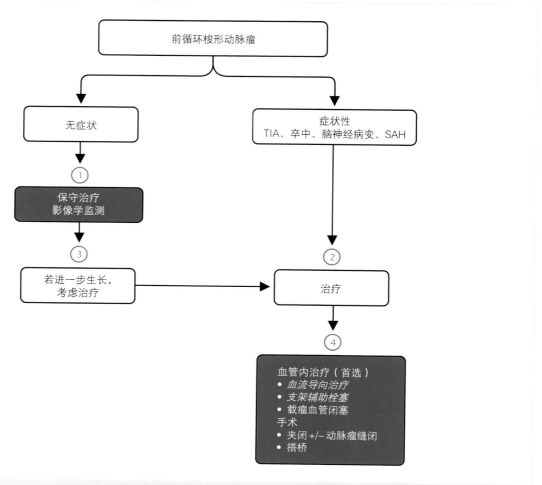

流程图32.1　前循环梭形动脉瘤的治疗决策流程。

M1段。

病理生理学

导致梭形动脉瘤发生的事件尚不清楚；由于内弹力层（IEL）断裂，推测动脉粥样硬化是潜在机制；也有假设来源于动脉微夹层，内膜和中膜间的壁间出血导致进行性扩张和迂曲。如前所述，夹层和非动脉粥样硬化性血管病变更可能出现在年轻患者，动脉粥样硬化更常见于老年患者。此外，已证明动脉瘤腔内的湍流可在血管壁上产生非生理性经壁压和切应力，诱导平滑肌细胞内环境平衡变化和内皮完整性丧失。尸检中，梭形动脉瘤常有独特的潜在病理学特征，包括钙化的壁、洋葱皮样血管壁、部分血栓形成的动脉瘤、没有动脉瘤瘤颈。感染累及血管易于造成动脉壁梭形扩张，与中层纤维化、平滑肌层丧失、IEL破坏、内膜增生相关，但并不常见。肿瘤细胞经血管滋养管侵入颅内血管，也可形成假性动脉瘤和梭形扩张，并

造成血管壁部分扩张、肿瘤闭塞微血管、直接侵蚀动脉壁。罕见情况为X连锁淋巴增生（XLP）综合征，免疫系统无法对病毒感染形成足够的反应，特别是Epstein-Barr病毒，导致累及主要颅内动脉的弥漫性坏死性血管炎。纤维肌发育不良也可通过造成不同程度的胶原增生、IEL破裂、中层组织紊乱（导致动脉扩张）来促进动脉瘤形成。

分　类

从血管造影和病理学观点看，分类如下：

• 1型：典型的夹层动脉瘤。梭形动脉瘤的血管造影特征以及血管壁不规则，接近近端或远端的狭窄部分不规则。病理学特征是广泛的IEL破裂，无内膜增厚，有充满血栓的假腔。

• 2型：节段性扩张。梭形动脉瘤的血管造影特征以及光滑的轮廓，且常与其他血管性疾病相关。病理学特征是IEL拉伸或断裂、内膜中度增厚、无血栓

证据。

- 3型：冗扩性夹层动脉瘤。迂曲梭形表现的血管造影特征以及腔内血栓造成的不规则对比剂浊化。病理学特征是IEL合并增厚内膜的多发性夹层，以及腔内血栓机化。

- 4型：发自动脉干的囊性动脉瘤。与分支部位无关的囊性动脉瘤的血管造影特征。病理学特征呈混合型，如类似1型病灶的IEL类型，无可辨认的假腔或机化血栓，以及动脉瘤瘤顶缺乏IEL，外膜扩张脆弱。

诊断检查

临床评估

前循环梭形动脉瘤常表现为占位效应症状，如头痛、脑神经病变（特别是视觉症状）以及短暂性脑缺血发作（TIA）或卒中。SAH不常见，且类似囊性动脉瘤；绝大多数（接近60%）为偶然发现。视神经压迫引起的视觉障碍更与ACA梭形动脉瘤相关（流程图32.1中②）。有这类病例侵蚀颅底造成大量鼻出血的报道，但真正的发生率不明。

影像学

梭形动脉瘤的影像学与囊性动脉瘤类似，应评估动脉瘤瘤壁、腔、血流。基于磁共振成像（MRI）的技术显然是管壁成像的最佳方式，可提供关于管壁厚度、有无壁间血栓、占位效应程度的重要信息。多层螺旋计算机断层扫描血管造影（CTA）评估管腔影像已成为主要的无创影像学检查方式。对于有严重肾脏疾病或需重复影像学检查的患者，时间飞跃（TOF）磁共振血管造影（MRA）是一种合理的替代方案，但需警惕的是，MRA TOF可提供误导性信息，如明显的血管狭窄或闭塞。"金标准"检查方式仍是数字减影血管造影（DSA），可提供载瘤血管和动脉瘤内的实时血流影像，并准确测量血管，这些对血管内治疗而言至关重要；也能更好地评估侧支血流，一般对治疗非常有用。颈动脉或超选择性进入MCA和ACA（用最新的小直径球囊）的球囊闭塞试验常能提供有价值的治疗指导。

鉴别诊断

前循环梭形动脉瘤的鉴别诊断范围广，包括非血管性疾病，如颅内肿瘤、脱髓鞘疾病、颅内感染以及其他血管性事件，如急性缺血性卒中、血管炎、窦血栓形成。

治　疗

概括来说，梭形动脉瘤的治疗仍应个体化评估预期寿命内患者的出血风险和神经外科医生对潜在并发症的认识，特别是严重神经功能并发症和功能独立性丧失。与其他颅内动脉瘤一样，患者的年龄、治疗前的功能状态、动脉瘤的体积、部位、与动脉分支和穿支的关系是评估的重要方面。前循环梭形动脉瘤的治疗仍相当困难，常不适合进行常规的手术和（或）血管内技术。例如，有壁间血栓的海绵窦段梭形动脉瘤、高度钙化的动脉瘤、夹层动脉瘤、主要分支发自瘤体的动脉瘤常不适合行常规显微外科手术技术治疗。ICA梭形动脉瘤的治疗常需重建远端区域的脑血流，并经直接外科手术或血管内方式闭塞动脉瘤和（或）载瘤动脉。治疗目标包括保留显露的穿支动脉和载瘤血管。部分闭塞虽可导致动脉瘤完全血栓形成，但再通并不少见。

梭形动脉瘤的血管内治疗一般只用支架或血流导向装置+/-辅助性弹簧圈栓塞。除非目标是治疗性牺牲，否则单纯弹簧圈栓塞梭形动脉瘤往往不可行或不安全，会将载瘤血管置于不必要的风险中。支架辅助弹簧圈栓塞作为梭形动脉瘤的主要治疗方式，报道的再通率高达19%～50%。也有应用重叠多个支架的报道，但成功率各异。

血流导向装置是梭形动脉瘤治疗的一个里程碑，因为这种支架样装置是第1个通过重新引导血流离开动脉瘤来重建病变节段载瘤血管的独立治疗方式（流程图32.1中④）。使用经验的增加也扩展了其用途，包括复杂的前循环动脉瘤，如ICA和MCA的梭形病变。研究发现，血流导向装置植入后的动脉瘤血栓形成是一个动力学过程；也可采用其他技术，包括套叠技术或释放装置前在动脉瘤内疏松填塞弹簧圈。总体上，在一些研究验证了血流导向装置的安全性、有效性和稳定性后，其可作为梭形动脉瘤的一线血管内治疗方式（流程图32.1中④）。

显微外科手术仍是治疗累及ICA或其分支的梭形动脉瘤的一种良好选择，但可能需复杂的血管重建技术；血管重建的目标是孤立、切除、近端夹闭诱发动脉瘤血栓形成。由于前循环远端的动脉节段发出穿支，该部位动脉瘤的孤立和切除一般不可行。动脉瘤包裹也已过时，特别是随着显微外科手术技术和血管内装置的改进。原位或颅外吻合的搭桥手术仍是神经外科医生武器库中重要的手术方式；根据供体血管内的血流类型，分为低流量和高流量搭桥。高流量搭桥常用于ICA的梭形动脉瘤，须留取大隐静脉或桡动脉来提供约50 mL/min的血流才能保证充足的远端灌注。原位搭桥是一种简洁的方案，仔细评估血管间的大小匹配和长度后，用于MCA或ACA动脉瘤。也可在闭塞载瘤血管或手术孤立前使用中间移植物。尽管最近在动脉瘤治疗方面的革新限制了搭桥手术的指征，但对于想治疗这类病变的脑血管神经外科医生而言仍是必须要掌握的技术。

保守治疗

尽管缺乏临床研究的支持，但在决定进行动脉瘤观察时，一般推荐阿司匹林治疗；其抗炎特性可能降低动脉瘤的进展和出血风险。谨慎地持续密切监测，6个月时首次影像学复查评估动脉瘤的稳定性（流程图32.1中③）。如前所述，治疗前应考虑的其他因素应包括年龄、基线功能状态、症状的严重性和合并症。

脑血管外科治疗——手术细节

在准备行开放式重建手术时，常行ICA球囊闭塞试验评估侧支血流和对近端闭塞的耐受性。

Hunterian结扎对巨大梭形动脉瘤而言仍是一种可靠的选择，手术技术相对简单，将血液转流离开动脉瘤并诱发动脉瘤血栓形成。值得注意的是，前床突近端的梭形动脉瘤仅适合于近端闭塞，而床突上段动脉瘤常能采用孤立技术更好地治疗，特别是缓解占位效应症状。

当考虑显微吻合技术时，颞浅动脉（STA）是这些病变的非常通用的供体，可单支或双支，或联合高流量移植物。对于原位移植物，颌内动脉（IMA）也是一种有用的替代供体。

对于ICA病变，有需要采用桡动脉或大隐静脉（移植物18～20 cm）进行高流量血运重建。显露颈段ICA，用标准前方入路和翼点或眶颧开颅显露颅内部分。显露颈外动脉用于颅外-颅内（EC-IC）搭桥，在移植物与舌动脉远端ECA之间行端端或端侧吻合。平行于分支血管上夹，避免载瘤动脉狭窄。发自前循环梭形动脉瘤的穿支或分支动脉是血运重建后闭塞时机和程度的重要决定因素，因为血流转向和急性血栓形成引起的血流动力学改变可造成严重不良效应。术后第1个24小时内，用触诊和多普勒超声监测皮下隧道内移植物的搏动。24小时内移植物闭塞应及时进行新的移植物搭桥手术。每8小时给予肝素（5 000 U）共持续3天，另外每天给予81 mg阿司匹林持续约1年。术后第1天行MRI灌注和CTA来确认血运重建和移植物的通畅性。推荐在3个月时随访MRA或CTA，然后每年一次随访。图32.1和图32.2展示了复杂梭形动脉瘤的处理。

血管内治疗——手术细节

患者在干预前1周事先负荷双联抗血小板治疗——阿司匹林（325 mg/d）和氯吡格雷（75 mg/d）或替格瑞洛（90 mg，每日2次）。巨大梭形动脉瘤和有占位效应的患者使用类固醇（地塞米松10 mg团注或每6小时4 mg），并持续约10天。

标准股动脉入路放置6F（French）或8F长鞘，导引导管和中间导管（如Navien；058 Navien；ev3，Irvine, CA）置入颈段ICA。路径图引导下操作微导管和微导丝至动脉瘤近端准备释放装置。

目前可用的颅内支架很多，如Neuroform或Atlas Neuroform（Stryker Neurovascular, Fremont, CA）、LVIS或LVIS Jr.（Microvention, Tustin, CA）。目前有多种血流导向装置可用或正在开发，但鉴于使用经验的增加和文献中报道的阳性证据，我们一般喜欢用Pipeline栓塞装置（PED）或PED FLEX（PED; ev3-Covidien, Irvine, CA）。一般来说，血流导向装置被认为是治疗梭形动脉瘤的极好选择，特别是在前循环，似乎血栓栓塞性事件更少。简而言之，用6F或8F鞘建立动脉入路（更常用股动脉，偶尔用桡动脉/肱动脉/腋动脉），中间导管（058 Navien；ev3）在路径图引导下选择性导入远端ICA。Marksman（ev3）、Phenom27（Phenom）或XT-27（Stryker Neurovascular）微导管前进至着陆点远端，跨越动脉瘤颈释放装置。透视下密切监测PED释放，释放后行Xper CT血管造影（图32.3）。装置看上去与血管壁贴合不充分时，用导丝和导管操作或行球囊血管成形（Hyperglide或Hyperform；ev3 Neurovascular, Irvine, CA）。

并发症防治

开放式血运重建的并发症是移植物闭塞，最好的预防措施是精细的手术技术和置入前充分测量大小。夹子意外误夹邻近穿支可造成卒中，常规使用术中吲哚菁绿（ICG）血管造影后已大为减少。其他并发症包括术中动脉瘤破裂和SAH、损伤脑神经、硬膜内磨除前床突和蝶骨所致的化学性脑膜炎。

缺血性事件是血管内手术最常见的并发症之一。使用血流导向装置的缺血性事件发生率为4%～8%，最可能的原因是这类装置比颅内支架的金属密度更高，手术需更多的导管操作。其他不常见的并发症包括急性装置内血栓形成、血管夹层、血管痉挛、迟发性动脉瘤破裂。长期并发症包括装置狭窄、双联抗血小板治疗所致的自发性出血、支架移位。

预后

如前面章节所述，应个体化选择治疗方式。缺乏关于预后的现有数据，多数来自回顾性病例系列，

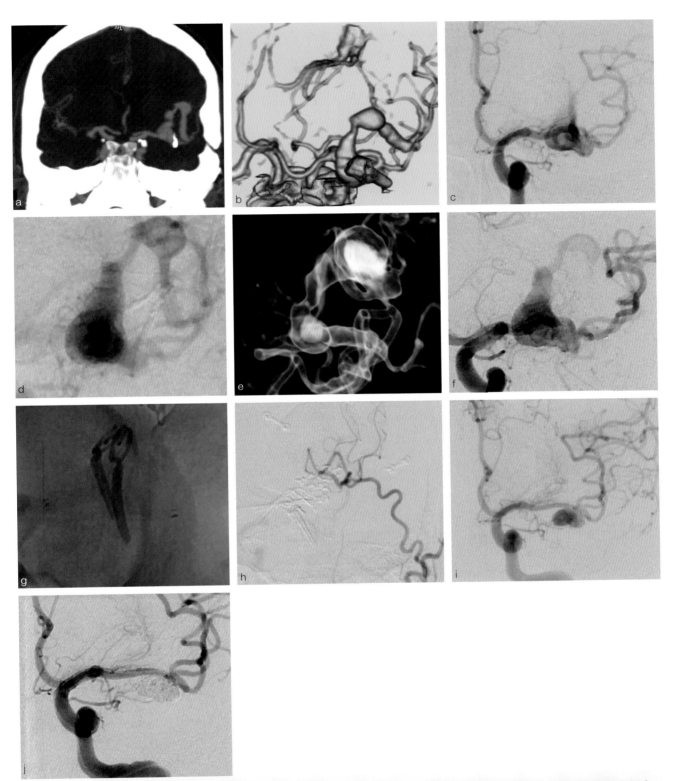

图 32.1　展示病例（1）。1 例 48 岁女性患者，既往有蛛网膜下腔出血，计算机断层扫描血管造影（CTA）显示左侧大脑中动脉（MCA）动脉瘤有复杂的梭形扩张增大（a、b）。脑血管造影显示复杂的梭形动脉瘤从 M1 延伸至 M2 上干（c、d）。注意三维（3D）重建的下干起始部狭窄区域（e）。我们最初的计划是行颞浅动脉－大脑中动脉（STA-MCA）搭桥至上干，并夹闭 M1 下干病变。治疗前，支架植入 M1-M2 下干的狭窄节段（f、g）。30 天后行 STA-MCA 搭桥（h）。残留的 M1 下干动脉瘤无法夹闭（i）。后期弹簧圈栓塞治疗残留动脉瘤囊（j），5 年随访时动脉瘤持续不显影。

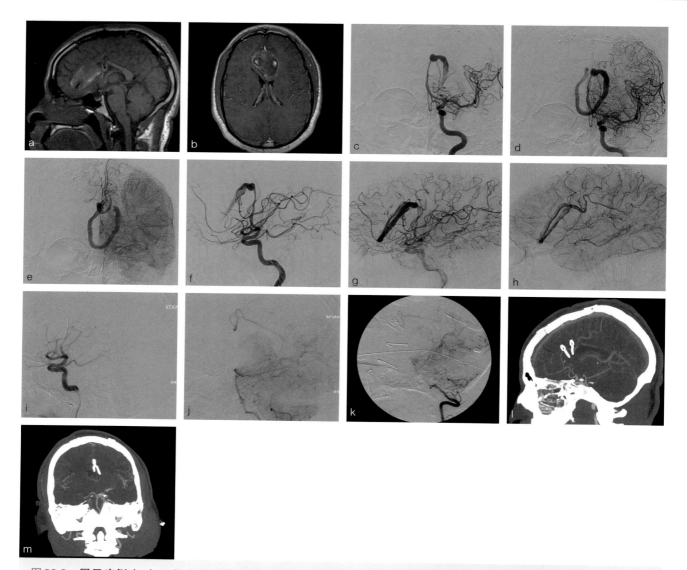

图32.2 展示病例（2）。1例34岁男性患者，因癫痫发作就诊。脑磁共振成像（a、b）显示大脑前动脉（ACA）的巨大血栓形成动脉瘤。脑血管造影的前后位（c～e）和侧位（f～h）像显示左侧ACA的巨大蛇形动脉瘤，通过时间与大脑中动脉（MCA）相比延迟。局部麻醉下球囊置于左侧A2远端行球囊闭塞试验（i），显示来自后循环分支A3-A4的侧支循环充分（j）。行开颅手术夹闭病变和可能的情况下的A3-A3搭桥。术中孤立后血管造影确认有侧支循环（k），决定仅行孤立术，并切除动脉瘤内容物。6个月随访时患者没有癫痫，动脉瘤持续不显影（l、m）。

部分原因是因为前循环梭形动脉瘤发病率较低，这使得很难比较显微外科手术和血管内技术之间的预后。一般来说，显微外科手术策略的预计临床改善率为58%～84%（mRS评分0～3分），死亡率为14%～22%；相反，血管内策略如血流导向装置的预后良好，临床改善率高达90%（mRS评分0～2分），动脉瘤闭塞率可接受，达60%～78%（支持流程图步骤4）。

最近发表的323例颅内夹层和（或）梭形动脉瘤的系列根据改良的影像学分类分为：夹层（Ⅰ型）、

节段性扩张（Ⅱ型）、冗扩性夹层动脉瘤（Ⅲ型）、大型出血性管壁扩张（Ⅳ型）。Logistic回归分析寻找预后的预测因素：323例中，66.8%支架辅助弹簧圈栓塞治疗，14.5%颈内动脉孤立，18.6%单纯支架置入；309例有临床随访，平均10.4个月（3～60个月）；262例仅有影像学随访，复发率为9.16%。唯一的独立预测因素是动脉瘤的类型；Ⅲ和Ⅳ型明显预后不良。用常规支架行重建性血管内治疗不能解决占位效应，与用血流导向支架者相比，复发率更高（支持流程图步骤4）。

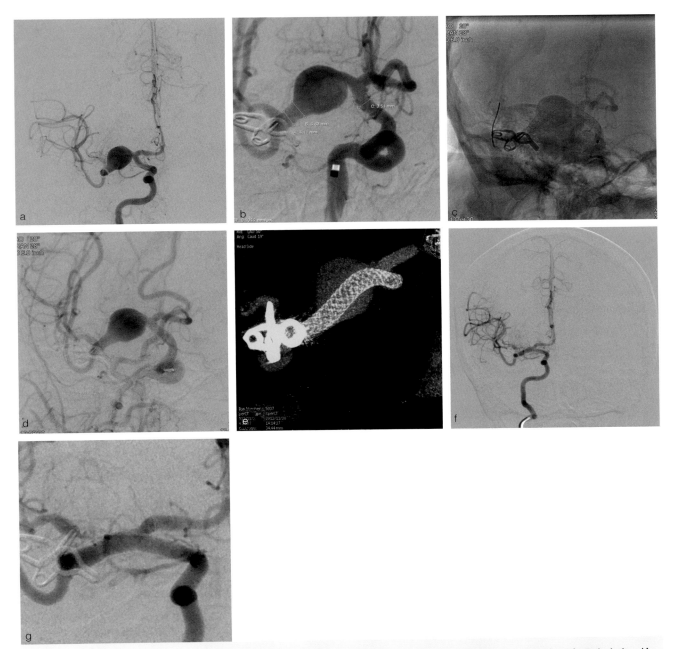

图 32.3　展示病例（3）。1 例 55 岁女性患者，既往有蛛网膜下腔出血和右侧大脑中动脉动脉瘤夹闭史。表现为头痛，检查发现右侧 M1 主干梭形动脉瘤（a、b）。我们决定用血流导向装置治疗。使用单个尺寸略大的 Pipeline 支架，降低 PED 覆盖 M1 穿支的网丝密度（c）。装置释放后，观察到对比剂在动脉瘤内滞留（d）。术中锥形束计算机断层扫描（CT）显示装置打开充分（e）。6 个月随访血管造影显示动脉瘤完全闭塞且穿支保留（f、g）。

临床和影像学随访

梭形动脉瘤治疗后，最好在 1 个月时进行临床评估，确认开放式或血管内并发症的早期征象，如 TIA 和脑神经病变恶化。一般在 3 个月时通过无创检查行血管造影，6 个月时行 DSA 检查，然后每年进行随访。用基于 DSA 的量表来确定动脉瘤闭塞（Raymond-Roy）。

专家述评

前循环梭形动脉瘤是我们在脑血管手术中面对的最复杂的一类病变。与囊性动脉瘤相比，我们对这类病变的自然史知之甚少。制定治疗决策前应行彻底的风险-获益分析。用基于MRI的影像和插管血管造影仔细分析（包括球囊闭塞试验），评估侧支血流至关重要。改进的支架技术，特别是血流导向装置，使血管内治疗的工具显著升级。应个体化决策血管内治疗或显微外科手术治疗或联合治疗。

Ricardo A. Hanel, MD
Baptist Neurological Institute,
Jacksonville, FL

主 编 述 评

梭形动脉瘤有很多类型，每种都需要有相应的治疗方案。这类病变多数是早期夹层的结果，可偶然发现或因血栓形成、占位效应或SAH而产生症状。

无症状性病变最好持续观察治疗，而有症状的患者都需血管内和显微外科手术治疗。根据特定的病变，治疗选择包括血流导向装置、血管闭塞、搭桥、夹闭重建、环形包裹。

Peter Nakaji, MD and Robert F. Spetzler, MD
Barrow Neurological Institute, Phoenix, AZ

推荐阅读

[1] Anson JA, Lawton MT, Spetzler RF. Characteristics and surgical treatment of dolichoectatic and fusiform aneurysms. J Neurosurg 1996; 84(2): 185−193

[2] Darsaut TE, Darsaut NM, Chang SD, et al. Predictors of clinical and angiographic outcome after surgical or endovascular therapy of very large and giant intracranial aneurysms. Neurosurgery 2011; 68(4): 903−915, discussion 915

[3] Drake CG, Peerless SJ, Ferguson GG. Hunterian proximal arterial occlusion for giant aneurysms of the carotid circulation. J Neurosurg 1994; 81(5): 656−665

[4] Kashimura H, Mase T, Ogasawara K, Ogawa A, Endo H. Trapping and vascular reconstruction for ruptured fusiform aneurysm in the proximal A1 segment of the anterior cerebral artery. Neurol Med Chir (Tokyo) 2006; 46(7): 340−343

[5] Mizutani T, Miki Y, Kojima H, Suzuki H. Proposed classification of nonatherosclerotic cerebral fusiform and dissecting aneurysms. Neurosurgery 1999; 45(2): 253−259, discussion 259−260

[6] Monteith SJ, Tsimpas A, Dumont AS, et al. Endovascular treatment of fusiform cerebral aneurysms with the pipeline embolization device. J Neurosurg 2014; 120(4): 945−954

[7] Nurminen V, Lehecka M, Chakrabarty A, et al. Anatomy and morphology of giant aneurysms — angiographic study of 125 consecutive cases. Acta Neurochir (Wien) 2014; 156(1): 1−10

[8] Shokunbi MT, Vinters HV, Kaufmann JC. Fusiform intracranial aneurysms. Clinicopathologic features. Surg Neurol 1988; 29(4): 263−270

[9] Spetzler RF, Selman W, Carter LP. Elective EC-IC bypass for unclippable intracranial aneurysms. Neurol Res 1984; 6(1−2): 64−68

[10] Thompson BG, Brown RD Jr, Amin-Hanjani S, et al; American Heart Association Stroke Council, Council on Cardiovascular and Stroke Nursing, and Council on Epidemiology and Prevention. American Heart Association. American Stroke Association. Guidelines for the management of patients with unruptured intracranial aneurysms: a guideline for healthcare professionals from the American Heart Association/American Stroke Association. Stroke 2015; 46(8): 2368−2400

第33章　颅内前循环夹层动脉瘤

Stephen R. Lowe, Jan Vargas, Alejandro Spiotta, and Raymond D. Turner, IV

摘　要：颅内夹层动脉瘤的解剖学特征独特，若参考神经外科文献中囊性动脉瘤的方式将很难进行分类。这类病变多变，可同时出现出血性（如蛛网膜下腔出血）和缺血性症状；其在解剖学上复杂，往往需多种方式干预——开放式手术治疗或血管内治疗重建或牺牲血管。若血管内重建可行，常是首选；但这类病变的部位与形态各异，治疗须尽可能个体化。本章描述了颅内前循环夹层动脉瘤的相关自然史、预后、解剖学、病理生理学、诊断检查与处理，也将讨论血泡样动脉瘤这类特殊的，有独特生理学、自然史与治疗流程的夹层动脉瘤。

关键词：颅内夹层动脉瘤，夹层假性动脉瘤，血泡样动脉瘤，蛛网膜下腔出血，夹闭重建，血流导向

概　述

颅内夹层动脉瘤（DIA）罕见，对脑血管外科医生具有挑战性，必须谨慎、周全地处理，确保治疗安全、持久。其解剖学特征脆弱，无论开放式手术还是血管内治疗，治疗过程在技术上都很复杂。更重要的是，这类病变与大型的国际蛛网膜下隙动脉瘤试验（ISAT）和国际未破裂颅内动脉瘤研究（ISUIA）中描述的典型囊性形态动脉瘤不一样。由于缺乏高质量的随机研究与观察性研究数据，也缺乏关于这类病变的自然史、预后与治疗的文献报道，建立有效的治疗流程很困难。我们的目的是描述前循环DIA的分类、自然史、发病机制以及治疗方式。

本章中，我们将讨论与其他夹层动脉瘤不同的夹层假性动脉瘤（DPA；包括那些自发形成与继发于创伤或医源性损伤者），称为血泡样动脉瘤（BTA）。缩写"DIA"泛指DPA与BTA。

是否治疗

DIA不常见，文献中的发生率不明。据报道，BTA占所有颅内动脉瘤的0.3%～2%，前循环DPA更罕见，文献中报道的自发性DPA不足100例，继发

本章关于治疗决策的主要争议包括：
（1）是否具有治疗指征。
（2）DIA的开放式手术与血管内治疗。
（3）开放式手术重建治疗DIA的高级策略。
（4）血管内重建治疗DIA的高级策略。

于创伤的DIA不足50例。囊性或"浆果样"动脉瘤更常见，长期破裂率很明确；但DIA与之不同，由于罕见且缺乏观察性研究结果，自然史不清楚。文献中绝大多数这类病变都在蛛网膜下腔出血（SAH）后被发现，提示呈恶性自然史（流程图33.1中①～③）。此外，许多回顾性研究显示这类病变性质多变（特别是BTA），表现为动脉瘤快速生长与快速变化，甚至在很短的随访时间内也如此；甚至在治疗后也能观察到快速生长与快速变化，特别是BTA。SAH的DIA患者比那些破裂囊性动脉瘤的预后更差（流程图33.1中②）。

这类病变的自然史不明确；BTA基本上总在破裂后才得以诊断，短期内血管影像学随访显示多变，提示不稳定以及自然史不良。以往认为DPA是年轻患者缺血性症状的罕见原因；但最近的报道提示与SAH的相关性更高。报道的DIA在SAH后的再出血风险（44%）比囊性动脉瘤（14%）高，预后也同样更差。因此当DIA已发生SAH时应积极、及时治疗（流程图33.1中①～③）。

另一方面，表现为缺血性症状的DPA病程更趋良性。与椎动脉夹层动脉瘤相比，颈内动脉（ICA）DPA的持续时间长，但缺血性事件复发风险小。有缺血性症状复发的患者应确切治疗，但鉴于预后良好，在侵袭性治疗前，内科防止血栓栓塞往往是一线治疗（流程图33.1中④和⑫）。尽管治疗风险高，但文献中报道的DIA的进展性病程提示，这类病变有SAH时应积极进行治疗。

若患者因缺血性症状而意外发现DPA，可保守治疗，除非有缺血性事件复发。继发于创伤的DIA即使

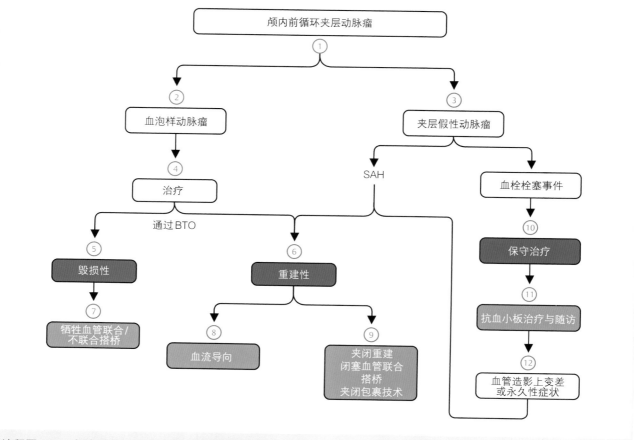

流程图33.1　颅内前循环夹层动脉瘤的治疗决策流程。

未破裂也应考虑积极治疗，因为自然史呈进展性。意外发现的BTA的自然史不明确，但保守治疗不合适；尽管治疗风险明确，但必须积极治疗。

解剖学因素

夹层假性动脉瘤

绝大多数夹层发生于颅外段ICA，多数自发性DPA发生于相同部位。但起源于颅底的DPA，无论开放式显微外科手术还是血管内技术，到达与治疗都更困难。这类病变有大的、不规则的瘤体与不规则、多变的瘤颈，往往发自载瘤动脉的非分支部位。

继发于创伤的DPA一般发自大脑前动脉远端分支；但源自锐性创伤或医源性损伤（包括位置不良的脑室引流或颅内压监测导管）的创伤性夹层可见于任何部位。创伤性DPA也可发生于沿颅底走行的ICA，继发于钝性损伤，往往与颅底骨折有关。医源性DPA因每个不同患者的具体情况而异。这些病变往往都发自载瘤动脉非分叉节段，是大的、不规则、瘤颈不清的动脉瘤。

血泡样动脉瘤

虽然BTA在大脑前动脉或大脑中动脉等其他部位偶有描述，但常发自床突上段ICA的非分支部位。外观常呈"半球形"，有一个菲薄凸起的瘤体，常见于床突上段ICA的背侧或前内侧壁；也可呈其他形态（见"病理生理学与分类"相关内容）。与囊性动脉瘤不同，这类动脉瘤往往没有明确的瘤颈。

病理生理学与分类

由于关于前循环DIA的文献稀少，许多提出的病理生理学来自椎基底动脉DIA的组织病理学研究。

夹层假性动脉瘤

原发性DPA是载瘤动脉的夹层，其自然史与脑动脉夹层有关（图33.1）。多数前循环夹层为自发性，结缔组织疾病、多发性血管夹层与重复性血管、偏头痛与吸烟史是颅内夹层形成DPA的危险因素，创伤或医源性是其中一个亚组。创伤可为锐性或钝性，但继发于钝性创伤的DPA更常见，占所有颅内动脉瘤的大约0.5%。大脑前动脉（ACA）的典型创伤性DIA的

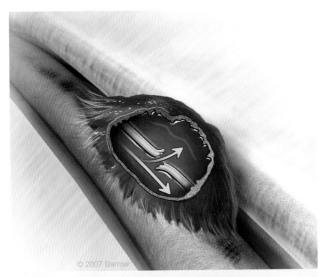

图 33.1　插图显示夹层动脉瘤的病理生理学。

病理生理学机制是血管与大脑镰接触所引起的损伤。医源性因素常是手术或血管内操作并发症的结果。

表现为SAH的DPA病例中，夹层平面常限于外膜下，而缺血性卒中的夹层平面常位于内膜下层。Hirao等将ACA的DPA分为Ⅰ型、Ⅱ型、Ⅲ型：Ⅰ型发自ICA，延伸至ACA与大脑中动脉（MCA）；Ⅱ型常见于ACA的A1段；Ⅲ型一般累及ACA远端分支。还没有针对继发于创伤或医源性因素的DPA分类；由于报道稀少且缺乏解剖学研究，确切的病理生理学不明确。这类动脉瘤的形成过程确实独特，因而每个动脉瘤都略有不同。

血泡样动脉瘤

前循环BTA表现为内弹力层与中膜分离，但有正常外膜覆盖。Sim等注意到常见于床突上段ICA的BTA与Mizutani Ⅳ型的椎动脉夹层间的一个有趣现象，提示关键的夹层形成过程是造成这类病变独特外形的原因。虽然认为BTA的常见致病因素是床突上段ICA独特的血流动力学特征导致切应力作用于动脉壁上，但也有其他罕见的原因，如Ehlers-Danlos综合征与侵袭性曲霉菌病，其导致的BTA往往位于床突上段ICA以外。

目前还没有广泛接受的床突上段ICA的BTA分类。Bojanowksi等提出一个4型分类：Ⅰ型夹层表现为动脉壁的小囊，没有明确瘤颈（图33.1和图33.2）；Ⅱ型BTA更大，有明确的瘤颈，但小于ICA直径；Ⅲ型的瘤颈在纵轴上比ICA大；Ⅳ型累及病变节段颈内动脉的全周径，有或没有外突。作者推荐对Ⅰ型与Ⅱ型简单夹闭重建，鉴于Ⅲ型体积大而采用多夹重建，

夹闭包裹技术用于Ⅳ型病变。他们指出，这类病变可能不是独立的，事实上可能代表了同一疾病的不同阶段。这项研究仅包含10例患者，也表明了这类文献的稀少。

诊断检查

临床评估

患者一般表现为动脉瘤性SAH的症状与体征。许多没有SAH的患者也表现为头痛（图33.2和图33.3）。应根据有这种威胁生命状况患者的标准治疗来进行临床评估与治疗。

患者也可表现为各种不同的缺血性症状，如大面积脑梗死、短暂性偏瘫、视力丧失或头痛。这些症状基本上只见于DPA患者，而从不出现于BTA患者。

影像学

临床怀疑SAH的患者应行计算机断层扫描（CT）与CT血管造影（CT angiography, CTA）；CTA已用于确诊有缺血性症状的患者的内膜瓣与动脉瘤。对CTA的辐射与造影剂负荷禁忌的患者，磁共振血管造影（MRA）也同样有助于诊断DIA。此外对未破裂DPA，弥散加权磁共振成像（MRI）对诊断缺血至关重要。正规数字减影血管造影（DSA）常用于进一步明确诊断与准备治疗（图33.2和图33.3）。若包括三维（3D）重建的导管造影没有阳性发现，需短期内随访DSA；DIA这类快速发展的病变可通过这种方式确认。确认病变的影像资料完整、充足很重要，因为血管造影影像将用于指导治疗。

治疗

保守治疗

表现为缺血性症状的DPA应保守治疗与临床随访。患者应接受抗血小板治疗；但由于这类病变罕见，目前没有抗血小板治疗时长的推荐。任何表现为SAH的DIA都不应尝试保守治疗，偶然发现的BTA也一样。

脑血管外科治疗——手术细节

开放式脑血管外科手术治疗在文献中已有详细报道，包括牺牲载瘤动脉、孤立联合或不联合搭桥、众多夹闭病变的技术、使用或不用瘤夹的包裹技术。但由于动脉瘤瘤体脆弱、瘤体与周围脑实质粘连、瘤夹重建病变血管的技术存在困难、因病变血管节段闭塞不全引起的潜在性再出血，使得开放式手术治疗存在困难。

DIA最确切的治疗是牺牲载瘤动脉，将病变从

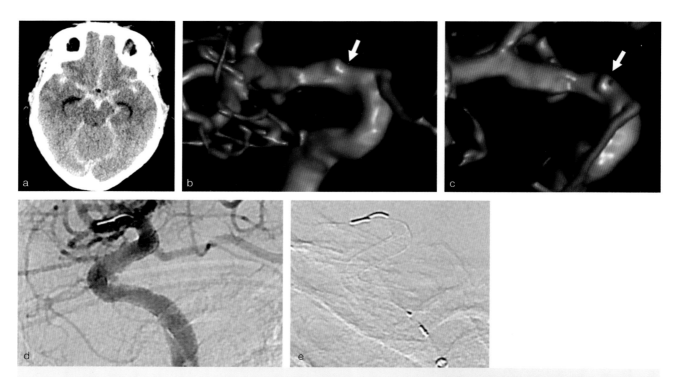

图33.2 颈内动脉（ICA）夹层动脉瘤。a. 1例65岁女性患者，表现为急性蛛网膜下腔出血（Hunt−Hess 2级，Fisher 2级）。b、c. 数字减影血管造影显示右侧ICA夹层动脉瘤。注意夹层的血泡成分（箭头）。d、e. ICA夹层动脉瘤用血流导向支架成功治疗。患者无须进一步干预，恢复良好（图片由美国明尼苏达州罗切斯特Mayo Clinic的Leonardo Rangel-Castilla医学博士提供）。

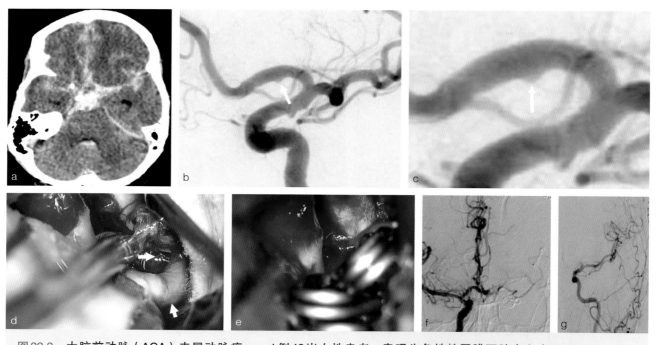

图33.3 大脑前动脉（ACA）夹层动脉瘤。a. 1例49岁女性患者，表现为急性蛛网膜下腔出血（Hunt−Hess 4级，Fisher 3级）。b、c. 数字减影血管造影显示左侧ACA夹层动脉瘤。注意夹层的血泡成分（箭头）。显微外科手术显露，想单纯夹闭。术中发现载瘤动脉（ACA）非常脆弱，不得不牺牲。d、e. 术中照片显示完全闭塞左侧ACA血泡样动脉瘤（箭头）。f、g. 载瘤动脉闭塞后的血管造影显示左侧ACA夹层完全闭塞，保留双侧ACA（A1与A2）与左侧Heubner回返动脉。患者恢复良好，最后一次随访的改良Rankin量表评分（mRS）为0分（图片由美国明尼苏达州罗切斯特Mayo Clinic的Leonardo Rangel-Castilla医学博士提供）。

循环中完全隔绝（图33.3；流程图33.1中⑦）。但许多情况下牺牲载瘤动脉所致的神经功能并发症发生率高，并不可行；而到达与闭塞起源于颅底的DPA更困难。瘤夹孤立病变节段联合或不联合搭桥是确切治疗的一种替代方案，能达到与牺牲血管类似的效果。但由于各种原因，搭桥在急性SAH的情况下并不理想：SAH后短期内的脑水肿与脑池积血使技术上存在困难；即使"高流量"搭桥，最终提供的血流量也少于颈内动脉本身，可加重SAH后的血管痉挛症状。尽管有这些缺点，但这些技术代表了目前仅有的永久性闭塞动脉瘤本身的确切方法，从而可避免再破裂风险；若对于患者在技术上安全且发生神经功能并发症的风险低，也应予以考虑。事实上Kamijo与Matsui报道了SAH急性期采用孤立联合颅外-颅内（EC-IC）搭桥的4例患者，闭塞率与长期通畅率均为100%。但由于其他策略也能获得成功且风险低，因此上述方式只应被有经验且手术量大的外科医生使用，手术前应确定成功率高、患者的神经功能并发症风险最小（流程图33.1中⑨）。

若载瘤动脉牺牲和（或）孤立不可行，更传统的瘤夹重塑仍是一种可行的方式。DIA患者的开放式夹闭手术充满风险，应仅在最谨慎的术前准备与监护下进行。由于这类患者的术中破裂风险高，外科医生应做好处理上夹期间术中破裂或瘤体撕裂的所有准备。应强调的针对夹闭BTA的特殊上夹技术包括：沿血管长轴平行夹闭动脉瘤（几乎总是床突上段ICA）、瘤夹尖端夹进一部分正常血管壁来为瘤夹提供更好的稳定性使复发风险最小。后者将导致某种程度的ICA狭窄，因此仔细评估患者术前血管造影对判断可进行何种程度的医源性ICA狭窄（如果需要）非常重要。

若上述方式均不可用，夹闭包裹技术或单纯包裹技术仍是备选方案；但这些技术的复发率高，永远都不应作为一线治疗，而仅在一线治疗（夹闭或血管内）失败或因形态复杂而无法进行一线治疗时使用（流程图33.1中⑨）。

血管内治疗——手术细节

传统的血管内弹簧圈栓塞治疗DIA的复发率高。动脉瘤壁脆弱，向夹层动脉瘤内输送弹簧圈可引起破裂；同样，操作微导管也可引起术中破裂。宽颈动脉瘤须注意防止弹簧圈祥疝入载瘤动脉。许多情况下需球囊或支架辅助弹簧圈栓塞，可获得更满意的初始治疗结果，但最终仍会有无法接受的高复发率与再出血率。另一个已开发且证实疗效更好、更持久的策略是使用重叠支架引导血流优先进入载瘤动脉并扰乱瘤颈

的入射血流（流程图33.1中⑧）。这种早期的"血流导向"技术随着时间延长而促进动脉瘤血栓形成；由于不对脆弱的动脉瘤本身进行操作，术中再出血率更低。但这种策略的缺点是需双联抗血小板药物治疗。作为重叠支架的下一代策略，开发的新型血流导向支架可治疗夹层动脉瘤而无须牺牲载瘤动脉或向脆弱的动脉瘤填塞弹簧圈（图33.2）。对于夹层，血流导向装置可用于治疗潜在的损伤并重塑血管（流程图33.1中⑧）。

血流导向装置的局限性是需双联抗血小板药物治疗3～6个月来减少血栓栓塞性并发症的风险，在存在SAH时是个大问题。相反，DIA引起缺血性症状的患者可从抗血小板治疗中获益，预防缺血性症状复发。此外，这些装置即刻引导血流离开动脉瘤瘤腔，但内皮与新生内膜组织需数周时间沿血流导向装置提供的支架才能形成覆盖。

并发症防治

DIA的治疗并发症通常包括动脉瘤复发与再破裂、术中破裂。仔细理解DIA的类型、病因、相关病变的具体解剖结构特征、谨慎的术前计划与准备对降低这类患者的高并发症率很关键。对于开放式手术夹闭，重要的是明白更大的病变将与周围脑实质粘连，牵拉受累的脑组织将使患者面临更高的破裂风险。直接夹闭造成的医源性颈内动脉狭窄是开放式手术治疗BTA的一个潜在风险；而选择不适当的患者行载瘤动脉牺牲或手术搭桥也可导致灾难性的神经系统功能障碍与死亡。在2项最大的BTA治疗模式的荟萃分析中，Gonzalez等发现与血管内治疗的患者相比，手术的致残率与致死率更高；提示应根据机构的专长来推荐个体化的治疗方案（支持流程图步骤8）。

血管内治疗并非没有危险。激进的微导管操作和（或）弹簧圈栓塞动脉瘤可增加术中破裂的风险。使用重叠支架技术或血流导向支架将产生早期或迟发性内血栓形成的风险而引起缺血性并发症。支架植入后使用抗血小板药物也是一个问题，特别是当患者后期需进一步行手术干预时。虽然还没有针对SAH患者治疗过程（如颅内支架置入）后使用抗血小板药物的指南，但接受抗血小板药物的患者行脑室腹腔分流术的出血率为32%～74%。

预　后

夹层假性动脉瘤

有未破裂DPA在血管造影随访期间自行消失的

报道。表现为缺血性症状的患者，一旦开始抗血小板治疗后预后良好，多数不会有缺血性事件复发（流程图33.1中④）。相反，表现为SAH的破裂DPA患者往往预后很差，死亡率高达50%；从这类病变的复杂性考虑就不难解释了。50%的未治疗患者在14天内发生再出血，提示需早期干预（支持流程图步骤2、4、5、6）。但由于这类病变罕见，只能从病例报道与小样本研究中获得预后数据。

血泡样动脉瘤

BTA的预后总是很差；大多数研究中BTA患者的致残率与致死率为20%～40%。再破裂患者的死亡率高，许多存活者遗留永久性残疾。BTA的手术预后也同样差，无论采用何种干预措施（开放式手术或血管内治疗），高达25%的患者有术中破裂；而血管内治疗囊性动脉瘤的术中破裂率为2.5%，开放式手术的术中破裂率为6%。与DPA类似，预后数据都来自小样本研究和小综述，许多已经过时且治疗方式各异（回顾性看都是次选方案）。

稳定性与复发率

夹层假性动脉瘤

关于前循环DPA的预后数据缺乏，稳定性与复发率的判断也受限。DPA接受开放式手术治疗后没有再破裂或复发的报道。有报道ICA与MCA病变采用血流导向装置成功治疗，随访期间没有复发或内漏的证据。因此，更新的血管内技术代表了一种具有吸引力的替代开放式手术的方案。考虑到数据稀少，虽然血管内血流导向装置治疗似乎很有希望，但数据稀少；并且采用治疗医生最擅长的技术在事实上就代表了最好的治疗方式。若不能牺牲血管，我们无法更多地推荐采用血管内技术（反之亦然）（流程图33.1中⑤和⑥）。

血泡样动脉瘤

直接比较开放式手术夹闭与血管内治疗的报道很少。尽管审查与论文纳入标准完全不同，但2013年发表的2项荟萃分析试图比较这两种方式。Szumuda等发现与手术干预相比，包括所有方式的血管内治疗的动脉瘤再生长与再破裂率更高；而Gonzalez等发现，与开放式夹闭重建相比，接受血管内重建治疗的患者的再治疗率更高（46%～21%）（支持流程图步骤7、9）。Szumuda等也发现支架辅助弹簧圈栓塞治疗的患者的再生长与复发率非常明显地增高；导致我们将这种方式作为流程中的最后一线选择。事实上在许多以往着眼于血管内治疗BTA的研究中，再治疗率接近50%。虽然报道的数量很少，精确评估复发率与再治疗率很困难，但血流导向装置与重叠支架技术的有

效性似乎更高。Yoon等报道了他们包含11例Pipeline治疗的患者的完全闭塞率为63%，并发症发生率为27%；Chalouhi等报道了6例采用Pipeline治疗的患者中有5例完全闭塞，长期随访也一样；但他们没有报道任何手术相关并发症（支持流程图步骤8）。与DPA类似，若不能牺牲血管，我们无法更多地推荐显微外科手术干预（反之亦然），而将血流导向装置作为二线治疗。再次重申，由于总体并发症发生率可能低于开放式手术，事实上血流导向装置可能是最好的治疗方式，但没有高级别证据支持。考虑到每个患者不同的临床状态，采用的治疗技术应是治疗医生的手中所认为的最安全的技术（支持流程图步骤5～9）。

临床与影像学随访

破裂DIA患者的血管造影随访很关键，可确认没有复发征象、血流导向装置没有内漏。连续血管造影与临床访视有助于建立治疗比较的基线。影像学随访研究的次数与频率还没有一致的指南；但由于没有获得理想治疗的DIA有早期与快速再生长趋势，我们推荐早期与积极的随访，最好在出院前行治疗后诊断性血管造影。

专 家 述 评

夹层或血泡样假性动脉瘤罕见，是颅内动脉瘤的一个非常复杂的亚组。这类动脉瘤的临床病程更凶险，常在SAH后才得以确诊，再破裂率与生长率高，必须积极与确切地治疗。由于动脉瘤壁脆弱，包括显微外科手术夹闭与血管内弹簧圈栓塞等传统治疗方式在内均有无法接受的高的术中破裂率，治疗方式应根据不同的动脉瘤而调整。手术治疗包括孤立联合搭桥或有目的性的"过度夹闭"并缩窄载瘤动脉；血管内治疗包括重叠支架或更新一代的血流导向支架等血流导向治疗，应注意需给予双联抗血小板药物。

但如果可安全给予双联抗血小板药物治疗，已证实血流导向装置在降低可能的即刻再破裂与延迟生长方面是有效的。这些复杂的、在技术上具有挑战性的动脉瘤最好在有大量手术与血管内专家的中心进行治疗。

Raymond D. Turner, IV, MD, and
Alejandro Spiotta, MD
Medical University of South Carolina,
Charleston, SC

主编述评

表现为 SAH 的动脉粥样硬化性夹层动脉瘤的恶性自然史表明应积极治疗，但也让显微外科医生望而却步。这类动脉瘤易表现为相当广泛的 SAH，再出血风险高。与此同时，手术中有更高的出血或血栓风险。只要可能，应首选孤立联合搭桥或单纯孤立；若不可能，夹闭包裹是一种选择。若远端缺血不是问题，可选择血管内牺牲载瘤动脉。但由于再出血风险高，支架植入必须谨慎，这种情况下使用抗血小板药物也是需要面临的大问题。

积极地孤立动脉瘤是最好的治疗方法。

Peter Nakaji, MD

Barrow Neurological Institute, Phoenix, AZ

推荐阅读

[1] Barrow DL, Spetzler RF. Cotton-clipping technique to repair intraoperative aneurysm neck tear: a technical note. Neurosurgery 2011; 68(2, Suppl Operative): 294–299, discussion 299

[2] Bojanowski MW, Weil AG, McLaughlin N, Chaalala C, Magro E, Fournier JY. Morphological aspects of blister aneurysms and nuances for surgical treatment. J Neurosurg 2015; 123(5): 1156–1165

[3] Chalouhi N, Zanaty M, Tjoumakaris S, et al. Treatment of blister-like aneurysms with the pipeline embolization device. Neurosurgery 2014; 74(5): 527–532, discussion 532

[4] Chan RS, Mak CH, Wong AK, Chan KY, Leung KM. Use of the pipeline embolization device to treat recently ruptured dissecting cerebral aneurysms. Interv Neuroradiol 2014; 20(4): 436–441

[5] Kamijo K, Matsui T. Acute extracranial-intracranial bypass using a radial artery graft along with trapping of a ruptured blood blister-like aneurysm of the internal carotid artery. Clinical article. J Neurosurg 2010; 113(4): 781–785

[6] Kurino M, Yoshioka S, Ushio Y. Spontaneous dissecting aneurysms of anterior and middle cerebral artery associated with brain infarction: a case report and review of the literature. Surg Neurol 2002; 57(6): 428–436, discussion 436–438

[7] McLaughlin N, Laroche M, Bojanowski MW. Surgical management of blood blister-like aneurysms of the internal carotid artery. World Neurosurg 2010; 74(4-5): 483–493

[8] Ohkuma H, Suzuki S, Ogane K; Study Group of the Association of Cerebrovascular Disease in Tohoku, Japan. Dissecting aneurysms of intracranial carotid circulation. Stroke 2002; 33(4): 941–947

[9] Sikkema T, Uyttenboogaart M, Eshghi O, et al. Intracranial artery dissection. Eur J Neurol 2014; 21(6): 820–826

[10] Szmuda T, Sloniewski P, Waszak PM, Springer J, Szmuda M. Towards a new treatment paradigm for ruptured blood blister-like aneurysms of the internal carotid artery? A rapid systematic review. J Neurointerv Surg 2016; 8(5): 488–494

[11] Walsh KM, Moskowitz SI, Hui FK, Spiotta AM. Multiple overlapping stents as monotherapy in the treatment of "blister" pseudoaneurysms arising from the supraclinoid internal carotid artery: a single institution series and review of the literature. J Neurointerv Surg 2014; 6(3): 184–194

[12] Yoon JW, Siddiqui AH, Dumont TM, et al; Endovascular Neurosurgery Research Group. Feasibility and safety of pipeline embolization device in patients with ruptured carotid blister aneurysms. Neurosurgery 2014; 75(4): 419–429, discussion 429

第34章 创伤性颅内前循环动脉瘤

Ben A. Strickland, Joshua Bakhsheshian, and Jonathan J. Russin

　　摘　要： 创伤性颅内动脉瘤（TICA）是罕见病变，诊断与治疗均困难。TICA常在头部钝性伤后呈迟发性表现，最常见于紧邻大脑镰的前循环。与囊性颅内动脉瘤相比，TICA的再出血率与动脉瘤生长率更高。由于致残率高，推荐血管内治疗或手术干预。任何有创伤史、表现为迟发性出血的患者，怀疑TICA时应急诊行影像学检查。计算机断层扫描血管造影（CTA）仍是一种可行、有用的初筛方式；但某些情况下须行脑血管造影。有报道运用包括血管内干预或显微外科手术技术在内的多种治疗策略成功进行了治疗。开放式手术中接近TICA时，最重要的是明确治疗目标是牺牲还是保护载瘤动脉。若需保护载瘤动脉，应准备多种策略。单纯夹闭是首选治疗；但若不可能夹闭，应准备好搭桥供体、移植物与器材。多数病例有影像学随访至少1年的指征，以排除动脉瘤再生长或复发。迄今为止，在最佳治疗策略方面还没有明确的共识，应个体化地进行处理。

　　关键词： 创伤性颅内动脉瘤，血运重建，颈外动脉－颈内动脉搭桥，血管神经外科，创伤

概　述

　　创伤性颅内动脉瘤（TICA）的诊断与处理困难。所有脑动脉瘤中与创伤相关者≤1%，但致残率与死亡率高达50%。TICA最常见于钝性头部创伤，不常见于锐性创伤；小儿人群比成人更常见。TICA的迟发性表现与诊断困难造成死亡率较高（流程图34.1中①～③）。报道的病例多见于男性，可能因为年轻男性的头部创伤频率高得多。创伤性动脉瘤常累及前循环血管，可解释为这些动脉与大脑镰及颅底的关系密切，创伤时产生的剪切力导致动脉壁损伤与动脉瘤形成。创伤性动脉瘤易发于大脑前动脉（ACA）远端，有漏诊风险。这种潜在的延迟诊断也有助于解释这类患者的高致残率与致死率。

本章关于治疗决策的主要争议包括：

（1）哪些脑损伤患者的TICA风险高，何时应行血管神经影像检查。

（2）TICA的开放式手术与血管内治疗。

（3）治疗TICA的理想时机。

是否治疗

　　由于自然史很差，未治疗的破裂TICA的致残率与致死率高达50%～70%，而手术治疗后降为15%～30%，因此多数作者同意创伤性动脉瘤有手术治疗指征。这类病变最常出现于颈内动脉（ICA）海绵窦段与床突上段（图34.1）以及ACA；经翼点或半球间入路可手术显露，而远端动脉瘤的血管内通路困难。

保守治疗

　　TICA保守治疗的致残率与致死率高，常不推荐。但一项研究显示，20%的TICA可自发消失，提示应行重复血管造影，仅在动脉瘤增大或神经功能恶化时推荐手术干预。但大多数研究结果一致表明TICA不可能自发消失，估计40%发生出血，21%在影像学随访上增大。最终绝大多数发表的文献支持早期、积极地治疗创伤性动脉瘤（流程图34.1中⑦）。

解剖学因素

　　创伤性动脉瘤常位于蛛网膜下隙的动脉穿行或毗邻坚硬结构的区域。TICA最常见的部位是ACA远端分支、胼周动脉、胼缘动脉以及ICA近端；ICA近端被远端硬膜远固定后穿行进入蛛网膜下隙（图34.1）。

　　创伤性动脉瘤在组织学上分为真性、假性、夹层、混合性。真性TICA是动脉壁的扩张，仅血管外膜完整，与同时累及内膜与外膜的囊性动脉瘤不同。动脉全层破裂，血管周围形成血肿称假性TICA，是最常见的组织学亚型。创伤分开动脉壁各层，在内膜

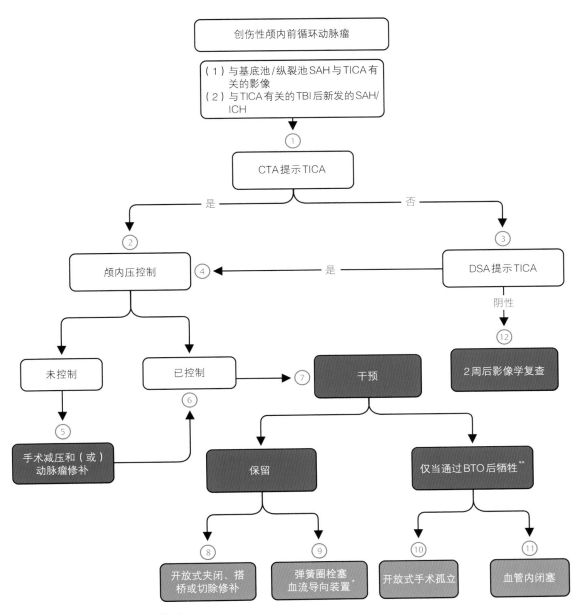

* 若没有双联抗血小板药物治疗的禁忌证

** BTO：球囊闭塞试验

流程图 34.1　创伤性颅内前循环动脉瘤的治疗决策流程。

与弹力层间形成假腔，血流进入内膜裂口形成夹层TICA。创伤后真性动脉瘤破裂形成假腔进展与血肿，则形成混合性TICA。组织学类型不具有临床相关性，高出血风险需要干预，血管造影往往不能可靠地区分不同的亚型。

分类/病理生理学

　　1988 年 Buckingham 等报道继发于钝性损伤的

TICA 分为颅底型与外周型。颅底型 TICA 常与剪切力有关，导致固定于颅底处到游离于蛛网膜下隙的移行点处的动脉损伤（图34.1）。当剪切力作用于大脑镰也能损伤 ACA 远端。当局部创伤导致颅底线性骨折可发生潜在的动脉损伤，也能损伤更远端的皮质动脉形成 TICA。动脉瘤的部位可明确提示损伤机制。TICA 形成的最常见部位是前循环。多达90% 的钝性伤后报道的 TICA 与潜在的颅骨骨折有关（图34.1）。

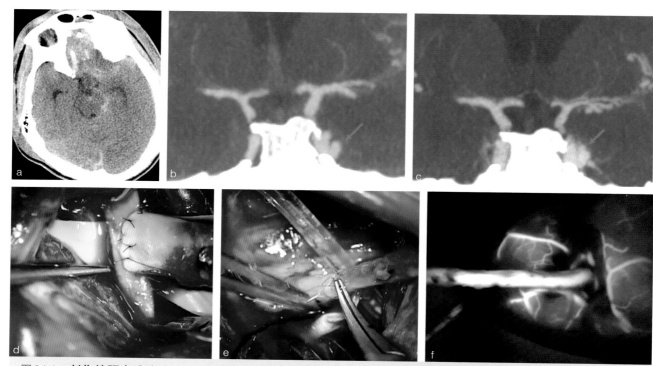

图34.1 创伤性颈内动脉（ICA）动脉瘤。1例23岁男性患者，发生机动车与行人碰撞的事故。a. 计算机断层扫描（CT）显示弥漫性蛛网膜下腔出血（SAH）。b. 最初的CT血管造影（CTA）显示左侧ICA创伤性动脉瘤，4天后再次CTA检查发现明显增大。c. 由于支架植入需双联抗血小板药物治疗，并且全身多发伤需多次手术，该患者没有准备血管内治疗，然后行牺牲ICA联合高流量搭桥［使用桡动脉（RA）］。d. 术中颅内吻合［桡动脉-大脑中动脉（RA-MCA）］的术野。e. 术中颈外动脉吻合［ICA-RA］的术野。f. 术中吲哚菁绿血管造影显示搭桥通畅。

也有医源性损伤与锐性损伤后发生创伤性动脉瘤的报道。一些病例报道详细描述了内镜手术、鼻窦手术（图34.2）、颅底手术以及脑室造瘘术导致TICA形成。这些手术往往损伤颈内动脉，但发生于ACA、大脑中动脉（MCA）或基底动脉的不常见。绝大多数TICA来自钝性损伤；而与高速损伤相比，低速锐性损伤更可能形成TICA。

诊断检查

临床评估

创伤性动脉瘤最常见的表现是迟发性出血，常合并急性和（或）新发神经功能缺损。不同部位与亚型的TICA有不同的临床表现：床突下段TICA表现为鼻出血、脑神经麻痹、尿崩症或头痛，床突上段TICA表现为脑神经麻痹、严重头痛和（或）蛛网膜下腔出血（SAH）导致的神经功能恶化。TICA临床表现的时间线各异；但绝大多数患者在损伤后2～3周诊断。SAH的风险很高，致残率、致死率估计高达70%，但治疗后可降低至30%。不到20%的TICA在无症状时得以诊断；早期诊断与干预可显著降低致残率与致死率。

影像学

计算机断层扫描血管造影（CTA）是头部创伤后怀疑脑血管损伤时首选的初筛手段。但CTA有时受限于观察角度，更受发病时初始叠加的脑损伤的影响。虽然TICA罕见，但致残率与致死率高；早期诊断与干预很关键，可为患者创造最好的功能恢复机会。因此，临床决策者应对创伤性脑损伤，特别是对存在半球间或基底池SAH的患者保持高度怀疑态度。CTA阴性通常可排除TICA；但临床高度怀疑时，只要患者全身情况允许，行数字减影血管造影（DSA）（流程图34.1中①、③、⑫）。多数情况下DSA是一种选择，但不推荐。但患者在头部创伤后有迟发性SAH且CTA阴性时，为提高敏感性则推荐DSA。此外，异物或骨伪影影响CTA影像时，也推荐行DSA来充分显示颅内血管结构。

CTA的检查时机可因不同医疗机构中患者需多种干预而复杂化。一般来说，一旦患者稳定后能转送至影像科，就尽快行影像学评估。患者有迟发性症状、脑创伤史以及复发性鼻出血、视力模糊或进展性脑神经麻痹，应尽快行CTA。

鉴别诊断

某些情况下单凭病史并不能确定动脉瘤是否为创

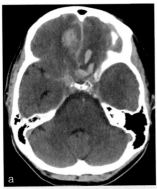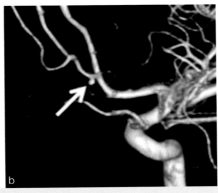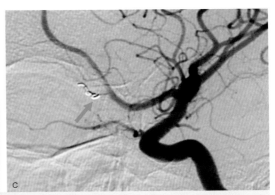

图 34.2　创伤性医源性大脑前动脉（ACA）动脉瘤。1 例 33 岁女性患者，进行鼻窦手术时因出现急性动脉性出血而终止手术。a. 头部计算机断层扫描（CT）显示脑实质内与蛛网膜下腔出血。b. 数字减影血管造影（DSA）显示 ACA 远端动脉瘤（箭头），成功进行单纯弹簧圈栓塞治疗（c，箭头）。

伤性。创伤性动脉瘤的典型血管造影特征包括不在分支部位、位于外周、延迟充盈和（或）延迟排空、轮廓不规则。最重要的是鉴别创伤性动脉瘤与之前可能存在的动脉瘤。无法获得准确的病史且已确认有一个可能之前存在的动脉瘤时应考虑治疗，特别是影像学证据显示该动脉瘤有破裂可能且排除创伤性证据时。

颅底 ICA 的创伤性动脉瘤使鞍旁区域模糊不清。正规血管造影有助于排除颈动脉–海绵窦瘘。

治　疗

TICA 的初始治疗取决于患者诊断时的临床状况。开放式手术与血管内治疗均用于处理这类病变。有脑内血肿导致的颅内压（ICP）增高者，推荐急诊开放式手术治疗并清除出血（流程图 34.1 中②、⑤、⑥）。但非紧急情况下，考虑血管内治疗动脉瘤后再手术减压也是合理的。ICP 控制后，脑内血肿不是考虑的关键因素，开放式手术与血管内治疗都可考虑（流程图 34.1 中⑤、⑥、⑦～⑪）。

当有机会保留载瘤动脉，特别是累及功能区时，应考虑开放式手术治疗。单纯夹闭是首选治疗；但动脉瘤体积比外周动脉的病变相对更大，且形成假性动脉瘤，往往无法单纯夹闭。希望保留载瘤动脉时，应准备动脉瘤切除联合再吻合或搭桥联合动脉瘤孤立的后备策略。考虑闭塞载瘤动脉时，血管内技术更优选。应排除分支动脉紧邻需闭塞节段的情况；这时开放式手术直接观察分支动脉并孤立动脉瘤更有益。多发伤患者有多种合并症，无论治疗与否，相关的致残率与死亡率高达 30%。

一些作者已报道了他们血管内治疗 TICA 的经验。一些最近的研究主张使用液态栓塞剂如 Onyx 治疗 TICA；但使开放式手术复杂化的相同解剖特征也影响血管内技术。TICA 常见于远端血管，这降低了血管内治疗的可及性。由于假性动脉瘤形成非常常见，在不牺牲载瘤血管的情况下单纯栓塞动脉瘤瘤囊与动脉瘤复发和出血的高风险相关。不良的动脉瘤瘤体/瘤颈比可使弹簧圈栓塞术变得更加复杂。由于 TICA 不一定在血管分叉处形成，因此导管的放置可能会存在一定的困难。

所采用的治疗方式最终个体化确定。易形成假性动脉瘤、位于外周、动脉瘤瘤颈往往无法分辨等特点使得无论是开放式手术还是血管内治疗都变得很复杂。迄今为止，还没有办法显示作为主要治疗策略的优势。

并发症防治

并发症防治的第一步是早期诊断与治疗 TICA。任何有创伤史合并迟发性出血而怀疑 TICA 的患者都应急诊行影像学检查。CTA 阴性时应行正规诊断性血管造影。延迟诊断在这类人群中将造成灾难性后果（流程图 34.1 中①～④）。治疗 TICA 时应避免的另一种情况是延迟治疗。应尽快制定并实施治疗计划，因为对这类病变采取等待观察的策略将导致并发症。开放式手术接近 TICA 时，最重要的是确定治疗目标是牺牲还是保留载瘤动脉。若需保留载瘤动脉，应准备多种策略。单纯夹闭是首选治疗；但若无法夹闭，也要准备搭桥供体、移植物与器械（图 34.1）。这些准备工作使外科医生能灵活处理不可预测的变化，对处理 TICA 时避免并发症非常重要。

预后

这类动脉瘤罕见，还没有评估 TICA 长期预后的大型研究。当前的文献限于病例报道与小样本研究。此外，预后在很大程度上取决于创伤事件的严重程度、TICA前的神经功能状况、诊断到治疗的时间、先前是否发生破裂。因此很难根据现有的文献得出关于长期预后的结论。已报道的病例中，无论采取什么治疗方式，复发的案例不多。多数复发与最初采用血管内治疗有关，随后采用开放式手术治疗。

Moon等展示了小样本创伤性脑假性动脉瘤的结果，包括8例患者，平均年龄25岁；6个假性动脉瘤位于ICA海绵窦段/眼段，2个位于MCA（M2段）；6例患者的创伤原因是车祸，1例为眼眶锐性损伤，1例为滑倒伤；所有ICA假性动脉瘤均出现大量鼻出血。治疗包括1例ICA孤立、5例球囊闭塞ICA、2例MCA假性动脉瘤夹闭；所有ICA假性动脉瘤患者行球囊闭塞试验，均通过。ICA假性动脉瘤患者临床预后良好（mRS评分0～1分），2例MCA假性动脉瘤患者的临床预后良好/中等（mRS评分2～3分）（支持流程图步骤8～11）。

Rangel-Castilla等报道了一组医源性颅底ICA损伤患者的治疗经验，包含8例患者，损伤与内镜经蝶窦手术、内镜经面-经乳突手术、鼓膜切开术、海绵窦脑膜瘤切除、后交通动脉瘤夹闭术、颈内动脉海绵窦段动脉瘤栓塞有关。血管内治疗作为一线治疗，但不成功。所有患者均牺牲载瘤动脉（ICA）并用桡动脉行高流量颅外-颅内（EC-IC）搭桥。平均临床/影像学随访时间为19个月（3～36个月），所有患者的mRS评分为0～1分；所有搭桥均保持通畅（支持流程图步骤图步骤8～11）。

一项包含15例患者的单中心研究报道了钝性损伤所致的TICA患者的治疗经验，创伤的病因包括摩托车事故与坠落。最常见的临床表现是鼻出血与眼部症状；解剖学部位是床突下段（9例患者），床突上段（5例），大脑镰旁（1例）。绝大多数（11例）患者采用血管内治疗，手术搭桥联合孤立（2例），球囊辅助经鼻内镜修补（2例）。出院时2例患者（13.3%）临床预后差，5例（33.3%）中等，8例（53.3%）良好。

稳定性与复发率

与囊性或非创伤性动脉瘤相比，TICA的破裂率明显更高。尽管很难评估TICA的真实发生率，但据估计，初次诊断后40%会出血，21%会增大。多数会在形成后的前2～3周内破裂，死亡率高达50%。

TICA治疗后很少复发，但与首次选择血管内治疗有关；弹簧圈栓塞动脉瘤囊而不牺牲载瘤动脉的复发风险更高，因为假性动脉瘤常见。开放性手术治疗后还没有TICA复发的病例报道。

临床与影像学随访

还没有影像学随访时机的明确流程。初筛时没有诊断TICA，不能排除最终形成TICA的可能。虽然大多数医疗机构将CTA作为创伤初筛的一部分，但初期影像可能漏诊TICA。患者有创伤后新发的颅内出血，无法用损伤进展来解释时应行CTA；若CTA阴性且高度怀疑TICA时行DSA。那些CTA与DSA阴性且怀疑有TICA的患者应在2周时复查CTA；治疗后的患者常在1年时复查影像学检查以除外复发。若1年随访时阴性，往往不需要进一步影像学检查。目前没有足够的数据支持严格的准则，这些影像学检查推荐都是高年资作者的经验。个体病例可能需要进行更频繁的影像学检查，或没有影像学随访而基于临床过程与治疗方式决定。

主 编 述 评

诊断TICA需要有高度的怀疑态度与阳性CT扫描结果。CT正常的钝性创伤可能诊断率较低，除非患者有疑似创伤后缺血性事件的神经功能表现。在非穿透性创伤病例中，直接的血管损伤来源不是硬脑膜反折就是颅骨，包括ACA在大脑镰处的损伤、大脑后动脉在天幕处的损伤、蝶骨翼对M1段的损伤、床突上段ICA在床突段的损伤。在破裂患者中，最安全的治疗方式是闭塞载瘤动脉，常在球囊闭塞试验后进行血管内治疗。若球囊闭塞试验失败，牺牲血管将导致严重的神经功能缺失，可能的情况下应考虑夹闭包裹方式进行夹闭重建或夹闭闭塞联合搭桥。未破裂的患者可考虑行血流导向装置或支架辅助弹簧圈栓塞治疗。我最愿意对侧壁动脉瘤单独使用血流导向装置而不使用弹簧圈。有相关性蛛网膜下隙或脑内出血的穿透性损伤患者绝对需要进行充分的血管影像学检查，包括CTA与可能的诊断性血管造影。穿通物只应在直视下从脑内取出。我推荐开颅将穿通物留在原位，然后显露脑组织，打开深部的脑脊液（CSF）空间，在直接从脑内取出穿通物前获得对最邻近的主要血管的近端控制。一旦移除异物，应探查残腔，确保没有残留与迟发性出血。

Adnan H. Siddiqui, MD, PhD
University at Buffalo, Buffalo, NY

TICA 是不常见的动脉瘤，并且是真的假性动脉瘤，再破裂风险高。其部位与形态差异相当大，所以很难制定治疗的通用原则。体积更大者行搭桥联合孤立可能是最好的策略。当累及多个分支时，治疗策略很快变得复杂化。医源性损伤更简单，直接修补或孤立联合搭桥。那些与颅底创伤相关者可能无法修补，挽救方法包括搭桥与血管内或开放式手术牺牲。并且，这类患者常因多发伤或相关性脑损伤而病情更重。因此修补时机需根据临床状态调整。

Peter Nakaji, MD

Barrow Neurological Institute, Phoenix, AZ

推荐阅读

[1] Buckingham MJ, Crone KR, Ball WS, Tomsick TA, Berger TS, Tew JM Jr. Traumatic intracranial aneurysms in childhood: two cases and a review of the literature. Neurosurgery 1988; 22(2): 398−408

[2] Cohen JE, Gomori JM, Segal R, et al. Results of endovascular treatment of traumatic intracranial aneurysms. Neurosurgery 2008; 63(3): 476−485, discussion 485−486

[3] Fleischer AS, Patton JM, Tindall GT. Cerebral aneurysms of traumatic origin. Surg Neurol 1975; 4(2): 233−239

[4] International Study of Unruptured Intracranial Aneurysms Investigators. Unruptured intracranial aneurysms—risk of rupture and risks of surgical intervention. N Engl J Med 1998; 339(24): 1725−1733

[5] Larson PS, Reisner A, Morassutti DJ, Abdulhadi B, Harpring JE. Traumatic intracranial aneurysms. Neurosurg Focus 2000; 8(1): e4

[6] Lath R, Vaniprasad A, Kat E, Brophy BP. Traumatic aneurysm of the callosomarginal artery. J Clin Neurosci 2002; 9(4): 466−468

[7] Mao Z, Wang N, Hussain M, et al. Traumatic intracranial aneurysms due to blunt brain injury—a single center experience. Acta Neurochir (Wien) 2012; 154(12): 2187−2193, discussion 2193

[8] Medel R, Crowley RW, Hamilton DK, Dumont AS. Endovascular obliteration of an intracranial pseudoaneurysm: the utility of Onyx. J Neurosurg Pediatr 2009; 4(5): 445−448

[9] Miley JT, Rodriguez GJ, Qureshi AI. Traumatic intracranial aneurysm formation following closed head injury. J Vasc Interv Neurol 2008; 1(3): 79−82

[10] Moon TH, Kim SH, Lee JW, Huh SK. Clinical analysis of traumatic cerebral pseudoaneurysms. Korean J Neurotrauma 2015; 11(2): 124−130

[11] Parkinson D, West M. Traumatic intracranial aneurysms. J Neurosurg 1980; 52(1): 11−20

[12] Rangel-Castilla L, McDougall CG, Spetzler RF, Nakaji P. Urgent cerebral revascularization bypass surgery for iatrogenic skull base internal carotid artery injury. Neurosurgery 2014; 10(Suppl 4): 640−647, discussion 647−648

[13] Wiebers DO, Whisnant JP, Huston J III, et al; International Study of Unruptured Intracranial Aneurysms Investigators. Unruptured intracranial aneurysms: natural history, clinical outcome, and risks of surgical and endovascular treatment. Lancet 2003; 362(9378): 103−110

第35章　弹簧圈栓塞过的复发前循环动脉瘤

Ethan A. Winkler, Brian P. Walcott, Michael T. Lawton

　　摘　要：多项大型随机临床试验的结果使得脑动脉瘤的血管内治疗被广泛采用，因此脑血管神经外科医生遇到的血管内弹簧圈栓塞后复发或残留的动脉瘤逐渐增多。治疗过的动脉瘤再次行开放式显微外科手术或血管内治疗时有独特的解剖学特征与治疗决策的困难。我们在本章中讨论治疗既往弹簧圈栓塞过的脑动脉瘤时一些影响临床决策的主要争议，包括是否有治疗指征、治疗方式选择（显微外科手术与血管内治疗）、指导选择最佳显微外科手术技术（夹闭与搭桥）的解剖学因素以及并发症防治。

　　关键词：复发动脉瘤，残留动脉瘤，血管内弹簧圈栓塞，显微外科手术夹闭，脑血管搭桥，既往治疗

概　述

　　多项大型随机临床试验——国际蛛网膜下隙动脉瘤试验（ISAT）与Barrow破裂动脉瘤试验（BRAT）的结果使得脑动脉瘤的血管内治疗被广泛采用；但这些技术与显微外科手术夹闭治疗的动脉瘤相比完全闭塞率低，而闭塞不完全和（或）弹簧圈团压缩可导致日后复发。文献报道的动脉瘤残留率与复发率分别为39%～61%与13%～21%。脑血管神经外科医生遇到的既往血管内弹簧圈栓塞治疗后的复发或残留动脉瘤逐渐增多。1997—2007年期间在加州大学旧金山分校需要显微外科手术治疗的不完全弹簧圈栓塞与复发的动脉瘤的动脉瘤数量增加了3倍以上。最近发表的文章显示再治疗率维持稳定，血管内弹簧圈栓塞后的再治疗仍为所有显微外科手术治疗动脉瘤的2%，最常见于前循环动脉瘤。

是否治疗

　　还没有指导既往血管内弹簧圈栓塞后的复发动脉瘤的再治疗决策的明确临床证据，因此导致有经验的临床医生在选择是否进行再治疗方面存在很大的差异。再治疗决策以及适当的技术选择要基于不同患者的具体情况进行仔细的临床判断（图35.1）。血管内

本章关于治疗决策的主要争议包括：
（1）是否具有治疗指征。
（2）既往弹簧圈栓塞过的前循环动脉瘤的显微外科手术与血管内治疗。
（3）正确选择显微外科手术技术的解剖学指导。

　　弹簧圈栓塞后残留和（或）复发动脉瘤的再出血风险不能忽视。包括ISAT、BRAT与脑动脉瘤再破裂治疗（CARAT）等已发表的研究显示，弹簧圈栓塞术后的年再出血率为0～1.3%，但因距首次干预的时间而变化。例如，在CARAT与ISAT中，不同方式治疗后首年的再出血率分别为1.7%与1.8%，但在血管内弹簧圈栓塞治疗的患者中可能高达3.4%。首年后的年风险率下降，但在使用血管内弹簧圈栓塞治疗的患者中仍然较高（血管内弹簧圈栓塞术治疗：1.56/1 000人–年；显微外科手术夹闭：0.49/1 000人–年）。尽管相对罕见，但既往接受过治疗的动脉瘤发生再破裂常导致灾难性的神经功能障碍，死亡率高达58%（流程图35.1中①和②）。

　　由于尚未建立确认既往弹簧圈栓塞过的动脉瘤即将破裂的线索，因此与脑动脉瘤的首次治疗类似，需考虑的因素包括复发动脉瘤的体积、部位与形态，以及既往是否曾发生破裂；也应考虑复发特有的其他因素，包括距首次治疗的时间、动脉瘤闭塞的程度。CARAT研究中复发动脉瘤的再破裂风险因首次动脉瘤闭塞情况而异（完全闭塞的总体风险：1.1%；91%～99%闭塞：2.9%；70%～90%闭塞：5.9%，＜70%闭塞：17.6%）。由于再破裂后的后果严重，我们倾向于在我们医学中心发现动脉瘤弹簧圈栓塞后有残留或复发时，首选再治疗。但治疗意愿应取决于患者的围手术期风险，包括年龄与合并症、患者的意愿、外科医生或介入医生的经验、成功干预的可能性，临床医生应与患者和（或）家属进行详细的风险与获益讨论，从而仔细决定最合适的治疗方案。

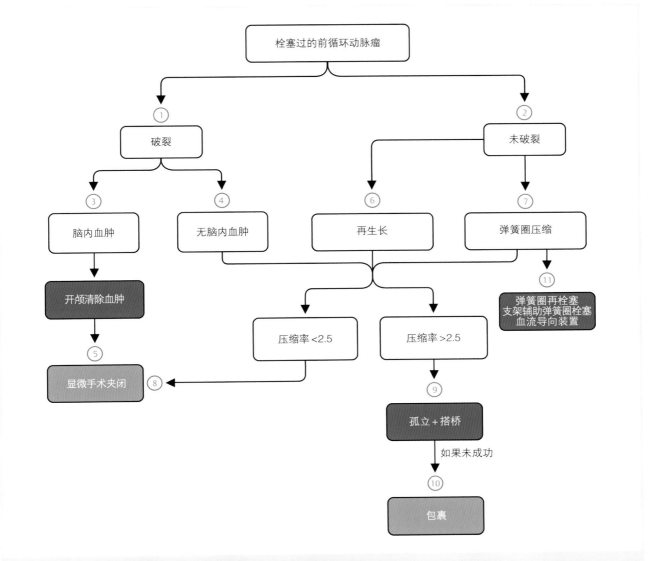

流程图 35.1　既往弹簧圈栓塞过的前循环复发动脉瘤的治疗决策流程。

解剖学因素

动脉瘤血管内弹簧圈栓塞后的复发有未接受治疗的动脉瘤所不具备的挑战性解剖结构；正常的柔软、可压缩的瘤囊不再空空如也，而是充斥坚硬的弹簧圈团块，使临时夹无法夹闭或重塑瘤体。弹簧圈诱导的动脉瘤壁间分离也类似地将柔软、易于闭合的瘤颈变成坚硬的楔状。这种可压缩性降低的瘤颈使瘤夹叶片易于分开或滑脱，有闭塞载瘤动脉、邻近分支或周围穿支动脉的风险。弹簧圈突入瘤颈也进一步干扰放置永久夹和（或）阻碍瘤颈闭合。在高达55%的病例中，弹簧圈穿破动脉瘤壁突入蛛网膜下隙，但在术前的血管造影上很少能看到（图35.2和图35.3）。

可在术前的血管造影上测量一些形态学参数，有助于制定手术计划，包括瘤颈宽度（N）、压缩深度（H，压缩的弹簧圈下方至动脉瘤瘤颈的距离）、弹簧圈宽度（C，弹簧圈团平行于瘤颈、垂直于预期上夹方向的最大径）。前期研究显示，弹簧圈宽度与压缩深度之比（C：H）是术中成功夹闭的预测因素，而非瘤颈宽度与压缩深度之比（N：H）。

诊断检查

临床评估

一项临床研究的连续血管造影发现动脉瘤残留和（或）复发高达85%。出现症状者应注意占位效应症状（包括脑神经麻痹、局灶性神经功能缺损、癫痫发

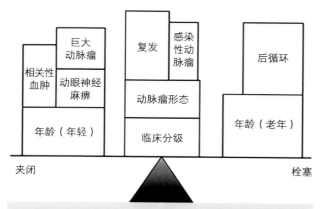

图35.1 影响是选择显微外科手术还是血管内治疗既往弹簧圈栓塞过的前循环动脉瘤的临床决策因素。

作和头痛）或明显破裂与蛛网膜下腔出血的症状。

影像学

首选四血管数字减影血管造影，可分析动脉瘤的细节以及载瘤动脉的形态。计算机断层扫描血管造影也可提供部分血栓形成和（或）钙化血管的其他信息。但这些技术的灵敏度与有效性受不透射线的弹簧圈团块的伪影影响。对既往血管内弹簧圈栓塞过的动脉瘤患者，若患者表现为突发或严重头痛时，应采用头部计算机断层扫描平扫评估是否有蛛网膜下腔出血。

鉴别诊断

首次弹簧圈栓塞后动脉瘤复发的鉴别诊断不多，但与既往的血管造影比较有助于推断病因，包括首次治疗不完全、再生长和（或）弹簧圈团块压缩，这些将影响治疗方式的选择。弹簧圈压缩是邻近弹簧圈之间的间隙缩小所致，而再生长是动脉瘤体积增大但没有弹簧圈容积减少。

治　疗

治疗选择以及脑内血肿的影响

选择合适的显微外科手术或血管内技术再治疗既往弹簧圈栓塞过的动脉瘤在很大程度上取决于动脉瘤的形态、治疗成功的可能性与稳定性、医生与患者的意愿、患者因素。若复发小且可致密填塞，首选弹簧圈栓塞；但50%再次栓塞的病例可再次复发。支架辅助弹簧圈栓塞与Pipeline血流导向装置等更复杂的血管内技术已显示出初步前景，正在进行的进一步研究将改善其在既往弹簧圈栓塞过的动脉瘤中的应用（流程图35.1中⑪）。下列情况首选显微外科手术夹闭：复发体积更大且瘤颈有足够组织可放置瘤夹；复发的主要机制是再生长而不是弹簧圈压缩，并非组织发育

不良；有弹簧圈脱出的证据（图35.2和图35.3）。显微外科手术夹闭比血管内治疗提供了一种更持久、有效的解决方案（流程图35.1中⑤和⑧）。有相关性脑内大血肿者首选显微外科手术治疗，与未治疗的破裂动脉瘤一样，有利于在处理动脉瘤的同时清除血凝块（流程图35.1中⑤）。

再治疗弹簧圈栓塞后残留和（或）复发的动脉瘤的首选显微血管外科技术是直接手术夹闭。瘤夹应放置在弹簧圈团下方或紧靠弹簧圈团，利于完全机械性闭合；这种方式可避免再充盈、将发育不良的组织隔绝在外、将健康的动脉壁组织直接贴合以促进修复与内皮细胞再生（流程图35.1中⑤和⑧；图35.2和图35.3）。在我们的临床研究中，≥80%的既往弹簧圈栓塞过的动脉瘤可通过单纯采用显微外科手术成功夹闭。为了预测是否能成功夹闭，术前应确定弹簧圈宽度与压缩深度（C∶H或压缩率）等信息。压缩率≤2.5与成功夹闭的可能性相关（流程图35.1中⑧）。弹簧圈宽度更宽且弹簧圈深度更短（压缩率＞2.5）的不可压缩性弹簧圈团块形成了一个楔形的上夹区域。角度超过90°时瘤夹无法闭合，瘤夹向下滑脱闭塞载瘤动脉和（或）分支的风险增加。约70%动脉瘤的C∶H比超过2.5，需切除血栓或移动弹簧圈后进行复杂的夹闭重建、搭桥和（或）包裹（流程图35.1中⑨）。弹簧圈压缩不大、压缩深度不足2 mm的动脉瘤可能没有足够的空间容纳瘤夹通过颈部，延期手术治疗时可能允许弹簧圈进一步压缩，使得后期手术更容易。

脑血管外科治疗——手术细节

与未治疗的动脉瘤一样，既往弹簧圈栓塞过的前循环动脉瘤的手术经标准翼点或改良眶颧入路进行。分离蛛网膜、控制近端与远端、充分观察与准备、应变计划（术中破裂时的临时夹闭策略）特别重要。如今，既往弹簧圈栓塞过的动脉瘤的术中破裂风险似乎较低，但我们没有这种经验。

夹闭解剖关系良好的复发动脉瘤相对简单；但解剖关系不良者需应急计划。若弹簧圈团块影响动脉瘤移动和（或）瘤夹放置，打开动脉瘤瘤体以移动和（或）取除弹簧圈可将一个无法夹闭的动脉瘤变成可夹闭的动脉瘤。首先用临时夹成功孤立动脉瘤；在动脉瘤中部横行切开瘤体到达弹簧圈团。急性期释放后最先到达的弹簧圈容易移动；随着时间流逝，腔内纤维化使弹簧圈团与动脉瘤壁粘连。仔细分离粘连点可松解弹簧圈，而过度广泛地对弹簧圈施力有撕裂动脉瘤使治疗变得复杂化的风险。移动弹簧圈后，轻

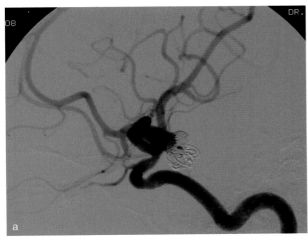
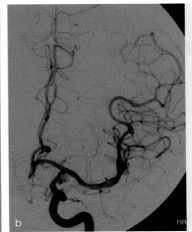
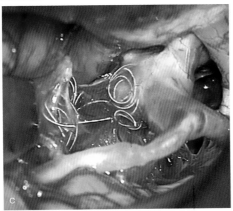
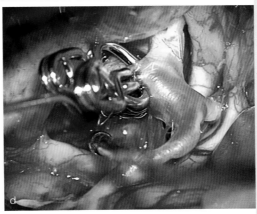
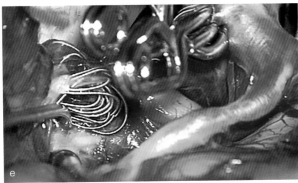
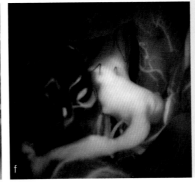

图35.2 1例49岁女性患者,采用串联方式夹闭支架辅助弹簧圈栓塞后的复发左侧后交通动脉动脉瘤。颈内动脉注射造影剂的连续数字减影血管造影,侧位(a)与前后位(b)显示动脉瘤复发。c. 术中照片显示弹簧圈突入蛛网膜下隙。注意透过颈内动脉壁可看到Neuroform支架。d. 在近端瘤颈上用跨窗夹夹闭动脉瘤,直夹夹闭开窗远端。e. 发现突出的弹簧圈进入颞叶,被先前的蛛网膜下腔出血的含铁血黄素包绕。f. 术中吲哚菁绿血管造影显示动脉瘤完全闭塞,脉络膜前动脉保留。

柔牵拉,从打开处取除弹簧圈团。不要从一个小开口取除弹簧圈。极少需要取除全部弹簧圈,也应尽可能避免。取除弹簧圈的目标是软化瘤颈与腾出放置瘤夹的空间,往往只要取除一部分。这种策略可因多种因素而变得复杂化,包括未完全控制的远端与近端的出血、穿支或分支的回血、用于动脉瘤瘤颈重建的组织不够、弹簧圈团块广泛的瘢痕或血栓化弹簧圈团的远端栓塞;这些并发症将延长缺血时间。

搭桥是另一种治疗无法夹闭的复发动脉瘤的可行手术方式(图35.4)。通过搭桥,首先用不同的技术在动脉瘤远端的血管供血区重建血流,包括颅外-颅内搭桥、原位搭桥、桡动脉或大隐静脉移植等,具体取决于解剖结构、部位和所需血流。然后孤立或近端阻断动脉瘤,消除或改变血流来促进动脉瘤内血栓形成。当处理弹簧圈栓塞过的动脉瘤时,搭桥有许多潜在优势,最明显的是避免了对动脉瘤的直接操作且没有缺血时间限制。术前的治疗决策很重要,因为所选择的技术可影响患者的体位、头位与结构保护,如最早分离的颞浅动脉。我们对不可能通过显微外科手术夹闭的情况常规准备紧急搭桥计划,准备前臂与腿以备切取桡动脉或大隐静脉。最后,若动脉瘤无法夹闭或搭桥时可用棉片或棉花包裹来诱导动脉瘤壁瘢痕形

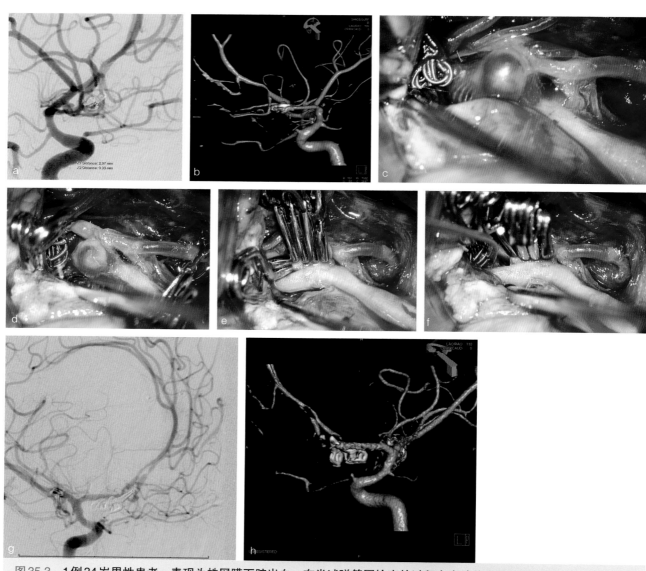

图35.3　1例34岁男性患者，表现为蛛网膜下腔出血，在尝试弹簧圈栓塞的过程中穿破前交通动脉（ACoA）动脉瘤并出血，需取除弹簧圈并夹闭残留动脉瘤。左侧颈内动脉数字减影血管造影的侧位（a）与三维重建（b）显示残留动脉瘤。c. 术中照片显示弹簧圈突出穿破动脉瘤体，囊内弹簧圈充满瘤颈。d. 临时夹（金色）孤立ACoA动脉瘤。然后横行切开动脉瘤，轻柔取除弹簧圈团块。e、f. 用直夹夹闭动脉瘤颈，4个并排夹夹闭未治疗的残留动脉瘤前叶。术后左侧颈内动脉数字减影血管造影的前后位（g）与三维重建（h）确认动脉瘤完全闭塞。

成。这应该是最后的考虑（流程图35.1中⑩）。凭借经验、智慧与技术，可以设计一种策略，允许在绝大多数临床情况下进行更确切地夹闭和（或）搭桥。

在我们发表的临床系列研究中，81%既往弹簧圈栓塞过的动脉瘤残留或复发采用显微外科手术夹闭治疗，72%的瘤夹放置在弹簧圈团下方，6%的瘤夹跨越弹簧圈放置在瘤颈；12%的病例需横行切开动脉瘤移动和（或）取除弹簧圈；11%的病例需搭桥。但在过去的10年中没有需要包裹的动脉瘤。

血管内治疗——手术细节

血管内治疗的选择包括再次弹簧圈栓塞或血流导向装置植入。在特定情况下可考虑其他辅助技术，如球囊辅助弹簧圈栓塞、双导管弹簧圈栓塞和支架辅助弹簧圈栓塞。

球囊辅助弹簧圈栓塞

复发动脉瘤宽颈、位于分叉部、分支血管邻近瘤颈起源者采用单纯弹簧圈栓塞困难；可充盈球囊重塑瘤颈和（或）保护载瘤动脉/侧壁分支，也能减少弹簧圈释放时的"踢管"，达到最大的弹簧圈填塞。

对于蛛网膜下腔出血患者，一开始不给予肝素；一旦填入1个或2个弹簧圈后给予全身肝素化。球囊导管（通过辅助口）与微导管一并导入导引导管近

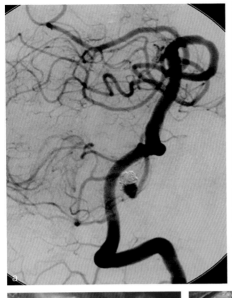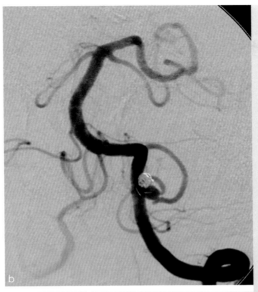
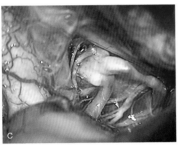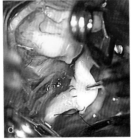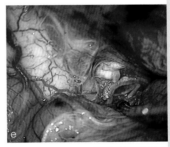
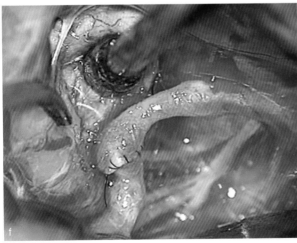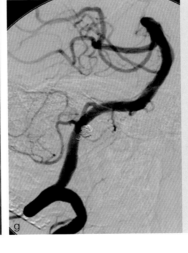

图35.4　1例69岁女性患者，弹簧圈压缩导致小脑后下动脉动脉瘤复发，采用孤立联合搭桥治疗。左侧椎动脉的连续数字减影血管造影，侧位（a）与前后位（b）显示残留动脉瘤。c. 术中照片显示解剖特征不利于直接夹闭，包括瘤颈粥样硬化、流入与流出动脉几乎呈90°角。d. 流入与流出动脉横行切断后行端端吻合。e. 故意将栓塞过的动脉瘤留在原位，避免操作后组脑神经。术中观察（f）与术后血管造影（g，左侧椎动脉侧位）确认吻合血流良好。

端。当弹簧圈接近动脉瘤时，用100%的造影剂充盈球囊，随后输送弹簧圈。球囊充盈时要注意远端缺血时间；体感诱发电位与运动诱发电位是有用的监测技术，特别是在麻醉的患者中，若发生改变，可暂时泄瘪球囊恢复远端血流。释放弹簧圈团后就泄瘪球囊；若弹簧圈团没有疝出，撤除微导管；若弹簧圈团不稳定，需释放支架。

双导管技术

支架或球囊辅助弹簧圈栓塞治疗宽颈复发动脉瘤有发生特定的血栓栓塞并发症的风险。支架辅助弹簧圈栓塞需长期抗血小板治疗，在最初治疗破裂动脉瘤时有问题。在这种情况下，双导管技术是一种有用的替代方式，有助于致密填塞弹簧圈而无须抗血小板治疗。

通过导引导管输送2根微导管进入动脉瘤囊。交替或同时填塞弹簧圈使其相互"锁定"或"交织"，降低弹簧圈疝出的可能性，并可避免使用支架。然后解脱一个弹簧圈；所有后续弹簧圈填塞过程中，一根微导管始终保持填塞弹簧圈但不解脱，从而起到作为一个支架的作用。从可填塞的微导管继续栓塞，直至动脉瘤完全闭塞。动脉瘤复发越大，形状变化也越大（蘑菇形与盒形），更有助于预测该技术是否能成功。

支架辅助弹簧圈栓塞

有时治疗复发动脉瘤时需释放支架支撑弹簧圈。支架通过"限制"动脉瘤内的弹簧圈团来防止脱出。由于支架易引起血栓栓塞并发症，择期手术往往在治疗前数天就给予双联抗血小板药物。双联抗血小板药物治疗将持续数月，再继续以某种形式的抗血小板方式治疗终身。

血流导向装置

血流导向装置是治疗脑动脉瘤的一种新装置，可重新引导腔内血流到载瘤动脉远端，而不进入动脉瘤；是低网孔率的编织支架。有时向动脉瘤内放置辅助弹簧圈来即刻闭塞动脉瘤。血流导向支架最早在一些颈内动脉海绵窦段与床突旁段动脉瘤中报道；而这些部位的动脉瘤复发也易于采用这一策略治疗。

并发症防治与预后

我们采用开放式手术再治疗既往栓塞过的动脉瘤的围手术期死亡率为4%，基本上是先前蛛网膜下腔出血造成的；平均6年的随访期中，89%预后良好［Glasgow预后评分（GOS）4或5分］；绝大多数患者的神经功能在治疗后改善或没有变化，仅4%的患者在再次治疗后发生神经功能状态恶化。其他医学中心报道了高达15%的并发症发生率，基本上都是因为瘤夹放置不合适、血管损伤和（或）缺血时间过长。因此，需努力改进夹闭并确认瘤夹放置合适，以及用吲哚菁绿血管造影检查搭桥血管的通畅性。

显微外科手术与血管内治疗复发动脉瘤的并发症发生率或预后没有差异。但也有报道血管内治疗的预后良好。并发症发生率为1%～3%，基本上是血栓形成或抗凝治疗的结果。但其他研究（包括CARAT研究）报道的围手术期并发症发生率高达11%。大型临床研究中，死亡率或永久性致残率为1.29%～2.19%。当需多种干预来达到完全闭塞时，风险可累积。残留或复发动脉瘤的支架辅助弹簧圈栓塞治疗在91%的患者中预后良好（GOS评分4或5分），死亡率为2%，围手术期并发症发生率相比更高（11%）。Pipeline栓塞装置的主要手术并发症为颅内出血，发生于3%～7%的患者。需进一步研究来更好地解释血管内辅助技术的安全性与指征。

稳定性与复发率

在我们的临床系列研究中，通过开放式显微外科手术治疗既往弹簧圈栓塞过的动脉瘤残留或复发时，有89%达到血管造影上完全闭塞。除外包裹的动脉瘤，显微外科手术夹闭或搭桥在95%的病例中达到血管造影上的完全闭塞。极少部分动脉瘤包裹，随访时影像上也没有扩大的证据。未观察到再出血或后续复发（支持流程图步骤5、8～10）。

血管内治疗的完全或近全闭塞率相对更低，随着选择的治疗方式而异。可脱性弹簧圈的完全或近全闭塞率为46.9%～76%。长期血管造影随访时，观察到再次弹簧圈栓塞动脉瘤的影像学复发率高达50%。其他人报道接近20%的病例需额外的弹簧圈栓塞，提示往往需多次治疗。一项更大的研究中，支架辅助弹簧圈栓塞的完全闭塞率为59%，32%再治疗的动脉瘤有一个小的瘤颈残留。使用血流导向装置的研究显示，既往弹簧圈栓塞过的动脉瘤的闭塞率更高，研究中报道的完全或近全闭塞率为83%～93%（支持流程图步骤11）。更新的血管内技术需进一步长期随访来确定这种更高的闭塞率是否会导致较低的复发率。

临床与影像学随访

所有动脉瘤患者需长期的临床与影像学随访来明确将来复发的风险。血管内再治疗后6个月与2年应行血管造影。显微外科手术夹闭后的血管造影间隔时间应为术后即刻与治疗后5年。若发现复发或残留，根据每个病例的具体情况来确定后续的随访间隔。

专家述评

选择血管内治疗动脉瘤比显微外科手术多的一个原因是为了避免开放式、侵袭性手术。医生明白这一选择不仅弹簧圈栓塞的总体风险更低，而且有效性与持久性也比夹闭低。当发现动脉瘤没有完全消除时，必须做出困难的决定。我们通常对复发首选积极回应，特别是对最初表现为蛛网膜下腔出血的患者。有些复发微小，单纯观察似乎是安全的。其他复发则明显有问题，但容易通过额外的弹簧圈栓塞来简单"修复"。一小部分复发动脉瘤的血管内治疗失败，需彻底改变治疗策略；这部分患者应考虑显微外科手术治疗，需改变他们的想法与意愿。

我们对弹簧圈栓塞后的动脉瘤复发有一

些重要的经验。首先,由于血管内治疗的市场份额不断增加以及弹簧圈栓塞后动脉瘤退化与弹簧圈压缩的发生率高,需手术的患者数量显著少于我们的期望。其次,在仔细挑选的患者中,夹闭复发动脉瘤的复杂性相对较低。弹簧圈压缩可为在弹簧圈团下方放置瘤夹创造足够的空间,同时保护动脉瘤避免术中破裂。压缩率是选择手术可夹闭的动脉瘤的有用工具。再次,即使仔细选择的看似可夹闭的动脉瘤也不一定可夹闭,不可夹闭的动脉瘤往往需高级夹闭技术或搭桥。移动或取除弹簧圈仅用于急性期弹簧圈栓塞的动脉瘤或那些只需一小部分额外空间来夹闭的动脉瘤,而搭桥与孤立则用于延迟复发的动脉瘤或那些形态复杂且夹闭困难的动脉瘤(如巨大动脉瘤、血栓形成动脉瘤、扩张型动脉瘤或瘤壁钙化的动脉粥样硬化性动脉瘤)。第四,复发动脉瘤的手术结果通常很好,这会降低那些难治性患者的治疗阈值。

也许处理残留与复发动脉瘤的最好方式是一开始就选择更好的治疗方式。宽颈、纵横比小、体积大或巨型、腔内血栓形成、某些部位如大脑中动脉(MCA)分叉部使弹簧圈栓塞后的动脉瘤易于再通与复发,而夹闭能更确切地闭塞这些动脉瘤。最好由包括血管内治疗与显微外科手术治疗经验丰富的专家所组成的动脉瘤合作团队来选择初始治疗方案,不仅考虑治疗风险,也考虑有效性与持久性。那些解剖关系良好的动脉瘤首选血管内治疗来优化治疗风险、有效性与稳定性是合理的。那些血管内解剖关系不良而无法安全弹簧圈栓塞、无法完全闭塞与增加复发风险的动脉瘤选择显微外科手术也是合理的。仔细选择治疗方式将避免日后再治疗复发的复杂性。

Michael T. Lawton, MD
University of California San Francisco,
San Francisco, CA

在过去20年里,血管内弹簧圈栓塞治疗的颅内动脉越来越多。弹簧圈栓塞后的动脉瘤复发率估计约为20%,有许多血管内与手术方式的选择。我们西奈山医院自己的经验是,治疗复发动脉瘤时,某些形式的永久性载瘤动脉

支持——传统支架或血流导向支架常有助于获得长期成功。在弹簧圈栓塞过的动脉瘤放置传统支架或血流导向支架比较简单。有报道Pipeline治疗弹簧圈栓塞过的动脉瘤复发可获得87%的完全与近全闭塞率,并发症发生率为3%。对支架辅助弹簧圈栓塞过的动脉瘤放置血流导向支架风险更大,而且有效性更低。当试图采用血流导向装置治疗支架辅助弹簧圈栓塞过的动脉瘤时,我们推荐使用5MAX远端输送导管(DDC)中间导管(Penumbra, Alameda, CA),在释放Pipeline前穿过整个支架,确保微导丝穿过整个支架的中轴线,而不是"进-出-进"支架。这种操作确保Pipeline完全打开,有助于避免术中的机械性与血栓栓塞并发症。记住显微外科手术夹闭仍是这类困难动脉瘤的一个重要选择,这也很关键,必须为每个患者权衡风险与获益。

J Mocco, MD, MS
Icahn School of Medicine at Mount Sinai,
New York, NY

推荐阅读

[1] Daou B, Starke RM, Chalouhi N, et al. The use of the pipeline embolization device in the management of recurrent previously coiled cerebral aneurysms. Neurosurgery 2015; 77(5): 692–697, 697

[2] Dorfer C, Gruber A, Standhardt H, Bavinzski G, Knosp E. Management of residual and recurrent aneurysms after initial endovascular treatment. Neurosurgery 2012; 70(3): 537–553, discussion 553–554

[3] Henkes H, Fischer S, Liebig T, et al. Repeated endovascular coil occlusion in 350 of 2759 intracranial aneurysms: safety and effectiveness aspects. Neurosurgery 2008; 62(6, Suppl 3): 1532–1537

[4] Johnston SC, Dowd CF, Higashida RT, Lawton MT, Duckwiler GR, Gress DR; CARAT Investigators. Predictors of rehemorrhage after treatment of ruptured intracranial aneurysms: the Cerebral Aneurysm Rerupture Treatment (CARAT) study. Stroke 2008; 39(1): 120–125

[5] Lawton MT. Seven Aneurysms: Tenets and Techniques for Clipping. Stuttgart: Thieme Medical Publishers Inc; 2011

[6] Molyneux AJ, Kerr RS, Yu LM, et al; International Subarachnoid Aneurysm Trial (ISAT) Collaborative Group. International subarachnoid aneurysm trial (ISAT) of neurosurgical clipping versus endovascular coiling in 2143

patients with ruptured intracranial aneurysms: a randomised comparison of effects on survival, dependency, seizures, rebleeding, subgroups, and aneurysm occlusion. Lancet 2005; 366(9488): 809−817

[7] Owen CM, Montemurro N, Lawton MT. Microsurgical management of residual and recurrent aneurysms after coiling and clipping: an experience with 97 patients. Neurosurgery 2015; 62(Suppl 1): 92−102

[8] Raymond J, Darsaut TE. An approach to recurrent aneurysms following endovascular coiling. J Neurointerv Surg 2011; 3(4): 314−318

[9] Raymond J, Guilbert F, Weill A, et al. Long-term angiographic recurrences after selective endovascular treatment of aneurysms with detachable coils. Stroke 2003; 34(6): 1398−1403

[10] Spetzler RF, McDougall CG, Zabramski JM, et al. The Barrow Ruptured Aneurysm Trial: 6-year results. J Neurosurg 2015; 123(3): 609−617

[11] Waldron JS, Halbach VV, Lawton MT. Microsurgical management of incompletely coiled and recurrent aneurysms: trends, techniques, and observations on coil extrusion. Neurosurgery 2009; 64(5, Suppl 2): 301−315, discussion 315−317

第36章 夹闭后复发的前循环动脉瘤

Naif M. Alotaibi, David Hasan, and R. Loch Macdonald

摘　要：出于患者临床预后等其他因素的考虑，决定颅内动脉瘤的治疗方式时，推荐血管内治疗的更多；但与之相比，显微外科夹闭更可能完全闭塞动脉瘤。尽管夹闭的效率很高，但夹闭后即刻仍有约5%的患者有残留；可没有症状，也可生长、出血或产生占位效应等症状。另外，曾完全夹闭的动脉瘤再生长或在其他部位形成新生动脉瘤所造成的再生长、出血或症状非常罕见。治疗决策取决于患者的因素与动脉瘤的因素，以及评估的治疗风险。

关键词：颅内动脉瘤，蛛网膜下腔出血，血管内弹簧圈栓塞，显微外科夹闭

概　述

随机临床试验发现，血管内治疗与显微外科夹闭都适用时，前者治疗破裂动脉瘤的预后更好，因此现在绝大多数动脉瘤都采用血管内治疗；需再治疗的曾夹闭过的破裂动脉瘤患者越来越少，另一个原因是显微外科夹闭比血管内治疗的复发率、再治疗率更低。与急诊治疗破裂动脉瘤不同，是否治疗未破裂动脉瘤的决策从根本上都源于观察性证据；若决定治疗，如何治疗也缺乏科学性证据。

这种情况罕见，并且再次血管内或开颅手术治疗可能增加并发症的风险，因此推荐由经验丰富的医生治疗夹闭后复发的动脉瘤。

本章关于治疗决策的主要争议包括：

（1）是否有治疗指征，推荐何种随访方式。

（2）干预时机。

（3）是选择开放式神经外科手术还是血管内干预治疗夹闭过的复发动脉瘤。

是否治疗

一些情况下要考虑治疗夹闭后复发的动脉瘤，包括（表36.1）：

（1）动脉瘤夹闭后即刻发现约5%的患者有动脉瘤残留（流程图36.1中①）。

（2）完全夹闭的动脉瘤再生长、出血或占位效应等症状（流程图36.1中②）。

（3）夹闭后已知的动脉瘤残留的生长、出血或症状（流程图36.1中②）。

（4）与已夹闭的动脉瘤不同部位的新生动脉瘤（流程图36.1中③）。

评估已知动脉瘤的治疗风险与自然史风险，进行平衡后决定治疗与否；自然史风险基本就是再出血风险。虽有些患者再出血后恢复良好，但治疗决策时合理的假设是动脉瘤治疗后出血或再出血将导致预后不良。已有外科医生报道了开颅夹闭夹闭过的动脉瘤病例的回顾性研究，致残率与死亡率约10%，但可能低估了这一概率，因为所有影响动脉瘤手术后致残率与死亡率的常见因素都必定造成影响；这些因素包括患者相关性特征（年龄、并发症、颅内动脉粥样硬化）与动脉瘤相关性特征（破裂与否、脑出血的占位效应、动脉瘤大小、部位、有钙化与血栓、有子囊、再生长）。高龄与相关性疾病增加并发症风险；破裂动脉瘤比未破裂动脉瘤预后更差；体积更大的动脉瘤与钙化和（或）血栓形成的动脉瘤无论采用何种治疗方式，并发症都更多；体积增大、有子囊、动脉瘤生长以及动脉瘤位于后循环部位增加出血风险。手术后发现动脉瘤残留时，弄清为什么残留，无论是有意还是无意为之，对于决定是否治疗与如何治疗都很重要（流程图36.1中①和②）。

上面提到的治疗风险必须与复发动脉瘤的破裂风险相权衡（表36.2）。观察性研究已报道了夹闭后动脉瘤的复发与再出血风险；但数据往往包括破裂与未破裂动脉瘤，随访不完整，缺乏新生动脉瘤是残留部分生长还是复发，或完全新生、复发是否出血的信息。完全夹闭的破裂或未破裂动脉瘤的年复发率为0.26%～0.52%。颅内动脉瘤患者新生动脉瘤年形成率为2.2%，尽管与总体复发率重叠（每年

表36.1　夹闭后发现的动脉瘤的临床特征

动脉瘤类型		发现的原因，随访或治疗	
手术后即刻发现的动脉瘤或残留	预料且有意的残留	非预期	—
前次手术部位随访的动脉瘤残留	随访期间无变化	随访期间无症状的生长	随访期间有症状（占位效应或出血）
首次手术部位完全夹闭后的动脉瘤复发	随访期间无复发	随访期间无症状的复发	随访期间有症状的复发（占位效应或出血）
新生动脉瘤	随访期间无症状的进展	随访期间有症状的进展（占位效应或出血）	—

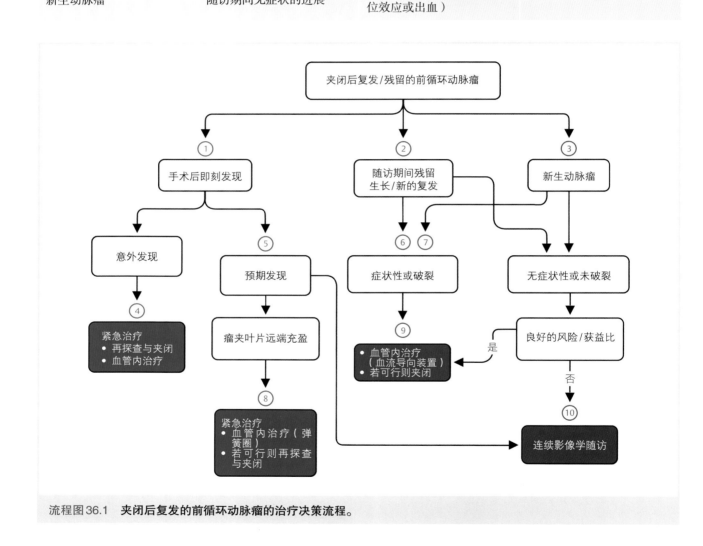

流程图36.1　夹闭后复发的前循环动脉瘤的治疗决策流程。

0.79%～1.9%），但必定高于蛛网膜下腔出血（SAH）的复发风险。多数复发动脉瘤与初发动脉瘤一样位于前循环。合理的假设是完全夹闭后复发与新生动脉瘤的出血风险与未破裂动脉瘤相似。动脉瘤体积增大、位于后循环、有SAH史的风险更高；因此决定治疗策略时应考虑到这些因素（流程图36.1中②和③）。

在大多数研究中，对于复发与新生动脉瘤，从首次到再次治疗的时间间隔约为10年。首次手术应在术中采用吲哚菁绿（ICG）或动脉内血管造影等方法检查是否有残留，这类残留可不处理或立即采用血管内治疗。若没有术中影像检查，术后可出现需手术、血管内治疗或保守观察的意外情况。

表 36.2　曾夹闭过的动脉瘤的破裂风险

首次治疗的指征	复发类型	出　血　风　险
未破裂颅内动脉瘤	残留 复发 新发	自然史可能与未破裂动脉瘤类似，破裂风险与既往出血史、体积、部位与子囊相关
破裂颅内动脉瘤	残留 复发	完全夹闭的动脉瘤的破裂风险非常低，CARAT 研究中为 0（95% *CI*：0～0.14%）
	已知未治疗或新发	多数与国际未破裂颅内动脉瘤研究中的第 2 组（曾经出血）类似

术后即刻发现的动脉瘤

若外科医生尽其所能夹闭动脉瘤并在术中发现动脉瘤残留，术后需决定保守观察还是血管内弹簧圈栓塞残留。若没有术中影像学检查，可发生瘤夹叶片远端动脉瘤充盈、动脉瘤近端残留或完全没有夹闭动脉瘤等意外情况（流程图 36.1 中①）。瘤夹叶片远端动脉瘤充盈改变了未破裂动脉瘤的血流动力学，是未破裂动脉瘤再出血的高风险因素，可导致灾难性出血（流程图 36.1 中①、⑤、⑧）。因此一般对远端充盈来说，应根据患者临床状况、外科医生对残留原因的判断、再夹闭或血管内治疗的可能有效性来决定立即手术探查或血管内治疗（图 36.1）。无论首次治疗是否为破裂动脉瘤，复发后的破裂风险可能都很低，接近未破裂动脉瘤；但对意外出现的近端残留也要有同样的考虑（流程图 36.1 中②、⑥、⑦、⑨）。

夹闭过的动脉瘤或新生动脉瘤无变化、生长、占位效应或出血

首次手术后即刻发现的动脉瘤残留没有治疗，意味着决定不干预。有时患者出院后不随访是合适的，如极度高龄、虚弱或全身情况不好（不良的风险：受益比）；其他情况下建议连续神经影像学检查（流程图 36.1 中⑨和⑩）。即使由于复发、新生动脉瘤形成和出血的风险较高而已完全夹闭，对于年轻、女性、吸烟和多发性动脉瘤的动脉瘤破裂患者，建议进行随访成像。可以根据具体情况考虑对已夹闭的未破裂动脉瘤进行影像学随访。没有数据可用于提出准确的建议。

完全夹闭后复发的动脉瘤、残留生长、引起症状或出血的患者的治疗指征各异。无症状、未破裂和非生长的复发被认为与未破裂动脉瘤的自然史类似，破裂风险与既往出血史、体积、部位和子囊相关。这些风险通常很低，可对修复方法（如有）以及风险和受益进行非紧急评估。若残留有生长、动脉瘤有症状或出血，往往推荐尽快处理动脉瘤生长并立即治疗症状或出血。根据夹闭或栓塞的一般指征选择治疗方案，同时考虑后面讨论的细节（流程图 36.1 中④～⑦）。

新生动脉瘤的自然史与治疗风险大致上来自国际未破裂颅内动脉瘤研究与类似研究的联合分析，治疗也基于此（流程图 36.1 中③）。破裂风险随动脉瘤体积增大、后循环部位和患者有 SAH 史而增加。

解剖学因素

外科医生治疗夹闭过的前循环动脉瘤复发时应认识到，术前影像、瘢痕组织和正常解剖结构可能会发生改变并变得模糊不清，因此增加了手术难度；要充分理解与清晰显示瘤夹部位的穿支与邻近分支的解剖，以及复发的部位（图 36.2）。分析前次夹闭的影像、手术以及出院报告对弄清哪里复发、为什么残留、前次手术出现的意外情况或事件很有用。计算机断层扫描血管造影（CTA）上的瘤夹伪影使动脉瘤与骨结构（治疗复发颈内动脉瘤时的前床突）以及邻近血管的关系变得模糊不清；尤其推荐旋转投影与三维（3D）重建的导管血管造影，在考虑血管内治疗时也同样适用。

病理生理学

夹闭过或 SAH 后新生动脉瘤的形成与生长更多见于吸烟者、高血压患者、多发性动脉瘤、女性；这些因素与复发 SAH 相关性因素类似，但后者包括动脉瘤体积增大、部位、子囊。一些研究假设了引起动脉瘤夹闭后复发的因素，包括夹闭相关性因素（极罕见的日后滑脱）、与动脉瘤形态相关的生物力学因素、引起动脉壁薄弱的血流动力学或生物学因素。这些因素在理论上都能解释，但在专门的前瞻性研究中没有一个被证实是造成复发的病因。

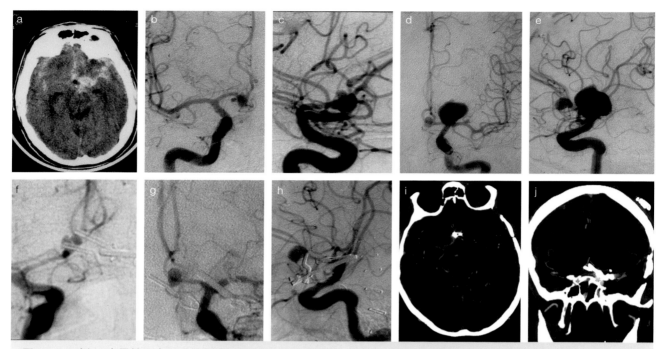

图36.1　1例46岁男性，表现为蛛网膜下腔出血，世界神经外科医生联合会分级2级（a）。导管血管造影［颈内动脉造影的右侧前后位（b）与左侧前后位（d）以及与右侧侧位（c）与左侧侧位（e）］显示前交通动脉复合体、左侧颈内动脉分叉部以及左侧大脑中动脉近端动脉瘤。经左侧翼点开颅夹闭所有这些动脉瘤。数天后的术后血管造影显示前交通动脉上有动脉瘤，看似与该处已夹闭的动脉瘤不同［颈内动脉造影的右侧前后位（f）与左侧前后位（g）以及侧位（h）］。首次术后约1周再次开颅，发现另一个前交通动脉瘤并夹闭。20年后患者出现晕厥，蒙特利尔认知评分29分，情况良好。计算机断层扫描血管造影未发现动脉瘤复发或残留［轴位（i）与冠状位（j）］。第二次晕厥后置入起搏器，2年随访期间没有晕厥复发。

分　类

至少有三种复发类型（表36.1）：已知的术后动脉瘤残留再生长，相同部位复发的新动脉瘤，非原来动脉瘤部位的新发动脉瘤（流程图36.1中①~③）。文献中这类病例的相对数量因不同研究而异，但大致上都罕见。完全夹闭后最常见的复发部位是瘤夹叶片的远端或侧方，最不常见的部位是叶片近端。目前还不清楚这一分类是否对再治疗决策有作用。

诊断检查

临床评估

标准是病史采集与体格检查、神经系统功能检查。若考虑开放式手术干预，检查之前的手术切口在计划手术时很重要，应确认愈合与外观良好。有SAH的患者的诊断与从没有SAH的患者相同，包括CT扫描与CTA和（或）腰椎穿刺。多数未破裂的残留生长、再生长、新生动脉瘤为无症状性。

影像学

通常行头颅CT与三维重建的CTA来评估夹闭过的动脉瘤，对那些需影像学随访的夹闭过的动脉瘤患者进行连续影像学随访非常有用。CT影像的优点是常可显示复发动脉瘤、与之前瘤夹的关系、邻近动脉瘤的通畅性、是否有新生动脉瘤。但瘤夹伪影也能使血管解剖结构变得模糊不清；因此旋转投射与3D重建的导管血管造影仍是评估这类动脉瘤的金标准，并基本上总应在这类患者中使用。磁共振成像（MRI）与MR血管造影（MRA）仅在医疗记录或影像学验证可明确瘤夹类型可以进行磁共振检查后进行，因为一些老式的瘤夹有铁磁性，在磁场中会移动，这可造成灾难性后果。现在这种情况很少见，因为过去几十年使用的多数瘤夹都与3.0T的MRI兼容。MRI/MRA可提供瘤夹周围数厘米的脑组织与血管结构的重要信息，但瘤夹旁的脑组织与动脉的信息通常因伪影而完全看不清。

鉴别诊断

如果患者出现SAH，则血管造影应显示与CT上SAH模式一致的动脉瘤。若血管造影显示多发性动脉瘤，则破裂部位的确定遵循与首次SAH相同的流程。SAH的部位、局灶性神经系统症状和较大的动脉瘤尺

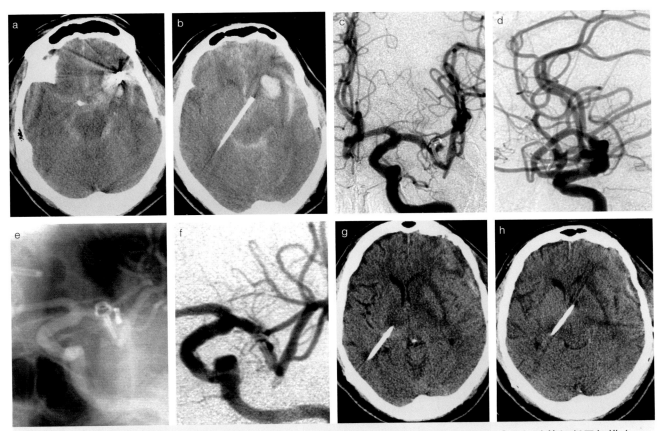

图36.2　1例69岁男性患者，表现为蛛网膜下腔出血，世界神经外科医生联合会分级2级［平扫计算机断层扫描（a、b）］。10年前有左侧大脑中动脉（MCA）动脉瘤破裂夹闭史，其后恢复，回家后能生活自理。导管血管造影显示之前夹闭的MCA动脉瘤以及瘤夹近端外侧长出动脉瘤［左侧颈内动脉造影前后位（c）与侧位（d）］。出血后一天经以前的左侧翼点开颅夹闭动脉瘤。术中通过颞浅动脉逆行血管造影显示动脉瘤完全夹闭［左侧颈内动脉斜位的不减影（e）与减影（f）］。术后计算机断层扫描没有新发低密度，患者回家后需一些日常帮助（g、h）。

寸是关键因素。复发动脉瘤的主要鉴别诊断是紧邻瘤夹部位的新生动脉瘤（图36.2和图36.4）。需仔细的影像学检查来识别动脉瘤发自之前部位还是载瘤动脉或分支动脉上新的部位。

治　疗

保守治疗

动脉瘤夹闭后残留或复发不一定需要治疗。应建议任何患者停止吸烟并治疗高血压；告知其治疗的风险与获益，以及再次明确短期内的出血风险较低，若不推荐治疗，风险必定非常低。不应特别严格地限制动脉瘤患者的生活方式。若没有永久性治疗的理由，如极度高龄或预期寿命短的患者，不随访是最佳选择。但多数其他情况下有指征行连续影像学检查随访（流程图36.1中⑩）。

脑血管外科治疗——手术细节

再手术的标准入路是经前次开颅的入路，前循环动脉瘤常是翼点或眶颧入路。另一个选择是前交通动脉区域再手术采用前部半球间入路，优点是避开前次手术的瘢痕组织与粘连。

对患者进行麻醉、摆体位，准备术中血管造影。若需要或考虑搭桥，即使前次开颅往往可能损伤颞浅动脉而造成无法使用，也应予以特别注意。这类患者的骨窗几乎都已融合，需重新开颅获得手术通路。脑组织最容易与硬脑膜切口线粘连，往往在硬脑膜切口的下方或尾侧切开最容易；在下方切开无须从硬脑膜上分离脑。切开硬脑膜后，在手术显微镜下显微解剖分离，沿前次手术的粘连与踪迹到达之前的瘤夹。多数软脑膜-蛛网膜粘连容易分开，但与硬脑膜粘连或钝性分离阻力大时，最好用蛛网膜刀或显微剪刀进行锐性分离。勿过多操作动脉瘤与脑组织，有损伤动脉、挫伤脑组织和造成动脉瘤意外破裂的风险。

理想的情况是在分离之前的瘤夹部位周围前控制载瘤动脉近端。先后显露以备控制的动脉近端、前

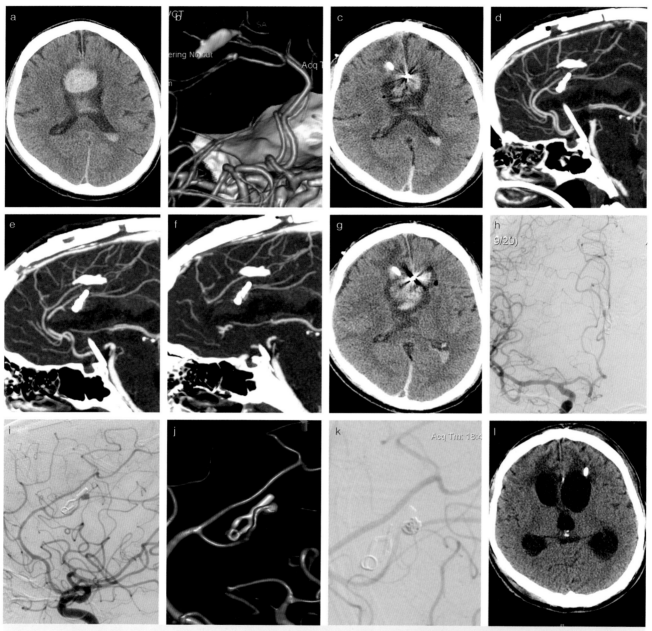

图36.3　1例59岁男性患者，表现为脑内、蛛网膜下隙和脑室内出血，世界神经外科医生联合会分级2级。3年前曾诊断为淋巴瘤病史，化疗后复发。轴位头颅计算机断层扫描（CT）显示脑出血（a），计算机断层扫描血管造影（b）显示出血来源于大脑前动脉远端动脉瘤。经额部半球间开颅夹闭动脉瘤。没有做术中血管造影，术后CT血管造影显示动脉瘤闭塞（c～f）。6天后患者情况恶化，CT显示动脉瘤部位出血增多（g）。导管血管造影显示瘤夹叶片下方动脉瘤充盈，也许是夹闭不全所致 [右侧颈内动脉造影的前后位（h）与侧位（i）以及3D重建（j）]。血管内治疗动脉瘤（k）。放置脑室-腹腔分流（l）来治疗脑积水。

次手术的瘤夹和呈双分支的动脉后，可从之前瘤夹的近端、侧方或远端辨认复发动脉瘤。推荐用刀或剪刀切开瘢痕组织进行锐性分离。虽必须观察粘连的脑动脉与侧方生长的动脉瘤，但可沿瘤夹外侧缘分离，这里往往不是复发动脉瘤所在。分离后可游离瘤夹，必要时取除，或安全放置新的瘤夹。其次需确定是否将

之前的瘤夹留在原位再另外单独夹闭新的囊，或必须取除之前的瘤夹；但最好避免取除之前的瘤夹。取除之前瘤夹的前提是有合适的持夹钳，但可能无法用于某些老式的瘤夹。取除瘤夹也有新生的未夹闭动脉瘤残留或操作期间撕裂瘤体造成术中破裂的风险。不取除瘤夹就夹闭或过度分离推移之前的瘤夹可引起复发

瘤囊张力过度造成动脉瘤体破裂与撕裂的风险；这与夹闭曾弹簧圈栓塞过的动脉瘤或与硬脑膜粘连的动脉瘤时遇到的问题一样。放置新的瘤夹后，强烈推荐采用一些方法来确认邻近动脉的通畅以及动脉瘤没有显影（图36.3）。术中ICG血管造影快速、简单，但在再次夹闭手术中观察解剖结构困难。术中血管造影往往是最好的方式；若颞浅动脉存在，可通过逆向注射实现。

血管内治疗——手术细节

当考虑血管内治疗夹闭过的动脉瘤复发时应考虑复发的动脉瘤部位与形态这2个因素。复发的部位可根据血管影像分为侧壁与分叉部动脉瘤。侧壁动脉瘤包括眼段、背侧和腹侧床突上段ICA、后交通动脉、脉络膜前动脉、大脑中动脉与大脑前动脉第1段的动脉瘤。这类动脉瘤往往需血流导向装置治疗。但若放置血流导向装置在技术上困难或希望避免双联抗血小板药物治疗（DAPT），可使用支架辅助弹簧圈栓塞（SAC）。分叉部动脉瘤包括颈内动脉末端、大脑中动脉、前交通动脉、大脑前动脉远端的动脉瘤；最好采用单纯弹簧圈栓塞或SAC（图36.4）。

在复发的形态方面，复发动脉瘤的瘤颈大小是最重要的。瘤颈的宽度可分为窄颈（<2 mm）与宽颈（>2 mm）；与传统的标准（4 mm）不同。这是因为多数夹闭过的动脉瘤复发深度浅，形似漏斗；平坦的表面面对瘤夹，尖端是动脉瘤瘤颈。这2个因素往往需更小的弹簧圈。因此，动脉瘤瘤颈>2 mm且复发的深度浅，复发的漏斗形更接近长方形或正方形。这种情况下，需使用常规支架或血流导向装置；必须非常小心，特别是SAC时，小弹簧圈可穿过支架网眼突出引起意外并发症（图36.4）。若复发的瘤颈<2 mm且复发的深度>4 mm，漏斗形可变为三角形，这种情况下可尝试单纯弹簧圈栓塞；这样的微小残留或复发也可不考虑治疗。

并发症防治

显微神经外科

前次手术操作造成的纤维化与粘连使再手术在技术上更困难，这对动脉瘤手术也一样，包括辨明载瘤动脉与所有穿支动脉以及动脉瘤瘤颈与邻近的穿支动脉。之前的瘤夹也使解剖结构模糊不清，但取除瘤夹

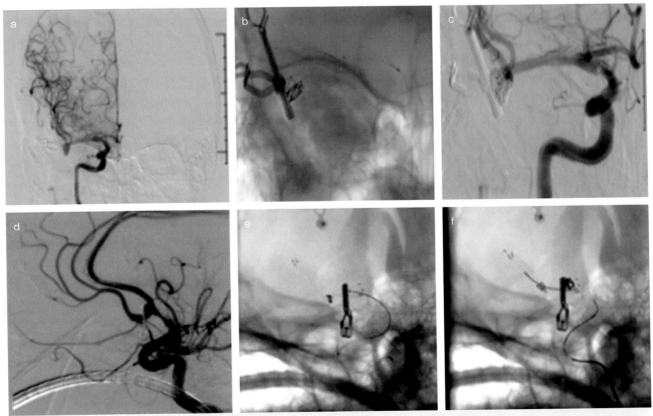

图36.4　导管血管造影影像显示支架辅助弹簧圈成功栓塞一个夹闭过的大脑中动脉分叉部动脉瘤（a～c）。支架辅助弹簧圈栓塞期间弹簧圈突入复发动脉瘤形成一个"矩形"外观（宽颈且深度浅）（d～f）。

可引起术中破裂和载瘤动脉损伤。复发动脉瘤往往更需要窗夹与复杂形状的瘤夹，其优势在于无须取除之前的瘤夹。

血管内治疗

复发动脉瘤往往需SAC或血流导向装置治疗，需使用DAPT。术者必须确认患者对这些药物没有抵抗。偶尔患者在支架植入后需终身DAPT，为避免缺血性并发症而不能中断。若因其他原因需择期和（或）急诊手术就存在矛盾；这往往造成老年患者发生创伤或跌伤时易于出现潜在的灾难性颅内出血性并发症。

预后

显微神经外科

再治疗夹闭过的动脉瘤的临床预后在过去几十年有所改善。20世纪80年代与90年代间的手术并发症率为7%～15%。最近的手术研究报道致残率与死亡率不足10%，可能仍比首次治疗高，SAH患者比未破裂动脉患者高（支持流程图步骤4、8、9）。但数据有限，多数为自述、单中心、回顾性病例分析。也有一种更高的可能性是患者由于故意或无意残留的动脉瘤而需计划性或非计划性的血管内治疗。

血管内治疗

尽管血管内治疗方法不同且变化很快，但一般来说其预后与首次治疗报道的类似。致残率与死亡率为5%～10%，虽然资料有限且多数为自述、单中心、回顾性病例分析，但可能低于再次开颅（支持流程图步骤4、8、9）。

稳定性与复发率

总体而言，研究明确显示夹闭在完全闭塞动脉瘤与预防长期复发方面优于血管内治疗。但基于相对少部分患者的长期随访时长有限，临床预后可能相反，血管内治疗更好。但带来的问题是，因为复发动脉瘤破裂罕见，完全闭塞动脉瘤到底有多重要。但这些研究是针对新发现的动脉瘤，而不是针对残留或复发脉瘤；缺乏显微外科手术或血管内技术再治疗的长期预后。可以合理假设动脉瘤残余生长、复发和新发形成的风险与前面提到的数字相同，或者甚至更高，因为这些患者已经是显示出复发倾向的患者组。

临床与影像学随访

再治疗后约6周诊视患者，常在连续神经影像学检查时进一步进行临床随访。根据治疗的特点进行基线影像学检查（CTA、DSA或MRA）。对再夹闭患者最好采用术中或术后血管造影作为基线。所有这些患者的瘤夹伪影意味着往往需CTA或导管造影。影像学

随访时间是6个月（早期检查稳定性），然后2年、5年或每隔2～5年。采用并不常用的CTA或者导管血管造影时，影像学检查的频率必须与放射性风险以及侵袭性导管造影的风险相权衡。

专家述评

外科医生在夹闭后复发动脉瘤的再治疗建议方面存在很大差异。由于这种情况罕见，夹闭后出血的自然史与治疗的风险还不明确。因此，最好的决策取决于主治医生在评估早期讨论的因素和考虑患者意愿方面的专业知识。外科医生更容易推荐更多治疗残留、复发与新生动脉瘤的手段，易于低估风险，而这类动脉瘤的出血风险非常低。记住治疗决策是风险与获益的权衡，最重要的考虑是患者的临床表现而不是血管造影。

R. Loch Macdonald, MD, PhD
St. Michael's Hospital,
University of Toronto, Ontario, Canada

主编述评

复发动脉瘤可通过手术或血管内治疗。虽然粘连使再手术变得更困难，而血管内治疗作为首选治疗更具吸引力，但那些不适合植入支架或者弹簧圈栓塞的复发动脉瘤仍能通过再夹闭获益。这种情况下，夹闭包裹也是一种有用的技术，其不需要对瘢痕解剖结构进行尽可能多的显微分离。

Robert F. Spetzler, MD
Barrow Neurological Institute, Phoenix, AZ

推荐阅读

[1] Brown MA, Parish J, Guandique CF, et al. A long-term study of durability and risk factors for aneurysm recurrence after microsurgical clip ligation. J Neurosurg 2017; 123(3): 819–824

[2] Hokari M, Kazumara K, Nakayama N, et al. Treatment of recurrent intracranial aneurysms after clipping: a report of 23 cases and a review of the literature. World Neurosurg 2016; 92: 434–444

[3] Johnston SC, Dowd CF, Higashida RT, Lawton MT,

Duckwiler GR, Gress DR; CARAT Investigators. Predictors of rehemorrhage after treatment of ruptured intracranial aneurysms: the Cerebral Aneurysm Rerupture After Treatment (CARAT) study. Stroke 2008; 39(1): 120-125

[4] Kivelev J, Tanikawa R, Noda K, et al. Open surgery for recurrent intracranial aneurysms: techniques and long-term outcomes. World Neurosurg 2016; 96: 1-9

[5] Spiotta AM, Hui F, Schuette A, Moskowitz SI. Patterns of aneurysm recurrence after microsurgical clip obliteration. Neurosurgery 2013; 72(1): 65-69, discussion 69

[6] Tsutsumi K, Ueki K, Morita A, Usui M, Kirino T. Risk of aneurysm recurrence in patients with clipped cerebral aneurysms: results of long-term follow-up angiography. Stroke 2001; 32(5): 1191-1194

第37章　椎动脉动脉瘤

Jian Guan, Phil Taussky, and Min S. Park

摘　要：椎动脉动脉瘤是罕见的后循环动脉瘤，需特殊考虑；与前循环动脉瘤相比，破裂风险更高。在确定患者的最佳治疗方案时，必须进行仔细检查，包括高质量的血管影像。治疗选择包括开放式显微外科手术和血管内技术。但由于手术入路的限制和急诊血流导向治疗的可能，血管内技术可能提供特殊的优势。新的血管内技术通常缺乏长期结果；在高水平的多学科脑血管机构中全面讨论有助于优化治疗结果。

关键词：椎动脉，脑动脉瘤，血流导向，显微外科手术

概　述

椎动脉（VA）动脉瘤相对罕见，占后循环动脉瘤的20%～30%。这种罕见性与不常见的形态学特征造成这类病变的治疗特别困难。VA动脉瘤患者常主诉共济失调、后组脑神经麻痹和意识水平下降。

本章关于治疗决策的主要争议包括：

（1）是否具有治疗指征。

（2）破裂和未破裂的VA动脉瘤开放式手术与血管内治疗。

（3）表现为脑内血肿（ICH）的VA动脉瘤的治疗。

（4）血流导向的作用。

（5）何时考虑高级手术技术（搭桥）？

是否治疗

受动脉瘤大小和既往动脉瘤性蛛网膜下腔出血（SAH）的影响，VA动脉瘤的破裂风险各异。根据国际未破裂颅内动脉瘤研究（ISUIA）1和2，既往无SAH史的后循环动脉瘤患者的5年累积破裂风险，＜7 mm的动脉瘤为2.5%，7～12 mm为14.5%，13～24 mm为18.4%，＞24 mm为50%（流程图37.1

中①和②）。虽然研究中后循环动脉瘤总体上比前循环动脉瘤破裂风险更高，但其他如日本未破裂动脉瘤调查组（UCAS）进行的研究显示，这类动脉瘤中只有一个亚组（即后交通动脉动脉瘤）真正地更易于破裂。既往有SAH的患者也有明显更高的动脉瘤破裂风险；ISUIA发现＜10 mm的动脉瘤的破裂风险高出11倍。其他危险因素包括动脉瘤的形态学特征（如有无子囊）和患者的人口统计学特征（如吸烟史、高血压史）也可能影响特定患者的SAH风险。

与这类病变的破裂风险相权衡，治疗本身的风险更高。夹闭后1年的总体致残率和死亡率，既往无SAH的患者为12.6%，既往有SAH为10.1%；血管内治疗后1年的致残率和死亡率，既往无SAH的患者为9.8%，既往有SAH为7.1%。后循环动脉瘤（如VA动脉瘤）患者手术后的致残率/死亡率风险比相同大小的前循环动脉瘤更高。手术干预的风险（如破裂风险）因不同患者而异；动脉瘤更大、年龄更大（特别是超过60岁）、动脉瘤破裂前有相关症状、有缺血性卒中的患者的治疗风险更高。尽管有这些风险，但几乎所有破裂VA动脉瘤病例都有明确的干预指征。

保守治疗

随着高级神经影像技术的不断普及，治疗偶然发现的VA动脉瘤变得逐渐重要。必须详细告知患者干预与观察等待的风险，须根据动脉瘤的大小、形态和患者的具体风险情况来推荐治疗策略。非手术治疗者须仔细考虑是否需要随访和后续评估动脉瘤生长的影像学检查。

解剖学因素

VA最常起源于锁骨下动脉，包含4个节段：V1段从起始部到第6颈椎横突孔；V2段从该横突孔到枢椎横突孔；V3段从枢椎横突孔到穿入硬膜处；V4段是唯一的硬膜内部分，终于双侧椎动脉汇合处构成基底动脉。任何开放式手术或血管内治疗前须考虑可能存在的变异；包括一侧动脉优势（40%～50%人群

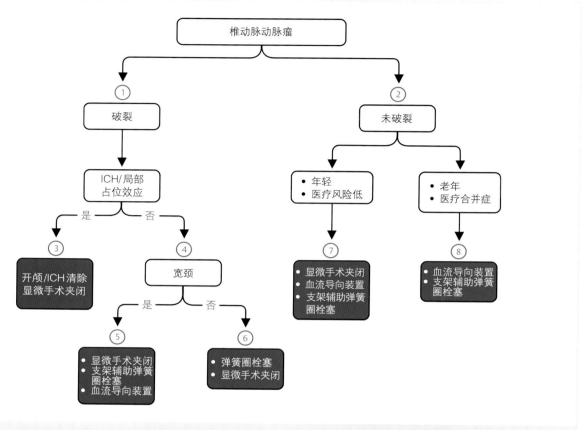

流程图37.1 椎动脉动脉瘤的治疗决策流程。

为左侧优势）或同等优势（约25%的人群）、部分动脉重复（开窗）或整个动脉节段重复。

VA动脉瘤的确切部位也影响治疗。必须注意动脉瘤与小脑后下动脉（PICA）的关系；动脉瘤位于动脉近端还是远端将影响提供最佳显露的入路选择。

分　类

要讨论VA动脉瘤的二个具体亚组：巨大动脉瘤和夹层动脉瘤。巨大动脉瘤往往定义为直径 > 25 mm 的病变，是治疗特别困难的后循环动脉瘤；其产生的占位效应可导致明显的神经功能障碍，有时须切开动脉瘤来最好地缓解症状；一大部分也有腔内血栓形成，进一步加重占位效应，使血管影像上准确判断动脉瘤形态更困难。某些情况下行血管搭桥也必须准确了解局部血管解剖结构和侧支血流。

VA夹层动脉瘤是罕见的疾病，可表现为SAH或脑干缺血。虽然内弹力层断裂可导致血管扩张和假性动脉瘤形成，但这类病变的准确病因并不清楚。夹层动脉瘤不仅再出血风险高（在某些研究中超过71%），手术并发症发生率也高。各种治疗策略（包括孤立、近端闭塞、血管内技术重建）都用于治疗这类病变，但必须针对每个不同的动脉瘤来选择具体的治疗方式。

诊断检查

临床评估

表现为SAH的患者必须仔细评估和稳定病情；密切监测这些患者是否发生SAH的并发症，如癫痫发作和脑积水。偶然发现的病变也要仔细进行神经功能检查来评估动脉瘤的可能症状，了解其病史、社会和家族史以便更好地对动脉瘤破裂风险进行分层。

影像学

一些神经影像可用于评估动脉瘤。SAH患者的初始评估常采用非增强计算机断层扫描（CT）；对于转诊至三级医院的患者，通常在外部机构已进行。CT扫描须仔细评估出血类型（能提供动脉瘤部位的线索）和有无实质内出血、脑室内出血和早期脑室扩张；无创血管影像如CT血管造影和磁共振血管造影（MRA）有助于确诊动脉瘤和建立病变的三维模型；金标准仍是诊断性脑血管造影，不仅可提供动脉瘤本身的信息（如准确的形态学特征和血流动力学），还可提供任何干预前血管结构周围的情况。

鉴别诊断

SAH 患者应仔细评估除动脉瘤性出血以外的其他可能原因。中脑周围非动脉瘤性出血是一种已知疾病，这类患者须仔细检查，常需重复血管造影来除外其他潜在的血管性病变。也要考虑其他血管性病变如海绵状血管瘤和少见的出血原因如肿瘤，直至明确诊断。

治　疗

治疗选择

VA 动脉瘤采用开放式手术或多种血管内介入治疗；最终决定取决于患者因素和动脉瘤因素。大型占位性实质内出血或血栓形成动脉瘤造成占位效应和相关性症状者采用开放式手术夹闭治疗，同时清除血肿/切开动脉瘤。最近，血流导向治疗显示出良好的结果，且并发症少；而开放式手术夹闭有损伤脑干和（或）脑神经的潜在风险（流程图 37.1 中⑤和⑦）。病重而无法行开放式显微外科手术夹闭者可更好地采用血管内治疗。选择治疗方式的一个主要因素是动脉瘤相对于重要血管结构如 PICA、脊髓前动脉和基底动脉穿支的部位。虽然有多种策略的开放式手术和血管内介入治疗可使这些结构的损伤风险最小化，但血流导向支架的出现为这类病例提供了一种更好的选择（流程图 37.1 中⑤、⑦、⑧）。

脑血管外科治疗——手术细节

多种入路可用于显微外科手术夹闭 VA 动脉瘤（图 37.1）；重要的考虑因素是哪个入路可最大化显露动脉瘤并且牵拉脑组织和周围结构最少。VA 远端的病变可经扩大的乳突后或迷路后经乙状窦入路（RTLS）到达。手术前最重要的是获得局部的详细血管影像，特别是动脉瘤同侧的乙状窦和颈内静脉；因为对于较大的病变可能需结扎乙状窦。患者仰卧位，头朝向对侧；耳后切口，翻开头皮显露外耳道后部；切除乳突显露乙状窦；然后硬膜瓣翻转于迷路上，显露 VA 远端。

近端的 VA 病变可经极外侧颈静脉下经颈静脉结节入路（ELITE）到达；这也为病变侧乙状窦优势的情况提供了一种替代方案。患者侧卧位，侧方乳突后切口向下延伸至第三颈椎横突水平；翻开 VA 上的软组织，在寰椎后弓上确认动脉；乳突后开颅至枕骨大孔，切除乳突下部显露乙状窦和颈静脉球；切除枕骨大孔前侧方残余的骨质，切除颈静脉结节，这样可沿脑干前下方显露 VA 近端；沿显露的乙状窦长轴向下打开硬脑膜至枢椎。

血管内治疗——手术细节

血管内治疗前和术中仔细评估动脉瘤形态和周围血管结构非常重要。虽然必须准确了解患者的具体解剖结构，但载瘤动脉闭塞（图 37.2）、孤立或支架植入（无论单纯支架治疗或作为弹簧圈栓塞的辅助手段）均可用。血流导向支架（图 37.3 和图 37.4）也提供了一种新的治疗手段，早期结果显示可保留周围血管结构如 PICA，且动脉瘤的短期和长期闭塞良好；用于 SAH 时的结果也良好，脑积水患者在给予双联抗血小板药物前行脑室外引流（EVD），然后放置血流导向装置并持续抗血小板治疗，拔除 EVD 或转为永久性分流前停用一个抗血小板药物（通常是氯吡格雷），在术后 24 小时再次开始使用。

并发症防治

VA 的显微外科手术需良好地理解贯穿 VA 全长的周围解剖结构。VA 动脉瘤不易治疗，需有经验。扩大的乳突后开颅、远外侧开颅、RTLS 或 ELITE 入路

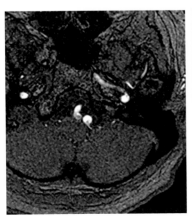
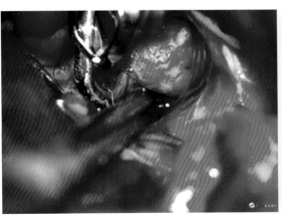

图 37.1　1 例 67 岁女性患者，有严重颈部疼痛，发现右侧小脑后下动脉起始部远端有一个椎动脉动脉瘤；行远外侧开颅夹闭动脉瘤。术前 MRA（左）；上夹后的术中照片（右）。

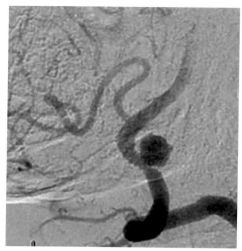
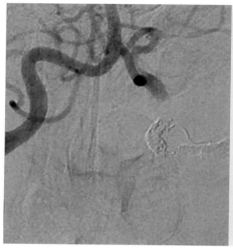

图37.2　1例40岁男性患者，跌倒后形成V4段创伤性动脉瘤；行载瘤动脉闭塞。术前诊断性脑血管造影（左），栓塞后血管造影（右）。

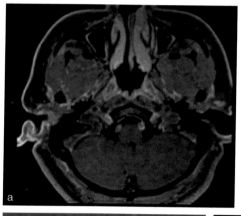
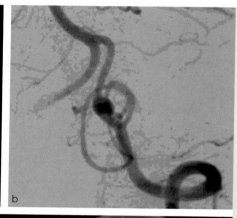
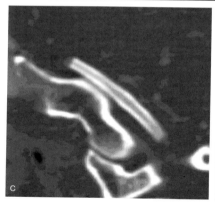
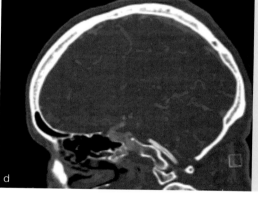

图37.3　1例54岁女性患者，表现为严重颈部疼痛和头痛，发现V4段夹层动脉瘤；行Pipeline血流导向装置治疗。a. 术前MRI。b. 栓塞前血管造影。c、d. 栓塞后的放大（c）和未放大（d）CTA。

即使在三级脑血管中心也不是常规进行的；因此这些入路只应由有经验的血管神经外科医生进行。开颅过程中损伤VA和乙状窦/横窦将是灾难性的；对VA和周围脑血管结构的操作也可能引起穿支动脉、后组脑神经和脑干的损伤。与血管内治疗相关的并发症包括腹股沟并发症、多重导管的血栓栓塞事件、穿破动脉瘤、载瘤动脉（VA）夹层；在术中使用3D旋转成像、充分抑制血小板和熟悉血管内器械（微导管、微导丝、支架、弹簧圈和血流导向装置）是至关重要

的；推荐行神经监测或进行神经功能检查（清醒镇静）；血管内治疗后应进行持续血管造影监测，达到闭塞动脉瘤以及保持载瘤动脉和分支通畅。

预后

无论开放式手术还是血管内治疗，VA动脉瘤的总体预后令人满意。ISUIA研究中既往无SAH的未破裂动脉瘤患者，夹闭后1年的总体致残率［定义为改良Rankin量表评分（mRS）3～5分］和死亡率为12.6%；血管内治疗的这一比例为9.8%。对于国际

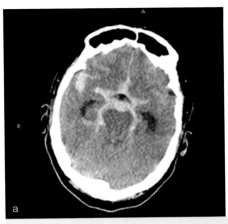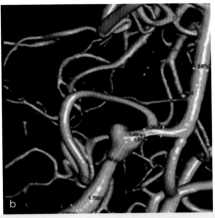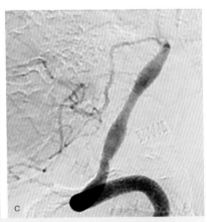

图37.4　1例58岁女性，V4段破裂假性动脉瘤，行Pipeline血流导向装置治疗。a. 术前非增强CT扫描。b. 栓塞前3D重建。c. 栓塞后血管造影。

蛛网膜下隙动脉瘤试验（ISAT）报道的破裂脑动脉瘤治疗后1年患者的致残率/死亡率，血管内治疗为23.7%，显微外科手术为30.6%。针对后循环动脉瘤，Barrow破裂动脉瘤试验（BRAT）显示的3年随访时预后不良率，开放式手术夹闭患者比弹簧圈栓塞高5倍（虽然作者已注意到二组的解剖学分布不平衡）；最近发表的6年随访结果仍保持这一趋势。

Helsinki展示了他们治疗190例患者（193个VA或VA-PICA动脉瘤）的经验，其中131个（68%）为破裂动脉瘤；与其他部位相比，VA动脉瘤患者的年龄更大，动脉瘤更常为梭形，更常引起脑室内出血。手术治疗的动脉瘤中，91个（88%）囊性和11个（50%）梭形动脉瘤接受夹闭治疗；13个（9%）动脉瘤接受血管内治疗，6个（4%）动脉瘤采用多模式治疗。仅124例（86%）患者有血管造影随访，76例（88%）完全闭塞，其中夹闭68例（91%）；梭形动脉瘤中，所有接受治疗的动脉瘤中有14个（44%）完全闭塞，夹闭中的8个（73%）完全闭塞。平均临床随访6.8年，动脉瘤诊断后1年内有53例（28%）患者死亡；最常见的原因是严重SAH，没有患者死于任何治疗相关性原因。112例积极治疗的患者存活超过1年；104例（93%）恢复到原来的状态或独立生活状态（支持流程图步骤5～7），7例破裂动脉瘤患者仍依赖帮助，1例13个月时死亡，2例仍住院，4例在家生活需帮助。144例积极治疗的患者中，25例术前有后组脑神经（CN）麻痹（喉麻痹、复视、面神经功能障碍、三叉神经、听力丧失和副神经功能障碍），91例手术后有后组CN麻痹，长期随访时仅有48例完全恢复；最常恢复的是喉麻痹。

最近一项血管内治疗破裂和未破裂VA夹层动脉瘤的荟萃分析包含188例腔内孤立或支架辅助弹簧圈栓塞的患者；对于破裂病例，孤立技术治疗患者的术后即刻闭塞率更高（优势比：0.165；95%置信区间：0.067～0.405；$P < 0.01$），而在长期闭塞、临床预后、复发率和围手术期并发症发生率方面没有显著差异。对于未破裂病例，腔内孤立的即刻闭塞也更高，预后、复发率或死亡率没有显著差异。他们也得出结论，累及PICA起始部时应考虑搭桥手术、VA-PICA放置支架外加弹簧圈栓塞。

还有血流导向支架治疗症状性大型或巨大型梭形椎基底动脉动脉瘤。后循环巨大梭形动脉瘤呈进展性自然史；迄今为止还没有一种广泛有效或风险低的方式。血流导向装置的初期结果并不鼓舞人心。Buffalo大学神经外科的一项回顾性研究包含7例症状性大型或巨大型椎基底动脉动脉瘤的患者：4例死亡，其他3例的mRS评分为5分、1分和0分；死亡中的2例治疗后动脉瘤破裂，另2例与脑干梗死相关的神经功能状态没有改善并随后撤除治疗。他们也报道了最近5年使用的血流导向装置和新的策略：包含12例未破裂症状性梭形椎基底动脉动脉瘤的患者，平均动脉瘤大小为13.25 mm，平均临床和影像学随访22.1个月和14.5个月；1例有穿支卒中的随访mRS评分为4分，另1个留置的支架推送杆需手术切开取出，11例（91.7%）mRS评分为0分或1分，2例因动脉瘤残留需再次植入血流导向装置；最终随访时，所有12个动脉瘤均闭塞，血流导向装置均通畅（支持流程图步骤5、7、8）。

稳定性和复发率

ISAT试验中弹簧圈栓塞患者1年的再出血率为4.2%，明显高于夹闭组。BRAT试验中，57.9%行弹簧圈栓塞的患者获得术后即刻动脉瘤完全闭塞，而行动脉瘤夹闭的为85.1%；3年随访时，弹簧圈栓塞组为52.5%，夹闭组为87.1%；6年随访时尽管闭塞率更低，血管内治疗组没有再出血事件。尽管文献报道了初期3～12个月随访时的动脉瘤闭塞，但目前还没有新技术（如血流导向支架）的长期稳定性数据。

临床和影像学随访

SAH患者须在急性期住院后仔细评估康复治疗。所有患者需详细的临床和影像学随访来监测动脉瘤复发，并在血管内治疗后调整抗血小板药物剂量。血管内治疗者必须随访脑血管造影，以期达到动脉瘤闭塞。

专 家 述 评

VA动脉瘤代表脑血管专家治疗的一个小的动脉瘤亚组。根据既往发表的试验结果，都喜欢采用血管内技术治疗破裂和（或）未破裂的VA动脉瘤。此外，血管内技术的进展（即血流导向）显示出了新的希望，但多数困难临床情况下的长期结果和最终安全性尚未明确。与任何脑血管病一样，重要的是必须考虑所有的治疗选择来为患者提供最佳的治疗以达到最好的预后。

Min S. Park, MD
University of Virginia Health System,
Charlottesville, VA

VA动脉瘤由不同的病因所致，分为囊性、梭形/冗扩和夹层动脉瘤。因为这类动脉瘤位于狭小的空间，被重要的脑血管结构包绕，阻碍了手术到达和观察；除VA-PICA动脉瘤外，大多数都采用血管内介入方法治疗。

尽管血管内治疗更常用，但须有多学科团队根据不同病例的具体情况而进行个体化的考虑。如在特殊情况下，手术的主要风险可能是暂时性脑神经功能障碍时，必须权衡血管内治疗可能导致的血栓栓塞性并发症风险。

病变在VA上的确切部位影响了与脑干的关系，与类型、大小和形态一起决定了是否适合手术；若是，则将在手术策略上造成明显的差异。最近颅底技术的发展使外科医生能更安全地到达这类动脉瘤，对脑血管结构操作更

少。远外侧入路和经髁入路往往需磨除颈静脉结节，可提供脑神经之间更宽的空间，避免为显露低位斜坡前侧方的动脉瘤而牵拉延髓。大型或巨大型动脉瘤或高位斜坡的动脉瘤使用天幕上和天幕下经岩骨联合入路及其变异。所有这些手术在术中需持续进行神经生理监测。

对于非常复杂的动脉瘤，无论是血管内治疗还是手术治疗，风险都很高，有时必须接受无法治愈的问题；若着手治疗，可能仅限于部分处理动脉瘤及其复发的固有风险。

Michel W. Bojanowski, MD, FRCSC
University of Montreal, Quebec, Canada

推荐阅读

[1] Day JD, Fukushima T, Giannotta SL. Cranial base approaches to posterior circulation aneurysms. J Neurosurg 1997; 87(4): 544−554

[2] Guan J, Li G, Kong X, et al. Endovascular treatment for ruptured and unruptured vertebral artery dissecting aneurysms: a meta analysis. J Neurointerv Surg 2017; 9(6): 558−563

[3] International Study of Unruptured Intracranial Aneurysms Investigators. Unruptured intracranial aneurysms — risk of rupture and risks of surgical intervention. N Engl J Med 1998; 339(24): 1725−1733

[4] Lang DA, Galbraith SL. The management outcome of patients with a ruptured posterior circulation aneurysm. Acta Neurochir (Wien) 1993; 125(1−4): 9−14

[5] Levitt MR, Park MS, Albuquerque FC, Moon K, Kalani MY, McDougall CG. Posterior inferior cerebellar artery patency after flow-diverting stent treatment. AJNR Am J Neuroradiol 2016; 37(3): 487−489

[6] Mazur MD, Kilburg C, Wang V, Taussky P. Pipeline embolization device for the treatment of vertebral artery aneurysms: the fate of covered branch vessels. J Neurointerv Surg 2016; 8(10): 1041−1047

[7] Molyneux A, Kerr R, Stratton I, et al; International Subarachnoid Aneurysm Trial (ISAT) Collaborative Group. International Subarachnoid Aneurysm Trial (ISAT) of neurosurgical clipping versus endovascular coiling in 2143 patients with ruptured intracranial aneurysms: a randomised trial. Lancet 2002; 360(9342): 1267−1274

[8] Morita A, Kirino T, Hashi K, et al; UCAS Japan Investigators. The natural course of unruptured cerebral aneurysms in a Japanese cohort. N Engl J Med 2012; 366(26): 2474−2482

[9] Pritz MB. Evaluation and treatment of aneurysms of the vertebral artery: different strategies for different lesions. Neurosurgery 1991; 29(2): 247−256

[10] Siddiqui AH, Abla AA, Kan P, et al. Panacea or problem: flow diverters in the treatment of symptomatic large or giant fusiform vertebrobasilar aneurysms. J Neurosurg 2012; 116(6): 1258−1266

[11] Spetzler RF, McDougall CG, Albuquerque FC, et al. The Barrow ruptured aneurysm trial: 3-year results. J Neurosurg 2013; 119(1): 146−157

[12] Spetzler RF, McDougall CG, Zabramski JM, et al. The Barrow ruptured aneurysm trial: 6-year results. J Neurosurg 2015; 123(3): 609−617

[13] Su W, Gou S, Ni S, et al. Management of ruptured and unruptured intracranial vertebral artery dissecting aneurysms. J Clin Neurosci 2011; 18(12): 1639−1644

[14] Wiebers DO, Whisnant JP, Huston J III, et al; International Study of Unruptured Intracranial Aneurysms Investigators. Unruptured intracranial aneurysms: natural history, clinical outcome, and risks of surgical and endovascular treatment. Lancet 2003; 362(9378): 103−110

第38章 基底动脉中段动脉瘤

Vikas Y. Rao, Mandy Binning, Daniel R. Felbaum, and Erol Veznedaroglu

摘 要：基底动脉中段动脉瘤占脑动脉瘤的1%以下；治疗决策考虑因素包括动脉瘤破裂还是未破裂、梭形/冗扩或夹层还是囊性。基底动脉中1/3在解剖学上是手术到达最困难的区域，充斥大量脑干穿支。标准影像学检查包括计算机断层扫描血管造影或磁共振血管造影，可提供关于占位效应和缺血的信息。数字减影血管造影显示血管构筑，并可行球囊闭塞试验确定近端动脉阻断的可行性。影像上可了解动脉瘤大小、连续影像上的生长或形态学进展。应检查患者是否有相关性脑神经病变或症状性脑干占位效应；巨大动脉瘤也应检查缺血性症状和血栓栓塞事件。开放式手术常需复杂的颅底入路技术，从而增加并发症；但能立即缓解占位效应。搭桥技术也用于治疗该区域的动脉瘤。血管内技术可减少麻醉和手术时间；逐渐减少动脉瘤搏动，从而减轻占位效应。尽管治疗方式差异很大，但没有哪种方式明显比另一种的预后更好。患者的治疗决策总体上应根据解剖结构和干预目标而仔细地进行个体化治疗。本章将详细叙述这类困难动脉瘤的基本治疗流程。

关键词：基底动脉中段动脉瘤，椎基底动脉移行处，AICA，SCA，PCA

概 述

基底动脉中段动脉瘤指累及小脑上动脉以下、椎基底动脉移行处以上的基底动脉主干的动脉瘤。这类病变罕见，占所有动脉瘤的1%以下，是治疗上最危险的动脉瘤之一。历史上采用外科手术治疗，但具有显著的致残率与致死率。随着最近的发展，血管内治疗变得越来越有前景；但在治疗时机和理想的治疗方式方面仍有争议。

是否治疗

基底动脉主干动脉瘤的治疗决策与所有颅内动脉瘤的决策过程类似；须权衡病变自然史、有无症状及

本章关于治疗决策的主要争议包括：
（1）是否具有治疗指征。
（2）基底动脉中段动脉瘤的开放式手术与血管内治疗。
（3）造成占位效应和血栓栓塞的未破裂基底动脉中段动脉瘤的治疗。
（4）血流导向装置在基底动脉中段动脉瘤中的作用。

严重性与治疗的风险。考虑患者和病变的个体化因素对于恰当的临床决策很关键。基底动脉中段动脉瘤可表现为许多不同的症状，包括破裂后的蛛网膜下腔出血（SAH）、脑干或脑神经的占位效应、血栓栓塞引起的卒中（流程图38.1中①～③）。

与任何颅内动脉瘤一样，破裂预示着自然史不良；因此几乎所有病例都需治疗（流程图38.1中④～⑩）。例外情况是动脉瘤分级差、高龄或合并症而导致患者预后非常差。

该区域未破裂动脉瘤的治疗决策更加微妙。一般认为，无症状基底动脉中段动脉瘤的破裂风险更明显（大小、连续影像学上的生长、侵袭性形态、既往破裂史等）；脑干或脑神经占位效应引起的有症状的基底动脉瘤、表现为缺血和血栓栓塞事件的巨大动脉瘤都应考虑进行治疗（流程图38.1中④～⑦）。

保守治疗

一般来说，保守治疗不适用于破裂的颅内动脉瘤。历史研究显示，未破裂基底动脉中段动脉瘤若不进行治疗，症状性和巨大的动脉瘤的死亡率均较高；有些作者报道症状性基底动脉中段动脉瘤患者的2年生存率仅20%（流程图38.1中④～⑩）。

保守治疗包括连续影像学观察、药物治疗降低破裂或血栓栓塞事件（若动脉瘤血栓形成）、控制任何症状（若存在）（流程图38.1中④）；包括改变生活方式和处理合并症，如戒烟和控制高血压。若血栓形

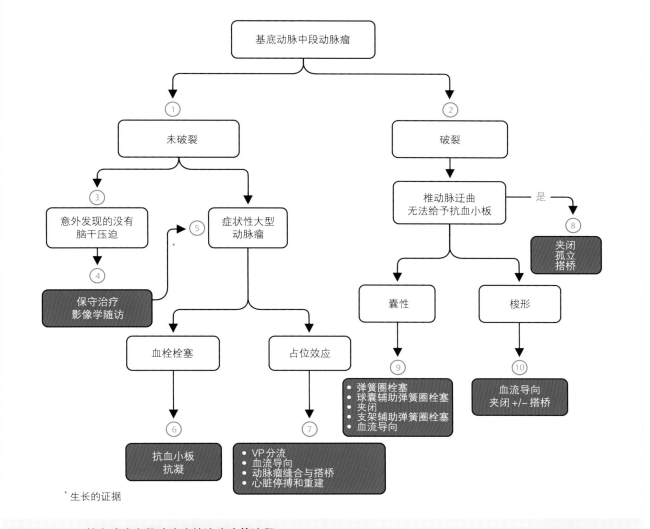

流程图38.1 **基底动脉中段动脉瘤的治疗决策流程。**

成的巨大动脉瘤表现为栓塞性卒中，可用抗凝或抗血小板药物预防症状进展（流程图38.1中⑥）；若动脉瘤生长引起的占位效应产生症状，可短期内使用皮质类固醇激素缓解症状；若占位效应严重到引起脑积水，有些患者可能需要进行脑室–腹腔分流术（流程图38.1中⑦）。

解剖学因素

基底动脉通过脑桥穿支直接供应脑干，通过其主要分支小脑前下动脉（AICA）、小脑上动脉（SCA）、大脑后动脉（PCA）供应颅后窝。基底动脉中段指起自椎基底动脉移行处、终于双侧SCA起始部的基底动脉（图38.1）；约3cm长，沿脑桥前表面走行于正中沟。该节段的走行有一些解剖学变异，患者偶尔可有非常迂曲的基底动脉。基底动脉中段有时极度扩张，

造成旁中央结构如脑神经的压迫性症状（图38.2～图38.4）。

该节段基底动脉发出对称的AICA；向外侧走行离开起始部，供血给脑桥外侧、脑桥小脑角和小脑的岩骨面。基底动脉中段发出许多穿支，分为2组：脑桥中央分支和脑桥横行分支。脑桥中央分支发自基底动脉后面，直接进入脑桥；脑桥横行分支更粗但更少，发自基底动脉侧方，沿脑桥表面围绕脑干走行，分为多个穿支到达脑桥外侧区域。

基底动脉中1/3是颅内手术最难到达的部位之一。手术入路的选择在很大程度上取决于颅底解剖结构的个体差异和病变部位与岩骨的关系；已报道的入路包括经岩骨入路、远外侧入路和极外侧变异、后方天幕上和天幕下联合入路，以及在特定情况下的扩大前方经侧裂入路或前方经斜坡入路。

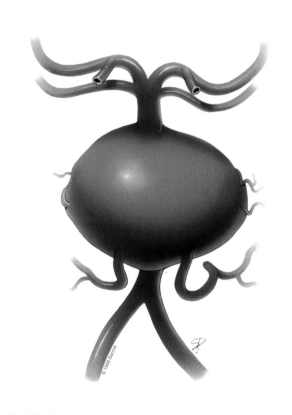

图38.1 插图显示了一个大的基底动脉中段动脉瘤以及其与相关分支的关系。

病理生理学/分类

基底动脉中段动脉瘤有许多分类方式；讨论治

疗流程时最直接的方法是根据形态分类：囊性还是梭形。

囊性动脉瘤位于基底动脉的所有分支部位，包括AICA和基底动脉中段穿支；这些往往是真正的动脉瘤，血管的所有层次均呈发育不良性扩张；也可直接发自基底动脉主干。这种情况下动脉瘤形成的病理生理学机制可能包括动脉瘤瘤体缺乏内膜而形成夹层。

基底动脉主干的梭形动脉瘤分为冗扩性动脉瘤和夹层动脉瘤。冗扩性梭形动脉瘤累及整段动脉全周径，往往是动脉粥样硬化的结果；受累血管变得发育异常、迂曲、伸长和扩张。病程呈进展性，造成邻近结构压迫产生神经功能障碍、腔内血栓形成和血栓栓塞事件或穿支梗死、占位效应所致的脑积水、动脉壁薄弱引起出血。

基底动脉主干的夹层梭形动脉瘤继发于内膜损伤，沿动脉长轴形成假腔；往往与动脉粥样硬化破坏血管有关，但也可为自发性或创伤性。假腔可充满血液或血凝块，造成症状性血栓栓塞、穿支梗死和破裂。

诊断检查

临床评估

基底动脉中段动脉瘤患者的临床评估与其他颅内动脉瘤一样，取决于动脉瘤破裂还是未破裂。SAH是基底动脉动脉瘤最常见的临床表现；临床评估与其他动脉瘤一样，应着重于气道管理和脑积水的紧急处理。未破裂动脉瘤可偶然发现且无症状。

大的或巨大基底动脉中段动脉瘤可表现出颅后

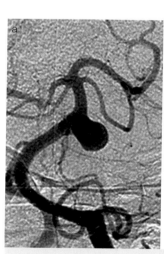
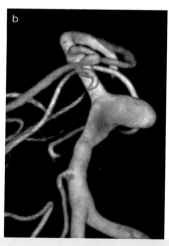
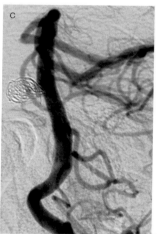
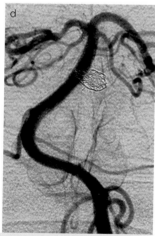

图38.2 1例35岁女性患者，偶然发现基底动脉中段动脉瘤。a. 二维数字减影血管造影显示基底动脉中段明显的囊性动脉瘤。b. 3D容积再现血管造影进一步显示病变和梭形扩张的基底动脉。支架辅助弹簧圈栓塞后6个月随访时的（c）侧位和（d）前后位血管造影显示，虽未使用血流导向装置，动脉瘤也没复发（使用Enterprise支架），并且明显重塑了病变基底动脉。

窝症状，如压迫性脑神经病变或缺血性症状，如短暂性缺血发作（TIA）或卒中。这些患者在基础评估的同时应进行详细的神经系统功能检查，包括脑神经检查。

影像学

基底动脉中段动脉瘤的初始检查采用无创的计算机断层扫描血管造影（CTA）或磁共振血管造影（MRA）。某些小的、无症状的动脉瘤可通过连续无创影像学检查随访。破裂、症状性和（或）大的基底动脉中段动脉瘤需进行其他影像学检查。

数字减影血管造影（DSA）仍是评估脑动脉瘤的

金标准（图 38.2 ～图 38.4）。在这类复杂病变的情况下，进行六血管造影很重要，可以了解 Willis 环的特征、评估可能用于搭桥的头皮供体血管、评估从前循环到后循环的侧支血流或自然吻合；三维（3D）旋转血管造影特别有用，有助于制定开放式手术或血管内治疗计划。

DSA 常与断层影像联合评估基底动脉主干动脉瘤。CTA 对制定颅后窝手术入路很有用，可同时提供动脉瘤本身和动脉瘤与周围骨质的解剖结构关系。MR 成像（MRI）对了解动脉瘤与局部脑干和脑神经的关系也非常有用（图 38.3）。

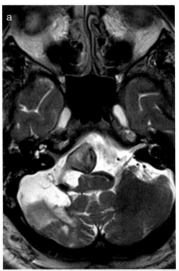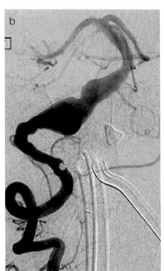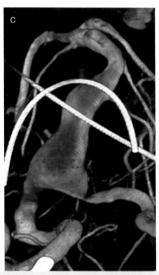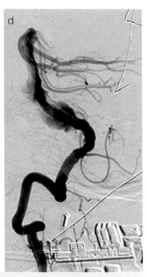

图 38.3　1 例 62 岁男性患者，表现为血栓栓塞性小脑梗死，发现部分血栓形成的基底动脉动脉瘤（a）。患者接受抗凝药物治疗，但连续影像学显示动脉瘤明显增大。b、c. 数字减影血管造影显示基底动脉中段和椎基底动脉移行处大的梭形动脉瘤。d. 成功用血流导向装置治疗。

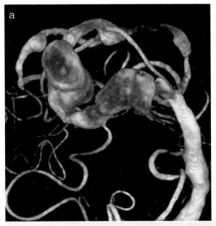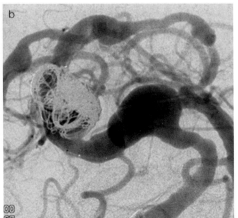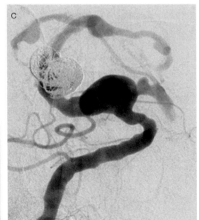

图 38.4　1 例 68 岁男性患者，在卒中检查过程中诊断为基底动脉中段和椎基底动脉移行处（VBJ）冗扩性动脉瘤（a）。患者接受药物治疗，但基底动脉中段的动脉瘤明显生长，在连续影像学检查上更呈囊性。b. 支架辅助弹簧圈栓塞治疗基底动脉中段动脉瘤的囊性部分，使用有部分血流导向属性的支架［低网孔可视化腔内支持系统（LVIS）］。c. 6 个月随访时的血管造影显示这部分动脉瘤没有充盈，VBJ 部分保持稳定。

治疗决策，特别是考虑将牺牲椎动脉（VA）或近端动脉阻断作为治疗选择时，后交通动脉（PCoA）对于椎基底动脉系统的血流代偿就极其重要。虽然CT血管造影可显示有无PCoA及其大小，但导管血管造影对显示前循环与后循环的动力学血流关系很有用。Allcock试验有助于进一步阐明PCoA对椎基底动脉系统潜在的血流代偿。

Allcock试验是压迫颈动脉的同时从VA注射造影剂，显示血流通过同侧PCoA；有助于确定永久性逆转椎基底动脉血流时，前循环到后循环的血流代偿有多少。现在的血管内技术可在基底动脉球囊闭塞试验的同时行颈动脉造影，直接显示球囊闭塞上方是否有充足的血流经PCoA到达基底动脉。

鉴别诊断

血管造影确诊前，基底动脉中段动脉瘤应与颅内囊肿、海绵状血管畸形，甚至轴内或轴外中枢神经系统肿瘤鉴别。通过恰当的影像学检查可做出正确的诊断。

治 疗

治疗选择与脑内血肿的影响

如前所述，基底动脉中段动脉瘤的治疗决策需权衡症状和自然史与治疗的并发症。

与未破裂动脉瘤相比，SAH预示着自然史恶性程度更高；若患者有存活前景需立即进行干预。蛛网膜下隙积血的量和厚度不应影响这类患者的急性期治疗。实质内大血肿若由基底动脉中段动脉瘤破裂所致，因动脉瘤紧邻脑干可能立即致命。如前所述，症状性病变的治疗若没有过度并发症，就应该治疗。任何治疗方法都需要根据病变的解剖结构量身定制，并且在存在SAH或脑积水时对抗凝问题敏感。神经外科的历史中充满了对这类可怕病变的各种治疗方法。开放式手术或血管内治疗没有哪种在预后、致残率和死亡率方面明确比另一种更好。

根据我们的经验，血管内治疗优于开放式手术，因为其创伤小以及存在如后所述的入路问题。尽管越来越多的基底动脉中段动脉瘤患者人群接受血管内治疗并从这种微创手术中明显获益，但仍有一些基底动脉中段动脉瘤适合外科手术治疗。

脑血管外科治疗——手术细节

基底动脉主干动脉瘤的外科手术策略包括夹闭、夹闭重建、近端阻断一侧或双侧VA、动脉瘤孤立；必要时均可联合搭桥。

基底动脉中段囊性动脉瘤在某些特定情况下可夹闭。梭形冗扩动脉瘤常累及血管全周径，没有瘤颈，往往不适合夹闭。

与任何动脉瘤的夹闭一样，控制近端和远端血管至关重要。充分显露基底动脉中段主干常需颅底入路；可使用辅助方式控制血管，如心脏停搏、腺苷血流停止或辅助血管内球囊闭塞。该部位的颅底解剖特征与众多穿行于脑桥前小间隙的脑神经和其他重要的结构相结合脑桥，增加了手术到达这些病变的复杂性。

椎动脉或基底动脉近端阻断用于治疗基底动脉主干动脉瘤已有多年的历史；该方法有效地逆转基底动脉内的血流，改变动脉瘤内的血流动力学，在理论上降低了动脉瘤破裂的概率并促进动脉瘤血栓形成；但有赖于有充足的血流逆行从前循环经PCoA供应基底动脉系统。若Allcock试验显示有充足的PCoA，则患者可相对安全地进行该手术；在没有充足PCoA动脉的患者中，必须进行搭桥改善血流。供体血管可来自颈外动脉分支（枕动脉或颞浅动脉）或经颅内-颅内搭桥的颈内动脉；也可用桡动脉弥补额外的长度。受体血管常为大脑后动脉（PCA）。

近端血管阻断联合或不联合搭桥的一个优势是通常无须完全显露动脉瘤；但一个主要缺点是动脉瘤仍充盈，虽然有效改变了病变的自然史，但并没有确切治疗。在由于严重动脉迂曲导致血管入路困难或不可能建立血管通路、患者无法耐受抗血小板药物（梭形动脉瘤）或唯一可行的治疗选择是牺牲血管联合搭桥时，开颅手术可能是优于血管内治疗的更好选择。

血管内治疗——手术细节

基底动脉中段动脉瘤的血管内治疗包括弹簧圈栓塞（用或不用辅助手段如球囊或支架）、血流导向装置、闭塞或牺牲血管（血管内近端血管阻断）。

弹簧圈联合或不联合支架治疗基底动脉中段囊性动脉瘤有良好的结果，是我们首选的方式（图38.2）。与血流导向装置相比，我们更倾向于选择这种方式，因其可即刻阻断血流进入病变内，且不依赖于进行性血栓形成与血管重塑达到动脉瘤闭塞；也不会使穿支血管处于风险之中（流程图38.1中⑨）。

因动脉瘤的形状特征，单纯弹簧圈栓塞不可能有效治疗该部位的梭形或冗扩性动脉瘤；对于这些病变，由于这类动脉瘤没有真正的瘤颈，首选血流导向装置重建基底动脉腔（图38.3和图38.4）。但在该部位使用血流导向装置治疗后的动脉瘤进行性血栓形成有引起脑桥小穿支闭塞和脑干梗死的风险。在大多数在基底动脉使用血流导向装置治疗的病例中，我们建议尽可能限制在同一患者中使用的装置数量，减少穿支梗死的机会。

为此，我们在计划的部位放置支架重塑瘤颈来保护血管腔，并隔绝多余的冗扩血管中的囊性部分。一旦使用支架重建基底动脉，穿过支架进入动脉瘤的扩张部分填塞弹簧圈来减少流入病变血管内高风险部分的血流（图38.4）。

并发症防治

症状性基底动脉中段动脉瘤的自然史不良；但也不排除治疗有发生严重并发症的可能性。避免并发症是成功的关键。

基底动脉中段手术时最令人生畏的问题之一是分离大的或巨大动脉瘤时和分离脑桥前间隙工作通道中被动脉瘤体遮挡的瘤颈盲点时不能控制近端。

血流导向装置的出现被认为是血管内解决基底动脉中段动脉瘤问题的灵丹妙药。虽然初期病例看上去很有希望，但一些有经验的手术者展示的早期系列研究却泼了一盆冷水，因为缺血性和出血性并发症的发生率高得难以接受。

回顾性研究显示，检测患者对波立维和阿司匹林的反应来更好地控制抗凝，并将其保持在治疗范围内，可预防缺血性和出血性并发症。该部位血流导向装置的其他经验也告诉我们，限制装置的数量、选择合适的尺寸来预防血管内漏，可达到更有希望的结果。有一些讨论提到，在血流导向装置的初期经验中，外科医生在穿支丰富区域放置了太多的重叠装置而导致梗死；在基底动脉减少使用血流导向装置的数量至1个或2个并尽可能少的重叠可改善预后。针对这点的一项完整的系列研究尚未发表。

预后

基底动脉中段动脉瘤的手术预后在很多年前就已发表，最大的系列是Drake。最近，UCSF发表了他们手术治疗这类动脉瘤的演变，详细叙述了闭塞椎基底动脉后搭桥到PCA的改良；作者报道了对37例这类动脉瘤患者超过17年的搭桥策略演变，描述了3种不同的搭桥策略和随后对这些方法的改进，将最初5例100%的死亡率降至最后8例的60%（支持流程图步骤7、8）。

血流导向装置重建基底动脉治疗巨大基底动脉中段动脉瘤取得初期有希望的短期结果后，Siddiqui等发表了第一个7例采用血流导向装置治疗的基底动脉主干动脉瘤的随访研究；在这7例治疗的患者中，4例死亡，1例严重残疾，这种致残率和死亡率高的原因是动脉瘤破裂和脑干卒中；对这种穿支丰富区域使用血流导向装置的一般技术进行了一些改良，根据最初经验在4年后发表了预后改善的小样本系列研究（支持流程图步骤9、10）。一项正在进行的大规模研究结果还没有发表。

其他采用多模态血管内方式治疗的基底动脉中段动脉瘤的小样本系列研究已经发表，比小样本的血流导向装置系列研究的预后更好。一项大型多中心研究并未针对该主题进行讨论。

临床和影像学随访

我们对影像学随访的建议与其他动脉瘤类似。对于外科手术夹闭的动脉瘤，应在术中或术后进行夹闭后血管造影检查。此后可将MRI/MRA或CTA作为筛查工具对患者进行随访，并在5年时或观察到任何进展时再次行血管造影。

对于单纯弹簧圈栓塞或支架辅助弹簧圈栓塞治疗的动脉瘤患者，应采用标准血管造影随访流程；具体而言，在6个月时再次进行血管造影，同时行MRA；若无须再治疗，每6个月对患者进行一次MRA随访，持续2年，然后每年筛查一次MRA。我们建议在初次治疗后5年时再次行血管造影来评估有无其他动脉瘤和接受过治疗的动脉瘤。

推荐血流导向装置治疗后6个月再次行血管造影和MRA；若此时动脉瘤仍充盈，1年后再次行血管造影。只要存在进行性血栓形成，就不建议增加另一个血流导向装置；若动脉瘤没有显示出血栓形成的征象，可考虑放置另一个装置。

近端动脉阻断联合或不联合搭桥治疗的动脉瘤也需进行密切的影像学随访，因为这些技术不能即刻闭塞动脉瘤。可用MRA连续随访来确定动脉瘤血栓形成；但间断性随访血管造影是也有用的。

专　家　述　评

基底动脉中段动脉瘤罕见，但其位于最重要的颅内动脉，治疗特别困难。治疗决策，特别是未破裂动脉瘤的治疗决策非常困难，必须权衡与病变自然史相关的高致残率和致死率与已知的开放式手术和一些血管内治疗这类病变的糟糕预后。虽然血管内技术，特别是血流导向装置，有希望成功治疗这类动脉瘤，但其也还不是万能之计。但一般来说，我们在可能的情况下更倾向于选择通过血管内方式治疗这类动脉瘤。许多血流导向装置的早期失误现在都可避免，因为我们在不断地从自己过去的失败中学习，并且观察到该部位使用血流导向装置治疗后的预后正在不断得到改善。

Mandy J. Binning, MD and
Erol Veznedaroglu, MD
Drexel Neurosciences Institute,
Philadelphia, PA

主 编 述 评

基底动脉中段动脉瘤通常被认为是治疗最具挑战性的脑动脉瘤之一，占脑动脉瘤的1%以下。由于治疗可能危及基底动脉穿支、小脑前下动脉和（或）基底动脉本身，常预示着高致残率和致死率。

传统的外科手术夹闭采用经岩骨、迷路后、经迷路和（或）经耳蜗入路；动脉瘤位于基底动脉主干够远时也可考虑天幕上入路如颞下或眶颧入路。但外科医生必须认识到需切除一大部分后床突来控制近端；Kawase 入路切除前床突也能提供到达基底动脉中段远端的通道。每种入路都有优点和缺点，特别是经岩骨入路涉及保护听力和面神经麻痹的风险。即使是最好的医生，采用这些入路也会带来显著的致残率和致死率，并且需要复杂颅底入路的专业知识。手术治疗这类动脉瘤特有的一种获益是直接和快速减轻占位效应。非常大和巨大的基底动脉中段动脉瘤常导致脑干明显移位，表现为脑神经功能障碍。若动脉瘤成功夹闭且占位效应减轻，可缓解脑神经病变和获得良好的预后。显微外科手术也可用于发自基底动脉穿支的小动脉瘤；这种情况下夹闭可完全治愈动脉瘤并保留载瘤穿支动脉。

在微创时代，血管内技术作为后循环动脉瘤的一线治疗被用得越来越多，基底动脉中段动脉瘤的治疗也发生了急剧转变。有病例报道使用血流导向装置成功闭塞基底动脉穿支动脉瘤并保留穿支血管，也有治疗涉及腔内重建的巨大夹层动脉瘤的报道。血流导向装置伴或不伴弹簧圈栓塞可促进动脉瘤血栓形成、减少对

脑干的搏动而缓解症状、重建血管一段时间后减轻占位效应。但在后循环动脉瘤中使用血流导向装置治疗后的神经系统致残率和死亡率为10%～15%，比前循环高得多。

我们机构主要采用血管内技术治疗基底动脉中段动脉瘤。与显微外科手术技术相比，到达动脉瘤的入路毫无疑问更简单；麻醉和手术时间显著减少，容易确认载瘤动脉和分支血管的保留。未破裂基底动脉中段动脉瘤患者往往在第二天就能出院。单纯血流导向装置（不用弹簧圈）治疗可逐渐减轻占位效应，并消除大或巨大动脉瘤的搏动。

当前可用的医疗器械设备往往就能达到完全或近全闭塞，而技术只是在改进。尽管如此，仔细选择可从手术或血管内治疗中获益的患者仍很关键；对某些不合适的病变，通过连续影像学随访进行保守观察可能是最适合的选择。

Elad I. Levy, MD, MBA
University at Buffalo, Buffalo, NY

该部位的囊性动脉瘤多数位于 AICA，入路特别依赖于病变的大小和患者的表现。我用过许多种策略治疗这些动脉瘤，包括动脉瘤非常大时使用心脏停搏。在过去十年中，从颅底暴露到我们的最新策略，方法发生了显著变化，恢复到简单的乙状窦后暴露。症状性梭形病变的自然史不良，各种方式仍难以实现成功治疗。动脉瘤深部位置、常累及长节段、有穿支、有腔内血栓、许多病变尺寸大，这些都造成了治疗上的困难。可考虑采用各种策略，包括直接处理、远端搭桥、血流逆转和血流改变。

Robert F. Spetzler, MD
Barrow Neurological Institute, Phoenix, AZ

推荐阅读

[1] Drake CG. Ligation of the vertebral (unilateral or bilateral) or basilar artery in the treatment of large intracranial aneurysms. J Neurosurg 1975; 43(3): 255–274

[2] Fiorella D, Kelly ME, Albuquerque FC, Nelson PK. Curative reconstruction of a giant midbasilar trunk aneurysm with the

pipeline embolization device. Neurosurgery 2009; 64(2): 212–217, discussion 217

[3] Gonzalez LF, Amin-Hanjani S, Bambakidis NC, Spetzler RF. Skull base approaches to the basilar artery. Neurosurg Focus 2005; 19(2): E3

[4] Kalani MY, Zabramski JM, Nakaji P, Spetzler RF. Bypass and flow reduction for complex basilar and vertebrobasilar junction aneurysms. Neurosurgery 2013; 72(5): 763–775, discussion 775–776

[5] Kellner CP, Haque RM, Meyers PM, Lavine SD, Connolly ES Jr, Solomon RA. Complex basilar artery aneurysms treated using surgical basilar occlusion: a modern case series. Clinical article. J Neurosurg 2011; 115(2): 319–327

[6] Lawton MT, Abla AA, Rutledge WC, et al. Bypass surgery for the treatment of dolichoectatic basilar trunk aneurysms: a work in progress. Neurosurgery 2016; 79(1): 83–99

[7] Ponce FA, Spetzler RF, Han PP, et al. Cardiac standstill for cerebral aneurysms in 103 patients: an update on the experience at the Barrow Neurological Institute. Clinical article. J Neurosurg 2011; 114(3): 877–884

[8] Ramanathan D, Temkin N, Kim LJ, Ghodke B, Sekhar LN. Cerebral bypasses for complex aneurysms and tumors: long-term results and graft management strategies. Neurosurgery 2012; 70(6): 1442–1457, discussion 1457

[9] Siddiqui AH, Abla AA, Kan P, et al. Panacea or problem: flow diverters in the treatment of symptomatic large or giant fusiform vertebrobasilar aneurysms. J Neurosurg 2012; 116(6): 1258–1266

[10] Zhang J, Zhang R, Wu Z, Lv X, Liu B. Results of endovascular management for mid-basilar artery aneurysms. Interv Neuroradiol 2010; 16(3): 249–254

第39章 基底动脉尖动脉瘤

Rudy J. Rahme and Bernard R. Bendok

摘 要：基底动脉（BA）尖是后循环动脉瘤最常见的部位。位于BA和动脉瘤大小是出血的预测因素。BA动脉瘤在解剖上位于大脑脚之间的脚间窝和第三脑室底下方，被穿支包绕，手术治疗困难。症状性患者表现为蛛网膜下腔出血、脑干或第三脑室受压。3D重建数字减影血管造影是显示和评估BA动脉瘤的金标准。由于其具有高危自然史，保守治疗仅用于极端病例。如今，血管内治疗往往是后循环动脉瘤的首选，但复发率高，也需其他血管内技术。某些动脉瘤包括小的破裂动脉瘤和引起占位效应的动脉瘤，显微外科手术夹闭仍是首选替代方案。所有颅内动脉瘤都须进行恰当的临床和影像学随访。

关键词：基底动脉，基底动脉尖，基底动脉动脉瘤，后循环，蛛网膜下腔出血，血管内弹簧圈栓塞，瘤颈重建装置，显微外科手术夹闭

概 述

后循环动脉瘤占所有颅内动脉瘤的20%。基底动脉（BA）尖是后循环最常见的动脉瘤部位；其位于脚间池，动脉瘤可毫无察觉地生长，直至破裂或压迫脑干引起症状。国际未破裂颅内动脉瘤研究（ISUIA）的数据显示，除动脉瘤大小外，动脉瘤位置位于基底动脉尖也是出血的一个预测因素。这类动脉瘤除自然史风险高以外，脚间池的解剖结构复杂、有丘脑小穿支发出，使得手术风险也高；血管内治疗也有明显的手术风险，且总体再通率更高。某些基底动脉尖动脉瘤（BAA）的解剖结构特征复杂，不适合进行血管内治疗；主要与瘤颈形态有关。要达到最佳预后和最低并发症，需良好的技术和深入理解该区域的三维解剖结构。

是否治疗

是否治疗是个复杂问题；决定手术前须权衡自然史与治疗风险。根据ISUIA和ISUIA2的数据，后循环动脉瘤是所有动脉瘤部位中破裂风险最高的，5年累积破裂率从2.5%［既往无蛛网膜下腔出血（SAH）

本章关于治疗决策的主要争议包括：

（1）涉及动脉瘤形成和破裂的血流动力学因素。

（2）是否具有治疗指征。

（3）破裂和未破裂BAA的开放式手术与血管内治疗。

（4）危险因素以及对治疗决策的影响。

（5）血管内血流导向装置和瘤颈重塑装置及其风险/局限性。

史的＜7 mm的无症状动脉瘤］到50%［巨大动脉瘤（≥25 mm）］。在数据的多变量分析中，除动脉瘤大小外，动脉瘤位于基底动脉尖端也是明确的出血预测因素（流程图39.1中①和②）；形态学危险因素、遗传和吸烟使风险进一步升高。随着技术和技巧的进展，治疗的安全性和有效性得到改善。虽然脑血管外科界持续争论关于夹闭和弹簧圈栓塞的相对优点，但不断增多的治疗方式和工具使得经验丰富的医生能够在高容量医学中心进行更安全的治疗。选择合适的患者和动脉瘤形态很关键。几乎所有的未破裂动脉瘤在治疗时除了要考虑各种可用的方式外，也需要考虑高风险自然史。巨大BAA，特别是表现为脑干受压的患者，治疗很困难。血流导向装置和闭塞BA（联合或不联合搭桥）可能是这类可怕病变的可靠选择。对于破裂动脉瘤，即使部分弹簧圈栓塞暂时解决问题也是一种策略，应妥善考虑。

解剖学因素

BA由双侧椎动脉汇成；在脑干前方上行，终于脚间池，分出大脑后动脉（PCA）。理解脚间池的3D解剖及其包含的脑血管结构对获得良好的治疗效果非常重要。BA前方是斜坡和后床突，上方以乳头体、穿质和第三脑室底为界，外侧为颞叶内侧缘和天幕切迹，后方是大脑脚。BA的长度各异，走行可呈直形也可非常迂曲。BA可高至乳头体或低至脑桥中脑移行处水平。基底动脉尖位置的重要性在于其决定了显

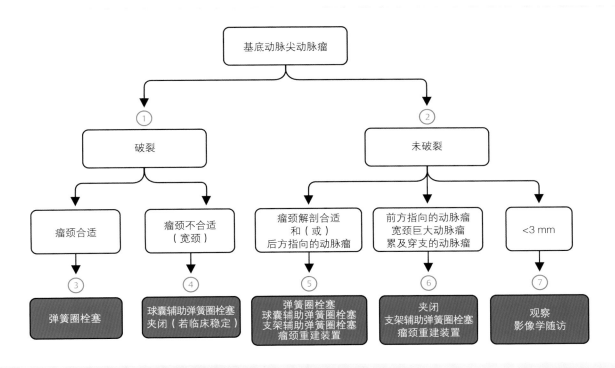

流程图 39.1　**基底动脉尖动脉瘤的治疗决策流程。**

微外科手术治疗BAA的入路；也影响动脉瘤和PCA之间的角度（这将影响支架植入策略）。

　　BA顶端发出小脑上动脉（SCA）和PCA。PCA的P1段可闭锁，血流由后交通动脉（PCoA）供应；这种解剖学变异称为胚胎型PCA。穿支发自基底动脉主干、基底动脉尖、PCA的P1段和PCoA。动眼神经从中脑发出进入脚间池，在SCA和PCA之间向侧方沿PCoA走行，穿入硬脑膜至海绵窦。显微外科手术分离接近基底动脉尖动脉瘤时容易损伤动眼神经。

　　众所周知，多数颅内囊性动脉瘤长在分叉部，基底动脉尖也属这一类型；因为血流从BA分叉部进入双侧PCA和SCA，尖部的动能和血流速度降低，造成血管壁进行性薄弱，从而易形成动脉瘤。壁面剪切应力（WSS）指血管壁上血流的切线摩擦力；WSS异常，无论是低还是高，都易出现血管炎症和重构。在多项研究中，WSS高与内弹力层缺失、中层变薄和形成突起相关，所有这些都是动脉瘤形成的前兆；另一方面，WSS低诱发一系列促炎反应，引起血管壁退变、内皮细胞功能障碍（凋亡和增殖）和动脉瘤生长。分叉部角度大将降低基底动脉尖的WSS，因此易于动脉瘤的生长；而BA直径小导致血流速度增高，增加了尖部水平的血流动力学压力。尚未证明分叉部角度与动脉瘤形成之间的直接因果关系，问题是角度

大是动脉瘤生长的结果还是动脉瘤形成的真正危险因素。也需注意血管几何形状与血流动力学之间的关系非常复杂，控制这些变量的物理定律间的相互作用很难缩放到一个模型中；尚未被广泛研究的其他变量可能是病理生理学的一个组成部分（如动脉瘤内血流类型以及动脉瘤和载瘤血管之间的角度）。

诊断检查

　　BBA破裂后常表现出典型的SAH的症状和体征，包括"霹雳样"头痛、脑膜刺激征，甚至昏迷和死亡；也可因脑干和（或）动眼神经的占位效应而表现为神经功能障碍症状；也可由于其他原因在检查中偶然发现。

　　通常首先用无创血管影像技术诊断，如磁共振血管造影（MRA）或计算机断层扫描血管造影（CTA；图39.1）。CTA也有助于确定基底动脉尖相对于斜坡的部位，从而可在决定动脉瘤夹闭时引导手术入路。通常接着行常规数字减影血管造影（DSA）来更好地理解动脉瘤的3D解剖及其与载瘤动脉的关系。也应在DSA影像上评估可见的穿支的解剖结构。

治　疗

保守治疗
通常，由于BAA的高风险自然史，保守治疗被

保留用于极端情况。应告知巨大BAA患者所有的选择和涉及的风险。应考虑所有的患者特异性和动脉瘤特异性因素，包括患者的年龄、预期寿命、合并症、可控危险因素、家族史、动脉瘤瘤颈大小、穿支解剖结构和存在的症状（偶然发现还是有脑干压迫）。重要的是要记住，这类病变若不及时治疗，预后非常差。Charles Drake在一组包含31例未治疗的巨大BAA患者的研究中报道的2年死亡率为68%，5年死亡率为80%。因此，除非因穿支解剖结构或所有其他复杂特征而无法治疗外，强烈建议治疗这类病变（流程图39.1中①～⑥）。另一方面，没有高危特征的小动脉瘤（＜3 mm）可通过连续影像学检查进行随访，并计划在有预兆性生长迹象时进行治疗（流程图39.1中⑦）（与大小无关，与对应的前循环动脉瘤相比破裂风险更高）。

脑血管外科治疗——手术细节

回到20世纪60年代Charles Drake的开拓性工作，后循环动脉瘤特别是BAA可经开放式显微外科手术安全而有效地治疗；但以前的报道非常令人沮丧，总体死亡率接近62%。接下来的几十年中，Drake报道了多个主要经颞下入路夹闭后循环动脉瘤的系列，结果持续改善。1990年的一项关于后循环动脉瘤的报道中，99例位于基底动脉顶端；其中93例（94%）预后良好，仅6例预后差，但没有死亡。从那时起，报道了多种到达BAA的其他手术入路（支持流程图步骤4、6）。基底动脉尖对于斜坡/鞍背和后床突的相对位置决定了最佳的手术入路（图39.1）。

颞下入路具有多种优点。患者侧卧位，常从非优势的右侧进入，除非动脉瘤的指向决定了不能这么做。侧方显露脚间池可良好观察穿支，也容易控制近端血管。但观察动脉瘤和对侧PCA移行处变得困难，特别是动脉瘤本身大或巨大时；在某些情况下轻柔向后牵拉可显露P1段起始部。该入路的其他局限性是需牵拉颞叶，在破裂的情况下可能存在问题。在该入路中使用开窗夹（第一个瘤夹从下方跨越同侧P1段并闭合对侧瘤颈）可安全地夹闭动脉瘤，将P1段和发出的穿支保留于开窗内；最适合位于鞍区中部水平以下的动脉瘤。

虽然Drake喜欢颞下入路，但Yasargil推广经侧裂入路到达基底动脉尖；到达基底动脉尖有多种手术通道。在颈内动脉（ICA）侧方沿PCoA向P1－P2移行处分离；分离ICA内侧的蛛网膜可游离丘脑和视神经的穿支；打开Liliequist膜后广泛显露脚间池内基底动脉主干。多数神经外科医生都很熟悉该入路的优点，即可从前方广泛显露基底动脉主干和尖部，从而良好控制近端和远端。若动脉瘤高位，眶颧（OZ）骨质切除可改善手术工作角度并向上扩展达动脉瘤瘤颈（图39.2）。广泛打开侧裂可减少脑组织牵拉。虽然该入路提供了广阔的到达动脉瘤的前方入路，但很难看到后方的穿支，因此上夹时很难分离和保护。同理，也很难检查瘤夹叶片来确认安全。

过去几年报道了基于这2种入路的多种改良。外侧扩展的经侧裂入路联合了经侧裂入路和颞下入路；从手术医生的利手侧进行手术。患者的头部向对侧旋转45°并伸展；标准开颅，磨除蝶骨嵴和眶顶，切除颧弓可能会有帮助；完成筋膜间分离后向下分离颞肌；采用钝性和锐性相结合的方法进行分离，广泛打开侧裂；电凝蝶腭静脉并与颞前叶分离，使颞叶向后垂落。注意从钩回分出的动眼神经。放置牵开器，向侧后方移开颞叶；分离P1段，避开穿支，直至逐渐

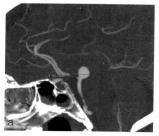
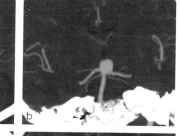
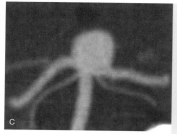
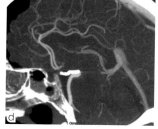
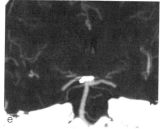

图39.1 大的基底动脉尖动脉瘤（BTA）。1例52岁男性未破裂BTA患者。a～c. CT血管造影显示大的宽颈动脉瘤，累及双侧大脑后动脉。患者年轻且没有合并症，结合动脉瘤瘤颈的解剖特征行显微外科手术夹闭。使用改良的眶颧开颅和经侧裂入路。d、e. 术后CT血管造影显示动脉瘤完全闭塞（照片由美国Mayo Clinic的Leonard Rangel-Castilla提供）。

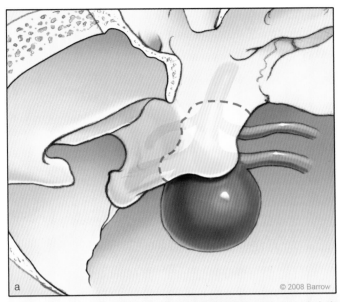
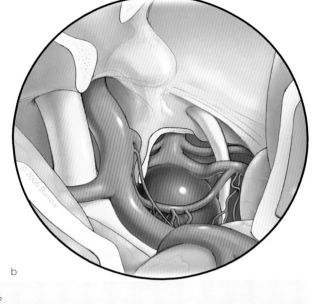

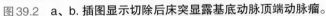
图 39.2 a、b. 插图显示切除后床突显露基底动脉顶端动脉瘤。

看到 BA 后面；继续向前分离对侧 P1。该入路必要时可完全孤立动脉瘤；也可观察和分离双侧丘脑穿支、动脉瘤瘤颈后面和前面及其发出的所有穿支。这样就联合了颞下入路和标准经侧裂入路的优点，同时消除了其局限性。若动脉瘤极度高位，也可增加 OZ 骨质切除（图 39.1）。

另一种到达基底动脉顶端的手术入路是颞前经海绵窦入路及其改良；最初由 Dolenc 报道，基于 OZ 开颅并经硬膜外磨除前床突，从硬膜环分离 ICA，磨除后床突和斜坡；可到达低位 BAA。暂时性或永久性动眼神经麻痹是该入路几乎无法避免的并发症。手术治疗的目标是从循环中隔绝动脉瘤并重建载瘤动脉。在某些情况下，动脉瘤的解剖结构和大小使这种方式不可行；此时应考虑近端动脉阻断联合或不联合血运重建。

血管内治疗——手术细节

到达后循环的手术入路复杂且并发症发生率高，而血管内治疗已成为大多数 BAA 的一线治疗（流程图 39.1 中③～⑥）。在历史上，血管内治疗仅适用于非手术病例，并且仅限于使用可解脱性弹簧圈闭塞载瘤动脉近端。

ISAT 显示弹簧圈栓塞是显微外科手术夹闭的一个有效替代方案。在过去 20 多年中，各种技术的进展增加了血管内治疗方式的选择，也提高了安全性和有效性；现在有弹簧圈栓塞术、球囊辅助弹簧圈栓塞术、支架辅助弹簧圈栓塞术、血流导向、囊内血流导向装置和动脉瘤瘤颈重建装置（Pulsar，Barrel；图

39.3）等方式。

多数 BAA 的解剖结构不利于进行弹簧圈栓塞，它们往往呈宽颈并累及 P1 段。球囊辅助弹簧圈栓塞使用不可脱球囊跨越动脉瘤瘤颈，开始弹簧圈栓塞时充盈；充盈后的球囊可防止弹簧圈突出到载瘤动脉。球囊从 P1 段跨越动脉瘤瘤颈展开；解脱弹簧圈前泄瘪球囊有助于确定弹簧圈是否疝入载瘤动脉；一旦完成手术就泄瘪球囊并移除，因此无须任何特殊的术后处理。

支架辅助弹簧圈栓塞是宽颈动脉瘤的另一个选择。支架跨过动脉瘤瘤颈展开，作为栅栏使弹簧圈局限于动脉瘤内，避免疝入载瘤血管。支架常放到 P1 段，包含动脉瘤瘤颈（"更高的"P1）；若动脉瘤瘤颈累及双侧 P1 段时可用 Y 形支架。弹簧圈栓塞可用微导管穿越支架网孔，或者也可首先用微导管进入动脉瘤，然后释放支架"固定"微导管。支架需双联抗血小板药物治疗，这就是为什么在理想状态下应避免用于 SAH 患者，因为这类患者可能需要进行进一步干预，如脑室外引流、脑室腹腔分流甚至去骨瓣减压。

血流导向装置相对较新，被 FDA 批准用于前循环。穿支闭塞有可能导致灾难性缺血性损伤的风险，使其在后循环和 BA 中的使用受到限制。虽然有血流导向装置用于后循环的报道，但放置这类装置前必须谨慎，因为目前没有长期结果的数据，但小样本研究显示风险较高。与开环支架类似，血流导向装置需要长期的双联抗血小板药物时间。

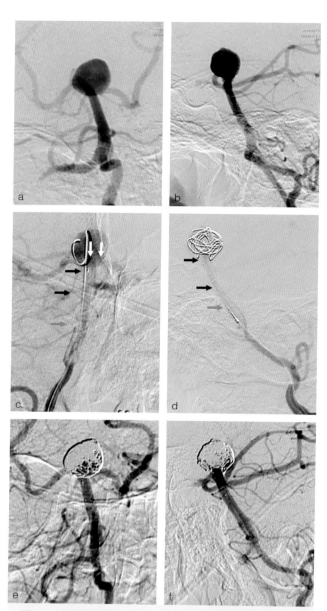

图39.3 大的基底动脉尖动脉瘤（BTA）。1例67岁BTA破裂女性患者。a、b. 数字减影血管造影（DSA）显示大的宽颈动脉瘤，累及双侧大脑后动脉。根据患者年龄、合并症和动脉瘤瘤颈的解剖结构特征，使用瘤颈重建装置（Pulsar）行支架辅助弹簧圈栓塞。c、d. DSA显示Pulsar装置，白色箭头为支撑弹簧圈的装置远端，黑色箭头为装置的2个近端标记；器械电解分离。e、f. 栓塞后DSA显示动脉瘤完全闭塞（照片由美国University at Buffalo的Adnan H. Siddiqui医学博士和Elad I. Levy医学博士提供）。

并发症防治

脑血管外科治疗

如前所述，尝试夹闭重建前，需绝对理解到达脚间池入路的3D解剖结构。仔细研究解剖结构可选择合适的患者和入路，避免不必要的风险。例如，动脉瘤相对于蝶鞍的高度是决定手术入路的重要因素。另外，某些动脉瘤特征导致无法行夹闭重建（如累及双侧P1段的大的或巨大动脉瘤）。瘤颈或瘤囊钙化以及广泛的动脉粥样硬化性疾病使夹闭变得特别困难，因为这些沉积物使动脉瘤难以闭合。因此，外科医生应总有夹闭重建失败时的替代策略。

最可怕的并发症之一是术中动脉瘤破裂。因此在处理动脉瘤本身前，必须谨慎分离周围的血管，准备放置近端和远端临时夹孤立动脉瘤。孤立时缓慢操作可使瘤体变软，在操作和上夹时不易发生损伤。如果确实发生破裂，那么最重要的是要保持冷静；置入大口径吸引器，并在破裂位置放置一小块棉花，轻微压迫；这时可继续进行分离，直到可以放置瘤夹。腺苷诱导的血流停止是报道的另一种良好的方法，外科医生可在不超过1分钟的时间内停止循环，足以放置永久或临时夹和封闭破裂点。也有报道将低温作为术中的神经保护措施。

穿支损伤可导致灾难性后果。丘脑穿支常位于P1段上方，因此在分离过程中保持在P1下方有助于避免损伤这些血管。另外，放置瘤夹前须360°观察动脉瘤瘤体和瘤颈来确认没有分支粘连或发出。

血管内治疗

术中需采取一些措施避免并发症。所有导管和鞘应持续肝素生理盐水灌洗来避免血栓栓塞性并发症。此外，对于择期未破裂动脉瘤，如果预计使用支架，则患者应在术前接受双联抗血小板药物治疗5～7天和（或）给予负荷剂量阿司匹林/波立维。一旦建立通路应开始全身肝素化，反复测量活化凝血时间（ACT）来确认患者肝素化充分。对于破裂的动脉瘤，一旦释放第一个弹簧圈就可开始肝素化。理想状态下应避免使用支架。应准备鱼精蛋白，以备术中破裂时使用。轻柔操作导管也能减少医源性夹层和导管诱发血管痉挛的风险。也可能出现早期或迟发性支架内血栓形成，因此应在手术当天恢复双联抗血小板药物治疗，并持续3至6个月（虽然还没有确定明确的持续时间）。

预后与稳定性

与前循环动脉瘤相比，后循环动脉瘤一般预后更差，但依靠仔细的选择和精细的操作技巧也能逐渐获得良好的预后。尽管夹闭被吹捧为动脉瘤的确切治疗方式，但手术通道小、解剖结构复杂、有脆弱的丘脑穿支、近端控制困难、部位深在使得瘤夹的最佳定位从而完全闭塞动脉瘤变得具有挑战性。预后和并发症取决于动脉瘤的大小和是否破裂。

Lozier 等回顾了他们98例手术治疗BAA的经验；未破裂非巨大动脉瘤患者的预后最好，97.1%在3个月时可独立生活，破裂非巨大动脉瘤为83.7%，未破裂动脉瘤为29%，破裂动脉瘤为60%；总体手术并发症发生率为19.4%。有趣的是，作者发现未破裂巨大动脉瘤患者最糟糕，3个月时的不良事件风险升高80倍。必须正确看待这些巨大动脉瘤压迫脑干导致的负面效果。在动脉瘤闭塞方面，作者发现完全闭塞率为72%，再次突显了手术到达基底动脉尖的困难（支持流程图步骤3～6）。

另一个系列中，Sekhar 等报道了所有夹闭的未破裂动脉瘤均完全闭塞，除了2例患者有2个稳定的瘤颈残留需搭桥；破裂组的24例患者中仅1例不全闭塞，另1例完全闭塞的动脉瘤再生长；3例死亡，1例与手术有关（支持流程图步骤4、6）；手术后的脑神经麻痹发生率为29.7%，除1例外完全恢复；37例患者中的3例有卒中，仅2例需治疗。

Krisht 等报道了他们经颞前经颞弓经海绵窦入路手术治疗的21例"高度复杂"BAA的系列，11例为破裂动脉瘤；19例患者完全闭塞；并发症方面，所有患者都有暂时性动眼神经麻痹，1例有丘脑卒中，另1例有脑脊液漏（支持流程图步骤4、6）。

尽管ISAT研究中夹闭比弹簧圈栓塞（再出血风险轻度增高）的结果更稳定，但后循环动脉瘤特别是BAA夹闭的并发症发生率高，导致血管内技术逐渐和广泛地用于治疗这些病变。

Sekhar 等报道了他们在63例动脉瘤中联合使用单独弹簧圈栓塞术、球囊辅助弹簧圈栓塞术和支架辅助弹簧圈栓塞术进行BAA弹簧圈栓塞术的结果，包括2例Y形支架；破裂动脉瘤的完全闭塞率为69.5%，未破裂动脉瘤为75%；再治疗率比夹闭组更高，17.4%需再治疗，4.4%需再治疗超过2次；4例死亡，均为破裂动脉瘤，没有与手术相关的死亡；5例患者有血栓栓塞性并发症。血管内治疗BAA的主要问题是复发率和再治疗率较高（支持流程图步骤3～6）。

Lozier 等的一项文献系统综述发现，完全到近完全闭塞率为87.7%，再通率为25%；总体手术并发症发生率为14%；再通率依初次闭塞情况而不同，完全闭塞的再通率为10%，近完全闭塞的为37%，不完全闭塞的为60%。

Henkes 等在另一项316例BAA的病例系列中报道了高达20%的并发症发生率，实际的血栓栓塞率为12.3%；复发率也高达35%，再治疗率为15%。随着

血管内技术的创新，完全闭塞率得到改善，再通率也降低（支持流程图步骤3～6）。

Chalouhy 等报道了他们235例BAA的病例系列；虽然传统弹簧圈栓塞治疗的动脉瘤再通率为38.9%，但使用支架后降至17.2%；再治疗率也类似地从27.8%降至7.8%；血栓栓塞性并发症在单个支架中为6.9%，Y形支架为6.2%（支持流程图步骤4～6）。

Barrow破裂动脉瘤试验（BRAT）的6年结果显示，虽然在前循环中弹簧圈栓塞和夹闭之间没有差异，但在后循环中弹簧圈栓塞比夹闭显示出更好的持续获益；夹闭组的闭塞率明显更好，再治疗率明显更低，但这种差异并没有转化为再出血率的增加（支持流程图步骤4、6）。

临床与影像学随访

夹闭后完全闭塞的动脉瘤患者应通过DSA随访确认和证实动脉瘤完全闭塞；可短期随访，也可出院后随访。对于接受弹簧圈栓塞的患者和动脉瘤不完全闭塞的患者，需密切随访动脉瘤生长征象（可能需再治疗）。应行连续无创影像学检查。若对动脉瘤生长有任何疑问或问题，应行DSA来更好地评估有无复发。影像学检查的时机各异，取决于医生的习惯和对动脉瘤的关注程度。

专家述评

即使是经验最丰富的医生，BAA仍然是非常具有挑战性的病变。显微外科手术夹闭BAA的复杂性高和相关并发症发生率高，血管内治疗成为首选的一线方式，但宽颈和前方指向的动脉瘤仍适合显微外科手术夹闭。血管内治疗的结果，哪怕使用了支架和其他技术创新，仍未达到最优。另外，某些解剖结构特征造成无法行弹簧圈栓塞和（或）支架植入。因此，需采用多模态方式治疗这类病变，并仔细关注所有的细节。

Bernard R. Bendok, MD
Mayo Clinic, Phoenix, AZ

主编述评

如今，大多数破裂的后循环动脉瘤都采

用弹簧圈栓塞优先的策略进行治疗。只有少数病例采用显微外科手术夹闭，包括非常小的动脉瘤、血泡样动脉瘤或引起脑干或脑神经压迫的动脉瘤。对于破裂的动脉瘤，血管内弹簧圈栓塞后动脉瘤复发明显，我们的初期方案是弹簧圈栓塞动脉瘤至足够预防再破裂的程度，不达到完全闭塞；一旦患者恢复且脱离血管痉挛窗，用支架辅助弹簧圈栓塞或瘤颈重建装置完成治疗。保持显微外科手术技能和熟悉与BAA相关的显微外科解剖结构也很重要；因此，当动脉瘤不适合进行血管内治疗时，我们毫不犹豫地将患者转入显微外科手术夹闭。

Leonardo Rangel-Castilla, MD

Mayo Clinic, Rochester, MN

推荐阅读

[1] Bendok BR, Getch CC, Parkinson R, O'Shaughnessy BA, Batjer HH. Extended lateral transsylvian approach for basilar bifurcation aneurysms. Neurosurgery 2004; 55(1): 174–178, discussion 178

[2] Can A, Du R. Association of hemodynamic factors with intracranial aneurysm formation and rupture: systematic review and meta-analysis. Neurosurgery 2016; 78(4): 510–520

[3] Chalouhi N, Jabbour P, Gonzalez LF, et al. Safety and efficacy of endovascular treatment of basilar tip aneurysms by coiling with and without stent assistance: a review of 235 cases. Neurosurgery 2012; 71(4): 785–794

[4] Gonzalez LF, Amin-Hanjani S, Bambakidis NC, Spetzler RF. Skull base approaches to the basilar artery. Neurosurg Focus 2005; 19(2): E3

[5] Henkes H, Fischer S, Mariushi W, et al. Angiographic and clinical results in 316 coil-treated basilar artery bifurcation aneurysms. J Neurosurg 2005; 103(6): 990–999

[6] Kopitnik TA, Batjer HH, Samson DS. Combined transsylvian-subtemporal exposure of cerebral aneurysms involving the basilar apex. Microsurgery 1994; 15(8): 534–540

[7] Krisht AF, Krayenbühl N, Sercl D, Bikmaz K, Kadri PA. Results of microsurgical clipping of 50 high complexity basilar apex aneurysms. Neurosurgery 2007; 60(2): 242–250, discussion 250–252

[8] Lozier AP, Kim GH, Sciacca RR, Connolly ES Jr, Solomon RA. Microsurgical treatment of basilar apex aneurysms: perioperative and long-term clinical outcome. Neurosurgery 2004; 54(2): 286–296, discussion 296–299

[9] Marlin ES, Ikeda DS, Shaw A, Powers CJ, Sauvageau E. Endovascular treatment of basilar aneurysms. Neurosurg Clin N Am 2014; 25(3): 485–495

[10] Sekhar LN, Tariq F, Morton RP, et al. Basilar tip aneurysms: a microsurgical and endovascular contemporary series of 100 patients. Neurosurgery 2013; 72(2): 284–298, discussion 298–299

[11] Spetzler RF, McDougall CG, Zabramski JM, et al. The Barrow Ruptured Aneurysm Trial: 6-year results. J Neurosurg 2015; 123(3): 609–617

[12] Stapleton CJ, Kumar JI, Walcott BP, et al. The effect of basilar artery bifurcation angle on rates of initial occlusion, recanalization, and retreatment of basilar artery apex aneurysms following coil embolization. Interv Neuroradiol 2016; 22(4): 389–395

第40章 大脑后动脉动脉瘤

Leonardo Rangel-Castilla and Robert F. Spetzler

摘　要：大脑后动脉（PCA）动脉瘤占所有颅内动脉瘤的2%以下。PCA可呈胚胎期形态，成为解剖学和形态学上变异最大的脑动脉；解剖上分为4个节段，入路上分为3个节段。患者的症状表现为蛛网膜下腔出血（SAH）、对侧偏瘫和（或）动眼神经麻痹。计算机断层扫描（CT）和CT血管造影是初始影像学评估方式；数字减影血管造影是显示和评估动脉瘤的金标准。PCA动脉瘤选择治疗方式时应考虑患者年龄、临床状况、动脉瘤大小和形态、PCA上的部位、有无SAH等因素。如今，多数后循环动脉瘤采用血管内治疗；但显微外科手术夹闭仍是一种很好的替代方案，某些情况下是最理想的治疗方式。简单的PCA近端小动脉瘤采用弹簧圈栓塞或夹闭。合并胚胎型PCA的复杂宽颈近端动脉瘤夹闭更困难，往往需闭塞载瘤血管并搭桥重建；因此球囊或支架辅助弹簧圈栓塞是一种很好的替代方案。PCA远端动脉瘤可经小脑上天幕下入路夹闭或单纯弹簧圈栓塞；但不推荐球囊或支架辅助弹簧圈栓塞。预后各异，取决于初始临床表现、PCA通畅性和脑干穿支。所有的动脉瘤均须进行适当的临床和影像学随访。

关键词：大脑后动脉，大脑后动脉动脉瘤，后循环，脑干，蛛网膜下腔出血，血管内弹簧圈栓塞，显微外科手术夹闭，载瘤血管闭塞

概　述

大脑后动脉瘤（PCA）动脉瘤罕见，占所有颅内动脉瘤的0.7%～2.3%；仅少数世界级的医学中心有大量PCA动脉瘤患者的相关临床经验。大多数PCA动脉瘤位于动脉近端，常表现为蛛网膜下腔出血（SAH）。治疗PCA动脉瘤须保护回旋动脉和直接穿支动脉。显露PCA的不同节段需各种灵活的手术和血管内技术。

是否治疗

后循环动脉瘤（包括PCA动脉瘤）被认为是高

本章关于治疗决策的主要争议包括：
（1）是否具有治疗指征。
（2）破裂和未破裂PCA动脉瘤的开放式手术与血管内治疗。
（3）血管内载瘤血管闭塞（PVO）作为一种治疗选择，视觉功能障碍的风险。
（4）何时应考虑高级手术技术（搭桥）。

风险的动脉瘤；与其他颅内动脉瘤一样，其破裂风险随大小和既往动脉瘤性SAH史而增高。国际未破裂动脉瘤研究（ISUIA）前瞻性系列试验的4 060例未破裂颅内动脉瘤中，345例（8.5%）为后交通动脉（PCoA）动脉瘤；其中246例（71.3%）未治疗，84例（24.3%）行开放式手术治疗（即夹闭），15例（4.3%）行弹簧圈栓塞治疗；在没有接受手术或血管内治疗的后循环动脉瘤（包括PCA、椎基底动脉和PCoA动脉瘤）患者中，既往无SAH、< 7 mm动脉瘤患者的5年累积破裂率为2.5%，既往有其他动脉瘤性SAH的为3.4%；7～12 mm为14.5%，13～24 mm为18.4%，> 25 mm为50%；后循环动脉瘤的破裂风险比颈内动脉（ICA）、前交通动脉或大脑前动脉或大脑中动脉动脉瘤更高。日本的一项前瞻性研究发现，3～4 mm的后循环（基底动脉顶端和基底动脉）动脉瘤的破裂风险为0.23/动脉瘤·年（95% CI：0.03～1.61），5～6 mm为0.46（0.06～3.27），7～9 mm为0.97（0.24～3.89），10～24 mm为6.94（3.74～12.9），25 mm或更大的为117.82（16.60～836.43）。

除患者濒死或极度高龄外，所有破裂的后循环动脉瘤（包括PCA动脉瘤）都应接受治疗（流程图40.1中①）；血管内治疗应作为一线治疗。由于后循环动脉瘤的破裂风险比前循环动脉瘤相对更高，大多数未破裂PCA动脉瘤也应治疗（流程图40.1中②）。大小和形状以及患者的预期寿命是未破裂动脉瘤是否治疗的主要决定因素。

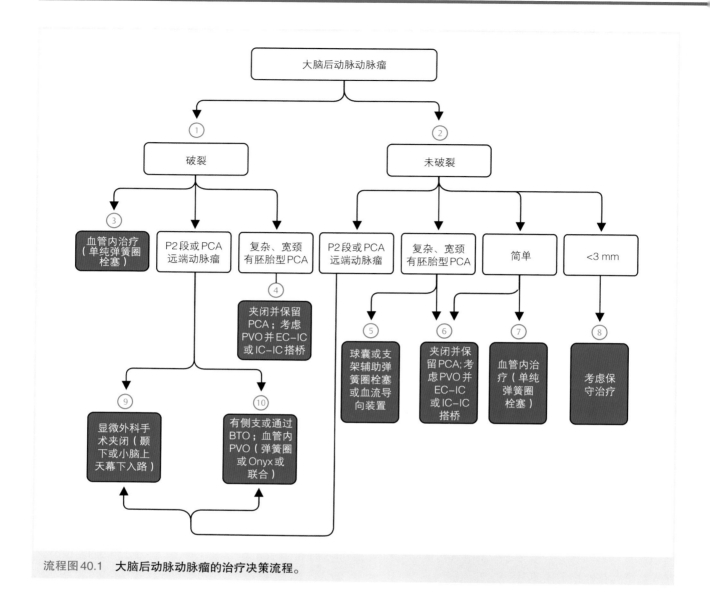

流程图40.1 大脑后动脉动脉瘤的治疗决策流程。

保守治疗

应告知偶然发现的未破裂PCA动脉瘤患者可选择的治疗方式；年龄、家族史、身体状况、动脉瘤大小、多发性动脉瘤、患者意愿是需要考虑的因素。患有小动脉瘤（＜3 mm）的患者可保守治疗，但也应考虑到这类小动脉瘤也有破裂的风险（流程图40.1中②）。

解剖学因素

胚胎学上，PCA在胚胎后期形成；一些胚胎期动脉在PCoA远端融合形成PCA。这种常有的胚胎期PCA主要由PCoA供血，经常持续存在，使得PCA成为形态学上变异最大的脑动脉。PCA的不同形态由PCA近端和PCoA到PCA远端的供血方式决定：过渡型接受来自PCA近端和PCoA的同等血供；胚胎型

主要由PCoA供血，而成人型由PCA近端供血。治疗PCA动脉瘤时需考虑控制近端、侧支灌注、血运重建，此时PCA的形态学类型就非常重要。

PCA分4个节段：P1，从PCA起始部至PCoA交汇处；P2，从PCoA到中脑后缘；P3，从中脑后缘到距状裂前界；P4，包括PCA远端到距状皮质的其余部分（图40.1）。PCA根据手术入路也可分为3个节段：S1，前部；S2，中部；S3，后部。S1，从基底动脉分叉部至PCA最外侧面，常用翼点、眶颧（OZ）或颞下开颅入路；S2，从PCA最外侧面到丘点，采用颞下开颅或小脑上天幕下入路；S3，从丘点到距状裂内的远端分支，采用枕部半球间或小脑上天幕下入路。在芬兰的一项包含81例患者93个PCA动脉瘤的研究中，最常见的部位是P1段（39例），然后是P1/P2移行处（25例）；93个动脉瘤中，69个（74%）为囊性，24

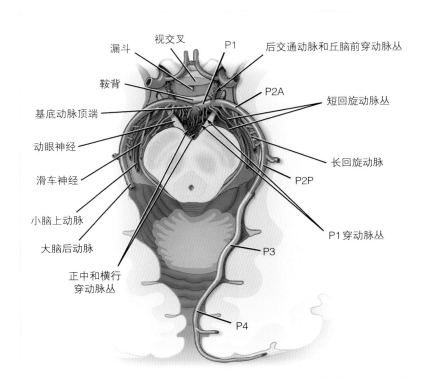

图 40.1　PCA 及 其 节 段（P1、P2A、P2P、P3、P4）局 部 解 剖 关 系 的轴 位 示 意 图（经 arrow Neurological Institute 同意使用）。

个（26%）为梭形，未破裂囊性动脉瘤最常见（48 例，52%）；载瘤 PCA 的直径与是否破裂有关，未破裂动脉瘤的平均直径比破裂动脉瘤更大；59% 的囊性动脉瘤在造影上起源于动脉瘤基底部或动脉瘤本身的分支；P1 段动脉瘤的瘤体常指向上方（67%），P1/P2 段移行处指向前方或上方（80%），P2 段指向侧方（67%），P3 段指向后方（50%）；81 例患者中的 15 例为胚胎型 PCA；10 例有相关性动静脉畸形，认为是血流相关性。

诊断检查

临床评估

PCA 动脉瘤最常见的临床表现是 SAH；近端囊性动脉瘤患者常表现为对侧偏瘫和动眼神经麻痹；其他临床表现包括继发于直接压迫或远端栓塞的视觉障碍、记忆缺失和癫痫发作。

影像学

所有 SAH 患者应行诊断性脑血管造影（DSA）并三维重建动脉瘤；应行 Alcock 试验（优势侧椎动脉注射造影剂，同时压迫同侧颈总动脉）来评估 PCoA 的特征和通畅性。

治　疗

治疗选择

后循环动脉瘤（包括 PCA 动脉瘤）越来越多地采用血管内治疗（图 40.2）（流程图 40.1 中③和⑦）。尽管这在某些医学中心已成为规范，但其他地方仍采用显微外科手术夹闭治疗破裂和未破裂的 PCA 动脉瘤（流程图 40.1 中④、⑥、⑨）。其治疗难易与动脉瘤的大小和形态、PCA 的部位（近端还是远端）、有无 SAH、手术医生或介入医生的经验有关。简单的小型 P1 段和 P1/P2 移行处动脉瘤采用弹簧圈栓塞（流程图 40.1 中③和⑦）或夹闭（流程图 40.1 中⑨）；合并胚胎型 PCA 的复杂宽颈 P1 段和 P1/P2 移行处动脉瘤夹闭更困难，常需 PVO 并颅外－颅内（EC–IC）搭桥（流程图 40.1 中④和⑥）；合并胚胎型 PCA 的近端未破裂复杂动脉瘤，球囊或支架辅助弹簧圈栓塞是一种很好的替代方案（流程图 40.1 中⑤）。P2 段或 PCA 远端动脉瘤显微外科手术经颞下或小脑上天幕下入路夹闭（图 40.3）（流程图 40.1 中⑨）；单纯弹簧圈栓塞是另一种替代方案，但不推荐球囊或支架辅助，因为 PCA 远端相对细小。更复杂或梭形的 PCA 远端动脉瘤若有侧支循环通路，PVO 是一种很好的选择（流程图 40.1 中⑩）。

保守治疗

对于 < 3 mm 的动脉瘤，特别是年龄 > 60 岁的患者，保守治疗是合适的（流程图 40.1 中⑧）。常规每年进行影像学随访监测动脉瘤大小数年后，若动脉瘤大小没变化，可降低随访频率。

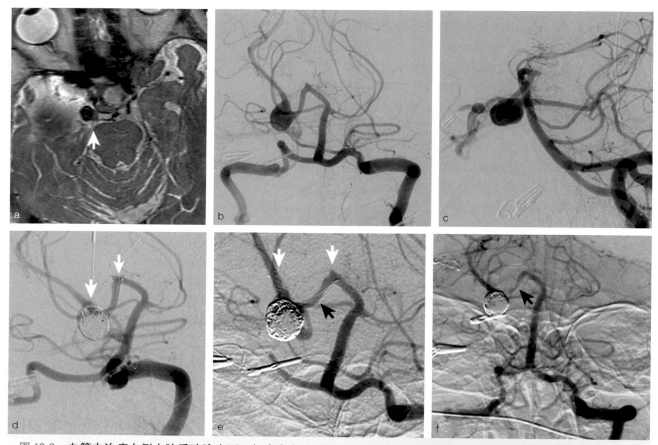

图 40.2 血管内治疗右侧大脑后动脉（PCA）动脉瘤。1例63岁女性患者，既往因大的颈内动脉动脉瘤行载瘤血管闭塞；血流相关性右侧 PCA 动脉瘤 [a，轴位 T2 加权磁共振成像显示右侧 PCA 动脉瘤（箭头）]。行血管内治疗（b、c，前后位和侧位，左侧椎动脉造影显示右侧宽颈 PCA 动脉瘤）。为充分闭塞，需低孔率支架（d、e，白色箭头）辅助弹簧圈栓塞（d）。6个月（e）和1年（f）随访血管造影显示没有动脉瘤复发；但载瘤动脉狭窄轻度进展（e、f，黑色箭头）（经 University at Buffalo 同意使用）。

脑血管外科治疗——手术细节

手术分类的入路

PCA 的手术分类可指导手术治疗和入路；若可能，我们推荐对远端病变使用神经导航（如S3段）。

PCA 的 S1 段可经标准翼点或 OZ 开颅到达。鞍背 5 mm 内的病变常适于翼点开颅；鞍背上方的推荐 OZ 开颅；鞍背下方的推荐颞下开颅。由于 PCA 的工作距离深，推荐在改良 OZ 开颅中切除眶上缘和颧骨额突。充分打开侧裂，才能在更深部分离时不明显牵拉额叶或颞叶。几乎所有基底动脉和 PCA 动脉瘤都需从硬膜下切除前床突；从而能打开远端硬膜环来改善 ICA 活动度，减少对动眼神经的操作。移开 ICA 后，打开 Liliequist 膜，向下追踪 PCoA 直至确认 P1-P2 移行处。

PCA 的 S2 段需采用更侧方的入路；颞下入路最常用的，且不比经侧裂或经颞部入路复杂。颞部开颅，磨平至颅中窝底；切除后内侧三角的骨质改善显露。入路中应注意 Labbé 静脉；然后确认天幕游离缘和滑车神经；切开天幕到达环池。

PCA 的 S3 段常经枕部半球间或小脑上天幕下入路手术。枕部半球间入路推荐"公园长椅"位，手术侧位于下方，开颅跨过上矢状窦、横窦和窦汇，平行大脑镰和天幕打开硬膜来避免牵拉主要视觉皮质；沿大脑镰直至天幕切迹和四叠体池，找到 S3 段。小脑上天幕下入路是到达 S3 段的另一种选择，通过分离小脑上表面到达天幕切迹（图 40.3）。

复杂 PCA 动脉瘤的血运重建

梭形、大或复杂的 PCA 动脉瘤可能不适合夹闭；穿支动脉牢固陷入动脉瘤壁。颅外-颅内（EC-IC）或颅内-颅内（IC-IC）搭桥重建血流是一种替代治疗方案；重建动脉瘤远端的血流，然后闭塞近端，使血流经搭桥逆向充盈 PCA 穿支，从而去除了前向压力

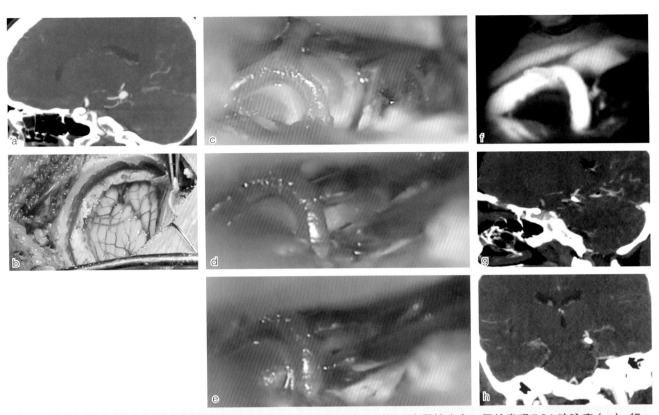

图40.3　显微外科手术夹闭治疗左侧大脑后动脉（PCA）动脉瘤；1例55岁男性患者，偶然发现PCA动脉瘤（a）。行显微外科手术治疗，经旁正中小脑上天幕下入路到达动脉瘤（b）。术中照片（c～e）显示PCA动脉瘤被夹闭；保留动脉瘤上的动脉分支。即刻吲哚菁绿视频血管造影（f）显示动脉瘤闭塞，载瘤血管和分支保留（g、h，计算机断层扫描血管造影显示动脉瘤完全闭塞）（经Barrow Neurological Institute同意使用）。

（流程图40.1中④和⑥）。

血管内治疗——手术细节

技术进步促成更常采用血管内方式治疗后循环动脉瘤。囊性PCA动脉瘤最好的选择是直接弹簧圈栓塞（图40.4）、球囊辅助弹簧圈栓塞和支架辅助弹簧圈栓塞。低孔率可视化腔内支撑装置（LVIS；LVIS和LVIS Jr，Microvention）是载瘤血管相对细小的PCA动脉瘤的一种非常好的选择（图40.2）；但梭形动脉瘤不太适合。血流导向装置（Pipeline栓塞装置，ev3）是梭形基底动脉动脉瘤或P1段梭形动脉瘤的一种良好替代方案。PVO可用于治疗P2段和PCA远端动脉瘤；但不推荐用于P1段或P1/P2移行处动脉瘤，因为这些节段发出穿支供应丘脑和脑干上部。PVO时可用弹簧圈或液态栓塞剂（Onyx 18 or Onyx 34 Liquid Embolic System, Medtronic）或两者联合（流程图40.1中⑩）。

并发症防治

显微外科手术夹闭的并发症包括全身麻醉和开颅相关的风险，以及与显露、颞叶牵拉、静脉梗死、损伤基底动脉和P1段穿支相关的并发症。基底动脉和PCA显露困难，需广泛显露侧裂或充分牵拉颞叶。搭桥手术只应该在常规开展这种手术的有经验的脑血管中心进行。

血管内治疗中血栓栓塞和缺血性并发症常见。未破裂动脉瘤手术中须充分肝素化，使活化凝血时间 > 250秒来预防栓塞性并发症。导引导管可造成椎动脉夹层，推荐软头的颅内导引导管如ENVOY DA XB（Depuy Synthes）或Benchmark（Penumbra）。导入微导管和操作微导丝时损伤基底动脉穿支也是脑血管外科医生关注的一个潜在并发症。若计划PVO，推荐评估侧支循环通路或球囊闭塞试验；PVO应该用于P2段或PCA远端才能预防发自P1段的穿支闭塞（流程图40.1中⑩）。

预后

后循环动脉瘤在技术上比前循环动脉瘤的治疗更困难。由于血管内技术的应用不断普及，最近没有开放式显微外科手术治疗PCA动脉瘤的预后研究。

最近一项最大的血管内弹簧圈栓塞或手术夹闭或

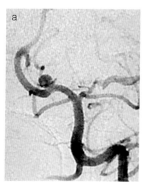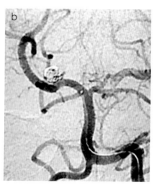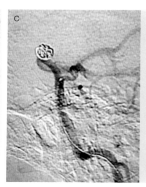

图40.4 通过血管内单纯弹簧圈栓塞治疗的右侧大脑后动脉（PCA）动脉瘤。1例73岁男性患者，因蛛网膜下腔出血至急诊室就诊。a. 左侧椎动脉前后位造影显示右侧PCA的P1-P2移行处4 mm动脉瘤；有适合行血管内栓塞的解剖学特征（窄颈）。b、c. 左侧椎动脉造影的前后位和侧位显示动脉瘤用2个弹簧圈完全闭塞，无须球囊或支架。

两者联合（有或没有搭桥）治疗PCA动脉瘤的研究回顾了P2段或PCA远端的34个动脉瘤；8个巨大，17个梭形，5个囊性，4个霉菌性。主要采用血管内治疗的有22例，其中12例也采用手术搭桥；9例行显微外科手术夹闭，3例联合夹闭和弹簧圈栓塞和（或）支架植入；弹簧圈栓塞的患者的复发率为22%，夹闭为0%（支持流程图步骤3～7）；14例将EC-IC搭桥作为治疗组成部分的患者的预后明显差于不搭桥的患者。若手术前早期出现视觉障碍、患者通过球囊闭塞试验、患者积极选择PVO，作者推荐积极行PVO；若动脉瘤形态合适，推荐单纯支架辅助弹簧圈栓塞，若不合适，夹闭包裹保留载瘤血管；搭桥联合近端PVO应保留到最后（支持流程图步骤3～7、9、10）。

另一项研究的20例患者21个PCA动脉瘤采用血管内治疗，包括P1段7个、P1/P2移行处6个、P2段2个、P2/P3移行处3个、P3段1个；14个囊性，3个巨大梭形，2个创伤性；8例患者表现为SAH。P1段动脉瘤采用单纯弹簧圈栓塞治疗，除1例梭形动脉瘤外所有载瘤动脉均保留；P1/P2移行处和P2段动脉瘤采用单纯弹簧圈栓塞治疗，除1例巨大梭形动脉瘤外所有载瘤动脉均保留（支持流程图步骤3、7）；所有P2/P3段移行处和P3段动脉瘤都采用PVO治疗。1例动脉瘤发生术中再破裂，但没有永久性并发症。7例PVO患者中的5例证实有血流从大脑中动脉逆向侧支充盈PCA。除1例外，所有患者出院时Glasgow预后评分（GOS）为1分；1例最初Hunt-Hess评分4分者持续到随访时GOS评分仍为3分；仅1例PVO患者表现为视野缺损。作者的结论是，PCA动脉瘤应采用血管内治疗，在可能的情况下保留载瘤动脉（支持流程图步骤3、7）。PVO后的视觉障碍发生率低，因为PCA供血区与其他动脉（脉络膜前动脉、小脑上动脉、胼周动脉、大脑中动脉）有丰富的侧支吻合（支持流程图步骤4、10）。

一项包含11例PCA动脉瘤（P2段和PCA远端）患者的回顾性研究着眼于有无胚胎型PCA，评估了血管内栓塞的安全性和有效性以及与预后不良相关的危险因素。所有患者均表现为SAH；8例囊性动脉瘤，3例梭形动脉瘤；9例采用PVO治疗，2例采用弹簧圈栓塞动脉瘤并保留载瘤血管；5例胚胎型PCA；4例血管内治疗后有缺血性并发症（轻偏瘫/偏瘫、偏盲合并丘脑和枕叶梗死），都有胚胎型PCA。作者建议胚胎型PCA应作为PVA的一个独立危险因素。胚胎型PCA的患者应行球囊闭塞试验；若手术后有缺血性症状，推荐行血运重建手术（搭桥）（支持流程图步骤4～6）。

进一步的研究包含30例PCA动脉瘤患者：18例未破裂动脉瘤，12例破裂动脉瘤，12例有其他动脉瘤引起的SAH；4例未破裂动脉瘤表现为神经系统功能症状，包括2例脑神经麻痹、1例严重占位效应、1例远端栓塞；3例术前有视野缺损。28例行开放式显微外科手术，2例行血管内牺牲PCA。18例未破裂动脉瘤患者出院时GOS评分4分；该组虽有2例预后不良（GCS评分3分），但没有死亡病例。12例破裂动脉瘤患者出院时的平均GOS评分4分；该组有1例死亡。7例术前视觉功能正常患者行PCA闭塞；1例（14%）有新发视野缺损。

包含10例患者的小型系列分析了血管内闭塞PCA治疗P2段PCA动脉瘤：5个大型动脉瘤和5个巨大型动脉瘤；5个囊性，4个梭形，1个蛇形；2例表现为SAH。用球囊微导管行球囊闭塞试验；闭塞维持30分钟，行临床检查和评估供应到闭塞P2段的软膜侧支循环；若通过球囊闭塞试验且观察到侧支循环血流良好，则闭塞载瘤血管和动脉瘤瘤颈。9例患者成功治疗；即刻血管造影随访显示动脉瘤闭塞，软膜吻合逆向充盈PCA远端；没有永久性新发神经系统并发症（支持流程图步骤10）。

稳定性和复发率

Barrow破裂动脉瘤试验（BRAT）的3年结

果显示，显微外科手术夹闭组的动脉瘤闭塞率（P=0.000 1）、复发率（P=0.01）、再治疗率（P=0.01）明显优于弹簧圈栓塞组；前循环动脉瘤这二组之间在改良 Rankin 量表评分方面没有明显差异，但后循环动脉瘤的血管内弹簧圈栓塞组明显优于夹闭组；仅4个（1%）PCA动脉瘤（P1段1个，P2段3个）入组接受血管内治疗（支持流程图步骤3、7）。BRAT的6年结果与之前报道的3年结果一致：没有观察到前循环动脉瘤患者的预后有差异，但后循环动脉瘤的预后评分仍显示弹簧圈栓塞的更好。结果显示，血管内弹簧圈栓塞治疗后循环动脉瘤有一个优于夹闭的优势：即使弹簧圈栓塞后的动脉瘤闭塞率明显更低且再治疗率更高，并没有证实行弹簧圈栓塞的患者6年随访时有再出血（支持流程图步骤3、7）。

临床与影像学随访

所有患者应行临床和影像学随访。血管内弹簧圈栓塞的患者需正规脑血管造影来更好地评估有无瘤颈复发和支架是否通畅；夹闭的患者需延长至2～3年再行影像学随访。支架辅助弹簧圈栓塞的患者应维持至少6个月的双联抗血小板药物治疗，阿司匹林应维持终身。夹闭的患者应在同一次住院期间随访；完全闭塞者3年随访，不全闭塞患者每年随访1次至少3年。可行无创影像学检查。

主编述评

可采用直接显微外科手术夹闭和（或）血管内弹簧圈栓塞有效治疗PCA动脉瘤。但后循环动脉瘤治疗困难，应在血管神经外科中心进行。PCA动脉瘤的合适治疗方式由动脉上的解剖部位决定。丘脑、膝状体和大脑脚穿支以远的动脉瘤比PCA近端的手术夹闭风险更低。正如本章所述，我们使用不同的手术入路到达PCA动脉瘤，包括经侧裂、颞下和小脑上天幕下（SCIT）入路。就我们个人而言，发现经侧裂和SCIT入路可充分显露多数PCA动脉瘤；因此，我们不常采用颞下入路。PCA供血区侧支丰富，相对而言对缺血的耐受性更好；因此，当梭形、大型或PCA远端动脉瘤侧支循环充分时，载瘤血管闭塞是一种有效的方式。同理，血管内治疗在PCA动脉瘤的治疗中也发挥重要作用。

应用支架辅助弹簧圈栓塞或血流导向装置

前，血管内技术的复发率高。如今使用丰富的血管内技术，长期预后已与显微外科手术夹闭类似。

Leonardo Rangel-Castilla, MD
Mayo Clinic, Rochester, MN

PCA动脉瘤是治疗上具有挑战性的一种动脉瘤，因为没有哪个PCA节段特别容易显露。OZ经侧裂入路可直接治疗P1和P1/P2段动脉瘤；P2段更远端的动脉瘤，颞下入路是一种选择；那些P3段以远的动脉瘤，侧方SCIT入路可良好显露。虽然手术显露困难，也不是没有风险，但可考虑远端搭桥联合近端牺牲。尽管有人提出牺牲PCA的风险很小，但我并不这么认为。

Robert F. Spetzler, MD
Barrow Neurological Institute, Phoenix, AZ

推荐阅读

[1] Chang SW, Abla AA, Kakarla UK, et al. Treatment of distal posterior cerebral artery aneurysms: a critical appraisal of the occipital artery-to-posterior cerebral artery bypass. Neurosurgery 2010; 67(1): 16–25, discussion 25–26

[2] Ciceri EF, Klucznik RP, Grossman RG, Rose JE, Mawad ME. Aneurysms of the posterior cerebral artery: classification and endovascular treatment. AJNR Am J Neuroradiol 2001; 22(1): 27–34

[3] Goehre F, Jahromi BR, Hernesniemi J, et al. Characteristics of posterior cerebral artery aneurysms: an angiographic analysis of 93 aneurysms in 81 patients. Neurosurgery 2014; 75(2): 134–144, discussion 143–144, quiz 144

[4] Hallacq P, Piotin M, Moret J. Endovascular occlusion of the posterior cerebral artery for the treatment of p2 segment aneurysms: retrospective review of a 10-year series. AJNR Am J Neuroradiol 2002; 23(7): 1128–1136

[5] Molyneux AJ, Kerr RS, Birks J, et al; ISAT Collaborators. Risk of recurrent subarachnoid haemorrhage, death, or dependence and standardised mortality ratios after clipping or coiling of an intracranial aneurysm in the International Subarachnoid Aneurysm Trial (ISAT): long-term follow-up. Lancet Neurol 2009; 8(5): 427–433

[6] Molyneux A, Kerr R, Stratton I, et al; International Subarachnoid Aneurysm Trial (ISAT) Collaborative Group. International Subarachnoid Aneurysm Trial (ISAT) of neurosurgical clipping versus endovascular coiling in 2143 patients with ruptured intracranial aneurysms: a randomised trial. Lancet 2002; 360(9342): 1267–1274

[7] Morita A, Kirino T, Hashi K, et al; UCAS Japan Investigators. The natural course of unruptured cerebral aneurysms in a Japanese cohort. N Engl J Med 2012; 366(26): 2474-2482

[8] Spetzler RF, McDougall CG, Albuquerque FC, et al. The Barrow Ruptured Aneurysm Trial: 3-year results. J Neurosurg 2013; 119(1): 146-157

[9] Spetzler RF, McDougall CG, Zabramski JM, et al. The Barrow Ruptured Aneurysm Trial: 6-year results. J Neurosurg 2015; 123(3): 609-617

[10] Taylor CL, Kopitnik TA Jr, Samson DS, Purdy PD. Treatment and outcome in 30 patients with posterior cerebral artery aneurysms. J Neurosurg 2003; 99(1): 15-22

[11] International Study of Unruptured Intracranial Aneurysms Investigators. Unruptured intracranial aneurysms — risk of rupture and risks of surgical intervention. N Engl J Med 1998; 339(24): 1725-1733

[12] Xu J, Xu L, Wu Z, Chen X, Yu J, Zhang J. Fetal-type posterior cerebral artery: the pitfall of parent artery occlusion for ruptured P2. segment and distal aneurysms. J Neurosurg 2015; 123(4): 906-914

第41章　小脑上动脉动脉瘤

Jeremy Russell and Michael Tymianski

摘　要：小脑上动脉（SCA）动脉瘤占所有颅内动脉瘤的不到4%及后循环动脉瘤的15%以下。SCA是颅后窝最固定不变的动脉，分4个节段。根据动脉瘤颈部与基底动脉–SCA移行处的相对位置分3种类型。绝大多数SCA动脉瘤接近基底动脉–SCA移行处，为囊性。症状性SCA动脉瘤表现为蛛网膜下腔出血、脑神经功能障碍和（或）小脑梗死。CT和CT血管造影是初始影像学评估方式；数字减影血管造影是显示和评估动脉瘤的金标准。SCA动脉瘤选择治疗方式时应考虑患者的年龄、临床状况、SCA动脉瘤的类型、在SCA上的部位、有无蛛网膜下腔出血等因素。大多数后循环动脉瘤采用血管内治疗；但显微外科手术夹闭仍是一种很好的方案，眶颧入路和小脑上天幕下入路足够用于治疗SCA动脉瘤。瘤颈累及载瘤血管和瘤体/瘤颈比小使弹簧圈栓塞治疗SCA动脉瘤具有挑战性，并且不完全闭塞率较高，支架辅助弹簧圈栓塞是这个问题的一种良好解决方案。SCA动脉瘤的预后总体上良好，取决于临床表现、SCA通畅性、脑干穿支。所有颅内动脉瘤须恰当的临床和影像学随访。

关键词：小脑上动脉，小脑上动脉动脉瘤，后循环，脑干，蛛网膜下腔出血，血管内弹簧圈栓塞，显微外科手术夹闭

概　述

小脑上动脉（SCA）动脉瘤相对罕见，占所有动脉瘤的1.6%～2.4%及后循环动脉瘤的10%～13.5%。针对SCA动脉瘤治疗的报道也同样很少，常并入基底动脉或后循环动脉瘤的研究中。SCA动脉瘤常合并多发性动脉瘤（42%～43.5%），常有蛛网膜下腔出血（SAH）（49%～81%）。当瘤颈整体发自SCA时破裂率明显增高，但另一项大型研究中没有证实。此外，破裂SCA动脉瘤的体积相对更小：Nair等和Peluso等报道的平均大小为7.3 mm，中位值分别为4.9和6 mm；Jin等报道的总体平均大小为6.2 mm，＜7 mm占66%；Lizuka等报道的69例SCA动脉瘤中，≤6 mm占78%（流程图41.1中①和②），Haw等的系列中＜10 mm占75%；但Drake等报道的43例SCA动脉瘤中＜12 mm仅占46.5%。有趣的是，回顾Haw等的原始数据时发现，破裂动脉瘤比未破裂动脉瘤平均更小（7.2 mm：8.4 mm）。

本章关于治疗决策的主要争议包括：

（1）是否具有治疗指征。

（2）破裂和未破裂SCA动脉瘤的开放式手术与血管内治疗。

（3）表现为多发性颅内动脉瘤的SCA动脉瘤的治疗。

（4）当SCA动脉瘤的瘤颈累及载瘤血管或发自SCA–基底动脉移行处时，治疗是否不同？

是否治疗

尽管关于SCA动脉瘤的破裂率没有特别报道，但临床医生更倾向于降低治疗后循环动脉瘤的门槛，因为其年破裂率更高，报道的相对风险与前循环动脉瘤相比为4：1（流程图41.1中①和②）；最近开发的PHASES评分也反映了与前循环动脉瘤相比风险更高。鉴于就诊时的破裂率更高且多数破裂动脉瘤的体积相对更小，降低SCA动脉瘤的治疗门槛是有道理的（流程图41.1中①和②）；但必须认识到42%～65%的瘤颈累及载瘤动脉，采用传统方式治疗困难，无论哪种治疗方式，并发症发生率都更高。一般而言，尽管不可否认存在争议，但治疗5 mm的无症状未破裂动脉瘤是合理的；与以往一样，每个动脉瘤须根据其自身的特定危险因素进行治疗。有明显症状和破裂的动脉瘤都应接受治疗。

解剖学因素

SCA是颅后窝最固定不变的动脉，发自中脑脑桥移行水平的基底动脉。通常走行于动眼神经下方

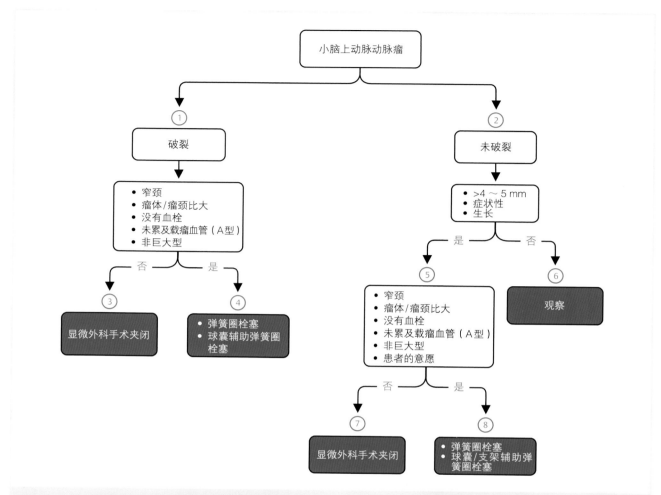

流程图41.1 **小脑上动脉动脉瘤的治疗决策流程。**

和滑车神经上方；在某些情况下可发自大脑后动脉（PCA）起始部，走行于动眼神经上方；而三叉神经与其远端分支相关。这种毗邻关系导致SCA动脉瘤及其手术入路可能造成第Ⅲ、Ⅳ、Ⅴ对脑神经功能障碍。

SCA分4个节段：脑桥中脑前段（S1）、脑桥中脑外侧段（S2）、小脑中脑段（S3）和皮质段（S4），分别在脑干前侧方、小脑中脑裂、小脑皮质前上方移行。SCA常分出头端和尾端分支，前者供应蚓部和蚓部旁区域，后者供应小脑半球枕面。10%的病例中可能重复；但灌注方式与通常的分支类型一样；其穿支供应脑干、小脑脚和深部小脑核团、下丘、上髓帆。S2段最初位于小脑幕缘内；但向后走行的同时也向下走行，在建立手术入路时需分离。

SCA近端常认为是无穿支区域，因而从手术观点来看危险性不大。尽管往往包含的穿支比基底动脉分叉部少，但很少完全没有，平均有2支（0～7支）

发自S1段。33%在S1段最初1 mm内发出，50%在最初2 mm内发出；可为直接的、短的或长的回旋动脉，出现频率递减。小脑前下动脉和小脑后下动脉经蚓部动脉弓与SCA远端有良好的侧支供应。

SCA闭塞可从无临床表现到死亡；但常产生由小脑、齿状核、结合臂（小脑上脚）和脑桥头侧被盖长感觉通路梗死造成的明显临床表现。发作时有呕吐、突发头晕、站立和行走不稳；其他症状包括同侧意向性震颤和Horner综合征、对侧疼痛丧失和体温下降、眼球震颤、听力丧失、情绪表现。动脉瘤似乎没有偏侧性；但90%可通过基底动脉倾斜度预测（即动脉瘤位于基底动脉突出侧）；基底动脉垂直时没有这种相关性。

分　类

Iizuka等根据动脉瘤瘤颈相对基底动脉移行处的位置将SCA动脉瘤分3个类型：A型动脉瘤发自真

正的基底动脉–SCA移行处，未真正累及SCA；B型动脉瘤的一半瘤颈累及SCA；C型动脉瘤单独发自SCA。76%破裂动脉瘤为B型或C型，46%未破裂动脉瘤为A型。动脉瘤侧SCA与PCA血管之间的角度常呈钝角，对侧呈锐角。67%～89%呈宽颈，瘤体/瘤颈比小（定义为＜2）。

起源接近基底动脉–SCA移行处的动脉瘤占SCA动脉瘤的绝大多数，常呈囊性；但一小部分起自远端（8.3%）。远端动脉瘤常表现为SAH或滑车神经功能障碍，也可能为囊性；但也有报道呈梭形、创伤性和夹层动脉瘤，因为SCA特别容易受到小脑幕缘的机械性损伤。SCA动脉瘤也可能与动静脉畸形的供血动脉相关。尽管SCA发自远端，但很少证实为霉菌性。

诊断检查

临床评估

虽然SCA动脉瘤大多表现为SAH，但大多数患者的临床分级良好。更大的动脉瘤因占位效应引起脑神经功能障碍，但有报道2.5 mm未破裂动脉瘤也可引起动眼神经功能障碍。也有不合并SAH的小脑梗死，无症状病例并不罕见。因此，有指征对所有动脉瘤病例行全面的临床检查，特别注意第Ⅲ、Ⅳ、Ⅴ对脑神经和小脑的功能。

影像学

初始影像学检查常用CT血管造影，可显示动脉瘤、相关的瘤壁钙化、腔内血栓，并据此就能制定大多数治疗决策。冠状面和矢状面重建对评估手术病例和计划入路很有价值。三维重建也有助于确定瘤体/瘤体比和分类（有助于确定采用哪种治疗方式）（图41.1）。从主动脉弓开始的椎动脉影像有助于规划神经介入方式。偶尔还需诊断性脑血管造影（DSA）来实现解剖结构评估和可能的确诊，因为有病例报道称在初始影像上不能显示SCA远端动脉瘤（图41.2）。

治　疗

治疗选择与脑内血肿的影响

自从国际蛛网膜下隙动脉瘤试验（ISAT）发表以来，大多数颅后窝动脉瘤已采用血管内治疗，包括SCA动脉瘤；然而，在颅后窝动脉瘤中，SCA瘤可能是最适合夹闭的动脉瘤，因为其手术入路不复杂，更少累及穿支动脉（流程图41.1中③和⑦）。尽管如此，动脉瘤的解剖结构适合弹簧圈栓塞时，应将其作为一线治疗，特别是在破裂病例中（流程图41.1中④和⑧）。多项研究显示后循环动脉瘤夹闭的并

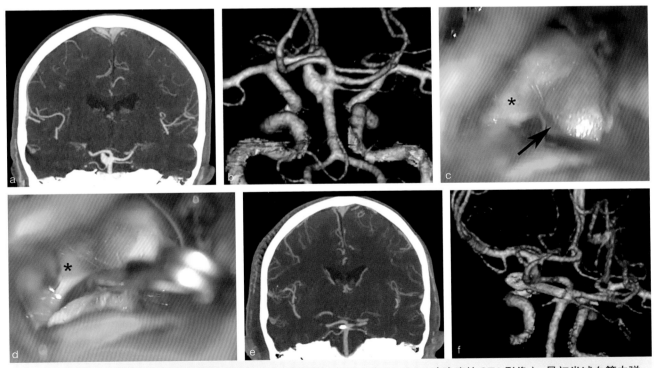

图41.1　1例47岁男性患者，未破裂右侧宽颈SCA动脉瘤（a、b，8 mm SCA动脉瘤的CTA影像）。最初尝试血管内弹簧圈栓塞，但因动脉瘤累及SCA起始处而放弃。然后行眶颧开颅，磨除后床突，安全夹闭（c、d，夹闭前和夹闭后的术中照片）。术后影像显示动脉瘤完全闭塞（e、f，分别为二维和三维CTA）。箭头指SCA动脉瘤，星号指PCA。

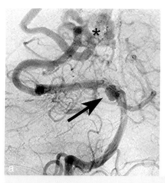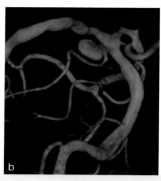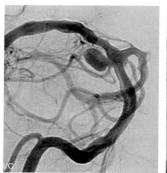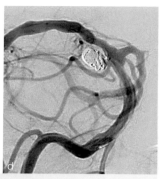

图41.2 1例70岁女性患者，右侧PCA供血的动静脉畸形（AVM）曾接受部分治疗，合并右侧SCA血流相关性动脉瘤。a. DSA影像显示扩大的右侧供血PCA进入AVM（∗）并存在相关性SCA动脉瘤（黑色箭头）。b、c. 三维和二维DSA影像显示动脉瘤主要起源于SCA，相对窄颈。d. 二维DSA显示弹簧圈栓塞后的最终结果，仍有小的瘤颈残留。AVM：动静脉畸形；DSA：诊断性脑血管造影；PCA：大脑后动脉；SCA：小脑上动脉。

发症发生率更高；最近期的是Barrow破裂动脉瘤试验（BRAT）的6年长期结果，显示62.1%（夹闭）和29.6%（弹簧圈栓塞）的改良Rankin量表评分 > 2分（P=0.01）。但这些结果并未针对SCA动脉瘤。要注意的是，清除颅内血肿并不是该区域治疗决策的一个常见考虑因素。

有利于弹簧圈栓塞的患者因素是高龄、医学合并症、初始神经功能状态差，技术因素是瘤体/瘤颈比大、动脉瘤瘤颈未累及SCA（即A型）、动脉瘤瘤颈周围钙化（流程图41.1中④和⑧）；可能有利于单纯夹闭的患者因素是年龄较小、患者的意愿、易于单侧入路处理的多发性动脉瘤，而技术因素是颅外动脉通路差、宽颈或瘤体/瘤颈比 < 2、瘤颈累及SCA（即B型和C型）、腔内血栓、体积更大。而外周动脉瘤的处理通常不同。可能的情况下首选保留载瘤SCA分支；但直接牺牲也被广泛接受，并且报道的预后通常良好。要注意的是，报道的多数预后良好的病例都是开始时临床状况不良者；因此可能低估了轻微并发症。有一篇单纯支架植入治疗2例SCA远端动脉瘤并保留载瘤动脉的报道；但这些病例均延迟使用了双联抗血小板药物。这种情况下哪种方式更好尚无明确结论；但只要认为合适，就首选血管内治疗。牺牲S1段需谨慎，因为近端的穿支数量增加，也更重要；这种情况下更适合手术，因为更容易直接观察和保留这些穿支。

脑血管外科治疗——手术细节

动脉瘤与鞍背和小脑幕游离缘的关系对制定手术计划至关重要，需在术前影像上仔细评估。尽管很少与基底动脉顶端动脉瘤比较，但眶颧入路比经典的翼点开颅更适用于高位SCA动脉瘤，有助于从上方到达并减少脑组织牵拉（图41.1a、b）；位于小脑幕缘水平时，无论前外侧还是直接外侧入路都可行，仅是外科医生的喜好问题；若动脉瘤低位，前外侧需经海绵窦入路（磨除前床突、后床突和岩骨上外侧），外侧入路需分离小脑幕游离缘，可能的情况下从前方切除岩骨。处理S2段SCA动脉瘤时，外侧入路常有利于更好地观察；但偶尔单一的乙状窦后开颅也可能就足够了。旁正中小脑上天幕下入路可充分显露S2～S4段SCA动脉瘤。

SCA动脉瘤不位于中线，应从同侧到达。前外侧入路需在显微镜下广泛分离侧裂，可在脑牵拉最小的情况下良好显露视神经和ICA末端；可早期终板造瘘松弛脑组织；经颈内动脉-动眼神经三角从头侧追踪后交通动脉（PCoA）至确认PCA和动眼神经。外科医生这样就能定位，确认SCA和动脉瘤。向后外侧牵拉颞叶帮助显露，需游离动眼神经的蛛网膜粘连，分离颞前静脉；然后确认基底动脉，可能的情况下确认和准备一个临时夹闭的部位（临时夹闭降低动脉瘤张力有利于分离和夹闭瘤颈）（图41.1c、d）。

血管内治疗——手术细节

SCA动脉瘤的瘤颈常累及载瘤血管，并且瘤体/瘤颈比小，使弹簧圈栓塞治疗比多数其他动脉瘤更困难，不完全闭塞率更高；但绝大多数仍适合采用血管内治疗（图41.2）。球囊辅助弹簧圈栓塞很少报道（一项病例系列中仅占12%），即使支架辅助弹簧圈栓塞技术在该区域也少，可能因为发自基底动脉-SCA移行处的动脉瘤有困难的解剖结构特征，并且这些装置在该区域的定位差。还报道了一种新的双球囊辅助弹簧圈栓塞，但并不是常规采用的方式。使用蒸汽塑形的S形微导管、J型微导管和双微导管技术有利于超选动脉瘤。

与其他后循环动脉瘤相比，该区域报道的远端缺血性并发症更常见（7.2%比2.4%），说明解剖结构更复杂而增加治疗难度。SCA动脉瘤报道的再通率也更高，建议更致密的弹簧圈栓塞策略来预防，特别是动脉瘤发自更大的分支，因为这种区域的血流动力学压力更大。

超选择性造影可提供受累分支的信息，从而可加以保留，非常有利于远端动脉瘤的治疗。应理想地隔绝动脉瘤，同时保留SCA分支（图41.2d）；但这些血管细小，通常无法使用球囊和支架辅助。有报道在1.3 mm的血管内成功使用支架辅助，但只是在急性情况下；甚至有一个病例使用了心脏支架。目前可用的最小装置的外径为2.5 mm，证实可用于< 2 mm的血管；但是不在说明书范围内。须特别注意这种管径的血管内的支架内狭窄和闭塞。无法保留血管时，用弹簧圈和胶闭塞动脉远端也是一种有效的治疗方式；当无法考虑治疗方式时，应首先尝试血管内闭塞。

并发症防治

手术的具体并发症取决于采用的入路。所有入路须很好地松弛脑组织、广泛锐性分离蛛网膜、可能的情况下限制固定牵拉。最常见的并发症是继发于PCA、SCA或穿支的缺血性卒中和脑神经功能障碍，大多数病例有暂时性动眼神经功能障碍。临时夹闭非常有利于瘤颈分离和永久上夹；但理想状态应限制每次不超过5分钟。尽管通常选用一个直形永久夹就可以，但选择一个比技术需要上更长的瘤夹更有助于在这种深在狭小空间内操作，同时应使用单杆状持夹钳；但要注意的是，长瘤夹的远端闭合压力相对降低。直接外侧入路的具体并发症是包括损伤Labbe静脉和随后可能导致灾难性后果的静脉性梗死。

关于血管内治疗的并发症，宽颈和累及载瘤血管常使治疗更困难；因此，报道的完全闭塞率仅40% ～ 60%。远端通路导管可实现更稳定的弹簧圈栓塞，特别是更小的动脉瘤。辅助装置如球囊有助于弹簧圈栓塞主要发自基底动脉的动脉瘤，但并不适合发自SCA主干的更远端动脉瘤。双微导管技术有助于稳定宽颈动脉瘤内的弹簧圈构造，可能无须使用球囊，也可避免更高的血栓风险；但需双侧腹股沟入路。支架和血流导向装置通常限于特定病例，因为须双联抗血小板药物覆盖。无论急性还是迟发性支架内狭窄和闭塞，都比平常更高，因为血管腔更小。

预后

尚无SCA动脉瘤治疗预后的报道，无法从一级或二级证据得出结论，数据完全依赖于小样本到中样本量的病例系列。血管内治疗系列（168例）的预后一般良好，治疗死亡率0 ～ 4.8%（平均1.5%）、总体并发症发生率4.8% ～ 12.5%（平均7.8%），永久性并发症发生率0 ～ 4.8%（平均2.0%）（支持流程图步骤4、8）；死亡是由于穿破动脉瘤或SCA梗死导致的恶性水肿。有一些SCA血栓形成或闭塞的报道，但多数在治疗时使用血小板聚集抑制剂如阿昔单抗治疗，效果良好。那些永久性卒中患者的障碍多数也缓解，没有永久性残疾。所有7例治疗前脑神经麻痹在随访期间缓解。平均随访33.3个月，延迟Glasgow预后评分（GOS）4 ～ 5分的比例占91% ～ 100%（支持流程图步骤4）。

长期手术预后（102例）也良好，但短期并发症明显更高。针对SCA的数据很难提取，因为掺杂在后循环动脉瘤中。治疗相关性并发症发生率0 ～ 14.3%（平均4.6%），总体并发症发生率0 ～ 57.1%（平均17.5%），永久性并发症发生率0 ～ 7.4%（平均2.9%）（支持流程图步骤3、7）。仅一篇文献报道了针对SCA动脉瘤的治疗相关性并发症：1例由于颞下入路损伤静脉而死亡，另1例远端动脉瘤发生术中破裂。并发症常见，但多数是暂时性脑神经功能障碍，在3个月内改善。平均随访25.4个月，延迟GOS评分4 ～ 5分的患者比例为68% ～ 83%。这些预后的概括参阅表41.1（支持流程图步骤3、7）。

表41.1　所有针对弹簧圈栓塞和夹闭治疗的SCA动脉瘤的预后报道的数据概括

项　　目	弹簧圈栓塞（168 例）	夹闭（102 例）
死亡率	0 ～ 4.8%	0 ～ 14.3%
永久性并发症发生率	0 ～ 4.8%	0 ～ 7.1%
延迟GOS评分4 ～ 5分	91% ～ 100%	68% ～ 83%
完全闭塞率	59.5%	82.6%
复发率	11% ～ 33%	0 ～ 10%

稳定性

2种治疗方式的完全闭塞率明显不同。168例采用血管内治疗的SCA动脉瘤（平均大小6.4 mm，

52.9%破裂）中，59.5%完全闭塞，31.8%瘤颈残留，14.3%残余瘤体充盈；77%平均影像学随访27.8个月，再通率为10.7%～33.3%（平均18.7%）。初次治疗不完全的再通率更高（17.6%完全闭塞∶28.9%不全闭塞）。总体再治疗率低，0～14%（平均6.6%）（支持流程图步骤3、7）；没有再治疗并发症。不完全闭塞率更高可能与宽颈（＞4 mm）、瘤体/瘤颈比小（＜1.5）、瘤颈累及SCA分支有关。一项研究报道了A型动脉瘤与复发的相关性，提出该部位血流动力学压力更高可能是病因。

102例手术治疗的动脉瘤（平均大小7.5 mm，65.5%破裂）中，8.2%完全闭塞，7.1%瘤颈残留，8.2%瘤体残留。包含4个大型动脉瘤，采用近端夹闭和血流导向装置（1例）治疗或单纯包裹（3例）而未尝试闭塞动脉瘤（占6例瘤体充盈中的4例）。血管造影随访没有血管内治疗组严格，5例中仅有3例随访。79%在平均33.3个月行影像学随访，仅1例再通（0～10%，平均3.3%）（支持流程图步骤3、7）。那些初次治疗不完全的动脉瘤之间没有差异。仅1例需再治疗，总体平均再治疗率为2.5%。治疗不完全和动脉大小、形态类型或入路之间没有相关性。

一项包含456例弹簧圈栓塞后循环动脉瘤的系统综述未针对SCA动脉瘤，报道了完全、近完全闭塞（90%～99%）、不完全闭塞（＜90%）率分别为47.6%、43.3%、9.0%；208例患者获得长期随访，随访时上述比例分别为44.7%、34.1%、21.2%，再通率为10.3%、37.2%和60.0%（支持流程图步骤4、8）。针对SCA动脉瘤研究中的所有治疗方式均未报道再出血病例。这项从2002年开始的荟萃分析发现，456例治疗的动脉瘤中出现3例迟发性出血，总体再出血率为0.66%，栓塞后年SAH风险为0.9%，与这些动脉瘤的自然史没有差异。2014年发表的ISAT的10年数据显示，血管内治疗组的动脉瘤再出血指数比手术组更高（13/1 073=1.21%比4/1 070=0.37%，P=0.02）（支持流程图步骤3、7）。

临床和影像学随访

所有患者应在术后6周时进行临床随访。血管内治疗者应在6个月、12个月、24个月时行MR血管造影（MRA）；破裂或不完全闭塞者在3个月时就随访。不完全闭塞者需每年MRA随访持续5年；或每6个月随访，发现有复发时需随访至稳定或再治疗。若使用支架，双联抗血小板药物治疗6个月，然后单独阿司匹林治疗至少12个月。若接受手术治疗，需在术后即刻复查CTA；但应注意CTA对夹闭后小残留的敏感性仅为DSA的50%。闭塞完全者3年时进行影像学随访；闭塞不完全者每年随访1次持续3年，如果残留较大，应更早就进行随访。

SCA动脉瘤相当罕见，因此尚未建立具体的治疗流程。由于破裂率更高且破裂时的体积更小，我们推荐治疗所有破裂SCA动脉瘤和任何超过4～5 mm的未破裂动脉瘤（若患者预期寿命＞5年）。与所有动脉瘤的治疗决策一样，我们由多学科团队进行评估，分配血管内弹簧圈栓塞或显微外科手术夹闭治疗时要考虑很多因素；包括患者的年龄、医学合并症、动脉瘤大小、动脉瘤瘤颈形态、与SCA动脉瘤起始部的关系、动脉瘤是否部分血栓形成。

对于SCA近端动脉瘤，我们常首选血管内弹簧圈栓塞；这种方式技术可行，且短期和长期并发症更少。但遇到的往往是复杂的动脉瘤，宽颈常累及SCA起始部，治疗可能非常困难。使用双微导管和球囊辅助技术有助于解决这个问题；但达到致密填塞而没有明显动脉瘤残留通常是不可能的。此外常有蛛网膜下腔出血，从而大大限制了使用支架辅助的可能性，因为需抗血小板治疗。因此，我们机构仍常采用夹闭治疗SCA动脉瘤。

评估显微外科手术夹闭SCA动脉瘤时，同侧眶颧开颅是我们首选的入路；外侧颞下入路也可用，主要取决于外科医生的喜好。建议术前仔细分析动脉瘤与后床突的相对位置，预测是否需要切除后床突以利于分离瘤颈并提供临时夹闭通路。尽管经常声称SCA的第一段没有穿支动脉，但事实并非如此，应非常谨慎地确认和保护这些穿支。获得充分显露后，这些动脉瘤往往可直接夹闭。应告知患者，动眼神经麻痹非常常见，绝大多数在3个月内完全缓解。

超选择性造影非常有助于SCA远端动脉瘤的治疗，可详细准确地了解与动脉瘤相关的SCA分支的解剖结构特征。分支保护应该总是主要的目标；但远端动脉瘤往往对闭塞耐受良好，因为该区域的侧支循环供应良好。我们再次建议，尽管显微外科手术保护血管的比例更高，但合适的时候应将血管内治疗作为一线治疗。

Michael Tymianski, MD, PhD
Toronto Western Hospital,
Toronto, Ontario, Canada

主 编 述 评

SCA 动脉瘤最好选择夹闭，因为可直接显露且瘤颈部没有重要穿支。眶颧开颅后经视神经—颈内动脉通道沿 PCoA 向内侧追踪扩展、剪开动眼神经内侧的蛛网膜，容易显露 SCA 而无须操作动眼神经，夹闭后动眼神经麻痹的风险最小。大多数从同侧入路。SCA 的高度决定了需显露多少。有时需联合切除前床突和后床突、斜坡上段、从海绵窦侧壁游离动眼神经来帮助达到最佳显露。原则是显微外科手术的结果必须满意。

Peter Nakaji, MD
Barrow Neurological Institute, Phoenix, AZ

推荐阅读

[1] Garcia-Gonzalez U, Cavalcanti DD, Agrawal A, Spetzler RF, Preul MC. Anatomical study on the. "perforator-free zone" : reconsidering the proximal superior cerebellar artery and basilar artery perforators. Neurosurgery 2012; 70(3): 764–772, discussion 771–772

[2] Haw C, Willinsky R, Agid R, TerBrugge K. The endovascular management of superior cerebellar artery aneurysms. Can J Neurol Sci 2004; 31(1): 53–57

[3] Iizuka H, Miyachi S, Ohshima T, Izumi T, Tsurumi A, Yoshida J. Morphological study of aneurysms at the junction of the superior cerebellar artery. Interv Neuroradiol 2008; 14(3): 259–266

[4] Jin S-C, Park ES, Kwon DH, et al. Endovascular and microsurgical treatment of superior cerebellar artery aneurysms. J Cerebrovasc Endovasc Neurosurg 2012; 14(1): 29–36

[5] Kim CH, Cho YD, Jung SC, et al. Endovascular treatment for superior cerebellar artery aneurysms: morphological features, technique, and outcome. Neuroradiology 2014; 56(8): 647–654

[6] Lozier AP, Connolly ES Jr, Lavine SD, Solomon RA. Guglielmi detachable coil embolization of posterior circulation aneurysms: a systematic review of the literature. Stroke 2002; 33(10): 2509–2518

[7] Nair P, Panikar D, Nair AP, Sundar S, Ayiramuthu P, Thomas A. Microsurgical management of aneurysms of the superior cerebellar artery — lessons learnt: an experience of 14 consecutive cases and review of the literature. Asian J Neurosurg 2015; 10(1): 47

[8] Peluso JP, van Rooij WJ, Sluzewski M, Beute GN. Superior cerebellar artery aneurysms: incidence, clinical presentation and midterm outcome of endovascular treatment. Neuroradiology 2007; 49(9): 747–751

[9] Peluso JP, van Rooij WJ, Sluzewski M, Beute GN. Distal aneurysms of cerebellar arteries: incidence, clinical presentation, and outcome of endovascular parent vessel occlusion. AJNR Am J Neuroradiol 2007; 28(8): 1573–1578

[10] Rice BJ, Peerless SJ, Drake CG. Surgical treatment of unruptured aneurysms of the posterior circulation. J Neurosurg 1990; 73(2): 165–173

[11] Rodríguez-Hernández A, Rhoton AL Jr, Lawton MT. Segmental anatomy of cerebellar arteries: a proposed nomenclature. Laboratory investigation. J Neurosurg 2011; 115(2): 387–397

[12] Sanai N, Tarapore P, Lee AC, Lawton MT. The current role of microsurgery for posterior circulation aneurysms: a selective approach in the endovascular era. Neurosurgery 2008; 62(6): 1236–1249, discussion 1249–1253

第42章　小脑前下动脉动脉瘤

Michel W. Bojanowski, Ilyes Berania, and Thomas Robert

摘　要：小脑前下动脉（AICA）动脉瘤非常罕见，占颅内动脉瘤的2%以下；大多数在破裂后才诊断，需治疗。与其他动脉瘤不同，根据与内听道的关系分段：内听道前段、内听道段、内听道后段。治疗选择取决于动脉瘤在AICA上的准确部位以及AICA在基底动脉（BA）上起始处的高度。此外，手术的主要考虑因素为动脉瘤与周围脑血管结构关系的综合评估，这将决定入路的难易程度。大多数AICA动脉瘤位于近端，处于BA中1/3段水平。如今大多采用血管内治疗，比外科手术夹闭的致残率和致死率低，但复发风险高。位于更远端的动脉瘤常首选手术治疗，有更多机会保留载瘤动脉。本章叙述不同的手术技术和基本的血管内技术，需掌握这两种技术相关的知识来避免并发症和改善预后。

关键词：AICA动脉瘤，后循环动脉瘤，基底动脉动脉瘤，手术治疗，血管内治疗，并发症，预后

概　述

小脑前下动脉（AICA）动脉瘤非常罕见，占颅内动脉瘤的2%以下。1966年发表的国际动脉瘤和蛛网膜下腔出血合作研究集合了最大系列的破裂颅内动脉瘤治疗和预后的数据，但AICA动脉瘤仅占0.06%。其后神经成像技术的进展提高了诊断这类动脉瘤的能力。AICA动脉瘤罕见，治疗经验有限。本章基于文献中找到的150例病例进行回顾总结。

本章关于治疗决策的主要争议包括：
（1）是否治疗。
（2）基于动脉瘤的部位，开放式手术还是血管内治疗。
（3）夹闭时选择哪种手术入路。
（4）何时考虑间接手术技术（如颅外-颅内血管吻合）。
（5）各种血管内治疗方式的指征是什么。

是否治疗

本章回顾中报道的大多数AICA动脉瘤为破裂动脉瘤（75.3%）。破裂动脉瘤的自然史很差，有明确的治疗指征，除非因严重疾病而预后很差和（或）神经功能状态不良（流程图42.1中①）。

未破裂动脉瘤的治疗指征取决于多种因素，应权衡出血风险与具体治疗相关的风险；包括患者相关性因素［年龄、合并症、家族史、吸烟习惯、既往其他动脉瘤所致的蛛网膜下腔出血（SAH）］和动脉瘤本身相关性因素（大小、形态、动脉瘤在AICA上的具体部位、体积增大）。

首先考虑动脉瘤是否有症状。有报道称，症状性动脉瘤的破裂风险往往增加4倍。文献中多数未破裂AICA动脉瘤有脑干或脑神经（cranial nerve，CN）压迫表现；因此对所有类型动脉瘤，有指征早期治疗有CN麻痹的患者（流程图42.1中②和④）。

另一个重要因素是动脉瘤的大小。根据国际未破裂颅内动脉瘤研究（ISUIA），破裂风险随体积增大而增加。一般来说，体积≥7 mm有治疗指征。此外，ISUIA和其他研究显示，后循环动脉瘤比前循环动脉瘤的破裂风险更高；因此即使没有随机试验支持，<7 mm的AICA动脉瘤也应治疗（流程图42.1中②、④、⑤、⑥）。治疗<7 mm动脉瘤的另一个因素是患者既往是否有另一个动脉瘤出血，因为ISUIA报道称，与相同大小且既往无破裂史的动脉瘤相比，这类患者的出血风险明显更高。颅内动脉瘤家族史的患者也有治疗更小动脉瘤的指征。与既往影像相比体积增大的动脉瘤也要考虑进行治疗。

解剖学因素

AICA与脑桥、小脑中脚和小脑岩骨面紧邻（图42.1）。

起源：AICA常起源于基底动脉（BA）下1/3（75%），但有时发自中1/3（16%）或接近椎基底动脉移行处（9%）。72%作为单支血管发出，但也可为2支（26%）甚至3支（2%）。

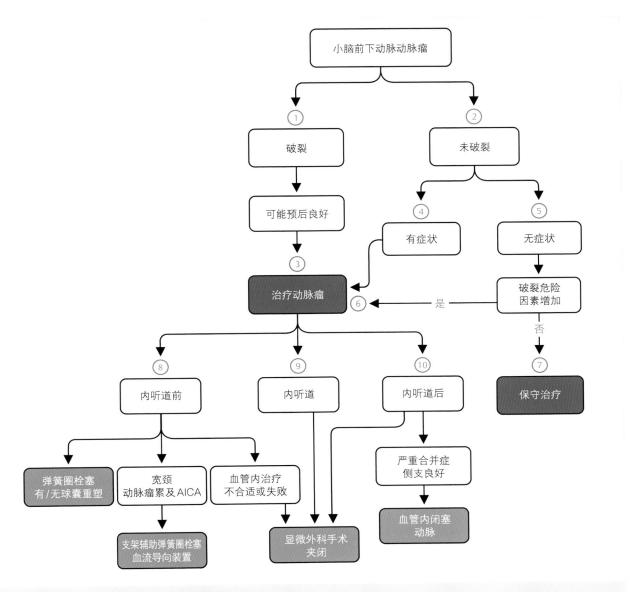

流程图 42.1　**小脑前下动脉动脉瘤的治疗决策流程。**

节段：AICA 常分 4 个节段。① 脑桥前段：斜坡和脑桥腹部之间。起于起始部，终于下橄榄长轴的延长线，从前方经过外展神经。② 脑桥外侧段：起于脑桥前外侧缘，经过脑桥小脑角（CPA）到达绒球内侧界水平；在 CPA 常与听神经紧邻。③ 绒球脚段：起于从头侧或尾侧穿过绒球处，终于小脑脑桥裂。④ 分支段：发出后供应小脑岩骨面。

分支：AICA 发出穿支到脑桥、脉络膜分支到脉络丛外侧部分以及分支到面神经和听神经。

在内听道前段，AICA 常发出穿支到脑干；但也可发自 AICA 的绒球结节段（82%），命名为回返穿支，对应于在 CPA 前方走行。迷路动脉或内听动脉是 AICA 的分支，进入内听道，发出前庭、耳蜗和前庭 -

耳蜗动脉供应内耳。77% 的迷路动脉发自 AICA 的内听道前段，21% 在内听道段，仅 2% 在内听道后段。

病理生理学

文献回顾发现，AICA 动脉瘤的原因很多（表 42.1）。与大多数囊性动脉瘤一样，瘤壁退化（可能来自动脉粥样硬化的促进因素）仍是主要原因。但 AICA 可与小脑或硬膜动静脉畸形以及小脑血管母细胞瘤相关。此外，9.4% 的 AICA 动脉瘤发自优势血供侧 AICA［AICA/PICA（PICA）变异］，也提示是血流动力学因素的结果。AICA 动脉瘤的另一个原因是前庭神经鞘瘤立体定向放射外科治疗，也能直接损伤动脉壁（占 ICA 动脉瘤的 4.8%）。

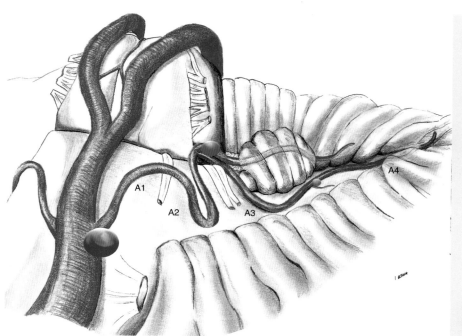

图42.1　小脑前下动脉节段的解剖示意图和动脉瘤的不同部位。

表42.1　AICA动脉瘤的文献回顾总结

第一作者	年　份	病例数	破裂/未破裂	临床状态	部　位	病　因	手　术	血管内治疗
Akamatsu 等	2009	1	破裂	未描述	内听道前	立体定向放射外科	1	0
Akyqz 等	2005	1	破裂	WFNS 3	内听道前	动静脉畸形	0	0
Anami 等	2008	1	破裂	WFNS 4	内听道前	创伤性动静脉瘘	1	0
Andaluz 等	2005	1	破裂	WFNS 2	内听道	原发性	1	0
Andrade 等	2010	3	破裂	—	内听道后	原发性	0	1
Bambakidis 等	2009	2	未破裂	头晕	内听道前	原发性	2	0
Baskaya 等	2006	1	破裂	未描述	内听道前	AICA/PICA 变异	1	0
Binggeli 等	1998	1	破裂	WFNS 1	内听道前	动静脉畸形	1	0
Caplan 等	2015	1	未破裂	意外发现	内听道前	原发性	1	0
Choi 等	2006	1	破裂	WFNS 4	内听道后	原发性	0	1
Crockard 等	1991	1	破裂	WFNS 3	内听道前	原发性	1	0
Drake 等	1983	2	破裂	WFNS 2 和 3	内听道后	动静脉畸形	1	0
Figuereido 等	2009	1	破裂	WFNS 1	内听道后	原发性	1	0
Fujimura 等	2012	1	破裂	WFNS 4	内听道	AICA/PICA 变异	1	0
Fukushima 等	2009	1	破裂	WFNS 3	内听道前	原发性	1	0
Gross 等	2013	1	破裂	WFNS 2	内听道	原发性	1	0
Guzman 等	1999	1	破裂	WFNS 4	内听道	血管母细胞瘤	1	0

续　表

第一作者	年　份	病例数	破裂 / 未破裂	临床状态	部　位	病　　　因	手　术	血管内 治疗
Hanock 等	2000	1	未破裂	偏瘫	内听道前	原发性	0	1
Honda 等	1994	1	未破裂	面瘫	内听道	原发性	1	0
Hori 等	1971	1	未破裂	听力丧失	内听道	原发性	1	0
Hugues 等	2015	1	未破裂	意外发现	内听道	立体定向放射外科	1	0
Ildan 等	1996	1	破裂	WFNS 3	内听道前	原发性	1	0
Ishii 等	2010	1	破裂	WFNS 4	内听道后	原发性	0	1
Iwanaga 等	1998	1	未破裂	意外发现	内听道前	原发性	0	0
Jayaraman 等	2003	1	破裂	WFNS 3	内听道	原发性	1	0
Johnson 等	1978	1	破裂	WFNS 1	内听道	原发性	1	0
Kan 等	2007	1	破裂	WFNS 3	内听道后	硬脑膜动静脉瘘	1	1
Kang 等	2007	1	破裂	WFNS 2	内听道后	AICA/PICA 变异	0	1
Kim 等	2015	1	破裂	WFNS 1	内听道	原发性	1	0
Kiya 等	1989	1	破裂	WFNS 1	内听道	原发性	1	0
Kondoh 等	2003	1	未破裂	听力丧失	内听道	原发性	1	0
Kubota 等	2014	1	破裂	WFNS 1	内听道	原发性	1	0
Lawton 等	2003	11	未描述	未描述	内听道前 2 内听道 5 内听道后 4	未描述	11	0
Lee 等	2009	1	破裂	WFNS 2	内听道	动静脉畸形	1	0
Lee 等	2012	1	破裂	WFNS 1	内听道前	动静脉畸形	1	0
Li 等	2012	6	破裂 5 未破裂 1	未描述	内听道前 1 内听道 3 内听道后 2	动静脉畸形 1	6	0
Mahmoud 等	2012	3	破裂 2 未破裂 1	未描述	内听道前	动静脉畸形	0	3
Mascitelli 等	2015	1	破裂	WFNS 2	内听道	立体定向放射外科	0	1
Matsuyama 等	2002	1	破裂	1	内听道前	原发性	0	1
Menovsky 等	2002	2	破裂	WFNS 1 和 5	内听道后 内听道前	动静脉畸形 血管母细胞瘤	2	0
Mitsos 等	2008	3	破裂	WFNS 2-4-4	内听道前 1 内听道 1 内听道后 1	原发性	0	3
Mizushima 等	1998	1	未破裂	意外发现	内听道后	原发性	1	0
Mizushima 等	1997	1	破裂	WFNS 2	内听道后	原发性	1	0

续　表

第一作者	年　份	病例数	破裂/未破裂	临床状态	部　位	病　因	手　术	血管内治疗
Nishimoto 等	1983	3	破裂	WFNS 1-1-3	内听道前 1 内听道 2	原发性	3	0
Oh 等	2014	1	破裂	WFNS 3	内听道后	原发性	0	1
Okumura 等	1999	1	破裂	WFNS 3	内听道	原发性	1	0
Oyama 等	2010	1	未破裂	压迫征象	内听道前	原发性	1	0
Park 等	2009	1	破裂	WFNS 2	内听道后	立体定向放射外科	0	0
Päsler 等	2011	1	未破裂	听力丧失	内听道	原发性	1	0
Saito 等	2008	3	破裂	WFNS 3-3-4	内听道前 1 内听道 2	动静脉畸形 1	2	0
Santillan 等	2011	2	破裂	WFNS 1	内听道后	AICA/PICA 变异	0	2
Sarkhar 等	2004	1	未破裂	面瘫	内听道	特发性	1	1
Sasame 等	2015	1	破裂	WFNS 5	内听道前	原发性	0	0
Schwartz 等	1947	1	未破裂	头晕	内听道	原发性	1	0
Singh 等	2012	1	破裂	WFNS 2	内听道前	原发性	0	0
Spetzler 等	2004	34	破裂 22 未破裂 12	未描述	内听道前 30 内听道 4	动静脉畸形 4	34	0
Suh 等	2011	9	破裂 6 未破裂 3	未描述	内听道前 7 内听道后 2	AICA/PICA 变异 5 动静脉畸形 1 烟雾病 1	1	7
Sunderland 等	2013	1	破裂	WFNS 5	内听道后	立体定向放射外科	0	1
Suzuki 等	1997	1	破裂	WFNS 4	内听道后	原发性	0	1
Takao 等	2006	1	破裂	未描述	内听道前	立体定向放射外科	0	1
Tokimura 等	2012	9	破裂 8 未破裂 1	未描述	内听道前 1 内听道 5 内听道后 3	AICA/PICA 变异 5	7	1
Yamaguchi 等	2009	1	破裂	WFNS 2	内听道	立体定向放射外科	1	0
Yamakawa 等	2004	1	破裂	WFNS 1	内听道后	原发性	1	0
Yokoyama 等	1995	1	破裂	WFNS 1	内听道后	原发性	1	0
Zager 等	2002	4	破裂 2 未破裂 2	未描述	内听道 2 内听道后 2	血管母细胞瘤 1	1	0
Zlotnik 等	1982	1	未破裂	压迫征象	内听道	原发性	1	0
Zotta 等	2011	1	破裂	WFNS 1	内听道	原发性	1	0

注：AICA，小脑前下动脉。PICA，小脑后下动脉。WFNS，世界神经外科联合会评分。

分　类

AICA动脉瘤根据其部位与内听道（IAM）的关系命名（图42.1）。

（1）内听道前段（流程图42.1中⑧）：从基底动脉（BA）上的起始部到AICA的绒球结节段；包括BA-AICA移行处、AICA分叉部、PICA-PICA变异。大多数AICA动脉瘤（44.3%）位于这个节段。

（2）内听道段（流程图42.1中⑨）：位于AICA的绒球结节段，紧邻IAM，29.5%的AICA动脉瘤位于这个节段。

（3）内听道段进一步分为：Ⅰ型为IAM外；Ⅱ型为部分IAM内；Ⅲ型为完全IAM内。

（4）内听道后段（流程图42.1中⑩）：位于AICA远端部分，占26.9%。

诊断检查

临床评估

报道的大多数病例表现为SAH（84%）。6.5%的未破裂动脉瘤表现为进行性脑干压迫，4.3%听力丧失，3%小脑功能障碍，2.2%面瘫。

影像学

最简单、最快速评估动脉瘤及其预后的方式是平扫头部计算机断层扫描（CT），随后CT血管造影（CTA）三维（3D）重建；但即使高质量CTA能清晰显示大多数AICA动脉瘤，若小动脉瘤（＜3 mm）被颅底骨质遮挡仍会造成漏诊。磁共振成像（MRI）和磁共振血管造影（MRA）也在无创评估AICA动脉瘤中发挥明显的互补作用；可显示动脉瘤相对于岩斜区结构的准确部位。MRI有助于评估动脉瘤对周围神经结构的影响，如脑干水肿、梗死或脑神经移位；但也可漏诊小的AICA动脉瘤。数字减影血管造影（DSA）仍是评估AICA动脉瘤的金标准；使用最新一代DSA的动脉瘤3D重建可更好地理解动脉瘤的形态及其与AICA的关系，也能更好地显示穿支，评估血管侧支血流。

鉴别诊断

如今的影像技术质量使我们能更好地诊断AICA动脉瘤；该部位肿瘤更常见，但极少误诊，如神经鞘瘤或脑膜瘤。对于完全血栓形成的动脉瘤，脑MRI仍是最好的鉴别工具。

治　疗

保守治疗

AICA动脉瘤是治疗具有挑战性的病变，位于颅内深部；不仅涉及重要的脑血管结构，并且手术通道被穿支和脑神经阻挡。文献回顾显示，手术入路相关性并发症发生率高达40%。因此，对未破裂小动脉瘤采取保守治疗是合适的（流程图42.1中⑦）。文献中的大多数未破裂AICA动脉瘤表现为脑干或脑神经压迫；即使在压迫情况下，若症状轻微或进展非常缓慢，有时仍可采取保守治疗。而压迫征象常提示动脉瘤大，因此破裂风险更高。治疗与否须与患者及其家属全面讨论所有的后果后共同决定，考虑年龄、身体状况和预期寿命、与具体AICA动脉瘤相关的预期技术困难、治疗医生的特长和患者及其家属的意愿。若不治疗，有指征每年进行行无创影像学检查（CT血管造影或MR血管造影）。

治疗选择与脑内血肿的影响

文献中未报道小脑血肿需立即引流的病例。可能有脑干或小脑出血或梗死的病例，预后不良，因此保守治疗，故不太可能报道。

关于治疗的选择有一些考虑因素；AICA在BA上起源的高度、动脉瘤根据分类（内听道前段、内听道段、内听道后段）在AICA上的部位以及对动脉瘤与周围脑血管结构关系的理解是主要因素，决定了入路的难易程度。

研究结论一致，血管内弹簧圈栓塞往往比手术夹闭的致残率和致死率更低，但复发风险更高。

脑血管外科治疗——手术细节

位于内听道前

本章的回顾主要包含小系列研究，尽管这些数据并非基于可比较的或随机研究，但手术治疗的AICA动脉瘤比血管内治疗的并发症发生率更高（52.4%比10.5%）。血管内治疗不可行或失败时，可考虑手术夹闭内听道前段的AICA动脉瘤（流程图42.1中⑧）。AICA近端动脉瘤的手术入路取决于AICA在BA上起源的高度。大多数到达AICA近端动脉瘤的手术需颅底联合入路并不同程度地磨除岩骨。AICA最常见的起源部位是基底动脉中1/3段，需枕下开颅并切除岩骨后部。低位AICA采用枕下、远外侧入路并磨除枕骨髁，而起源高于BA的AICA采用眶颧开颅或颞下开颅并切除岩骨前部。经斜坡入路极少使用，但其他入路不合适时也应考虑（图42.2）。

远外侧枕下开颅并切除岩骨后部

大多数AICA近端动脉瘤位于BA中1/3段并接近下1/3段，最好经后外侧入路（枕下乙状窦后开颅并切除岩骨后部）到达。

患者取"公园长椅"位，动脉瘤侧朝上，推荐

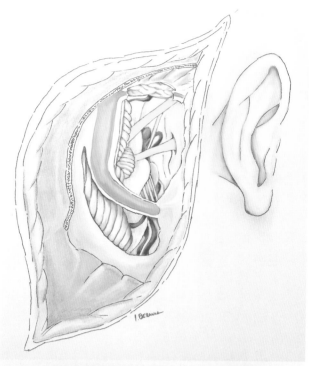

图42.2　枕下远外侧开颅并切除岩骨后部的示意图。

监测第Ⅶ、Ⅸ～Ⅹ对脑神经。大S形切口，上端直接朝向颧弓根。皮瓣向前方翻开至外听道（EAC）水平。枕下开颅，从颞下线向前一直到枕骨大孔，显露乙状窦及其与横窦移行处。磨除乳突骨质显露整个乙状窦。需要时进一步扩大显露乙状窦硬膜，将获得乙状窦前显露的不同变异（迷路后、经迷路、经耳蜗）。然后行颞下开颅。至此，显露乙状窦前后的硬膜。打开乙状窦后硬膜进行早期近端控制。跨越岩上窦切开乙状窦前硬膜，沿天幕内侧缘朝向切迹、在滑车神经进入切迹的后方进一步切开硬膜，显露基底动脉用于远端控制并到达动脉瘤。从乙状窦后切开处开始分离，在舌咽神经和迷走神经下方显露椎动脉（VA）。然后向上朝向椎基底动脉移行处操作，获得经面神经-听神经间隙和舌咽神经-迷走神经间隙的近端控制。经乙状窦前间隙向远端分离BA侧面，确认AICA。至此可看到动脉瘤。然后显露BA远端到动脉瘤，提供远端控制。临时夹闭BA近端，分离瘤颈，特别是未破裂或大的动脉瘤。

低位起源的AICA采用远外侧枕下乙状窦后入路并经髁扩展，切除或不切除岩骨后部。

部分磨除颈静脉突，以便到达脑干前外侧时能更好地操作。磨除颈静脉突显露颈静脉球。切除C1后弓，外侧方至VA，内侧超过中线。从尾侧向头侧分离到达动脉瘤，朝向BA追踪VA。

颞下开颅并切除岩骨前部（Kawase入路）

AICA起源处高于BA时，该入路最适合于ACIA近端动脉瘤。

患者仰卧位，同侧肩部稍抬起。头部向对侧旋转90°。进行大小5 cm的开颅，目标是在颅底尽可能靠近岩骨。硬膜外分离，从颅中窝底抬起硬膜。锐性分离岩浅大神经，避免损伤膝状神经节的面神经。Kawase三角的岩骨内侧到岩浅大神经（GSPN）和ICA岩骨段。磨除Kawase三角骨质，目标是显露颅后窝硬脑膜，确认保护ICA；确保在弓状隆起前方磨除，可避免损伤听器。显露岩上窦。切开颅后窝硬脑膜至岩上窦，然后夹闭切开。继续切开颅后窝硬脑膜显露桥前池和脑桥小脑角池及其内容物，特别注意避免损伤外展神经。稍牵拉小脑，显露BA中段和AICA动脉瘤。广泛打开脑池到达动脉瘤。

位于内听道

文献中大多数AICA内听道段动脉瘤采用手术治疗，仅一部分采用血管内治疗（流程图42.1中⑨）。该部位AICA手术容易到达；其位于BA远端且载瘤血管小，血管内治疗最可能闭塞内听道段AICA。该节段AICA经标准乙状窦后入路或经迷路入路到达，这二种入路都常用于前庭神经鞘瘤。Ⅰ型动脉瘤部位最常见；也有报道动脉瘤发自AICA内听动脉的罕见病例。这类Ⅱ型动脉瘤到达更困难，需磨除扩大内听道。

位于内听道后段

文献中报道的大多数内听道后段动脉瘤与累及内听道段的一样采用手术夹闭（流程图42.1中⑩）。这类动脉瘤也经标准乙状窦后入路到达。多数通过血管内治疗的病例最终导致载瘤动脉闭塞，可能导致小脑梗死。但由于AICA的内听道后段细小，即使手术也能导致该段闭塞。

罕见AICA动脉瘤病例需间接手术入路治疗。

在供应小脑重要部分的分支上的梭形动脉瘤病例中，侧支血管供应不充分或有AICA-PICA变异时，有指征孤立动脉瘤并OA-AICA吻合。极其罕见的大或巨大AICA近端动脉瘤的治疗是弹簧圈栓塞动脉瘤并闭塞BA，首先创建搭桥或不创建，取决于后交通动脉提供的侧支血流（图42.3）。自从支架技术出现后，这种手术就少见了。

血管内治疗

位于内听道前段

该部位是唯一可考虑选择性血管内闭塞同时保留

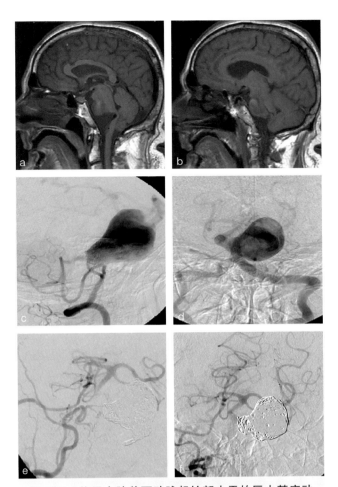

图42.3　位于小脑前下动脉起始部水平的巨大基底动脉瘤，采用颞浅动脉-小脑上动脉（STA-SCA）吻合并弹簧圈闭塞动脉瘤和载瘤动脉的治疗。a、b. 术前矢状位T1加权磁共振成像显示巨大基底动脉动脉瘤在AICA水平压迫脑干。左侧椎动脉的数字减影血管造影（DSA）的侧位（c）和前后位（d）影像。术后右侧颈外动脉DSA的工作角度（e）和前后位（f）影像显示基底动脉经STA-SCA搭桥变得模糊。

载瘤动脉的动脉瘤（流程图42.1中⑧）。可能时，弹簧圈栓塞优选于夹闭，因为该区域的手术入路复杂存在并发症。球囊重塑不仅有助于改善弹簧圈栓塞动脉瘤，也有助于保留AICA。BA的直径为5～6 mm，可使用经典的单腔或双腔球囊（TransForm, Stryker, Kalamazoo, MI; or Scepter, Microvention, Tustin, CA）。

球囊重塑弹簧圈栓塞/支架辅助弹簧圈栓塞

需双侧股动脉穿刺置6F（French）鞘，导入治疗性6F导管。根据优势侧VA、基底动脉主干的起源、动脉瘤位于BA哪侧选择VA通路。导入球囊导管至动脉瘤瘤颈前方的基底动脉主干，导丝置入远端大脑后动脉。导入微导管进入动脉瘤腔行弹簧圈栓塞。球囊临时阻断BA前需治疗性抗凝。AICA动脉瘤不能用球

囊重塑技术治疗时，可使用支架或血流导向装置。支架微导管首先导入基底动脉主干。多数支架和血流导向装置须使用0.027英寸微导管。对于大多数动脉瘤，首先释放支架，然后穿过支架网孔填塞弹簧圈。非常小的动脉瘤释放血流导向装置而不使用弹簧圈，但释放支架时使用后释放技术，防止微导管经支架网孔导入时穿破动脉瘤壁。

位于内听道段

文献中报道了部分内听道段AICA动脉瘤采用血管内治疗。因为AICA直径一般＜3 mm，该部位动脉瘤的血管内治疗将造成载瘤动脉闭塞。仅一根微导管（＜0.010英寸）能导入AICA；无法填入最小直径的弹簧圈，因此不可能行弹簧圈栓塞，只能使用胶或别的栓塞剂进行闭塞。

位于内听道后段

与内听道段AICA动脉瘤一样，内听道段远端动脉瘤的血管内治疗也将导致载瘤动脉闭塞。直接手术夹闭有更高的机会消除动脉瘤并同时保留AICA。

并发症防治

报道的AICA动脉瘤的治疗总体并发症发生率高达37.8%。与手术相关的主要并发症是脑神经功能障碍；因为AICA动脉瘤部位深在、到达困难，需经过被重要脑血管结构遮挡的狭窄通道。夹闭本身也可能存在困难，特别是瘤颈累及部分AICA时；并且这类动脉瘤非常罕见，治疗经验有限。脑干和脑神经监测提供非常有价值的术中反馈，可减少不良预后。夹闭后，术中血管造影（DSA或吲哚菁绿）将确定动脉瘤是否完全闭塞且没有瘤腔残留，以及正常血管是否保留。

血管内治疗AICA动脉瘤的主要问题与AICA本身、其穿支或内听分支闭塞相关。多数时候闭塞AICA的远端节段没有明显临床后果，因为有来自其他小脑动脉的远端血管侧支循环网络。支架植入后须良好给予双联抗血小板药物治疗。弹簧圈栓塞或支架辅助弹簧圈栓塞后的复发是另一个需常规随访评估的问题。

预后

文献中报道的150例病例中，2/3来自单个病例报道或小型系列研究，不能提供关于预后的充分数据。信息仅来自一些系列研究；总体并发症发生率明显（37.6%），主要为脑神经功能障碍，可能随时间改善。若不及时治疗，必须权衡所有并发症与具体动脉瘤的自然史。

Barrow神经研究所展示了最大系列的显微外科手术治疗AICA动脉瘤的研究；包含32例患者34个动脉瘤，21例表现为SAH，7例未破裂动脉瘤表现为脑干压迫，6例为意外发现；30个动脉瘤位于近端，4个位于远端；手术入路包括乙状窦后、远外侧经髁、经迷路、眶颧入路；采用术中低温心跳骤停夹闭8个巨大动脉瘤；41个月时仅随访到56%的患者；出院时平均Glasgow预后评分因患者的初始状态而异。作者推荐标准乙状窦后入路治疗小的至中等大小的累及斜坡下2/3段的动脉瘤或AICA远端动脉瘤；应通过颅底入路到达从基底动脉干出现的AICA近端的大或巨大动脉瘤（支持流程图步骤3、9、10）。

Suh等采用血管内治疗一组9例AICA动脉瘤，6个表现为SAH，其中7个位于AICA近端；7例患者（78%）血管内治疗成功，1个动脉瘤在血管内治疗中与载瘤动脉一并自发性闭塞，1个动脉瘤需手术孤立，3例需支架辅助弹簧圈栓塞；7例有血管造影随访，除1例外都显示没有再通；8例长期随访时改良Rankin量表评分为0～1分（支持流程图步骤8～10）。

稳定性与复发率

手术治疗或血管内治疗的患者须随访监测有无动脉瘤复发。尽管血管内治疗一般比手术的并发症更少，但复发率更高。从多个小型系列研究中总结的文献回顾共包含150例AICA动脉瘤患者，2例弹簧圈栓塞治疗者在治疗后数天发生再出血，需手术孤立。但尚无AICA动脉瘤的长期复发和再出血、是否手术或血管内治疗的数据。复发的危险因素包括动脉瘤瘤颈宽、动脉瘤大、手术或血管内治疗不完全闭塞动脉瘤、弹簧圈栓塞治疗部分血栓形成的动脉瘤。

临床与影像学随访

推荐对已知脑动脉瘤患者进行长期影像学随访，特别是初次治疗无法完全闭塞动脉瘤的患者。

高度推荐手术治疗的患者在术后行血管造影确认动脉瘤是否完全闭塞。尽管没有关于时限指南，完全闭塞的动脉瘤应无创影像随访评估数年。残留动脉瘤或复发风险更高的动脉瘤应更高、更频繁地进行影像学随访。手术夹闭的动脉瘤通常最好采用CTA随访，但AICA动脉瘤邻近斜坡，MRA有时能更好地评估。当有怀疑时也应行DSA。

血管内治疗的患者若没有复发，每年行MRA是合适的。但更大的动脉瘤推荐在1年和3年时进行DSA检查，或当无创影像学检查提示复发时进行DSA。

大多数病例在发生SAH后才知道有AICA动脉瘤，需进行治疗。未破裂时，多数因压迫脑神经或脑干而产生症状，有出血风险。因此，AICA动脉瘤通常应考虑治疗。

内听道前段动脉瘤累及AICA近端部分，手术入路需在重要脑血管结构遮挡的深部狭小通路内操作，报道的手术并发症发生率高。尽管血管内治疗及其变异技术常不能做到完全闭塞动脉瘤或可能导致载瘤血管或其穿支闭塞，但报道的并发症风险低于手术。因此，尽管复发风险可能更高，血管内治疗仍应考虑为一线治疗方式。

血管内治疗不成功或认为不可行时，手术入路是决定手术能否成功的主要技术因素。相比其他所有类型的动脉瘤，我们须尽可能使手术通路最大化。这意味着一旦选择手术入路，对应到内听道前段AICA动脉瘤在BA上的部位，我们不应犹豫花费必要的时间来磨除岩骨，从而获得所有可能的空间以及充分利用特定的入路。我们不能过分强调评估术前影像学以全面了解动脉瘤与患者解剖结构相关的形态学特征的重要性。这种方式为在有限的视野中以最少操作进行更直接分离提供了一个指导。打开硬脑膜后优先获得动脉瘤的近端控制。分离时须找到和保护穿支。夹闭时不应犹豫为预防过度操作而残留瘤颈，特别是宽颈或瘤颈不清或有穿支风险时。

多数时候，血管内治疗内听道段和内听道后段动脉瘤将造成载瘤动脉闭塞。若要闭塞动脉瘤并同时保留载瘤动脉，首选手术。与内听道前段不同，这类动脉瘤更容易到达，可手术显露简单。

Michel W. Bojanowski, MD, FRCSC
University of Montreal, Montreal,
Quebec, Canada

AICA动脉瘤罕见，往往有症状且容易破裂；常与AICA供血的动静脉畸形（AVM）相关。因为在基底动脉中段，显微外科手术入路特别困难、费时、深在、不充分。因此，常选择血管内治疗作为主要治疗方式；必要时可使用支架——编织型、激光雕刻型、开环或闭环。但由于穿支血栓形成的问题，血流导向装置的并发症发生率更高。虽然破裂动脉瘤的主要治疗方案是单纯弹簧圈栓塞或球囊辅助弹簧圈栓塞，但我个人不会犹豫在该部位需要时使用支架辅助弹簧圈栓塞治疗。这些情况下，我喜欢发病时放置脑室外引流，24小时后给患者负荷阿司匹林和替卡格雷，在全身肝素化下治疗；若患者需延期分流，我首选维持术前替卡格雷，在脑室分流管经前次脑室外引流通道置入过程中输注血小板。

更远端的动脉瘤更可能与AVM相关，许多情况下可行WADA试验评估在长期明显的AVM需求下是否有充足的侧支供应建立。若患者耐受试验，该血管可作为AVM栓塞的一部分来闭塞；破裂时特别有效。但若为未破裂AVM，可考虑包括放射外科和显微外科手术，期望一旦AVM的血流需求缓解，细小的供血主干动脉瘤也闭塞。

罕见情况下若远端部位的动脉瘤与AVM无关，可首选标准乙状窦后入路单纯夹闭，而血管内治疗的载瘤血管闭塞风险高。

Adnan H. Siddiqui, MD, PhD
University at Buffalo, Buffalo, NY

ACIA动脉瘤是罕见的动脉瘤，因其部位深在、与BA及其穿支的关系以及缺乏侧支循环而使得治疗困难。大多数讨论总体上针对基底动脉中段动脉瘤。最初我喜欢积极的经岩骨入路；有经验后，我发现常规乙状窦后入路

显露AICA动脉瘤更好。发自血管远端的罕见AICA动脉瘤常呈梭形，因动脉瘤的解剖需求，可采用包裹或搭桥联合孤立。

Robert F. Spetzler, MD and Peter Nakaji, MD
Barrow Neurological Institute, Phoenix, AZ

推荐阅读

[1] Gács G, Viñuela F, Fox AJ, Drake CG. Peripheral aneurysms of the cerebellar arteries. Review of 16 cases. J Neurosurg 1983; 58(1): 63–68

[2] Gonzalez LF, Alexander MJ, McDougall CG, Spetzler RF. Anteroinferior cerebellar artery aneurysms: surgical approaches and outcomes — a review of 34 cases. Neurosurgery 2004; 55(5): 1025–1035

[3] Lasjaunias P, Ter Brugge KG, Berenstein A. Aneurysmal vasculopathies. In: Surgical Neuroangiography. Vol. 2.1. 366–560

[4] Piotin M, Blanc R, Spelle L, et al. Stent-assisted coiling of intracranial aneurysms: clinical and angiographic results in 216 consecutive aneurysms. Stroke 2010; 41(1): 110–115

[5] Rhoton AL. The cerebellar arteries. Neurosurgery 2000; 47(3, Suppl): S29–S68

[6] Suh SH, Kim DJ, Kim DI, et al. Management of anterior inferior cerebellar artery aneurysms: endovascular treatment and clinical outcome. AJNR Am J Neuroradiol 2011; 32(1): 159–164

[7] Thompson BG, Brown RD Jr, Amin-Hanjani S, et al; American Heart Association Stroke Council, Council on Cardiovascular and Stroke Nursing, and Council on Epidemiology and Prevention. American Heart Association. American Stroke Association. Guidelines for the management of patients with unruptured intracranial aneurysms: a guideline for healthcare professionals from the American Heart Association/American Stroke Association. Stroke 2015; 46(8): 2368–2400

[8] Zador Z, Rodríguez-Mena R, Lawton MT. Distal aneurysms of intracranial arteries: application of numerical nomenclature, predilection for cerebellar arteries, and results of surgical management. World Neurosurg 2013; 80(1–2): 103–112

第43章　小脑后下动脉动脉瘤

Visish M. Srinivasan, Jacob Cherian, Peter Kan, and Edward A. M. Duckworth

摘　要：小脑后下动脉（PICA）动脉瘤是一个独特的亚组，治疗方式随受累的动脉节段而异，往往呈梭形或夹层。与其他动脉瘤一样，PICA动脉瘤的破裂风险随体积增大、家族史、吸烟、高血压而增高；但也有证据显示，哪怕体积更小，其破裂风险也比其他类型的动脉瘤更高。PICA动脉瘤破裂后出血常破入第四脑室导致梗阻性脑积水。PICA动脉瘤采用血管内治疗还是开放式手术治疗，取决于动脉瘤的形态与患者的全身情况。若动脉瘤窄颈且瘤腔可及，PICA近端动脉瘤适合行单纯弹簧圈栓塞；但动脉瘤瘤颈累及载瘤动脉时，弹簧圈无法充分填塞，而影响载瘤动脉的风险也增高。对于更远端的动脉瘤，PICA管径细小，往往无法放置支架或血流导向装置。由于存在这些困难，尽管其他动脉瘤已全面倾向于采用血管内治疗，但显微外科手术在治疗这类病变时仍有优势。PICA邻近后组脑神经，这也给开放式手术治疗带来困难；但在后组脑神经之间操作时，切除C1椎板与经髁扩展的远外侧入路可提供一个更靠前外侧的手术通路来减少意外损伤。

关键词：小脑后下动脉，动脉瘤，椎动脉，远外侧入路，颅后窝

概　述

小脑后下动脉（PICA）动脉瘤占所有颅内动脉瘤的3%以及后循环动脉瘤的18%，是继基底动脉（BA）动脉瘤后第二大最常见的后循环动脉瘤。人群中45%的优势椎动脉（VA）在左侧，PICA动脉瘤更易发生于左侧。

PICA动脉瘤是一个独特的亚组，其治疗方式因受累的PICA动脉节段而大为不同。最常见的部位是PICA-VA交界处（40%），其次是近端PICA（35%）与远端PICA（24%）。与其他颅内动脉瘤不同，PICA动脉瘤更常呈梭形或夹层。无论从形态学还是解剖学上来看，这种不确定性造成了PICA动脉瘤的治疗决策的复杂。

本章关于治疗决策的主要争议包括：

（1）是否具有治疗指征。

（2）破裂与未破裂PICA动脉瘤的开放式手术与血管内治疗。

（3）解剖因素的影响，如近端与远端位置。

（4）如孤立与搭桥等高级手术技术的使用。

是否治疗

与其他脑动脉瘤一样，PICA动脉瘤的破裂风险随体积增大、同一患者之前有动脉瘤性蛛网膜下腔出血（SAH）史而增高；同时也要考虑家族史、吸烟以及高血压等因素。国际未破裂颅内动脉瘤研究（ISUIA）与其他自然史研究的结果显示，即使体积更小，PICA动脉瘤比其他类型动脉瘤的破裂风险更高。由于破裂动脉瘤的再出血率高达78%，及时治疗至关重要（流程图43.1中①、③、④）。破裂PICA动脉瘤的研究显示，即使临床分级差的患者，积极治疗后也可能获得良好的预后。PICA邻近脑室系统，动脉瘤破裂常表现为梗阻性脑积水，导致Hunt-Hess分级恶化；因此，迅速解除脑积水可逆转临床进展。根据我们的经验，大多数未破裂PICA动脉瘤患者都应治疗，除非一些情有可原的情况，如预期寿命有限或严重合并症。破裂动脉瘤几乎总需及时干预。

保守治疗

PICA动脉瘤保守治疗的作用有限，仅用于无法行血管内干预的严重合并症患者。对于脑室引流后的动脉瘤破裂且呈濒死状态的患者中可保守治疗。

解剖学因素

VA在C1与枕骨大孔间穿过齿状韧带前方进入硬脑膜内（图43.1）。PICA是最大的VA硬膜内分支，发自枕骨大孔上方约10 mm处。PICA分为5段：延髓前段（P1）、延髓外侧段（P2）、延髓扁桃体段（P3）、髓帆扁桃体段（P4）、皮质段（P5）。脉络膜点是髓帆扁桃体段的一部分，可能是解剖学上最重要的考虑因

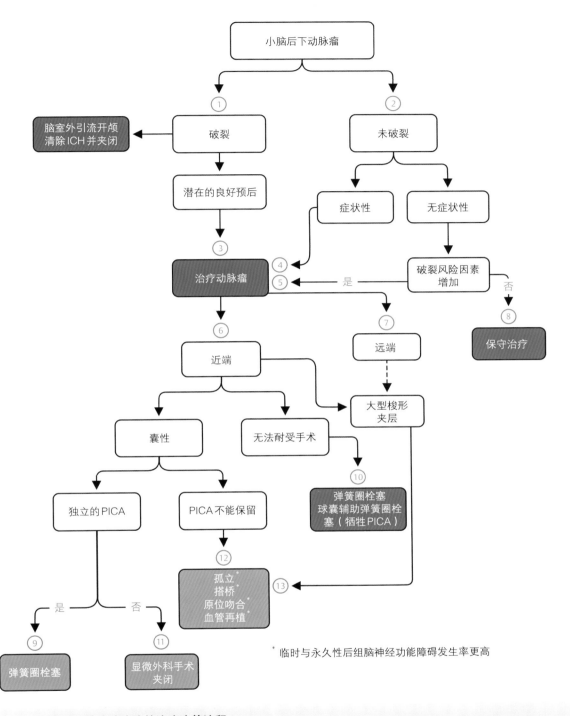

流程图 43.1　**小脑后下动脉动脉瘤的治疗决策流程。**

素；该点以近发出穿支动脉供应延髓腹外侧，在任何
治疗方式中都要保护。PICA 在主要的颅内动脉中走
行变化多样，供应脑干腹外侧、小脑小脚、小脑蚓部
和小脑半球枕下面。

　　PICA 与第 IX、X、XI、XII 对脑神经关系密切，
其起始部与第 XII 对脑神经紧邻，神经纤维分布于

PICA 的前、后方。PICA 与对侧 PICA、同侧小脑前下
动脉（AICA）有许多软脑膜吻合。双侧 PICA 供血区
偶尔由一支发自基底动脉近端主干的联合动脉一并供
血；这一解剖变异可影响治疗决策，包括牺牲血管或
血流导向装置植入等在内的血管内治疗，以及搭桥等
显微外科手术治疗。

许多 PICA 动脉瘤紧邻后组脑神经，给手术治疗带来困难。绝大多数 PICA 动脉瘤可经由迷走神经-副神经三角到达；该三角由延髓内侧、第 XI 对脑神经外侧、第 X 对脑神经上面构成，进一步被舌下神经分为舌下神经上三角与舌下神经下三角。

大多数 PICA 动脉瘤指向后下方或内侧；更困难的病变可累及 PICA 近端。术前影像要确认每个具体动脉瘤的准确指向，这将明显影响手术治疗。

病理生理学

由于 PICA 邻近 Lushka 孔与 Mgendie 孔，动脉瘤破裂常引起脑室内出血（IVH），破入第四脑室往往导致梗阻性脑积水。Mericle 等的破裂 PICA 动脉瘤研究中，81% 患者的出血 Fisher 分级为 IV 级，84% 的患者行脑室引流。

诊断检查

临床评估

PICA 动脉瘤最常见的临床表现是合并 IVH 的 SAH。大动脉瘤可表现为脑干占位效应或脑干梗死。与其他脑血管病一样，许多 PICA 动脉瘤因不相关的症状进行检查时被偶然发现。

影像学

诊断动脉瘤往往需行包括三维重建的诊断性脑血管造影（DSA）（图 43.2 和图 43.3）。大动脉瘤也推荐计算机断层扫描血管造影（CTA）来评估钙化、可能部分血栓形成的动脉瘤以及进行开颅计划。现代脑血管造影常用的锥形束 CTA 可提供更具体、分辨率更高的信息。磁共振成像（MRI），特别是稳态构成干扰序列（CISS）序列可显示脑神经的血管解剖以及脑干的任何占位效应或水肿。应始终注意排除 PICA 起源于硬膜外，其发生率为 18%。

鉴别诊断

存在枕大池 SAH、第四脑室 IVH 或颅后窝 ICH 时应考虑 PICA 动脉瘤破裂。其他类似动脉瘤破裂的病变包括椎基底动脉夹层或硬脑膜动静脉瘘。

治 疗

SAH，特别是 PICA 动脉瘤患者的首选治疗应包括稳定患者全身状况与脑室引流。即使没有明显的脑积水，脑室引流也能有效松弛脑组织。引流后应重新评估/评价临床分级与治疗选择（流程图 43.1 中①）。

显微外科手术是治疗 PICA 动脉瘤的传统主流。由于血管内技术存在的困难（本章后面将详述），尽管其他颅后窝与幕上动脉瘤已倾向于采用血管内治疗，但显微外科手术治疗这类病变仍有优势。

PICA 动脉瘤独具特点，其生长部位是治疗的主要考虑因素。若动脉瘤窄颈且瘤腔可及，PICA 近端动脉瘤应考虑单纯弹簧圈栓塞（流程图 43.1 中⑨）。但若动脉瘤瘤颈累及载瘤动脉，弹簧圈填塞可能不充

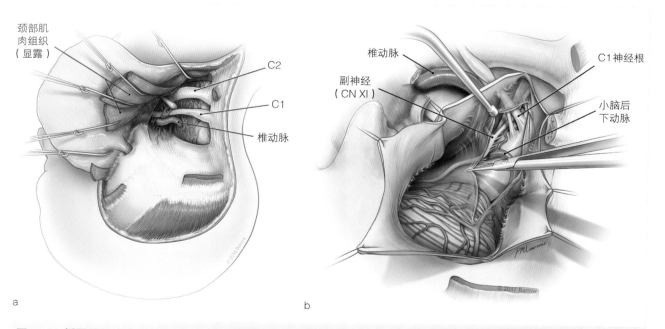

a

b

图 43.1　插图显示治疗 PICA 动脉瘤的右侧远外侧开颅与 C1 椎板切除。a. 注意使用弧形切口显露枕骨、C1 与 C2 后弓的外侧面。也要注意椎动脉（VA）的颅外段。b. 打开硬脑膜后，我们能观察小脑下部、VA、PICA 与后组脑神经。

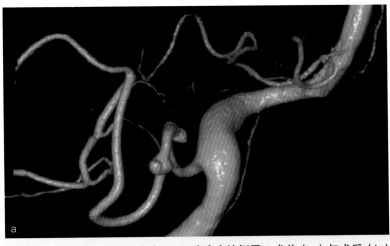
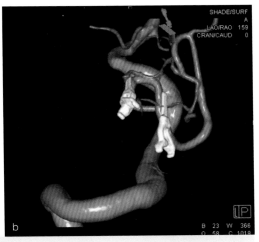

图43.2　显微外科手术治疗PICA动脉瘤的例子。术前（a）与术后（b）三维重建血管造影（3D-DSA）。该患者就诊时表现为Fisher分级4级的蛛网膜下腔出血，Hunt-Hess分级4级。确诊了2个PICA远端动脉瘤。为了能同时治疗这2个远端节段的动脉瘤，选择手术治疗。术中发现更远端的动脉瘤破裂。确认动脉瘤夹闭，载瘤动脉保留。

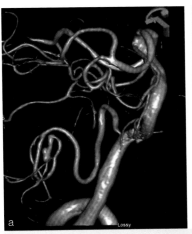
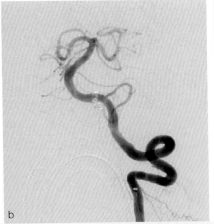
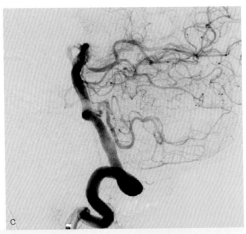

图43.3　血管内治疗PICA动脉瘤的例子。a. 术前三维重建血管造影显示PICA远端形态不规则的动脉瘤。Onyx栓塞动脉瘤，术后血管造影的前后位（b）与侧位（c）显示动脉瘤栓塞满意。

分，影响载瘤动脉的风险更高。如果患者不能耐受手术（神经功能分级差、高龄或严重的合并症），则考虑包括血管内牺牲动脉在内的血管内治疗（流程图43.1中⑨和⑩）。

若瘤体形态或部位复杂而不易行血管内弹簧圈栓塞获得高填塞率，我们推荐显微外科手术治疗，往往指直接夹闭（流程图43.1中⑪）。对下列类型的PICA动脉瘤考虑高级技术：大型、梭形、夹层或与载瘤动脉分解不清晰者；这类高级技术包括孤立、搭桥、动脉瘤缝闭、切除+血管吻合、血管再植（流程图43.1中⑫和⑬）。这些方式将在"脑血管外科治疗——手术细节"与"血管内治疗——手术细节"中进一步讨论。尽管如此复杂的PICA动脉瘤并不常见，但一个

全面的、经验丰富的脑血管神经外科医生应能用显微外科手术处理大多数病变。PICA动脉瘤也被认为是最容易手术治愈的一类后循环动脉瘤。若ICH或第四脑室IVH引起占位效应，显微外科手术可同时清除血肿与去骨瓣减压（流程图43.1中①）。

脑血管外科治疗——手术细节
开颅计划

根据受累PICA节段可考虑枕下正中或远外侧入路开颅（图43.1）。切口可"曲棍球棒""大S"或"大C"形；每种都有各自的指征。体位至关重要，有助于改善肩膀与头/耳之间的空间。一些有经验的外科医生（Lawton、Connolly、Samson、其他人）在其各自手术治疗的PICA动脉瘤研究中描述了切除C1

椎板的远外侧开颅可改善显露与减少脑神经操作。术前准备应考虑替代方案，包括准备桡动脉、保留枕动脉（OA）或开颅过程中显露对侧椎动脉以备搭桥；这个特别重要，因为约25%的PICA动脉瘤不适合直接夹闭。Lawton的经验显示，使用孤立或搭桥的比例高达17%。也有报道对VA与PICA内外侧倒置者采用对侧远外侧入路治疗这类病变。动脉瘤距枕骨大孔以及中线的距离是手术计划的重要因素。研究MRI、DynaCT或CTA的轴位影像非常有用，可显示血管与颅底的关系。

手术空间与操作角度

至今更大样本的一项研究中，Lehto等强调了术前采用CTA制定手术计划与引导手术角度与空间的重要性。由于相关解剖的高度个体化，他们强调除其他考虑因素外，应评估与中线的距离、有无发育不良的VA、动脉瘤的指向。迷走神经–副神经三角常是手术治疗PICA动脉瘤的主要入路通道（图43.1a）；应最大程度利用三角中的舌下神经上三角与舌下神经下三角，在避免过度操作后组脑神经的情况下解剖载瘤动脉与动脉瘤，往往一个三角主要用于观察，而另一个三角用来分离和上夹。

包括C1椎板切除与经髁扩展的远外侧入路可获得更靠前外侧的手术通路来减少在后组脑神经之间操作时的意外损伤。

分离与上夹

与所有动脉瘤一样，控制近端与远端很重要，特别是在破裂情况下。打开硬脑膜后就能看到V4与PICA的尾侧扁桃体袢相互平行走行，必须予以区分。虽有很多技术用于避免术中破裂，但必须对可能发生的破裂有所准备。前期分离不仅应着眼于VA近端，也应着眼于VA远端。如前所述，控制PICA远端往往容易做到，但意义不大。对于困难的病例，若不容易控制远端，可让麻醉师直接给予腺苷诱导临时心脏停搏。由于狭窄所限以及其间结构众多，可用开窗夹进行临时阻断与永久上夹。多数经验丰富的外科医生建议自由使用临时夹来简化分离过程。治疗PICA近端动脉瘤时避开穿支也特别重要。

搭桥技术

PICA动脉瘤位于远端、呈梭形/扩张延长、巨大型或分支血管复杂的发生率很高，因此应考虑除单纯夹闭以外的替代手术策略（流程图43.1中⑫）。PICA动脉瘤的治疗有许多搭桥方式。相邻的双侧PICA扁桃体段可方便地侧侧吻合，这样在动脉瘤夹闭过程中可用对侧PICA来灌注有意或无意闭塞的PICA近端，

也要考虑技术上更复杂的重建，包括PICA-V4再植、动脉瘤切除+端端吻合，或用桡动脉做V3-PICA搭桥。

PICA远端动脉瘤

与其他颅内部位相比，PICA远端动脉瘤相对更常见（28.6%比6.5%）；比大脑前动脉动脉瘤或大脑中动脉动脉瘤更不容易夹闭（40%比72%），但容易孤立。牺牲越过脉络膜点的PICA分支供血区往往不会导致明显的功能障碍；但需搭桥时，如前所述有多种方式可选。

转为血管内治疗

不同的PICA动脉瘤有非常多的治疗选择（如前所述），当试图采用显微外科手术处理PICA动脉瘤时，很少会不去治疗。Sanai等在他们包含47例PICA动脉瘤的研究中没有遇到任何不适合手术治疗的病例。Barrow破裂动脉瘤试验（BRAT）中也没有从手术转为血管内治疗的病例。但其他作者报道了血管内治疗后残留的动脉瘤瘤颈后续进行显微外科手术处理。

血管内治疗——手术细节

PICA动脉瘤的血管内治疗很大程度上取决于部位。最大样本的一项血管内治疗研究中，Chalouhi等报道了远端动脉瘤的治疗失败率高（13%）、残留/再治疗率高（50%）。另一方面，近端动脉瘤特别是VA-PICA交界处动脉瘤常采用血管内治疗。血管内治疗PICA的困难包括动脉瘤瘤颈累及PICA起始部、梭形或血泡样构造，或形态上宽颈（图43.3）。

术中破裂率通常很低（Mericle等报道3%、Chalouhi等报道4.2%），但Crowley等（16.7%）与Peluso（19%）等报道的术中破裂率更高。这些比例与手术治疗具有可比性；但血管内治疗中动脉瘤破裂的预后更差，因为手术可直接控制或吸除任何破裂出血。

PICA近端动脉瘤常遇到的困难是VA迂曲或PICA与VA呈锐角而导致到达动脉瘤困难，这可通过球囊重塑或对侧VA入路来解决。大多数情况下，泄瘪的球囊微导管甚至标准微导管（PICA管径小）都能在术中破裂控制VA时用来保护动脉瘤瘤颈。

毁损性治疗方式仍有争议，如牺牲PICA（流程图43.1中⑩）。许多从血管内治疗起家的作者认为牺牲PICA后的并发症发生率很低，而主张显微外科手术的则认为重建行治疗方式更容易，如搭桥或吻合（流程图43.1中⑫）。

细小的PICA往往无法考虑支架辅助弹簧圈栓塞技术，但可考虑将支架或血流导向装置植入VA。第

二代血流导向装置在技术上释放更容易、并发症更少。随着医疗器械公司集中资源开发越来越小的装置，在 PICA 内植入血流导向装置将成为可能。腔内血流干扰装置如 Web 装置在具有分叉形态的宽颈 PICA 动脉瘤治疗中可能很有希望。

转为手术治疗

当血管内治疗变成技术上比预期更困难或治疗中认为过于危险时应考虑手术治疗。造成这种情况的原因包括弹簧圈突入载瘤动脉、动脉路径迂曲或 VA 与 PICA 间角度过锐。

并发症防治

显微外科手术治疗的并发症

受累功能区的神经解剖知识有助于减少显微外科手术治疗的并发症。仔细评估术前检查与血管造影影像对于避免解剖结构变异（如 PICA 起源于硬膜外）相关性并发症很重要。分离 PICA 的近端时须非常小心，因为脑干穿支动脉起源于此。PICA 紧邻第 Ⅸ ～ Ⅻ 对脑神经，分离造成这些脑神经功能障碍也是个主要问题。脑神经功能障碍的发生率为 20% ～ 66%，可引起声带麻痹（10%）与需造瘘的吞咽困难（10%）。虽然后组脑神经功能障碍常出现于术后早期，但往往呈一过性，多数在 6 个月内恢复；但许多患者仍需持续数月时间的气管切开与胃造瘘。

另一个常见的并发症是假性脑膜膨出（10%），因为这类入路往往很难做到水密缝合硬脑膜。虽然小脑梗死很少有临床症状，但术后发生率约 9%。但若术后有小脑水肿，可考虑行扩大硬脑膜成形与去骨瓣减压（流程图 43.1 中①）。

血管内治疗的并发症

血管内治疗 PICA 动脉瘤最严重的并发症可能就是术中破裂，但不同研究中的并发症发生率差别很大（4.2% ～ 19%）。技术发展与外科医生经验增加可解释为何近来研究中的预后有所改善。所有主要的血管内治疗研究中均报道了弹簧圈脱出或其他手术因素导致的 PICA 闭塞／梗死。虽然有些耐受性良好，病程呈良性，但不能忽视潜在的小脑水肿以及由此引起的脑干压迫与梗阻性脑积水。治疗不全导致的再出血是血管内治疗的另一个并发症。一些其他部位动脉瘤血管内治疗的研究（如 CARAT 研究）以及一些 PICA 动脉瘤研究显示，尽管复发率与再治疗率高，但出血率很低。

预后

未破裂／择期治疗的 PICA 动脉瘤与接受治疗的神经功能差的破裂动脉瘤患者的预后差别极大。即使是表现差的破裂动脉瘤，对于开放式手术或血管内技术经验丰富的医生也能使大量患者获得良好的预后。最好相应分为未破裂显微外科手术、未破裂血管内治疗、破裂显微外科手术、破裂血管内治疗进行讨论。

未破裂动脉瘤，显微外科手术治疗

PICA 动脉瘤相对罕见，很少有人对这类病变的开颅具有大量科学而有意义的经验。因此，这种研究的预后数据不能总结推广给经验少的外科医生。D'Ambrosio 等报道了包含 20 例 PICA 远端动脉瘤的研究，结果与后交通动脉（PCoA）动脉瘤的相似。他们与其他作者都提到，接受显微外科手术治疗的未破裂动脉瘤患者几乎都有一个良好的预后，Glasgow 预后评分（GOS）0 分、改良 Rankin 量表评分（mRS）为 0 ～ 1 分（支持流程图步骤 11）。

未破裂动脉瘤，血管内治疗

由于 PICA 动脉瘤相对罕见，血管内治疗未破裂 PICA 动脉瘤的资料很少。一些研究显示，择期栓塞 PICA 动脉瘤也与显微外科手术治疗的结果相当，一项研究的最终临床随访时平均 mRS 评分为 0.5 分。Mericle 等报道 5 例患者的平均住院日为 1.6 天（支持流程图步骤 9）。

破裂动脉瘤，显微外科手术治疗

破裂 PICA 动脉瘤的随访研究显示，依据严重性不同，临床表现（Hunt-Hess 分级）与 3 个月随访时的预后（GOS）间有明显的统计学相关性。但已报道的手术治疗破裂 PICA 动脉瘤研究显示预后良好。D'Ambrosio 等报道，超过 90% 的破裂动脉瘤患者在 3 个月与 12 个月随访时预后良好（GOS 评分 1 ～ 2 分）。Horowitz 等的一项近期研究显示，91% 的患者在 6 个月时可生活自理（支持流程图步骤 11）。BRAT 的数据与这些已报道的预后明显不同；19 例接受显微外科手术治疗的破裂 PICA 动脉瘤预后相当差，这些患者临床表现的平均 Hunt-Hess 评分为 2.9 分，出院时平均 mRS 评分为 3.5 分；绝大多数患者（69%）要么死亡（6 例），要么残疾（5 例，mRS > 2 分），半数患者（50%）因脑神经功能障碍或神经功能状态差而行气管切开与胃造瘘。由于 BRAT 研究中的 PICA 动脉瘤存在随机化偏倚，只有 2 例患者接受血管内治疗，限制了判断 BRAT 中不同治疗方式对预后影响区分的能力。但将 BRAT 与 Barrow 的一项不同的血管内治疗破裂 PICA 动脉瘤的回顾性研究比较，显示血管内治疗具有明显统计学优势，只有 44% 患者的 mRS 评分 > 2 分（支持流程图步骤 9）。相反，Cohen-Gadol 等没有发现显微外科手术或血管内治疗破裂动脉瘤的预后有任何显著差异。

破裂动脉瘤，血管内治疗

根据初始出血量，接受血管内治疗的患者的临床表现的Hunt-Hess分级与GOS预后间有明显相关性。Mericle等发现，Hunt-Hess分级0～3级的患者中，87%预后良好，而更高分级（>3级）的患者中仅50%预后良好。然而，目前最大的2个破裂动脉瘤试验（ISAT与BRAT）还没有大试验那样充足的数据，也缺乏血管内治疗破裂PICA动脉瘤的数据。正在进行的ISAT2试验的一个重要目标也包括了关注后循环动脉瘤。

来自Thomas Jefferson大学的至今最大的血管内治疗研究中，表现为SAH的患者中GOS评分良好（4分或5分）达78.7%；近端与远端动脉瘤的结果类似（支持流程图步骤9、10）。

稳定性与复发率

稳定性是开颅手术与血管内治疗的一个主要不同点。即使这两组内部，不同的治疗方法也有差异。例如，比较单纯弹簧圈栓塞与夹闭就和比较夹闭与复杂的球囊辅助弹簧圈栓塞、血流导向装置明显不同。

手术治疗研究显示的稳定性高达95%～100%。术后血管造影发现动脉瘤夹闭不全时，可开颅调整瘤夹或栓塞治疗残留。

动脉瘤的长期疗效一直是血管内治疗的关注点。一项大样本研究中，破裂与未破裂动脉瘤的再治疗率分别为22.9%与18.8%。因为担心弹簧圈突入载瘤动脉，由此引起的不完全性填塞常造成动脉瘤残留或复发，特别是PICA动脉瘤。尽管再通很常见，但再出血率很低（Jefferson研究中1.4%）；这在CARAT与BRAT研究中的其他部位动脉瘤（非PICA）也一样。血管内治疗PICA远端动脉瘤报道的术中失败率更高（13%）、残留/再治疗率明显更高（50%）。显微外科手术治疗可能是这类患者的更好选择（流程图43.1中⑪）。

临床与影像学随访

无论采用何种方式治疗，所有PICA动脉瘤患者都应进行临床与影像学随访。PICA动脉瘤手术后，特别是搭桥或吻合等高级手术治疗后，完整的血管造影特别重要。虽有人认为吲哚菁绿视频血管造影可替代其他部位动脉瘤对血管造影的需求，但手术治疗PICA动脉瘤时深在、狭小的解剖学限制凸显了这种"视线"技术的局限性。如果术后动脉瘤完全夹闭，我们往往不推荐进一步行导管血管造影检查。

相比之下，血管内治疗的动脉瘤更应严格/完全的影像学随访。虽然流程与MRA或CTA的可靠性在全国各地各异，但我们采取一种积极的方式来明确动脉瘤复发，即治疗后6个月、18个月、5年常规进行导管血管造影。

与其他部位的脑动脉瘤不同，PICA动脉瘤在影像学表现上是一组独特的病变，有许多治疗方式。PICA动脉瘤位于颅后窝，比更常见的前循环动脉瘤的自然史更具风险性。受狭窄的髓周池所限，破裂往往导致更容易识别与独特的表现，脑积水是一种常见表现，比其他SAH病例更需紧急治疗。

发自椎动脉的破裂与未破裂的动脉瘤的治疗方案繁多且相当标准。那些形态适合于单纯弹簧圈栓塞的可采用这一方式很好地治疗。另一方面，宽颈动脉瘤仍可采用球囊重塑技术（SAH时）或如支架或血流导向装置等辅助装置进行血管内治疗。根据动脉瘤在颅后窝的部位、动脉瘤具体深在的程度、可能被脑干遮挡等因素，手术在许多情况下仍是一种有吸引力的选择。常用的入路是远外侧入路，通过扩展从侧方到内侧的通路，在后组脑神经之间操作具有必要的灵活性。

PICA更远端、仅累及PICA本身的动脉瘤的治疗决策更复杂。血管内治疗受限于当前的脑血管内装置；支架与血流导向装置并不是被设计释放在细如PICA的动脉瘤里的。动脉直径小，载瘤动脉闭塞的风险就更高。对于这类病例，必须考虑毁损性血管内治疗或手术策略。远端动脉瘤，特别是脉络膜点以远者，常能很好地耐受牺牲PICA。动脉瘤位于更近端或解剖上分侧独立的患者不能耐受牺牲血管，可考虑如瘤夹重塑与搭桥等手术策略。

随着血管内治疗装置越来越小、越来越先进，非开放式手术治疗策略无疑会得到扩展，但鉴于目前的治疗现状，外科手术仍是PICA动脉瘤治疗流程中一个极其重要的组成部分。

Edward A.M. Duckworth, MD, MS
St. Luke's Regional Medical Center,
Boise, ID

主 编 述 评

目前的临床研究显示，血管内治疗与开放式手术治疗破裂 PICA 动脉瘤的预后不一致。未破裂 PICA 动脉瘤容易显露与夹闭，结果良好，并发症发生率低，复发率低得难以置信。破裂 PICA 动脉瘤无论采取何种治疗方式，因受脑干与后组脑神经影响，并发症发生率都高。可采用许多直接夹闭与开放式重建策略，包括直接重建、动脉瘤缝闭与再植、许多其他搭桥（如 PICA-PICA 与 OA-PICA）。如有经验，开放式手术治疗这一区域的动脉瘤会变得容易。破裂 PICA 动脉瘤患者与动脉瘤本身可良好耐受手术，无论他们的表现如何，都可以很好地处理。任何情况下都不应对保护 PICA 采取"虚无主义"态度；也就是说，不应追求将刻意血管内牺牲 PICA 作为治疗策略的一部分，因为 PICA 分布区的卒中可造成影响深远的临床后果。

Peter Nakaji, MD and Robert F. Spetzler, MD

Barrow Neurological Institute, Phoenix, AZ

推荐阅读

[1] Bohnstedt BN, Ziemba-Davis M, Edwards G, et al. Treatment and outcomes among 102 posterior inferior cerebellar artery aneurysms: a comparison of endovascular and microsurgical clip ligation. World Neurosurg 2015; 83(5): 784-793

[2] Chalouhi N, Jabbour P, Starke RM, et al. Endovascular treatment of proximal and distal posterior inferior cerebellar artery aneurysms. J Neurosurg 2013; 118(5): 991-999

[3] Crowley RW1. Albuquerque FC, Ducruet AF, Williamson RW, McDougall CG. Technical considerations in the endovascular management of aneurysms of the posterior inferior cerebellar artery. Neurosurgery 2012; 71 (2 Suppl Operative): 204-217

[4] D'Ambrosio AL, Kreiter KT, Bush CA, et al. Far lateral suboccipital approach for the treatment of proximal posteroinferior cerebellar artery aneurysms: surgical results and long-term outcome. Neurosurgery 2004; 55(1): 39-50, discussion 50-54

[5] Horowitz M, Kopitnik T, Landreneau F, et al. Posteroinferior cerebellar artery aneurysms: surgical results for 38 patients. Neurosurgery 1998; 43(5): 1026-1032

[6] Lawton MT. Seven Aneurysms: Tenets and Techniques for Clipping. New York, NY: Thieme; 2011

[7] Lehto H, Harati A, Niemelä M, et al. Distal posterior inferior cerebellar artery aneurysms: clinical features and outcome of 80 patients. World Neurosurg 2014; 82(5): 702-713

[8] Lehto H, Kivisaari R, Niemelä M, et al. Seventy aneurysms of the posterior inferior cerebellar artery: anatomical features and value of computed tomography angiography in microneurosurgery. World Neurosurg 2014; 82(6): 1106-1112

[9] Mericle RA, Reig AS, Burry MV, Eskioglu E, Firment CS, Santra S. Endovascular surgery for proximal posterior inferior cerebellar artery aneurysms: an analysis of Glasgow Outcome Score by Hunt-Hess grades. Neurosurgery 2006; 58(4): 619-625, discussion 619-625

[10] Ogilvy CS, Hoh BL, Singer RJ, Putman CM. Clinical and radiographic outcome in the management of posterior circulation aneurysms by use of direct surgical or endovascular techniques. Neurosurgery 2002; 51(1): 14-21, discussion 21-22

[11] Peerless SJ, Hernesniemi JA, Gutman FB, Drake CG. Early surgery for ruptured vertebrobasilar aneurysms. J Neurosurg 1994; 80(4): 643-649

[12] Sanai N, Tarapore P, Lee AC, Lawton MT. The current role of microsurgery for posterior circulation aneurysms: a selective approach in the endovascular era. Neurosurgery 2008; 62(6): 1236-1249, discussion 1249-1253

第44章　后循环巨大动脉瘤

Adeel Ilyas, Dale Ding, Eric C. Peterson, and Robert M. Starke

　　摘　要：后循环巨大动脉瘤（GPCA）占所有巨大动脉瘤的20%～40%；自然史极差；尽管致残率和死亡率随时间而下降，但仍是所有颅内动脉瘤中治疗最困难者。患者可表现为蛛网膜下腔出血、缺血性事件或脑神经和脑干压迫。影像学评估应包括脑CT、CTA和MRI，评估占位效应征象和动脉瘤内血栓。有3D重建的数字减影血管造影是显示和明确GPCA特征的金标准；应行球囊闭塞试验评估侧支和载瘤血管闭塞的可能性。通常，GPCA的治疗需超过一种手术。治疗选择包括显微外科手术夹闭、载瘤血管闭塞、动脉瘤缝闭+/-搭桥、弹簧圈栓塞、支架辅助弹簧圈栓塞、血流导向治疗+/-弹簧圈栓塞、瘤颈重建装置、囊内血流导向治疗。遗憾的是，没有最理想的治疗选择，该类动脉瘤应在有脑血管和血管内神经外科医生团队的三级中心进行个体化治疗。

　　关键词：后循环，后循环动脉瘤，巨大动脉瘤，蛛网膜下腔出血，血管内弹簧圈栓塞，显微外科手术夹闭，血流导向治疗

概　述

　　后循环巨大动脉瘤（最大直径≥25mm）占所有巨大动脉瘤的20%～40%。Charles Drake教授率先在20世纪60年代开始手术治疗后循环巨大动脉瘤（GPCA）。无论显微外科手术和血管内技术和技巧取得多么重要的革新，GPCA的治疗仍是巨大的挑战。尽管GPCA的治疗相关性致残率和死亡率随时间推移而逐渐降低，但治疗仍非常困难。GPCA的自然史极差，继发于蛛网膜下腔出血（SAH）、缺血性事件或假性脑瘤综合征的死亡率高。囊性与非囊性（如梭形或冗扩）GPCA的发病原因、治疗策略和预后不同；因此我们分别讨论这些动脉瘤亚型。

是否治疗

　　巨大动脉瘤的自然史令人沮丧。Peerless和Wallacce报道未破裂巨大动脉瘤的2年死亡率为

本章关于治疗决策的主要争议包括：

（1）是否具有治疗指征。

（2）破裂和未破裂GIA的显微外科手术与血管内治疗。

（3）表现为血肿而需急诊清除的GIA的治疗。

（4）何时需采用辅助性显微外科手术技术（如搭桥、动脉瘤缝闭、局部或全身循环骤停）？

68%，5年为85%，存活者有严重残疾（流程图44.1中①～③）。后循环动脉瘤的位置导致预后更差。前瞻性的国际未破裂颅内动脉瘤研究（ISUIA）发现，GPCA的5年破裂风险为50%，前循环巨大动脉瘤为40%。Michael报道未治疗的6例GPCA患者，1年时的死亡率为100%。与之类似，Bull报道的所有8例GPCA患者均死亡或有残疾并发症。因此，GPCA的保守治疗应慎重。

　　根据一些大型病例系列，13%～41%的GPCA位于大脑后动脉（PCA），22%～67%位于基底动脉尖（图44.1和图44.2），5%～17%位于小脑上动脉（SCA），12%～47%位于基底动脉干（图44.3），6%～33%位于椎基底动脉移行处（VBJ），5%～36%位于椎动脉（VA）或小脑后下动脉（PICA）；总体上，约70%GPCA位于基底动脉四分叉附近。Lawton和Spetzler的系列中，77%的GPCA采用手术夹闭治疗；Nurminen等发现，根据血管造影分析，66%的GPCA为囊性。因此，囊性GPCA的发生率约70%，与前循环巨大动脉瘤相比较低。梭形巨大动脉瘤在后循环更常见，是前循环的3倍。Drake回顾了120例梭形巨大动脉瘤，约80%位于后循环；32%位于PCA，5%接近基底动脉尖，2%位于SCA，34%位于基底动脉干，11%位于VBJ，17%位于VA或PICA。梭形GPCA最常见的部位是基底动脉干。

　　遗憾的是，由于临床异质性严重，目前的分类方案对这类动脉瘤有局限性。年轻患者的巨大冗扩性椎基底动脉动脉瘤最常为夹层类型，动脉粥样硬化更常

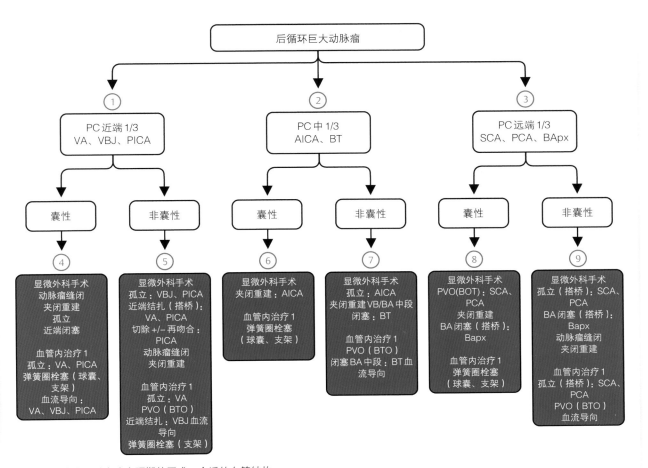

1　医学合并症、手术治疗预期的困难、合适的血管结构

流程图 44.1　**后循环巨大动脉瘤的治疗决策流程。**

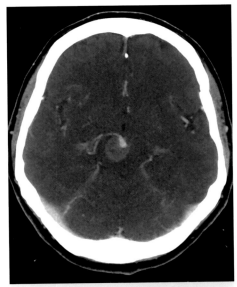

图 44.1　**计算机断层扫描血管造影显示一个部分血栓形成的巨大基底动脉尖动脉瘤，对中脑有占位效应。**

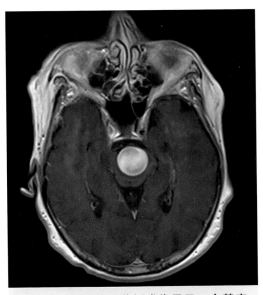

图 44.2　**增强的磁共振成像显示一个基底动脉中段动脉瘤，对脑桥和中脑有明显占位效应。**

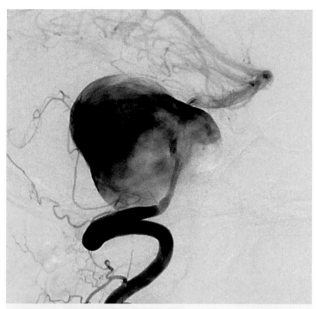

图44.3　巨大椎基底动脉动脉瘤。

累及老年患者。对这类动脉瘤的分类和病理生理学了解不全面，使确定自然史和最佳治疗策略更困难。

病理生理学

囊性巨大动脉瘤被认为是由较小的囊性动脉瘤进行性增大而来，易发生于动脉分叉部，是慢性血流动力学压力累积效应的结果。根据Laplace定律，足够的管壁张力可防止囊状动脉瘤扩张。某些情况下，管壁薄弱和局部血流振动和搏动引起的弹力层变薄，有可能导致持续性动脉瘤扩张或破裂。更常见的是，内膜损伤引起成纤维细胞侵入和血小板聚集，分别造成腔内纤维沉积和血凝块形成；后者导致湍流增加，加剧内膜损伤。这种慢性内膜和内弹力层损伤和修复的循环造成动脉瘤逐渐增大。血栓形成的动脉瘤含有许多血栓内血管通道并持续生长，但观察到巨大动脉瘤常有一个层状、洋葱皮样结构却支持另一种发展理论；特别是一系列反复壁间出血和随之而来的富血管化和瘢痕形成造成动脉瘤生长，很像有包膜的颅内血肿。与囊性动脉瘤不同，梭形、冗扩性、蛇形巨大动脉瘤常远离动脉分叉点起源；是动脉粥样硬化、退化或创伤过程引起内膜损害的结果（如动脉粥样硬化斑块形成、结缔组织疾病、动脉夹层），一般发生于高血压情况下。动脉壁的损伤诱发炎症反应，导致纤维蛋白、胶原蛋白、透明质酸沉积取代弹性蛋白；由此，动脉节段扩张并变得坚硬，一般有严重动脉粥样硬化性改变和可识别的壁间血栓。

诊断检查

临床评估

后循环巨大动脉瘤最常见的临床表现是后循环卒中、脑干压迫、SAH。目前，许多巨大动脉瘤在评估无关症状时意外发现。

影像学

一般行诊断性脑血管造影，包括动脉瘤的三维重建。推荐计算机断层扫描血管造影评估钙化和可能部分血栓形成的动脉瘤；也推荐钆增强的磁共振成像评估脑干水肿和后循环卒中。

治　疗

GPCA的治疗需考虑患者特异性因素和动脉瘤特异性因素（流程图44.1中④～⑨）；个体化进行显微外科手术和血管内治疗，或联合治疗，目标是闭塞动脉瘤。也应考虑辅助使用腺苷诱导的心脏停搏、神经保护性麻醉剂（如异氟烷、巴比妥类）、术中血管造影、电生理神经监护，特别是对接受手术治疗的动脉瘤患者。

脑血管外科治疗——手术细节

选择合适的颅底入路对优化GPCA的手术治疗至关重要，包括显露动脉瘤瘤体和颈部、载瘤血管和分支血管的解剖结构、相关的穿支（通常供应重要的邻近结构，如丘脑和脑干）。基底动脉尖和SCA动脉瘤可用眶颧（OZ）开颅，基底动脉四分叉位于后床突（PCP）水平上方（图44.4a、b；流程图44.1中③、⑧、⑨）；OZ开颅对高位基底动脉动脉瘤很有用（即动脉瘤瘤颈超过PCP上方＞1 cm）。以基底动脉四分叉为中心位置接近后循环动脉瘤时（即PCP 1 cm内），常需磨除PCP获得基底动脉干上段的近端控制和分离动脉瘤颈部。颞前经海绵窦入路是OZ开颅的扩展，通过联合硬膜外前床突切除、硬膜内后床突切除、部分显露海绵窦、向外侧推移动眼神经可到达颅后窝的上1/3。Basma等发现，所有经海绵窦入路的患者都有动眼神经麻痹，但97%在9个月随访时功能完全恢复。邻近P1—P2交界处离断后交通动脉（PCoA）和切除钩回可进一步增加经侧裂通道的手术视野。

基底动脉尖和SCA动脉瘤也可经颞下入路治疗，特别是基底动脉四分叉低于PCP水平时（流程图44.1中③、⑧、⑨）。颞下入路能更好地观察发自基底动脉尖和同侧分支动脉、指向后方的穿支，切开天幕有利于近端控制；但对侧分支动脉和颈部解剖观察困难，需相当程度牵拉颞叶来维持手术通道。颞下入

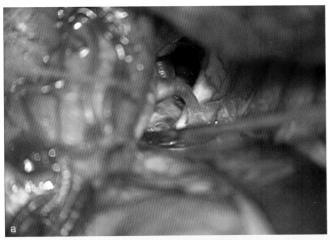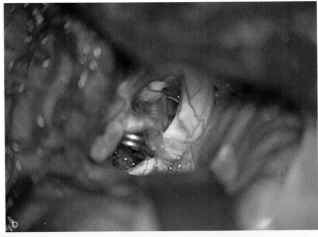

图 44.4　既往多次行血管内弹簧圈栓塞治疗的基底动脉尖动脉瘤患者。眶颧入路后，在动眼神经-颈动脉和视神经-颈动脉三角之间分离动脉瘤颈部（a）。在弹簧圈团下方放置一个夹子夹闭动脉瘤（b）。

路需腰大池置管引流脑脊液，但仍易因牵拉和（或）Labbe 静脉闭塞造成颞叶损伤。

其他入路用于基底动脉近端下方的 GPCA。前部、后部或联合岩骨切除可到达基底动脉中段主干或小脑前下动脉（AICA）的 GPCA（流程图 44.1 中②、⑥、⑦）；但磨除迷路（即后部或联合岩骨切除）将牺牲该侧听力。基底动脉中段区域的 GPCA 也可用乙状窦后入路。

远外侧入路可到达下段基底动脉主干、VBJ、VA、PICA 的 GPCA（流程图 44.1 中①、④、⑤）。远端 PICA 动脉瘤无须磨除枕骨髁（就像远外侧入路所需），可用外侧或正中枕下开颅到达，取决于病变的部位。可联合前述入路进一步扩大手术通道；例如，联合天幕上 OZ 和天幕下经岩骨入路可观察脑干全程。许多作者报道了联合经侧裂和颞下入路（或称为半-半或扩大外侧经侧裂入路）治疗基底动脉尖动脉瘤。

颅后窝控制血管困难，特别是 GPCA；其位于颅底，操作受限。此外，血管解剖结构复杂，包括载瘤动脉、分支动脉、穿支动脉，常被动脉瘤遮挡。重要的基底动脉中段穿支供应脑干，临时夹闭期间特别容易出现暂时性缺血；并且，从单一入路控制 GPCA 近端和（或）远端困难。由于受体动脉位于深部，许多情况下采用颅外-颅内或颅内-颅内搭桥重建后循环血流需精湛的技术（除了搭桥到远端 PICA，部位相对表浅；图 44.5）；甚至搭桥技术成功也不保证血供在生理上已足够。

对于其他策略失败或不能直接显微外科手术夹闭的基底动脉尖动脉瘤，若来自 PCoA 的侧支充足，显微外科手术夹闭 SCA 近端的基底动脉是另一种选择

（流程图 44.1 中⑦～⑨）；可使血流持续进入穿支和 SCA，并且没有直接血流动力学射入动脉瘤，从而导致进行性动脉瘤血栓形成。这种情况下，我们首先行球囊闭塞试验。

血管内治疗——手术细节

血管内治疗包括选择性动脉瘤弹簧圈栓塞、球囊或支架辅助弹簧圈栓塞、载瘤血管闭塞、血流逆转、血流导向+/-辅助性弹簧圈栓塞（图 44.6a～c）。选择性动脉瘤弹簧圈栓塞一般用于囊性 GPCA，闭塞率低；弹簧圈栓塞的巨大动脉瘤在一段时间后常需再次治疗。仔细选择的 GPCA，若远端动脉供应的脑区有侧支血流形成，可行载瘤血管闭塞。球囊闭塞试验尽管可靠性各异，但有助于评估侧支血供。一些研究采用血流逆转治疗椎基底区域的 GIA，但死亡率高；但有粗大 PCom 者，预计的功能预后良好。血流导向装置治疗是相对新的技术，改变了血管内治疗大和巨大 ICA 动脉瘤的现状；但这些装置治疗 GPCA 的安全性和有效性有待验证。还有许多其他新型装置，可用支架或支架样装置辅助弹簧圈栓塞，如 Barrel 装置和 Pulsar 装置。

预后和稳定性

对于经验丰富的脑血管外科医生，GPCA 的手术预后比保守治疗好。Drake 评估了 107 例手术治疗的 GPCA 的预后，64% 良好，死亡率 15%。一项包含 95 例梭形 GPCA 的大型系列中，Drake 和 Peerless 发现，74% 预后良好，死亡率 16%。Lawton 和 Spetzler 评估了 29 例 GPCA 的治疗，74% 预后良好，死亡率 3%。Sundt 和 Piepgras 治疗 15 例 GIA-PC，60% 预后良好，

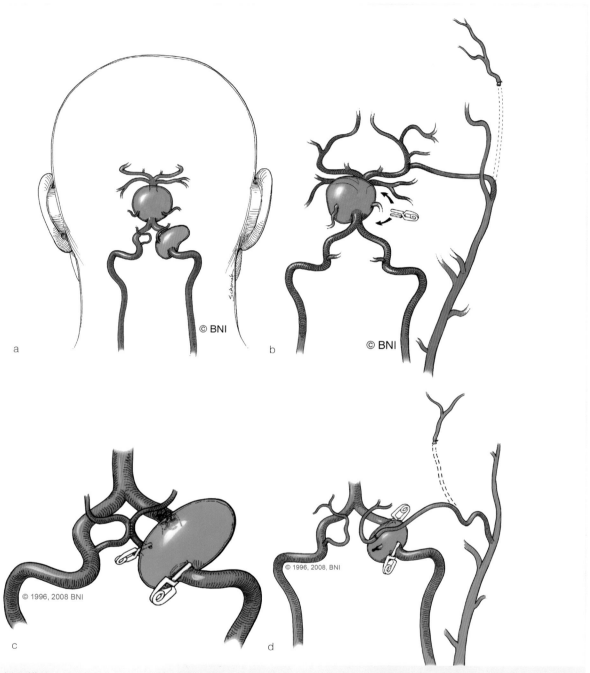

图44.5　插图描绘治疗后循环巨大动脉瘤的多种颅外-颅内搭桥选择。

死亡率7%。因此，手术治疗GPCA的预后良好率可达60%～75%，死亡率5%～15%（支持流程图步骤4～9）。GPCA的手术预后一般比前循环巨大动脉瘤中报道的差，支持动脉瘤位于后循环是术后预后不良的危险因素这一观点。

　　血管内治疗越来越多地用于治疗PCA，包括巨大PCA动脉瘤；自从这种方式建立以来，血管内技术和技巧都取得了极大进展。Sluzewski等报道了7例GDC

和机械性解脱弹簧圈治疗的GPCA，6例（86%）预后良好（GOS≥3），1例（14%）死亡。动脉瘤的分布如下：4例基底动脉尖（57%）、1例SCA（14%）、1例基底动脉干（14%）、1例PICA（14%）。再次手术包括5例（71%）弹簧圈栓塞，2例（29%）搭桥。最终影像学评估时，5例（71%）完全或近完全闭塞。作者注意到，随时间延长，弹簧圈的稳定性变差，多数病例需再次治疗（支持流程图步骤4～9）。

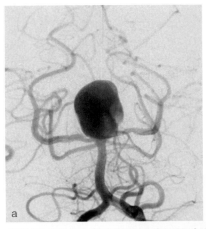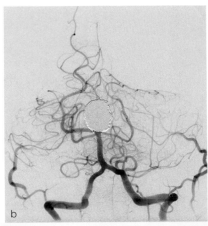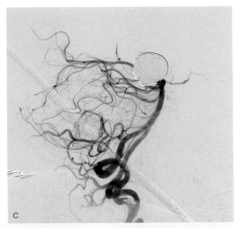

图44.6　一个巨大基底动脉顶端动脉瘤患者（a）。支架位于双侧大脑后动脉P1段的"Y"形支架辅助弹簧圈栓塞后脑血管造影的前后位（b）和侧位（c）。

Dumont等报道10例各种血管内技术治疗的GPCA，3例（30%）预后良好［改良Rankin量表评分（mRS）≤3分］，6例（60%）死亡。4例（40%）采用弹簧圈栓塞，多数使用支架辅助，4例（40%）采用血流导向治疗，3例（30%）闭塞载瘤血管；1例联合弹簧圈栓塞和血流导向治疗。动脉瘤的分布是：4例VBJ（40%），PCA、基底动脉尖、基底动脉干各2例（20%）。2例基底动脉干动脉瘤患者均死亡；4例椎基底动脉瘤中的3例死亡，另1例严重残疾（mRS 5）；3例血流导向治疗者死亡，而第4例残留严重残疾（mRS评分5分）（支持流程图步骤4～9）。Limaye等采用载瘤动脉闭塞治疗22例患者（59%），血流逆转治疗5例（23%），血流导向治疗2例（9%），弹簧圈栓塞治疗2例（9%）；73%预后良好，18%死亡（支持流程图步骤4～9）。作者发现，与PCA（33%）和VA（17%）动脉瘤相比，椎基底动脉瘤治疗的致残率和死亡率最高（72%）。

最近，低孔率血流导向支架已成为神经介入医生手中必不可少的工具，对近端ICA的大型动脉瘤特别有效；但治疗GPCA产生了不同的结果，因为这类动脉瘤的重要脑干和丘脑穿支密度高。Siddiqui等最初报道了血流导向治疗的7例大和巨大梭形椎基底动脉瘤，其中4例（57%）死亡；另1例严重残疾（mRS 5）。Natarajan等随后报道了同一中心12例血流导向治疗的梭形椎基底动脉瘤的预后；平均22个月临床随访后，11例（92%）的mRS评分为0或1分，1例的mRS评分为4分；平均15个月影像学随访时，所有12例动脉瘤闭塞，血流导向装置仍通畅。作者将预后改善归功于患者选择、严格遵守抗血小板方案、限制血流导向装置数量、使用辅助弹簧圈栓塞（支持流程图步骤4～9）；但后期研究发现，没有动脉瘤呈巨大型动脉瘤（最大体积仅20 mm）。因此，这些预后不能推论到囊性或梭形GPCA。一般来说，血管内治疗GPCA的预后良好率为30%～85%，死亡率为15%～65%，但结果似乎取决于动脉瘤的部位（支持流程图步骤4～9）。

联合使用显微外科手术和血管内治疗GPCA的数据有限。Ponce等采用联合方式治疗10例患者，7例预后良好（70%），3例死亡（30%）。动脉瘤的分布是6例PCA（60%），2例基底动脉尖（20%），2例基底动脉干（20%）。2例基底动脉干动脉瘤均采用颞浅动脉（STA）-SCA搭桥联合双侧VA弹簧圈闭塞治疗，均死亡。表明需进一步研究来确定血管内与联合血管内和显微外科手术治疗这类困难病变的预后。

临床和影像学随访

所有患者均应进行临床和影像学随访。夹闭的患者应在同一次住院期间随访，夹闭完全的3年、夹闭不完全的每年随访1次至少持续3年。年轻患者（<40～45岁）和动脉瘤闭塞不完全的患者应随访更长时间。对于血管内治疗的患者，影像学随访的时间应更长，需正规脑血管造影来更好地评估瘤颈复发和支架通畅。

专家述评

GPCA是非常危险的动脉瘤，通常是治疗最困难的动脉瘤。尽管我们采用显微外科手术和（或）血管内技术的决策取决于患者特异性和动脉瘤特异性因素，但GPCA在许多情况下需干预。对于选择手术的GPCA动脉瘤，使用合适的颅底入路对获得良好的预后至关重要。若动脉瘤体积巨大，各种供应丘脑和脑干的分支血管和重要穿支常被遮挡和淹没。有时需联合采用不同的颅底入路来提供充分的手术通道。血管内技术发展迅速，但治疗GPCA的预后尚不确定。血流导向装置在将来可能发挥更大的作用，需仔细选择患者和严格执行抗血小板方案来避免血栓栓塞性并发症。总体来说，手术和血管内治疗GPCA的预后一般比这类病变的自然史好；但每例GPCA应个体化治疗，理想的干预应在手术量大的脑血管中心进行。

Eric C. Peterson, MD and Robert M. Starke,
MD, MSc
Miller School of Medicine,
University of Miami, Miami, FL

推荐阅读

[1] Basma J, Ryttlefors M, Latini F, Pravdenkova S, Krisht A. Mobilization of the transcavernous oculomotor nerve during basilar aneurysm surgery: biomechanical bases for better outcome. Neurosurgery 2014; 10(Suppl 1): 106−114, discussion 114−115

[2] Batjer HH, Duckworth EAM. Selected drake teachings: an affectionate look back and a look forward — the Charles G. Drake lecture: 2006. Neurosurgery 2009; 65(2): 360−369, discussion 370−371

[3] Becske T, Kallmes DF, Saatci I, et al. Pipeline for uncoilable or failed aneurysms: results from a multicenter clinical trial. Radiology 2013; 267(3): 858−868

[4] Bendok BR, Getch CC, Parkinson R, O'Shaughnessy BA, Batjer HH. Extended lateral transsylvian approach for basilar bifurcation aneurysms. Neurosurgery 2004; 55(1): 174−178, discussion 178

[5] Boet R, Poon WS, Yu SC, Chan MS. Endovascular GDC-mediated flow-reversal for complex posterior circulation saccular aneurysms. A report of two cases and critical appraisal. Minim Invasive Neurosurg 2003; 46(4): 220−227

[6] Cantore G, Santoro A, Guidetti G, Delfinis CP, Colonnese C, Passacantilli E. Surgical treatment of giant intracranial aneurysms: current viewpoint. Neurosurgery 2008; 63(4, Suppl 2): 279−289, discussion 289−290

[7] Darsaut TE, Darsaut NM, Chang SD, et al. Predictors of clinical and angiographic outcome after surgical or endovascular therapy of very large and giant intracranial aneurysms.
Neurosurgery 2011; 68(4): 903−915, discussion 915

[8] Dengler J, Maldaner N, Bijlenga P, et al; Giant Intracranial Aneurysm Study Group. Quantifying unruptured giant intracranial aneurysms by measuring diameter and volume — a comparative analysis of 69 cases. Acta Neurochir (Wien) 2015; 157(3): 361−368, discussion 368

[9] Drake CG. Giant intracranial aneurysms: experience with surgical treatment in 174 patients. Clin Neurosurg 1979; 26: 12−95

[10] Drake CG. The treatment of aneurysms of the posterior circulation. Clin Neurosurg 1979; 26: 96−144

[11] Drake CG, Peerless SJ. Giant fusiform intracranial aneurysms: review of 120 patients treated surgically from 1965 to 1992. J Neurosurg 1997; 87(2): 141−162

[12] Dumont TM, Levy EI, Siddiqui AH, Snyder KV, Hopkins LN III. Endovascular treatment of giant intracranial aneurysms: a work in progress. World Neurosurg 2014; 81(5-6): 671−675

[13] Gruber A, Killer M, Bavinzski G, Richling B. Clinical and angiographic results of endosaccular coiling treatment of giant and very large intracranial aneurysms: a 7-year, single-center experience. Neurosurgery 1999; 45(4): 793−803, discussion 803−804

[14] Hernesniemi J, Ishii K, Niemelä M, Kivipelto L, Fujiki M, Shen H. Subtemporal approach to basilar bifurcation aneurysms: advanced technique and clinical experience. Acta Neurochir Suppl (Wien) 2005; 94: 31−38

[15] Lawton MT, Spetzler RF. Surgical management of giant intracranial aneurysms: experience with 171 patients. Clin Neurosurg 1995; 42: 245−266

[16] Limaye US, Baheti A, Saraf R, Shrivastava M, Siddhartha W. Endovascular management of giant intracranial aneurysms of the posterior circulation. Neurol India 2012; 60(6): 597−603

[17] Nanda A, Sonig A, Banerjee AD, Javalkar VK. Microsurgical management of giant intracranial aneurysms: a single surgeon experience from Louisiana State University, Shreveport. World Neurosurg 2014; 81(5-6): 752−764

[18] Natarajan SK, Lin N, Sonig A, et al. The safety of Pipeline flow diversion in fusiform vertebrobasilar aneurysms: a consecutive case series with longer-term follow-up from a single US center. J Neurosurg 2016; 125(1): 111−119

[19] Nurminen V, Lehecka M, Chakrabarty A, et al. Anatomy and morphology of giant aneurysms — angiographic study of 125 consecutive cases. Acta Neurochir (Wien) 2014; 156(1): 1−10

[20] Peerless S, Wallace M, Drake, CG. Giant intracranial aneurysms. In: Youmans J, ed. Neurological Surgery: A Comprehensive Reference Guide to the Diagnosis and Management of Neurological Problems. Philadelphia, PA: Saunders; 1990: 1742−1763

[21] Ponce FA, Albuquerque FC, McDougall C G, Han PP, Zabramski JM, Spetzler RF. Combined endovascular and microsurgical management of giant and complex unruptured aneurysms. Neurosurg Focus 2004; 17(5): E11

[22] Rodriguez-Hernandez A, Lawton MT. Microsurgical Management of Giant Intracranial Aneurysms. In: Winn

HR, ed. Youmans & Winn Neurological Surgery. 7th ed. Philadelphia, PA: Elsevier; 2017: 3387−3403

[23] Saliou G, Sacho RH, Power S, et al. Natural history and management of basilar trunk artery aneurysms. Stroke 2015; 46(4): 948−953

[24] Sekhar LN, Tariq F, Morton RP, et al. Basilar tip aneurysms: a microsurgical and endovascular contemporary series of 100 patients. Neurosurgery 2013; 72(2): 284−298, discussion 298−299

[25] Seoane E, Tedeschi H, de Oliveira E, Wen HT, Rhoton AL Jr. The pretemporal transcavernous approach to the interpeduncular and prepontine cisterns: microsurgical anatomy and technique application. Neurosurgery 2000; 46(4): 891−898, discussion 898−899

[26] Sharma BS, Gupta A, Ahmad FU, Suri A, Mehta VS. Surgical management of giant intracranial aneurysms. Clin Neurol Neurosurg 2008; 110(7): 674−681

[27] Siddiqui AH, Abla AA, Kan P, et al. Panacea or problem: flow diverters in the treatment of symptomatic large or giant fusiform vertebrobasilar aneurysms. J Neurosurg 2012; 116(6): 1258−1266

[28] Sluzewski M, Menovsky T, van Rooij WJ, Wijnalda D. Coiling of very large or giant cerebral aneurysms: long-term clinical and serial angiographic results. AJNR Am J Neuroradiol 2003; 24(2): 257−262

[29] Starke RM, Turk A, Ding D, et al. Technology developments in endovascular treatment of intracranial aneurysms. J Neurointerv Surg 2016; 8(2): 135−144

[30] Steinberg GK, Drake CG, Peerless SJ. Deliberate basilar or vertebral artery occlusion in the treatment of intracranial aneurysms. Immediate results and long-term outcome in 201 patients. J Neurosurg 1993; 79(2): 161−173

[31] Sughrue ME, Saloner D, Rayz VL, Lawton MT. Giant intracranial aneurysms: evolution of management in a contemporary surgical series. Neurosurgery 2011; 69(6): 1261−1270, discussion 1270−1271

[32] Sundt TM Jr, Piepgras DG. Surgical approach to giant intracranial aneurysms. Operative experience with 80 cases. J Neurosurg 1979; 51(6): 731−742

[33] Wiebers DO, Whisnant JP, Huston J III, et al; International Study of Unruptured Intracranial Aneurysms Investigators. Unruptured intracranial aneurysms: natural history, clinical outcome, and risks of surgical and endovascular treatment. Lancet 2003; 362(9378): 103−110

第45章　后循环梭形动脉瘤

Ahmed J. Awad, Justin R. Mascitelli, Joshua B. Bederson, and J Mocco

摘　要：后循环梭形动脉瘤（PCFA）不常见，治疗困难。与其他部位相比，PCFA更常表现为脑干压迫或缺血症状，蛛网膜下腔出血少见。可以是椎动脉或小脑动脉的小型、局限性梭形膨大，或基底动脉主干的巨大型、冗扩性动脉瘤。绝大多数PCFA有症状，应治疗。这类动脉瘤缺乏真正的瘤颈，治疗选择有限；夹闭重建和单纯弹簧圈栓塞困难。其他显微外科手术治疗包括搭桥联合动脉瘤孤立、搭桥联合近端或远端闭塞（若不可能完全孤立）、动脉瘤破裂其他所有选择均失败时包裹；其他血管内治疗包括支架辅助弹簧圈栓塞、血流导向治疗（FD）、载瘤血管闭塞（PVO）。远端、管径细小的小的脑动脉梭形动脉瘤闭塞不会造成严重缺血，PVO是合理的；若其他所有治疗失败也一样。FD的经验在过去5年逐渐增加，指征扩展到包含PCFA；多数有阳性结果，但并发症是灾难性的严重脑干缺血或出血。尽管FD对梭形椎基底动脉移行处动脉瘤是一个良好的选择，但对巨大型、冗扩性基底动脉主干动脉瘤并不安全，血流导向支架将完全覆盖脑干穿支。

关键词：后循环，梭形动脉瘤，血流导向治疗，搭桥

概　述

　　梭形动脉瘤不常见，但神经外科治疗仍困难。基底动脉（BA）梭形动脉瘤最早报道于1922年，从那时起也使用了一些其他名称，包括冗扩性动脉瘤、过渡性动脉瘤、巨大蛇形动脉瘤。后循环梭形动脉瘤（PCFA）罕见，明显以男性为主（70%）；最常表现为后循环缺血性卒中；也可引起脑神经麻痹、脑干压迫、蛛网膜下腔出血（SAH）。与更常见的囊性动脉瘤不同，梭形动脉瘤的再出血率和并发症发生率高。本章回顾PCFA，包括自然史、解剖学、病例生理学、治疗，根据文献综述提出治疗流程。

是否治疗

　　与囊性动脉瘤不同，我们对PCFA自然史的了解

本章关于治疗决策的主要争议包括：
（1）是否具有治疗指征。
（2）破裂和未破裂PCFA的开放式手术与血管内治疗。
（3）血流导向装置治疗PCFA的作用。

更有限。PCFA的自然史取决于症状和体征；若不治疗，在症状性患者中结果似乎很差；再出血率高达30%～85%。此外，未治疗的破裂PCFA的并发症发生率高，5年随访时为23%～35%。

　　在一项长达12年的椎基底动脉（VB）动脉瘤的大型前瞻性研究中，梭形动脉瘤的年破裂率约2%；动脉瘤增大是病变破裂的一个显著预测因素。在一项未破裂梭形动脉瘤的患者系列中，VB动脉瘤直径≥10 mm是动脉瘤生长的显著危险因素，可预测将来的破裂。因此，绝大多数破裂PCFA应治疗（流程图45.1中①～③）。此外，>10 mm的未破裂PCFA也可能应接受治疗。

解剖学因素

　　后循环供应枕叶、小脑、脑干；起始于椎动脉（VA）结合形成BA，然后分为大脑后动脉（PCA）。这些主要动脉分支发出一些较小的血管，包括小脑后下动脉（PICA）、小脑前下动脉（AICA）、脑桥分支、小脑上动脉。VA分4个节段，一般发自锁骨下动脉的后上部，终于脑桥下部形成BA；第4段（V4）在舌下神经（第Ⅻ对脑神经）根前方上行。BA从脑桥下部走行，然后到发出外展神经（第Ⅵ对脑神经）处、脑桥的上界，在动眼神经（第Ⅲ对脑神经）处分叉进入双侧PCA。PCA从BA末端的起源处向枕部走行，发出一些分支和穿支主要供应枕叶和颞叶后内侧。

分　类

　　仅有少数分类对患者进行不同风险的分层，以指导梭形动脉瘤的临床决策。Mizutani等的分类系统

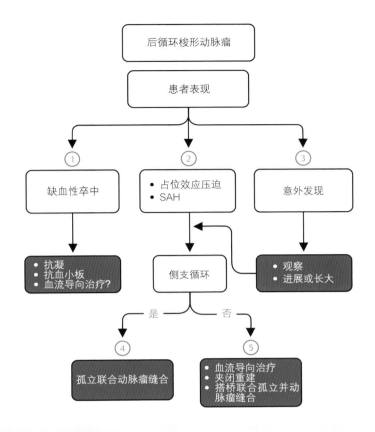

流程图 45.1　**后循环梭形动脉瘤的治疗决策流程。**

根据临床特征、影像学表现、内弹力膜（IEL）的病变类型、内膜的状态分为4种类型：Ⅰ型是典型的夹层动脉瘤，特征是IEL中断但无内膜增厚、表现为SAH、再出血率高。Ⅱ型是节段性扩张，与Ⅰ型相比，临床病程呈良性；在病理学上以IEL伸长和（或）碎裂且内膜增厚为特征；此外，管腔表面光滑，无血栓形成。Ⅲ型是冗扩性夹层动脉瘤；在病理学上通过增厚内膜的夹层、机化的腔内血栓与Ⅱ型区分；常有出血，死亡率达50%。Ⅳ型是囊性动脉瘤；与Ⅰ型和Ⅲ型类似，Ⅳ型的再出血率和死亡率高。

Flemming根据影像学表现对非囊性VB动脉瘤分类；所有动脉瘤均定义为动脉扩张为正常直径的1.5倍：梭形（14%）——受累节段的动脉瘤样扩张，没有可识别的瘤颈；冗扩性（45%）——受累节段的均匀扩张；过渡性（19%）——均匀的动脉瘤样扩张，一部分受累动脉节段的叠加扩张；不确定型（20%）。梭形和过渡型最可能有症状，发展成为冗扩性。与Mizutani等分类的冗扩性动脉瘤（Ⅱ型）类似，Flemming分类中的冗扩性动脉瘤是良性病变，没有严重的神经功能后果。图45.1显示非囊性VB动脉瘤的Flemming分类。

诊断检查

临床评估

后循环梭形动脉瘤易表现为缺血性卒中，而非仅是出血。PCFA常诊断于 > 50 岁的男性；最常见的表现是合并脑神经麻痹、脑干压迫和（或）SAH的后循环缺血性卒中；最常累及的脑神经是第 V 到第Ⅷ对脑神经，表现为三叉神经痛和半侧面肌痉挛；累及后组脑神经罕见。发病时头痛和梗阻性脑积水也常见。

影像学

具有三维重建的诊断性脑血管造影（DSA）是诊断的金标准。磁共振血管造影（MRA）和计算机断层扫描血管造影（CTA）也用于大动脉瘤。

治　疗

治疗选择和脑内血肿的影响

所有PCFA传统采用开放式手术治疗；方式包括近端/载瘤动脉闭塞（Hunterian结扎）、急性占位效应的病例行孤立手术联合壁间血肿减压、手术搭桥、夹

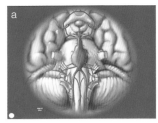
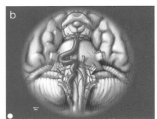
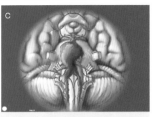

图45.1 非囊性椎基底动脉动脉瘤的Flemming分类。类型是梭形（a）、冗扩性（b）、过渡性（c）。

闭重建技术。近来，血管内治疗成功用于治疗PCFA，预后良好；包括载瘤动脉弹簧圈闭塞、单纯支架植入、支架植入联合弹簧圈栓塞、血流导向支架。

脑血管外科治疗——手术细节

由于最近血管内治疗方式的进展，特别是血流导向治疗，显微外科手术治疗PCFA变得少见。事实上，显微外科手术一般仅用于无法血管内治疗的病例。这类动脉瘤缺乏瘤颈，常累及病变血管的全周径，夹闭重建一般不是首选治疗（图45.2和图45.3）；可部分钙化/血栓化，手术通道被复杂的脑血管结构遮挡，造成治疗更复杂。因此，孤立+/-搭桥是主要的显微外科手术方式。手术细节在每一章具体的动脉瘤解剖部位讨论（参阅第37～44章）。

血管内治疗——手术细节

血管内治疗已成为梭形后循环动脉瘤的主要治疗方式。与夹闭重建缺乏真正瘤颈的动脉瘤时的困难类似，这类动脉瘤一般不可能单纯弹簧圈栓塞；常需更高级的技术，包括支架辅助弹簧圈栓塞（SAC）、更新的血流导向治疗（FD；图45.4）。手术细节在每一章具体的动脉瘤解剖部位讨论（参阅第37～44章）。

后循环血管内治疗始于血管通路。术前应行颈部CTA评估VA；注意其大小、起始部（锁骨下动脉或主动脉弓）、有无狭窄或迂曲。6F（French）导引导管经6F股动脉或肱动脉鞘是VA的标准入路。FD需0.027英寸微导管［Marksman（Covidien）或Excelsior XT27（Stryker Neurovascular）］和0.014英寸微导丝。远端VA严重迂曲时，可能需中间导管让微导管导入更容易。理想状态下，FD支架应覆盖梭形动脉瘤以及一小段健康的动脉瘤远端和近端的动脉，可能需＞1个FD。为达到充分的结果，FD需良好贴合血管壁。内漏（支架和血管壁之间的间隙）将导致动脉瘤闭塞不良。

并发症防治

PCFA治疗非常困难的原因很多；包括有穿支血管、这种动脉瘤有部分钙化和血栓形成、部位邻近脑干和脑神经、有梗死和（或）占位效应。除了全身麻醉、开颅和血管内手术的风险，并发症包括缺血性梗死（特别是无侧支时）所致的永久性神经功能障碍、动脉瘤破裂所致的术中或术后颅内出血、死亡。

血流减少和侧支不足时，复杂的血运重建技术有助于预防缺血性并发症；包括颅外-颅内（EC-IC）搭桥、侧-侧吻合、动脉瘤切除联合直接端-端吻合。除了手术技巧，不同的麻醉选择也用于预防缺血性并发症。巴比妥酸盐爆发抑制技术用于升高血压改善侧支血流后的神经保护。并且，体外循环和低温停循环

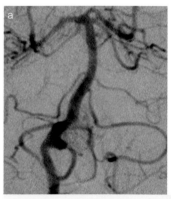
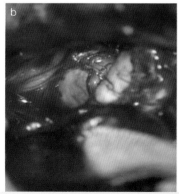
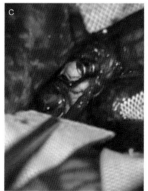
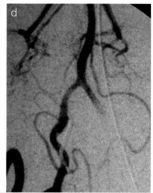

图45.2 a. 1例SAH患者，继发于右侧椎基底动脉梭形动脉瘤破裂。b、c. 单纯手术夹闭治疗。d. 术后血管造影显示无残留动脉瘤充盈。

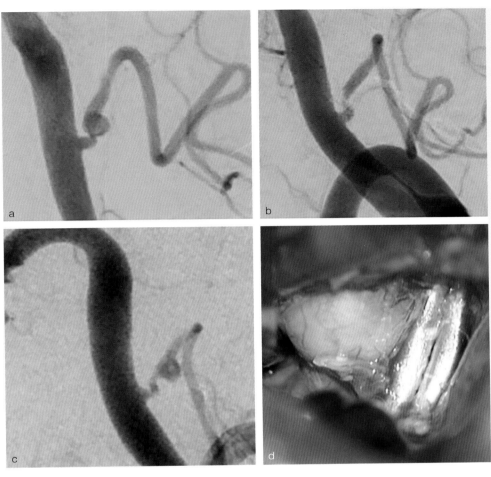

图 45.3　a. 1 例 SAH 患者，继发于左侧 PICA 的近端梭形动脉瘤破裂。b. 由于邻近脑干，未尝试血管内治疗。手术夹闭，用向右侧成角的瘤夹沿病变侧血管上夹。c、d. 1 年后，动脉瘤紧邻瘤夹复发，提示单纯夹闭有潜在复发风险。

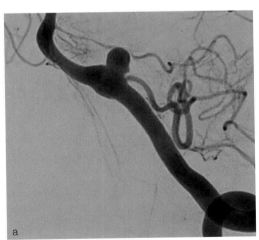

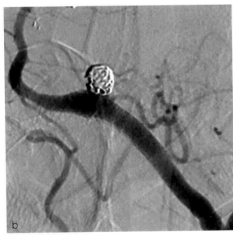

图 45.4　SAH 患者，继发于左侧椎动脉梭形动脉瘤破裂，子囊累及 PICA 起始部（a）。首先单纯弹簧圈栓塞治疗。2 周随访时，子囊再通已经很明显。因此，在载瘤动脉放置一个 Pipeline 血流导向装置，子囊充盈即刻改善（b）。患者需长期随访，观察椎动脉的梭形部分重塑。该病例提示，单纯弹簧圈栓塞的不全闭塞和复发风险高。

是一种有用的技术，为外科医生提供了更多时间用于切开和重建动脉瘤。

　　另一方面，严格的抗凝和抗血小板方案、避免 FD 在 BA 内重叠、避免在分叉部动脉瘤使用 FD 可预防血管内并发症。我们推荐择期使用 SAC 或 FD 血管内治疗前至少 1 周双联抗血小板治疗（通常阿司匹林 325 mg/d＋波立维 75 mg/d）；此外，可行血小板功能

监测来确认其有效性。或者，需急诊治疗的患者应负荷阿司匹林和波立维；这种情况下，我们推荐用静脉内（IV）糖蛋白 2b/3a 抑制剂如阿昔单抗或依替巴肽桥接负荷剂量。术中，患者应给予全量 IV 肝素，目标活化凝血时间达到正常的 2～3 倍。目前，远端栓塞保护装置尚未用于颅内支架，但这是一种可能的技术，用于预防血栓栓塞性并发症。

预后

传统手术治疗的PCFA患者的长期预后差，仅比未治疗病变的自然史略微改善。但血运重建技术和仔细地个体化治疗可预防并发症，获得更好的结果。

血管内治疗的最初经验令人失望，与开放式手术的结果相当。但最近的大型PCFA系列报道，仔细选择后，绝大多数患者的预后良好。

有趣的是，似乎PCFA的部位不同，预后也不同。PCA动脉瘤的预后极好，然后是VA和PICA动脉瘤；位于BA和VA移行处的动脉瘤预后最差。遗憾的是，有明显脑干占位效应压迫表现的患者，无论何种治疗方式，预后均差。

Anson等报道了Barrow神经病学研究所（BNI）显微外科手术技术治疗的40例连续患者中41个冗扩性/梭形动脉瘤的结果；其中20例累及后循环者包括BA 13例、VA 6例、PICA 1例。仅2例VA动脉瘤可能直接夹闭重建。4例巨大基底动脉下部/VB移行处动脉瘤通过不同程度的血栓切除、内膜切除、动脉瘤缝闭，用瘤夹重建载瘤血管治疗；所有这4个动脉瘤均经远外侧入路显露，2个需低温停循环。8例患者闭塞治疗，其中5例搭桥；3例引起后组脑神经麻痹的VA冗扩用血管推移和转位缓解神经压迫治疗；1例小型梭形PICA动脉瘤患者切除病变后行单纯吻合血管（支持流程图步骤3～5）。

Kalani等报道了BNI中11例患者12个基底动脉/VB移行处动脉瘤（绝大部分是梭形）的结果；主要治疗方式是EC-IC搭桥；包括颞浅动脉-小脑上动脉（STA-SCA；11例）、颞浅动脉-大脑后动脉（STA-PCA；1例）、STA-SCA/STA-PCA双搭桥（1例）。血流通过完全（6例）或部分闭塞BA（3例）或闭塞VA远端至PICA（3例）进行逆转或减少。作者承认，尽管他们采取了积极的手术方式，但许多患者的长期预后仍不良。

Rho等报道了28例行SAC的宽颈或梭形动脉粥样硬化性和夹层未破裂VB动脉瘤的结果。14个动脉瘤行单纯SAC，12个动脉瘤使用支架内支架（SWS）技术，4个基底动脉顶端动脉瘤使用Y形支架辅助弹簧圈栓塞。67.8%完全栓塞，28.6%瘤颈残留，3.6%动脉瘤残留。2例有永久性神经功能障碍。20例行血管造影随访（20.8个月）；2例基底动脉顶端动脉瘤（10%）明显再通，1例SCA动脉瘤轻度压缩；剩余的17例动脉瘤稳定或改善（85%）（支持流程图步骤3、5）。

Zang等报道了35例血管内技术治疗的VA夹层动脉瘤患者的结果，包括SAC（20例）、放置单个或多个重叠支架（5例），或弹簧圈栓塞联合近端弹簧圈孤立（CE+PT；10例）夹层段载瘤动脉。25个动脉瘤破裂。SAC是破裂和未破裂亚组最常用的治疗。88%神经功能预后良好；但再通率为35%。结论是，CE+PT预防动脉瘤破裂优于SAC，但缺血性卒中发生率高（支持流程图步骤3、5）。

Monteith等发表了Pipeline栓塞装置（PED）治疗梭形动脉瘤的Jefferson经验；包含24例患者，7例位于VB；其中1例发生丘脑卒中导致严重并发症，1例在Hunt-Hess分级5级的SAH治疗后7个月死亡。血管造影随访时，2个动脉瘤完全闭塞，3个动脉瘤充盈减少；1个动脉瘤持续充盈需放置另一个PED。1例患者在随访前死亡。这种情况下，不同程度覆盖了AICA、PICA、基底动脉的穿支。7例中的5例神经功能预后良好（改良Rankin量表评分0～2分）。尽管FD治疗VB梭形动脉瘤有希望，但也报道了与脑干缺血和动脉瘤破裂相关的灾难性并发症（支持流程图步骤1、3、5）。

稳定性和复发率

这类疾病罕见且文献缺乏，确定准确的稳定性和复发率困难。动脉瘤孤立（手术或血管内方式）后的复发率应接近0；手术夹闭或SAC后的复发自然更高一些；与Zang等所报道的一样，SAC的再通率高达35%。至于FD，患者太少而无法下结论。在早期展示的7例患者系列中，仅1个动脉瘤的体积未改善，需进一步治疗；与此同时，仅2例完全闭塞。我们离明确FD的真实有效性还有一段距离要走。

临床和影像学随访

我们推荐在1个月、6个月、12个月时行初始临床随访；然后应根据症状和个体情况随访至少2～3年。我们推荐在治疗后6个月、12个月、36个月时进行影像学随访。所有血管内治疗的患者应接受严格的术前和术后抗血小板治疗。对于SAC和FD的患者，双联抗血小板治疗应维持至少6个月，然后阿司匹林维持终身。

专 家 述 评

考虑到过去二十年的血管内技术进步以及较高的显微外科手术相关致残率和死亡率，血管内治疗应作为PCFA的主要治疗方式。我们一般不推荐使用单纯弹簧圈栓塞，因为没有真正的动脉瘤瘤颈或体，而是一段病变的动脉壁。传统支架或 FD 支架需载瘤血管支撑。一般来说，若动脉瘤有些像囊性动脉瘤（即有非常大的瘤颈的瘤体）或有明显的子囊，那么支架辅助弹簧圈栓塞或弹簧圈辅助 FD 是合理的选择。若动脉瘤不像囊性动脉瘤（即血管节段扩大），那么单纯血流导向治疗是更好的选择。若动脉瘤起源于非优势侧或均势的 VA 且未累及 PICA，那么球囊闭塞试验联合血管闭塞也是一个合理的选择。但极其重要的是，不闭塞有重要脑干穿支的血管节段。

血管内方式无法治疗的动脉瘤，应考虑显微外科手术治疗。一般来说，夹闭重建困难，由于没有真正的动脉瘤瘤颈，易于复发。但可采用夹闭重建的情况是 SAH 继发于梭形血管子囊的破裂；子囊可用瘤夹完全夹闭，防止早期再出血；梭形血管可延期用其他方式治疗，如 FD。

无子囊的梭形动脉瘤用血管内方法无法治疗（如通路困难），显微外科手术搭桥联合动脉瘤孤立是一种合理的选择。供血动脉一般是颞浅动脉（STA）或枕动脉（OA）；受体血管一般是小脑上动脉（SCA）或大脑后动脉（PCA）。也有报道用桡动脉移植物的 ICA-PCA 吻合。此外，PICA-PICA 吻合也是动脉瘤累及近端 PICA 的一种选择。与血管内牺牲血管一样，极其重要的是，孤立的血管节段没有发自动脉壁的至关重要的脑干穿支。

J Mocco, MD, MS
Icahn School of Medicine at Mount Sinai,
Mount Sinai Health System, New York, NY

主 编 述 评

VB 系统的梭形动脉瘤罕见，不足动脉瘤的 1%。与囊性动脉瘤不同，不太可能表现为 SAH；最常表现为后循环短暂性缺血发作（TIA）或梗死。此外，大的血栓形成的动脉瘤可表现为脑干压迫、血栓栓塞性缺血和（或）梗阻性脑积水的症状和体征。其病理生理学复杂，涉及 IEL 损伤引起的新生内膜过度增生和

新生血管化，随后导致壁间出血（参阅 Serrone 等）。这类病变的临床治疗困难，应基于患者的临床表现和病变本身的血管结构。

对表现为缺血性症状的患者和部分血栓形成的动脉瘤，我们治疗的第一步是全身抗凝；然后用 CTA 或 MRA 进行系列影像学随访，评估血栓溶解情况。一旦血栓溶解，即行动脉瘤的确切性治疗。对表现为梗阻性脑积水的病变治疗脑积水，患者恢复后治疗病变。

我们治疗这类病变的首选方式是 FD+/-载瘤血管牺牲；病变部位与穿支的关系是重要因素。根据我们的经验，累及 VB 移行处的病变比累及基底动脉主干的预后更好。此外，我们尽可能倾向于使用单个 FD；与多个 FD 或 FD+弹簧圈栓塞相比，单个 FD 的预后更好；前两者可能造成加速重塑、血栓形成、缺血性并发症。我们建议，若注意到有持续性血流进入病变，应在 PICA 起始部远端牺牲载瘤动脉。在我们机构，这种方式分期进行；可逐渐重塑，我们相信预后更好。

对于一些累及基底动脉主干的大型病变，FD 的结果并不那么鼓舞人心，因为有穿支梗死的风险。这类患者若经后交通动脉的侧支良好，闭塞椎动脉或基底动脉的血流逆转也是一种选择。此外，对于没有良好侧支的患者，搭桥和血流逆行仍是一种选择。

Elad I. Levy, MD, MBA
University at Buffalo, Buffalo, NY

推荐阅读

[1] Anson JA, Lawton MT, Spetzler RF. Characteristics and surgical treatment of dolichoectatic and fusiform aneurysms. J Neurosurg 1996; 84(2): 185-193

[2] Coert BA, Chang SD, Do HM, Marks MP, Steinberg GK. Surgical and endovascular management of symptomatic posterior circulation fusiform aneurysms. J Neurosurg 2007; 106(5): 855-865

[3] Drake CG, Peerless SJ. Giant fusiform intracranial aneurysms: review of 120 patients treated surgically from 1965 to 1992. J Neurosurg 1997; 87(2): 141-162

[4] Flemming KD, Wiebers DO, Brown RD Jr, et al. Prospective risk of hemorrhage in patients with vertebrobasilar nonsaccular intracranial aneurysm. J Neurosurg 2004; 101(1): 82-87

[5] Flemming KD, Wiebers DO, Brown RD Jr, et al. The natural history of radiographically defined vertebrobasilar nonsaccular intracranial aneurysms. Cerebrovasc Dis 2005; 20(4): 270−279

[6] Kalani MY, Zabramski JM, Nakaji P, Spetzler RF. Bypass and flow reduction for complex basilar and vertebrobasilar junction aneurysms. Neurosurgery 2013; 72(5): 763−775, discussion 775−776

[7] Mizutani T, Miki Y, Kojima H, Suzuki H. Proposed classification of nonatherosclerotic cerebral fusiform and dissecting aneurysms. Neurosurgery 1999; 45(2): 253−259, discussion 259−260

[8] Monteith SJ, Tsimpas A, Dumont AS, et al. Endovascular treatment of fusiform cerebral aneurysms with the Pipeline Embolization Device. J Neurosurg 2014; 120(4): 945−954

[9] Munich SA, Tan LA, Keigher KM, Chen M, Moftakhar R, Lopes DK. The Pipeline Embolization Device for the treatment of posterior circulation fusiform aneurysms: lessons learned at a single institution. J Neurosurg 2014; 121(5): 1077−1084

[10] Nussbaum ES, Mendez A, Camarata P, Sebring L. Surgical management of fusiform aneurysms of the peripheral posteroinferior cerebellar artery. Neurosurgery 2003; 53(4): 831−834, discussion 834−835

[11] Raphaeli G, Collignon L, De Witte O, Lubicz B. Endovascular treatment of posterior circulation fusiform aneurysms: single-center experience in 31 patients. Neurosurgery 2011; 69(2): 274−283

[12] Rho MH, Park HJ, Chung EC, et al. Various techniques of stent-assisted coil embolization of wide-necked or fusiform artherosclerotic and dissecting unruptured vertebrobasilar artery aneurysms for reducing recanalization: mid-term results. Acta Neurochir (Wien) 2013; 155(11): 2009−2017

[13] Serrone JC, Gozal YM, Grossman AW, et al. Vertebrobasilar fusiform aneurysms. Neurosurg Clin N Am 2014; 25(3): 471−484

[14] Siddiqui AH, Abla AA, Kan P, et al. Panacea or problem: flow diverters in the treatment of symptomatic large or giant fusiform vertebrobasilar aneurysms. J Neurosurg 2012; 116(6): 1258−1266

[15] Steinberg GK, Drake CG, Peerless SJ. Deliberate basilar or vertebral artery occlusion in the treatment of intracranial aneurysms. Immediate results and long-term outcome in 201 patients. J Neurosurg 1993; 79(2): 161−173

[16] Zang Y, Wang C, Zhang Y, et al. Long-term follow-up study of 35 cases after endovascular treatment for vertebrobasilar dissecting aneurysms. Clin Neurol Neurosurg 2015; 137: 121−131

第46章　颅内后循环夹层动脉瘤

Amit Singla and Brian L. Hoh

摘　要：后循环夹层动脉瘤相对少见，有时也称为"假性动脉瘤"，其处理仍有争议。由于其部位、形态、壁上发出脑干小穿支、累及小脑后下动脉与脊髓前动脉等分支血管，治疗具有挑战性。未破裂的无症状性夹层动脉瘤可考虑抗凝或抗血小板药物保守治疗。破裂的夹层动脉瘤或症状性未破裂夹层动脉瘤需手术或血管内或联合治疗。治疗方式大致分为：① 手术重建，或闭塞联合/不联合搭桥；② 血管内重建有支架辅助弹簧圈栓塞（SAC）、单纯弹簧圈栓塞或血流导向（FD）支架、腔内孤立联合/不联合近端血管闭塞（PVO）。由于开放式手术的相关并发症发生率高，微创的血管内治疗是一线治疗方式。制定治疗决策时应考虑动脉瘤的形态、在后循环的部位、局部血流动力学。腔内孤立动脉瘤联合PVO成功治疗夹层动脉瘤的概率最高。闭塞累及分支血管的囊性动脉瘤将面临明显的风险，而应首选FD支架或SAC的重建方式。对于累及分支血管而无法行血管内治疗的破裂动脉瘤或血管内治疗给予抗血小板药物后需进一步手术干预者，应手术孤立联合搭桥。

关键词：夹层动脉瘤，梭形动脉瘤，后循环动脉瘤，手术孤立，近端血管闭塞，血流导向

概　述

后循环夹层动脉瘤是一个相对少见的动脉瘤亚组，有时被认为是"假性动脉瘤"，约占后循环动脉瘤的28%及所有颅内动脉的3.3%。小脑后下动脉（PICA）夹层动脉瘤占所有颅内动脉瘤的0.5%～0.7%。后循环夹层动脉瘤占非创伤性蛛网膜下腔出血（SAH）病例的3%～7%，认为是目前健康年轻成人卒中与SAH的常见原因。这类病变的治疗仍有争议；预防破裂夹层动脉瘤再出血是治疗的主要问题。

是否治疗

血管内治疗表现为缺血、头痛和偶然发现的未

本章关于治疗决策的主要争议包括：
（1）是否具有治疗指征。
（2）临床表现为卒中/SAH的治疗方式是否不同。
（3）破裂与未破裂后循环夹层动脉瘤的开放式手术与血管内治疗。

破裂夹层动脉瘤的指南仍有争议。症状轻微的后循环未破裂夹层动脉瘤呈相对良性的临床过程，推荐抗凝保守治疗。表现为PICA梗死的患者若血管造影上没有像假性动脉瘤那样的明确出血危险因素也推荐保守治疗。

若不治疗，破裂的后循环梭形与夹层动脉瘤预后不良。未治疗患者的再出血率高达25%～30%，死亡率50%左右。再出血常发生于破裂后的首个24小时内，与临床预后不良相关。考虑到破裂椎动脉夹层动脉瘤的恶性病程，需急诊治疗（流程图46.1中①～⑤）。

保守治疗

症状轻微或无症状的未破裂后循环夹层动脉瘤可考虑抗凝或抗血小板药物保守治疗（流程图46.1中②）。破裂夹层动脉瘤应急诊手术或血管内治疗。

解剖病理学

脑血管的组织学特征包括缺乏外弹力层、外膜较薄、内弹力层较厚、中层的弹性纤维更少、缺乏血管滋养管。这类病变在组织病理学上分为2类：

- 内膜剥离、血液聚集在内膜下间隙产生夹层。这导致内膜下血肿，造成血管腔闭塞引起缺血性事件。内膜夹层延伸形成假腔，可与远端真腔沟通；这取决于夹层平面（图46.1）。
- 夹层平面延伸穿过中膜与弹力层进入外膜下间隙形成"夹层动脉瘤"。

当血液穿破外膜在破裂点滞留凝固部分血栓时形成"假性动脉瘤"。根据这一过程的结果与血管壁

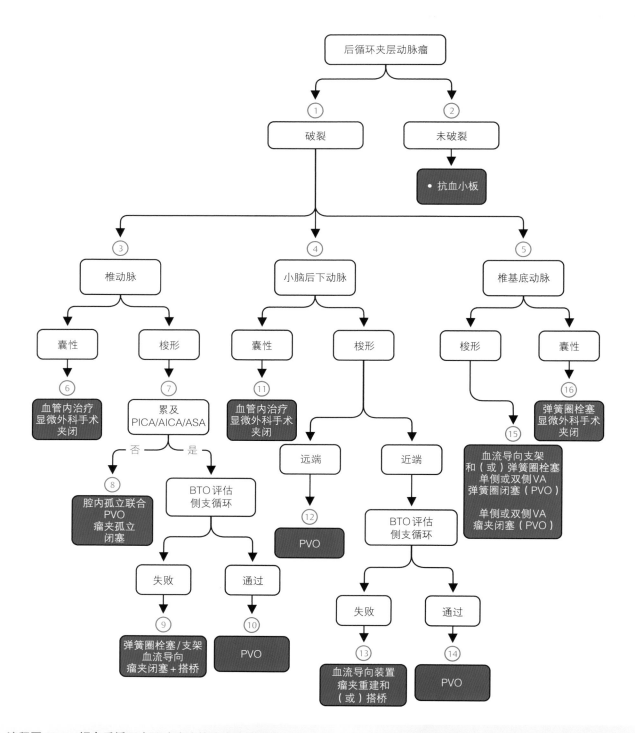

流程图46.1　颅内后循环夹层动脉瘤的治疗决策流程。

的撕裂延伸，患者表现为缺血性和（或）出血性并发症。

病理生理学

多数夹层动脉瘤病例为自发性；但文献报道了许多原因，包括创伤、高血压、梅毒和其他动脉炎、肌纤维发育不良、多动脉结节性炎。包括内弹力层断裂与壁间血肿的急性夹层动脉瘤常表现为继发于血管腔受损的SAH或缺血。造成动脉中膜缺损的不同血管病变形成慢性梭形动脉瘤。先天性、获得性或医源性因素可导致这些动脉瘤逐渐增大；动脉粥样硬化与高血压被认为在其发展中发挥作用。伴有反复壁间出

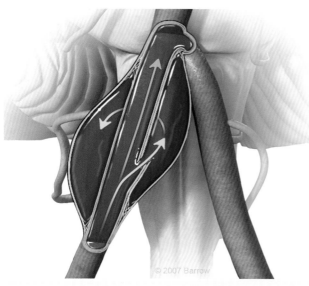

图 46.1　插图显示椎动脉夹层动脉瘤的病理生理学与起源（经 Barrow Neurological Institute 同意后使用）。

血的慢性夹层可缓慢引起壁间血栓扩大与受累动脉段延伸。这种夹层可演变为梭形或扩张性动脉瘤，因压迫、缺血或不常见的再破裂引起症状。

解剖学因素

椎动脉夹层动脉瘤

椎动脉（VA）穿过硬脑膜后走行一小段汇入椎基底动脉结合部（BVJ）。V1（起始部到 C6 横突孔）与 V3（C2 横突孔到枕骨大孔）活动度最大，而 V2（C6 横突孔到 C2 横突孔）与 V4（枕骨大孔到 VBJ）相对固定。V4 段位于颅底，更易受头部旋转与扭曲伤造成椎动脉夹层（图 46.2）。颅内段 VA 发出 3 大分支：PICA、脊髓前动脉（ASA）与脊髓外侧动脉。穿支动脉最常发自 PICA 起始部与 VBJ 间，以短环形走行终于延髓的前面与外侧面。ASA 紧邻 VA 末端起源，沿延髓前方下行，在延髓中段水平与对侧 ASA

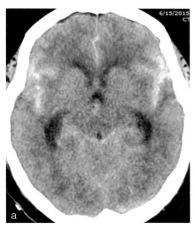
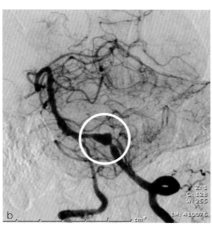
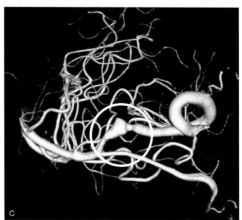
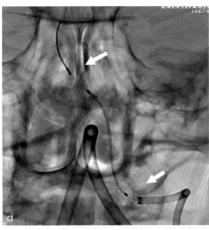
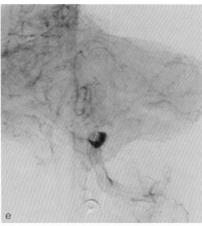
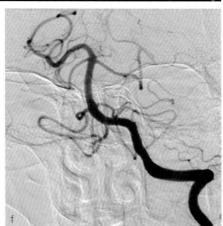

图 46.2　VA 夹层动脉瘤。1 例 65 岁女性患者，表现为急性蛛网膜下腔出血与脑积水。a～c. DSA 与 3D 重建显示左侧 VA 夹层动脉瘤。d. 患者用血流导向支架治疗（箭头）。e. 栓塞后即刻血管造影显示夹层动脉瘤内的血流导向支架。d. 3 个月 DSA 随访显示动脉瘤完全闭塞、血管完全重建（图片由 University at Buffalo 的 Adnan H. Siddiqui 与 Elad I. Levy 医学博士提供）。

融合。脊髓后动脉常紧邻延髓发自PICA，但也可直接发自VA。若没有累及小脑前下动脉（AICA）、PICA或ASA等分支，通常尝试闭塞夹层动脉瘤。如若夹层节段累及AICA、PICA或ASA等重要分支，首选近端闭塞而无须腔内或腔外孤立动脉瘤本身，从而预防穿支相关性梗死（流程图46.1中⑧、⑨、⑩、⑮）。

大脑后动脉夹层动脉瘤

大脑后动脉（PCA）的P2段（最常见）与P1段是PCA夹层动脉瘤的常见部位。PCA的P2段与天幕缘在解剖上关系密切，P2段在大脑脚与切迹间进入天幕裂孔中部。这种紧密关系使P2段动脉壁易在创伤或应力后产生夹层。治疗时应注意PCA及其穿支的解剖结构，因为在许多情况下PCA夹层动脉瘤的瘤颈难以辨认、夹层节段显示不清；因此只能进行近端血管闭塞（PVO）联合或不联合血运重建。主要PCA分支和（或）穿支的血流量降低或缺失都将导致明显的脑梗死。PCA夹层动脉瘤的临床表现取决于受累PCA节段与动脉壁的结构，包括从SAH到缺血性症状或PCA动脉瘤扩大引起的占位效应。

小脑后下动脉动脉瘤

80%～95%的PICA发自颅内枕骨大孔上方约8.6 mm、VBJ近端1 cm；其颅内走行分为5段，根据其沿延髓与小脑扁桃体与小脑枕下面的走行而命名。

动脉瘤位于更远端的PICA起始部以远时，往往呈梭形，最常由血管壁夹层引起；这也许是处理该部位PICA夹层动脉瘤最重要的问题。有证据显示，远端夹层患者比近端病变的临床预后更好。穿支动脉常发自PICA的前3段，与延髓邻近走行。越过前3段闭塞PICA实际上不可能造成脑干损伤；由于再通率相对较低，PICA远端夹层的出血率或再出血率也低，因此PVO联合或不联合腔内孤立是处理PICA远端动脉瘤的合适选择（流程图46.1中⑫～⑭）。

诊断检查

临床评估

后循环夹层动脉瘤的症状取决于多个因素，如夹层位于内膜下或外膜下平面、动脉瘤的大小与部位、病变是硬膜内或硬膜外、局部血流动力学（是否存在侧支循环、VA优势侧、PICA细小）。典型表现包括SAH、血栓栓塞事件、占位效应引起的脑神经病变。通常根据夹层平面不同，临床表现为缺血性事件和（或）SAH。一般来说，后循环夹层动脉瘤更常表现为破裂引起的SAH，而不是狭窄或闭塞引起的缺血性事件。虽然PICA近端夹层易引起梗死，但远端病

变易引起SAH。不管怎样，症状性患者可主诉非特异性症状，包括头痛、眩晕、恶心/呕吐、耳鸣、复视、听力丧失、感觉障碍、失语。

影像学

数字减影血管造影

真正的颅内夹层动脉瘤的诊断具有挑战性，需临床高度警惕。影像诊断的金标准仍是DSA。典型表现如下：

（1）"珠线"征：近端扩张和（或）远端狭窄。

（2）"双腔"征：同时显示真腔与假腔。

（3）"线"征：狭窄的锥形腔。

（4）受累节段更像梭形或花瓣状（多叶状动脉瘤），有时演变为蛇形管腔。

虽然血管造影是有创的，但制定治疗决策时可提供诸如夹层动脉瘤大小、形态、部位以及主要分支、侧支循环等有价值的信息。应仔细检查每个病变，寻找夹层延伸至邻近动脉节段以及与脑干穿支或脑神经穿支间关系的证据。

无创性技术

计算机断层扫描影像

CT血管造影（CTA）可提供关于血管腔、假腔、梭形扩张、假性动脉瘤的信息。与常规血管造影相比的优势在于无创性与一次数据采集即可获得大量的投射角度；但并不能提供小穿支与侧支循环这类有价值的信息，由于有钙化伪影，CTA上辨别真腔也很困难。这些信息只能通过常规血管造影来提供。

核磁共振影像

夹层在T1加权影像表现为动脉壁的高信号区。磁共振成像（MRI）可评估血栓形成动脉瘤的解剖与真实大小、与动脉瘤紧邻的周围神经结构、重要穿支的夹层相关性卒中。根据MRI与磁共振血管造影（MRA）表现的壁间血肿与管腔管径的改变可诊断VA夹层（VAD）。基于受累血管轴与影像平面的关系，壁间血肿的形态可表现为曲线形、新月形（周向）、竹节形、带状、斑点状。

与脑出血类似，壁间血肿在MRI上呈现典型的信号强度变化，最初几天表现为中等强度影像；随后在T1加权、PD加权与T2加权影像呈高信号；最后慢性期的信号变为T1加权等信号。脂肪抑制序列有助于区别动脉周围粥样硬化与壁间血肿。PD加权或T2加权影像的内膜瓣表现为与正常侧不同的受累血管直径整体增加、双腔，动脉瘤壁与分隔的增强有助于MRI诊断。

MRI/MRA的局限性是与CT血管造影或DSA相

比的空间分辨率显著降低。由于后处理的血流缺失，MRI/MRA 可遗漏起源于平行影像切面血管节段的小段夹层。因此难以可靠地分辨细微或小节段的夹层。

治　疗

由于部位与形态的特点，后循环夹层动脉瘤的治疗很困难，特别是脑干小穿支在影像学检查上很难看到，闭塞后的致残率与死亡率很高。根据部位不同，后循环夹层动脉瘤可如下分类：PICA 起始部下端的病变、PICA 起始部上端的病变、累及 PICA 起始部的病变、VBJ 的病变、基底动脉主干的病变、PICA 近端的病变。

这种动脉瘤的治疗策略很多，包括手术重建、手术夹闭、包裹、血管内孤立、各种手术搭桥联合闭塞。

夹层动脉瘤治疗的一些基本原则适用于显微外科手术与血管内治疗。

● 由于侧支血流与逆向血流，PVO 不能完全消除再出血风险。

● 即使动脉瘤本身已闭塞，也需确定夹层点并采用 PVO 来消除再出血风险。

● 累及 PICA 或 ASA 与脊髓后动脉等脊髓动脉段的动脉瘤无法在动脉瘤部位采用瘤夹闭塞或弹簧圈闭塞动脉等毁损性治疗。

● 球囊闭塞试验对近端闭塞的安全性可提供有价值的信息，应在拟闭塞部位近端进行。球囊闭塞试验（BTO）在理想状态下应能最好地模拟所期望的治疗性闭塞。但与前循环相比，后循环 BTO 的特异性低。对 PICA 与 PCA 远端动脉瘤，PVO 联合动脉瘤孤立的预后往往很好，实际上没有必要行 BTO。

脑血管外科治疗——手术细节

颅后窝夹层动脉瘤的手术治疗取决于多个因素，如动脉瘤部位、有无侧支循环、VA 优势侧。由于空间限制，手术入路困难，往往需高超的原位或桡动脉/静脉搭桥技术。这类动脉瘤的常规手术治疗包括同侧载瘤动脉 PVO 与孤立受累动脉节段，联合或不联合手术搭桥。也有尝试硬膜内病变的血管包裹，但文献报道往往无效。

近端血管闭塞

PVO 被认为可降低动脉瘤内的压力与血流，诱导血栓形成来降低出血风险。PVO 前应行诊断性血管造影评估有无侧支循环、确定夹层节段长度、确认 VA 优势侧。若患者通过球囊闭塞试验，常行 PVO。全程监测神经功能，若患者能维持在神经功能基线水平，重复血管造影显示侧支血流充足，则能永久性球囊闭塞受累动脉（流程图 46.1 中⑧、⑩、⑭、⑮）。

虽然 PVO 是最常用的预后良好的治疗方式，但由于侧支血流与逆向血流的存在，不能完全消除再出血的风险。若远离动脉瘤闭塞，由于侧支/逆向循环，血栓形成将延迟或永远不发生；所以，应尽可能接近动脉瘤进行闭塞。PVO 可能是 PICA 与 PCA 远端（P2 段远端）动脉瘤的一种满意的治疗方式（流程图 46.1 中⑫）。在 PICA 的膜帆扁桃体段近端闭塞将导致延髓外侧梗死。

手术孤立或切除

手术孤立或切除的主要目标是完全消除动脉瘤。这种策略为消除动脉瘤提供了最好的机会；但若穿支发自夹层动脉段，也有损伤穿支的风险。治疗决策过程的关键信息是患者的局部血流动力学（远端到夹层动脉瘤的良好侧支血流）、与动脉瘤相关的分支、发自夹层动脉瘤瘤壁的穿支、BTO 的结果。侧支循环良好、未累及分支、动脉瘤瘤壁没有明显穿支者可单纯手术孤立动脉瘤而无须重建血流。BTO 失败的患者维持血管供应区的血流很重要，孤立夹层节段后需首先手术重建血流。

手术细节

PICA-PICA 搭桥与枕动脉-PICA 搭桥

累及 PICA 的 VAD 动脉瘤（VADA）与 PICA 近端动脉瘤的血运重建策略常包括 PICA-PICA 搭桥或枕动脉（OA）-PICA 搭桥。

PICA-PICA 搭桥与 OA-PICA 搭桥的患者都取俯卧位。OA-PICA 搭桥时用微型多普勒探测受累 PICA 侧的 OA 走行，并在皮肤上标记。正中切口向尾侧延伸至 C3 棘突。枕下开颅至枕骨大孔，切除 C1 椎板。Y 形切开硬脑膜，显露小脑延髓池。游离双侧 PICA 的扁桃体延髓段与膜帆扁桃体段，移位后吻合。扁桃体延髓段与膜帆扁桃体段间的 PICA 尾侧袢更容易显露与吻合，是首选的 PICA-PICA 搭桥部位。瘤夹阻断动脉近端与远端，瘤夹间留出约 1 cm 的 PICA 尾侧袢用于搭桥。蛛网膜粘连松解后，若供体 PICA 不足 2 mm 或双侧 PICA 尾侧袢间超过 5 mm，PICA-PICA 搭桥并不合适，这种情况下应考虑 OA-PICA 搭桥。

OA-PICA 搭桥的 OA 管腔应至少为 0.8～1 mm，而 PICA 不应小于供体血管。用微型多普勒追踪 OA 走行保持其连续性，并由远（上项线上方）及近（乳突沟内侧）标出，然后做 J 形皮肤切口。沿宽阔的外膜组织袖套游离 OA 后，准备受体部位。枕下开颅，切除 C1 椎板。在手术显微镜下辨认 PICA 尾侧袢，其环绕脑干到达蚓部与小脑半球。PICA 尾侧袢没有蛛网膜粘连，可移位吻合；至少应准备1cm的PICA。然后清理包绕OA的外膜组织准备吻合。开口的最长尺寸应是受体血管直径的大约2倍（3～4mm）。

吻合完成后从PICA远端撤除临时夹，然后是PICA近端的临时夹，最后从OA撤除临时夹。标准关颅。

STA-PCA搭桥

PCA动脉瘤可通过前部颞下开颅用瘤夹孤立夹层动脉瘤并行STA-PCA搭桥。准备STA的顶支，导入颞下开颅骨窗。P1段的丘脑穿支常发自上面与后面，沿前面与下面操作最安全。为避开P2段的脉络膜后内侧动脉与脉络膜后外侧动脉，沿下面操作最安全。

血管内治疗——手术细节

由于手术的相关并发症发生率高，微创的血管内治疗正成为治疗这类病变的一线治疗方式以及手术的替代方案（流程图46.1中⑧、⑨、⑫～⑮）。血管内技术的发展使颅后窝夹层动脉瘤的治疗有很多策略。与显微外科手术一样，血管内治疗也分毁损性与重建性。毁损性方式包括单纯弹簧圈或可脱性球囊闭塞夹层动脉瘤近端或腔内孤立联合PVO。另一种技术是使用双导管在夹层节段远、近端放置弹簧圈而不在夹层节段放置弹簧圈的血管内动脉瘤孤立。若可行，腔内孤立联合PVO成功治疗夹层动脉瘤的概率最高。重建性方式包括SAC、单纯支架植入以及少见的单纯弹簧圈栓塞（若夹层动脉瘤为囊性）。

毁损性手术

PVO是广泛接受的后循环夹层动脉瘤的治疗方式，减少了导管与导丝穿越狭窄或不规则节段的风险，可获得更好的侧支循环，特别是病变累及AICA、PICA或ASA等分支起始部时。PVO前应行BTO（流程图46.1中⑧、⑩、⑭、⑮）。

一般来说，PVO被认为是：

- 若夹层节段通过的风险太大或呈梭形或狭窄而无法放置弹簧圈。
- 若夹层节段累及重要分支，如AICA、PICA或ASA。
- 若病变扩展累及VBJ。

PICA远端夹层动脉瘤推荐闭塞夹层动脉瘤与载瘤动脉来避免残留未治疗的最初内膜撕裂点（流程图46.1中⑫）。若可行，颅内VA夹层动脉瘤患者首选弹簧圈闭塞动脉瘤与载瘤动脉（腔内孤立）（流程图46.1中⑧）；这种方式的并发症发生率很低，技术成功率高。单侧椎动脉PVO后血管造影上还没消失的

动脉瘤应考虑其他方式。通常认为P2段或其远端的PCA动脉瘤对可脱性弹簧圈闭塞动脉瘤联合PVO的耐受性很好；闭塞P2段远端后患者发生同向性偏盲的并发症发生率为5%～15%。

重建性手术

虽然夹层近端PVO的操作相关性血管损伤风险最小，但由于逆向血流与侧支循环，并不能完全消除夹层和（或）相关的假性动脉瘤。当血管造影显示侧支血流不足或夹层节段累及主要分支血管与解剖变异时，必须保留载瘤动脉。

（1）夹层的VA为优势侧。

（2）PICA夹层累及PICA起始部或脊髓前动脉的优势供血分支起始部。

（3）前循环的侧侧支血液供应有限。

（4）如AICA起源于VA等解剖变异。

（5）累及对侧VA的疾病导致对后循环的血液供应有限。

替代的血管内治疗策略包括弹簧圈腔内孤立动脉瘤、支架辅助弹簧圈栓塞、单纯支架植入、单纯弹簧圈栓塞。治疗策略的选择依动脉瘤形态、侧支供应、穿支起源、动脉瘤瘤壁的分支起源、是否行BTO、VA的优势侧而异。腔内孤立联合PVO对预防再出血最有利；但若病变累及AICA、PICA或ASA等分支时将面临梗死风险。若VA动脉瘤位于PICA远端，将增加延髓外侧穿支卒中（延髓外侧综合征）的风险。造成治疗失败与复发的技术因素包括支架不完全覆盖夹层节段、弹簧圈压缩、弹簧圈填入假腔。

当夹层动脉瘤破裂引起SAH需考虑支架治疗时，必须谨慎考虑双联抗血小板药物治疗。还有不同的策略，如支架植入后单独使用阿司匹林约2周，随后在患者达到手术需要后联合波立维进行双联抗血小板药物治疗。若动脉瘤有囊性成分，单纯弹簧圈栓塞囊性部分，约2周后再放置支架是另一种选择。若弹簧圈栓塞动脉瘤期间需采用辅助手段，应首先考虑球囊辅助放置支架。

关于基底动脉（BA）夹层动脉瘤的文献不多。那些即使使用球囊或支架辅助技术也不可能保留BA的动脉瘤，血管内闭塞动脉瘤与基底动脉虽然令人担忧，但也是一种确切的选择。一项研究中，6例患者闭塞双侧VA，其中3例在随访期间死亡。另一项研究显示，闭塞BA后总会出现一过性神经功能缺失，但2个研究的最终预后都好（流程图46.1中⑮）。

PVO 耐受性取决于远端分支的侧支血流。有报道，后交通动脉（PCoA）直径 > 1 mm 是成功闭塞基底动脉的一个重要预测因素。一项研究报道了 8% 具有 2 支粗大 PCoA（双侧后交通动脉均超过 1 mm）的患者有缺血性并发症。此外，从前循环通过侧支血流逆向充盈 BA 也是载瘤动脉闭塞的一个重要因素。即使侧支循环良好，闭塞 BA 也可能导致脑干小穿支闭塞引起神经功能缺失。人们相信，闭塞低位 BA 或 VBJ 通常比闭塞 BA 的中段或上段耐受性更好，因为低位 BA 的脑干穿支更少。若侧支循环良好，虽不是确切的治疗，但双侧 VA 近端闭塞（血流逆转）或只闭塞一侧 VA（血流减少）仍是一种替代方案。

血流导向装置

最近开发的血管内治疗装置是血流导向装置（FD）（图 46.2），限于治疗未破裂夹层动脉瘤；但当替代策略面临更高风险时，在选择的病例中越来越多应用于破裂动脉瘤，另一种情况是动脉瘤形态呈囊-梭形，囊性部分可在急性期弹簧圈栓塞，梭形部分延期在 2 ~ 3 周时用 FD 治疗（流程图 46.1 中⑨、⑬、⑮）。单独应用 FD 的一个局限性是动脉瘤的延迟闭塞，因为动脉瘤无法即刻消除的话，植入血流导向装置后动脉瘤持续血栓形成的潜伏期中仍有再出血的风险。

患者的动脉瘤位于穿支丰富区域，如中远段 BA、全基底动脉瘤、血栓负荷明显的动脉瘤，使用 FD 时的穿支卒中发生率更高。但这类动脉瘤无论采用任何治疗方法都很困难，预后不良。

并发症防治

预后

手术治疗后循环夹层动脉瘤最常见的并发症包括后组脑神经麻痹、脑干与小脑梗死。一项包含 24 例 VAD 动脉瘤患者的最大系列研究中，19 例患者采用手术治疗，最常用的技术是瘤夹闭塞 VA 近端；没有术后死亡与再出血，3 例患者出现延髓外侧综合征；最常见的手术并发症是后组脑神经麻痹（除 1 例以外全都改善）（支持流程图步骤中 6、9、11、13）。

文献中关于血管内治疗后循环夹层动脉瘤的长期随访资料有限。关于研究病例的预后最常源自梭形与囊性动脉瘤的多种混合，而非明确的夹层动脉瘤。此外，这些研究中的患者采用不同的血管内技术组合进行治疗，长期预后没有针对某一个或另一个技术。PVO 治疗患者的长期随访结果往往可接受。报道的血管内治疗 PCA 动脉瘤患者的良好长期随访率约 90%，

VB-PICA 动脉瘤为 60%，BA-VBJ 动脉瘤约为 40%（支持流程图步骤中 8、10、12、14、15）。

最大系列的破裂 VADA 研究由日本脑血管内治疗登记研究（JR-NET）发表，JR-NET1 中包含总共 213 例患者，JR-NET2 中 381 例；JR-NET1 中观察到的手术并发症发生率为 9.9%，JR-NET2 为 10.8%；JR-NET1 中发病后 30 天的临床预后良好率为 61.0%，JR-NET2 为 49.1%，而预后不良率分别为 15.5% 与 14.4%。世界神经外科联合会（WFNS）分级差与手术并发症是预后不良的独立危险因素。另一项包含 12 例破裂与未破裂 VB 夹层动脉瘤的研究显示，SAC 治疗的动脉瘤中，5 例完全闭塞，2 例次全闭塞，而 4 例单纯支架植入的动脉瘤在术后即刻血管造影没有闭塞；所有患者的临床预后改善或稳定，没有报道并发症或死亡；血管造影随访（平均 9.7 个月，1 ~ 23 个月）显示，8 个动脉瘤完全治愈，2 个次全闭塞，1 个没有闭塞。

血流导向装置

目前对 FD 治疗后循环夹层动脉瘤的长期随访资料仅限于约 24 个月。一些小样本研究显示了良好的长期临床与血管造影预后，以及在未破裂 VADA 患者中保持载瘤动脉与侧壁分支通畅性的能力。在累及供应功能区的侧壁分支或优势侧 VA、VBJ 动脉瘤或 BA 主干动脉瘤的病例中特别有用（支持流程图步骤 9、13、15）。更多有明确命名的文献有助于更好地描述 FD 治疗后循环夹层动脉瘤的预后。

稳定性

PVO 联合血管内弹簧圈栓塞后，在多数研究中的长期随访资料限于约平均 12 ~ 14 个月。文献显示 PVO 后的动脉瘤复发充盈率低，如果 1 年随访时没有复发，也应该认为动脉瘤已治愈。

有报道显示，联合运用血管内治疗技术，如弹簧圈腔内孤立动脉瘤、支架辅助弹簧圈栓塞、单纯支架植入、单纯弹簧圈栓塞，复发率约为 13% ~ 33%。一项最早的研究报道支架辅助弹簧圈栓塞治疗的 9 例破裂假性动脉瘤在平均 13.1 个月随访时没有复发。另一项包含 17 例单纯 PICA 夹层动脉瘤患者的近期研究报道，选择性弹簧圈栓塞治疗的动脉瘤患者在平均 10.7 个月随访期间仅 1 例复发。

与高复发率相关的因素包括动脉瘤 > 10 mm 与累及 PICA 起始部。复发往往是因为首次治疗时未完全闭塞血管、弹簧圈压缩、随后再通或首次治疗时弹簧圈填塞假腔。

最近的一项包含 12 例 VB 梭形动脉瘤（其中 1 个

为夹层动脉瘤）的长期随访研究显示在最后随访时所有动脉瘤均完全闭塞，预后良好；绝大多数患者（91.7%）恢复至改良 Rankin 量表评分 0～1 分，1 例发生穿支卒中。这些结果在经验丰富的医学中心可推广到辅助技术治疗夹层动脉瘤，在这种后循环动脉瘤中可期待预后良好。

临床与影像学随访

也有报道首次闭塞动脉瘤与载瘤动脉后约 5 年出现夹层动脉瘤迟发性再生长，提示严格的临床与影像学随访的重要性。6 个月与 12 个月时应随访脑血管造影来确定受累节段是否愈合以及有无动脉瘤复发，治疗后 2 年、4 年、8 年应进行再次检查。DSA 应作为首选影像学随访检查手段。

专家述评

由于部位、形态、发自瘤壁的脑干小穿支、累及如小脑后下动脉与脊髓前动脉等血管，后循环夹层动脉瘤的治疗具有挑战性。抗凝或抗血小板药物保守治疗适用于未破裂的无症状性后循环夹层动脉瘤。破裂夹层与症状性未破裂夹层动脉瘤应以单个病例为基础，行手术或血管内或联合治疗。

这类病例可采用多种治疗策略，大致分为① 手术重建或闭塞，联合或不联合搭桥，② 血管内重建方式包括 SAC、单纯弹簧圈栓塞或血流导向支架，或腔内孤立联合或部联合 PVO。随着技术与经验的不断发展，治疗的天平正向血管内治疗倾斜，常被当做首选的初始治疗方式。

根据动脉瘤在后循环的部位与局部血流动力学，腔内孤立联合 PVO 成功治疗夹层动脉瘤的概率最高。对累及分支的梭形动脉瘤，闭塞策略与明显的致残率与致死率相关，首选重建方式，根据动脉瘤形态选择 FD 支架或 SAC。这种情况下的手术策略除动脉瘤孤立外，往往还需搭桥。在我们机构，血管内孤立动脉瘤联合 PVO 或 FD 作为一线治疗。对累及分支血管而无法行血管内治疗或由于血管内治疗后给予抗血小板药物需进一步手术干预的破裂动脉瘤，应行手术孤立联合搭桥。

Brian L. Hoh, MD
University of Florida, Gainesville, FL

主 编 述 评

表现为 SAH 的颅内后循环夹层动脉瘤与前循环其他部位的夹层动脉瘤一样很不稳定，自然史很差。无论治疗与否，很可能血栓形成，也很可能再出血。最好的治疗是直接从循环中排除动脉瘤，这往往需颅外－颅内血管搭桥来预防缺血。这类动脉瘤最常发生于 VA；虽必须考虑双侧 PICA 与 ASA，但当另一侧 VA 粗大时，单纯牺牲受累 VA 就够了。放置瘤夹比任何腔内装置更能精准地保护这些重要分支。虽然基本原则都一样，但后循环上部的夹层动脉瘤问题更大。迄今为止，这类动脉瘤的血管内治疗方案在某种程度上还达不到一致的效果来摒弃显微外科手术方案。显微神经外科医生应有准备来处理一个非常脆弱且不能用传统方式夹闭的动脉瘤，使包裹与孤立联合搭桥成为最好的选择。

Peter Nakaji, MD
Barrow Neurological Institute, Phoenix, AZ

推荐阅读

[1] Albuquerque FC, Fiorella DJ, Han PP, Deshmukh VR, Kim LJ, McDougall CG. Endovascular management of intracranial vertebral artery dissecting aneurysms. Neurosurg Focus 2005; 18(2): E3

[2] Crowley RW, Medel R, Dumont AS. Operative nuances of an occipital artery to posterior inferior cerebellar artery bypass. Neurosurg Focus 2009; 26(5): E19

[3] Dehdashti AR. How I do it: side to side posterior inferior cerebellar artery — posterior inferior cerebellar artery bypass procedure. Acta Neurochir (Wien) 2013; 155(11): 2121–2125

[4] Ishihara H, Tateshima S, Jahan R, Gonzalez N, Duckwiler G, Vinuela F. Endovascular treatment of ruptured dissecting aneurysms of the posterior inferior cerebellar artery. J Neurointerv Surg 2013; 5(6): 557–561

[5] Leibowitz R, Do HM, Marcellus ML, Chang SD, Steinberg GK, Marks MP. Parent vessel occlusion for vertebrobasilar fusiform and dissecting aneurysms. AJNR Am J Neuroradiol 2003; 24(5): 902–907

[6] Lylyk P, Cohen JE, Ceratto R, Ferrario A, Miranda C. Combined endovascular treatment of dissecting vertebral artery aneurysms by using stents and coils. J Neurosurg 2001; 94(3): 427–432

[7] Natarajan SK, Lin N, Sonig A, et al. The safety of Pipeline flow diversion in fusiform vertebrobasilar aneurysms: a consecutive case series with longer-term follow-up from a single US center.

J Neurosurg 2016; 125(1): 111-119

[8] Oran I, Cinar C, Yağci B, Tarhan S, Kiroğlu Y, Serter S. Ruptured dissecting aneurysms arising from non-vertebral arteries of the posterior circulation: endovascular treatment perspective. Diagn Interv Radiol 2009; 15(3): 159-165

[9] Phatouros CC, Sasaki TY, Higashida RT, et al. Stent-supported coil embolization: the treatment of fusiform and wide-neck aneurysms and pseudoaneurysms. Neurosurgery 2000; 47(1): 107-113, discussion 113-115

[10] Rabinov JD, Hellinger FR, Morris PP, Ogilvy CS, Putman CM. Endovascular management of vertebrobasilar dissecting aneurysms. AJNR Am J Neuroradiol 2003; 24(7): 1421-1428

[11] Ruecker M, Furtner M, Knoflach M, et al. Basilar artery dissection: series of 12 consecutive cases and review of the literature. Cerebrovasc Dis 2010; 30(3): 267-276

[12] Satow T, Ishii D, Iihara K, Sakai N; JR-NET Study Group. Endovascular treatment for ruptured vertebral artery dissecting aneurysms: results from Japanese Registry of Neuroendovascular Therapy (JR-NET) 1 and 2. Neurol Med Chir (Tokyo) 2014; 54(2): 98-106

[13] Taha MM, Sakaida H, Asakura F, et al. Endovascular management of vertebral artery dissecting aneurysms: review of 25 patients. Turk Neurosurg 2010; 20(2): 126-135

[14] van den Berg R, Doorschodt TC, Sprengers ME, Vandertop WP. Treatment of dissecting aneurysms of the PICA: anatomical considerations and clinical outcome. J Neuroradiol 2015; 42(5): 291-297

[15] Wakhloo AK, Lanzino G, Lieber BB, Hopkins LN. Stents for intracranial aneurysms: the beginning of a new endovascular era? Neurosurgery 1998; 43(2): 377-379

[16] Yamaura A, Watanabe Y, Saeki N. Dissecting aneurysms of the intracranial vertebral artery. J Neurosurg 1990; 72(2): 183-188

第47章　创伤性颅内后循环动脉瘤

Brian M. Snelling, Samir Sur, and Mohamed Samy Elhammady

摘　要：创伤性后循环动脉瘤非常罕见，分为不同的两组：① 钝性创伤继发的夹层动脉瘤；② 锐性创伤继发的假性动脉瘤。由于椎动脉与大脑后动脉分别毗邻颅颈交界区与坚硬的小脑幕，钝性创伤后常发生夹层动脉瘤。根据动脉壁的夹层部位，临床可表现为缺血或出血。内膜下夹层动脉瘤常表现为继发于大血管/穿支闭塞或血栓栓塞的缺血性症状，最好采用抗凝治疗。外膜下夹层动脉瘤也就是继发于锐性创伤的创伤性假性动脉瘤，常表现为出血，自然史呈灾难性，须及时治疗防止再出血。这类病变最好进行确定性治疗，可能的话以单一方式牺牲血管或联合动脉搭桥。

关键词：创伤性动脉瘤，后循环动脉瘤，夹层动脉瘤，假性动脉瘤

概　述

创伤性颅内动脉瘤（TICA）非常罕见，在所有成人颅内动脉瘤中不足1%。TICA在儿童中的比例更大，在某些研究中高达20%；因为与成人相比，儿科患者的囊性动脉瘤的发生率较低。后循环TICA更罕见，不足TICA的10%，常与锐性头部创伤或邻近颅骨骨折相关。锐性头部创伤分为低速损伤与高速损伤。低速损伤常由刺伤引起，而高速损伤包括子弹或其他投射物损伤。一项南非的研究报道了存在刺伤的患者的颅内动脉瘤的发生率为10%。

本章关于治疗决策的主要争议包括：

（1）脑内血肿对治疗策略的影响。

（2）保留载瘤动脉的动脉瘤治疗策略的作用。

（3）手术搭桥与牺牲载瘤动脉的作用。

是否治疗

全面理解TICA的自然史对决定合适的治疗策略非常必要。这类动脉瘤罕见，缺乏可靠的自然史资料，而破裂TICA的早期研究报道的死亡率高达50%。一项研究中，所有接受保守治疗的假性动脉瘤患者最终均死亡。

表现为出血的创伤性夹层动脉瘤与继发于锐性创伤的假性动脉瘤都有灾难性的自然史。这类动脉瘤被认为是一种神经外科急症，须积极治疗（流程图47.1中①）。

解剖学因素

创伤性假性动脉瘤常见于锐性头部创伤后，是动脉壁全层破裂后在损伤部位形成血栓再通的结果；因此动脉瘤瘤壁包含机化的血凝块，而不是囊性动脉瘤那样真正的血管壁结构。这种纤维血肿壁非常薄弱，易于自行溶解，常导致最初出血部位的再出血。

夹层动脉瘤是动脉瘤的一个亚型，是内膜撕裂与血流纵向冲击的结果。虽可自发形成，但由于毗邻天幕，继发于钝性头部创伤的后循环夹层易累及颅颈交接区的椎动脉或大脑后动脉与小脑上动脉。夹层导致的动脉壁分离可发生在内膜与中膜间，或中膜与外膜间。内膜下夹层（发生在内膜与中膜间）常表现为血管狭窄或闭塞导致的缺血性症状；而外膜下夹层（发生于中膜与外膜间）常表现为出血。夹层发生层面通常不会从一层穿入下一层；因此最先表现为缺血性症状的夹层动脉瘤极少发生出血，反之亦然。同样重要的是，受颈动脉管所限，颅外段颈动脉夹层无法扩展入颅内，但椎动脉穿过宽阔的枕骨大孔，椎动脉夹层可随时向颅内延伸。

假性动脉瘤的形成对神经外科医生有2个重要影响。其自然史呈灾难性，因为形成动脉瘤瘤壁的机化血凝块数天后降解将引起动脉瘤破裂。因此，这不是假性动脉瘤如何破裂的问题，而是何时破裂的问题。此外，构成动脉瘤壁的血凝块无法耐受放置瘤夹或填塞弹簧圈（流程图47.1中②和④）。

诊断检查

临床评估

后循环TICA常发生在严重头部创伤的情况下，

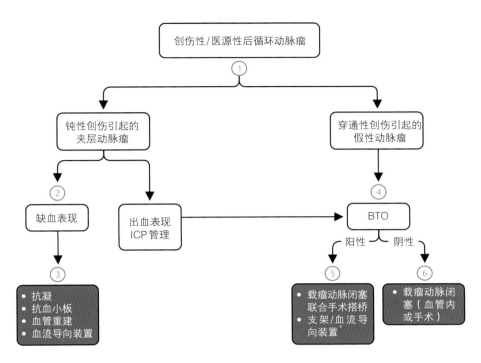

流程图47.1 创伤性后循环颅内动脉瘤的治疗决策流程。

包括头颅锐性创伤或毗邻颅内动脉的颅骨骨折。因此，大多数患者昏迷或意识水平下降。例外情况是低速性锐性创伤，如刺伤，根据头部创伤的严重程度，可没有意识改变或颅内出血。神经外科医生必须对这类患者保持高度警惕，因为高速性与低速性锐性头部创伤的假性动脉的瘤发生率为4%与10%。

从最初的创伤到假性动脉瘤出血的间隔可从几小时到数月，但平均2～3周。对任何有头部创伤史、首次头部计算机断层扫描（CT）平扫表现为明显的蛛网膜下腔出血（SAH）或迟发性突发神经功能障碍的患者，应重视与TICA的鉴别诊断。

影像学

增强CT影像的广泛应用被认为是TICA诊断率降低的原因，因为其在头部创伤的首选评估中已取代传统的导管血管造影。

严重头部创伤时，脑CT影像常显示弥漫性颅内出血（轴外、脑内、蛛网膜下隙或往往为多种出血合并）。大量SAH应怀疑TICA。同样，出血部位对可能的TICA定位提供线索；例如，孤立的第四脑室出血则怀疑小脑后下动脉（PICA）远端的创伤性动脉瘤。

导管脑血管造影仍是确诊TICA的金标准，常表现为病变动脉的不规则管腔改变或扩张。与囊性动脉瘤相反，TICA最不好发于动脉分叉部。必须注意仔细评估后循环的整体情况，包括两侧PICA从椎动脉发出的部位；这可通过双侧椎动脉注射造影剂来实现。无法观察双侧PICA将漏诊PICA远端的TICA（流程图47.1中①）。

锐性创伤与钝性创伤合并毗邻后循环动脉的颅骨骨折时，应怀疑有假性动脉瘤形成。锐性创伤中，重要的是降低血管影像随访的门槛，特别是有大量相关性SAH、哪怕首次检查阴性的患者。无创性血管影像（CT血管造影或MR血管造影）的质量因医疗机构而异，数字减影血管造影的有效性也一样。因此，应根据具体的患者与医疗机构来决定采用何种影像学检查和具体的随访间隔。

鉴别诊断

若邻近锐性创伤有一个后循环动脉瘤样扩张，则基本可确定诊断。动静脉瘘也可出现于锐性头部创伤后，应排除。罕见情况下，动脉瘤破裂可先于头部创伤发生，这就是更典型的囊性（真性）后循环动脉瘤。

治 疗

治疗选择与脑内血肿的影响

为了确定合适的治疗策略，须仔细评估致伤机理与临床表现。如前所述，钝性夹层动脉损伤，特别是累及椎动脉者，若夹层面位于内膜下可表现为缺血性事件，而累及外膜的完整性可表现为出血。邻近锐性创伤的动脉瘤样扩张或血管不规则提示假性动脉瘤形成。抗血小板或抗凝药物的保守治疗适用于"缺血性"损伤（流程图47.1中③），假性动脉瘤在可能的情况下应牺牲载瘤动脉（见后述）（流程图47.1中④）。虽然有些病例报告已描述了保留动脉的手术如夹闭或弹簧圈栓塞假性动脉瘤瘤腔可获得可靠的确切治疗，但由于损伤累及血管壁的所有层次，我们并不认为在这种情况下能达到这样的效果。若尝试在保留载瘤动脉的情况下治疗动脉瘤，应在直接显微外科手术中确认瘤夹夹到了正常的血管壁。有血管内治疗TICA保留载瘤动脉的报道，但必须注意因前述原因将导致存在再通与延迟破裂的风险。

后循环TICA的治疗选择取决于动脉瘤的具体部位、创伤的类型、患者的临床状态，以及相关性损伤如脑内血肿或受累动脉供应区域的脑实质损伤。血管内路径可行且明确受累动脉的远端供应区为非功能区时，推荐弹簧圈闭塞受累动脉节段或使用液态栓塞剂。而显微外科手术用于需孤立动脉瘤联合远端血运重建的患者，或有相关性血肿需手术清除的患者（流程图47.1中⑤）。掌握越过哪些后循环血管节段即可在最低临床代价下行安全闭塞的知识至关重要（见后述）。当受累血管供应的脑功能区已发生明显的脑实质损伤时，单纯牺牲血管而不进行远端搭桥不会增加额外的并发症发生率。例如，合并相关性同侧枕叶出血或同向性偏盲的大脑后动脉（PCA）假性动脉瘤患者可考虑闭塞受累的PCA节段而无须搭桥（流程图47.1中⑥）。

若单独牺牲载瘤动脉将导致无法接受的缺血性后果，则需开放式手术切除联合端端吻合或孤立联合远端动脉节段搭桥。根据具体血管来决定搭桥的部位与类型。例如，PICA近端损伤应切除假性动脉瘤联合端端吻合或孤立联合远端PICA-PICA或OA-PICA吻合；而PICA近端假性动脉瘤常需STA-PCA端侧吻合。

若诊断假性动脉瘤时有明显需手术清除的血肿，在清除血凝块时应仔细考虑开放式手术牺牲载瘤动脉；另一种选择是血管内牺牲血管后行外科手术清除血肿。

保守治疗

颅内血管钝性创伤导致的内膜夹层可表现为继发于血管狭窄与血栓形成或穿支闭塞的缺血性事件。这种情况下，抗凝或抗血小板治疗是主要方式。可用经

颅多普勒探测栓子来评估药物治疗的充分性。必须间断性血管造影或非创伤性血管影像随访来确认血管愈合（流程图47.1中②和③）。

对任何表现为出血的创伤性颅内假性动脉瘤或夹层动脉瘤，通常不推荐保守治疗。虽有些研究报道了高达20%的创伤性假性动脉瘤在血管造影随访时自行消失，但未治疗的创伤性假性动脉瘤的灾难性自然史（即所谓的Spät-Apoplexie或Bollinger延迟性卒中）否定了保守治疗，除非无法进行外科手术或血管内治疗。

脑血管外科治疗——手术细节

创伤性动脉瘤与囊性动脉瘤的差异对开放性手术治疗非常重要。创伤性假性动脉瘤缺乏真正的动脉壁，仅有机化的纤维血肿，直接手术夹闭动脉瘤虽有报道，但往往不可行或不推荐。直接手术保留载瘤动脉治疗破裂夹层动脉瘤同样具有挑战性，需考虑牺牲载瘤动脉或孤立，并联合远端血运重建。当越过脑干与深部大脑核团穿支的动脉远端节段受累时，往往可牺牲载瘤动脉，即使不重建远端血流，也不会造成明显的临床后果；因此，掌握哪些后循环动脉部位可相对安全地牺牲至关重要。治疗累及椎动脉V4段的创伤性动脉瘤取决于损伤在PICA近端还是远端，以及通过对侧椎动脉或后交通动脉的潜在侧支循环。PICA可在带帆扁桃体段的脉络膜点后安全地牺牲。脉络膜点标志着PICA颅环的最头端；PICA在这点发出分支供应第四脑室脉络丛。牺牲脉络膜点近端的载瘤动脉有阻断PICA脑干穿支、引起延髓外侧梗死的风险。累及脉络膜点近端的创伤性动脉瘤最好孤立受累节段、联合端端吻合或搭桥，如原位PICA-PICA侧侧吻合或OA-PICA吻合（流程图47.1中⑤）。对于小脑前下动脉，越过脑桥小脑角区的绒球脚段后有其他小脑动脉的侧支循环，闭塞载瘤动脉的临床耐受性良好。在其近端牺牲载瘤动脉有内听动脉、迷路动脉以及其脑桥穿支梗死的风险。同样，累及小脑上动脉越过发出深部脑核团穿支的远端创伤性动脉瘤常可牺牲载瘤动脉而没有明显后果。PCA的P1与P2段发出穿支供应脑干与间脑，应不惜一切代价保护。牺牲PCA远端至P2段有枕叶梗死的风险，因此可能的情况下应考虑重建远端血流，如STA-PCA吻合。

血管内治疗——手术细节

作为一种安全与微创的治疗方式，血管内牺牲血管越来越普遍，适应证包括血管内容易到位与牺牲血管不进行血管搭桥后临床后果轻微的创伤性动脉瘤患者。手术需在椎动脉放置合适的导引导管，然后输送

微导管到达受累节段。异常迂曲的血管或椎动脉起始部狭窄将造成血管内治疗失败。主动脉弓解剖困难的患者可考虑经桡动脉入路。虽然理想的状态下在后循环中操作精细的微导管应全身肝素化，但有明显颅内或多系统创伤的情况下常不肝素化。

对于近端大血管如椎动脉，有无球囊辅助的弹簧圈栓塞或血管内栓塞装置常是闭塞血管的首选方式。当接近受损的椎动脉颅内段时有一些技术方面的考虑。PICA、ASA 与基底动脉起始部常限制了可被安全闭塞的节段。若用弹簧圈闭塞一个相对短的动脉节段，在近端的微导管周围充盈球囊可临时阻断使弹簧圈团飘向远端的前向血流，保证弹簧圈稳定于一个短节段内。这种情况下的另一个有用技术是双导管技术，其中一根释放但不解脱弹簧圈来保证弹簧圈团位于一个短节段内。也可使用液态栓塞剂结合弹簧圈来永久闭塞大血管。该技术需要一些初始弹簧圈来显著降低动脉内血流，并作为一个网架来固定与防止液态栓塞剂栓塞远端。

细小、远端的颅内动脉假性动脉瘤需困难且复杂的微导管置管。这种情况下可用液态栓塞剂牺牲血管。我们推荐的浓度为 1 ∶ 1 的 NBCA 胶／碘油混合物。

受累动脉无法牺牲或无法充分搭桥（如基底动脉）的创伤性动脉瘤患者极其罕见，且具有挑战性。虽然尚无充分的数据给出明确推荐，但一种可考虑的血管内选择是假性动脉瘤腔内填塞弹簧圈，然后释放激光切割支架或血流导向支架（图47.1）。

并发症防治

诊断是成功处理创伤性假性动脉瘤与避免潜在灾难性后果的第一步，也是最关键的一步。如前所述，对于锐性颅内创伤，特别是有大量SAH的患者必须保持高度警惕。我们认为，即使首次非创伤性血管影像阴性，也应考虑导管血管造影。为避免并发症，重要的是仔细评估受损的动脉节段、评估相关的穿支或分支血管、侧支循环的潜力，以及受累动脉供应的功能血管区域。

预后

虽然关于后循环创伤性动脉瘤的有效数据仅限于非常小的病例研究与病例报道，但有证据表明牺牲载瘤动脉可成功地永久性消除出血风险。极少的病例报道报道了保留载瘤动脉技术的长期有效性。若不治疗，大量报道显示最初受伤后几天内到数月出现创伤性动脉瘤的迟发性出血。

稳定性与复发率

本章描述的治疗选择旨在从循环中永久消除受累血管节段，从而消除出血风险。血管内技术发展很快，但新设备如血管内栓塞装置的长期预后还不确定。目前的数据表明，对于适当选择的病例并在治疗时达到了血管造影上的完全闭塞，血管内闭塞载瘤动脉与显微外科手术夹闭的效果是一样的。

临床与影像学随访

导管脑血管造影仍是后循环创伤性动脉瘤开放性手术与血管内治疗后影像学随访的金标准。

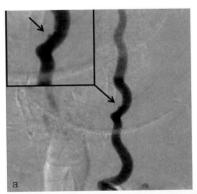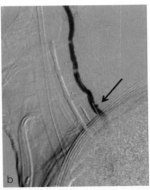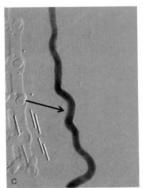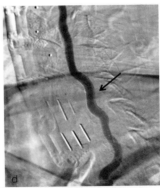

图47.1　前路颈椎手术中的医源性左侧椎动脉假性动脉瘤。左侧椎动脉造影：前后位（a）（带插图）与后位（b）显示 V2段一个非常小的、指向后内侧的假性动脉瘤（箭头）。患者采用血流导向支架治疗。c、d. 释放2个Pipeline后的左侧椎动脉数字减影血管造影（a，前后位；b，侧位）。之前看到的假性动脉瘤不再显影（箭头）。

从治疗角度考虑，后循环创伤性动脉瘤分为不同的两组：① 继发于钝性创伤的夹层动脉瘤，② 继发于锐性创伤的假性动脉瘤。由于椎动脉与大脑后动脉分别毗邻颅颈交界区与坚硬的小脑幕，钝性创伤后常发生夹层动脉瘤。根据动脉壁的夹层部位，临床可表现为缺血或出血。内膜下夹层动脉瘤常表现为继发于大血管/穿支闭塞或血栓栓塞的缺血性症状。但夹层面通常不会从一层穿入下一层。因此，最先表现为缺血性症状的夹层动脉瘤极少发生出血，反之亦然。这类患者最好采用抗凝治疗。外膜下夹层动脉瘤常表现为出血，必须治疗防止再出血。这些病变的治疗策略与锐性创伤后的假性动脉瘤类似。

锐性创伤后的创伤性假性动脉瘤具有灾难性的自然史，必须作为神经外科急症治疗。任何有明确锐性头部创伤的患者都应进行血管检查，特别是有明显SAH者。这类病变最好进行确切的治疗，可能的话单独牺牲载瘤动脉或联合动脉搭桥。理解越过哪些后循环血管的节段就能安全闭塞血管以及这样做的临床后果至关重要。显微外科手术适用于需孤立动脉瘤联合远端血运重建，或有相关性血肿需手术清除的患者。血管内牺牲血管是一种有吸引力的微创方式，可用来治疗牺牲载瘤动脉后无须搭桥的创伤性动脉瘤。

Mohamed Samy Elhammady, MD
University of Miami Miller School of Medicine,
Miami, FL

我非常同意他们强调的紧急处理已出血的确诊的创伤性动脉瘤，无论是锐性创伤还是钝性创伤造成的夹层。在我看来，这类动脉瘤就应如作者所说的那样紧急处理。此外，可能的话应闭塞载瘤动脉或孤立动脉瘤（在某些病例，覆膜支架能达到相同的目的）。我相信，常规血流导向支架不足以防止再出血，但这一点还没有得到证实。

对于绝大多数病例，若有明显的逆向侧支循环，闭塞载瘤动脉近端是不够的；对椎动脉破裂夹层动脉瘤更是如此，因为有从对侧椎动脉来的逆向血流。在我的从医生涯中，我清楚地记得3例闭塞椎动脉近端治疗的这类动脉瘤患者，要么是累及PICA，要么是当初手术中难以越过动脉瘤而无法做到完全孤立。2例患者再出血，但都幸运地存活下来，于是我可以做到完全孤立动脉瘤，其中1例需重建PICA供血区的血流。第3例患者的动脉瘤在短期血管造影随访时明显长大，不得不再次治疗进行完全孤立。

作者认为，血管内闭塞受累节段常是首选。我认为情况并非总如此，特别是累及椎动脉或PCA的动脉瘤。血管造影往往不能准确判断脑干穿支的起源部位，因此血管内治疗易闭塞这些重要穿支中的某些起始部。我往往更愿意进行"点闭塞"，意思是直接显微外科手术显露后尝试闭塞一个尽可能短的节段来保留显微外科手术中容易直视观察的穿支起始部。

作者没有过多评论覆膜支架的使用，而覆膜支架对颈部颈动脉锐性创伤非常有效，对累及没有重要分支发出的颈动脉近端的颅底骨折所致的创伤性动脉瘤也同样有效。我对短的覆膜支架用于某些创伤性动脉瘤持怀疑态度，因为考虑到上面提到的脑干穿支起始部在血管造影上并不容易看到。

我想让大家都明白，正如我们许多人在经蝶窦手术中不幸造成颈内动脉的医源性创伤性动脉瘤那样，应该与其他出血的创伤性动脉瘤一样进行紧急、确切的治疗；那种情况下，往往需血管内闭塞颈动脉的受累节段，根据颈动脉闭塞的耐受性来决定是否搭桥。顺便提一下，虽然决定颈动脉闭塞耐受性的最好方法是恰当地进行球囊闭塞试验，但有时情况紧急，仔细研究血管造影结果来单纯评估侧支循环对于颈动脉闭塞也已足够。

作者的一个重要观点是非出血性表现的夹层往往不会造成出血，这类患者常表现为缺血性症状，因此可安全地进行抗凝治疗。

最后我想强调的是，创伤性动脉瘤出血后，无论是锐性创伤、医源性损伤或夹层所致，即使血管造影的动脉上有一个小小的不规则也提示假性动脉瘤，应与前面强调的一样紧急、确切地处理。换句话说，无须看到明确的动脉瘤样突起或明确的夹层血管造影表现，动脉上任何轻微的不规则都可作为出血点的明确证据。

Roberto C. Heros, MD, FACS
University of Miami, Miami, FL

推荐阅读

[1] Cohen JE, Gomori JM, Segal R, et al. Results of endovascular treatment of traumatic intracranial aneurysms. Neurosurgery 2008; 63(3): 476−485, discussion 485−486

[2] Holmes B, Harbaugh RE. Traumatic intracranial aneurysms: a contemporary review. J Trauma 1993; 35(6): 855−860

[3] Lempert TE, Halbach VV, Higashida RT, et al. Endovascular treatment of pseudoaneurysms with electrolytically detachable coils. AJNR Am J Neuroradiol 1998; 19(5): 907−911

[4] Morard M, de Tribolet N. Traumatic aneurysm of the posterior inferior cerebellar artery: case report. Neurosurgery 1991; 29(3): 438−441

[5] Schuster JM, Santiago P, Elliott JP, Grady MS, Newell DW, Winn HR. Acute traumatic posteroinferior cerebellar artery aneurysms: report of three cases. Neurosurgery 1999; 45(6): 1465−1467, discussion 1467−1468

第48章　弹簧圈栓塞/夹闭后复发的后循环动脉瘤

Gerald W. Eckardt and Mandy Binning

摘　要：无论是破裂动脉瘤还是偶然发现的动脉瘤，基本治疗目标都是治愈，达到一个完美的临床预后；但希望虽好，仍会有动脉瘤复发。尽管夹闭或栓塞后均会有复发，但更多见于血管内治疗后。随着血管内治疗成为后循环动脉瘤的主要治疗方式，动脉瘤复发也成为更普遍的临床问题。本章将讨论开放式手术与血管内治疗后破裂与未破裂后循环动脉瘤的自然史，以及不同的复发类型。动脉瘤的复发类型将通过病例展示详细讨论。我们将带你了解不同的治疗方式：显微外科手术与血管内手术，以及与之相关的复发率。临床与影像学随访有个统一流程非常重要，可避免遗漏复发；这里将讨论一个简单的随访方案。另外将概括一个处理复发的流程，包括连续影像学随访与治疗随访。最后，本章将介绍动脉瘤复发的治疗选择，包括血管内治疗与开放式手术的技巧与并发症防治。

关键词：动脉瘤，复发，血管内，显微外科手术，夹闭，弹簧圈栓塞，血流导向，基底动脉

概　述

随着可解脱性弹簧圈、血流导向支架以及其他血管内技术的出现，颅内动脉的治疗在过去二十年内改变了许多。尽管动脉瘤复发对血管神经外科医生往往是个重要问题，但由于血管内治疗的复发率更高，目前人们已给予了更多关注。我们在本章将简要概括破裂与未破裂后循环动脉瘤的自然史以及目前使用的治疗方式，也将讨论已治疗动脉瘤的自然史以及手术与血管内技术的复发率。最后我们将讨论临床与影像学随访的重要性，血管内治疗与开放式手术治疗复发动脉瘤的技巧，以及两种治疗方法的稳定性。

本章关于治疗决策的主要争议包括：
（1）是否具有治疗指征。
（2）血管内技术与外科技术的复发率。
（3）破裂与未破裂后循环复发动脉瘤的开放式手术与血管内治疗。

是否治疗

动脉瘤性蛛网膜下腔出血（SAH）的发病率为 9～15 人/100 000 人·年；不同人群的发病率不同，但总体生命风险约 0.5%。非创伤性影像学检查技术的发展使未破裂动脉瘤的发现率增加。未破裂动脉瘤的治疗复杂，取决于患者的因素与动脉瘤的因素。基于国际未破裂颅内动脉瘤研究（ISUIA）的数据，< 7 mm 的后循环动脉瘤的 5 年破裂风险低于 5%，但前循环动脉瘤为 0%。同样，这里特别重要的是，包括后交通动脉在内的后循环动脉瘤使破裂的相对风险增加了 2.3 倍。当决定是否治疗或随访一个后循环未破裂动脉瘤时，必须记住这些数据。

多项研究表明，血管内治疗可改善破裂动脉瘤的预后。国际蛛网膜下隙动脉瘤试验（ISAT）的 10 年数据显示，接受血管内栓塞治疗的患者的独立性更大 [（82% 比 79%），改良 Rankin 量表评分（mRS）0～2 分]、平均生存率更高（82% 比 78%）。Barrow 破裂动脉瘤试验（BRAT）有类似的结果，血管内治疗与手术夹闭的出血后 3 年的 mRS 评分的结果相似，mRS 评分 > 2 的概率分别为 30% 与 35.8%。虽然血管内治疗的预后更好，但复发率高于手术夹闭（流程图 48.1 中①和②）。

最近报道的治疗后再破裂率很低。一项超过 2 年、大于 1 000 例患者的多中心研究发现再破裂率为 1.8%，与 ISAT 发表的 1 年再破裂风险相同（1.8%）（流程图 48.1 中①和②）。而后循环动脉瘤在 ISAT 中 < 3%，BRAT 中为 17%。这与已报道的后循环动脉瘤的发生率一致，也说明了缺乏后循环复发动脉瘤的文献。这些研究强调了血管神经外科医生经常面对的问题；动脉瘤残留很常见，至少需持续观察（流程图 48.1 中②和⑧）。更重要的是，血管神经外科医生的作用是决定哪些患者的动脉瘤具有高再出血风险；换句话说，也就是哪些患者应再次治疗以及谁可以安全地接受观察。

解剖学因素

首次治疗时动脉瘤完全闭塞需要在介入手术间或

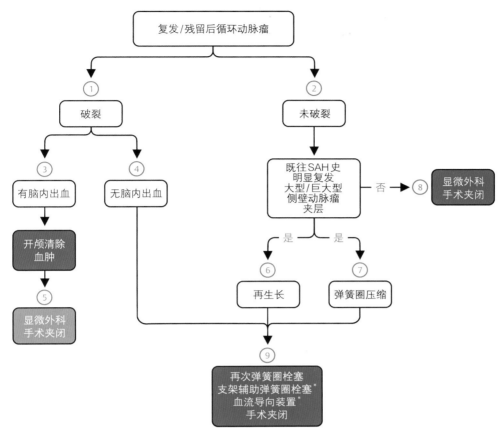

* 如果没有双联抗血小板药物治疗的禁忌证

流程图 48.1　栓塞 / 夹闭后复发后循环动脉瘤的治疗决策流程。

手术室内的耐心、努力与经验，也是在可能与安全的情况下需要追求的目标。多项研究显示，血管内治疗后瘤颈残留 / 复发的再出血风险很低，但夹闭后的复发和再出血风险更低。根据这些已发表的数据，某些解剖学因素与其他风险因素能指导神经外科医生决定哪些动脉瘤残留应再治疗，哪些可以随访。

　　当决定是否治疗复发时，破裂史是最重要的因素（流程图 48.1 中①和②）；但解剖学特点决定了复发是否明显或难以处理。首次造影结果、动脉瘤类型（囊性、梭形、夹层）、动脉瘤部位（如分叉部）、动脉瘤体积大与宽颈是动脉瘤复发的相关因素（流程图 48.1 中⑥和⑦）。但不是所有的复发都一样，也不总与再出血风险相关。例如，填塞破裂动脉瘤瘤腔在直观上比择期填塞未破裂动脉瘤更危险；也就是说，若破裂风险比治疗风险更高，10 mm 未破裂动脉瘤的一个复发瘤腔可能会选择再治疗。血管造影上的部位是评估残留复发的一个重要因素。一个小而稳定、没有瘤体充盈的瘤颈残留可用连续磁共振血管造影（MRA）

随访，6 个月或 MRA 上有变化时行正规血管造影（图 48.1）（流程图 48.1 中⑧）。但侧壁复发，也就是弹簧团与动脉瘤侧壁间的充盈，不应随访，而应考虑治疗。侧壁充盈是血管内渗漏的信号，是出现瘤体充盈引起更高再破裂率的预兆（图 48.2）（流程图 48.1 中⑥、⑦、⑨）；因此，应积极治疗侧壁复发。后循环夹层动脉瘤破裂风险很高，任何复发都应治疗。

　　随访时长与血管造影或非侵袭性影像学检查上残留的稳定性也是决定动脉瘤残留是否需治疗的因素。例如，若 MRA 与 5 年的血管造影随访上动脉瘤残留没有变化，日后不可能再变化，极少需干预。最后，患者的合并症与病史，如吸烟、控制不良的高血压、动脉瘤的强烈家族史应更密切、更长期地观察，或根据之前提到的其他因素而应进行早期治疗。

病理生理学 / 分类

　　后循环动脉瘤常分为囊性或浆果样动脉瘤、梭形动脉瘤与夹层动脉瘤。根据动脉瘤分类、解剖学因素

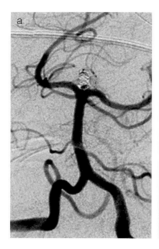
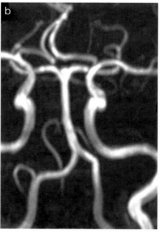
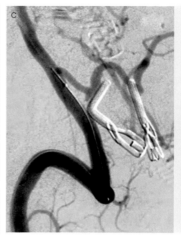

图48.1　曾栓塞的既往破裂的基底动脉尖动脉瘤，DSA（a）与MRA（b）均见一个小的瘤颈残留。这个残留稳定了3年。c. 曾夹闭的既往破裂的小脑后下动脉瘤的小而稳定的瘤颈残留，随访5年没有变化。

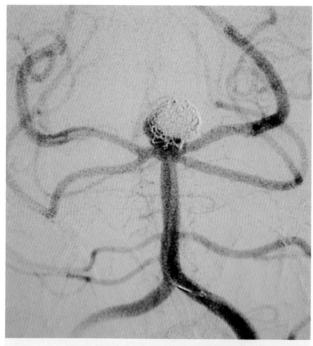

图48.2　图示基底动脉尖动脉瘤在弹簧圈团与动脉瘤侧壁间的侧壁复发。这类复发被认为具有潜在危险，应进行治疗。

与症状学不同，首选治疗也各异；这意味着根据不同类型动脉瘤的病理生理学，复发的治疗方式也不同，如囊性基底动脉末端动脉瘤复发与椎基底动脉交界区夹层动脉瘤复发的治疗是不同的。这需要逐个病例进行讨论与评估，因为曾接受的治疗肯定将决定哪种方式对将来可能的复发是有效的。

　　Raymond与Roy动脉瘤复发分类仅仅是种描述，而非针对预后。该分类不是预测哪个动脉瘤残留具有临床意义或应该治疗，而是说明血管内治疗未破裂动脉瘤的影像学随访。第一类是无残留动脉瘤，第二类在血管造影上有瘤颈充盈，第三类的残留动脉瘤充盈超过瘤颈。虽然这个分类很简明，但过于简单，无法作为治疗的任何指南。因此，采用个体化治疗方式更合适。

诊断检查

临床评估

　　随访时应对每个患者进行全面评估，包括全面的医疗、社会与家庭史、SAH史或已知的动脉瘤病史、既往治疗和影像学检查。也应持续鼓励消除可预防的危险因素（吸烟、高血压），从而有助于治疗的持久性与预防未来的动脉瘤。

影像学

　　影像学监测对随访已治疗的动脉瘤与监测复发至关重要；可用多种方式，但多数临床医生在首次治疗后的不同时间窗内使用其中的不同组合。影像学随访的频率没有明确的指南；作者推荐除基线MRA外，在首次血管内治疗后6个月行血管造影随访。如果血管造影与MRA均明确没有复发或复发很少，则用MRA在2年内进行间隔6个月的随访，之后以12个月为间隔期进行随访。如果MRA上有明显变化，作者提倡再次血管造影，5年时排除新发动脉瘤并评估之前治疗的动脉瘤。手术患者则相反，接受开放式手术夹闭的所有患者在术后即刻行术中血管造影；若显示动脉瘤完全闭塞，建议在术后5年行血管造影随访来排除新发动脉瘤形成或夹闭后的动脉瘤复发。

　　一些研究着眼于将MRA作为一种可选方案来代替正规血管造影的可行性与可靠性，用来对曾经治疗过的动脉瘤进行长期随访。一项专门研究应用时间飞跃MRA对44例曾接受血管内弹簧圈栓塞的患者进行超过6年的长期随访，并与治疗后3年的数字减影血管造影（DSA）结果比较。这些患者在最后一次血管内治疗后平均9.48年（6～14年）行MRA检查，94%经治疗的动脉瘤稳定。另一项研究在相同的时间窗内比较MRA与DSA随访的80个血管内治疗的动脉瘤。由不同的影像科医生检查时，诊断动脉瘤复发的相关性为97%。这表明，动脉瘤长期随访方式的准确性与可行性正向无创性影像学检查倾斜（流程图48.1中⑧）。

作为一个通用指南，临床随访应针对每个需要的患者，特别是那些首次血管内治疗未完全闭塞的动脉瘤、大或巨大动脉瘤、宽颈动脉瘤、夹层动脉瘤以及蛛网膜下腔出血。

治 疗

保守治疗

确诊动脉瘤复发后，应与每个患者仔细讨论包括保守观察在内的治疗决策。患者应意识到，在处理一些动脉瘤残留时，长期的临床与影像学随访通常是最好的选择。如果动脉瘤残留应治疗，决策时最重要的因素是动脉瘤曾破裂过还是偶然发现（流程图48.1中①、②、⑥～⑧）；也应考虑患者的年龄、合并症、动脉瘤类型、复发的血管造影表现。一般来说，小的瘤颈复发可随访，即使之前是破裂动脉瘤（图48.1）。而对于未破裂动脉瘤，在老年或有合并症的患者中，有些小而稳定的瘤体充盈也可以随访。但随访必须严格，一旦复发动脉瘤的体积或形态发生改变就要重新考虑进行治疗。对于巨大后循环动脉瘤与治疗后复发的患者，如果复发很小、无症状、复发后的占位效应没有明显变化，可以随访。侧壁复发或夹层动脉瘤复发通常不建议进行监测随访（流程图48.1中⑥、⑦、⑨）。

脑血管外科治疗——手术细节

一般来说，指导动脉瘤是否应首选夹闭的原则对复发动脉瘤的治疗也同样适用。例如，累及载瘤动脉的宽颈小脑后下动脉（PICA）动脉瘤的最好治疗措施是开放性术手术。PICA管腔太小，无法安全地采用支架辅助或球囊辅助弹簧圈栓塞，这种动脉瘤更容易通过外科手术治疗。此外，小脑上动脉（SCA）的宽颈动脉瘤常累及载瘤动脉，颞下开颅夹闭是保留载瘤动脉的最好入路。

当曾夹闭的动脉瘤复发时，应撤开之前的治疗而独立评估残留部分。例如，动脉瘤瘤颈仍宽、位于分叉部或累及载瘤动脉，往往需再次夹闭。但如果之前放置的瘤夹叶片使动脉瘤瘤颈变窄，则常考虑血管内治疗（图48.2）。虽然并不常见，但某些后循环动脉瘤复发需孤立载瘤动脉并搭桥。例如，PICA夹闭动

脉瘤很危险；若动脉瘤发生于年轻、健康患者的近端血管，有些外科医生主张孤立病变血管，通过PICA-PICA搭桥或枕动脉-PICA搭桥来重建一个逆向供应延髓穿支与小脑的血流。

曾栓塞过的复发动脉瘤也可安全夹闭。研究术前的血管造影必须理解复发的解剖学特征。作为一般原则，残留长度应为颈宽的2倍，这样才有足够的空间放置瘤夹而不影响载瘤动脉。此外，不建议取除之前填入的弹簧圈。若瘤颈已足够夹闭，取除弹簧圈对多数动脉瘤的显露与观察瘤颈是不必要的，反而可能造成动脉瘤瘤壁撕裂。

血管内治疗——手术细节

与开放性手术治疗动脉瘤残留一样，血管内治疗需对动脉瘤的血管结构有完整的理解；可通过二维与三维（3D）血管造影以及某些情况下的超选造影来确认动脉瘤的颈部。血管内技术可用来治疗所有的动脉瘤类型。例如，牺牲血管是治疗复发椎动脉夹层动脉瘤的一种可行的选择；可通过血管内球囊闭塞试验与牺牲血管来获得良好的预后。目前对于梭形基底动脉动脉瘤的血管内治疗手段逐步增加，可弹簧圈栓塞治疗复发，某些患者也可用血流导向装置（图48.3）（流程图48.1中⑥、⑦、⑨）。

动脉瘤复发的常见情况是曾破裂以及弹簧圈栓塞的基底动脉分叉部动脉瘤（图48.4）；分叉部是常见的复发部位。我们的做法是在急性期使用支架辅助弹簧圈栓塞基底动脉分叉部宽颈动脉瘤；而有些神经外科医生采用部分弹簧圈栓塞来保护瘤体，然后在随访时处理复发。许多时候这类动脉瘤呈宽颈，复发时需采用如支架等辅助技术来获得更确切的疗效，而这种技术需双联抗血小板药物治疗（流程图48.1中⑨）。

并发症防治

并发症防治是基于对最初动脉瘤与复发动脉瘤的手术与血管内解剖的充分认识。确认复发的类型、瘤颈与瘤顶以及复发与动脉瘤其余部分和载瘤血管之间的关系。

如果外科医生考虑开放式手术是治疗复发的最佳选择，应该采用3D旋转血管造影仔细分析动脉瘤的残余瘤颈。外科医生必须确认有足够的空间放置瘤夹叶片，在手术中避免复杂的操作，如从瘤腔内取除弹簧圈，这可能导致灾难性后果。同样对于弹簧圈栓塞，有时必须使用支架来辅助弹簧圈栓塞治疗复发。不要追求"完美的影像学结果"，但应保证有足够的弹簧圈填塞来防止复发。看似可夹闭的动脉瘤可能无

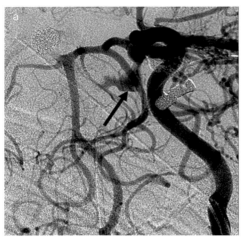
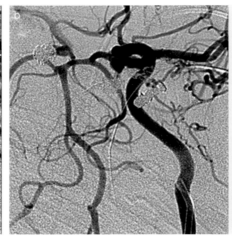

图48.3　a. 用血管内治疗处理首次夹闭后20年复发的动脉瘤。b. 瘤夹叶片使动脉瘤瘤颈变窄，从而可容易地进行单纯弹簧圈填塞。

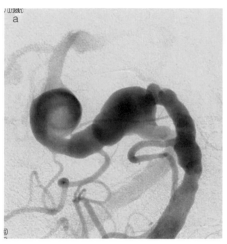
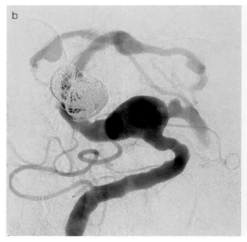

图48.4　a. 该基底动脉中段的动脉瘤最早使用弹簧圈栓塞治疗。b. 复发时，用血流导向装置来获得更确切的疗效。

法夹闭，而无法夹闭的动脉瘤往往需要高级的夹闭技术或搭桥。移动或取出弹簧圈是为进一步弹簧圈栓塞或那些仅需一小部分额外空间来进行夹闭的患者。也许处理残留与复发动脉瘤的最好方法是在首次治疗时选择更好的方式来预防残留与复发。首次动脉瘤治疗时最好由经验丰富的血管内治疗与显微外科手术治疗专家组成的合作团队来进行；不仅要考虑治疗风险，也要考虑疗效与持久性。

预　后

夹闭数据

与血管内治疗后随访有许多报道不同，动脉瘤夹闭后血管造影随访的报道很少；针对后循环动脉瘤的文章更少。严格来说，多数研究着眼于夹闭的持久性，而不是考虑解剖部位。

Wermer等报道了一组手术夹闭治疗的SAH患者的长期预后（最长8年）；752例中的18例再发SAH；复发的危险因素有吸烟、低龄、早期表现为多发性动脉瘤者。其中，72%的出血来源于新发动脉瘤，从首次出血到再次出血的平均间隔为6.5年（0.2～17年）（支持流程图步骤中1、2）。这项研究没有关于动脉瘤部位的具体数据。

BRAT研究比较了夹闭或栓塞治疗的SAH患者的预后。就稳定性或患者而言，6年的闭塞率高（96%），再治疗率低（4.6%）。该研究中14%的后循环动脉瘤患者行夹闭治疗。虽然该研究报道的再出血率低，但有趣的是，2例首年再出血患者中的1人是PICA夹层动脉瘤。接受手术治疗的动脉瘤患者在随后的3年与6年没有其他再出血的报道（支持流程图步骤中1、2、5、8）。

有一些研究着眼于手术夹闭的长期持久性。Edner与Almqvist报道了他们单位接受夹闭的超过100例SAH患者的经验。手术后20年随访时，没有再发SAH的病例。8例患者发现动脉瘤残留，7例患者有新发动脉瘤。死亡患者中，1例死于另一个已知但未治疗的动脉瘤引起的SAH。

尽管缺乏严格的关于后循环动脉瘤的数据，但这些研究从大体上阐明了手术夹闭动脉瘤的一些要点。动脉瘤夹闭后复发或形成残留的可能性很低，但并非没有。无论有无残留，手术治疗后动脉瘤的反复动脉瘤性 SAH 也很少。总之，推荐动脉瘤夹闭后 5 年行影像学随访，从而诊断新发动脉瘤或夹闭后动脉瘤复发（支持流程图步骤中 8）。这可通过 MRA 或正规血管造影来进行。

弹簧圈栓塞数据

同样，着眼于首次血管内治疗后再治疗的后循环动脉瘤的数据也特别缺乏。但有许多研究评估了所有动脉瘤血管内治疗后的持久性与复发率。随访间隔从几个月到几年不等，绝大多数研究的病例并不以动脉瘤位置为基础。一项研究显示血管内治疗后的复发率高达 20%。相比之下，这些研究的再出血事件明显更低，某些随访期长达 14 年的研究报道的再出血率为 0%（支持流程图步骤中 2、6~8）。

一项纳入 71 例患者超过 5 年随访期的独立 Meta 分析中，尽管首次治疗的完全闭塞率达 86%，但动脉瘤复发率仍为 24.4%；9.1% 再治疗，9 例患者发生血管内治疗后再出血。作者分析的未破裂动脉瘤在血管内治疗后的年破裂风险为 0.2%（支持流程图步骤中 1、2、6、7、9）。

一项研究专门针对破裂与未破裂的基底动脉尖动脉瘤患者，包括单中心 100 例随访超过 7 年的患者。63% 的动脉瘤采用血管内治疗，27% 在首次治疗后最长 6 年时间需再治疗。与该研究的夹闭组相比明显增高（开放性手术夹闭为 2.7%）（支持流程图步骤 1、2）。

基于这些研究，血管内治疗后循环动脉瘤的持久性仍是一个明显的问题，但也必须考虑对某些后循环动脉瘤采用开放式手术，虽然复发风险低，但并发症率相对更高。治疗后有残留的患者要对再治疗方式进行商议，因为可能带来潜在的风险。

认识到何时需再治疗残留动脉瘤非常重要，因为血管内再治疗动脉瘤的并发症发生率低至 1.13%，每次手术的死亡风险或严重并发症率发生为 1.28%。Ringer 等的一组病例中，311 例患者接受 352 次动脉瘤复发的再治疗。

虽然我们的目标总是在第一次就提供最可靠的治疗，但重要的是认识到再治疗的风险比曾破裂动脉瘤发生大的或侧壁复发要小（支持流程图步骤中 1、2、6、7、9）。

与随访曾夹闭过的动脉瘤类似，关于再次开颅夹闭动脉瘤的风险的证据很少。尽管缺乏专门概括残留动脉瘤再次开颅手术风险的数据，但与患者讨论动脉瘤的治疗选择时必须考虑再次手术的风险。

指导后循环动脉瘤复发后观察还是治疗的原则也适用于所有动脉瘤。应考虑患者因素、破裂状态、复发与动脉瘤的解剖学特征等所有因素，为每个患者提供个体化的治疗方案。

专 家 述 评

一般来说，指导后循环动脉瘤复发的再治疗原则遵循所有复发动脉瘤的原则。神经外科医生必须为每个复发动脉瘤采用个体化的方案，因为每个患者的自身特征与动脉瘤特征各异；治疗与不治疗的目标都是获得最好的临床预后。对于动脉瘤复发的处理，多数开放式手术与血管内神经外科医生手中拥有所有治疗决策工具，当正确使用这些工具时，才能真正理解每种治疗方式的复发、风险、获益的自然史。重要的是，不要过分固守于血管内治疗；退一步，根据所有已获得信息作出符合逻辑的选择。同样至关重要的是，不要认为一种治疗方式永远优于另一种。在当前治疗动脉瘤的时期，必须与患者讨论开放性手术与血管内治疗，以及保守观察的选择。应评估患者，并给他们机会与掌握两种治疗方式的神经外科医生或多学科团队讨论治疗决策来减少偏倚。这种方法也有助于保证最终决策是根据患者能获得最好预后而做出的。

Mandy Binning, MD
Drexel Neurosciences Institute,
Philadelphia, PA

主 编 述 评

当弹簧圈栓塞最早开始广泛使用时，某些开放性手术医生关注相当多，认为将会最终出现一大波栓塞过的动脉瘤。尽管与夹闭相比，血管内治疗的完全闭塞率相对较低、复发率相对较高，但多数血管内治疗过的动脉瘤出现残留与复发后仍不容易出血，多数通过血管内手段再治疗的并发症发生率也很低。若血管内再治疗是一种选择，显微外科手术再治疗往往是另一种选择。我用开放性手术技术已治疗了许多后循环复发动脉瘤。虽然在这种情况下治疗很困难，但无论是否搭桥，往往能做到在颈部阻断。剩下的不接受血管内治疗的病例往往是大或巨大的后循环动脉瘤；但这往往存在问题。由于有支架和弹簧圈，开放式显微外科手术比治疗原来的动脉瘤更困难。血流逆转、搭桥、单纯夹闭这些措施全部都可发挥作用。由于持续进展是治疗后的一个已知风险，这类动脉瘤应接受仔细监测。

Robert F. Spetzler, MD
Barrow Neurological Institute, Phoenix, AZ

推荐阅读

[1] Chalouhi N, Jabbour P, Gonzalez LF, et al. Safety and efficacy of endovascular treatment of basilar tip aneurysms by coiling with and without stent assistance: a review of 235 cases. Neurosurgery 2012; 71(4): 785−794

[2] Chalouhi N, Jabbour P, Starke RM, et al. Endovascular treatment of proximal and distal posterior inferior cerebellar artery aneurysms. J Neurosurg 2013; 118(5): 991−999

[3] Edner G, Almqvist H. The Stockholm 20-year follow-up of aneurysmal subarachnoid hemorrhage outcome. Neurosurgery 2007; 60(6): 1017−1023, discussion 1023−1024

[4] Johnston SC, Dowd CF, Higashida RT, Lawton MT, Duckwiler GR, Gress DR; CARAT Investigators. Predictors of rehemorrhage after treatment of ruptured intracranial aneurysms: the Cerebral Aneurysm Rerupture After Treatment (CARAT) study. Stroke 2008; 39(1): 120−125

[5] Molyneux AJ, Birks J, Clarke A, Sneade M, Kerr RS. The durability of endovascular coiling versus neurosurgical clipping of ruptured cerebral aneurysms: 18 year follow-up of the UK cohort of the International Subarachnoid Aneurysm Trial (ISAT). Lancet 2015; 385(9969): 691−697

[6] Naggara ON, White PM, Guilbert F, Roy D, Weill A, Raymond J. Endovascular treatment of intracranial unruptured aneurysms: systematic review and meta-analysis of the literature on safety and efficacy. Radiology 2010; 256(3): 887−897

[7] Ringer AJ, Rodriguez-Mercado R, Veznedaroglu E, et al. Defining the risk of retreatment for aneurysm recurrence or residual after initial treatment by endovascular coiling: a multicenter study. Neurosurgery 2009; 65(2): 311−315

[8] Sekhar LN, Tariq F, Morton RP, et al. Basilar tip aneurysms: a microsurgical and endovascular contemporary series of 100 patients. Neurosurgery 2013; 72(2): 284−298, discussion 298−299

[9] Spetzler RF, McDougall CG, Albuquerque FC, et al. The Barrow Ruptured Aneurysm Trial: 3-year results. J Neurosurg 2013; 119(1): 146−157

[10] Wermer MJ, Greebe P, Algra A, Rinkel GJ. Incidence of recurrent subarachnoid hemorrhage after clipping for ruptured intracranial aneurysms. Stroke 2005; 36 (11): 2394−2399

第 4 篇

动脉瘤——其他
Aneurysms—Other

第49章　霉菌性颅内动脉瘤

Kunal Vakharia, Marshall C. Cress, and Elad I. Levy

　　摘　要：霉菌性动脉瘤占所有颅内动脉瘤的1%～6%，最常形成于化脓性栓子的血管内播散，这些栓子滞留于远端血管并削弱其近端血管的肌层从而形成动脉瘤。大脑中动脉与大脑前动脉的远端最常见，偶尔也见于大脑后动脉远端。症状性患者表现为蛛网膜下腔和（或）脑出血。计算机断层扫描（CT）与CT血管造影是首选影像学评估手段；数字减影血管造影是诊断与评估动脉瘤的金标准。也必须进行心脏与细菌学检查。破裂的霉菌性动脉瘤脆弱而易于再出血，绝对应急诊治疗。所有患者都应接受抗生素或抗真菌治疗。霉菌性动脉瘤选择治疗方式时，患者的年龄、临床状况、动脉瘤的大小与形态，以及有无脑出血与出血量等因素都应予以考虑。显微外科手术夹闭或切除历来是首选治疗；但在恰当的情况下，某些血管内技术如弹簧圈栓塞也是一种可行的替代方案。霉菌性动脉瘤的预后各异，取决于发病时的临床表现、系统性感染的严重程度、动脉瘤的载瘤动脉是否保留、脑出血的量。所有颅内动脉瘤都须进行恰当的临床与影像学随访。

　　关键词：颅内动脉瘤，霉菌性动脉瘤，感染，心内膜炎，脑出血，蛛网膜下腔出血，显微外科手术夹闭

概　述

　　感染性颅内动脉瘤也称霉菌性颅内动脉瘤（MIA）。占所有颅内动脉瘤的1%～6%，在系统性细菌感染后或与之伴发而得以诊断。这类动脉瘤有时与其他系统性真菌或分枝杆菌感染相关。最常见于大脑中动脉（MCA）与大脑前动脉（ACA）的远端分支，多数出现在MCA的远端分支M3与M4，57%～77%发生于MCA。约10%患有亚急性细菌性心内膜炎的患者易于发生颅内动脉瘤。MIA的处理相当具有挑战性，因为治疗这类动脉瘤将给外科医生及其医疗团队带来风险与困难。由于受累的载瘤动脉与动脉瘤瘤壁脆弱，治疗这类动脉瘤比其他类型的动脉瘤更危险。

本章关于治疗决策的主要争议包括：

（1）是否具有治疗指征。

（2）破裂与未破裂MIA的开放式手术与血管内治疗。

（3）表现为脑内血肿的MIA的治疗。

（4）何时考虑高级外科或血管内技术，如搭桥或支架。

是否治疗

　　MIA的自然史还不十分清楚，但普遍认为其破裂风险高、致残率高。与其他颅内动脉瘤一样，破裂风险随着动脉瘤大小、同一动脉瘤之前曾有蛛网膜下腔出血（SAH）、同一患者有新发动脉瘤而增加。未破裂与破裂MIA的死亡率分别高达30%与80%。最近的研究显示，治疗与未治疗患者的叠加死亡率接近40%，任何可能的情况下给予积极治疗并不增加进一步神经功能缺损的严重风险。虽然动脉瘤体积大、易于感染、表现有发热、动脉瘤瘤颈宽、有破裂史或脑出血史等高危因素提示治疗可获益，但何时治疗MIA还没有明确的临床标准。另一个需考虑的实际情况是这类动脉瘤往往累及远端分支，意味着尺寸比（动脉瘤大小/载瘤动脉直径）更大（流程图49.1中①、②、④）。虽然关于MIA的破裂率与大小标准尚无明确的结论，但<6 mm且不容易到位或已闭塞的未破裂动脉瘤往往在对症治疗与抗生素/抗真菌治疗的基础上进行连续影像学随访（流程图49.1中⑤和⑥）。但作者希望弄明白一点，我们强调对任何大小或形态的MIA进行保守观察在本质上都有风险；因此只要可以安全地进行治疗，我们就不主张进行观察。

解剖学因素

　　MIA虽可累及颈内动脉（ICA）海绵窦段与近端大血管，但大多数受累血管位于更远的远端分叉部。MIA易发于下列部位（根据发生率）：MCA远端、

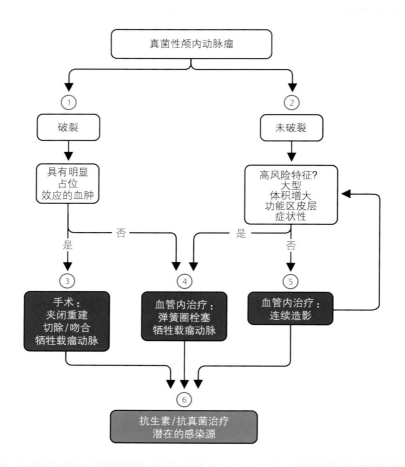

流程图49.1　霉菌性颅内动脉瘤的治疗决策流程。

MCA近端、大脑后动脉（PCA）远端、ACA远端；最常累及的ACA节段是位于扣带回前上部的胼缘或胼周动脉起始部之后的A3与A4分支，最常累及的A4段部位是接近胼周动脉起始部远端。同样，PCA最常受累的是环池与四叠体池远端的P4分叉部。这些远端血管的正常管径在2～4 mm，MCA的近端管径在3～5 mm。

病理生理学/分类

多数MIA患者有菌血症或临床症状明显的伴有瓣膜赘生物的细菌性心内膜炎。这类动脉瘤最常来源于感染性栓子的血管内播散与远端血管定植，最常见的病原微生物是细菌、真菌和寄生虫，而链球菌与葡萄球菌是最常见的病原体。感染及其近端动脉瘤的进展被认为是源自毗邻结构致病病原体的连续播散，如海绵窦血栓性静脉炎或脑膜炎。MIA形成的潜在解剖学病因与近端血管的肌层变薄有关。动物实验已证实，细菌进入血管滋养管并逃逸入Virchow-Robin间隙，最终将在远端血管的外膜引起炎症反应；炎症从这里

向内播散穿越肌层累及内弹力层，导致血管壁薄弱；而动脉血流的搏动压力常导致远端分支快速形成动脉瘤。

目前还没有很好的MIA分类系统，但Kannoth等提出了一套诊断标准，包括感染易感性、血管造影特征显示来源于远端分支、小于45岁、临床表现有发热、明确的细菌性心内膜炎。他们的结论是，具备这些标准就增加了影像学检查中发现MIA血管异常的可能性，而不是新的非感染性颅内动脉瘤。

诊断检查

临床评估

MIA最常见的临床表现是伴或不伴脑出血的SAH。大的脑出血易于发生由血肿、癫痫发作、梗死、局部灰质破坏引起的局部占位症状。

影像学

建议首先进行计算机断层扫描血管造影（CTA）评估出血、可能形成血栓或部分形成血栓的血管畸形。数字减影血管造影（DSA）是诊断的金标准，三

维重建的动脉瘤为选择最好的治疗提供了最丰富的信息。

鉴别诊断

这类病变的鉴别诊断最好基于患者的全身表现。需鉴别的疾病包括经典的动脉瘤、假性动脉瘤〔通常与夹层和（或）创伤史有关〕、MIA。

治　疗

治疗选择以及脑内血肿的影响

随着血管内技术与治疗方式的发展，需治疗的大多数MIA可采用血管内手段。尽管一般原则仍是应处理所有的破裂MIA，但治疗方法与难易程度取决于动脉瘤的形态与部位。由于血管壁脆弱，更近端的动脉瘤有时需牺牲血管（血管内或开放式手术）或手术搭桥。更远端的血管根据是否供应功能区皮质，有时可单纯夹闭或牺牲远端血管。

表现为症状性脑内血肿的霉菌性动脉瘤应急诊治疗。一种选择是急诊开颅清除血凝块、显露远端血管、夹闭重建或闭塞近端来治疗动脉瘤。若患者有MIA引起的症状性出血但神经功能状况可耐受先行血管内治疗，优先选择血管内治疗也是合理的；这能在显露前控制破裂动脉瘤，降低术中出血的风险。

当考虑手术搭桥或牺牲血管时，同时建立血管内路径有时有利于应对显露时发生术中破裂。根据一些病例报道，部分清除血凝块优于直接寻找与治疗动脉瘤（流程图49.1中①）。应尽快治疗没有大血肿的破裂霉菌性动脉瘤。虽然还没有霉菌性动脉瘤再破裂率自然史的报道，但普遍认为在发病后第1个24小时～2周内再出血率最高，常需尽早进行治疗。

保守治疗

对于＜6 mm的未破裂霉菌性动脉瘤，针对感染源的抗生素/抗真菌治疗是经典处理措施（流程图49.1中⑥）。正如之前讨论的，这类疾病的自然史不良，因此我们发现，这是这类疾病初始治疗的最佳选择。

细菌或致病微生物仅见于不足50%的病例；这种情况下，建议患者接受4周的静脉内广谱抗生素/抗真菌药物覆盖。致病微生物无法确定时，感染性疾病专家的会诊意见至关重要。停药或改药时，应通过连续检查来监测动脉瘤是否有进展或消退。若动脉瘤稳定或缩小，单纯进行连续抗生素/抗真菌治疗是合理的。但动脉瘤增大时，无论药物治疗合适与否，都应采取更积极的治疗措施。

脑血管外科治疗——手术细节

对于合并脑出血的破裂MIA，半颅骨切除或大骨瓣开颅显露动脉瘤周围的近端血管与血凝块已足够。考虑到MIA的病理生理学，这类动脉瘤更像假性动脉瘤而不是囊性动脉瘤。由于瘤壁脆弱，显微外科手术治疗很困难，往往无法单纯夹闭。显露载瘤动脉以备临时阻断或孤立是显微外科手术治疗这类动脉瘤的关键。开颅伊始就应努力保留颞浅动脉或其他合适的供体血管以备可能用到的搭桥。

多数MIA发生于MCA，翼点开颅就足够了，在全麻下进行；作者更愿意使用术中神经监测。显微镜下解剖侧裂，辨认近端M2与M3段，向近端解剖，辨认与显露MCA的M1段与ICA。位于更近端的MIA可尝试通过载瘤动脉或移植血管进行动脉瘤孤立与搭桥；位于MCA中间分支的治疗选择是孤立切除动脉瘤联合载瘤动脉端端吻合。这里的移植血管或载瘤动脉末端的活动度良好，可做到无张力吻合。若MIA位于更远端，载瘤动脉管腔太小而不适合搭桥；这种情况下牺牲载瘤动脉是最佳选择（流程图49.1中③）。对于某些ACA动脉瘤，可考虑近端临时阻断下行A2或A3远端侧侧吻合。尽管这些方式都是合理的，与治疗相关的风险仍然很高（甚至对多数熟练的医生而言），但并不是许多患者生理状态所造成的医疗风险。因此，我们建议将MIA的开放性手术仅作为少数不适合行血管内治疗患者的一种选择，而不是作为首选。

血管内治疗——手术细节

动脉瘤的部位与瘤颈形态决定了闭塞MIA的最佳血管内治疗方式。弹簧圈、支架等方法均在文献中有报道用于治疗近端与远端病变。考虑到许多病变常位于远端，载瘤动脉的管径与迂曲度将给血管内治疗带来巨大挑战。在＜2 mm的小血管内充盈球囊与放置支架将增加破裂或夹层以及支架内狭窄的风险。Gross与Puri采用血管内介入治疗MIA；仅24%行弹簧圈栓塞。还有多种其他技术的报道，包括N-丁基-2-氰基丙烯酸酯（NBCA）、Onyx（ev3-Covidien, Irvine, CA）栓塞、支架植入、支架辅助弹簧圈栓塞、充盈可脱性球囊。

清醒镇静下向股动脉导入导引导管，并置入同侧颈部血管，行颈部和脑部的基线血管造影；然后路径图引导将导引导管置入合适的位置。若为未破裂动脉瘤，我们给予足量肝素维持活化凝血时间达250秒；但如果是破裂动脉瘤，我们通常不使用肝素。0.014英寸微导丝引导向病变前进，使用走行更远的微导管造影来更好地了解动脉瘤的血管解剖与形态。一旦微导管进入动脉瘤，也可用同样的方式向瘤腔内填塞可脱性弹簧圈（图49.1）。若需保持载瘤动脉通畅，关键是重复进行血管造影来确认弹簧圈闭塞动脉瘤时没有影响载瘤动脉。必要时可采用支架辅助或球囊辅助弹簧圈栓塞，但我们在所有可能的情况下尽量避免使用支架，因为血管壁太过薄弱（图49.2）；并且在这类动脉瘤好发部位的远端、迂曲血管内充分打开支架是非常困难的。但支架也可对那些支架辅助弹簧圈栓塞或单纯弹簧圈栓塞治疗困难的小动脉瘤实现血流导向作用（流程图49.1中④）。

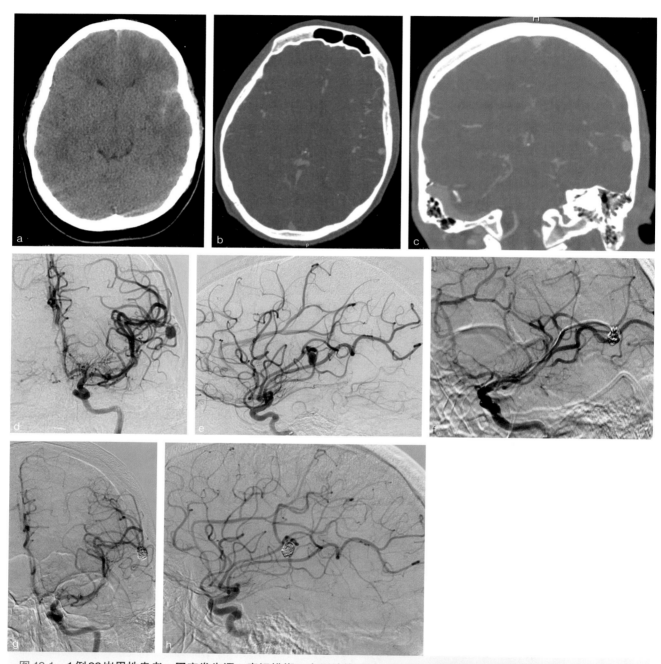

图49.1　1例22岁男性患者，因突发失语、意识模糊、右侧肢体活动不便到急诊就诊。4岁时因主动脉狭窄、免疫复合物介导性肾小球肾炎和全血细胞减少而进行包括主动脉瓣修补在内的心脏手术史。出现症状前2天被诊断为心内膜炎而接受广谱抗生素治疗。14岁时有轻微头部创伤史导致左侧侧裂SAH（a，CT扫描），但多次血管造影与无创性影像学检查都为阴性。本次头部CT扫描没有出血，但CTA显示左侧M4皮质段的7mm未破裂动脉瘤（b，轴位CTA；c，冠状位CTA）。DSA也显示左侧M4皮质段动脉瘤（d，DSA前后位；e，DSA侧位）。微导丝到位后采用弹簧圈栓塞动脉瘤（f，DSA下弹簧圈栓塞）。栓塞后造影显示没有残留（g，栓塞后DSA前后位；h，栓塞后DSA侧位）。

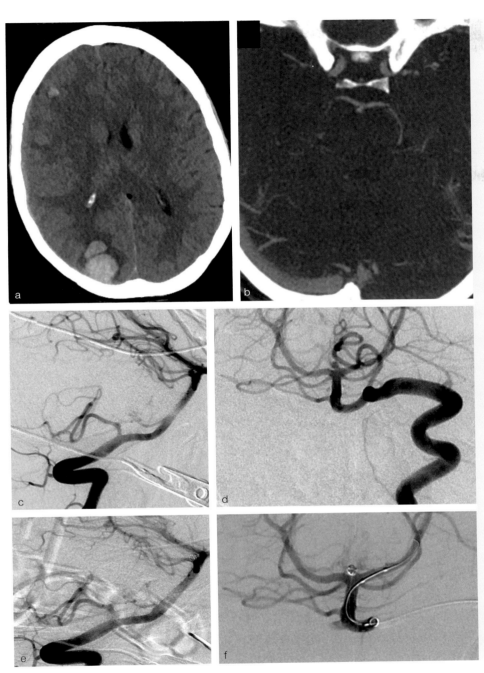

图49.2　1例32岁女性患者，因新发严重的突发性头痛到急诊就诊。有静脉药物滥用史，2个月前因感染性心内膜炎行二尖瓣与主动脉瓣修补。CT扫描显示脑实质内出血（a，轴位CT扫描）。鉴于其病史，应关注感染性栓塞性卒中的出血转化或潜在的霉菌性动脉瘤。CTA显示一个小的基底动脉顶端动脉瘤（b，轴位CTA）。血管造影显示一个发自基底动脉尖与左侧大脑后动脉交界处的2 mm的动脉瘤（c，DSA侧位；d，DSA前后位）。采用单纯弹簧圈栓塞（e，栓塞后DSA侧位）。置入球囊导管（HyperForm 3×10；ev3/Dovidien）跨越动脉瘤颈部。弹簧圈突出时可用球囊重建瘤颈，或在破裂时阻断瘤颈（f，球囊导管到位时的DSA）。但动脉瘤采用弹簧圈单纯栓塞，没有用到球囊重塑或阻断。

栓塞牺牲血管是治疗MIA的常用与有用技术，特别是动脉瘤位于更远端的分支血管。通常选择性插管到细小的M3或远端分支供应的感染性动脉瘤颈部数毫米内，注射少量Onyx或NBCA来闭塞载瘤动脉与动脉瘤（图49.3）。如果计划牺牲的血管直径 > 2 mm或流量较大，则栓塞剂无法快速聚合，可能逸入不希望到达的区域，如静脉内。这种情况下可在计划牺牲的血管内解脱一个弹簧圈，然后将弹簧圈作为一个缓冲来注射栓塞剂。

并发症防治

治疗任何MIA（破裂或未破裂）都有风险，包括但不限于卒中、动脉瘤破裂、再通或栓塞不全导致的动脉瘤进展。总体来说，由于众所周知的MIA瘤壁的病理生理学与脆弱性，手术夹闭存在明显风险，包括术中破裂。虽可阻断载瘤动脉近端来规避这类风险，但这种策略可导致远端卒中。

尽管最大的风险都是牺牲载瘤动脉导致的神经功

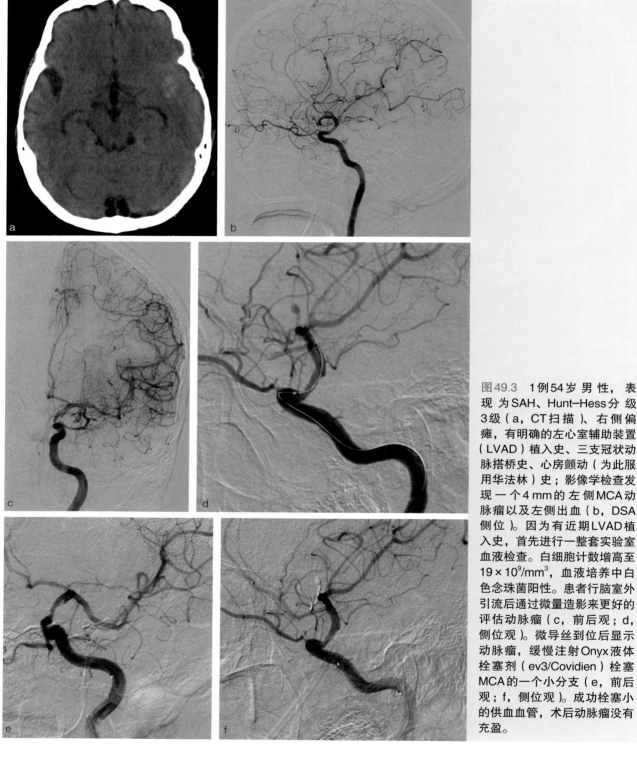

图49.3 1例54岁男性，表现为SAH、Hunt-Hess分级3级（a，CT扫描）、右侧偏瘫，有明确的左心室辅助装置（LVAD）植入史、三支冠状动脉搭桥史、心房颤动（为此服用华法林）史；影像学检查发现一个4mm的左侧MCA动脉瘤以及左侧出血（b，DSA侧位）。因为有近期LVAD植入史，首先进行一整套实验室血液检查。白细胞计数增高至19×10⁹/mm³，血液培养中白色念珠菌阳性。患者行脑室外引流后通过微量造影来更好的评估动脉瘤（c，前后观；d，侧位观）。微导丝到位后显示动脉瘤，缓慢注射Onyx液体栓塞剂（ev3/Covidien）栓塞MCA的一个小分支（e，前后观；f，侧位观）。成功栓塞小的供血血管，术后动脉瘤没有充盈。

能障碍，但已证实血管内治疗比外科方式更有效、副作用更少。因血管内介入期间需保持远端血管通畅，治疗ICA海绵窦段与后循环动脉瘤发生卒中或动脉瘤治疗不全后进展的风险更高。支架辅助弹簧圈栓塞与单纯弹簧圈栓塞被证实仅对更大管腔的A2与M2动脉

瘤有效。这种治疗方式的一个不确定因素是在感染情况下植入人工装置。但目前还没有进行支架植入治疗与感染管理的长期研究。

预后
关于MIA长期治疗预后的文献有限，因此需谨

慎理解病例报道与小样本研究所得出的"即刻效果良好"的结论。显微外科手术夹闭的技术成功率因不同患者而异。虽然这些患者更可能有更好的结果，但必须记住可能存在选择性偏倚。根据2013年发表的一篇综述，血管内技术治疗MIA的技术成功率是96%（支持流程图步骤中4）。

单纯弹簧圈填塞闭塞MIA的成功率低于其他治疗方式，这可能是由于弹簧圈栓塞时只关注保留载瘤动脉，也就是说仍有动脉瘤再通的机会。治疗MIA的动脉瘤闭塞率接近88%；弹簧圈栓塞的永久性并发症发生率接近9%～10%，包括弹簧圈脱出、卒中、动脉瘤破裂。NBCA和（或）Onyx栓塞牺牲载瘤动脉具有更高的闭塞率，一些研究中高达100%。治疗4～7例患者的小样本研究中没有报道牺牲血管的并发症，在任何文献综述中也没有记录并发症。选择栓塞治疗的动脉瘤往往是远端病变，必要时可耐受牺牲载瘤动脉（支持流程图步骤中4）。一些小样本研究中报道了不使用弹簧圈而仅靠支架发挥血流导向作用。2013年的一项研究包含4例患者，闭塞率100%，没有并发症，没有支架植入后感染征象。2010年另一项研究的闭塞率接近100%，50%（6例中的3例）的动脉瘤在治疗后6个月随访时有残留。

稳定性与复发率

研究显示，血管内治疗患者的短期随访预后良好；但缺乏着眼于长期随访的研究以及不同治疗方式比较的研究。文献显示，更近端病变的复发率稍高。多个病例报道中记录了这类动脉瘤的进展率以及与这些进展病变破裂相关的并发症发生率都增高。术中完全闭塞的外科手术病例，特别是远端血管的闭塞持久性似乎不错；但对任何研究结果的理解都应认识到许多患者的随访并不一致。

临床与影像学随访

由于MIA在合适的药物治疗后仍会进展，因此所有患者都应接受临床与影像学随访。MIA的影像学随访还没有标准，但应包括CTA、磁共振血管造影或DSA。保守治疗的患者在抗生素治疗期间应在4～6周内进行短期随访，观察动脉瘤是否进展与消退；出于症状与形态学考虑，甚至更适合进行更密集的随访。对于接受显微外科手术或血管内牺牲血管的患者，在术后即刻的短时间内就应进行连续随访。若动脉瘤完全闭塞，6个月随访然后1年随访是合适的。对于需支架植入或手术搭桥的动脉瘤，也推荐相同的时间间隔进行常规随访。所有接受支架植入的患者应坚持双联抗血小板药物治疗至少6个月，然后阿司匹林服用终身。

儿科人群中的注意事项

总体来说，霉菌性动脉瘤的处理是一个讨论的热点。而患有这类疾病的儿科患者的治疗选择明显不同。尽管为这些柔弱的患者谨慎地考虑治疗方案非常重要，但更重要的是，如果一个特定的病变需根据其风险状况进行干预，这并不会导致治疗医师停止合理的治疗。正如成人患者，文献中儿童霉菌性动脉瘤的病例在接收初始的抗生素与观察治疗后仍然发生破裂。这说明这类动脉瘤通常都很危险，并不能仅仅因为患者是未成年人就选择抗生素和观察，而不考虑所有合理的治疗方案。

儿科患者的治疗原则与方法基本类同。血管内治疗的具体技术选择与年龄有关。对于更小的患者，血管造影医生会谨慎地缩小他们使用的装置，这在选择导管（特别是诊断导管与导引导管）与动脉鞘时特别重要；也可能不放置血管鞘，直接用导丝导入导管。治疗医生应记住，儿童特别容易发生血管痉挛，这意味着在颈部血管与进入远端时保持警惕避免痉挛相关性并发症至关重要。对于特别小的患者，血管使用超声影像来获得动脉通路能帮助避免丧失导入血管的机会，因为拙劣的操作可导致严重的血管痉挛，从而造成插管失败。

总之，小儿霉菌性动脉瘤患者应与成人的治疗方式一样。如果可接受治疗动脉瘤的风险（牢记与儿童血管病理学治疗相关的具体技术方面），就应该考虑进行确切的治疗，而不是仅仅因为患者是一个儿童就进行不恰当的尝试，从而导致其面临破裂风险。

主编述评

霉菌性动脉瘤仍是高风险的病变，往往需紧急治疗与严密监护。这些病变可能发生在血流全身感染的患者中，通常使患者病情严重。因此，我们倾向于进行血管内闭塞来治疗这些动脉瘤。Wada试验后可安全、有效地进行血管内修复或牺牲血管，持久性良好；并且当患者处于清醒状态时，治疗霉菌性动脉瘤的能力往往会将治疗时间缩短至1小时以下。血管内治疗的治疗时间短、不用全身麻醉，与手术显露相比增加了可行性，特别是对于全身性疾病的患者。

开放式手术治疗霉菌性动脉瘤的复杂性包括血管组织脆弱、在远端血管寻找动脉瘤困难（往往需要影像导航）。外科医生并不经常治疗

MCA远端分叉与ACA远端分支的动脉瘤，但霉菌性动脉瘤却往往好发于此。此外，也可在多个分支上发生多个动脉瘤。因此，血管内修复或牺牲血管治疗霉菌性动脉瘤仍是主要的方式，开放式手术仅用于引起占位性血肿（神经功能检查结果下降）的破裂动脉瘤。应注意的是，使用复合手术室使我们能更安全、有效地治疗具有占位效应的动脉瘤，可同时弹簧圈栓塞病变并清除血肿。

Elad I. Levy, MD, MBA
University at Buffalo, Buffalo, NY

霉菌性动脉瘤特别复杂，可多发，常位于远端。应外科手术隔绝动脉瘤或联合搭桥；未接受直接治疗的动脉瘤发生进展、再出血、复发或扩大风险很高。使用恰当的抗生素进行药物治疗必不可少。对于未破裂动脉瘤，使用抗生素与密切观察是合理的。对于破裂动脉瘤，我宁愿用非常积极的外科技术来处理这类病变，包括孤立联合搭桥，并假设任何破裂的动脉瘤，甚至任何大型或生长动脉瘤的自然史都面临足够高的风险。在感染情况下手术导致一些外科医生退缩，但不手术的风险则会更大。

Peter Nakaji, MD
Barrow Neurological Institute, Phoenix, AZ

推荐阅读

[1] Dhomne S, Rao C, Shrivastava M, Sidhartha W, Limaye U. Endovascular management of ruptured cerebral mycotic aneurysms. Br J Neurosurg 2008; 22(1): 46−52

[2] Ding D, Raper DM, Carswell AJ, Liu KC. Endovascular stenting for treatment of mycotic intracranial aneurysms. J Clin Neurosci 2014; 21(7): 1163−1168

[3] Ducruet AF, Hickman ZL, Zacharia BE, et al. Intracranial infectious aneurysms: a comprehensive review. Neurosurg Rev 2010; 33(1): 37−46

[4] Esenkaya A, Duzgun F, Cinar C, et al. Endovascular treatment of intracranial infectious aneurysms. Neuroradiology 2016; 58(3): 277−284

[5] Gross BA, Puri AS. Endovascular treatment of infectious intracranial aneurysms. Neurosurg Rev 2013; 36(1): 11−19, discussion 19

[6] Hara Y, Hosoda K, Wada T, Kimura H, Kohmura E. Endovascular treatment for a unusually large mycotic aneurysm manifesting as intracerebral hemorrhage — case report. Neurol Med Chir (Tokyo) 2006; 46(11): 544−547

[7] John S, Walsh KM, Hui FK, Sundararajan S, Silverman S, Bain M. Dynamic angiographic nature of cerebral mycotic aneurysms in patients with infective endocarditis. Stroke 2016; 47(1): e8−e10

[8] Kannoth S, Iyer R, Thomas SV, et al. Intracranial infectious aneurysm: presentation, management and outcome. J Neurol Sci 2007; 256(1−2): 3−9

[9] Kojima Y, Saito A, Kim I. The role of serial angiography in the management of bacterial and fungal intracranial aneurysms — report of two cases and review of the literature. Neurol Med Chir (Tokyo) 1989; 29(3): 202−216

[10] Nakahara I, Taha MM, Higashi T, et al. Different modalities of treatment of intracranial mycotic aneurysms: report of 4 cases. Surg Neurol 2006; 66(4): 405−409, discussion 409−410

[11] Sugg RM, Weir R, Vollmer DG, Cacayorin ED. Cerebral mycotic aneurysms treated with a neuroform stent: technical case report. Neurosurgery 2006; 58(2): E381, discussion E381

[12] Tremmel M, Dhar S, Levy EI, Mocco J, Meng H. Influence of intracranial aneurysm-to-parent vessel size ratio on hemodynamics and implication for rupture: results from a virtual experimental study. Neurosurgery 2009; 64(4): 622−630, discussion 630−631

第50章　血泡样动脉瘤

Marcus D. Mazur, Phil Taussky, and Min S. Park

摘　要：血泡样动脉瘤是一种罕见的颈内动脉动脉瘤。与大多数脑动脉瘤不同，其缺乏三层血管壁，是真正的假性动脉瘤，发生于颈内动脉的非分叉部位。由于具有壁薄的特点，治疗往往充满危险，显微外科手术中尝试夹闭的破裂率更高；还可采用夹闭包裹与载瘤动脉闭塞联合搭桥的方法。由于血泡样动脉瘤瘤壁脆弱，采用或不采用支架辅助的弹簧圈栓塞也有更高的并发症风险。最近，血流导向装置被认为是一种不同的血管内治疗手段，但在动脉瘤延迟闭塞之前仍有出血风险。通过多学科脑血管治疗团队仔细选择治疗方式对保证这一类治疗上非常困难的患者取得最好的预后十分必要。

关键词：血泡样动脉瘤，脑动脉瘤，显微外科夹闭，夹闭包裹，搭桥，弹簧圈栓塞，血流导向装置

概　述

血泡样动脉瘤（BBA）是位于颈内动脉（ICA）非分叉部位的一类小而宽颈、薄壁的病变，没有明确的瘤颈，也称为血泡或背侧变异性动脉瘤。BBA相当危险，可迅速长大并频繁再出血。其患病率低，仅占颅内动脉瘤的0.3% ~ 1%、ICA动脉瘤的0.9% ~ 6.5%，但比囊性动脉瘤的致死率和致残率高得多。比较自然史数据后显示，小动脉瘤的破裂概率小，但多数BBA病例在蛛网膜下腔出血（SAH）后才得以诊断，受累患者比破裂囊性动脉瘤患者更年轻。

本章关于治疗决策的主要争议包括：

（1）是否有指征治疗。

（2）破裂与未破裂BBA的开放式手术与血管内治疗。

（3）干预时机。

（4）血流导向装置在破裂BBA中的作用。

是否治疗

BBA常引起SAH。若没有完全治愈，快速生长率与再出血率均很高。建议采用开放式手术或血管内技术尽快闭塞动脉瘤（流程图50.1中①和②）。但不同技术的干预时机仍有争议。若计划使用血流导向装置，在患者需另外的侵入性操作（如脑室腹腔分流）时，应考虑服用双联抗血小板药物会增加的出血性并发症；而延迟治疗会使患者面临动脉瘤再破裂的风险（流程图50.1中④）。

在血管痉挛和（或）缺血的情况下进行血流量调节治疗（如孤立与搭桥），将对脑血流动力学造成潜在危害。在SAH急性期，患者受血压快速波动、颅内压增高、血管反应性、灌注不足的影响。若患者有血管痉挛的症状，有些神经外科医生更倾向于采用搭桥这一替代策略（流程图50.1中④~⑦）。

解剖学因素

BBA最常发生于ICA床突上段的背侧壁，也称为ICA的上壁或前内侧壁，与常见的囊性动脉瘤相比具有不同的独特特征。虽然大多数囊性动脉瘤发生于载瘤动脉与分支血管所形成的夹角处，但BBA往往直接发生于远离动脉分支的载瘤动脉壁。为什么容易长在ICA背侧壁，目前尚不清楚。其他血管上（如大脑前动脉、大脑中动脉、基底动脉）也有发生BBA的报道，但尚不明确是否为同一种疾病。

病理生理学

BBA是小而脆弱的薄壁宽颈动脉瘤，没有明确瘤颈，缺乏内弹力层与中层。组织学上类似假性动脉瘤，仅有薄层外膜、纤维组织以及支撑瘤壁的纤维蛋白/血小板栓子。发病机理仍有争议，局部动脉夹层、动脉粥样硬化溃疡、血流动力学应力、炎症都被认为是致病因素。病变累及主干血管的重要部分，导致高致死率与致残率。BBA偶尔在影像学上表现为囊性病变，这可能是邻近壁的血凝块收缩所致；而囊性外观

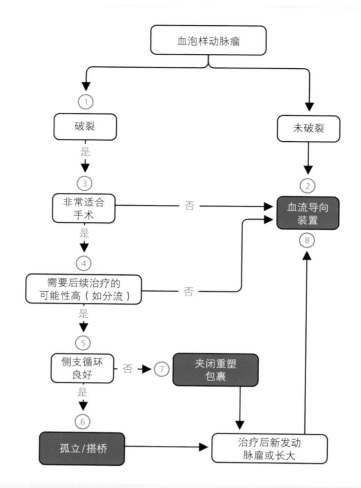

流程图 50.1　血泡样动脉瘤的治疗决策流程图。

具有误导性，因为BBA缺乏正常的动脉壁结构。

诊断检查

临床评估

BBA最常见的表现是SAH。患者可表现为精神状态改变、头痛、脑神经麻痹、癫痫发作、高血压、神经功能缺损。伴发的神经源性心肌病、肺水肿或脑积水将影响治疗决策。

影像学

BBA由于体积小，往往在计算机断层扫描或插管血管造影上看不到。许多情况下需要细致的技术和高度的怀疑态度。高分辨率磁共振血管壁成像可检测血管背面的壁间血肿，对某些病例很有用。若首次血管造影没有发现BBA，回顾影像资料可能会发现一个可疑的隆起；需多角度血管造影来准确显示病变。BBA在短期影像学随访中常表现出快速长大的特征。

必须确认受累半球的侧支血流，以便在治疗或

紧急牺牲载瘤动脉应对难以控制的出血时可以妥善处理。若计划搭桥、孤立动脉瘤或牺牲ICA，脑血管造影时行Matas和（或）Allcock试验有助于了解分别从前交通动脉与后交通（PCOM）动脉来的代偿性血流程度；此外还可进行血管内球囊闭塞试验（BTO）。但对于高级别SAH，因为患者意识水平下降和（或）神经功能缺失，BTO结果并不可信。特别需要注意的是，BTO结果不能预示患者对血管痉挛的耐受程度。

鉴别诊断

BBA可被误诊为眼段、前床突或PCOM动脉的囊性动脉瘤。若SAH没有明显的出血来源，需细致地进行血管造影来寻找BBA。由于其易于快速长大和再出血，需多个时间段的多次血管造影来发现BBA。

治　疗

治疗选择

BBA的最佳治疗方案仍不确定。由于动脉瘤瘤

壁脆弱、体积小、瘤颈不清，无论开放式手术还是血管内技术都极具挑战性，术中和术后破裂的风险都很高，致残率和致死率也很高。直接手术夹闭与单纯弹簧圈填塞的过程充满风险；虽然已报道了许多替代的开放式手术与血管内治疗策略，但指导治疗决策的证据仍不明确。有脑内血肿者可能适合于开放式手术治疗，因为使用血流导向装置的血管内治疗需给予双联抗血小板药物，将增加短期内开颅的风险。

脑血管外科治疗——手术细节

已报道的治疗BBA的开放式手术技术包括直接夹闭、平行载瘤动脉夹闭、夹闭重塑载瘤动脉、夹闭包裹、孤立联合搭桥、牺牲载瘤动脉（流程图50.1中③）。

直接夹闭BBA的瘤颈有风险，因为血管壁脆弱，容易破裂或撕裂。有报道采用平行于正常ICA壁夹闭来隔绝BBA。瘤夹以平行方式跨越病变节段直达正常的颈内动脉壁，将人为缩窄载瘤动脉。平行夹闭的主要问题是，如果瘤夹并未夹到载瘤动脉壁，动脉瘤可能从载瘤动脉上撕裂。此外，这种方式将导致狭窄；若ICA缩窄过于严重，血流受限将引起卒中。对处于血管痉挛风险的SAH患者尤其应避免限制血流。

有报道使用瘤夹或夹闭包裹材料来重建载瘤动脉。BBA可用薄层纱布或Gore-Tex带包裹，然后用瘤夹加固（图50.1）。可将一部分正常血管包入包裹

材料，然后用瘤夹安全地加固，这样仅造成轻度周径狭窄。但瘤夹重建载瘤动脉往往不能有效地完全闭塞动脉瘤，不能防止远期再出血事件和（或）BBA生长；也会损伤穿支动脉和小分支血管。可在包裹材料上制作狭缝来留出分支血管的位置。有些外科医生认为夹闭包裹是蛛网膜下腔出血急性期的一种临时措施，而不是一种最终治疗；当患者并发症风险降低后，进行延期血管内治疗。但其他人则认为夹闭包裹是一种确切的治疗方式（流程图50.1中③、⑤、⑦、⑧）。

考虑到这些技术的稳定性不确切，有人建议将动脉瘤孤立联合搭桥作为处理无法夹闭的动脉瘤的一种确切治疗手段。报道显示，牺牲ICA而不重建血流的患者预后不良。搭桥技术包括颞浅动脉-大脑中动脉（STA-MCA）吻合或使用桡动脉从颈外动脉到大脑中动脉的高流量搭桥技术；后者比前者的脑灌注改善更好，更适合于有血管痉挛风险的患者（流程图50.1中⑥）。

搭桥手术在技术上具有挑战性，通常在急性期进行。如果在缺血后进行，可能导致高灌注和出血等不良后果。但也有些患者甚至无法耐受高流量搭桥时的ICA临时阻断。

血管内治疗——手术细节

血流导向装置

血流导向装置治疗难治性动脉瘤（包括BBA）

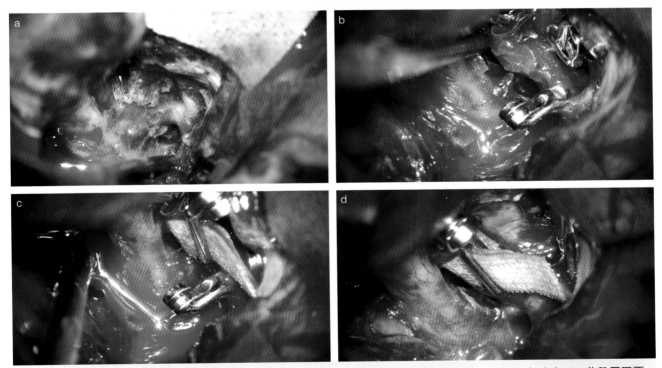

图50.1　a. 显示ICA背侧面的一个BBA。b. ICA近端、远端、后交通动脉放置临时瘤夹。c. BBA与病变ICA节段周围覆盖薄层纱布。d. 撤除临时瘤夹。永久夹加固ICA周围的纱布。

越来越普遍。低孔率血流导向支架（FDS）引导血流穿过载瘤动脉并离开动脉瘤（图50.2）。支架网丝间的空隙允许血流根据需要流入覆盖的分支血管。由于缺乏血流，当新生内膜生长覆盖病变动脉节段时，BBA在理论上将完全闭塞。通过对血管壁的机械支撑、促使载瘤动脉病变节段愈合，这种新生内膜生长有助于重塑血管。一些临床试验验证了FDS治疗囊性动脉瘤的安全性和有效性，并有越来越多的证据支持使用FDS治疗BBA（流程图50.1中②和⑧）。

与手术夹闭或血管内弹簧圈栓塞的即刻效果相反，FDS治疗动脉瘤的血管重塑需要时间；在此期间，患者仍有动脉瘤破裂的风险。使用多个重叠FDS有可能加速动脉瘤闭塞。多个FDS增加了动脉瘤瘤颈的覆盖，减少血液流入与瘤腔内压力，增加造影剂滞留并加快动脉瘤血栓形成。内部支架的直径比外部支架更大，从而提供对动脉壁更好的径向支撑来防止可能的内漏。已报道这种"支架内支架"技术可用于FDS或非FDS；但这种情况下需更多的证据来确定其安全性和有效性。虽然有"支架内支架"植入后即刻

动脉瘤闭塞的报道，但延迟闭塞更常见。重叠支架可降低支架的孔率、减少血液流入动脉瘤，但动脉瘤闭塞仍需数周或数月时间。

血流导向装置的一个缺点是必须给予双联抗血小板药物来防止血栓栓塞性并发症。虽然尚无早期文献支持，但这将潜在增加脑室外引流或脑室腹腔分流后颅内出血的风险（流程图50.1中④）。延迟闭塞还使患者暴露于明显的BBA再破裂引起的致死或致残的风险。

其他血管内技术

其他治疗BBA的血管内技术也同样充满危险。用或不用支架辅助的弹簧圈栓塞的风险也很高；脆弱的动脉瘤壁穿孔的风险增高，可导致灾难性的术中破裂。覆膜支架相对较硬，当应用于颅内循环时同样也有损伤血管壁的风险。BBA近端邻近眼动脉、PCOM动脉和脉络膜前动脉，覆盖分支血管将导致闭塞，因此覆膜支架也不适用。血管内载瘤动脉闭塞在血管痉挛期使患者面临早期或晚期缺血的风险。

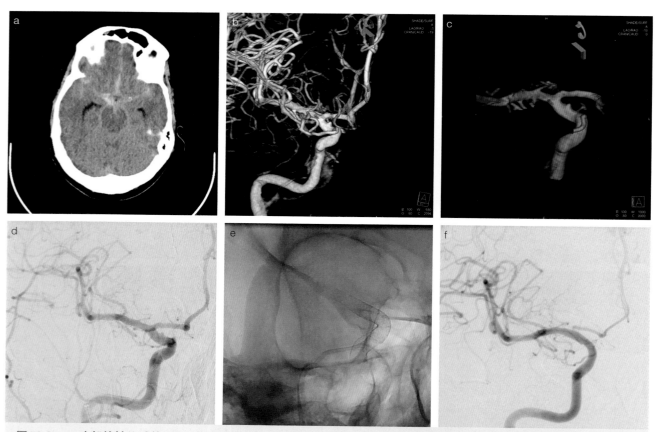

图50.2　a. 头部的轴位计算机断层扫描平扫显示以右侧ICA为中心的蛛网膜下腔出血。b、c. 三维旋转血管造影重建显示ICA背侧面的一个BBA。d、e. 数字减影（d）与蒙片（e）透视显示血流导向支架从右侧大脑中动脉延伸至ICA海绵窦段。f. 血流导向装置植入1年后的血管造影显示BBA闭塞，ICA重塑。

并发症防治

开放性脑血管外科手术

由于术中和术后再破裂风险高，BBA是一类危险的病变；显微外科手术发生意外破裂与被迫牺牲ICA的风险高。文献报道的术中破裂率高达43%；即使预测侧支血流足够，SAH急性期闭塞ICA仍与不良预后相关。为了降低围手术期的出血风险，人们尝试了不同的手术技术。妥善控制近端与远端血管前不要直接操作BBA；显露过程中临时阻断ICA可降低意外破裂风险；在颈部显露颈段颈动脉可提供安全的近端控制。

BBA常发生于床突上段ICA的前内侧壁，指向眶皮质。因此，牵拉额叶将在获得足够显露前撕裂动脉瘤。为了减少牵拉，有些作者推荐在获得近端控制前保证足够的脑松弛，并从远端向近端打开侧裂。在特定的病例中，磨除前床突也非常有用。

若尝试平行夹闭，应使用多普勒超声或术中吲哚菁绿血管造影来明确载瘤动脉缩窄没有影响血流。同样对于夹闭包裹，必须小心避免损伤穿支血管或颈内动脉的血流。载瘤动脉狭窄带来脑血流量急性降低的风险，这在血管痉挛期特别危险。应注意保证瘤夹放置在安全的位置。也有手术后瘤夹滑脱导致血管壁撕裂或撕脱的报告；可在动脉瘤周围放置棉花来加固血管及减少瘤夹滑脱。

当考虑搭桥或孤立动脉瘤时，外科医生必须仔细检查患者的脑血管结构。若有一个粗大的PCOM动脉，闭塞病变近端的ICA允许双向血流通过PCOM动脉；但PCOM动脉发育不良时，ICA的逆向血流将导致PCOM动脉血栓形成。当动脉瘤邻近PCOM动脉，在PCOM动脉与脉络膜前动脉的起源之间孤立，可导致脉络膜前动脉发生逆行性血栓形成。要注意胚胎型PCOM动脉。若PCOM动脉没有明显供应大脑后动脉，患者可耐受夹闭PCOM动脉的起始部，而穿支血管仍可通过后循环供血（流程图50.1中⑤）。需注意的是，无论血管造影上是否出现侧支循环，都不能保证牺牲ICA是安全的。

血管内血流导向装置

已报道使用单个或多个重叠FDS来引导血流。重叠支架增加了网孔密度，从而比单个FDS的血流导向效应更高。但这一技术也潜在增加了闭塞侧壁分支和（或）小穿支血管的风险。

如果意外发现一个未破裂BBA，血流导向装置可能是一个更好的治疗选择；降低了术中/操作过程出血的风险，并且在未破裂情况下使用双联抗血小板药物的并发症发生率更低。

预后

BBA是罕见病变，多数证据推测自病例报道和小病例样本。治疗方式众多也意味着失败率、再出血率、技术性并发症发生率和再治疗率高。一篇文献综述了35篇文章的175例BBA患者，30%在治疗期间出血，11%在治疗后出血，10%有明确的再生长。BBA即刻完全闭塞更容易在开放式手术中实现，而血管内治疗后随访影像中的动脉瘤持续充盈并不少见（支持流程图步骤中3～7）。

旧金山大学研究小组报道了他们对血泡样动脉瘤的治疗经验：总共纳入17例患者进行直接夹闭（12例患者，71%）、孤立联合搭桥（3例）和夹闭加强包裹（1例）。7例患者（41%）发生术中破裂，预后不良率增加一倍（术中破裂57%，无术中破裂30%）。治疗后12例（65%）改善或无变化，10例（59%）预后良好（改良Rankin量表评分1～2分）。他们的结论是，对于大多数血泡样动脉瘤患者，显露后直接夹闭可作为一线治疗技术；临时夹孤立载瘤动脉后沿正常动脉壁放置永久夹叶片可避免术中动脉瘤破裂；孤立/搭桥作为侧支循环不良患者的替代方案（支持流程图步骤中6、7）。

虽然血管内治疗的早期结果往往不满意，但血流导向装置可改善结果，可即刻改变BBA的血流动力学，延迟重塑病变血管节段（流程图50.1中②）；但重塑过程需要时间。在此期间，SAH患者仍有再出血风险。已经报道的二阶段治疗方式，在急性期首先夹闭包裹动脉瘤，当患者出血风险降低且更能耐受双联抗血小板药物治疗时，后期通过血管内方式植入FDS（图50.3；流程图50.1中⑥～⑧）。需进一步研究确定这种策略是否具有长期有效性。

稳定性与复发率

若不治疗，破裂BBA的再出血率非常高。BBA即刻闭塞最容易通过孤立联合搭桥手术实现。夹闭重塑载瘤动脉与夹闭包裹后的BBA复发率相对较高。血管内血流导向装置植入后可使动脉瘤延迟闭塞，但血管完全重塑前仍有再出血风险。需长期研究来确定血流导向装置的稳定性以及是否可接受完全闭塞前的再出血风险。

临床和影像学随访

即使在首次手术或血管内治疗后，仍常常会快速增长与再出血，因此需进行短期影像学随访。目前对最佳随访周期尚无统一意见，我们机构在破裂BBA

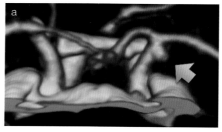 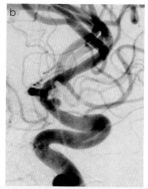 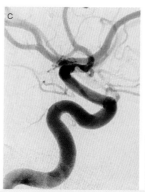 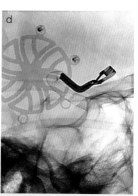

图50.3　a. 计算机断层扫描血管造影的三维重建显示左侧ICA背侧面的一个BBA，采用夹闭包裹治疗。b. 夹闭包裹后6周的血管造影随访显示BBA持续充盈。放置一个FDS。注意ICA末端的管腔狭窄。c、d. 放置FDS后1年，BBA闭塞，ICA末端重塑。ICA的管腔改善。

治疗后一周进行造影随访。手术或血管内治疗后有无BBA残留始终是治疗医生关注的根源，并成为决定采用另一种方式进行再治疗（如再放置一个FDS）的关键。

专 家 述 评

BBA代表了一个特别令人痛苦的动脉瘤亚组，特别是发生破裂后。小病例样本研究显示，血流导向装置是一种治疗破裂BBA的安全、有效的方法。虽然植入血流导向装置后在理论上存在双联抗血小板治疗带来的出血性并发症的风险，但这些担忧在一些已发表的病例系列研究中没有证实。因此作者更愿意将血流导向装置作为BBA的一线治疗。SAH时，通过放置FDS过程中或成功放置后即刻给予糖蛋白Ⅱb/ⅢA抑制剂并后续给予双联抗血小板药物可避免在术前给药。尽管已报道的后续侵入性操作的出血并发症风险很低，但必须始终向患者和（或）其家属告知这些额外的风险。

开放式手术无论是夹闭包裹还是孤立联合搭桥，仅用于那些不适合血流导向装置治疗的患者。若决定进行夹闭包裹，必须始终考虑到发生术中破裂时需要紧急搭桥的可能性。鉴于BBA在ICA上的部位，显露颈段ICA已成为我们的一种必需措施。也须注意在包裹时不要明显缩窄或闭塞ICA。采用多普勒超声或吲哚菁绿或术中血管造影在术中确认血流可减少这种担忧。

当然对于BBA的治疗，无论开放式手术还是血管内技术都充满困难。必须为不同的患者制定最佳的治疗方案使手术安全性最大，并使这一困难疾病的灾难性破裂/再破裂风险最低。

Min S. Park, MD
University of Virginia Health
System, Charlottesville, VA

主 编 述 评

这是神经外科最复杂的动脉瘤问题之一，目前还没有完全令人满意的答案。对于所有单个病例，开放式显露夹闭（很少）、夹闭包裹（常常）、瘤夹孤立联合远端搭桥（偶尔）都可能有效。我们常用棉花覆盖动脉瘤瘤体来减少瘤夹滑脱、Gore-Tex带包裹这些动脉瘤。术中破裂和术后复发或夹层段扩展在血泡样动脉瘤中比其他动脉瘤更常见，需非常密切的随访观察。血管内重建技术极具吸引力，但还远未得到证实。低流量搭桥联合夹闭包裹可能是一个比较好的折中方案；但容易发生颈内动脉狭窄，这在蛛网膜下腔出血和血管痉挛时将是个大问题。管腔异常持续存在的情况下，当有包裹物对抗时，血管内支架植入是有效的。若急性期能避免发生灾难性后果，在我们的经验中很少或没有复发患者。

Peter Nakaji, MD and Robert F. Spetzler, MD
Barrow Neurological Institute, Phoenix, AZ

推荐阅读

[1] Çinar C, Oran İ, Bozkaya H, Ozgiray E. Endovascular treatment of ruptured blister-like aneurysms with special reference to the flow-diverting strategy. Neuroradiology 2013; 55(4): 441-447

[2] Meling TR, Sorteberg A, Bakke SJ, Slettebø H, Hernesniemi J, Sorteberg W. Blood blister-like aneurysms of the internal carotid artery trunk causing subarachnoid hemorrhage: treatment and outcome. J Neurosurg 2008; 108(4): 662-671

[3] Ogawa A, Suzuki M, Ogasawara K. Aneurysms at nonbranching sites in the supraclinoid portion of the internal carotid artery: internal carotid artery trunk aneurysms. Neurosurgery 2000; 47(3): 578-583, discussion 583-586

第51章 小儿颅内动脉瘤

Hosam Al-Jehani, Afnan Samman, and Abdulrahman Sabbagh

摘　要：小儿颅内动脉瘤罕见；与成人不同的是更可能与创伤、血流动力学应力过大、血管性病变、感染、炎症、肿瘤、家族遗传有关。其与成人的临床表现相似，检查方法也包括CT、CT血管造影或MRA、数字减影血管造影；治疗方式包括血管内技术与显微外科技术，但目前前沿的血管内技术如支架辅助弹簧圈栓塞或血流导向装置的疗效尚不明确。小儿动脉瘤往往需要复杂的显微外科技术来取得良好的预后。其复发率、新生率或生长率高于成人，因此需终身随访。

关键词：颅内动脉瘤，小儿，霉菌性，创伤性

概　述

小儿患者人群的颅内动脉瘤（IA）罕见且治疗具有挑战性，占所有IA的0.5%～2%。不应将其认为是发生在小年龄段患者的动脉瘤，而应看作具有不同病理生理学、自然史、治疗方式适合于小儿患者、存活患者需长期随访的一类独立疾病。处理小儿动脉瘤，特别是非常低龄的患者，需神经外科医生、介入神经放射医生、小儿神经重症医生、小儿麻醉医生精心协作，共同在专门的脑血管大中心或专门照料小儿患者的医学中心工作。同样重要的是，在这期间应有具备献身精神的社会工作者与精神服务人员为其父母提供支持。

本章关于治疗决策的主要争议包括：
（1）小儿动脉瘤的出血与再出血风险。
（2）按不同年龄组分层的治疗策略。
（3）是开放式手术还是血管内治疗小儿动脉瘤的技术考量。
（4）小儿动脉瘤的长期随访与筛查策略。

是否治疗

IA治疗的目标是将整个动脉瘤隔绝于血流之外而不牺牲正常血流。破裂动脉瘤应尽快处理，避免再出血。而对于未破裂动脉瘤，饱受批评的未破裂动脉瘤国际研究（ISUIA）所得出的"＜7 mm的动脉瘤无须治疗"的结论并不正确，因此不能以此为依据。低龄儿童的预期寿命长，更应积极治疗（流程图51.1中①～④）。虽然有研究者表示，动脉瘤在2岁以下的女孩中发生率更高（女：男=5：1），但总体文献中的小儿颅内动脉瘤患者更多发生于男性。婴儿动脉瘤极其罕见。据报道，出生1年内即罹患动脉瘤的患者中20%有合并症，如皮肤血管性疾病、常染色体显性多囊肾病（ADPKD）、脑肿瘤等。

解剖学因素

小儿动脉瘤最常见的部位是颈内动脉（ICA），典型者位于ICA分叉部，这种倾向主要见于少年与青春期患者。后循环最常见的部位包括基底动脉中段主干（31%）与基底动脉分叉部（16%）。小儿动脉瘤患者中多发性动脉瘤不常见。出生头2年内更容易发生于椎基底循环；但也容易发生于大脑中动脉（MCA）区域，特别是MCA远端。

病理生理学与分类

在考虑具体的治疗方式前应首先考虑小儿动脉瘤的分类，因为根据动脉瘤类型的不同，治疗的优先顺序也不同，这对治疗决策的影响非常大。

小儿人群中的脑血管意外相对罕见，但死亡率高。与成人不同，这类卒中的半数为出血性，其中约15%与脑动脉瘤相关，仅次于动静脉畸形（AVM）。年轻人的其他出血原因包括海绵状血管畸形、烟雾病、镰状细胞病；后两者直接与动脉瘤相关。

通常认为脑动脉瘤是一种获得性疾病；但这一观点至少已经受到了部分挑战，因为新的证据表明，明显的遗传-环境相互作用将导致成人动脉瘤的形成。根据Aeron等的观点，与已知的引起成人动脉瘤形成的常见危险因素相比，儿童的危险因素可分为8种发病机制，包括特发性、创伤性、血流动力学应力过

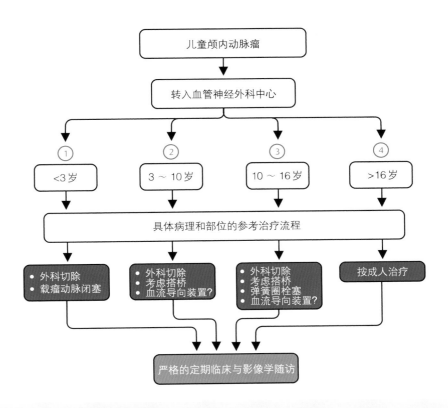

流程图 51.1　小儿颅内动脉瘤的治疗决策流程图。

大、血管性病变、感染性、非感染性炎症、肿瘤性、家族性等。

特发性动脉瘤：特发性 IA 在排除了那些具有创伤、血流动力学应力源、已知的获得性或先天性动脉病变、感染、肿瘤、动脉瘤家族史后得以分类。这是小儿患者中最常见的类型，占 IA 的 45%。而在特发性小儿 IA 中，不同年龄的人群具有不同的表型。小龄儿童发生在 Willis 环远端的更多，呈梭形动脉瘤的比例更高。另一方面，多发性动脉瘤见于约 15% 的少年和青年患者，但在小儿患者不常见。

创伤性动脉瘤：与成人不同，创伤性动脉瘤在儿童 IA 中 > 20%，是小儿患者人群中第二大常见的类型。多见于男性，继发于钝性与锐性创伤；也发生于产伤。多数创伤性 IA 发生于前循环，特别是 ICA 的海绵窦段与胼周动脉，因为这两个部位与尖锐的硬脑膜返折紧邻。发生在更外周者与颅骨骨折当中或周围的血管受累有关。这类动脉瘤的重要性在于约 1/3 为多发性动脉瘤，在伤后最早几周内容易出血。这类病变采用非手术治疗时必须密切观察，因为其可能在最初的稳定期过后发生生长与出血。

血流动力学应力过大引起的动脉瘤：血流动力学应力过大可形成动脉瘤，分为：① 脑动静脉分流或颈动脉闭塞时所见的血流负荷；② 青少年高血压或拟交感神经药物滥用时的压力负荷；③ 主动脉缩窄中所见的振动压力；④ 镰状细胞病中的流变剪切应力。AVM 是其中最常见的，相关性动脉瘤常表现为青少年蛛网膜下腔出血（SAH）。

血管疾病性动脉瘤：血管疾病性动脉瘤是先天性脑动脉瘤样动脉病多种表现的一部分，在其最终的共同通路中有一种血管壁内在缺陷，可促进或促使 IA 形成。这类缺陷被认为具有"容许性特征"，即当其他因素（如吸烟、感染、辐射等）存在时将容许形成动脉瘤。其占小儿 IA 的 10% ～ 20%，在出生后第 1 个十年中表现为卒中或出血；与其他类型的小儿动脉瘤不同，非常好发于女性，多数情况下很大、呈梭形，多数累及近端基底部的大脑动脉，也常位于 Willis 环或其近端，甚至影响受累动脉的硬膜外段。

感染性动脉瘤：感染性或真菌性动脉瘤占小儿人群的约 5%。出生后第 1 年中，10% 的动脉瘤继发于感染，常发生于免疫功能低下的菌血症儿童或先天性心脏畸形合并心内膜炎的儿童。感染性栓子是最常见的致病因素。颅底或鼻旁窦感染也可导致周围感染性动脉瘤。临床表现上，这些感染性 IA 单发或多发，可表现为缺血性卒中或颅内出血。内科抗生素治疗通常是感染性动脉瘤合适的初始治疗方式，特别是未破裂动脉瘤。连续影像学研究与感染标志物随访在监测患者对治疗的反应中具有重要作用。该疾病的另一个问题是免疫缺陷病毒与梭形动脉瘤发展之间的关系。患有严重白癜风或梭形动脉瘤的小儿患者需检测人类免疫缺陷病毒（HIV），特别是在高危人群中，因为可能对治疗和预后有影响，比如在抗反转录病毒治疗时使用双联抗血小板药物。

非感染性炎症性动脉瘤：非感染性炎症性IA在儿童中罕见，可能是炎症性中枢神经系统血管炎（如川崎病）的一部分临床表现。比较重要的类型是那些影响儿童期免疫缺陷综合征的儿童，因为表现为一种弥漫性获得性脑动脉瘤样动脉病。这种动脉病中的动脉瘤常表现为多灶性，呈长节段、累及近端基底部脑动脉的梭形病变。感染HIV的获得性脑动脉瘤样动脉病一般出现在经垂直传播或围产期输血或罹患需频繁输血疾病而感染HIV的8～11岁儿童。

肿瘤性动脉瘤：肿瘤性动脉瘤在小儿患者极其罕见。虽然直觉上应继发于肿瘤细胞的浸润，但也报道了一些其他机制，如金属蛋白酶介导的空蚀以及滋养血管的闭塞。可发生血源性转移（如黏液瘤、绒毛膜癌、肾细胞癌、肺癌）或者邻近软组织浸润（颅底软骨肉瘤、恶性胶质瘤）。常对原发性疾病的治疗有反应，或者至少都能稳定。

诊断检查

临床评估

小儿IA与成人IA不同，男性多见，不典型部位发生率更高（后循环＞30%），巨大动脉瘤更多（20%），多发性动脉瘤更少（＜10%），小儿IA的总体发病率更低。与成人一样，儿童IA可表现为SAH、头痛、直接占位效应、局灶性神经功能缺失、癫痫发作等。约20%儿童的首发症状为与占位效应有关的症状；其他临床表现如癫痫发作和卒中并不常见，发生率＜10%。

影像学

与成人类似，影像学评估从平扫头部计算机断层扫描（CT）和CT血管造影（CTA）开始。由于一些研究的CTA假阴性率＞10%，头部CT后直接行插管血管造影者并不少见。在侧支血流代偿载瘤动脉的病例中需考虑做球囊闭塞试验（BTO）。如果今后选择保守观察或者监测可能需后续治疗的动脉瘤新生或长大时，磁共振成像（MRI）或磁共振血管造影（MRA）是一种有效手段。

辐射剂量：辐射是儿童面临的一个主要问题，应使用"合理抑低"（ALARA）概念。最近的一项仿真研究显示，CTA评估脑血管的有效剂量大约是数字减影血管造影（DSA）的1/5。但在某些情况下，循环本身与球囊闭塞后的动力学需用DSA评估。辐射吸收计量单位（Gray）是累积的，将影响长期并发症。据报道，辐射剂量1 800 cGy后产生脑膜瘤，4 000～5 000 cGy可引起白质脑病。很值得注意的是，这些剂量远低于血管内治疗动脉瘤时的预期剂量；但辐射效应无法确定，特别是在存在SAH、缺血、脑出血（ICH）已引起脑损伤的情况时。降低辐射的措施如恰当防护、尽量减少透视使用、将影像增强器尽可能靠近来防止散射等，将提高患者和治疗团队的总体安全性。

鉴别诊断

儿童SAH的主要鉴别诊断包括非意外伤害、意外伤害、IA破裂、AVM破裂、其他（凝血病、肿瘤、镰状细胞病、药物滥用）。20岁以下的SAH患者中，40%由动脉瘤引起，28%由AVM引起。

非常值得注意的是，31%的硬膜内脊髓AVM可表现为症状性SAH。因此对于表现为非创伤性SAH且脑血管造影阴性的患者，行颈段脊髓MRI来评估是否有脊髓血管畸形是必要的。

治　疗

保守治疗

令人惊讶的是，一大部分保守治疗的儿童期破裂动脉瘤患者事实上具有良好的长期预后。而实际情况是由于小儿SAH的症状性血管痉挛罕见，因为小儿的软脑膜侧支循环发育良好，与Willis环动脉的交叉循环一起可防止成人中SAH后脑血管痉挛导致的灾难性后果。对无法耐受麻醉和治疗过程的极端情况的患者，非手术治疗也是合理的。采取保守措施的最后一个理由是父母不希望采取任何积极的措施，特别是患有其他衰弱性疾病的患者。

脑血管外科治疗——手术细节

小儿患者不是"小的成人"。从手术观点看，术前必须计算容许的失血量，确保配型和交叉配血可用。有些麻醉师可安全地采用血液稀释来减少术中的有效失血。通过严格遵守严谨的组织处理、每步适当的止血、在术野中合理使用电凝和止血剂等手术规范来防止术中失血，将最大限度地做到"无失血手术"。

在术野中接近动脉瘤时，处理动脉瘤前实现近端控制、准备好临时夹备用非常重要。小儿的动脉瘤及其载瘤动脉可能非常脆弱，术中破裂时无法很好地耐受处理手段，在出血控制前将导致明显的失血。因此应进行轻柔、符合解剖学要求的开颅，然后用或不用牵开器进行广泛显露；这对处理这种可怕的状况非常必要。小儿的切口与骨愈合能力巨大，排除了采用最小入路开颅术和锁孔入路的需要。

大多数前循环动脉瘤可通过翼点入路到达。有时将标准的翼点开颅向额下或颞部扩展来创造一个更宽阔的显露，特别是多发性动脉瘤或需明显推移某些血管节段及其穿支来处理异常血管解剖时。这些骨窗扩展有利于减少牵拉脆弱的小儿脑组织。半球间入路用于处理大脑前动脉远端动脉瘤，合适的头位有利于借助重力形成一个初始空间来解剖分离蛛网膜，或者仅需使用单个牵开器。

颅后窝动脉瘤经乙状窦后枕下开颅到达，显露椎动脉及其主要分支的走行，并谨慎操作低位脑神经。打开硬脑膜时必须小心，因为小儿患者的颅后窝硬脑膜通常有一个硬膜湖，将有明显出血。切开硬脑膜前使用连发施夹器与闭塞性连续缝合有助于在手术显露时减少出血。

血管内治疗——手术细节

整个过程最困难的步骤是建立动脉路径，特别是在非常小的患者比如婴儿；过去通过单纯静脉注射造影剂然后延迟获得动脉影像来解决。CTA 和 MRA 的使用淘汰了这种粗糙的检查，筛选出明确需要干预的病例进行 DSA。这些低龄患者的动脉容易痉挛和夹层，所以即使诊断性血管造影也最好采用全身麻醉来避免术中的不自主活动。动脉更表浅、更直，所以容易导入。使用超声引导与微穿刺工具可提高动脉入路的安全性。但实际问题是，标准的 4 French（4F）导管在低龄患者中可闭塞髂动脉或者颅内血管。这种情况下 3.5F 的导管更安全，但无法在治疗过程中使用，因为不能在其中置入合适的微导管来到达动脉瘤。另一个需要关注的问题是术中使用的造影剂的量。作为一般原则，16 岁以下儿童的最大造影剂使用量不超过 2 mL/kg。在造影过程的诊断与介入间必须提前计算造影剂的使用量。为此，常规使用双平面血管造影在同一次造影剂注射可获得两个方向的投影，从而减少造影剂使用量。此外，手工完成大多数注射可使造影剂保持最小使用剂量。需要注意的是，巡回护士应追踪实际注射的剂量以及混入血液或碎片而丢弃的剂量，以确保安全追踪所有造影剂。为了降低血管造影过程中的血栓栓塞性并发症，必须肝素化；血管鞘与导管中的冲洗通路也必须使用肝素化液体（4 000 U/L）。一些作者主张在建立动脉通路后追加一团肝素，但对

于不稳定的病变需特别谨慎；更安全的团注时间点是微导管进入动脉瘤时。任何需植入支架的患者都必须考虑给予双联抗血小板药物；而小儿人群中支架辅助弹簧圈栓塞与血流导向支架的使用也逐渐增多。

标准的动脉瘤血管内治疗是填入各种不同形状、设计、外形的裸铂或涂层弹簧圈。某些宽颈动脉瘤可使用球囊辅助或支架辅助弹簧圈栓塞技术，使弹簧圈安全地留存于动脉瘤腔内，防止其突入或闭塞载瘤动脉。虽然文献中仅有零星报道，但 > 10 岁的小儿梭形动脉瘤患者仍可考虑使用血流导向支架。这种前沿的血管内治疗方式的主要限制因素是输送系统的尺寸，有时可闭塞载瘤动脉而招致血栓或夹层的风险。

预后

Huang 等在文献综述中观察到儿童动脉瘤的治疗呈现出以外科手术为主的趋势。所有病例中的 79% 采用手术夹闭，60% 取得了良好的预后；11% 发生于 ICA 分叉部，42% 位于后循环；7 例为巨大病变（37%），58% 表现为 SAH。

Hetts 等评估了 77 例小儿患者的 103 个 IA。大多数患者表现为头痛、脑神经病变、恶心/呕吐和（或）视觉改变；25 例患者发生 SAH。25 例有 31 个梭形动脉瘤，35 例有 41 个囊性动脉瘤，6 例有 12 个感染性动脉瘤，12 例有 15 个创伤性动脉瘤。59 例接受治疗，18 例保守观察。19 例单纯进行血管内弹簧圈栓塞，1 例进行血管内支架辅助弹簧圈栓塞，11 例进行血管内载瘤动脉闭塞，19 例进行手术夹闭，10 例进行动脉瘤孤立与搭桥。死亡率为 1.3%，并发症发生率包括 8% 的梗死和 4% 的新发癫痫发作；6 例发生新的动脉瘤或未治疗的动脉瘤长大。作者的结论是，儿童时期的 IA 可成功治愈，并发症发生率和死亡率都很低。梭形动脉瘤比囊性动脉瘤往往更需要复杂的显微神经外科和血管内手段。随访期间出现新发动脉瘤的小儿患者仍需进一步观察（支持流程图步骤中 1 ～ 3）。

稳定性

Sanai 等展示了 32 例患者总共 43 个动脉瘤的结果，其中 8 例为多发性动脉瘤，4 例在治疗动脉瘤后形成了另一个新的动脉瘤。多数动脉瘤（72%）位于前循环（ICA 海绵窦段与 MCA）；26 个动脉瘤（61%）为大或巨大型。除 3 例患者采用保守观察外，其余患者均接受治疗。93% 的显微外科手术患者以及 79% 的血管内治疗患者的动脉瘤完全消失；两种方式的功能预后相似，但接受血管内治疗的患者需再次治疗的可能性超过 4 倍（支持流程图步骤中 1 ～ 3）。

Zhang 等最近报道了他们治疗儿童期自发性颅内

夹层动脉瘤（IDA）的经验。总共包括26例平均年龄13.4岁（4～18岁）的患者；7个动脉瘤（22.6%）位于前循环，22个（77.4%）位于后循环；最常见部位是基底动脉。8例患者（30.8%）主要表现为脑缺血，8例（30.8%）为占位效应，5例（19.2%）为SAH，3例（11.5%）为头痛，2例（7.7%）为偶然发现的病变。大（10 mm）或巨大（25 mm）动脉瘤的发生率为65.5%。21例患者（80.8%）接受血管内或手术治疗，5例（19.2%）接受保守治疗。总体上22.8个月（6～60个月）的平均随访期时，25例患者（96.2%）预后良好，1例（3.8%）预后不良。20个IDA采用血管内治疗，14个采用血管内孤立，5个采用支架辅助弹簧圈栓塞，1个采用单纯弹簧圈栓塞；没有发生术中并发症。2例患者（病例10和17）术后有缺血性并发症，但6个月随访时完全恢复。18例患者（90.0%）完成影像学随访；15例（83.3%）闭塞稳定，3例（16.7%）因复发而需再次治疗（支持流程图步骤中1～3）。

临床与影像学随访

小儿患者的IA是一种独特类型，需终身随访已治疗的动脉瘤；必须进行血管造影（DSA、CTA或MRA）来评估破裂动脉瘤已完全闭塞。1年时的无创影像学随访至关重要；长期随访视情况而定，但5～7年是重新评估患者以排除已治疗动脉瘤复发或新生动脉瘤一个非常好的时间段。最近的一系列证据表明，集中于一小段动脉壁上的高壁面切应力（WSS）在动脉瘤的发生中发挥作用；这对监测那些已诊断与治疗的IA的小儿患者是有用的。

主 编 述 评

发生于儿童，特别是低龄儿童的动脉瘤亚组变异很大，从经典的囊性动脉瘤到大型的发育异常性动脉瘤都有。与成人相比，小儿患者发育不良的比例更高，搭桥的必要性也更高。除此之外，他们与成人患者的治疗类似，术后需进行更仔细的监测。

Robert F. Spetzler, MD
Barrow Neurological Institute, Phoenix, AZ

推荐阅读

[1] Aeron G, Abruzzo TA, Jones BV. Clinical and imaging features of intracranial arterial aneurysms in the pediatric population. Radiographics 2012; 32(3): 667−681

[2] Buis DR, van Ouwerkerk WJ, Takahata H, Vandertop WP. Intracranial aneurysms in children under 1 year of age: a systematic review of the literature. Childs Nerv Syst 2006; 22(11): 1395−1409

[3] Getzoff M, Goldstien B. Spontaneous subarachnoid hemorrhage in children. Pediatric Rev 1999; 20(12): 422

[4] Huang J, McGirt MJ, Gailloud P, Tamargo RJ. Intracranial aneurysms in the pediatric population: case series and literature review. Surg Neurol 2005; 63(5): 424−432, discussion 432−433

[5] Jian BJ, Hetts SW, Lawton MT, Gupta N. Pediatric intracranial aneurysms. Neurosurg Clin N Am 2010; 21(3): 491−501

[6] Jordan LC. Assessment and treatment of stroke in children. Curr Treat Options Neurol 2008; 10(6): 399−409

[7] Kallmes DF, Layton K, Marx WF, Tong F. Death by nondiagnosis: why emergent CT angiography should not be done for patients with subarachnoid hemorrhage. AJNR Am J Neuroradiol 2007; 28(10): 1837−1838

[8] Kanaan I, Lasjaunias P, Coates R. The spectrum of intracranial aneurysms in pediatrics. Minim Invasive Neurosurg 1995; 38(1): 1−9

[9] Khurana VG, Meissner I, Sohni YR, et al. The presence of tandem endothelial nitric oxide synthase gene polymorphisms identifying brain aneurysms more prone to rupture. J Neurosurg 2005; 102(3): 526−531

[10] Sanai N, Auguste KI, Lawton MT. Microsurgical management of pediatric intracranial aneurysms. Childs Nerv Syst 2010; 26(10): 1319−1327

[11] van Rooij WJ, Sluzewski M, Slob MJ, Rinkel GJ. Predictive value of angiographic testing for tolerance to therapeutic occlusion of the carotid artery. AJNR Am J Neuroradiol 2005; 26(1): 175−178

[12] Zhang YS, Wang S, Wang Y, et al. Treatment for spontaneous intracranial dissecting aneurysms in childhood: a retrospective study of 26 cases. Front Neurol 2016; 7: 224

第52章 脊髓动脉动脉瘤

Samuel Kalb and Peter Nakaji

摘　要：动静脉畸形（AVM）的发生率为 1/10 000人·年，占15～40岁脑出血（ICH）患者的40%。根据Spetzler-Martin分级系统，Ⅰ级或Ⅱ级是小AVM，不在脑功能区，通过浅表静脉引流，占所有AVM的50%～60%，手术的致残率和致死率低；有症状的患者表现为ICH或癫痫发作。计算机断层扫描（CT）、磁共振成像（MRI）与CT血管造影或MR血管造影是首选的影像学评估手段。数字减影血管造影（DSA）是诊断与分类的金标准。在低级别AVM治疗方式选择时，应考虑诸如患者年龄、临床状况、AVM大小和部位、有无癫痫发作与ICH等因素。显微外科手术切除历来是首选的治疗措施，并且已相当成熟，治愈率最高、风险率最低、防止出血的效果最好。通常没必要进行血管内栓塞。放射外科是深部AVM的一种良好的替代方案。总之，Ⅰ级和Ⅱ级的AVM预后良好。所有AVM都需适当的临床和影像学随访。

关键词：动静脉畸形，低级别动脉瘤，血管内栓塞，脑出血，显微外科切除，脊髓动脉动脉瘤

概　述

脊髓动脉的动脉瘤罕见，不足所有蛛网膜下腔出血（SAH）的1%。自1981年首次报道以来，医学文献中的脊髓动脉瘤不到50例；大多与其他血管性疾病相关，包括AVM、硬脑膜动静脉瘘、主动脉缩窄、双侧椎动脉闭塞、烟雾病等，脊髓前动脉在其中往往作为侧支供血的来源。无明显诱因的脊髓动脉动脉瘤称为孤立性脊髓动脉动脉瘤，也与其他颅内动脉瘤无关。

脊髓动脉动脉瘤患者的平均发病年龄是38岁。大多数动脉瘤很小，直径＜3 mm。孤立性脊髓动脉动脉瘤患者表现为出血的概率高于合并其他血管畸形的患者（流程图52.1中①）。脊髓动脉动脉瘤破裂的具体临床表现取决于出血量和严重性，但突发性疼痛似乎是一种普遍表现。由于这类疾病罕见，诊疗规范并不明确，甚至完全不明。

本章关于治疗决策的主要争议包括：
（1）是否需要治疗。
（2）破裂与未破裂脊髓动脉动脉瘤的开放式手术与血管内治疗。
（3）表现为血肿的动脉瘤患者的处理。
（4）使用哪种具体的手术技术（如血管孤立、夹闭、包裹、重建、栓塞）。

是否治疗

大多数脊髓动脉动脉瘤只在患者出现症状性血肿或SAH后才能诊断。虽然颅内动脉瘤的自然史已非常清楚，但脊髓动脉动脉瘤的自然史和处理规范还很不明确。若为偶然发现的（未破裂与无症状）病变，可通过保守的影像学随访来评估相关血管病变及病变的生长（流程图52.1中②）。而对于症状性病变，建议进行外科手术或血管内治疗（流程图52.1中③）。

脊髓动脉动脉瘤破裂也可表现为SAH和（或）血肿。因此建议早期治疗来避免占位效应或再破裂所导致的灾难性后果。应根据动脉瘤的形态以及远端载瘤动脉有无血流来决定治疗方式（流程图52.1中④）。

解剖学因素

脊髓的血管构筑分为中枢系统和外周系统。中枢系统来源于脊髓前动脉，供应脊髓的前2/3。在外周系统中，脊髓后动脉和软脑膜动脉丛向心性供应脊髓的后1/3。

在上段颈髓，根髓动脉由椎动脉的椎间支以及其下降血管网供血。在下段颈髓，节段动脉发自颈深动脉、肋颈动脉或颈升动脉。在胸段脊髓，根髓动脉起源于锁骨下动脉与主动脉的肋间动脉。腰段区域的动脉从主动脉分布至体壁，并发出根动脉。在骶段区域，骶外侧动脉给节段动脉供血。

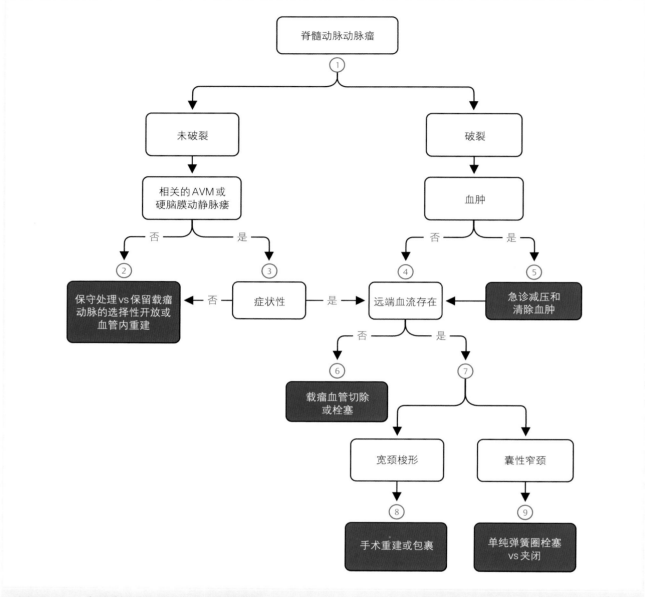

流程图 52.1 脊髓动脉动脉瘤的治疗决策流程图。

在大约半数人群中，根最大动脉（Adamkiewicz 动脉）供应脊髓的 1/4，大多数伴行于 T9 ～ T12 神经根。Adamkiewicz 动脉多见于左侧，汇入脊髓前动脉，分为一支小的升支和一支大的降支。脊髓外侧动脉在延髓水平从小脑后下动脉或硬脑膜内椎动脉发出，然后在脊神经后根的前方转向下外侧走行，供应脊髓副神经与脊髓的后面、外侧面。

病理生理学

与颅脑血管性疾病一样，脊髓动脉动脉瘤与脊髓 AVM 的共存现象与血流动力学因素、动脉壁的先天性缺陷，或这些因素间的某些相互作用有关。脊髓动脉动脉瘤通常位于 AVM 的供血动脉上，在 AVM 治疗后可消退。脊髓动脉动脉瘤沿动脉的走行发生，但很少出现在分叉部。与颅内动脉相比，脊髓动脉的管径小得多，受动脉粥样硬化的影响更小。此外，大多数脊髓动脉动脉瘤呈梭形夹层样扩张，缺乏可供手术处理的瘤颈。大多数病例的动脉瘤位于脊髓前动脉，但也可发生于脊髓后动脉、脊髓外侧动脉以及诸如 Adamkiewicz 动脉的节段动脉。

诊断检查

临床评估

脊髓动脉动脉瘤患者可表现为脊髓或颅内 SAH、

脊髓出血、占位效应、载瘤动脉血栓形成等。虽然脊髓动脉动脉瘤破裂后，患者的疼痛可出现于任何阶段，但具体临床表现取决于出血量和严重性。颈段区域的动脉瘤易于出现四肢瘫痪，而胸段脊髓可表现为急性截瘫和神经根病。在这两种情况下，一旦涉及脊髓前动脉，都会首先影响前柱中的运动纤维。

影像学

脊髓SAH常用MRI的T1加权序列和液体衰减反转恢复（FLAIR）加权序列来诊断（图52.1）。一个硬膜内边界清晰的病变，周围环绕低强度信号，可能表明动脉瘤壁有含铁血黄素沉积，这在T2加权的MR影像上最清楚。超选择性脊髓动脉造影（图52.2）是检测脊髓动脉动脉瘤的最佳诊断方式，可精确定位动脉瘤、确定其形态以及判断其载瘤动脉的血流。

鉴别诊断

脊髓动脉动脉瘤的罕见性决定了其需要鉴别的疾病并不多，但仍包括血管母细胞瘤、硬脊膜动静脉瘘、脊髓AVM。

治　疗

治疗选择以及脑内血肿的影响

脊髓动脉动脉瘤的手术入路取决于病变的远端是否还有血流（流程图52.1中⑥和⑦），应尽力保留载瘤动脉或邻近穿支血管，或建立旁路。如果有血肿，应急诊手术清除血肿并减压来缓解占位效应（流程图52.1中⑤）。如果载瘤动脉的远端没有血流，可牺牲整条血管，完全切除动脉瘤（流程图52.1中⑥）。但如果仍有血流，特别是脊髓仍有功能时，应尝试直接夹闭或手术重建（流程图52.1中⑦）。

保守治疗

由于脊髓动脉动脉瘤非常罕见，所有已报道的病例均为手术或血管内治疗的症状性破裂病变，因此我们只能假设对偶然发现的脊髓动脉动脉瘤考虑采取保守措施。未破裂、无症状、与其他血管性疾病无关的脊髓动脉动脉瘤患者可进行系统的影像学随访（流程图52.1中②）。在这种情况下，建议进行临床检查来明确是否有潜在的炎症性或感染性病因。

脑血管外科治疗——手术细节

由于脊髓动脉动脉瘤呈梭形、缺乏瘤颈，通常在大多数病例中很难直接夹闭；但往往可进行包裹（比如用Gore-Tex）并夹闭加强。如果动脉瘤瘤体无法夹闭，可尝试直接进行微血管重建（流程图52.1中⑧）。手术入路取决于动脉瘤与脊髓的位置与关系：如果位于脊髓后方、后外侧或外侧，可在相应节段进行传统的后路椎板成形术或椎板切除术；如果位于前外侧，则应切断多个节段的齿状韧带来无损伤牵拉脊髓及增加显露；如果位于脊髓前方与中线，手术入路往往很困难，可采用前方入路。在颈段脊髓，前方入路包括传统的前路椎间盘切除或椎体切除；在胸段脊髓，可通过标准的经胸胸廓切开或胸腔镜手术来进行；而在腰段脊髓，需要前腹膜后入路。在血运重建前后进行吲哚菁绿血管造影非

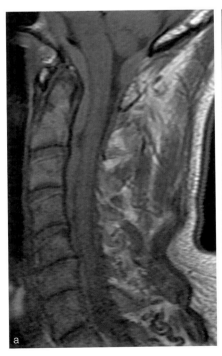
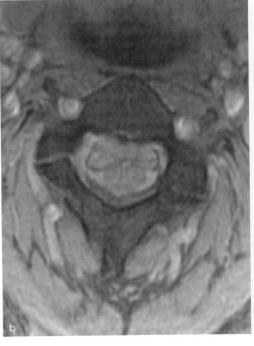

图52.1　从颅颈交界区延伸到低位颈髓的腹侧硬膜下与蛛网膜下腔出血，轻度压迫脊髓。a. 冠状位T1加权MRI。b. 轴位T2加权MRI（经美国Barrow Neurological Institute同意使用）。

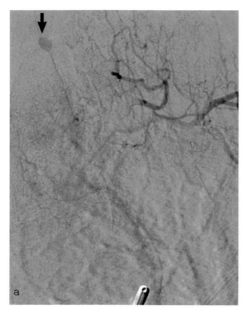
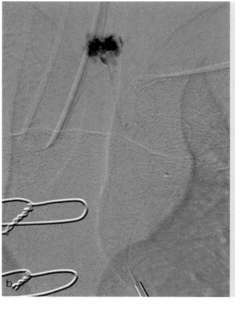

图52.2 脊髓动脉动脉瘤（a，箭头）。a、b. 胸段脊髓动脉的选择性DSA。b. 血管病变破裂引起造影剂外渗（经美国Barrow Neurological Institute同意使用）。

常有用，重建前可记录是否尚存远端血流，重建后可记录外科干预可维持的血流。

血管内治疗——手术细节

囊性窄颈的脊髓动脉动脉瘤可采用血管内选择性弹簧圈填塞（流程图52.1中⑨）。不建议使用液体栓塞剂（如Onyx），因为误栓脊髓前动脉将导致灾难性后果。此外，合并AVM的未破裂脊髓动脉动脉瘤应严格控制血管内治疗的指征，因为有些动脉瘤在减少畸形的血流后会自行消退。但这方面血管内治疗的研究极少。对无法到达的动脉瘤、非血肿引起的永久性神经功能障碍、远端无血流的患者，仍应采用栓塞术来牺牲血管（流程图52.1中⑥）。

并发症的防治

脊髓动脉动脉瘤的血管内治疗与开放式手术均充满危险。虽然往往可以安全地清除血肿来解除占位效应，但对脊髓的操作可进一步加重神经功能损伤，而从动脉瘤周围清除血凝块可引起再次出血；而不牺牲载瘤动脉将很难控制这种出血。脊髓诱发电位，特别是运动诱发电位在监测脊髓功能方面很有用。

预后

从最初发病中恢复在很大程度上取决于病变的解剖部位、涉及的血管、出血的类型（血肿还是SAH）。虽然文献报道大多数患者在出院时已明显恢复，但缺乏长期预后的数据。文献报道仅限于病例报道，缺乏长期随访结果。

稳定性与复发率

脊髓动脉动脉瘤的治疗指征通常十分明确，但由于病情罕见，目前对复发率知之甚少。

临床与影像学随访

临床随访取决于患者的症状。短期内随访的重点是由局部占位效应或脊髓缺血所引起的神经功能症状的改善情况。随后将面临血管痉挛的风险。在长期随访时，临床症状将可能反映急性期神经功能障碍的有无。虽然往往需DSA来全面评估病变，但影像学随访也可行CT血管造影（CTA）或MRI来获取总体的结构信息。

主 编 述 评

脊髓动脉动脉瘤是罕见的疾病。如果患者表现为血栓且已引起神经功能障碍，通常已经预示预后不良。手术治疗的目的主要是解除血肿的占位效应，避免动脉瘤再次出血。不幸的是，许多患者表现为永久性运动功能障碍，而尚没有发生运动功能缺陷的患者也有发生这种障碍的极高风险。首要任务是在保证动脉瘤安全治疗的同时保留载瘤动脉。

Peter Nakaji, MD
Barrow Neurological Institute, Phoenix, AZ

脊髓动脉的动脉瘤基本上都继发于原发性血流动力学异常（如AVM或瘘的血流量增加），或者继发于中央缺血（如主动脉缩窄或烟雾病）。无论潜在病因为何，大多数脊髓动脉动脉瘤患者均表现出潜在病变或出血的症状。

如果脊髓动脉动脉瘤为未破裂病变，应彻查潜在的病因。我们使用磁共振血管造影（MRA）的随机轨迹时间分辨（TWIST）序列来诊断脊髓血管畸形。同样，CT脊髓造影对评估小血管畸形也有用，但不能提供供血动脉的信息。最后，传统的脊髓血管造影仍是确诊的主要依据。我们相信，随着手术前非创伤性脊髓MRA的推广，脊髓血管造影的检出率将越来越高。

对于未破裂病例，主要应着眼于潜在的病因；许多时候，在栓塞或显微外科手术闭塞瘘口或离断软膜AVM后，动脉瘤也可以治愈。同样，如果病因是缺血，可通过增加流量来解决，如对缩窄性病变植入支架、对烟雾病进行搭桥。只要入路和解剖可行，少数非出血的孤立性动脉瘤可单纯填塞弹簧圈，或通过不同入路进行显微外科手术，包括横断多节段齿状韧带来移位脊髓，甚至采用前方入路。

不幸的是，当脊髓动脉动脉瘤患者出血时，其急性病程需尽快进行脊髓减压，从而可能无法在手术前确诊。这种情况下，急诊椎板切除与血肿清除至关重要。目标应是在压迫最明显的部位减压，而不要试图切除或闭塞病

变，因为手术入路以血肿部位为基准，并不一定能反映病变的部位和来源。一旦确定出血来源，可进行烧灼，然后在手术后急诊脊髓造影来确定病变的细节，如果需要，可进行恰当的血管内或显微外科手术来处理残余病变。

Adnan H. Siddiqui, MD, PhD
University at Buffalo, Buffalo, NY

推荐阅读

[1] Gonzalez LF, Zabramski JM, Tabrizi P, Wallace RC, Massand MG, Spetzler RF. Spontaneous spinal subarachnoid hemorrhage secondary to spinal aneurysms: diagnosis and treatment paradigm. Neurosurgery 2005; 57(6): 1127–1131, discussion 1127–1131

[2] Kalb S, Perez-Orribo L, Oppenlander ME, Kalani MYS, Spetzler RF. Aneurysms of spinal arteries. In: Spetzler RF, Kalani MYS, Nakaji P, eds. Neurovascular Surgery. 2nd ed. New York, NY: Thieme; 2015

[3] Longatti P, Sgubin D, Di Paola F. Bleeding spinal artery aneurysms. J Neurosurg Spine 2008; 8(6): 574–578

[4] Madhugiri VS, Ambekar S, Roopesh Kumar VR, Sasidharan GM, Nanda A. Spinal aneurysms: clinicoradiological features and management paradigms. J Neurosurg Spine 2013; 19(1): 34–48

[5] Massand MG, Wallace RC, Gonzalez LF, Zabramski JM, Spetzler RF. Subarachnoid hemorrhage due to isolated spinal artery aneurysm in four patients. AJNR Am J Neuroradiol 2005; 26(9): 2415–2419

第 5 篇

动静脉畸形及动静脉瘘

Arteriovenous Malformations and Fistulas

第53章　Spetzler–Martin 分级 I 级和 II 级的动静脉畸形

Justin M. Moore, Christoph J. Griessenauer, Christopher S. Ogilvy, and Ajith Thomas

摘　要：动静脉畸形（AVM）的发病率约 1/100 000 人–年；主要决策争议在 I 级和 II 级 AVM，包括是否治疗、最佳干预时机、最合适的干预措施、破裂 AVM 治疗细节。本章根据现有的文献证据，为每个关键决策推荐合适的策略。影响治疗决策的重要因素包括大小、部位、与功能区组织距离、病变可及性、患者年龄、AVM 自然史。干预时机取决于 AVM 的特征、是否破裂、患者的特征。决定最合适的干预措施包括仔细分析每种干预措施的风险和获益、明确的治疗目标、每种干预措施和观察的预后比较。本章详细讨论这些措施及其证据，为这类复杂病变的临床治疗决策提供有证据支持的流程指导。

关键词：动静脉畸形，I 级和 II 级，显微外科，血管内手术，放射外科，治疗时机，治疗策略

概　述

动静脉畸形（AVM）的发病率约 1/100 000 人–年。前瞻性试验——纽约岛 AVM 出血研究组和曼哈顿北部卒中组确认的 AVM 相关性出血率分别约 0.42/100 000 人–年和 0.55/100 000 人–年，15 ～ 45 岁患者的脑出血（ICH）发生率接近 40%。AVM 可广泛发生于中枢神经系统，常有血管和周围解剖结构改变，从而使神经外科医生面临极大的治疗困难。尽管手术是低级别 AVM（I 级和 II 级）的主要治疗措施，但其他方式如立体定向放射外科（SRS）和血管内栓塞也可审慎用于适当的病例。

本章关于治疗决策的主要争议包括：
（1）是否具有治疗指征。
（2）干预的正确时机。
（3）治疗的类型。
（4）I 级和 II 级破裂 AVM 的治疗。

是否治疗

患者是否需治疗的决策有赖于权衡治疗风险与病变自然史的固有风险；这在 AVM 的治疗中更复杂，因为常优先先考虑治疗风险，随后再考虑保守治疗的风险。因此，任何决策需以患者为中心，需主治医生和患者进行详细讨论。

所有 AVM 的总体破裂率约每年 3%。根据既往是否破裂可进一步分层（流程图 53.1 中①和②）。对于未破裂 AVM，包括内科治疗 +/– 干预治疗未破裂脑 AVM 试验（ARUBA）在内的多项研究发现，破裂风险略小，约 2%/ 年（＞ 5 年约 10% ～ 11%；流程图 53.1 中①和②）。破裂有关的危险因素包括 AVM 位于深部、年龄小、单一深静脉引流、相关性动脉瘤、静脉狭窄、弥漫性 AVM 解剖结构、供血动脉压高；其他不太确定的危险因素包括性别、种族、椎基底动脉供血、高血压（流程图 53.1 中②）。关于妊娠是否增加 AVM 破裂风险，仍有争论。

已破裂 AVM 的风险完全不同；一个主要危险因素是既往有出血。根据许多回顾性研究，再出血率高达 7% ～ 10%。似乎出血后最初 2 年的风险最高，之后 5 年内逐渐下降（流程图 53.1 中①）。但在患者余生中，再破裂的风险仍高于未破裂 AVM 患者。

尽管 AVM 的破裂风险比动脉瘤的破裂风险似乎更低，但后果呈灾难性。并且 AVM 出血更多发生于年轻患者，有永久性并发症。一项包含 115 例 AVM 出血患者的研究中，84% 的改良 Rankin 量表评分（mRS）为 1 分；再破裂的风险为 6% ～ 18%。再出血的死亡率更高，一些报道指出，这类患者的死亡率高达半数（流程图 53.1 中①和②）。其他危险因素包括有无癫痫发作（有相关性致残率和致死率）、神经功能缺失（罕见，可继发于血管盗血现象或占位效应）。

30 年后随访时与一般人群（1.0）比较的 AVM 患者的累积生存率在未治疗的 AVM 患者中为 0.49，治愈的患者为 0.87，提示完全治愈 AVM 可改善长期生

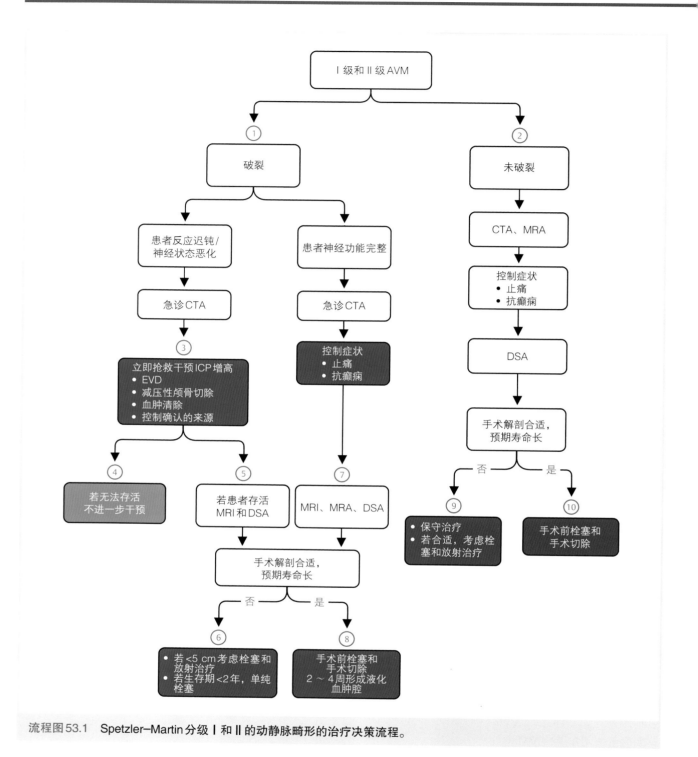

流程图53.1 Spetzler–Martin分级 I 和 II 的动静脉畸形的治疗决策流程。

存率（流程图53.1中⑥、⑧～⑩）。ARUBA是一项比较内科治疗与各种干预措施的多中心非盲随机试验，发现标准内科治疗的风险（实际上是自然史）明显低于干预者。但该研究受限于许多方面，特别是随访时间太短，优先考虑风险的干预队列和数量非常有限的单纯外科治疗病例（＜5例）产生偏倚。大多数病例采用单一放射外科或血管内治疗，或联合两者，

没有完全治愈。我们之前讨论的增加手术干预致残率和死亡率的因素是AVM的大小、静脉引流的类型、AVM周围的功能区、患者的年龄、既往是否发生破裂、AVM的弥散性、是否有穿支血管供血。一般来说，治疗 I 级和 II 级AVM的并致残率和死亡率非常低（严重功能障碍＜1%）。

总之，考虑到年破裂率为2%，若手术解剖结构

和周围脑功能区合适，选择性手术适于治疗 I 级和 II 级 AVM（A 级）（流程图 53.1 中⑥、⑧～⑩）。根据 ARUBA 试验的早期结果，特别是手术预后显示死亡率和致残率 < 1%，该队列病例中血管内治疗或放射外科的作用仍不明确。

何时治疗

　　一旦决定治疗，治疗时机就成功为下一个重要的考虑因素。未破裂 AVM 2% 的年破裂率常意味着能进行全面的评估和检查，然后与患者详细讨论。手术治疗 I 级和 II 级 AVM 的致残率和死亡率低，应及时进行以最大程度地降低 AVM 的破裂风险（流程图 53.1 中⑨）。

　　许多因素会影响破裂 AVM 的治疗选择和治疗时机。颅内压（ICP）增高致反应迟钝的患者的干预措施包括脑脊液（CSF）分流、去骨瓣减压或急诊血肿清除（流程图 53.1 中③、⑤、⑥）。清除血肿时应确认潜在的出血源；若有明显的颅内动脉瘤或其他可能的出血源，通过首次血管内或外科手术进行治疗以预防早期再出血。

　　若患者存活，随后行确切的 AVM 治疗。尽管治疗时机有争议，但许多专家建议在发作期后 2～4 周进行治疗，血肿液化能为切除时到达病变创造额外的非解剖空间（流程图 53.1 中⑧）。

　　AVM 出血后神经功能完整者，有指征进行快速但全面的检查。并且推荐对解剖结构适当的患者及时手术治疗。由于再出血风险增加，应加速检查和治疗。

分　类

　　尽管神经外科文献中已验证了许多分级系统，但最常用的是 Spetzler–Martin 分级系统（图 53.1）；评价三个主要解剖因素，即 AVM 病变的大小（图 53.1a、d）、静脉引流的类型（浅部或深部；图 53.1c）、AVM 邻近的脑神经功能区（图 53.1b；表 53.1 和表 53.2）。应用该系统，每个 AVM 可赋分 1～5 分，从而产生一个与手术干预后神经功能致残率和死亡可能性相关的五级系统。低级别（ I 级和 II 级）AVM 的手术致残率和死亡率低（严重神经功能障碍或死亡 < 1%）；III 级病变风险中等，脑功能区 AVM 越大，风险越大；IV 级和 V 级病变手术后神经功能障碍风险高。该系统已进一步改进。合并 I 级和 II 级 AVM 以及 IV 级和 V 级 AVM 建立一个更稳固的三级评分系统。同样，一个补充分类包含年龄、既往破裂、弥散性、穿支动脉

供血等因素，与 AVM 大小、静脉引流、功能区一起用于进一步分层患者风险。

　　另有一个基于 AVM 体积、患者年龄、AVM 部位的放射外科治疗分级系统。随着评分增加，预后良好的可能性（治愈且无神经功能障碍）降低。我们将在全章讨论 Spetzler–Martin 五级系统的 I 级和 II 级 AVM（Spetzler–Ponce A 级）。所有 AVM 中约 50%～60% 为 I 级和 II 级。

解剖学因素

　　评估治疗时，解剖学考虑因素至关重要。首先应明确 AVM 的部位及其与脑实质功能区和纤维束的关系。功能区包括主要感觉运动（图 53.1a）、语言和视觉皮质、下丘脑和丘脑、内囊、脑干、大脑脚、深部大脑核团。

表 53.1　动静脉畸形（AVM）的 Spetzler–Martin 分级

级别特征	赋　分
AVM 大小	
小型（< 3 cm）	1
中型（3～6 cm）	2
大型（> 6 cm）	3
邻近脑功能区	
非功能区	0
功能区	1
静脉引流类型	
表浅静脉	0
深部	1

注：级别 = 大小 + 功能区 + 静脉引流。

表 53.2　动静脉畸形（AVM）分类

Spetzler–Martin 分级	相应的 Spetzler–Ponce 级别
I	
II	A 级
III	B 级
IV	
V	C 级

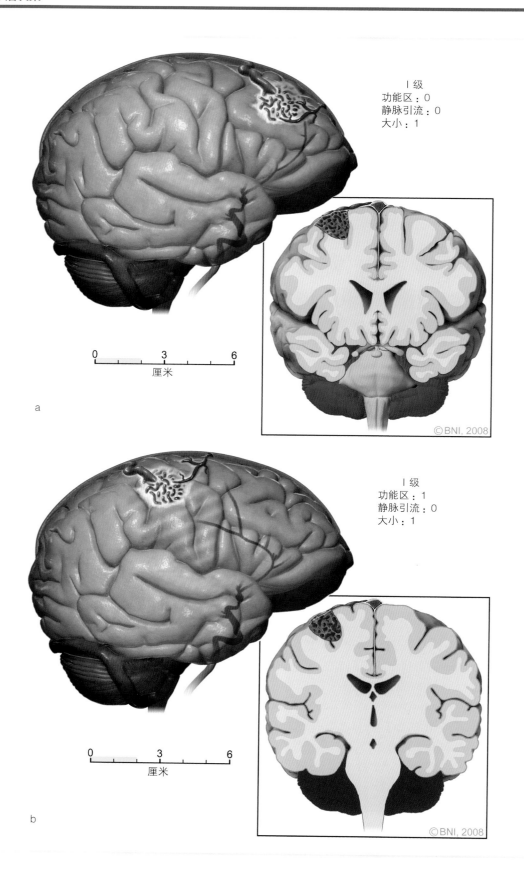

I 级
功能区：0
静脉引流：0
大小：1

0　　　3　　　6
厘米

a

©BNI, 2008

I 级
功能区：1
静脉引流：0
大小：1

0　　　3　　　6
厘米

b

©BNI, 2008

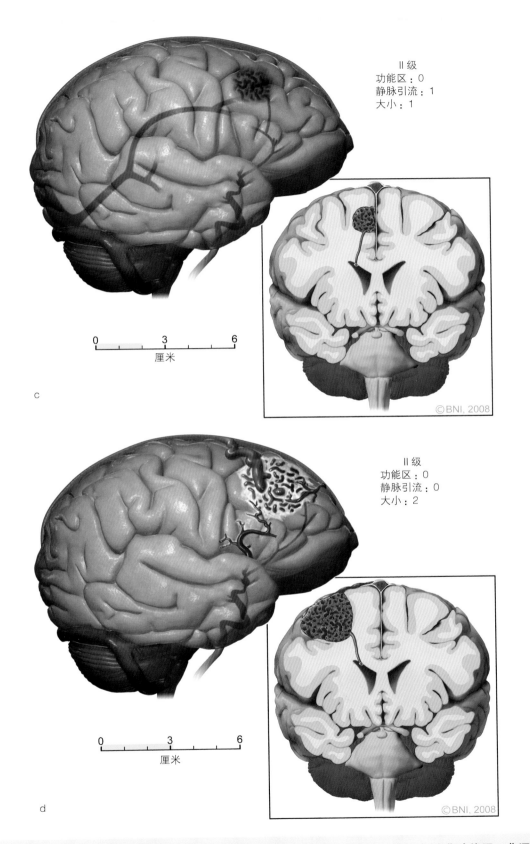

Ⅱ级
功能区：0
静脉引流：1
大小：1

©BNI, 2008

c

Ⅱ级
功能区：0
静脉引流：0
大小：2

©BNI, 2008

d

图 53.1　插图显示 Spetzler–Martin 分级 I 级和 II 级动静脉畸形（AVM）的分类。a. I 级（非功能区，非深部静脉引流，＜3 cm）。b. II 级（功能区，非深部静脉引流，＜3 cm）。c. II 级（非功能区，深部静脉引流，＜3 cm）。d. II 级（非功能区，非深部静脉引流，3 cm）（经 Barrow Neurological Institute 同意使用）。

AVM的部位决定手术通路，也很关键。多数AVM位于天幕上，绝大多数表浅（图53.2）。约15%位于天幕下（图53.3）。到达困难的病变包括位于丘脑和外侧基底节的病变。若ICH创造了到达AVM的额外非解剖空间，则更容易到达，手术也更安全。

临床因素

AVM患者最常见的临床症状是出血或新发癫痫。AVM破裂出血常位于脑实质内，在这些患者中，多大1/4的患者伴有脑室内出血（IVH），可能与脑积水相关。表现为蛛网膜下腔出血罕见。在蛛网膜下腔出血患者中，将原因归于AVM前应全面检查有无共存的动脉瘤。

约1/4有症状的患者表现为癫痫发作（15% ～ 35%），绝大多数这类病变位于天幕上，常累及额叶或颞叶皮质。初始治疗包括应用抗癫痫药物。3% ～ 10%的患者有神经功能障碍，原因为血管通路盗血、局部占位效应或相关性脑积水。其他表现包括头痛，常为单侧性，可能是病变的伴随症状。

随着影像学检查手段的增加，越来越多的无症状患者被确诊。在ARUBA试验中，约40%的患者队列无症状（该研究排除了已知出血的患者，因此该数据有增加）。

诊断检查

临床评估

完整的病史和检查是必需的，这对未破裂AVM患者特别重要；他们的临床表现轻微，在快速的常规体格检查中不易被发现。也需行整套常规实验室检查，包括全血细胞计数、凝血功能、交叉配型等。

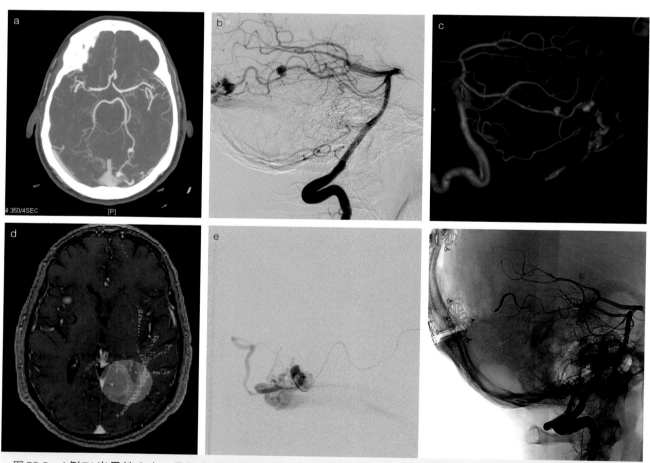

图53.2　1例71岁男性患者，最初表现为视觉障碍。a. 计算机断层扫描血管造影（CTA）显示左侧枕叶动静脉畸形（AVM；Spetzler–Ponce A级）合并左侧大脑后动脉（PCA）6 mm大小动脉瘤。b. 左侧椎动脉数字减影血管造影（DSA）显示左侧PCA供血的枕叶AVM，充盈14 mm血管巢。静脉直接引流入横窦和上矢状窦下部。c. 三维（3D）旋转血管造影确认左侧PCA发出AVM上、下的供血动脉，合并相关性动脉瘤。d. 血管内和手术治疗前行功能磁共振成像（MRI）用于治疗计划。e. 血管内插管进入左侧PCA下部供血分支，Onyx栓塞AVM。f. 术后血管造影显示AVM完全闭塞。可见左侧PCA下部分支的Onyx铸型。

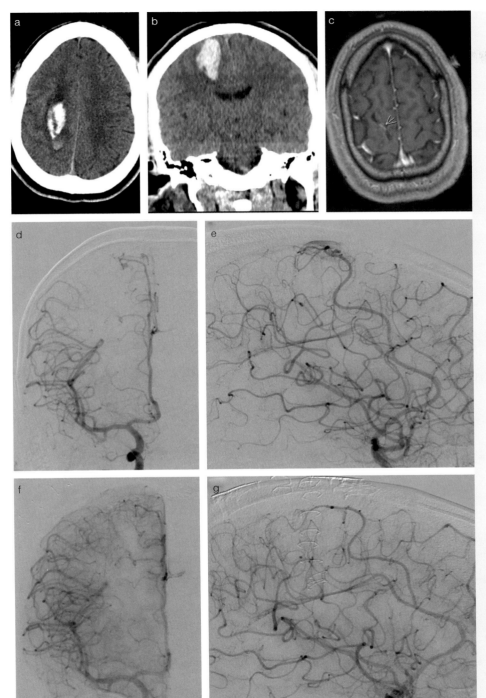

图 53.3　1 例 40 岁男性患者，因左侧肢体乏力和头痛急性发作至急诊就诊。a. 轴位计算机断层扫描（CT）平扫显示额叶急性脑内血肿。b. 冠状位 CT 影像。c. 磁共振成像（MRI）显示纤细的持续静脉增强，提示小动静脉畸形（AVM）。d、e. 数字减影血管造影显示胼缘动脉供血的小 AVM 病变，向上矢状窦引流（Spetzler-Ponce A 级）。f、g. 术后数字减影血管造影显示 AVM 完全切除。

影像学

常有指征行完整的放射检查。多数患者用脑计算机断层扫描（CT）进行初始影像评估；能在急性期确认出血，也能显示增厚的大静脉和钙化。一般后续 CT 血管造影（CTA），常能显示 AVM 的主要静脉、血管病变、相关性动脉瘤；但还不能提供时间血流相

关性改变，因此也不能从大的引流静脉中清晰分辨供血动脉。

磁共振成像（MRI）和磁共振血管造影（MRA）可提供额外的 AVM 解剖结构信息，特别是与邻近脑实质的关系。标准 T2 像显示周围 T2/ 液体衰减反转恢复（FLAIR）高信号的流空。梯度回波和磁敏感加权

成像（SWI）序列检测既往出血敏感。时间分辨对比MRA在无法行数字减影血管造影（DSA）时可提供一些时间信息。弥散张量成像（DTI）在手术计划中非常有用。此外，我们越来越多使用功能MRI协助评估AVM与周围重要区域的关系。

DSA是金标准放射学检查，提供独特的空间和时间分辨率；也能显示AVM的血管构筑，从引流静脉和狭窄静脉中辨认细小的供血动脉，还能确认相关性动脉瘤，评估AVM的弥散性。这是一种侵袭性检查，文献中DSA后相关性卒中的风险为0.1%～1%。

基于CT、MR或DSA的术中立体定向导航对某些病例，特别是没有清晰表面标志的深部AVM是一种有用的辅助手段。

治 疗

目前有4种方式可用于治疗Ⅰ级和Ⅱ级AVM。选择合适的方式取决于多种因素，包括AVM是否表现为出血、患者的年龄（年轻患者可能从治愈性治疗中获益更大）、AVM的大小和部位（功能区或到达困难区域的大型AVM可能不适合手术治疗）、是否表现为癫痫发作。

保守治疗

保守治疗包括合并疾病的最佳内科治疗，这包括用于癫痫患者的抗癫痫药物、共存血管疾病的治疗（如糖尿病或高血压）、止痛药治疗头痛。ARUBA试验建议，保守治疗至少在短期内（最初2～3年）似乎比放射外科或栓塞治疗AVM的风险更小。但Bervini等发表包含377例未破裂AVM患者的研究发现，手术治疗Ⅰ级和Ⅱ级AVM（Spetzler-Ponce A级）在3年内比保守治疗的预后更好（支持流程图步骤10）。因此，对预期寿命＞3年者，推荐手术治疗Ⅰ级和Ⅱ级AVM（流程图53.1中⑧和⑩）。

脑血管外科治疗——手术细节

如前所述，Ⅰ级和Ⅱ级的未破裂AVM若脑血管解剖结构可及、可完全切除AVM、患者预期寿命＞3年，手术切除是首选的单一治疗方式。

破裂AVM患者通常需手术干预（图53.2）。有相关性ICH和ICP增高所致反应迟钝的患者应采取控制颅内压的措施，如放置脑室外引流（EVD）、去骨瓣减压或部分性ICH清除。通常在清除血肿时不要切除病变，因为其可能导致大量失血和较高的缺血性并发症风险。若患者病情稳定，一旦在急性期后2～4内周完成了合适的检查和影像学检查且血肿已液化，注意力就能转到切除AVM上。Ⅰ级和Ⅱ级且神经功能

完整的破裂AVM由于再出血风险增高，有手术指征。通常应考虑在2～4周治疗，有时间完成全面检查、影像学检查且血肿也已液化。

手术切除的关键点是早期确认引流静脉并手术全程保留。仔细研究影像学检查的血管造影解剖结构，便于手术中确认血管标记，并能将血管造影资料投影在手术野中。若对血管是动脉还是静脉存疑，临时夹闭血管可明确性质；有些情况下使用吲哚菁绿（ICG）和多普勒超声很有价值。随后确认和分离供血动脉。大供血动脉可放置AVM夹或动脉瘤夹；小供血血管可电凝或用AVM微型夹控制，必须注意确认避免将血管牵拉离开手术野。一旦控制浅表供血动脉，可围绕血管巢分离，切除邻近的胶质组织。若发生来自AVM内或引流静脉的出血，止血材料和轻柔填塞是首选控制方式。

血管内治疗——手术细节

栓塞常作为手术切除AVM的一种辅助手段，特别是较大的病变。将进行手术切除的Ⅰ级和Ⅱ级AVM往往无须术前栓塞，除非部位深在且供血动脉在切除早期不可及（图53.2和图53.3），浅表的Ⅰ级和Ⅱ级AVM手术无须术前栓塞。小型AVM可能缺乏足够粗大的供血动脉容纳栓塞微导管。有报道治愈性栓塞AVM；但并非标准治疗。

尽管有多种栓塞剂，但Onyx因其出色的操控性（更慢且更长的注射率、更好的巢内弥散、Onyx的凝固性）在许多医学中心成为首选。其他栓塞剂包括氰基丙烯酸正丁酯（NBCA）、聚乙烯醇（PVA）、明胶海绵、裸弹簧圈。执行不佳的ARUBA试验显示，与保守治疗后最初2～3年相比，栓塞作为单一治疗的预后更差，与手术相反，单纯栓塞应作为Ⅰ级和Ⅱ级AVM的二线治疗。

放射外科

放射外科对小的病变的治疗中有用（理想的血管巢直径＜2 cm或体积＜5 cm³）；用于血管解剖结构不适合进行手术的Ⅰ级和Ⅱ级AVM（如优势半球功能区、丘脑或脑干）。ARUBA试验显示，与保守治疗后最初2～3年相比，放射外科的预后更差，与手术相反，单纯放射外科应作为Ⅰ级和Ⅱ级AVM的二线治疗。

并发症防治

手术

手术切除AVM时应小心避免灌注或引流正常脑结构的动脉或静脉结构意外破裂或闭塞。术前仔细分析MRI并使用神经导航对避免越界进入功能区脑结构

是必要的。保留静脉引流至关重要，是预防术中破裂的关键原则，除非分离最终阶段。必须追寻、显露并控制出血来源。大吸引器有助于将注意力集中在粗大可电凝的供血动脉。坚持不懈和系统地阻断供血血管将实现止血。

血管内治疗

避免无目标栓塞，避免大量改变 AV 分流的血流动力学。间断性造影随时追踪栓塞进程。一般推荐在单次手术中消除血管巢不应 > 50%。大型 AVM 突然减少为小血管巢和（或）静脉流出受损将增加出血性并发症的风险。脑 AVM 栓塞的严重并发症发生率（神经功能障碍和死亡）约 6% ～ 7%，主要与病变位于功能皮质和单一静脉引流有关。Ⅰ级和Ⅱ级 AVM 不必过度栓塞；一次栓塞应已足够。

预后

加州大学旧金山分校（UCSF）脑 AVM 研究项目是一项前瞻性 AVM 登记研究，包含接受切除治疗超过 16 年的Ⅰ级和Ⅱ级 AVM 患者。232 例Ⅰ级和Ⅱ级病变（其中 52% 破裂）；33% 为Ⅰ级，67% 为Ⅱ级。总体上，99 例（43%）行术前栓塞；未破裂 AVM 比破裂 AVM 更常栓塞。在所有患者中切除 AVM，218 例（94%）经血管造影确认。未破裂 AVM 无死亡。78% 预后良好（mRS 评分 0 ～ 1 分），97% 比术前 mRS 评分改善或无变化。未破裂 AVM 的预后更好（91% 比 65%），相对预后类似（破裂和未破裂 AVM 中改善/无变化分别为 98% 和 96%）。作者的结论是，手术应是绝大多数低级别 AVM 的金标准治疗。发现破裂和未破裂 AVM 患者的手术治愈率高且功能预后良好。放射外科应用于深在、不可及、明显位于功能区的 AVM。与放射外科和血管内治疗相比，手术治疗Ⅰ级和Ⅱ级 AVM 的治愈率最高、风险最低、预防出血最好（支持流程图步骤 8、10）。

最近的研究比较了显微外科手术切除筛选的未破裂脑 AVM 与 ARUBA 试验的结果。总共治疗 45 例患者；但仅 34 例纳入研究，11 例为小儿（根据 ARUBA 试验排除）。绝大多数（70.5%）为 Spetzler-Martin 分级Ⅰ级和Ⅱ级；68% < 3 cm。仅 8 例（23%）术前栓塞。没有死亡或卒中。5 例（14.7%）有与位于/接近功能皮质手术相关的永久性神经功能障碍。6 个月随访时，32 例（94%）mRS 评分 0 ～ 1 分，2 例（6%）mRS 评分 2 分。所有病例术后 DSA 确认 AVM 完全切除。平均随访 69 个月，没有颅内出血患者（支持流程图步骤 8、10）。

Moon 等从现代角度回顾了 Barrow 神经病学研究

所手术切除Ⅰ级和Ⅱ级未破裂 AVM 的安全性和有效性。10 年中手术治疗 95 例患者；85 例（25 例Ⅰ级，60 例Ⅱ级）符合入组标准；所有都达到术后影像学治愈。85 例平均随访 3.3 年。3 例（3.5%）Ⅱ级 AVM 有一次卒中。20 例有暂时性术后神经功能障碍；仅 3 例（3.5%）有新发临床功能障碍。13 例已有临床功能障碍的患者中，8 例（61.5%）mRS 评分改善至 0 分；30 例有术前癫痫的患者中，17 例（56.7%）术后无癫痫发作，且未用抗癫痫药物（支持流程图步骤 8、10）。

由于 ARUBA 试验的争议，华盛顿大学分析了连续系列未破裂 AVM 的结果，包括符合 ARUBA 患者的亚组分析。8 年间治疗 105 例患者。确定其中 90 例成人患者和 61 例患者的亚组符合 ARUBA 而入组。与Ⅲ和Ⅴ级合并相比，符合 ARUBA 的Ⅰ/Ⅱ级患者的神经功能障碍、mRS 评分恶化、功能预后受损更少。所有患者采用显微外科手术切除联合术前栓塞治疗，最终随访时达到影像学治愈。结果显示，该亚组患者预后良好，特别是手术治疗者。符合 ARUBA 患者的功能预后与 ARUBA 中随机分入内科治疗者相似（支持流程图步骤 8、10）。

一项前瞻性队列研究分析了手术治疗脑 AVM 的作用。总共纳入 779 例患者。破裂和未破裂 AVM 都纳入分析。总共 7.7% 的 Spetzler-Ponce A 级和 B 级患者手术预后不良，mRS 评分 > 1 分。术前栓塞不影响围手术期出血风险。作者的结论是，多数破裂和未破裂的低级别和中级别 AVM（Spetzler-Ponce A 级和 B 级）可手术治疗，永久性并发症风险低（支持流程图步骤 8、10）。

日本的一项小型研究系列中，作者发现由于皮质功能移位离开 AVM 巢，17 例有感觉运动缺失的患者中 15 例有改善（支持流程图步骤 8、10）。同样，一项包含 54 例有癫痫发作但无出血患者的研究中，AVM 完全切除后 88.5% 的癫痫控制预后良好（支持流程图步骤 8、10）。这些患者将以择期方式进行手术。

一项使用 Onyx（54 例患者）和 NBCA 治疗 117 例患者的研究中，63 例（96%）使用 Onyx 治疗的 AVM 缩小率 ≥ 50%，而使用 NBCA 仅 85% 达到该结果。约 15% ～ 50% 达到治愈（支持流程图步骤 6、9）。

一项大型回顾性综述包含 217 例北美患者，放射外科有 2 ～ 3 年（30 个月）的延迟效应，因此不适合高风险患者或那些既往出血者。德国的一项 164 例患者的回顾性分析中，3 年和 5 年的完全闭塞率分别为 61% 和 88%。尽管该研究并不限于Ⅰ级和Ⅱ级 AVM，但发现放射剂量 > 19 Gy 且目标体积 < 4 mL 的闭塞率

明显更好。该研究中，治疗后最初2年的年出血率为1.3%。总之，放射外科报道的AVM影像学治愈率为56%～92%；永久性神经功能障碍发生率0～11%。同样在一项包含229例表现为癫痫发作患者的回顾性综述中，癫痫发作改善率和癫痫发作缓解率分别为57%和20%。至少一项年龄匹配研究发现，年长（＞60岁）和年轻患者的放射外科效果类似，因此无法耐受的年长患者选择放射外科可能是合理的。

临床和影像学随访

随访方法取决于治疗的类型；所需随访影像的类型和频率的文献稀少。以下建议的方法是合理的。

保守治疗：进一步随访取决于选择保守治疗的原因。常推荐无创影像学检查随访AVM的大小和形态改变。但在后期考虑干预时才行保守治疗。

手术：大多数患者行即刻术后血管造影确认完全切除病变。若确认任何病变残留，有理由转回手术室完全切除。达到完全切除，再随访患者。

血管内治疗：由于再通风险高，血管内治疗的AVM应终身监测。

放射外科：治愈需2～5年，常采用系列MRI/MRA（一般每年）随访；一旦MRI/MRA显示完全闭塞，最终血管造影（DSA）确认（通常3～5年）。

主 编 述 评

AVM根据大小、功能区位置、静脉引流深度分类。部位深在和单一深静脉引流的出血风险更高。其他高风险特征包括巢内动脉瘤、静脉狭窄、静脉扩张。平均破裂风险预计2%～4%，破裂后第1年进一步增加。治疗应基于患者的临床表现、AVM级别、有无高危特征；目标是完全隔绝血管巢，消除破裂风险和控制其他症状，部分治疗增加出血风险，因此不推荐进行部分治疗。治疗选择包括栓塞、手术和SRS。

单纯栓塞在选定的病例可能达到治愈。供血动脉不多的小型或中型血管巢且容易辨认的静脉有利于影像学治愈；血管巢的位置（深部或浅部）与导管入路无关。在仔细筛选的患者中，报道的单纯栓塞治愈率高达94%；可能需从动脉端和静脉端同时栓塞。单一的粗大或少量供血动脉比多支细小供血动脉更适合栓塞。栓塞材料的选择也很关键；栓塞材料快速

流入引流静脉特别是静脉扩张或狭窄时可造成AVM破裂。仔细分析血管巢、供血动脉和引流静脉对手术成功至关重要。并且可使用AVM血管内栓塞的Buffalo分级系统，基于动脉干数量（1～2、3～4、≥5）、动脉干直径（＞1 mm、≤1 mm）、血管巢部位（非功能区、功能区）来评估并发症的风险。

但许多Ⅰ级和Ⅱ级AVM无法单纯栓塞治疗。手术治疗Ⅰ级和Ⅱ级AVM的致残率和死亡率低，若没有适合栓塞的特征，应首选手术。Ⅰ级和Ⅱ级AVM一般无须术前栓塞，有时可能增加手术风险。

SRS可缓慢闭塞更小的AVM（＜3 cm）。与早期观点相反，放疗前栓塞将使放射外科治疗适得其反；因为栓塞分隔了血管巢，会降低闭塞率。因此，大多数病例不推荐栓塞，应进行个体化评估。

Elad I. Levy, MD, MBA
University at Buffalo, Buffalo, NY

尽管目前许多这类患者转至放射外科，但显微外科手术切除通常治愈率最高、永久性功能障碍发生率非常低。许多情况下无须栓塞，栓塞只会增加治疗的并发症发生率。但解剖上阻断供血血管困难时，栓塞可使切除变得容易。许多人不相信ARUBA试验的证据足以得出这类病变不应治疗的结论。AVM是一种时间线很长的疾病，因此试验中5年后的结果仍不足以得出结论。我们仍对大多数Spetzler–Martin分级Ⅰ级和Ⅱ级AVM行显微外科手术治疗，除非预计切除病变会造成功能障碍（如直接位于运动皮质、视觉皮质等）。

Peter Nakaji, MD
Barrow Neurological Institute, Phoenix, AZ

推荐阅读

[1] Barr JC, Ogilvy CS. Selection of treatment modalities or observation of arteriovenous malformations. Neurosurg Clin N Am 2012; 23(1): 63–75

[2] Bervini D, Morgan MK, Ritson EA, Heller G. Surgery for unruptured arteriovenous malformations of the brain is better than conservative management for selected cases: a prospective cohort study. J Neurosurg 2014; 121(4): 878–890

[3] Ding D, Quigg M, Starke RM, et al. Cerebral arteriovenous malformations and epilepsy, part 2: predictors of seizure outcomes following radiosurgery. World Neurosurg 2015; 84(3): 653－662

[4] Fokas E, Henzel M, Wittig A, Grund S, Engenhart-Cabillic R. Stereotactic radiosurgery of cerebral arteriovenous malformations: long-term follow-up in 164 patients of a single institution. J Neurol 2013; 260(8): 2156－2162

[5] Hartmann A, Mast H, Mohr JP, et al. Morbidity of intracranial hemorrhage in patients with cerebral arteriovenous malformation. Stroke 1998; 29(5): 931－934

[6] Javadpour M, Al-Mahfoudh R, Mitchell PS, Kirollos R. Outcome of microsurgical excision of unruptured brain arteriovenous malformations in ARUBA-eligible patients. Br J Neurosurg 2016; 30(6): 619－622

[7] Kano H, Lunsford LD, Flickinger JC, et al. Stereotactic radiosurgery for arteriovenous malformations, Part 1: management of Spetzler-Martin Grade I and II arteriovenous malformations. J Neurosurg 2012; 116(1): 11－20

[8] Kato Y, Sano H, Kanaoka N, Imai F, Katada K, Kanno T. Successful resection of arteriovenous malformations in eloquent areas diagnosed by surface anatomy scanning and motor evoked potential. Neurol Med Chir (Tokyo) 1998; 38(Suppl): 217－221

[9] Loh Y, Duckwiler G; Onyx Trial Investigators. A prospective multicenter, randomized trial of the Onyx liquid embolic system and N-butyl cyanoacrylate embolization of cerebral arteriovenous malformations. J Neurosurg 2010; 113: 733－741

[10] Mohr JP, Parides MK, Stapf C, et al; international ARUBA investigators. Medical management with or without interventional therapy for unruptured brain arteriovenous malformations (ARUBA): a multicentre, non-blinded, randomised trial. Lancet 2014; 383(9917): 614－621

[11] Moon K, Levitt MR, Almefty RO, et al. Safety and efficacy of surgical resection of unruptured low-grade arteriovenous malformation from the modern decade. Neurosurgery 2015; 77(6): 948－952, discussion 952－953

[12] Potts MB, Lau D, Abla AA, Kim H, Young WL, Lawton MT; UCSF Brain AVM Study Project. Current surgical results with low-grade brain arteriovenous malformations. J Neurosurg 2015; 122(4): 912－920

[13] Spetzler RF, Martin NA. A proposed grading system for arteriovenous malformations. J Neurosurg 1986; 65(4): 476－483

[14] Spetzler RF, Ponce FA. A 3-tier classification of cerebral arteriovenous malformations. Clinical article. J Neurosurg 2011; 114(3): 842－849

[15] Torné R, Rodríguez-Hernández A, Lawton MT. Intraoperative arteriovenous malformation rupture: causes, management techniques, outcomes, and the effect of neurosurgeon experience. Neurosurg Focus 2014; 37(3): E12

第54章 Spetzler–Martin分级Ⅲ级的动静脉畸形

Ethan A. Winkler, Brian P. Walcott, and Michael T. Lawton

摘　要：动静脉畸形（AVM）是发育不良的血管团，易于破裂，动静脉直接分流，因出血、占位效应和（或）血流改变造成神经功能障碍。常用Spetzler–Martin分级评估手术治疗的并发症风险。中级别病变（Spetzler–Martin Ⅲ级）的最佳治疗方式仍有争议，常涉及多学科。需对患者采取细致方法进行进一步的分层以协助制定临床决策，使临床预后良好的可能性最大。本章阐述治疗Spetzler-Martin Ⅲ级AVM的争议——包括是否具有治疗指征、多模态治疗的患者选择、治疗选择的补充和其他分级方案、显微外科手术和血管内治疗的技术细节。

关键词：脑动静脉畸形，Spetzler–Martin，显微外科手术，放射外科，血管内栓塞

概　述

脑动静脉畸形（AVM）是易于破裂的扩张和发育不良的血管团，动脉血不经毛细血管床缓冲而直接分流入静脉循环。绝大多数患者（24%～72%）的主要临床表现是颅内出血。AVM大致占所有出血性卒中的2%。若无明显出血，与缺血性盗血相关的微出血、占位效应和（或）局部血流动力学改变可引起头痛、癫痫发作和（或）局灶性神经功能障碍等症状。临床表现与治疗方式无关，早期发现和治疗至关重要。

本章关于治疗决策的主要争议包括：
（1）是否具有治疗指征。
（2）多模态治疗的患者选择。
（3）指导Spetzler–Martin Ⅲ级AVM临床决策的其他补充方案和进一步的分层。
（4）手术和血管内治疗AVM的细节。

是否治疗

脑AVM的治疗决策需权衡出血、神经功能减退

和治疗的风险。未破裂AVM的年出血率约1%～4%。初次出血后，第1年的再出血率增至约6%～10%，随后每年下降至未破裂AVM的概率。评估个体终身出血风险的简化方法：破裂风险=105－患者的年龄（岁）。但这些估计很粗略，单个AVM的出血风险可能高得多（流程图54.1中①和②）。例如，哥伦比亚AVM资料库的研究显示，其他因素的额外风险更高（0.9%～3.4%），包括位于脑深部、单一深静脉引流、表现为出血。其他研究显示，巢内动脉瘤或供血动脉动脉瘤使AVM出血的相对风险分别增加2.28倍和1.8倍（流程图54.1中①和②）。明确的是，AVM出血很少呈临床良性过程，预计的致残率和死亡率分别为25%～50%和10%～20%。

神经外科医生手中有许多治疗方式，包括显微外科手术切除、血管内栓塞、立体定向放射外科和内科保守治疗。AVM的有效治疗需神经外科医生、介入神经放射医生和肿瘤放射医生的多学科协作。有人根据未破裂脑动脉瘤随机试验（ARUBA）的结果反对侵袭性治疗，认为治疗决策必须权衡治疗相关性致残率和死亡率。根据我们的经验，未治疗AVM的神经功能并发症发生率高，安全的情况下应尝试确切治疗。已有一些临床决策流程协助筛选患者，加州大学旧金山分校的方法将在后续小节中介绍。

分　类

Spetzler–Martin分级是一个由来已久的临床评分系统，用于初步评估手术风险，指导治疗决策。简便性使其成为临床应用最广泛的脑AVM分类方案；但一个明显局限性是预测中级别Ⅲ级AVM（包含治疗结果不同的多种亚型的异质性临床疾病）的价值。Ⅲ级AVM的治疗推荐需个体化考虑额外的因素，常需要多模态的治疗计划。

解剖学因素

Ⅲ级AVM是Spetzler–Martin分级中异质性最大者，有不同的解剖亚型（图54.1）。为准确确定亚

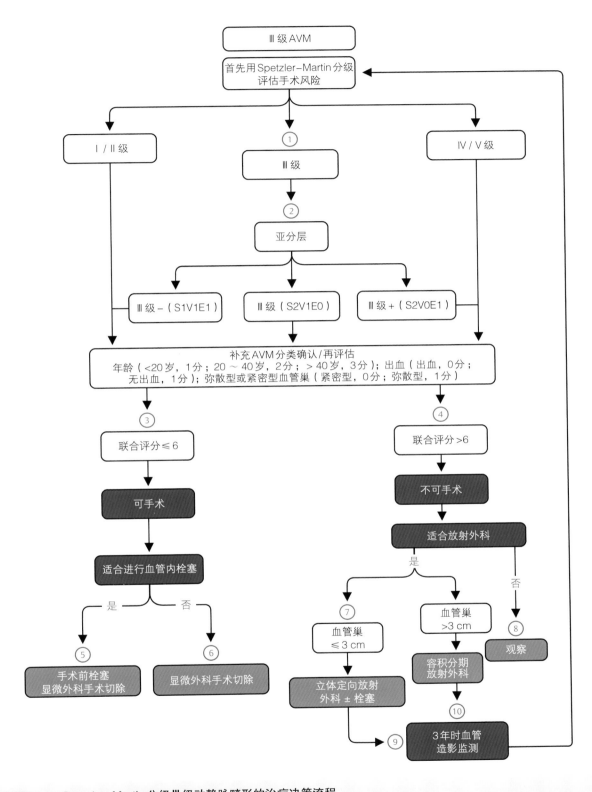

流程图 54.1　Spetzler–Martin 分级 Ⅲ 级动静脉畸形的治疗决策流程。

型，与其他 AVM 一样在术前仔细评估静脉引流的类型和周围脑实质功能的重要性实属必要。静脉引流入皮质静脉、凸面周围静脉窦或颅后窝病变时的直

窦和（或）横窦引流都属于表浅静脉引流（图 54.1a、c）。深静脉引流指引流入 Galen 静脉或其相关静脉结构——包括大脑内静脉、Rosenthal 基底静脉、小脑

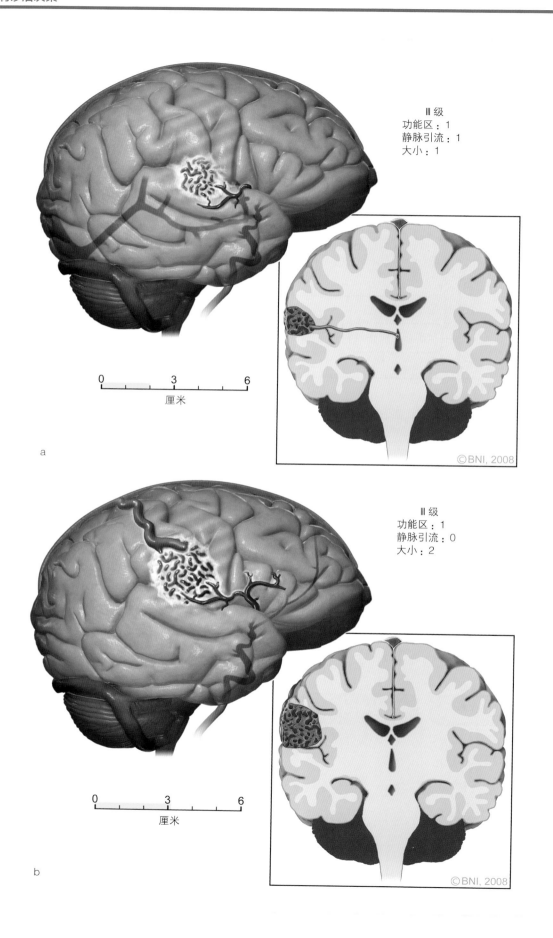

Ⅲ级
功能区：1
静脉引流：1
大小：1

a

Ⅲ级
功能区：1
静脉引流：0
大小：2

b

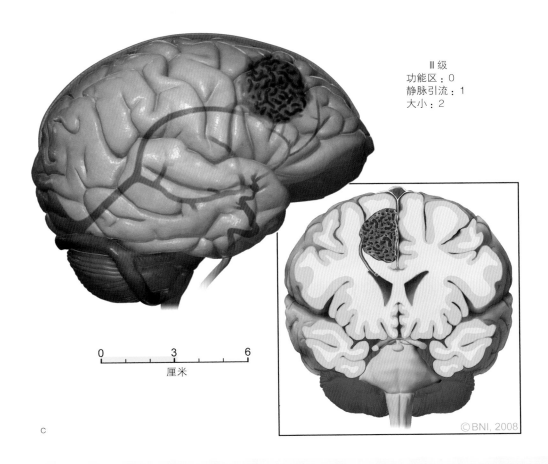

III 级
功能区：0
静脉引流：1
大小：2

©BNI, 2008

c

图 54.1　插图显示 Spetzler-Martin 分级 III 级动静脉畸形（AVM）的分类。a. III 级（功能区，深静脉引流，＜ 3 cm）。b. III 级（功能区，非深静脉引流，3 cm）。c. III 级（非功能区，深静脉引流，3 cm）（经 Barrow Neurological Institute 同意使用）。

前中央静脉。若病变位于感觉运动皮质内、语言皮质区、视觉皮质、下丘脑、丘脑、内囊、脑干、大脑脚或深部大脑核团，则属功能区病变（图 54.1a、b）。

　　为便于讨论，认定血管巢＜ 3 cm 为小型，3 ～ 6 cm 为中型，＞ 6 cm 为大型。根据传统 Spetzler-Martin 分级有 4 种不同亚型，包括功能区有深静脉引流的小型血管巢（S1V1E1）、非功能区有深静脉引流的中型血管巢（S2V1E0）、功能区有浅静脉引流的中型血管巢（S2V0E1）、功能区有浅静脉引流的大型血管巢（S3V0E0）。后续小节讨论每种亚型的手术风险；我们提出一种替代分类，S1V1E1、S2V1E0、S2V0E1、S3V0E0 分别指 III - 级、III 级、III + 级、III * 级，更接近其真实风险状态。

　　除此以外，应注意有无出血、血管巢形态、有无深部动脉穿支（薄弱、脆弱、阻断困难）。与动脉瘤不同，AVM 手术常需要进入脑功能区操作。血肿可创造手术通路，有助于从邻近脑分离 AVM，避免误

入正常脑组织。出血和血栓形成也能减少 AVM 的动脉供血，利于减少术中失血。密集型血管巢的边界和解剖界面清晰，容易切除，误入脑实质的概率小。而弥散型血管巢是嵌在脑实质内的松散血管团；分离界面不可避免地包含正常脑组织，是发生手术并发症的重要原因。

诊断检查

临床评估

　　大多数 AVM 因脑出血才引起临床注意（42% ～ 72%）。症状包括头痛、癫痫发作、局灶性神经功能症状，或严重出血时意识水平改变。包含神经影像的完整而全面的神经功能检查可区别引起症状的病因。

影像学

　　计算机断层扫描（CT）平扫并同期或随后 CT 血管造影是检查急性出血和潜在血管病变的有效首选影像学检查方法。可能时随后数字减影血管造影，仍

是评估 AVM 血管构筑的金标准。磁共振成像（MRI）（包括功能 MRI 或弥散张量成像）和 MR 血管造影提供 AVM 和周围脑结构的详细信息。皮质表面不易看到 AVM 时，特定的导航序列有助于无框架立体定向导航。数字减影血管造影对确诊、分析解剖细节、准确分级实属必要。

鉴别诊断

脑出血的鉴别诊断很多，超出本章讨论范围。在血管影像上与 AVM 极其相似的血管病变包括硬脑膜动静脉瘘和富血管肿瘤（如血管母细胞瘤和高级别胶质瘤）。

治 疗

治疗选择和脑内血肿的影响

须审慎选择患者，避免显微外科手术切除的手术相关并发症和不良神经功能预后。常规用 Spetzler-Martin 分级完成。低级别 AVM（Ⅰ 级和 Ⅱ 级）的手术并发症发生率低（0～5%），常手术治疗。高级别 AVM（Ⅳ 级和 Ⅴ 级）的手术切除并发症发生率相对更高（12%～38%），因此保守治疗或其他方式治疗（如放射外科）。我们主张对 Ⅲ 级 AVM 进一步亚分类，因为所有亚型的风险不均等（如"解剖学因素"一部分内容所述）。手术切除 Ⅲ 级病变通常安全。尽管 Ⅲ+ 级病变的风险超过传统 Spetzler-Martin 分级 Ⅲ 级病变，更适合于保守治疗和（或）其他治疗方式，但需制定个体化治疗计划。

除了 Spetzler-Martin 分级，预测手术风险时也应考虑其他因素。如前所述，出血者手术通路方便，常适于手术切除。其他情况下为缓解顽固性颅内高压，需立即手术。我们团队认识到额外临床信息的价值后设计并验证了一种补充分类方案，补充而不是替代 Spetzler-Martin 分级。赋分项是患者年龄（<20 岁，1 分；20～40 岁，2 分；>40 岁，3 分）、出血表现（出血，0 分；无出血，1 分）、血管巢密集性（密集型，0 分；弥散型，1 分；流程图 54.1 中②～④）。与 Spetzler-Martin 分级一样，这些分值最终相加。我们发现，这比 Spetzler-Martin 系统的预测准确性更高，风险分层更均匀。我们的方法中，Spetzler-Martin 分级提供初始风险评估（总结于图 54.1），随后用补充分类系统进一步精选患者手术治疗。补充分类 ≤3 者手术切除的并发症风险低，与 Spetzler-Martin 分级联合的评分 ≤6 者手术并发症风险低。许多情况下用补充量表确认初始 Spetzler-Martin 风险评估。但手术风险中等的 Ⅲ 级 AVM 或 Spetzler-Martin 和补充分级不

匹配时，补充量表可能改变治疗决策。

尽管我们专注于手术，但最佳治疗方式很少仅限于一种，特别是 Spetzler-Martin Ⅲ 级 AVM。使用我们的方法确定 AVM 是否适于手术。一旦确定显微外科手术切除合适，应评估是否适于栓塞。若栓塞的相关风险很低，应行双模态治疗。若证实栓塞风险太高或不必要延迟治疗（有血肿和颅内压增高时），应显微外科手术切除而非栓塞（流程图 54.1 中③、⑤、⑥）。不适于手术的患者如联合 Spetzler-Martin 和补充分级 >6，应评估是否适于用放射外科缩小 AVM 体积以更适合手术切除（流程图 54.1 中⑦和⑨）。但血管巢 >3 cm 常不适于常规立体定向放射外科（SRS），因为边缘剂量将超过安全值（流程图 54.1 中⑦和⑩）；最好采用容积分期放射外科治疗，在 3 年潜伏期内和结束时重新评估，监测闭塞程度。不全闭塞者应再评估是否适于术前栓塞后切除。

保守治疗

不适于治疗的病变或 ARUBA 试验中描述的未破裂 AVM 可内科治疗，即对症治疗神经功能症状如抗癫痫药物，积极优化血管危险因素如高血压、糖尿病、戒烟。神经影像监测也是一个重要内容。须常规评估供血动脉、血管巢或 Willis 环有无相关性动脉瘤。直径 >7 mm 的动脉瘤和（或）发育不良者应考虑治疗。

开放式手术治疗——手术细节

每个 AVM 都是供血动脉、引流静脉、血管巢的特殊混合体，有明显的技术困难。开颅应针对 AVM 解剖结构进行。AVM 可根据部位和所在皮质分类，有助于决定最适合的开颅和入路（表 54.1）。总之，开颅应足够大以最大显露，允许广泛分离蛛网膜并保证手术操作自由度。设计入路时，须达到 AVM 表面和供血血管的最大显露与正常脑和功能区的最小侵入间的平衡。为此须强调术前仔细计划和摆放体位。若头位摆放合适，重力牵拉与蛛网膜分离和脑脊液释放可按解剖计划打开手术通路而不损伤软膜。大脑镰和小脑幕等硬膜结构也可防止其他神经结构从遮挡的手术野中塌陷（图 54.2）。

根据我们手术治疗 Spetzler-Martin Ⅲ 级病变的经验，最常见的类型是功能区有深静脉引流的小型血管巢（Ⅲ 级病变）。需在大脑裂下分离蛛网膜至深部、使病变容易到达而无明显牵拉的手术入路。小脑幕上内侧病变包括胼胝体、丘脑、脑室内病变，可累及半球间裂。侧裂或岛叶病变，可经侧裂入路（图 54.2）。颅后窝经现有入路可到达多个蛛网膜间隙，包括小脑

表54.1　根据脑动静脉畸形部位分类的开颅和手术入路推荐

亚　　型	开　　颅	入　　路
额叶 AVM		
额叶外侧	额部	经额叶
额叶内侧	双侧额部	前部半球间
额叶旁正中	双侧额部	经额叶和前部半球间
额叶底部	眶–翼点	额下
额叶侧裂	翼点	经侧裂
颞叶 AVM		
颞叶外侧	颞部	经颞叶
颞叶底部	颞部	颞下
颞叶内侧	眶颧	经侧裂或经颞叶
颞叶侧裂	翼点	经侧裂
顶枕叶 AVM		
顶枕叶外侧	顶枕部	经顶枕叶
顶枕叶内侧	窦汇	后部半球间
顶枕叶旁正中	双侧顶枕部	经顶枕叶或后部半球间
枕叶底部	窦汇	天幕上–枕叶下
脑室/脑室周围 AVM		
胼胝体	双侧额部	经胼胝体
脑室体部	双侧额部	经胼胝体–经脉络裂
三角区	顶部	顶上小叶–经脑室
颞角	颞部	经颞叶–经脑室
深部 AVM		
单纯侧裂	翼点	经侧裂
岛叶	翼点	经侧裂
基底节	翼点	经侧裂
丘脑	双侧额部	经胼胝体–经脉络裂
脑干 AVM		
中脑前部	眶颧	经侧裂–大脑脚间
中脑后部	窦汇	小脑上–天幕下
脑桥前部	乙状窦后	乙状窦后–经脑池
脑桥外侧	乙状窦后	乙状窦后–经脑池
延髓前部	枕下	经脑室
延髓外侧	远外侧	远外侧–经脑池
小脑 AVM		
小脑枕下	枕下	经小脑
小脑天幕	窦汇	经小脑–天幕下
小脑蚓部	窦汇	经小脑–天幕下
小脑扁桃体	枕下	经扁桃体
小脑岩骨	乙状窦后	乙状窦后

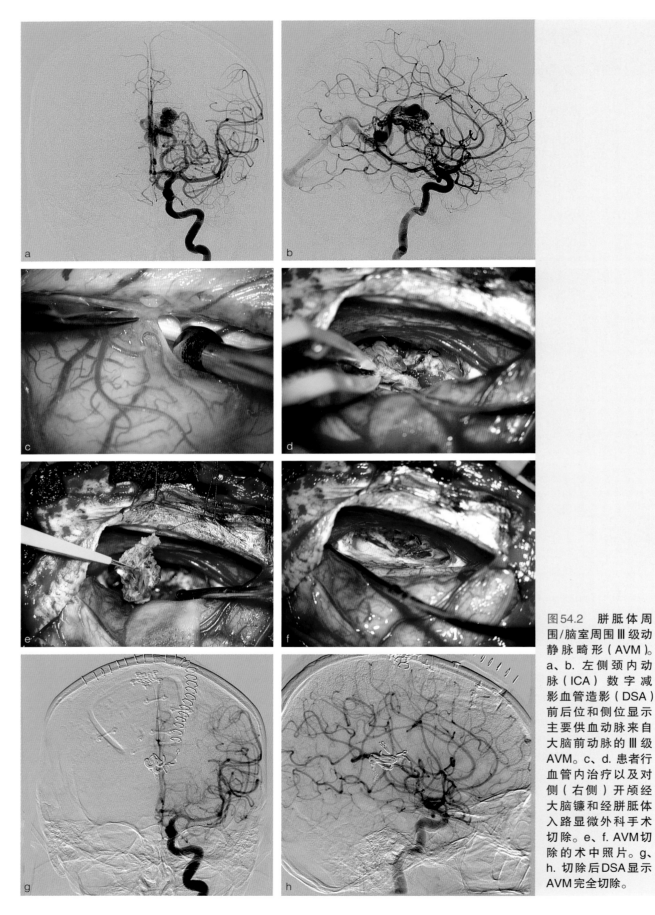

图 54.2　胼胝体周围/脑室周围 Ⅲ 级动静脉畸形（AVM）。a、b. 左侧颈内动脉（ICA）数字减影血管造影（DSA）前后位和侧位显示主要供血动脉来自大脑前动脉的 Ⅲ 级 AVM。c、d. 患者行血管内治疗以及对侧（右侧）开颅经大脑镰和经胼胝体入路显微外科手术切除。e、f. AVM 切除的术中照片。g、h. 切除后 DSA 显示 AVM 完全切除。

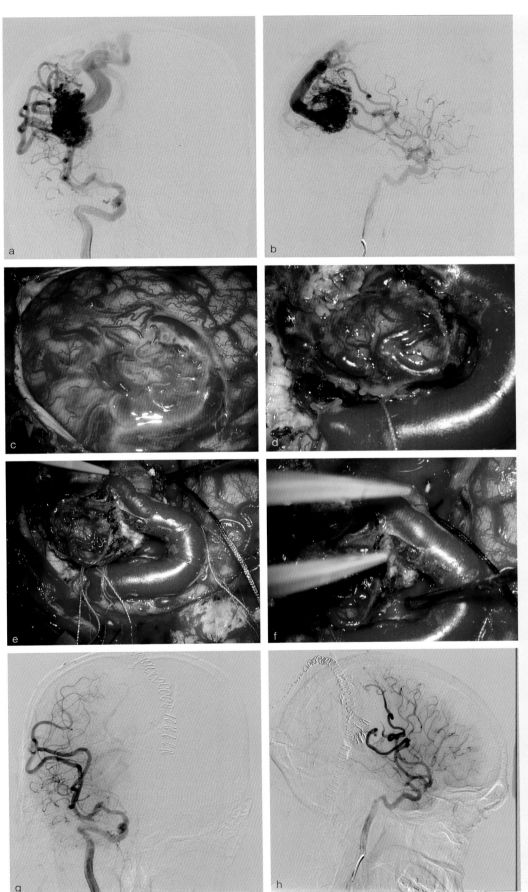

图 54.3　Ⅲ 级顶叶动静脉畸形（AVM）。a、b. 左侧颈内动脉（ICA）数字减影血管造影（DSA）前后位和侧位显示主要供血动脉来自大脑中动脉的 Ⅲ 级 AVM。c、d. 患者行血管内栓塞和标准右侧顶部开颅显微外科手术切除。e、f. AVM 切除的术中照片。g、h. 切除后 DSA 显示 AVM 完全切除。

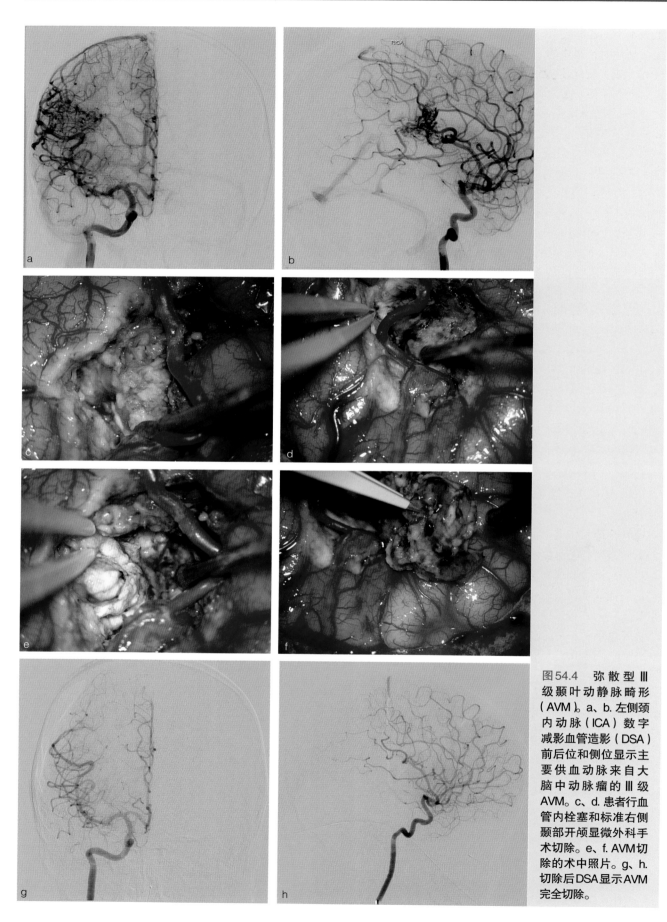

图54.4 弥散型Ⅲ级颞叶动静脉畸形（AVM）。a、b. 左侧颈内动脉（ICA）数字减影血管造影（DSA）前后位和侧位显示主要供血动脉来自大脑中动脉瘤的Ⅲ级AVM。c、d. 患者行血管内栓塞和标准右侧颞部开颅显微外科手术切除。e、f. AVM切除的术中照片。g、h. 切除后DSA显示AVM完全切除。

上天幕下、乙状窦后、远外侧入路。解剖蛛网膜间隙无法到达时，经皮质入路不可避免，可能时应利用血肿和（或）软化灶。经皮质入路应仔细用无框架立体定向引导（图 54.3 和图 54.4）。

到达 AVM 后的首要任务是确认和保护引流静脉，直至切除结束（图 54.2 ～图 54.4）。静脉动脉化使情况复杂，任何 > 4 mm 的血管都应视作静脉，除非证实不是静脉。血管出入 AVM 的走行、密切观察肌纹（动脉更明显）、临时闭塞试验有助于从动脉结构中分辨静脉。处理次要静脉时也一样，只能与动脉血流减少成比例地电凝静脉。通常颜色变成黑色且 AVM 耐受临时闭塞时可安全地切断。AVM 手术中分离软膜不可避免，应沿富含供血动脉的动脉面开始。最初应集中于供血动脉分离；尽可能接近血管巢阻断和切断。最好沿 3 ～ 7 mm 的供血动脉由近及远用双极电凝尖端电凝。若血管无法电凝闭塞，可用微型夹。完全游离 AVM 四周的软膜和脑组织，遇到的每支供血动脉都应离断（图 54.2 ～图 54.4）。审慎使用牵开器有助于增加深部显露，但应谨慎避免扭曲或撕裂脆弱的引流静脉。出于邻近脑组织的功能考虑，应重视术前的功能影像（如功能 MRI 或弥散张量成像）和术中的无框架导航。

血管内治疗——手术细节

血管内治疗所有 AVM 的主要手术细节是确定治疗目标。我们的实践中，Spetzler–Martin Ⅲ 级 AVM 中通常将栓塞作为术前的辅助手段。有单独栓塞尝试治愈的报道，但即使多期治疗后，治愈率仍低于手术切除。最适于尝试血管内治愈的病变通常是小型和中型的表浅病变，很巧也非常适于手术切除。为此，我们主张将栓塞作为术前的辅助手段，直接着眼于闭塞供血动脉和部分血管巢，注意不要闭塞引流静脉。

另一个重要考虑因素是选择栓塞材料。现代实践中的主流栓塞剂是氰基丙烯酸正丁酯（NBCA）胶和 Onyx（Onyx 18 and Onyx 34 liquid embolic system, eV3 Inc., Irvine, CA；一种乙烯乙基醇聚合物）。历史上的其他栓塞剂主要有聚乙烯醇颗粒、乙醇、弹簧圈、硅胶球、丝线。2005 年美国食品和药品管理局批准 Onyx 用于栓塞颅内 AVM，NBCA 也纳入其中。这 2 种栓塞剂的特性有很大不同，极少联合使用。NBCA 是一种黏性聚合物，数秒内快速聚合造成血管血栓形成和闭塞。当血液中二甲亚砜（DMSO）弥散（并经肺泡弥散呼出）后，Onyx 通过乙烯醇和钽粉在腔内析出而发挥作用。Onyx 理论上优于 NBCA 的优势是血栓形成和炎症更少，因为无蛋白质变性。Onyx 注

射缓慢且精准，可以行对比血管造影（相同血管注射时），而 NBCA 不可能。Onyx 注射缓慢的特性和析出机制在理论上允许栓子在微导管头端形成更可控、血管巢内弥散更好、主干动脉反流更少。但正面比较时，2 种栓塞剂在术前都能有效消除 > 50% 血管巢；术前使用有助于消除术中早期到达困难的供血动脉，从而减少血管巢内血流，改善手术切除效果。

尽管手术或栓塞治疗脑 AVM 的原则都是消除动脉血流优于闭塞静脉，但已有一种新的经静脉栓塞概念，在筛选的亚组中很有前景。手术、动脉栓塞和放射外科一般都担心早期静脉闭塞，将造成血管巢扩张，发生严重的出血性并发症。但筛选合适的患者经静脉系统闭塞 AVM 血管巢可能是安全的。经静脉栓塞 Spetzler–Martin Ⅲ 级 AVM 的理想因素包括小型（< 2 cm）、单一引流静脉、无理想动脉干（如过路型动脉）。全身低血压、腺苷临时血流停滞、动脉内球囊临时闭塞有助于改善经静脉入路的 Onyx 血管巢内弥散。一旦决定经静脉栓塞，必须在一次手术中追求治愈。

并发症防治

外科手术

手术治疗 AVM 应注意避免灌注和引流正常脑结构的动脉或静脉结构意外破裂，以避免卒中或静脉性出血。开放式手术应重视术前功能影像（如功能 MRI 或弥散张量成像）和术中无框架导航，避免误入功能区脑结构。直至切除最终阶段前保留静脉引流至关重要，是避免术中破裂的关键原则。若发生出血，需快速识别和决策。必须追寻出血源并予以控制。明显出血时，应分离闭塞的静脉移开 AVM 以便所需的进一步操作和牵拉，到达残留的供血动脉。使用大吸引器促进可视化，使注意力集中于粗大的可电凝的供血动脉。坚持和系统阻断供血血管将实现止血。恐慌会影响判断，重要的是保持镇静，同时指导助手和麻醉师补充持续失血。

血管内治疗

栓塞脑 AVM 要避免一些特殊并发症。除避免非目标栓塞的主要原则外，避免大量改变动静脉分流的血流动力学也很重要。Onyx 可间断对比造影全程追踪栓塞进程。设定预期闭塞目标百分比，通常推荐在任一次手术中消除的血管巢不 > 50%。大型 AVM 突然减少为小型血管巢和（或）栓塞材料影响静脉流出将增加出血性并发症风险。此外，Onyx 在栓子形成期间包绕注射微导管头端，可造成无法撤除。随着

下一代Onyx兼容性微导管的使用，这种留置导管的发生率下降，甚至用头端可解脱微导管几乎就能解决这个问题（Apollo; eV3, Inc.）。栓塞脑AVM的严重并发症发生率（神经功能障碍和死亡）约7%，主要与病变位于功能区皮质和单一静脉引流相关。这2个特征也恰是许多Spetzler–Martin Ⅲ级AVM的关键特征，说明这类病变的治疗困难；为减少总体风险需一并计划血管内治疗和手术治疗的具体方面。

预后

Spetzler和Martin在1986年的最初研究中报道的手术切除Ⅲ级AVM的轻微和严重神经功能障碍发生率分别为12%和4%，没有死亡。后期临床系列中切除Ⅲ级AVM的神经功能损伤发生率为2.8%～11%。在我们76例Spetzler–Martin分级Ⅲ级AVM的临床系列中，78.7%预后良好（定义为改良Rankin量表评分≤2分），92%术后神经功能状态无变化或改善（支持流程图步骤5、6）；永久性神经功能致残率和死亡率为3.9%。神经功能预后随Ⅲ级AVM亚型的不同而不同。Ⅲ–级或S1V1E1 AVM的手术并发症发生率最低，97.1%神经功能改善或无变化。Ⅲ级或S2V1E0的结果中等，92.9%神经功能改善或无变化。Ⅲ＋级或S2V0E1的结果最差，新发神经功能障碍发生率14.8%；这占所有Spetzler–Martin Ⅲ级AVM相关性并发症的接近2/3，是严重术中和（或）术后出血的结果。该系列不包含Ⅲ＊级或S3V0E0的AVM。

大型临床系列中，Spetzler–Martin全分级的血管内栓塞后意外神经功能障碍发生率约7%～14%；死亡率0.3%～3.2%，使用的栓塞剂包括Onyx、NBCA或聚乙烯醇颗粒，似乎并不总影响预后。部分报道中确认了一些栓塞后神经功能障碍或并发症的预测因素，包括栓塞3支或更多动脉分支、AVM直径＜3 cm或＞6 cm、深静脉引流、位于功能区、需＞1期栓塞治疗。在Spetzler–Martin Ⅲ级AVM的分层研究中，术后功能障碍发生率12%～13%。分级越高，围手术期并发症和神经功能障碍发生率越高，但未达统计学差异；其他研究并不支持。与低级别相比时，Ⅲ级AVM需统计更多栓塞过程。绝大多数栓塞是为了随后的切除或放射外科。栓塞是唯一治疗手段的情况下，发表的AVM完全闭塞率为16%～51%。

稳定性和复发率

通常脑AVM的显微外科手术全切除是治愈性的，特别是成人患者。迄今为止，血管造影证实完全切除成人AVM后复发的病例报道＜10项。但儿童人群报道的完全闭塞后复发率为5.5%～15%。血管内栓塞的血管造影随访显示再通率为1.1%～25%。需额外的研究来进一步明确。

临床和影像学随访

尽管AVM复发极其罕见，但可引起颅内出血、癫痫发作和（或）神经功能障碍，需行放射学监测。术后即刻常规血管造影确认完全闭塞。任何大小的残余AVM都有出血风险，需再治疗。完全闭塞的情况下，若没有遗传性综合征（如遗传性出血性毛细血管扩张），应在治疗后5年行影像学监测。

专 家 述 评

AVM患者的治疗决策是个复杂的过程，须个体化考虑临床表现、解剖学、生物学。治疗策略可包含一种或多种方式，应评估总体治疗策略的累积风险。也应提出替代治疗和策略并分析风险。评估时，分级系统很有用。经得起时间考验的分级系统简单、适用、准确。其他分级系统复杂、麻烦或不准确，很快被淘汰。比较治疗风险与自然史风险后将形成最终推荐。个体化很重要，不仅在给具体患者推荐时，也在具体神经外科医生和机构应用分级系统时。若发表的结果在自己机构中与个人结果不同，引用将没有价值。最终，分级系统使临床医生做出治疗推荐，但患者将最终决定。大多数患者在AVM治疗决策时感到困难和害怕，他们的个人意愿和感觉将做出最终决定。引导患者经历这种决策过程是一种艺术，不能被分级或预后数据取代。神经外科医生最难接受的事情之一是其局限性，分级系统提醒我们何时说不。

当前的分级系统通常非常有用，但仍不完善，需改进。随着研究阐明AVM的病理生理学，分级系统将融入基因信息和生物学标志等进展。血流动力学数据也将成为破裂风险和将来分级量表的决定因素。因此，建立AVM分级系统的工作应视为一个进行性过程，临床医生应开放重塑已建立和证实的分级系统。与此同时，Ⅲ级AVM的改良分级将继续为这些复杂决策提供帮助。

Michael T. Lawton, MD
University of San Francisco,
San Francisco, CA

Spetzle-Martin Ⅲ 级 AVM 是一个异质性组，治疗方式和相关风险完全不同。神经外科医生的工作是分析现有的临床、横断面、放射学和血管造影数据来描述自然史风险。尽管自然史风险分析通常使用 2% ～ 4%/年和 105-患者年龄（岁），但对这些复杂疾病是不合适的；需考虑既往是否有明显或隐性出血史，远隔血管、供血动脉干、血管巢内或流出静脉上是否有动脉瘤，静脉流出是否受限，引流静脉的深部位置和类型。我推测在将来增加血流动力学数据如经血管巢压力梯度，以及基因标记。

第二个分析是治疗方面，考虑单独使用显微外科手术、血管内治疗和放射外科治疗或任何联合的需求。多数情况下需有所有三种治疗方式的专家组成多学科团队。神经外科医生的一个特殊优势是能引导所有三种模式的细节，个体化创建治疗方案而不存在竞争和其他冲突。我的方法是依次考虑安全性、潜在治愈性、微创性；个人经验进一步验证了这个方法。血管内治疗，特别是经动脉入路，通常不能治愈，但可分期治疗；尽管增加了干预次数，但总体上仍能获得更安全和可能更有效的最终治疗预后。

这种过程结束时，评估自然史和治疗过程，个体化风险-获益分析，与患者及其家属分享细节。由于病情错综复杂，这种对话非常重要；但在治疗过程中将时间花费在这种互动上将显著改善不一致的预期。

尽管每个 Spetzler-Martin Ⅲ 级病例独特，但仍有一些一般原则。我将这类 AVM 分为 3 类。表浅容易手术到达、紧密型血管巢、年轻的病变需显微外科手术切除作为治愈手段。部位深在或弥散型血管巢或位置表浅但年长者可能需放射外科作为治愈手段。第 3 类是位于脑干上或脑干内的 AVM，不适于低风险的显微外科手术或放射外科。这类病变需考虑经静脉入路。

多数 Spetzler-Martin Ⅲ 级 AVM 的第一步是分期经动脉栓塞。我在清醒状态下手术，以便在栓塞前能行选择性 Wada 试验，因为血流可能会阻止血管造影显示血管通路和其他功能性连接。首先进入可安全插管的最小 AVM 供

血动脉，栓塞远端供血动脉的一小段近端及其邻近的血管巢。注意避免弥散深部血管巢，因为可干扰部分血管巢的静脉流出，导致术后出血。每次手术限于 1 或 2 支供血动脉；持续直至最大的供血动脉，因为其与剩余的静脉流出连接最大。保留此处直至最终栓塞阶段，减少了栓塞相关性闭塞静脉流出和迟发性出血的风险，也预防了来自邻近侧支的强烈新生血管反应。患者准备手术，若期望栓塞治愈，在手术当天早上或手术前行最后的栓塞。治愈性栓塞时有任何问题，即刻行显微外科手术切除。若不希望治愈性栓塞，择期显微外科手术切除，手术控制最后的粗大动脉干。

对于深在或年长的 Spetzler-Martin Ⅲ 级 AVM，放射外科是首选的治愈性方式。同样，经动脉栓塞是第一步。该过程与之前描述的分期经动脉栓塞相同，从小到大。保留最大一支动脉干将有血管内治愈可能；若是这种与计划性手术病例一样的情况，则准备显微外科手术切除。对计划放射外科治疗的病例行动脉入路栓塞的一个重要原因是最终形成更小的血管巢容积。因此，分散栓塞对放射外科没有特殊价值。残留血管巢 ≥ 10 mL 者首选分期缩小容积，每次治疗不超过 10 mL，每阶段相隔 1 年。最近人们对分割放射外科产生了兴趣，这类较大病变可能是检测这种新型无框架方法的理想对象。

最后一类 AVM 因位于脑干上或脑干内，放射外科和显微外科手术的风险都高。这种情况常有单一的深部引流静脉。尽管其他血管内治疗专家拓展了经静脉治疗其他部位的脑 AVM，但我首选这种可能效果高但相关风险不明的策略来治疗这类常规方式治疗风险高的病变。这种情况下也应使用分期经动脉栓塞来减少甚至消除可插管的供血动脉数量。最后阶段同时建立经动脉和经静脉入路，在爆发抑制和静脉起搏下降低动脉压至 20 mmHg，按计划一次性经静脉完全治愈性栓塞。

由于出血表现的 AVM 在脑出血后一段期间内的自然史更具侵袭性，与非出血表现者相比，应追求更快速的治疗过程。因此，不能将放射外科作为出血性表现者的主要治疗方式。也就是说，若能成功治疗危险病变如巢内动脉

瘤，并且放射外科是达到治愈剩余病变的最安全、最有效、创伤最小的手段，就按这个顺序进行。

Adnan H. Siddiqui, MD, PhD
University at Buffalo, Buffalo, NY

推荐阅读

[1] Abla AA, Rutledge WC, Seymour ZA, et al. A treatment paradigm for high-grade brain arteriovenous malformations: volume-staged radiosurgical downgrading followed by microsurgical resection. J Neurosurg 2015; 122(2): 419–432

[2] Choudhri O, Ivan ME, Lawton MT. Transvenous approach to intracranial arteriovenous malformations: challenging the axioms of arteriovenous malformation therapy? Neurosurgery 2015; 77(4): 644–651, discussion 652

[3] Crowley RW, Ducruet AF, Kalani MY, Kim LJ, Albuquerque FC, McDougall CG. Neurological morbidity and mortality associated with the endovascular treatment of cerebral arteriovenous malformations before and during the onyx era. J Neurosurg 2015; 122(6): 1492–1497

[4] Hamilton MG, Spetzler RF. The prospective application of a grading system for arteriovenous malformations. Neurosurgery 1994; 34(1): 2–6, discussion 6–7

[5] Heros RC, Korosue K, Diebold PM. Surgical excision of cerebral arteriovenous malformations: late results. Neurosurgery 1990; 26(4): 570–577, discussion 577–578

[6] Kim LJ, Albuquerque FC, Spetzler RF, McDougall CG. Postembolization neurological deficits in cerebral arteriovenous malformations: stratification by arteriovenous malformation grade. Neurosurgery 2006; 59(1): 53–59, discussion 53–59

[7] Lawton MT; UCSF Brain Arteriovenous Malformation Study Project. Spetzler-Martin Grade III arteriovenous malformations: surgical results and a modification of the grading scale. Neurosurgery 2003; 52(4): 740–748, discussion 748–749

[8] Lawton MT. Seven AVMs: Tenets and Techniques for Resection. New York, NY: Thieme Medical Publishers Inc.; 2014

[9] Saatci I, Geyik S, Yavuz K, Cekirge HS. Endovascular treatment of brain arteriovenous malformations with prolonged intranidal onyx injection technique: long-term results in 350 consecutive patients with completed endovascular treatment course. J Neurosurg 2011; 115(1): 78–88

[10] Spetzler RF, Martin NA. A proposed grading system for arteriovenous malformations. J Neurosurg 1986; 65(4): 476–483

第55章　Spetzler-Martin分级Ⅳ级和Ⅴ级的动静脉畸形

Jason M. Davies and Michael T. Lawton

摘　要：Ⅳ级和Ⅴ级动静脉畸形（AVM）具有显著的致残率和死亡率。与破裂风险相关的解剖学因素包括年龄增长、既往破裂、位于脑深部、单一深静脉引流；具有所有这些危险因素的AVM的出血率高达34.4%。尽管破裂风险高，除非有出血或进行性神经功能障碍，保守治疗仍是一种合理的方式。外科医生应不断重新评估风险–获益，因为任何改变都有可能使该平衡转向有利于干预。包含栓塞、放射外科和显微外科手术的多模态方式可成功治疗Ⅳ级和Ⅴ级AVM。容积分期放射外科治疗可降低AVM级别至可显微外科手术切除的大小。分期栓塞也可降低AVM级别至适于切除的程度。应在拥有脑血管外科和血管内神经外科医生的三级医学中心个体化治疗Ⅳ级和Ⅴ级AVM。

关键词：动静脉畸形，Ⅳ级和Ⅴ级动静脉畸形，Spetzler-Martin，脑内出血，血管内栓塞，显微外科手术切除，放射外科

概　述

　　脑动静脉畸形（AVM）的治疗仍有争议。最近的研究如ARUIBA支持内科治疗，改变了神经外科治疗的理念。虽有许多支持和反对该研究结论的争议，但使绝大多数医生倾向于观察。这种情况下，重要的是理解哪种病变最适于治疗以及哪种方式最合适。高级别AVM指比其他病变更大、更深、更累及功能区者，其治疗本身更令人担忧。在确定我们是在帮助患者而不是使其面临风险时，患者的选择至关重要。尽管评估AVM风险通常考虑Spetzler-Martin分级的因素，但决定最佳治疗策略时应考虑许多其他因素。我们在这里讨论治疗方式，指导最佳患者选择、治疗策略选择，以及患者和外科医生相关的因素。

是否治疗

　　2个主要的影响治疗决策的驱动因素：① 治疗

本章关于治疗决策的主要争议包括：

（1）Ⅳ级和Ⅴ级AVM是否具有治疗指征？

（2）开放式手术、血管内治疗、放射外科治疗应如何联用？

（3）每个病例的最佳治疗时机是什么？

与观察的风险比较；② 患者的意愿。

　　治疗和观察的相关风险是多年来的研究主题。Ondra等发表了一项具有里程碑意义的自然史研究，基于人口的年出血率约4%；但排除了约40%选择接受治疗的患者。之后的研究包含所有AVM且不考虑治疗状态，年出血率高达18%。

　　实际上AVM呈异质性，自然史风险因解剖学因素的不同而明显不同。Stapf等研究了一组622例AVM，总体出血率6%；一些出血的相关因素包括年龄增长、初发出血表现、位于脑深部、单一深静脉引流；无解剖学危险因素的年出血率为0.9%，而解剖学危险因素齐全的年出血率高达34.4%（流程图55.1中①和②）。与这类出血相关的致残率和死亡率设定了任何治疗策略都必须对照的基准。

　　所有治疗方式都有风险，但须注意到Ⅳ级和Ⅴ级病变的代表性不足。例如，ARUBA仅包含23例Ⅳ级病变，没有Ⅴ级病变；其中仅8例分配干预治疗，而14例随机分入内科治疗。不管怎样，研究的一般共识是高级别AVM的治疗风险最高。Spetzler最初的100例患者（其分级方案基于此）中有15例Ⅳ级和16例Ⅴ级病变。虽无死亡报道，但Ⅳ级和Ⅴ级的轻微并发症发生率分别为20%和19%，严重并发症发生率分别为7%和12%（流程图55.1中①和②）。

　　分级方案允许医生分类和讨论病变，但有时不能解释保守观察与其他治疗进行风险比较时的重要细节和复杂性。除大小、引流和功能区外，现已发现许多自发性出血的相关因素，包括AVM的大小、单一深静脉引流、颅内血流量大、AVM相关性动脉瘤（流

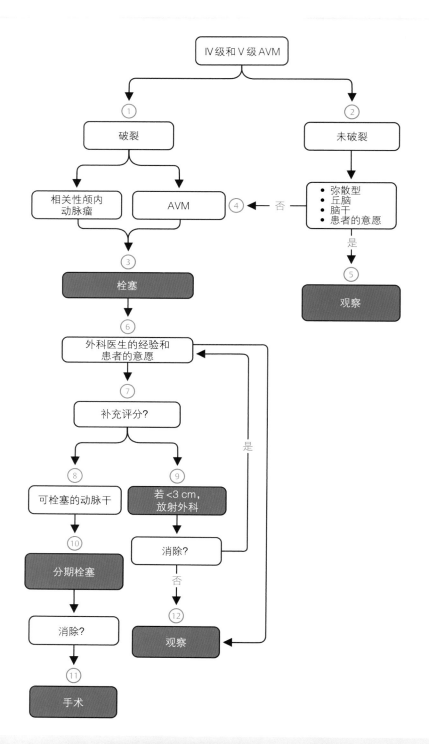

流程图55.1 Spetzler–Martin IV级和V级动静脉畸形的治疗决策流程。

程图55.1中③和④）；并且与治疗的具体预后相关，构成多种具体分级方案的基础（后述）。因此，更细致地理解个体病变和患者因素有助于指导外科医生和患者对选择具体病变最佳治疗方案的讨论（流程图55.1中⑤～⑦）。

患者的意愿是另一个经常不被重视但会影响治疗决策过程的因素。患者本人是按照任何治疗计划最终必须生存或死亡的那个人；应与其全面探讨个人风险耐受水平，理解如何接受不同治疗方式（流程图55.1中⑤～⑦）。许多人不愿生活在不确定的将来灾难性出血阴影中，反过来会影响患者对治疗方案的评价以及可接受的风险水平。因此，即使非常困难的病变也应进行全面讨论，任何知情同意告知程序应充分记录，并被医生和患者理解。

保守治疗

外科医生最困难的治疗决策之一就是决定不治疗；虽违背了外科医生的天性，但事实上许多情况下是当时最好的选择。明确地说，观察也许是Ⅳ级和Ⅴ级 AVM 最好的首选治疗方式；有令人信服的理由使风险‐获益倾向于治疗时才选择干预（流程图55.1中⑤、⑪）。切除可有许多并发症，而放射外科和栓塞的病变消除率低。Spetzler 等对文献报道的 AVM 预后进行了系统汇总分析，第1个发现是Ⅳ级和Ⅴ级 AVM 的预后无明显差异，进一步推荐保守治疗高级别 AVM，除非有出血或进行性神经功能障碍（流程图55.1中⑥～⑪）；其他有利于治疗的因素包括有显微外科手术或血管内治疗容易消除的血流相关性动脉瘤、有血管内栓塞可改善的盗血相关性功能障碍（流程图55.1中③、⑧、⑩）。

解剖学因素和分类

必须审慎选择患者以避免脑 AVM 的手术并发症和神经功能预后不良。多年来已有许多涉及各种解剖学、形态学、放射学特征的分类方案，都有其各自的重点、准确性、优势和缺点；最常用的是Spetzler‐Martin 分级方案，一种基于病变大小、功能区、静脉引流的手术风险工具（图55.1）；已被 Spetzler 和 Ponce 进一步完善，Ⅰ级和Ⅱ级合并为低风险 A 级，Ⅲ级为中风险 B 级，高级别的Ⅳ级和Ⅴ级为高风险 C 级。这些分类的价值在于使医生容易表达病变特性，将复杂的治疗决策转变成量表。特别是高级别病变，无论观察还是治疗的风险都更高，因此需更细致地理解病变。了解细节使外科医生知道哪些不治疗，哪些应治疗以及怎样治疗。

为此，许多医生分析其经验来确认手术风险的决定因素，协助筛选过程。Lawton 等设想了一个补充而非取代已有 Spetzler‐Martin 分级的分析系统，在 Spetzler‐Martin 量表中加入三个其他变量，以类似的方式赋分给患者年龄、出血表现、AVM 弥散性。儿童（<20岁）1分；成人（20～40岁）2分；年长患者（>40岁）3分；未破裂 AVM 1分，破裂 AVM 0分；弥散型 AVM 1分，紧密型 AVM 0分；最终这些分值相加（1～5分）。简便性是分级系统的关键，补

充分级量表在设计时也谨记这点，建立在分析300例连续手术患者的基础上。补充分级量表的预测准确性高［受试者工作特征（ROC）曲线下面积，0.73比0.65（Spetzler‐Martin 分级系统）］，手术风险分层更均匀。

补充分级系统改进了 AVM 手术的患者选择。临床决策从分析血管巢大小、静脉引流、部位、弥散型、年龄、表现开始，计算出 Spetzler‐Martin 和补充分级。Spetzler‐Martin 分级提供初始风险评估。补充分级可单独考虑，补充分级≤3的 AVM 切除风险低；也可联合 Spetzler‐Martin 分级，≤6的手术并发症发生率低。补充因素分析通过确定 Spetzler‐Martin 分级预测的风险而影响治疗决策。例如，Spetzler‐Martin 低分级 AVM（Ⅰ～Ⅲ级）适于显微外科手术切除，补充分级低（Ⅰ～Ⅲ级）强化手术推荐。Lawton 等根据2种分级系统发现，62%是低级别 AVM 患者，其中85%在术后改善或无变化。相反，Spetzler‐Martin 高分级 AVM（Ⅳ～Ⅴ级）不适于显微外科手术切除，补充分级高（Ⅳ～Ⅴ级）强化非手术治疗推荐。Spetzler‐Martin 分级与补充分级匹配时，补充分级系统有证实性作用，不会改变治疗决策。

但 Spetzler‐Martin 分级与补充分级不匹配时，补充分级系统可改变治疗决策，因此作用更重要（流程图55.1中⑦～⑨）。Lawton 等发现，28%的患者 Spetzler‐Martin 分级低但补充分级高，并且这些患者中41%发生术后神经功能恶化，并发症发生率比 Spetzler‐Martin Ⅳ级 AVM 高；补充分级将减弱手术推荐。同样，7%的患者 Spetzler‐Martin 分级高但补充分级低，其中29%发生术后神经功能恶化，低于总体 Spetzler‐Martin Ⅳ级和Ⅴ级 AVM 的并发症发生率（35%），与Ⅲ级 AVM 的并发症发生率（30%）相当；补充分级将加强手术推荐。Spetzler‐Martin Ⅲ级 AVM 的手术风险取决于其亚型，小型Ⅲ‐级病变风险低，中等/功能区Ⅲ+级病变风险高。除考虑Ⅲ级的亚型外，补充分级也会影响高风险和低风险交界区患者的手术决策。加利州大学旧金山分校（UCSF）的经验显示，Spetzler‐Martin 分级系统外的因素可改进 AVM 切除后神经功能预后的预测，单纯补充分级系统容易在床边使用，从而改进 AVM 手术的患者选择。

除手术分级外，也有放射外科和血管内治疗分级方案为其描述具体风险和选择特征。这是必需的，因为立体定向放射外科消除 AVM 的重要因素与 Spetzler‐Martin 分级系统的因素不同。Inoue 等确认大小、形态、血流动力学是放射外科预后的最佳预测因素。作者将 AVM 的血流动力学分类为烟雾型（供血

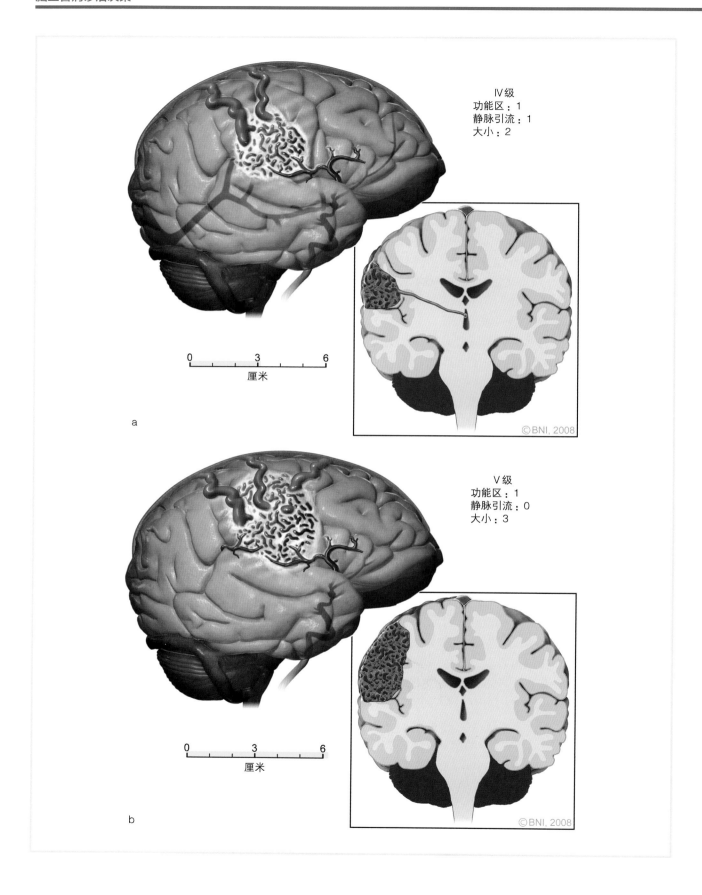

IV级
功能区：1
静脉引流：1
大小：2

V级
功能区：1
静脉引流：0
大小：3

厘米

厘米

a

b

©BNI, 2008

©BNI, 2008

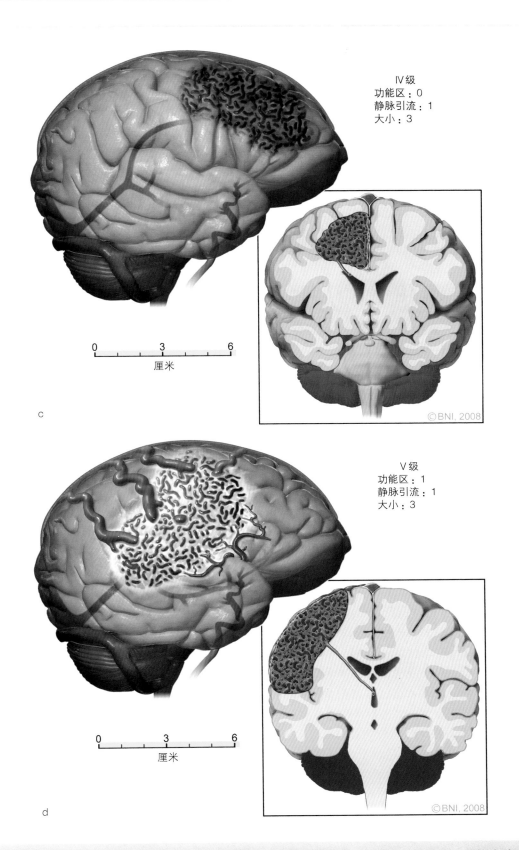

IV 级
功能区：0
静脉引流：1
大小：3

©BNI, 2008

c

V 级
功能区：1
静脉引流：1
大小：3

©BNI, 2008

d

图 55.1　插图显示 Spetzler–Martin IV 级和 V 级动静脉畸形（AVM）的分类。a. IV 级（功能区、深静脉引流、3 cm）。b. IV 级（功能区、非深静脉引流、6 cm）。c. IV 级（非功能区、深静脉引流、6 cm）。d. V 级（功能区、深静脉引流、6 cm）（经 Barrow Neurological Institute 同意使用）。

动脉管径小、血管巢紧密、血管造影上静脉在静脉期回流）、分流型（供血动脉管径大、血管巢模糊、静脉在动脉早期回流）、混合型。AVM的形态分为同质性和异质性。30例患者的放射外科结果显示，小型、同质性、烟雾型AVM的闭塞率最好，其他具有分流和混合血流动力学者可从放射外科前栓塞中获益。

Pollock和Flickinger建立了一种更量化的放射外科分类方案，称为基于放射外科的AVM分级系统。220例患者数据的多变量分析确认5个与放射外科成功治疗相关的变量（指血管巢完全消除且无新发或神经功能障碍恶化）：AVM体积、年龄、部位、既往栓塞、引流静脉数量。最后2个对预测准确性影响很小，在最终预后方程中剔除：AVM分值 = $0.1 \times$［体积（cm^3）］+ $0.02 \times$［患者年龄（岁）］+ 0.3［病变部位（额叶或颞叶0，顶叶、枕叶、脑室内、胼胝体或小脑1；基底节、丘脑或脑干2）］。综合评分 < 1 预后良好，而评分 > 2 仅39%预后良好。另一个机构用136例独立患者队列验证了预测方程。为降低方案复杂性，部位变量改良为2层，大脑半球、胼胝体、小脑病变0分，基底节、丘脑、脑干病变1分。在另外247例患者中验证了该改良方案。尽管该分级系统是单中心在单一伽马刀放射外科治疗基础上建立，但也在基于LINAC的医学中心得到验证。量表基于单次放射外科治疗的预后数据。放射外科治疗潜伏期长，许多患者需重复放射外科治疗或手术来完全消除病变。因此，放射外科分级量表的预后数据需不断随访。

血管内栓塞AVM既可用作手术的辅助手段，也用作可能的单独治愈手段。因此，已有一些建立血管内治疗分类方案的尝试。Buffalo系统考虑3个特征：动脉干数量、动脉干直径、功能区部位；高分值患者的并发症发生率高。Vienna组根据AVM大小、供血动脉数量、软膜还是穿支动脉供血建立了一个分类；低级别AVM是小型、供血动脉 < 2 支、非穿支供血，适合血管内治疗；而高级别AVM是大型（> 4 cm）、供血动脉 > 4、穿支供血，不适合血管内治疗。改良的栓塞剂如Onyx和追踪性更好的微导管提高了AVM的治愈性栓塞率。随着技术和技巧进步以及闭塞率提高，毫无疑问将有其他分类方案用于治愈性血管内治疗的患者选择。

随着AVM的治疗继续向多模态改进，需为所有治疗方式考虑判断能力高的风险评估模型。病变相对罕见，需治疗中心间合作努力建立大量数据，增强有意义的风险预测，帮助临床医生更好地匹配病变与治疗方案。

诊断检查

临床评估

从根本上说，外科医生应评估的主要问题包括：① 畸形会导致什么神经功能障碍；② 有什么高危特征可能增加出血风险；③ 病变的什么解剖学和生理学特征会影响治疗风险。临床评估主要集中在以上提到的①，而各种影像学方式有助于阐明②和③，将在后续章节中叙述。

临床评估应有助于外科医生理解任何AVM相关症状的暂时性和间接性属性。例如，了解是否有内科治疗可控的短暂性癫痫发作类型症状或者内科治疗无效的占位效应或血流相关性盗血症状至关重要。

影像学

数字减影血管造影（DSA）和MR成像（MRI）在AVM检查中是互补和必要的。DSA评估关键特征，包括诊断、形态特征、治疗计划；使畸形间的联系变得清晰，特别是哪些血管累及、过路型或无关的供血动脉干。介入医生用超选择性插管注射短效麻醉剂可探测病变影响的脑功能，评估潜在栓塞目标（图55.2）。并且可了解病变内血流的临时属性。最后，微导管造影分隔病变能发现供血动脉或巢内动脉瘤，这可能有助于制定治疗决策。

MRI提供病变周围信息。T2加权像对确认病变位于脑内何处、可能影响什么功能结构特别有用。这些对制定手术计划而言特别有用，也影响体位和入路。磁敏感加权和梯度回波成像能进一步确定病变是否有出血。

鉴别诊断

AVM的症状来源多样，包括癫痫发作、出血或完全意外发现。出血是最常见表现，鉴别诊断依出血部位而异；蛛网膜下腔出血即提示动脉瘤，也提示AVM。引起脑实质内血肿的病变包括肿瘤、海绵状血管畸形、AVM。若血肿有明显占位效应，有经验的医生在清除血肿前会行计算机断层扫描（CT）或MR血管造影，因为进入破裂病变可能突发大量出血，准备不足时控制困难。同样，AVM和瘘也常混淆，需高速血管造影来更好地确认分流的部位和性质。需全面的初始检查来确认病变的准确类型，据此进行不同方式的治疗。

治 疗

治疗选择和脑内血肿的影响

脑内血肿极大影响高级别AVM的治疗，可使风

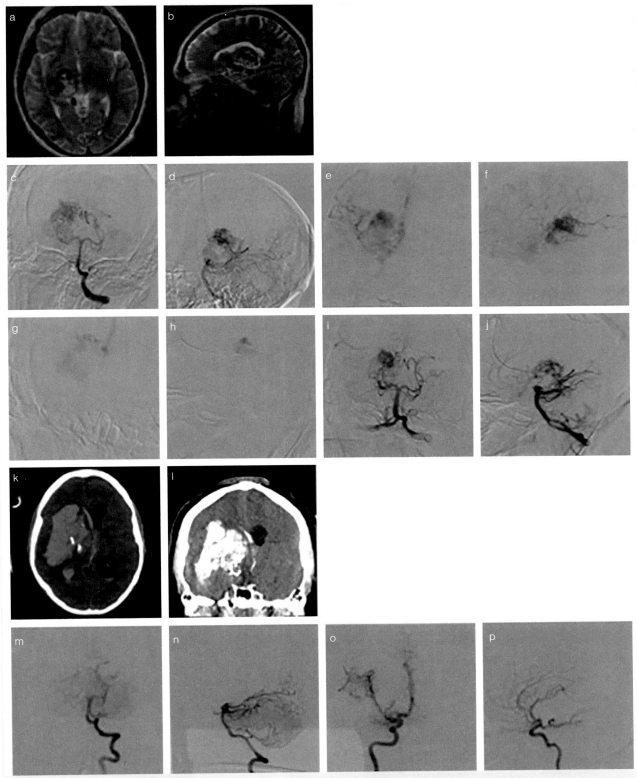

图55.2　Ⅳ级破裂动静脉畸形（AVM）。1例23岁男性患者，最初表现为癫痫发作。T2加权磁共振（a、b）显示右侧丘脑AVM（Spetzler-MartinⅣ级，补充分级Ⅲ级），较大的静脉曲张。导管血管造影显示来自后循环脉络膜后外侧动脉（c、d）以及前循环大脑中动脉（MCA）、豆纹动脉和大脑前动脉（ACA）的供血动脉（e、f）。微导管置入右侧脉络膜后外侧动脉（g、h）行4次Onyx34栓塞，随访右侧椎动脉造影（i、j）。患者拒绝进一步治疗并失访，34岁时再次发病，表现为大量脑实质和脑室内出血（k、l）。由于出血扩大，急诊清除血肿并切除畸形。椎动脉（m、n）和颈动脉（o、p）造影显示AVM完全闭塞。

险-获益平衡倾向于治疗。表现为明显占位效应的患者需手术治疗，至少需减压，临床医生应在血管影像上仔细评估 AVM 累及的范围。若残余血管巢可安全到达，可选择清除血肿同时切除病变。AVM 的相关性动脉瘤常是最可能的出血源，至少应采用血管内治疗或手术治疗来进行处理（流程图 55.1 中③）。

AVM 破裂后及时评估再破裂风险。考虑是否干预和如何干预时，除出血本身造成的损伤外，外科医生应权衡再破裂风险。血肿有 2 个用途：① 提供到达病变的通道，这在之前非常困难；② 可引起严重神经功能并发症，减少治疗中进一步损伤的可能（流程图 55.1 中⑪）。一些外科医生合理选择延期确切治疗，初次出血后"匡置处理"。AVM 的再出血率比动脉瘤低得多，出血后等待肿胀和刺激减轻是一个明智之举。总之，高级别 AVM 有 3 种治疗选择：① 观察；② 分期血管内栓塞，后续显微外科手术切除；③ 容积分期放射外科治疗（流程图 55.1 中③、⑤、⑨~⑫）。

保守治疗

高级别 AVM 通常首选保守治疗。全面影像检查包含病变的血管造影结构，可用无创影像随访病变。外科医生应仔细注意影像上明显增加破裂风险的巢前或巢内动脉瘤以及静脉受限。病史和临床检查对评估神经功能改变也是必需的。外科医生应不断重新评估风险-获益，其改变可使平衡倾向于干预。通常 MR 血管造影每年一次观察至 5 年，然后每 5 年一次随访。

脑血管外科治疗——手术细节

Ⅳ级和Ⅴ级 AVM 患者的手术指征包括既往出血、与血管盗血有关的进行性神经功能障碍、严重固定的障碍，或相关性巢前或巢内动脉瘤。一旦决定手术，须仔细制订手术计划。特别是入路设计应使功能区组织的风险最小，利用脑软化组织或出血到达血管巢，使供血动脉显露最大化。根据标准原则切除，包括：① 适当的开颅显露；② 分离 AVM 的表浅边缘，包括必要时分开沟裂；③ 确认和保留主要静脉流出通道；④ 确认和阻断浅表供血动脉；⑤ 从周围脑实质完全分离血管巢；⑥ 移动 AVM 显露和阻断深部供血动脉。

接近弥散型 AVM 时应特别注意，因为边界更难辨认，处理的脑组织可能仍有功能。接近功能区时，外科医生一般应尽可能贴近血管巢分离，不干扰敏感组织。可行唤醒标记辅助切除，若病变不可避免累及功能区，外科医生应选择次全切除后行辅助性放射外科治疗。

患者术后在重症监护室（ICU）观察过夜，严密控制血压，一般收缩压控制在 < 140 mmHg。术后第 1 天血压参数稳定后迁出。选择手术切除的患者常住院 3 ~ 5 天。

血管内治疗——手术细节

一般来说，栓塞的目标应是单独或联合其他治疗方式完全根除 AVM。对静脉流出受阻或盗血的高级别 AVM 患者，姑息性栓塞减少动脉流入或分流量，从而控制水肿。分期栓塞大型 AVM 不同区域的粗大供血动脉，逐步重新引导血流进入邻近脑组织内自主调节失调的动脉。为此，注意任何一次手术栓塞 ≤1/3 体积（流程图 55.1 中⑩）。过度栓塞的风险是病变出血，因此若栓塞后有静脉充血或出血的征象，外科医生应随时准备为出现栓塞后静脉充血或出血征象的患者行手术切除。

应从小到大栓塞供血动脉。微导管置入供血动脉，理想状态下尽可能接近血管巢。行 Wada 试验确认邻近脑组织功能状态。若注射短效麻醉剂无功能改变即行栓塞。根据外科医生喜好和血管巢接近程度选择栓塞材料，常用 Onyx 和含冰醋酸的氰基丙烯酸正丁酯（NBCA）。液态栓塞剂应深入栓塞供血动脉，但不应阻塞静脉流出。患者栓塞后在 ICU 观察过夜，术后第 1 天出院回家。4 ~ 6 周后行下一轮栓塞。栓塞直至：① AVM 根除（罕见）；② 高危特征已缓解；③ 无再可用的供血动脉；④ 病变已降级至适于手术或放射外科进行多模态治疗。

放射外科治疗——手术细节

体积 > 15 cm³ 或直径 > 3 cm 的Ⅳ级和Ⅴ级 AVM 通常无法单次放射外科治疗，边缘剂量需 < 16 Gy 才能避免放射性并发症。因此建立了容积分期放射外科，将大型 AVM 分隔成 2 或 3 个分期治疗的小部分，使每部分接受更高、更有效的剂量。容积分期放射外科是无创治疗，特别适于有高危特征的功能区年轻患者。虽然某些队列 10 年的完全闭塞率高达 56%，但容积分期放射外科可降低病变分级，使其适于手术切除或减少高危特征。

放射外科治疗的患者在首次容积分期治疗前行立体定向 MRI、MR 血管造影和脑血管造影。首先分隔 AVM 体积并制定治疗计划。通常首先定位最接近主要动脉流入的部分；后续治疗中，外科医生应再次 MRI/MR 血管造影。为避免邻近 AVM 的脑组织剂量重叠，治疗前的计划与新的数据集配准。随后每 3 ~ 6 个月治疗一次，直至治疗所有容积。1 年时行 MRI，3 年时行导管血管造影。一般潜伏期 2 ~ 3 年，但 5 年后的治疗效果可能更好。

多模态治疗

高级别 AVM 常不适于单纯手术切除，手术风险高；但可通过多模态治疗联合栓塞、放射外科和（或）手术成功治疗。例如，容积分期放射外科治疗降低级别后显微外科手术切除，单独一种方式可能无效或有风险，但联合起来更安全、更有效。与单次放射外科相比，容积分期治疗高级别病变的闭塞率更高；但放射外科治疗的治愈率低。容积分期治疗高级别病变常可将无法手术的 AVM 转变成更能接受手术的低级别病变。放射治疗有效的 AVM，约 3 年后降低级别或利于手术时可考虑开放式显微外科手术。

放射—生物学反应促进了容积分期放射外科和显微外科手术的多模态治疗，实际上有利于切除。放射治疗诱导内膜增生和中膜玻璃变性，使动脉壁增厚、管腔狭窄、闭塞供血动脉；并且血管巢的活动体积减小，经过病变的血流量降低，硬化的动脉更容易电凝，周围胶质带创造了清晰的分离界面，弥散的边界也被消除。

栓塞同样是显微外科手术的有效辅助手段，对消除深部供血动脉特别有用。由于手术到达困难且可能造成其他并发症，计划手术切除时应首选栓塞。计划联合方式时，外科医生可能更激进地栓塞而不遵守仅栓塞 1/3 体积的原则，但术后应当天或次日手术以减少出血风险。

并发症防治

术前应告知患者接近功能区皮质将增加暂时性水肿相关性功能障碍的可能，因此应特别关注术后早期检查来建立新的对比基线。若患者有术后新发神经功能障碍，鉴别诊断应包括血肿、梗死、癫痫发作，应行标准检查。患者对语言障碍难以接受，因此言语治疗师早期介入对患者的恢复很有帮助。

预后

不同医疗机构的预后差别很大，大多数机构现在对高级别 AVM 采取"不治疗"的姿态，部分是由于治疗风险高，另外越来越多的证据显示其自然史可能更良性。积极手术的医学中心报道的治疗预后系列中，高级别患者的并发症发生率和治愈率分别为 15% 和 90%。相比之下，随后连续高级别患者系列的报道显示，接受手术切除者仅 5%，而 75% 接受观察。

Tong 等报道了手术治疗的 282 例未破裂脑 AVM 患者，完全消除率达 98.2%，功能预后良好率 86.9%[Ⅲ级 80.6%，高级别（Ⅳ级和Ⅴ级）62.5%]。预后

不良与 AVM ≥ 6 cm、深静脉引流、位于功能区、癫痫控制不良明显相关（所有 P < 0.05；支持流程图 55.1 中⑨～⑪）。

Schramm 等报道了后 ARUBA 时代单个外科医生显微外科手术切除 288 例脑 AVM 患者的预后；包含 167 例 SM Ⅰ级和Ⅱ级（58%）、90 例 SM Ⅲ级（31.3%）、31 例 SM Ⅳ级和Ⅴ级（10.7%），144 例未破裂和 104 例符合 ARUBA 的病例。39 例（13.5%）行治疗前栓塞。平均随访 64 个月；39.2% 有早期神经功能恶化，其中 12.2% 有永久性功能障碍，5.6% 有严重永久性功能障碍，死亡率 1.7%（5 例），预后比 < 3 cm AVM（永久性功能障碍 7.8%，严重永久性功能障碍 3.2%）和 Ponce A 级状态（永久性功能障碍 7.8%，严重永久性功能障碍 3.2%）的患者更好。与 ARUBA 治疗组或单纯保守治疗相比，良好筛选的显微外科手术病例比多模态干预的预后更好（支持流程图步骤 9 ～ 11）。

Abla 等报道一组多期容积分期立体定向放射外科治疗的高级别 AVM 患者，AVM 分级降低后切除；包含 16 例 AVM，平均最大径 5.9 cm；所有均位于天幕上，除 1 例外均位于脑功能区。放射外科治疗的平均次数 2.7（2 ～ 5 次）；治疗后有 4 例出血。平均 Spetzler‐Martin 分级降至 2.5。放射外科治疗前、术前、最终随访时的平均改良 Rankin 量表评分（mRS）为 1.2、2.3、2.2。2 例死亡，4 例 mRS 评分 3 分。作者的结论是，分期放射外科治疗可降低 AVM 级别，将高级别 AVM（最初认为无法手术）转变为手术风险可接受的 AVM。对于患有未破裂 AVMs 和预期寿命较长的年轻患者，这是保守观察的替代方案（支持流程图步骤 9 ～ 11）。

临床和影像学随访

如各章所述，随访取决于治疗方式。每年对患者进行一次 MRI/MRA 随访，在 5 年时再次重复导管血管造影。

主 编 述 评

大型高级别 AVM 是最困难的血管病之一。根据大多数研究，AVM 不全治疗的年出血风险显著增加。单独栓塞不能消除病变，放射外科罕见成功。分期放射治疗的结果也不出彩，而手术切除Ⅳ级和Ⅴ级 AVM 的致残率和死亡率高达 21% 和 38.6%。

文献中强调，血管巢累及多个脑叶的

AVM（常与高级别AVM情况一样）不能手术切除。大型Ⅳ级和Ⅴ级AVM没有单一的最佳治疗策略。因此，治疗决策过程有赖于多个因素，如患者年龄、合并状况、AVM大小和部位、供血和引流血管解剖、患者临床表现。

由于治疗失败率高且不全治疗者出血风险增加，保守治疗对大多数病例合理。外科医生相信能完全消除和治愈疾病时才进行确切治疗；只能采用栓塞、手术和放射外科的多模态治疗。

有AVM出血高危因素的年轻患者，如无症状病变内出血、深静脉引流和深部病变，建议容积分期放射外科降低级别联合手术切除。但支持这种方法的证据很少。功能区高级别AVM的另一个选择是重复栓塞减少体积，然后立体定向放射外科治疗。这对无法治疗的病变可能是种良好方式。尽管如此，仔细回顾和选择能从这种方法中获益的患者对治疗成功至关重要。

Elad I. Levy, MD, MBA
University at Buffalo, Buffalo, NY

最大且最复杂的AVM是任何神经外科医生手术最困难的疾病。我们的分级量表在确定与AVM本质特征相关的风险上经历了时间考验。级别最高的AVM由于预期到并发症和后续功能障碍风险更高，应考虑相对更保守的措施。在我们Ⅳ级和Ⅴ级AVM的系列中，从这类AVM总体人群中筛选出一小部分手术病例，发现预后良好率相对更高。Ⅳ级和Ⅴ级破裂AVM应首先考虑处理高危特征，然后用合适的方式治疗。有些适合确切切除，而其他可能更适于降低风险的方法（如治疗高危因素）。切除这类病变需高超的技术和耐心，必要时利用所有方式。人们希望随着时间流逝和研究进展，生物和分子治疗降低出血风险将减轻这些现在必须生活在AVM阴影下患者的焦虑。

Robert F. Spetzler, MD and Peter Nakaji, MD
Barrow Neurological Institute, Phoenix, AZ

推荐阅读

[1] Abla AA, Rutledge WC, Seymour ZA, et al. A treatment paradigm for high-grade brain arteriovenous malformations: volume-staged radiosurgical downgrading followed by microsurgical resection. J Neurosurg 2015; 122(2): 419–432

[2] da Costa L, Wallace MC, Ter Brugge KG, O'Kelly C, Willinsky RA, Tymianski M. The natural history and predictive features of hemorrhage from brain arteriovenous malformations. Stroke 2009; 40(1): 100–105

[3] Ding D, Starke RM, Kano H, et al. Radiosurgery for cerebral arteriovenous malformations in A Randomized Trial of Unruptured Brain Arteriovenous Malformations (ARUBA)-eligible patients: a multicenter study. Stroke 2016; 47(2): 342–349

[4] Flores BC, Klinger DR, Rickert KL, et al. Management of intracranial aneurysms associated with arteriovenous malformations. Neurosurg Focus 2014; 37(3): E11

[5] Kim LJ, Spetzler RF. Classification and surgical management of spinal arteriovenous lesions: arteriovenous fistulae and arteriovenous malformations. Neurosurgery. 2006; 59(5 Suppl 3): S195–201; discussion S3–13.

[6] Mohr JP, Parides MK, Stapf C, et al; international ARUBA investigators. Medical management with or without interventional therapy for unruptured brain arteriovenous malformations (ARUBA): a multicentre, non-blinded, randomised trial. Lancet 2014; 383(9917): 614–621

[7] Nataraj A, Mohamed MB, Gholkar A, et al. Multimodality treatment of cerebral arteriovenous malformations. World Neurosurg 2014; 82(1–2): 149–159

[8] Oermann EK, Ding D, Yen CP, et al. Effect of prior embolization on cerebral arteriovenous malformation radiosurgery outcomes: a case-control study. Neurosurgery 2015; 77(3): 406–417, discussion 417

[9] Ondra SL, Troupp H, George ED, Schwab K. The natural history of symptomatic arteriovenous malformations of the brain: a 24-year follow-up assessment. J Neurosurg 1990; 73(3): 387–391

[10] Potts MB, Jahangiri A, Jen M, et al; UCSF Brain AVM Study Project. Deep arteriovenous malformations in the basal ganglia, thalamus, and insula: multimodality management, patient selection, and results. World Neurosurg 2014; 82(3–4): 386–394

[11] Robert T, Blanc R, Ciccio G, et al. Angiographic factors influencing the success of endovascular treatment of arteriovenous malformations involving the corpus callosum. J Neurointerv Surg 2015; 7(10): 715–720

[12] Rutledge WC, Abla AA, Nelson J, Halbach VV, Kim H, Lawton MT. Treatment and outcomes of ARUBA-eligible patients with unruptured brain arteriovenous malformations at a single institution. Neurosurg Focus 2014; 37(3): E8

[13] Schramm J, Schaller K, Esche J, Boström A. Microsurgery for cerebral arteriovenous malformations: subgroup outcomes in a consecutive series of 288 cases. J Neurosurg 2017; 126(4): 1056–1063

[14] Seymour ZA, Sneed PK, Gupta N, et al. Volume-staged radiosurgery for large arteriovenous malformations: an evolving paradigm. J Neurosurg 2016; 124(1): 163–174

[15] Stapf C, Mast H, Sciacca RR, et al; New York Islands AVM Study Collaborators. The New York Islands AVM Study: design, study progress, and initial results. Stroke 2003; 34(5): e29−e33

[16] Theofanis T, Chalouhi N, Dalyai R, et al. Microsurgery for cerebral arteriovenous malformations: postoperative outcomes and predictors of complications in 264 cases. Neurosurg Focus 2014; 37(3): E10

第56章 脑干动静脉畸形

Michael Kerin Morgan

摘　要：脑干动静脉畸形（BSAVM）罕见。本章中的建议来自对BSAVM的小型队列研究的分析，这些研究是由其他位置的较大的AVM库中报告的结局形成的；临床、人口统计学、血管构筑、解剖因素影响治疗推荐。BSAVM最常表现为出血；但无证据显示再出血率比其他部位AVM更高。因此，治疗决策流程从表现形式（诊断后10年再出血率30%）和患者年龄（BSAVM可威胁高质量生存年）开始；然后评估治疗的不良预后。大量证据证实，手术或放射外科技术均可成功治疗BSAVM，而非血管内技术。手术和放射外科治疗后预测不良预后的主要因素不同。BSAVM的体积对预测放射外科治疗的不良预后最重要。AVM更靠头侧和外侧将影响手术预后不良的可能性。Spetzler-Martin分级的特征（外加Lawton的年轻改良Spetzler-Martin分级 Ⅲ级AVM）有助于分析位于头侧的脑AVM，位于表面（适于手术）和旁正中动脉供血（不适于手术）有助于确认脊髓AVM。手术需多种入路能力。本章讨论这些入路。

关键词：脑干，手术，放射外科，决策，风险，技巧，队列系列

概　述

脑干动静脉畸形（BSAVM）的年检出率 ≤ 1/1 000 000，因此治疗证据来自很小的队列系列，或推测自更广泛的脑动静脉畸形（bAVM）的行为和治疗。因此，本章须看作是有限证据的解释以及我个人的有限经验。经验不足时，只有bAVM的治疗背景相似，不同机构间才能应用这种推荐得出类似结果；因此，了解作者得出经验的背景很重要。为了提供作者得出推荐的背景，表56.1详细列出了作者对BSAVM的有限经验。

尽管绝大多数bAVM表现为脑实质内出血（表56.2），但AVM位于脑干内增加了蛛网膜下腔出血（SAH）的可能性；可能是由于主要位于软脑膜和软脑膜外。这与脑干从脊髓（此处软膜动静脉瘘比脊髓内血管球样病变更常见）的中枢神经系统（CNS）向前脑CNS过渡一致，其中bAVM在后者更常位于深部脑沟。

本章关于治疗决策的主要争议包括：
（1）是否具有治疗指征。
（2）破裂和未破裂BSAVM的开放式手术，血管内治疗与放射外科治疗的比较。
（3）不同部位BSAVM的显微外科手术入路。

是否治疗

推荐BSAVM的治疗方式必须考虑保守、手术、放射外科、栓塞、联合治疗的证据。此外也须考虑现有专业知识。

天幕下bAVM比天幕上更可能表现为出血；原因可能是天幕下bAVM有出血倾向，与近端动脉瘤（为此出血风险更高）有关，或除出血外其他表现的检出率更低。幕下的脑实质内出血相关性功能障碍发生率增高（流程图56.1中①）。但BSAVM更常见于软膜，可表现为SAH而无功能障碍。绝大多数表现为出血；因此，大多数的进行性出血风险约4.5%/年。BSAVM的脑实质内出血后果比其他部位bAVM更可能呈灾难性。若出血风险持续 > 5年，之后无出血则降至2%/年；约30%的出血病例将在10年内继续出现出血（流程图56.1中①）。与之相比，未破裂BSAVM 2.2%的年出血率导致10年首次出血率达20%。动脉瘤可增加未破裂BSAVM的出血风险；但这种影响无法量化。

分　类

Spetzler-Martin分级

BSAVM位于脑干且深静脉引流（可能是所有中脑和多数脑桥的BSAVM），Spetzler-Martin分级通常最低为Ⅲ级（ ≥ 3 cm为Ⅳ级）。Spetzler-Martin分级

表56.1 治疗的病例

因 素	所 有	手 术	非手术	P 手术与非手术比较	显微外科手术并发症导致 mRS > 1	显微外科手术并发症导致 mRS > 2	P 比较导致 mRS > 1 的并发症	术后残留或复发
总共	32	23	9		5	3		2
随访时长，月（中位数）（手术后与非手术转入后）	10，0～265	23，0.3～145						
女性	9	7	2		2	0		0
年龄，岁（标准差）	37（17.7）	40（18.4）	29（12.9）	< 0.01				
出血	24	20	4		4	3		2
非出血性神经功能障碍	6	2	4		1	0		0
最大直径，cm（标准差）	2.2（1.1）	1.8（0.7）	3.1（1.4）	< 0.01				
中脑腹侧	1	1	0		0	0		0
中脑外侧	4	3	1		2	2		2
中脑背侧	14	12	2		0	0		0
中脑广泛	1	0	1		0	0		0
脑桥腹侧	5	2	3		2	0		0
脑桥外侧	1	0	1		0	0		0
脑桥背侧	1	1	0		1	1		0
脑桥广泛	1	0	1		0	0		0
延髓腹侧	2	2	0		0	0		0
延髓外侧	1	1	0		0	0		0
延髓背侧	1	1	0		0	0		0
延髓广泛	0	0	0		0	0		0
Spetzler–Ponce A 级	3	3	0	< 0.01	0	0	0.5	0
Spetzler–Ponce B 级	20	18	2		4	2		1
Spetzler–Ponce C 级	9	2	7		1	1		1
转入 mRS < 2 且 12 个月 mRS < 2	11	7	4		0	0		0
转入 mRS < 2 且 12 个月 mRS = 2	1	1	0		1	0		0
转入 mRS < 2 且 12 个月 mRS > 2	1	1	0		1	1		1

因　　素	所　有	手　术	非手术	P 手术与非 手术比较	显微外科 手术并发 症导致 mRS > 1	显微外科 手术并发 症导致 mRS > 2	P 比较导致 mRS > 1 的并发症	术后残留 或复发
转 入 mRS < 2 且 12 个月死亡	0	0	0		0	0		0
转 入 mRS = 2 且 12 个月 mRS < 2	5	5	0		0	0		0
转 入 mRS = 2 且 12 个月 mRS = 2	4	3	1		1	0		0
转 入 mRS = 2 且 12 个月 mRS > 2	0	0	0		0	0		0
转 入 mRS = 2 且 12 个月死亡	1	0	1		0	0		0
转 入 mRS > 2 且 12 个月 mRS < 2	0	0	0		0	0		0
转 入 mRS > 2 且 12 个月 mRS = 2	2	1	1		0	0		0
转 入 mRS > 2 且 12 个月 mRS > 2	4	3	1		0	0		0
转 入 mRS > 2 且 12 个月死亡	3	2	1		2	2		1
转入后非治疗相关性出血	3	0	3		0	0		0
腹 侧 旁 正 中 基 底穿支	18	11	7	0.93	3	3	0.32	2
上回旋动脉	18	13	5		2	0		1
小脑前下动脉	6	3	3		2	0		0
低位回旋动脉	4	3	1					0
最终随访时持续或残留	2	2	9		2	2		11

缩写：mRS，改良 Rankin 量表评分。

[或 Spetzler–Ponce 分级（SPC）] 作为一种手术风险的预测工具，似乎也适用于 BSAVM。

尽管 Spetzler–Martin 分级系统明确包含病变大小，但作为一个连续变量纳入多因素 Logistic 回归分析时是显著的，提示 < 3 cm 范围内，小病变比大病变更不可能有并发症。

放射外科风险分级

据报道，Pollock 和 Flickinger 的放射外科分级系统 [= 1（部位）+ AVM 体积（mL）× 0.1 + 年龄（岁）× 0.02] 对 BSAVM 用处不大；可能是由于 BSAVM 放射外科治疗的体积范围狭窄。参考其他部位改良 Pollock–Flickinger 分级的可靠性，分值明显 >

表 56.2　治疗的预后

系列	治疗	随访（月）	选择 BSAVM 病例的总体 bAVM 队列	出血表现的比例	总体病例（包含未治疗）	治疗数	位子中脑／延髓的比例（已知所有 BSAVM 中*）	治疗前栓塞	治疗病例的闭塞的比例	治疗后系列中总体死亡	治疗导致新发永久性神经功能障碍并发症	治疗后出血
Kano 2012	放射外科（20 Gy 中位边缘剂量）	中位 73	996	76%	67	67	60/5%	16%	4 年时 70%	15%	27%（ARE+出血+囊变+其他）	6%
Kurita H, et al. Results of radiosugery for brain stem arteriovenous malformations. J Neurol Psychiatry. 2000; 68: 563–570	放射外科（18.4 Gy 平均边缘剂量）	平均 52	NR	80%	30	30	57/7%	10%	3 年时 52%	13%	17%（ARE+出血+其他）	17%
Yen 和 Steiner 2011	放射外科（20 Gy 中位边缘剂量；< 8.9 mL；21% 治疗 > 1 次）	中位 102	1 309	92%（排除 24%SAH）	96	85（随访 2 年）	49/14%	11%	6 年时 60%	2%	6%（排除出血）	12%
Nozaki 等 2006	手术	平均 93	NR	64%	24	19	50/8%*	32%	70%	0%	26%	5%
Han 等 2015	手术	平均 16	NR	79%	35	29	24/31%	31%	90%	7%	14%	NR
当前	手术	中位 23	808	73%（排除 3%SAH）	32	23	63/13%	13%	91%	9%	22%	0%

注：ARE，放疗不良反应。BSAVM，脑干动静脉畸形。NR，未报道。SAH，蛛网膜下腔出血。*重新评估。

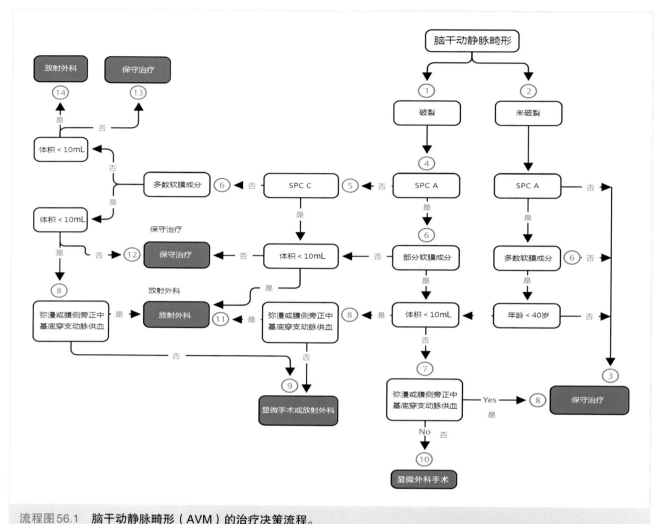

流程图56.1　脑干动静脉畸形（AVM）的治疗决策流程。

2者不适于放射外科。边缘剂量 > 20 Gy可提高闭塞率，但脑干剂量12 Gy可预测放疗不良反应（ARE）。

解剖学因素

脑干解剖学部位
广度

解剖部位很重要，不仅因为损伤后引起功能障碍，也因为其决定手术入路；描述为中脑（背侧、外侧、腹侧大脑脚、腹侧大脑脚间）、脑桥（腹侧、外侧、第四脑室上底；图56.1）、延髓（腹侧、外侧、邻近延髓背侧、第四脑室底）。因此，分布反映了表面积，中脑是主要部位，髓质实最不常见的部位（表56.2）。

深度

另一个解剖学考虑因素是BSAVM距软脑膜表面的深度（流程图56.1中⑥）。脑干从类似脊髓的中枢神经系统（CNS）过渡到更复杂的前脑结构，因

此AVM的属性更接近脊髓来源（主要是软脑膜动静脉瘘）而非脑来源，在脑沟可能沿着相关性AVM穿越很长距离。软脑膜BSAVM几乎都呈外生型，可保留邻近脑干的供血动脉而易于切除（图56.2；流程图56.1中⑥）。但越靠近中央管腹侧区，更多供血可能来自基底动脉旁中央分支（图56.3；流程图56.1中⑧）。不能离断这些穿通动脉造成功能障碍。位于背侧的病变，其旁中央动脉可能终止于bAVM（图56.2和图56.3），切除可能比腹侧bAVM更安全（图56.4），其旁中央供血动脉发出分支到bAVM近端后继续供应远端脑干（流程图56.1中⑧）。

基底动脉旁中央穿支动脉供血

作者对基底动脉旁中央穿支动脉供应BSAVM的经验是：绝大多数病例无法手术（图56.4），即使手术也有明显功能障碍，除非病变位于背侧且旁中央动脉终末分支供血（图56.2和图56.3；流程图56.1中⑧）。这是BSAVM分级的一个重要改进；可解释为

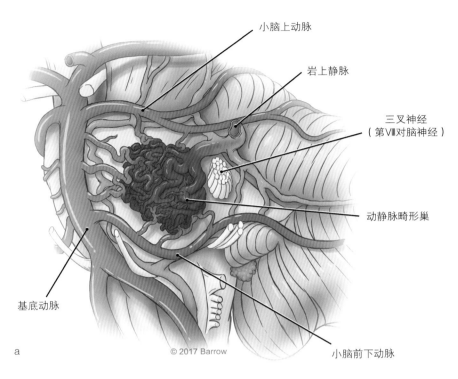

小脑上动脉

岩上静脉

三叉神经
（第Ⅷ对脑神经）

动静脉畸形巢

基底动脉

小脑前下动脉

a   © 2017 Barrow

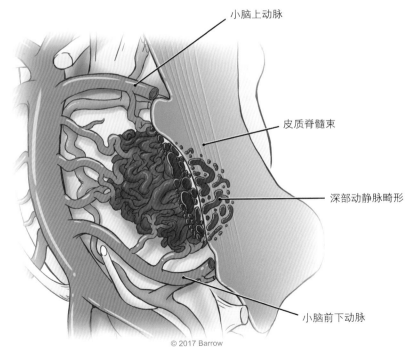

小脑上动脉

皮质脊髓束

深部动静脉畸形

小脑前下动脉

b   © 2017 Barrow

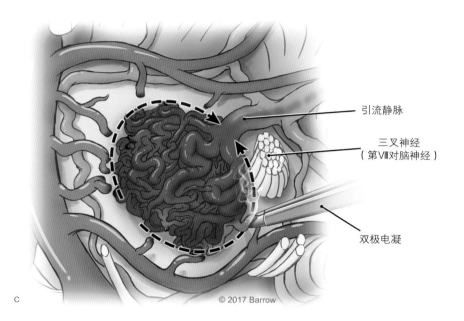

引流静脉

三叉神经
（第Ⅷ对脑神经）

双极电凝

c

© 2017 Barrow

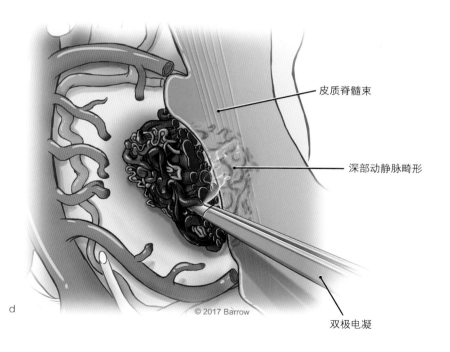

皮质脊髓束

深部动静脉畸形

双极电凝

d

© 2017 Barrow

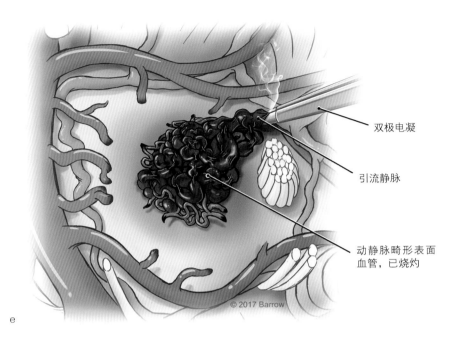

双极电凝

引流静脉

动静脉畸形表面
血管，已烧灼

e

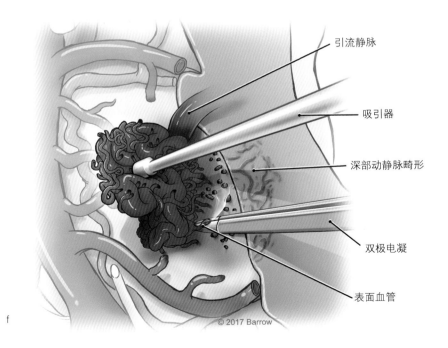

引流静脉

吸引器

深部动静脉畸形

双极电凝

表面血管

f

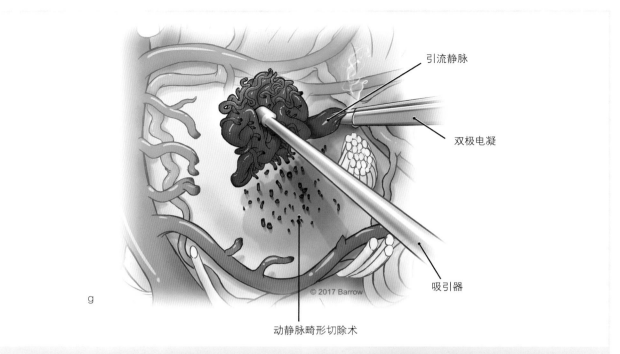

图56.1　插图显示手术切除脑干动静脉畸形（AVM）。a. 外生型脑桥 AVM 的手术解剖，供血来自小脑上动脉和小脑前下动脉，回流入岩上静脉。b. 显示 AVM 的外生部分和脑干部分。c ～ e. 烧灼 AVM 供血动脉。f、g. 在脑干表面电凝血管切除 AVM，不侵入脑干实质；最后电凝切断引流静脉（经 Barrow Neurological Institute 同意使用）。

手术前

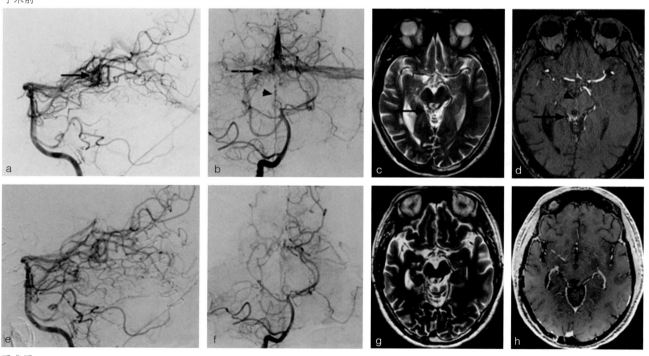

手术后

图56.2　1例37岁男性，有既往脑干动静脉畸形（BSAVM）治疗史，发现软脑膜复发，呈外生型（首次手术后10年诊断为出血）。数字减影血管造影（DSA）的侧位（a）和前后位（b）显示回旋丘动脉供血（箭头），终末供血来自旁中央动脉（箭头）。轴位 T2 磁共振成像（c）和时间飞跃 MRI（d）显示主要软脑膜部位。术后 DSA（e、f）和 MRI（g、h）显示 BSAVM 消失。旁中央和丘动脉管腔缩小。

何脑桥腹侧病变的功能障碍发生率更高（表56.1）。

弥散性

鉴于接受手术治疗的病例数量较少（图56.4），很难提出强有力的建议；但明确的是大型弥散性bAVM无法在不发生严重并发症的情况下安全切除（图56.4），而紧密型病变可切除（图56.3；流程图56.1中⑧）。在作者显微外科手术治疗3例弥散型病例的经验中，2例有明显的并发症。

血肿腔

有无血肿腔及其部位有助于手术治疗。血肿腔一般作为降低bAVM风险的重要因素；原因可能是血肿腔在BSAVM和功能性脑干间形成界面（图56.3）。但单侧损伤通常耐受，而双侧损伤即将导致灾难性神经功能障碍，必须注意减少这类串联病变的影响（见下文）。

诊断检查

临床评估

患者可表现为出血和非出血性功能障碍。出血常在蛛网膜下隙，与BSAVM常位于软脑膜一致。详细临床检查发现的神经功能障碍更可能来自脑实质内出血，有助于确认BSAVM的出血源不是相关性动脉瘤。若有近端动脉瘤且无法排除是出血源，重要的是至少快速确切治疗动脉瘤防止早期再出血。BSAVM本身出血时，全面和及时评估治疗的合适性至关重要。显露脑干出血来逆转灾难性功能障碍鲜有益处；但若有恢复的可能，血肿腔有助于切除BSAVM。

非出血性临床表现包括局灶性脑干功能障碍、脑神经功能障碍（如三叉神经痛）、脑脊液（CSF）流出受阻（静脉曲张阻塞大脑导水管）。

出血、脑神经压迫、CSF梗阻或血流动力学损伤出现功能障碍时，根据关键的上行和下行通路和脑干核团的密度来判断病变的解剖部位相对准确。须全面了解病变的临床功能障碍和解剖部位；不仅有助于推测部位和恢复可能性，也有助于决定优先的急诊治疗（如脑积水和相关性视神盘水肿），以及预测和避免可能造成灾难性功能障碍的串联病变。将单侧脑干病变弄成双侧损伤将导致灾难性并发症，如昏迷、Ondine's curse综合征、闭锁综合征。

影像学

数字减影血管造影（DSA）是确定供血动脉和引流静脉的金标准和关键；必须仔细检查确认供血动脉动脉瘤。磁共振成像（MRI）和血管造影像［磁共振血管造影（MRA）］时间飞跃序列对协助诊断和确定手术风险很重要（图56.4）。MRI可确定大小（包

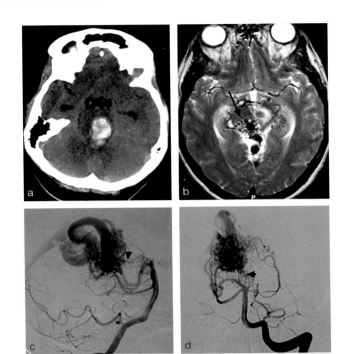

图56.3　1例37岁女性患者，表现为突发意识丧失，左侧瞳孔散大固定。脑计算机断层扫描（CT）平扫（a）显示左侧中脑出血，T2磁共振成像（b）显示紧密型背侧中脑脑干动静脉畸形（AVM）。左侧椎动脉数字减影血管造影（DSA）侧位（c）和前后位（d）确认回旋丘动脉和旁中央动脉终末分支供血（箭头）。临床有改善征象，首次出血7天后，在DSA至计划手术期间再出血死亡。背侧中脑BSAVM呈紧密型（箭头），尽管血供包含旁中央动脉终末分支（箭头），但似乎可切除。直窦汇入点前的Galen静脉狭窄，为明显的出血高危因素。

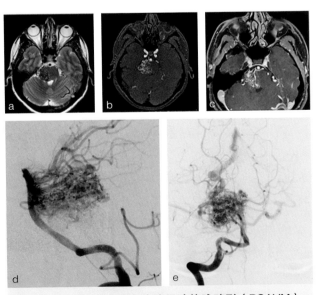

图56.4　无法手术的中脑脑干动静脉畸形（BSAVM），磁共振成像（a～c）和数字减影血管造影（d、e）都呈弥散型。时间飞跃序列与增强T1加权MRI的差异可确认旁中央大血管是引流静脉，而非动脉（b、c）。

括体积）、部位（包括深度）、弥散性、手术入路（若适于手术）；若有血肿，比DSA更容易看到。此外，MRI容易确定脑积水（静脉曲张阻塞大脑导水管）。计算机断层扫描血管造影（CTA）有助于弄清MRI/MRA上可能不全面的BSAVM；在确认供血动脉动脉瘤上也优于MRA。

鉴别诊断

MRI或CTA误判BSAVM异常引流静脉的风险小，但DSA通过特征性的动脉期早期静脉回流可确诊。面部血管瘤（增加PHACES综合征或Sturge-Weber综合征的可能性）或皮肤黏膜血管瘤（增加Osler-Weber-Rendu综合征的可能性）患者可有脑干血管畸形，但常不是BSAVM，一般没有同样灾难性出血的可能性。若MRI不能排除BSAVM，考虑治疗的前提下应行DSA。

治　疗

脑血管外科治疗——手术细节

除静脉曲张压迫脑干阻塞CSF时应减少动静脉血流外，治疗应仅针对有目的的完全闭塞。切除过程中进行恰当的脑神经和下行、上行通路神经生理监测有帮助；但应自信地谨慎进行，可用神经生理替代解剖学知识。吲哚菁绿（ICG）对分辨供应BSAVM和脑干的动脉必不可少；但ICG不能确定分支是否越过BSAVM供应更远端的正常脑干。

显微外科手术入路

中脑背侧

顶盖区BSAVM采用天幕下-小脑上入路或顶叶间后部半球间入路到达。半球间入路更深，但可到达顶盖静脉前部（常是该部位bAVM的主要静脉引流），到达更下方。

中脑外侧

中脑外侧BSAVM采用颞下入路到达，是所有BSAVM中最直接的入路。

中脑和脑桥腹侧

眶颧经侧裂入路几乎从前方直达大脑脚。对大脑脚内侧病变（大脑脚间），对侧入路能更好观察。同侧入路（切除岩骨内侧）从更外侧到达中脑前部病变和脑桥腹侧病变。广泛切除岩骨能显露整个脑桥腹侧。

脑桥外侧

颞下入路沿中颅窝和后颅窝上缘切开天幕（从滑车神经后方），并切除岩骨外侧到达脑桥侧方（图56.1）。若需广泛显露（如显露低位脑桥），切开横窦（在Labbe

静脉汇入点后）扩大向后颅窝开颅（扩大乙状窦后）。

第四脑室底

经枕部中线开颅到达，更上方病变需切除C1后弓。广泛打开同侧脑桥延髓池，随后切开脉络膜和下髓帆（膜髓帆入路），广泛显露第四脑室底。尽管BSAVM决定从哪里进入脑干，但从外侧进入比从内侧进入导致的功能障碍更少。

延髓外侧和腹侧

背侧病变采用后颅窝开颅并切除枕骨大孔和C1。但外侧和腹侧病变采用远外侧入路并部分切除枕骨髁利于显露。

切除脑干动静脉畸形

尽管绝大多数这类病变位于软脑膜，直接手术损伤主要核团和传导束的风险低，但区分BSAVM所累及的动脉和脑干重要穿支动脉比其他部位bAVM更困难。采用与切除其他部位bAVM相同的原则（图56.1）。探查主要供血动脉，追踪其越过BSAVM（或直至进入BSAVM），减少意外阻断脑干穿支动脉的风险。引流静脉必须最后切断，确保治愈机会最大。软脑膜瘘有时轻度弥散分布，闭塞和切断每支和所有供血动脉，然后切断引流静脉（原位闭塞）；这是能做的，也是必须做的。

脑干动静脉畸形的治疗时机

显微外科手术

BSAVM最常表现为SAH，需考虑其治疗时机。血管痉挛使bAVM切除复杂化，处理困难，因为不能升高血压或考虑血管成形。特别是bAVM切除后的动脉重塑与预期的血管痉挛最大效应时机（出血后最初2周）一致，BSAVM进一步出血进入蛛网膜下隙将加重血管痉挛。若近端颅内动脉瘤不能排除是出血源且BSAVM不适于手术，应早期单纯弹簧圈栓塞（避免抗血小板治疗）来良好闭塞或保护动脉瘤；BSAVM手术延迟到最初2周后。

脑干出血在完全吸除血肿前利用血肿平面有助于手术。因此，血肿急性损伤后即刻行显微外科手术还是在痉挛期过后，首选等待神经功能完全恢复。但显微外科手术应总是设想有潜在的恢复可能性。再出血风险虽无动脉瘤性SAH后明显，但破裂后首个12个月内最高；由于这种风险会累积，应避免过度推迟确切治疗（图56.3）。

静脉曲张压迫导致脑积水时，CSF分流应优先于BSAVM手术。

血管内治疗——手术细节

据我们所知，尚无栓塞治愈BSAVM的系列研究。

栓塞的指征过于细致，用于超出一般推荐范围的独特情况。尽管我们在早期进行了3次术前栓塞，但未发现有帮助，也未发现有1例BSAVM推荐栓塞治疗。

血管内治疗对近端颅内动脉动脉瘤的重要作用是降低破裂出血风险和逆转SAH后血管痉挛；但需仔细考虑每种血管内治疗。动脉瘤消除后若手术治疗BSAVM，可一次手术治疗bAVM和动脉瘤。有些动脉瘤治疗技术更危险（如载瘤动脉壁薄，血流导向支架有远端出血风险）。同样，血管成形治疗严重血管痉挛动脉可能风险更大，不仅因为明显扩张的供血动脉动脉瘤壁薄，也因为术中可能诱发bAVM内压力改变。

放射外科

若显微外科手术有禁忌证，放射外科治疗似乎是一种可行的选择。现代经验接受放射外科的闭塞率更低，但与有限的已知手术数据相比，继发性出血死亡的风险更大；但数据来自小队列且可能经高度筛选。放射外科成功最重要的因素是剂量，边缘剂量和脑干容积应在12 Gy范围内（流程图56.1中⑨、⑪、⑭）。

预　后

SPC可能适用于BSAVM的显微外科手术风险分层。考虑所有部位的bAVM，预测每个有效治疗的bAVM显微外科手术永久性新发神经功能障碍风险在SPC A级 < 5%、SPC B级16% ~ 31%、SPC C级33% ~ 73%（支持流程图步骤1 ~ 5、9、10）。小队列BSAVM的有限数据看似符合这些评估。但应用SPC时，绝大多数手术病例是SPC B级，小部分是SPC A级，主要位于延髓；通常风险低，预后不良比例低。

旧金山大学组发表了最大系列的脑干AVM研究，报道了不同的亚型（中脑前方、中脑后方、脑桥前方、脑桥外侧、延髓前方、延髓外侧），评估了"原位闭塞"技术，分析了显微外科手术结果。总共29例患者，26例血管巢位于软脑膜，3例位于脑实质；23例（79%）表现为出血。脑干AVM切除（62%）或原位闭塞（38%）；死亡率6.9%，永久性神经功能障碍发生率13.8%。26例（90%）血管造影闭塞；1.3年随访时，18例（66.7%）预后良好（mRS评分 < 2分），9例预后不良（mRS评分3 ~ 5分），21例（77.8%）的mRS评分无变化或改善；最佳预后见于脑桥和延髓外侧，最差预后见于中脑后部和脑桥前部（支持流程图步骤1 ~ 5、9、10）。作者的结论是，可有目的地切除BSAVM，原位闭塞仅用于无法从脑干分离、穿入脑实质、位置更靠前而显露和保留穿支动脉困难的AVM。手术比非手术治疗的闭塞率更好，

适用于充分筛选的再破裂风险高的患者（支持流程图步骤1 ~ 5、9、10）。

放射外科系列研究报道的永久性ARE并发症、未消除BSAVM的出血、迟发性囊变风险为17% ~ 27%（表56.2）；该比例与显微外科手术的风险类似。与放射外科相比，显微外科手术的风险在治疗早期就非常明确，而文献中放射外科的风险将在4 ~ 8年后出现（支持流程图步骤9、11、14）。理论上，显微外科手术的风险与放射外科相比在日后并不增加（因为更多病例不会消除）。但这个数字太小，除了拼命假设外并没有证据。

稳定性和复发率

深静脉引流的儿童在术后10年有明显复发风险，BSAVM也可能一样。尽管手术文献中缺乏针对BSAVM复发率的报道，但我们报道的复发率为2例/8例。

放射外科的稳定性在确认病变消失后似乎很好。3 ~ 6年的闭塞率为50% ~ 70%（其中有些放射外科治疗 > 1次），治疗后出血率似乎与那些未消除的自然史一致。

临床和影像学随访

通常在显微外科手术后6周临床随访；后续临床随访一般每年一次，行MRI/MRA。DSA是确认病变消除的金标准放射学检查。总之，MRI/MRA上BSAVM消除后尚未证实有后续出血的报道，提示高质量的MRI/MRA延迟检查就足够。作者目前的做法是手术即刻行CTA，若满意，7天后行DSA。延迟DSA可使一些动脉明显重塑和显微外科手术时暂时阻断的持续动静脉分流变得模糊。若CTA提示BSAVM（多数BSAVM位于软膜而显示困难），及时行DSA。若无BSAVM，延迟至显微外科手术后12个月行MRI/MRA检查明确有无复发是合理的。若MRI/MRA怀疑复发或残留，应行DSA。

若延迟影像检查确认复查或残留，重要的是在充分考虑各种治疗方式前不重复先前的治疗方式：保守、显微外科手术、放射外科。在超乎寻常和高度细致的情况下，栓塞偶尔也是合适的选择。

脑干AVM与三叉神经关系最密切，最常位于脑干表面，无论是否术前栓塞，都可有效手术治疗。罕见的情况位于中线，直接由基底动脉穿支供血，无法手术干预。遗憾的是，在

我们的经验中也不能采用放射外科有效治疗。

Robert F. Spetzler, MD
Barrow Neurological Institute, Phoenix, AZ

幸运的是，脑干AVM罕见。但比幕上AVM更可能有症状和脑实质内出血或SAH；自然史也更具侵袭性。

检查需详细的MRI和CTA横断面影像，以及完整的血管造影检查评估供血动脉（是否有动脉瘤）和引流静脉。

与脑或小脑AVM相比，选择显微外科手术或放射外科的风险更高。显微外科手术复杂，因为供血动脉过路型供应AVM，中途供应神经功能关键的脑干核团和上行、下行纤维束。因此，直接离断过路型供血动脉几乎不可能。背侧外生型AVM更于手术切除，因为穿支血管在终止于AVM前已供应脑干区域。同样，进入脑干在本质上比多数天幕上区域的风险高得多。

放射外科也复杂，脑干对辐射的易损性更高，剂量＞12 Gy就会增加迟发性不良事件。这尤其成问题，因为＜18 Gy不太可能消除AVM。

我发现血管内治疗特别适于治疗脑干AVM。出血后的策略是隔绝相关性供血动脉干或更近端的颅内动脉瘤；可用标准血管内技术治疗。因此，清醒镇静下选择性插管至供血动脉干，注射异戊巴比妥和利多卡因行Wada试验；若仔细神经功能检查评估无变化，用液态栓塞剂栓塞近端动脉干和血管巢而不闭塞引流静脉。继续这种栓塞策略，直至所有插管的动脉干都被栓塞。脑干AVM常有更小的无法栓塞的过路供血动脉。一旦完成即准备经静脉栓塞。全身麻醉，直接穿刺颈部颈静脉插管至深部引流静脉，球囊越过供应血管巢的穿支置于椎动脉或基底动脉；经股静脉放置起搏器至右心室；确认经静脉导管就在血管巢后部后，准备注射Onyx。在爆发抑制和经静脉起搏下将动脉压降至20 mmHg，经静脉注射Onyx进入血管巢。注意避免反流栓塞穿支供血动脉。经静脉栓塞必须快速且一次性以完全消除AVM为目标。

在我们的有限经验中，该方法最适于治疗标准显微外科手术或放射外科治疗风险高的脑干AVM。

Adnan H. Siddiqui, MD, PhD
University at Buffalo, Buffalo, New York

推荐阅读

[1] Abla AA, Nelson J, Rutledge WC, Young WL, Kim H, Lawton MT. The natural history of AVM hemorrhage in the posterior fossa: comparison of hematoma volumes and neurological outcomes in patients with ruptured infra- and supratentorial AVMs. Neurosurg Focus 2014; 37(3): E6

[2] Gross BA, Du R. Natural history of cerebral arteriovenous malformations: a meta-analysis. J Neurosurg 2013; 118(2): 437−443

[3] Han SJ, Englot DJ, Kim H, Lawton MT. Brainstem arteriovenous malformations: anatomical subtypes, assessment of "occlusion in situ" technique, and microsurgical results. J Neurosurg 2015; 122(1): 107−117

[4] Kano H, Kondziolka D, Flickinger JC, et al. Stereotactic radiosurgery for arteriovenous malformations, Part 5: management of brainstem arteriovenous malformations. J Neurosurg 2012; 116(1): 44−53

[5] Kim H, Abla AA, Nelson J, et al. Validation of the supplemented Spetzler-Martin grading system for brain arteriovenous malformations in a multicenter cohort of 1009 surgical patients. Neurosurgery 2015; 76(1): 25−31, discussion 31−32, quiz 32−33

[6] Korja M, Bervini D, Assaad N, Morgan MK. Role of surgery in the management of brain arteriovenous malformations: prospective cohort study. Stroke 2014; 45(12): 3549−3555

[7] Morgan MK, Alsahli K, Wiedmann M, Assaad NZ, Heller GZ. Factors associated with proximal intracranial aneurysms to brain arteriovenous malformations: a prospective cohort study. Neurosurgery 2016; 78(6): 787−792

[8] Morgan MK, Davidson AS, Koustais S, Simons M, Ritson EA. The failure of ethylene-vinyl alcohol copolymer embolization to improve outcomes in. arteriovenous malformation. management: case series. J Neurosurg 2013; 118: 969−977

[9] Morgan MK, Wiedmann M, Assaad NN, Heller GZ. Complication-effectiveness analysis for brain arteriovenous malformation surgery: a prospective cohort study. Neurosurgery 2016; 79(1): 47−57

[10] Nozaki K, Hashimoto N, Kikuta K, Takagi Y, Kikuchi H. Surgical applications to arteriovenous malformations involving the brainstem. Neurosurgery 2006; 58(4, Suppl 2): ONS−270−ONS−278, discussion ONS−278−ONS−279

[11] Pollock BE, Flickinger JC. Modification of the radiosurgery-based arteriovenous malformation grading system. Neurosurgery 2008; 63(2): 239−243, discussion 243

[12] Yen CP, Steiner L. Gamma knife surgery for brainstem arteriovenous malformations. World Neurosurg 2011; 76(1−2): 87−95, discussion 57−58

第57章　小脑动静脉畸形

João Paulo Almeida, Mateus Reghin Neto, Adailton Arcanjo dos Santos Jr., Feres Chaddad Neto, and Evandro de Oliveira

摘　要：小脑动静脉畸形（AVM）约占所有颅内 AVM 的 10%；虽少见，但出血率、致残率和死亡率比天幕上 AVM 高。本章讨论小脑和小脑 AVM 的解剖学特征、治疗小脑 AVM 的基本原则、基于局部显微解剖结构的小脑 AVM 新分类。与大脑半球相比，小脑体积小、缺乏穿支动脉和深静脉引流系统、功能区少，这是计划和治疗小脑 AVM 时的重要特征。我们提出一个小脑 AVM 的解剖学分类系统，基于：大小（< 2 cm：Ⅰ；2～4 cm：Ⅱ；> 4 cm：Ⅲ）、部位（表浅：A；深部：B；混合型：C）和累及齿状核和小脑上脚的程度；适用于该区域不同类型 AVM 的显微外科手术计划。大多数病例在专门的医学中心进行手术切除是安全、有效的。术前栓塞在大的深部 AVM 中发挥重要作用，放射外科对无法耐受手术和小的深部病变有用。

关键词：动静脉，畸形，小脑，手术，分类，解剖

概　述

颅后窝动静脉畸形（AVM）占所有颅内 AVM 的 7%～15%，主要是小脑 AVM，占所有颅后窝 AVM 的 75%～81.2%。尽管小脑 AVM 占比小，但出血风险更高，致残率和死亡率相当高。

须根据不同病例的特点选择治疗方式，最终目标必须是完全切除 AVM 且继发性并发症最小。尽管显微外科手术切除仍是治疗小脑 AVM 的金标准，但血管内栓塞和放射外科在这类病变的多学科治疗中也发挥重要作用。

本章关于治疗决策的主要争议包括：
（1）是否具有治疗指征。
（2）破裂和未破裂小脑 AVM 的开放式手术、血管内治疗与放射外科治疗的比较。
（3）不同部位 AVM 的显微外科手术入路。

是否治疗

AVM 的治疗仍是神经外科最复杂的问题。尽管直接手术仍是大多数病例的最终治疗，但神经影像学、介入神经放射学、放射外科的一系列进展极大促进了这类病变的治疗。

治疗应根据 AVM 的解剖学特征、既往出血史、外科手术团队的专长。外科医生应权衡其本人的治疗结果与 AVM 不治疗的长期风险。小脑 AVM 应在有治疗 AVM 专长的专门神经外科中心治疗，专业的神经外科医生、血管内神经外科医生、放射外科医生在一起工作。缺乏这样的团队时，应考虑转入其他医学中心。

我们近年对颅后窝 AVM 预后和行为的理解已有重要进展。小脑 AVM 与小脑幕上畸形不同，更常表现为蛛网膜下腔出血；破裂病变的死亡率高达 66.7%。Hernesniemi 等进行了一项关于 AVM 自然史最全面、包含 238 例 AVM 患者的回顾性研究，平均随访 13.5 年，评估 AVM 破裂的危险因素和年破裂率；发现位于天幕下是最重要的破裂危险因素之一。单变量分析显示，入院后最初 5 年的年破裂率为 11.6%，最初 5 年的累积破裂率为 45%，而天幕上 AVM 的年破裂率为 4.3%，5 年累积破裂率为 19%。他们的结论是，位于天幕下位置是整个随访期间独立的破裂危险因素，与天幕上 AVM 相比的相对破裂风险为 3.07（95% CI：1.37～6.87）（流程图 57.1 中①和②）。AVM 的其他重要破裂危险因素是既往出血、病变的解剖结构异常如供血动脉高压。

小脑 AVM 出血风险高，若在专科医学中心且无临床禁忌证，我们实际上对所有患者推荐进行治疗（流程图 57.1 中①和②）。若因合并症导致手术治疗风险过高，未破裂 AVM 老年患者保守随访（流程图 57.1 中③）。既往有小脑 AVM 出血史的患者应针对性考虑手术治疗，因为出血风险明显更高。

解剖学分类

尽管 Spetzler–Martin 分级系统对评估和预测天幕

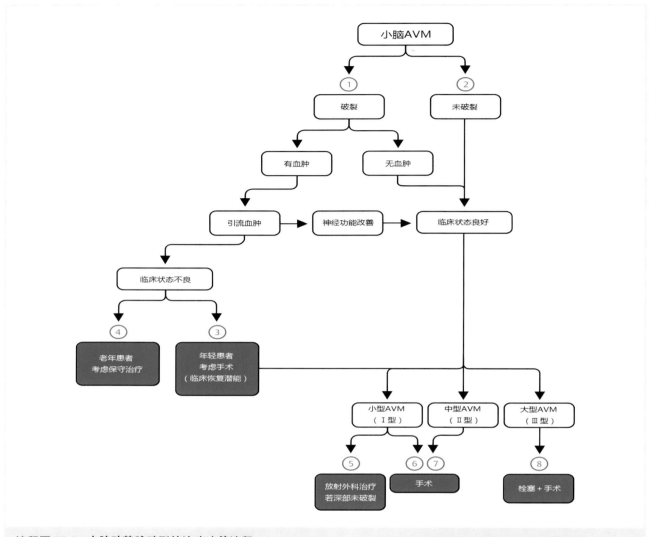

流程图 57.1　小脑动静脉畸形的治疗决策流程。

上 AVM 的预后特别有用，但小脑 AVM 的独特特征需要一种针对性的分类系统。我们根据部位、在小脑实质的深度、大小、累及齿状核等解剖学特征对小脑 AVM 进行分类；根据部位将 AVM 分为 4 类：天幕型、岩骨型、枕下型、蚓部型。一旦确定病变部位，根据表 57.1 的标准对 AVM 进行分类；累及齿状核的病变在表中标记*。分级量表的临床应用见图 57.1～图 57.4。

解剖学因素

　　小脑的解剖学特征如大小、小脑区域、动脉供血、静脉引流核功能区使小脑 AVM 与天幕上 AVM 不同。

　　大小
　　我们既往根据 40 例小脑半球的测量评估了小脑大

表 57.1　基于解剖学的小脑动静脉畸形（AVM）分级量表

大　　小	分　　值
• ＜2 cm	I
• 2～4 cm	II
• ＞4 cm	III
深　　度	
• 表浅	A
• 深部	B
• 混合	C
功能区	
• 齿状核	是*
	否

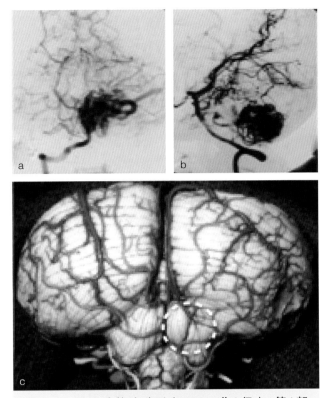

图57.1　枕下动静脉畸形（AVM；ⅡA级）：第1部分。病变位于枕下（扁桃体）区，大小为Ⅱ级，表浅（a），未累及齿状核。a、b. 数字减影血管造影显示，AVM的主要供血来自小脑后下动脉（PICA）。c. 小脑枕下面主要由PICA分支供血。虚线显示AVM的部位。

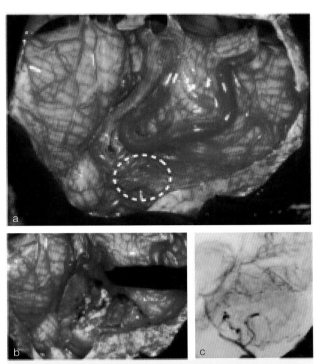

图57.2　枕下动静脉畸形（AVM；ⅡA级）：第2部分。a. 经枕下入路手术显露右侧扁桃体AVM。虚线显示AVM的部位。b. AVM切除后的术野。c. AVM全切后的术后血管造影。

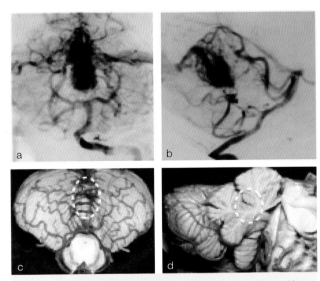

图57.3　小脑蚓部动静脉畸形（AVM；ⅡB级）：第1部分。小脑蚓部AVM，位置Ⅱ级，位于小脑实质深部（b），未累及齿状核。a、b. 数字减影血管造影（DSA）显示，AVM的主要供血动脉来自小脑上动脉（SCA）和小脑后下动脉（PICA）。c. 小脑上面观显示SCA的灌注区域。d. 小脑内侧观显示PICA的走行及其供应区域。

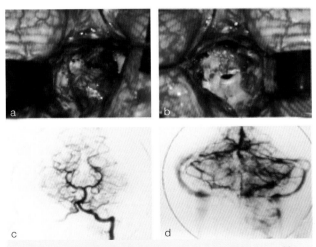

图57.4　小脑蚓部动静脉畸形（AVM；ⅡB级）：第2部分。a. 手术显露深部蚓部AVM，紧邻第四脑室底上部。b. AVM切除后的术野。c、d. AVM全切后的术后血管造影。

小；发现小脑前后轴是最大的轴线（5.24±0.30 cm；范围4.48～5.8 cm）；直径没有≥6 cm的轴线。

小脑区域

小脑AVM根据部位分为4组：天幕型、岩骨型、枕下型、蚓部型；并且根据其在小脑实质的部位进一步分为：表浅型、深部型、混合型。表浅型AVM局限于小脑皮质表面（图57.1和图57.2）；深部型AVM不长入小脑皮质；混合型AVM指从皮质长入深部小脑白质的病变（图57.3和图57.4）。

动脉成分

小脑上动脉（SCA）、小脑前下动脉（AICA）、小脑后下动脉（PICA）、椎基底动脉分支构成小脑的供血动脉。与天幕上AVM相比，小脑AVM缺乏穿支动脉供血。中央核或岛叶是天幕上和天幕下重要的解剖学差异。天幕上功能区位于大脑半球的白质深部，与大脑半球皮质不同，由豆纹动脉和丘脑穿通动脉构成的穿支供血；但颅后窝穿支主要供应脑干。因此，小脑AVM由颅后窝循环的上部分支组成的供血动脉供血。

静脉引流

在天幕上，中央核体现深静脉系统的重要性。中央核是主要深静脉系统——Rosenthal静脉和大脑内静脉的主要引流区域。小脑实质深部缺乏大的灰质成分，也缺乏相对深的静脉引流系统；根据Spetzler–Martin分级，仅有半球浅部静脉引流入直窦或横窦，故认为是表浅引流静脉。因此，该分类可能错误评估小脑AVM。这种情况下，表浅静脉如上蚓部静脉可认为是深静脉系统的一部分，因为引流入Galen静脉复合体；但解剖学上这些静脉位于小脑浅部，不应归为深部静脉；因此，小脑静脉引流应被视为是一种表浅引流系统。

功能区

深部小脑核团是小脑功能区。其中，齿状核是最重要的功能结构，涉及计划、运动控制和认知功能；接受橄榄小脑、网状小脑、顶盖小脑和脊髓小脑通路的传入连接，穿过小脑中脚和下脚，穿出连接（小脑红核、齿状小脑和小脑顶网状通路）穿过小脑上脚。在小脑枕下区域切开二腹裂、切除二腹叶和扁桃体可到达齿状核。

诊断检查

临床评估

小脑AVM患者常表现为天幕下出血；根据病变部位可表现为实质内、蛛网膜下隙或脑室内出血。发生脑室内出血时，脑积水常是最早表现的症状之一。

影像学

评估和制定治疗计划必需行磁共振成像（MRI）和血管造影。MRI确定AVM解剖部位的准确性更高；此外也用于评估向脑室内和脑实质内的生长，更能评估血管巢大小及其准确部位和显示近期、远期出血，以及病变内和病变周围胶质增生。血管造影是诊断和评估小脑AVM的金标准检查；应包括颈内动脉和椎动脉，确认AVM的主要供血、血管巢和引流静脉。

治 疗

治疗选择和脑内血肿的影响

我们应用提出的上述分级系统设计小脑AVM的手术治疗计划；尽管简单，但指导外科医生关注解剖细节。无临床禁忌证时，我们实际上对所有患者推荐进行手术（流程图57.1中①～③、⑥～⑧）；除了老年未破裂AVM患者，以及小脑AVM累及齿状核且无法接受术后有手术相关性功能障碍的患者（流程图57.1中④）。小型和中型小脑AVM（Ⅰ级和Ⅱ级）手术无须术前栓塞（流程图57.1中⑥）；但我们推荐所有大型（Ⅲ级）小脑AVM手术切除前行血管内栓塞（流程图57.1中⑧）。放射治疗尽管对筛选的病例有效，缺点是患者在一段不确定的时期内始终处于对出血性事件无法保护的状态；但适用于预期寿命有限的老年患者或不接受手术且神经功能完整的小AVM患者（流程图57.1中⑤）。

表现为急性小脑出血的患者，根据其总体和紧急状态行手术治疗。尽管有些病例在急性出血期可保守治疗，但有小脑血肿和（或）脑积水相关的意识水平受损的患者通常需放置脑室内导管、引流血肿和行硬脑膜成形术。计划部分清除血肿时，避免同时切除AVM很重要，因为出血后正常结构显露困难、有脑水肿和血液成分、脑血管自主调节丧失。仅在进行性出血无法控制的最终状况下才尝试急性期手术切除AVM。

保守治疗

若因合并症导致手术风险过高，老年未破裂AVM患者可选择保守随访。

脑血管外科治疗——手术细节

在我们印象中，手术切除小脑AVM明显没有天幕上AVM困难。这类AVM常由SCA、PICA和（或）AICA的分支供血，在手术过程中常易于到达。

手术治疗小脑AVM的原则与天幕上AVM类似；开颅须足够大，显露所有AVM和向边界周围正常脑组织延伸；小的开颅没有任何作用。我们推荐大多数小脑AVM采用半坐位枕下开颅；枕下入路向外侧扩展显露横窦-乙状窦交接区有利于岩骨型AVM切除。外科医生必须控制进入AVM的近端血管。理想状态下须分离AVM周围的所有血管，仅在非常靠近病变处离断，以避免离断所谓的过路型血管（穿过AVM

直接到达正常脑区域）；只有确认具体血管属于 AVM 时才电凝烧灼。最大的困难在于电凝深部供血动脉；这类血管通常细小、血流量大、血管壁脆弱，闭塞困难。电凝大部分流入血管后，阻断动静脉分流，最终切除 AVM；最后一步是切除病变和烧灼引流静脉。

根据 AVM 部位的不同，应考虑具体的解剖细节。

枕下型：PICA 的皮质分支供应枕下型 AVM，经半球下和下蚓部静脉回流（图 57.1 和图 57.2）。位于枕下区下部的典型 AVM 可累及齿状核。需打开枕大池、膜帆区、延髓外侧池显露邻近扁桃体的 AVM。必须仔细确认扁桃体内下方的 PICA 分支和后组脑神经（第Ⅸ～Ⅻ对脑神经），避免严重神经功能损伤。

岩骨型：我们推荐半坐位枕下外侧开颅显露岩骨型 AVM。打开枕大池和小脑脑桥角池释放脑脊液（CSF）并松弛小脑，改善岩骨表面的显露。尽管并非小脑功能区，但面神经、听神经、小脑中脚、脑桥包绕该处病变，应仔细分离。

天幕型：这类病变主要由 SCA 分支供血，经半球上和上蚓部静脉回流入横窦或 Galen 静脉。分离中保留直接到横窦的 AVM 引流静脉很重要。在显微外科手术分离早期确认和电凝供血动脉通常不困难。

蚓部型：SCA 和 PICA 的蚓部分支常供应这类病变。来自 SCA 的供血动脉起始部可达小脑中脑裂，而来自 PICA 的供血动脉起始部可见于枕下表面的膜帆区，此处 PICA 的内侧分支也可发出供血动脉至 AVM。确认和阻断供血动脉后，可能需切除部分蚓部完全分离血管巢，以便保持分离界面并避免血管巢的严重出血。然后电凝常由上蚓部静脉和下蚓部静脉组成的主要引流静脉，完全切除 AVM（图 57.3 和图 57.4）。下蚓部 AVM 可与齿状核紧密联系；这种情况下只要可能，仔细界定血管巢，细致分离病变的外侧部分将减少对该结构的潜在损伤。

血管内治疗——手术细节

血管内治疗对大的小脑 AVM 有重要的辅助治疗作用。闭塞主要供血动脉和消除 AVM 的"扇区"使血管巢体积缩小，提高显微外科手术切除和（或）放射外科治疗的成功机会。血管内治疗尝试完全闭塞大型 AVM 可能有严重并发症，如栓塞后出血，因此不推荐；但血管内治疗的目标常是将 AVM 的体积从大型缩小至中型或小型。小型和中型病变（< 4 cm）常无须行术前栓塞。

并发症防治

治疗小脑 AVM 的主要并发症包括小脑缺血、术后出血、脑积水和小脑水肿。深入理解显微外科手术解剖结构和改进手术技巧仍是避免并发症的最重要技术。术后缺血常是阻断血管巢供血动脉时错误阻断主要过路型血管所致。在小脑中脑池、小脑脑桥池、小脑延髓池确认 SCA、AICA 和 PICA 的近端部分有利于确认 AVM 供血动脉，减少阻断过路型血管的机会。该原则适用于血管内栓塞和显微外科手术切除。

为避免术后出血和早期发现并发症，所有患者入住神经外科重症监护室 2～3 天。推荐手术治疗小脑 AVM 后至少在最初 3 天内严格控制血压；预防切除床周围慢性缺血脑组织的过度灌注，避免再灌注损伤。若手术中有明显脑室内出血以及需采取到达第四脑室区域的手术入路，术后行脑室引流避免急性脑积水是合理的。

预后

手术切除仍是治疗小脑 AVM 的金标准。过去 30 年中我们手术治疗的 143 例小脑 AVM 的临床结果证实，手术对选定的病例有优势；绝大多数患者（134 例，94%）临床预后良好，所有病例术后血管造影均显示 AVM 完全切除；8 例（5.5%）病变与齿状核密切相关的患者术后出现轴性和四肢性共济失调，1 例（0.5%）突入脑室的大型蚓部 AVM 患者在术后最初 48 小时内因脑室内出血死亡（支持流程图步骤 6～8）。

Drake 等在一项早期最大的颅后窝 AVM 手术系列中报道完全切除率为 92%，预后良好率为 71%，致残率和死亡率分别为 21% 和 15%。Rodriguez-Hernandez 等最近报道加州旧金山分校（UCSF）60 例手术治疗的小脑 AVM；切除率 100%，短暂性并发症发生率 20%，死亡率 5%。其他研究报道了 80%～91% 的患者有类似的良好预后（GOS 评分 4～5 分），致残率和死亡率分别为 9.0%～17.0% 和 4.1%～8.3%（支持流程图步骤 6～8）。

重要的是注意到这些研究中报道的致残率和死亡率主要与小脑出血和患者术前状态对临床的影响有关；因此，直接与小脑 AVM 手术相关的致残率和死亡率可能更低。UCSF 组（Rodriguez-Hernandez 等）的临床系列中，作者报道了 6 例死亡；但仅 1 例继发于术中并发症。Yasargil 等的临床系列中治疗了 58 例小脑 AVM，47 例（81%）结果良好；并且，38 例（65%）在随访期间神经功能改善，提示小脑的可塑能力高以及小脑 AVM 累及的功能结构有限（支持流程图步骤 6～8）。

若考虑放射外科治疗，边缘剂量至少 20 Gy 的小型 VM 最合适。根据 MRI 和血管造影，立体定向放射外科（SRS）治疗后3～4年的总体闭塞率为44%～73%。若SRS后3～5年AVM不全闭塞，可再次行放射外科治疗，哪怕并发症发生率更高且成功机会更小（支持流程图步骤5）。总体闭塞率高的相关因素包括孤立中心数量少、血管巢直径小、边缘剂量高。事实上SRS最重要的缺点之一是在消除AVM前，患者仍处于出血风险中，通常约2～5年。SRS相关性并发症发生率约10%，包括复视、偏瘫、共济失调和感觉功能障碍。

稳定性和复发率

一旦小脑AVM完全闭塞，复发极其罕见，可认为患者"治愈"。术后应行血管造影确定AVM血管巢是否消除。有残留血管巢的患者仍有出血风险，根据残留病变的部位和大小进一步行手术或放射外科治疗。

临床和影像学随访

所有患者应进行临床随访。我们通常推荐在术后1个月、6个月、12个月进行随访，评估患者的临床状态和恢复情况。

影像学随访包括术后MRI和血管造影，应在患者出院前进行。若确认AVM血管巢完全切除，不必再次行血管造影。

放射外科治疗的患者应每年随访MRI；治疗后2～3年考虑血管造影评估AVM闭塞程度。若此时发现残余病变，应考虑手术切除或再次放射外科治疗。

主 编 述 评

小脑AVM种类繁多，从表浅小型到深部大型。由多个动脉分布区或单一动脉分布区的血管供血，有远离血管巢的供血动脉动脉瘤或根本没有。最常见的临床状况是血肿有占位效应的小脑AVM；在这种情况下，一般在急性期减压和清除血肿时犯错更好，可避免脑干严重受压的后果。若AVM表浅且弥散，或主要位于血肿壁，应在首次手术时切除；但若减压时状况差，有脑水肿，若AVM位于深部或不可及的部位，延迟切除更优。等待2～6周后，切除类似择期切除未破裂的AVM，手术更简洁、更愉快；也有机会血管内治疗AVM或供血动脉动脉瘤。

Peter Nakaji, MD
Barrow Neurological Institute, Phoenix, AZ

小脑AVM的破裂风险、致残率和死亡率较高。我们对破裂小脑AVM的态度简单：若患者的小脑内或脑室内出血大且有占位效应，我们行枕下减压和血肿清除而不尝试切除AVM；一旦患者稳定，我们行脑血管造影并栓塞AVM或任何相关性动脉瘤，在破裂后4～6周行显微外科手术切除。对于稳定的破裂AVM患者和未破裂AVM，我们行脑血管造影更好地理解解剖结构，显微外科手术切除联合栓塞或单独手术治疗。长入小脑脚或脑干的AVM用栓塞和（或）放射外科治疗。

Leonardo Rangel-Castilla, MD
Mayo Clinic, Rochester, MN

推荐阅读

[1] Batjer E, Samson D. Arteriovenous malformations of the posterior fossa. Clinical presentation, diagnostic evaluation, and surgical treatment. J Neurosurg 1986; 64(6): 849–856

[2] de Oliveira E, Tedeschi H, Raso J. Comprehensive management of arteriovenous malformations. Neurol Res 1998; 20(8): 673–683

[3] Drake CG, Friedman AH, Peerless SJ. Posterior fossa arteriovenous malformations. J Neurosurg 1986; 64(1): 1–10

[4] Fleetwood IG, Steinberg GK. Arteriovenous malformations. Lancet 2002; 359(9309): 863–873

[5] Hernesniemi JA, Dashti R, Juvela S, Väärt K, Niemelä M, Laakso A. Natural history of brain arteriovenous malformations: a long-term follow-up study of risk of hemorrhage in 238 patients. Neurosurgery 2008; 63(5): 823–829, discussion 829–831

[6] Joaquim AF, de Oliveira E. Management of supratentorial arteriovenous malformations. Clin Neurosurg 2009; 56: 40–44

[7] Matsushima T, Rhoton AL Jr, de Oliveira E, Peace D. Microsurgical anatomy of the veins of the posterior fossa. J Neurosurg 1983; 59(1): 63–105

[8] Rodríguez-Hernández A, Kim H, Pourmohamad T, Young WL, Lawton MT; University of California, San Francisco Arteriovenous Malformation Study Project. Cerebellar arteriovenous malformations: anatomic subtypes, surgical results, and increased predictive accuracy of the supplementary grading system. Neurosurgery 2012; 71(6): 1111–1124

[9] Spetzler RF, Martin NA. A proposed grading system for arteriovenous malformations. J Neurosurg 1986; 65(4): 476–483

第58章　脊髓动静脉畸形

Hubert Lee, Brian Drake, Oliver Holmes, David Houlden, Daniela Iancu, Shawn Malone, and John Sinclair

　　摘　要：脊髓动静脉畸形（AVM）罕见且复杂；神经影像技术提高了对这类病变的理解。脊髓 AVM 分为 4 种类型：硬脊膜或硬脊膜内动静脉瘘（AVF；Ⅰ型）最常见；髓内或血管球样 AVM（Ⅱ型）呈紧密型或弥散性；体节性或硬脊膜外-硬脊膜内 AVM（Ⅲ型）累及所有组织类型；髓周 AVF（Ⅳ型）也包括脊髓圆锥 AVM。患者可能表现为背部疼痛、运动/感觉功能障碍、脊髓病/神经根病或蛛网膜下腔出血；大多数症状与静脉高压有关。脊髓计算机断层扫描（CT）、CT 血管造影、磁共振成像（MRI）是初始影像学评估手段；数字减影血管造影是显示和明确脊髓 AVM 特征的金标准。血管内栓塞和显微外科手术切除是良好选择；显微外科手术切除的复发率更低。2 种方式的目标是消除 AVM 的瘘成分。脊髓 AVM 应在有脑血管外科和血管内神经外科医生的三级医疗中心进行个体化治疗。所有脊髓 AVM 都应进行恰当的临床和影像学随访。

　　关键词：脊髓，动静脉畸形，动静脉瘘，脊髓动静脉畸形，脊髓动静脉瘘，血管内栓塞，显微外科手术切除，软膜切除技术，立体定向放射外科

概　述

　　脊髓动静脉畸形（AVM）最早由 Heboldt 在 1885 年报道为蛛网膜下腔出血的一种原因。脊髓 AVM 没有脑 AVM 常见，发病率 0.4/100 000 人。由于血管构筑复杂、累及脊髓实质功能区和、体节性病变（Ⅲ型）的程度，这类病变治疗困难。

是否治疗

　　脊髓 AVM 有症状或血管造影有危险特征时应进行治疗（流程图 58.1 中①和②）；目标是预防出血和减少静脉充血或动脉盗血来改善或稳定神经功能障碍。自然史数据局限于小型病例系列，显示进行性神经功能下降和出血，特别是Ⅱ和Ⅲ型 AVM。Aminoff 和 Logue 报道了未治疗的破裂脊髓 AVM 的预后；6 个月时，

本章关于治疗决策的主要争议包括：
（1）是否具有治疗指征。
（2）显微外科手术与血管内治疗作为脊髓硬膜动静脉瘘（AVF）（Ⅰ型）首选治疗的比较。
（3）放射外科治疗脊髓髓内 AVM（Ⅱ型）的作用。
（4）影像学或解剖学治愈不可能避免神经功能损伤的畸形的治疗方式。

56% 无运动功能受限，但 3 年时多数有恶化，仅 9% 保持类似状态，此时 > 50% 出现截瘫而需使用轮椅。

　　脊髓髓内 AVM 的汇总分析显示年出血率为 4%；既往出血是一个明显的危险因素，使年出血率增至 10%。由于急性期再出血罕见，无须出血后立即治疗。

　　可用显微外科手术和血管内技术成功治疗 AVF 型畸形。髓周 AVF（Ⅳ型）困难，尝试向供血动脉（通常是脊髓前动脉远端分支）插管或手术接近病变前方时有神经功能并发症；手术切除或液态栓塞剂治疗的闭塞率一样。但硬脊膜外-硬脊膜内 AVM 广泛，极少能完全治愈；血管内栓塞常是这类病变的一线治疗，目标是减少分流量，而手术用于相关性占位效应的减压。

解剖学因素

　　脊髓的供血动脉来自脊髓前动脉和成对的脊髓后动脉。椎动脉的 2 个小分支汇合形成脊髓前动脉颅内端，供应脊髓腹侧 2/3。脊髓后动脉发自延髓水平的椎动脉或小脑后下动脉，形成一丛侧支供应脊髓背侧 1/3。脊髓前、后动脉系统均接受髓动脉的间断性血流，最明显的是 Adamkiewicz 动脉；通常发自 T8 和 L2 水平左侧，构成低位胸髓和腰髓的主要血供。脊髓内静脉缺乏静脉瓣，但髓静脉有，穿越硬膜防止 Batson（硬膜外）丛的硬膜内反流。

分　类

　　Di Chiro 等根据选择性脊髓血管造影分为 3 种解

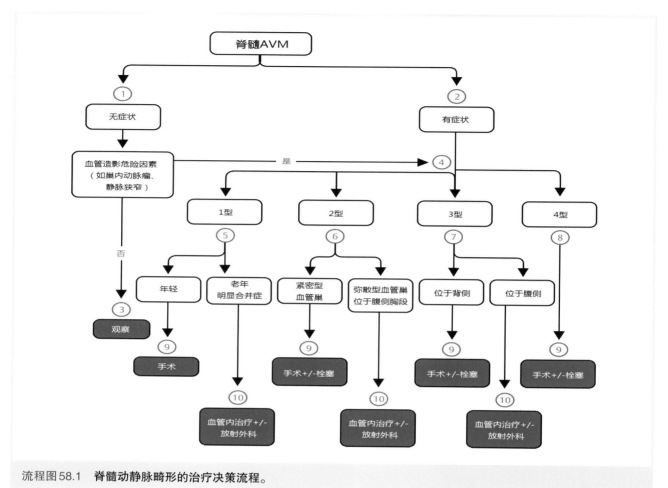

流程图 58.1 脊髓动静脉畸形的治疗决策流程。

剖类型：Ⅰ型病变是硬脊膜或硬脊膜内背侧 AVF，神经根动脉硬膜分支直接与神经根袖的冠状静脉丛相连；硬脊膜 AVF 最常见，占所有脊髓血管畸形的 70%（图 58.1；流程图 58.1 中⑤）。Ⅱ型病变包括紧密型或弥散型的髓内或血管球样 AVM，由脊髓前动脉或后动脉供血（图 58.2；流程图 58.1 中⑥）。Ⅲ型病变是节段性或硬脊膜外–硬脊膜内 AVM，在特定体节水平可能累及所有组织类型（图 58.3；流程图 58.1 中⑦）。Djindian 等介绍了Ⅳ型病变——由脊髓前动脉供血的腹侧髓周 AVF。最近，Spetzler 等提出了一种新的包含脊髓圆锥 AVM 的分类系统（图 58.4；流程图 58.1 中⑧）。

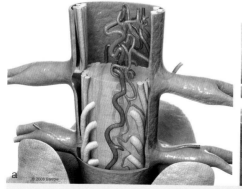
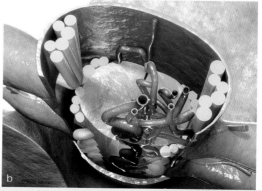
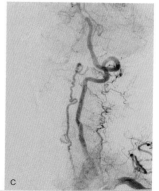

图 58.1 a、b. 插图显示Ⅰ型硬脊膜内背侧动静脉瘘（AVF）。注意神经根动脉硬膜分支直接与神经根袖的冠状静脉丛相连；是最常见的脊髓 AVF 类型。c. 左侧椎动脉数字减影血管造影显示由 C1 水平椎动脉供血的高位颈髓硬膜 AVF；经迂曲的硬脊膜外静脉向下引流（经 Barrow Neurological Institute 同意使用）。

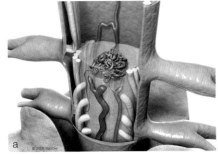
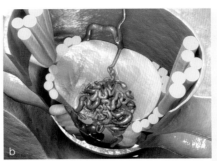

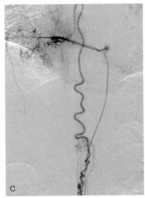
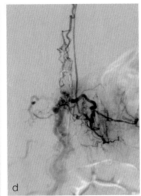
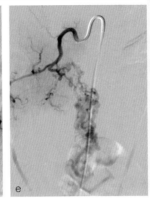

图58.2 a、b. 插图显示Ⅱ型髓内或血管球样动静脉畸形（AVM）。这类病变可为紧密型或弥散型，由脊髓前动脉和后动脉供血。c、d. 脊髓数字减影血管造影显示T12～L3的脊髓AVM，主要由右侧T9（Adamkeiwicz动脉）和左侧L2水平明显的脊髓后动脉供血。e. 也有其他发自右侧T12、L2、L3、L4和左侧L1的供血（经Barrow Neurological Institute 同意使用）。

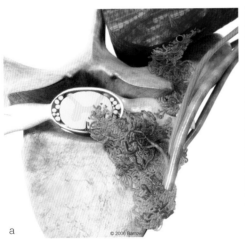
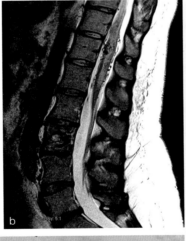

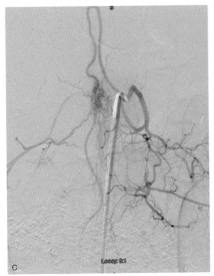
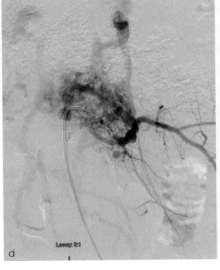

图58.3 a. 插图显示Ⅲ型体节性或硬脊膜外—硬脊膜内动静脉畸形（AVM）。血管病变可能累及特定体节水平的所有组织类型。b. T2加权MRI显示脊髓水肿、圆锥的髓内和髓周血管扩张、L3椎体内的扩张血管。c、d. 数字减影血管造影显示T12的AVM血管巢，经髓周静脉向下引流至L3椎体（经Barrow Neurological Institute 同意使用）。

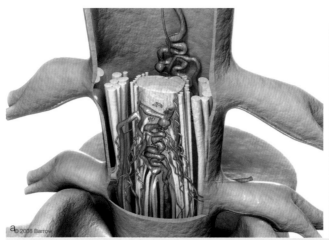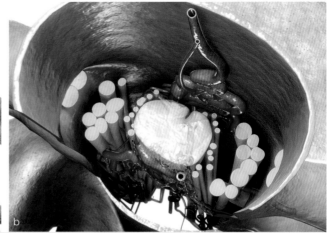

图58.4　插图显示Ⅳ型腹侧髓周动静脉瘘（AVF），该图为一个脊髓圆锥动静脉畸形（AVM）（经Barrow Neurological Institute同意使用）。

诊断检查

临床评估

脊髓AVM的蛛网膜下腔或髓内出血发生率高；患者表现为急性背部或枕下疼痛、脑膜刺激征、运动障碍。1928年Michon描述为"脊髓穿刺伤"，相当于颅内蛛网膜下腔出血引起的"霹雳"样头痛。也可能因血管盗血引起缺血而逐渐出现神经功能恶化。男女发生率相对均等，常在20～30岁发病。

相反，脊髓内静脉高压的动静脉压力梯度引起缺血和水肿，脊髓AVF易出现进行性症状。患者有背部疼痛、神经根病、感觉异常、痉挛性截瘫、尿失禁、大便失禁和性功能障碍。小部分患者（15%）的急性脊髓病由过度静脉充血（称为Foix-Alajouanine综合征或亚急性坏死性脊髓病）发展而来。脊髓节段和功能障碍间看似没有严格相关性。硬脊膜AVF与硬膜内AVM不同，易发生于50～60岁男性，最常见于T6～L2水平；劳累和姿势改变会加剧症状。

影像学

磁共振成像（MRI）是疑诊脊髓血管性病变时的恰当筛选方式，可确认其部位和对脊髓组织的影响。T1和T2加权序列的葡萄状髓周或髓内流空，通常与代表血管源性水肿或脊髓软化的T2高信号相关。髓内AVM的血管巢水平可有脊髓局灶性扩张。出血信号取决于血液产物的时间，含铁血黄素在T1和T2上呈低信号。MR血管造影除显示相关供血动脉、引流静脉和AVM内相关性动脉瘤外，也提高了诊断率。金标准诊断方式仍是全麻和控制性呼吸下的选择性脊髓血管造影；有助于确定畸形类型、供血和引流血管、有无血流相关性或巢内动脉瘤以及脊髓的正常动脉血供。检查累及颈髓的病变除颈深动脉和经升动脉外，应包括双侧椎动脉造影。

鉴别诊断

应全面检查排除背部疼痛、脊髓病和神经根病的非血管性病因；包括脊椎病、肌肉骨骼损伤、椎管内脊髓肿瘤、脊髓缺血和脱髓鞘疾病等。

治　疗

脑血管外科治疗——手术细节

后方入路通常适用于血管球样AVM，但某些腹侧AVM也有报道采用后外侧和前方入路，可能需要内固定融合。手术切除的原则与颅内AVM类似。定位和显露骨质后切开和翻转硬膜；血管巢周围含铁血黄素胶质界面有利于充分解剖分离；确认分离供血动脉，保留主要引流静脉直至切除终末。血管球样AVM常是孤立的紧密型病变，单一动脉供血。

Mourier等将硬脊膜内髓周AVF分为3种亚型；治疗目标是离断脊髓动脉和髓周静脉间的异常沟通。1型瘘口小，常位于圆锥或终丝；供血动脉来自单一、稀疏的脊髓前动脉；通常栓塞具有较高的梗死风险，手术是首选的安全、有效选择（流程图58.1中⑧）。2型瘘中等大小，有多个孤立的AV分流，由扩张的脊髓前动脉或后动脉供血；栓塞可减少经AVF的血流，但如果不进行手术通常无法治愈（流程图58.1中⑨）。3型最常见，单一巨大的AVF由多个扩大的脊髓前动脉和后动脉供血；大多数采用血管内栓塞治疗，手术用于闭塞不完全的病例（流程图58.1中⑨）。

血管内治疗——手术细节

选择性脊髓血管造影不仅有助于确定畸形的和邻近动脉吻合的解剖结构，也提供同期治疗机会。液态栓塞剂［氰基丙烯酸正丁酯（NBCA）和 Onyx（ev3, Irvine, California）］比颗粒对栓塞更有利，长期闭塞更好；很少用弹簧圈，因为安全地经脊髓动脉导入硬质微导管释放弹簧圈困难。治疗脊髓 AVM 的关键是液态栓塞剂到达引流静脉近端，而单独闭塞动脉将可能导致消除动静脉分流失败，因为侧支可再通，并且阻碍后续血管内通路。导管导入应尽可能接近分流点，确认到达病变的血流良好。可以使用造影剂进行试验注射，以确定血流方向以及达到所需速率的理想推注强度。供应分流的动脉直径小，最好使用低黏度液态栓塞剂。若血管内通路太长、微导管位置不稳定、脊髓前动脉或后动脉发自 AVM 或 AVF 供血动脉的相同节段，应考虑手术替代方案治疗。这种情况下可释放一个弹簧圈标记病变位置，以便术中进行 X 线透视定位。

放射外科治疗——手术细节

立体定向放射治疗需相对大剂量、亚毫米级精度；以往直接放置一个颅骨固定金属框架作为空间参考。无框架机器人放射外科（如射波刀）是一种无创技术，使用工业机器手臂、实时影像、轻型直线加速器达到高空间精度；是脊髓 AVM 唯一实用的无创立体定向放射外科治疗方案。孤立的紧密型 AVM 是接受放射外科的理想病变。Ⅲ 型（体节性）AVM 有弥散、大型髓内血管巢，可长入髓外间隙；其大小和非紧密特性不适于进行放射外科治疗。Ⅱ 型或血管球样 AVM 更孤立、紧密，更适于进行放射外科治疗。

AVM 放射外科治疗的每部分剂量大，导致远期放射副反应。放射外科治疗在长潜伏期（一般 1～3 年）后造成内皮增生（放射治疗的已知远期效应），导致供血动脉逐渐狭窄和最终闭塞、血管巢消除、血流重新分布到正常脊髓。脊髓对分次放疗方案高剂量的耐受性尚未得到充分研究。脊髓病的发生率随常规分割（每次 1.8～2 Gy）剂量增加：< 1%、< 10%、50% 分别对应 54 Gy、61 Gy 和 69 Gy。脊髓对大分割和单次放射外科治疗的耐受性鲜为人知。大多数报道的放射外科治疗脊髓 AVM 采用 2～5 次分割治疗。QUANTEC Dmax 剂量将单次限于 13 Gy、3 次限于 20 Gy 时，脊髓病风险 < 1%。

临床医生以往不愿将颅内 AVM 的放射外科剂量方案用于治疗脊髓 AVM，因为脊髓对放射更敏感。鉴于对放射性脊髓病问题的担忧，大多数临床医生用分割放射外科治疗脊髓病变，包括 AVM。对一些血管巢位于单侧的脊髓髓内 AVM 患者，可部分保留脊髓。

脊髓 AVM 治疗的影像与用于颅内 AVM 的类似，包括 CT 模拟定位、CT 血管造影、MRI 治疗计划。此外，常规血管造影的信息也用于勾勒血管巢。

并发症防治

手术并发症包括阻断正常脊髓血供引起的脊髓梗死、切除不完全后出现的再出血或静脉高压引起的出血。手术治疗脊髓 AVM 需充分理解完整的插管脊髓数字减影血管造影（DSA），需确认脊髓节段和 AVM 从脊髓动脉的动脉血供，特别是 Adamkiewicz 动脉。融合吲哚菁绿血管造影的显微镜有助于从正常血管区分 AVM 血管，有助于在手术最后确定不再有早期引流静脉。可用术中血管造影在缝合前确认无 AVM 残留。

根髓动脉是脊髓 AVM 主要供血动脉时，意外闭塞脊髓前动脉和后动脉及其分支引起脊髓缺血，可导致血管内栓塞不良事件；原因是未能辨认 AVM 供血动脉和脊髓重要供血动脉有共同起源。脊髓后动脉吻合更多，理论上降低了后部根髓动脉栓塞的风险；但由于有髓周软膜网，可能累及脊髓前动脉。将微导管头端尽可能接近血管巢并辅以术中体感和运动诱发电位监测，可减少这些并发症。使用液态栓塞剂的手术相关性并发症发生率约 13%。术后抗凝可治疗髓周静脉血栓形成。

放射外科治疗的中心目标是达到血管巢闭塞并使放射性脊髓病风险最低；但实现该目标仍困难；在脊髓 AVMs 的情况下，靶病变被脊髓包围并与脊髓紧密相连。立体定向放射外科治疗脊髓 AVM 在某种程度上有所进展，包括影像学、影像引导、固定、放射剂量、机器人治疗，可避免潜在的脊髓剂量超量。使用分次放射外科治疗（2～3 次）对减少脊髓病的风险很重要。随着神经影像学进展、临床经验增加和更好了解脊髓对分次放射外科的耐受性，今后的成功斜率将进一步改善。

预后

处理脊髓 AVM 的治疗目标是预防进一步神经功能恶化，而非影像学治愈。由于病变复杂且脊髓组织有功能，大多数无法避免的发生明显的并发症。确认哪些病变适于达到完全消除动静脉分流的理想结果很关键；不可能时，应计划部分治疗的明确靶点，如相关性动脉瘤、缩小血管巢大小、改变血流以减少静脉充血。

血管内治疗主要使用液态栓塞剂；早期尝试使用颗粒。Biondi 等使用聚乙烯醇颗粒治疗胸段脊髓 AVM 的系列显示，初次治疗后的临床改善率 57%，但再通率为 80%。尽管如此，颗粒对缓解症状仍有作用，因为观察到临床改善和低流量病变的静脉瘀滞改善。液态栓塞剂如 NBCA 和 Onyx 均可成功治疗。在包含 69 例 NBCA 栓塞脊髓 AVM 和 AVF 患者的系列中，86% 的病变闭塞超过 50%，83% 的临床症状稳定或改善。因累及脊髓前动脉，栓塞后不同程度轻偏瘫的永久性神经功能障碍发生率为 13%（支持流程图步骤 10）。

Krings 等的血管球样 AVM 系列报道，NBCA 治疗后的不良反应发生率更低，仅 4%（1 例患者）因逆流入脊髓后动脉导致永久性感觉功能障碍。Onyx 栓塞获得类似结果，14 例 /17 例脊髓髓内动静脉畸形（SCAVM）患者的神经功能或功能状态改善。绝大多数（68.75%）患者的病变排除（31.25% 明显残留），3 例有围手术期出血性并发症，但无神经功能恶化。最短 10 个月随访后，82% 神经功能改善。治疗后，运动和步态功能障碍比疼痛和小便症状更可能出现改善（支持流程图步骤 10）。

血管内治疗的永久性术后神经功能障碍恶化率低，常作为脊髓 AVM 的初始治疗选择。一项主要采用开放式切除治疗脊髓 AVM 和 AVF（其中 56% 手术前栓塞）的现代病例系列与该观点不同，由于显微外科技术改进，平均 30.5 个月后随访时 86.4% 预后良好；30.3% 术后即刻神经功能下降，43.6% 在随后的随访中部分缓解（支持流程图步骤 9、10）。

Kalani 等报道 Stanford 用射波刀放射外科治疗 37 例脊髓髓内 AVM 患者的最新信息。半数患者有既往出血，76% 既往尝试治疗。最初将 20 Gy 分为 3～4 次；根据初始安全性，Stanford 组升高剂量到 21 Gy 给 3 次或 20 Gy 给 2 次；86% 神经系统症状改善或稳定，19% 达到成功消除，无出血；仅 1 例有放射性脊髓病。Rashad 等在 4 例将 18 Gy 分为 3 次的患者中观察到类似结果；无再出血，2/3 症状改善，2/3 血管巢缩小，但均未消除。Potharaju 等（Apollo Specialty Cancer Hospitals, India）报道将 21 Gy 分为 3 次给予，2/3 完全消除，无术后出血、放射性神经病或症状恶化。

稳定性和复发率

解剖结构手术可及，离断脊髓硬脊膜动静脉瘘（DAVF）是传统的主要治疗方式。大多数手术系列的初始闭塞率高达 100%（支持流程图步骤 9）；相反，

动脉瘤网吻合广泛且液态栓塞剂有时不可预测，血管内技术的复发或残留更多。Krings 等 16 例 NBCA 胶栓塞瘘的系列中，13 例未到达近端静脉段而再通；40 例患者的总体比例为 32.5%。但 Koch 等在平均 36 周随访时观察到 25% 有持续性动静脉分流，但完全闭塞的病变无再通证据。应避免使用聚乙烯醇，其效应通常短暂，再通率为 80%。治疗不完全的髓内 AVM 有再出血风险，Lasjaunias 等的系列显示再出血率为 4%，均为不完全闭塞。Gross 等在汇总分析中观察到手术不完全治疗后的年出血率类似（3%）。尚无手术或血管内治疗完全闭塞的后续出血报道。

临床和影像学随访

治疗后需进行影像学随访，通过诊断性脊髓血管造影检查术前已知供应畸形的脊髓节段和邻近节段来确定无侧支供血；应在血管内栓塞即刻或术后同一次住院期间进行。术中可用融合吲哚菁绿血管造影的显微镜来确认重要供血动脉和早期引流静脉，辅助观察确认动静脉分流充分消除。临床随访时神经功能无改善或恶化者需无创 MRI 影像排除静脉血栓形成或残留血管畸形。T2 加权影像的改变会暂时持续，通常迟于临床发现，但一般随时间推移而改善。持续流空应进一步插管血管造影检查。放射外科治疗后，每 6 个月 MRI 随访评估闭塞；插管血管造影确认闭塞是否成功。

专家述评

脊髓 AVM 是罕见病变，自然史不明。隐匿、轻微的症状与静脉充血和（或）血管盗血（80% 患者）有关，或因出血而突然出现伴明显功能缺失（20% 患者）；偶尔表现为蛛网膜下腔出血的突发头痛和脑膜刺激征。因此，血管造影阴性的颅内蛛网膜下腔出血应检查是否有脊髓 AVM。

通常用 CT 和 MR 影像诊断，最终需金标准脊髓血管造影确诊。脊髓 AVM 是不同病变的集合，涉及不同解剖结构内的动静脉分流，包括脊髓本身、覆盖的硬膜和相邻脊柱伴或不伴椎旁受累。分流可发生于实质内血管巢或位于脊髓软膜表面或神经根袖和（或）硬膜管内。因此，每个脊髓血管畸形的表现、病理生理、血管构筑都独一无二，需制定个体化治疗计划，包括显微外科手术切除、血管内栓塞、

立体定向放射外科消除，或联合这些策略。

　　绝大多数脊髓AVM的有效治疗有赖于减少病变引起的充血和（或）消除将来出血的风险。尽管脊髓血管畸形的血管构筑可能复杂，但仍应治疗。虽然目标总应是完全消除，但复杂AVM可能分期栓塞和（或）立体定向放射外科来部分断流，或次全切除而不切除功能部分，从而减少神经功能并发症的风险。治疗后，哪怕本质上为次全治疗，患者也倾向于出现改善，因为脊髓的残余畸形与脑血管畸形的自然史似乎不同。

John Sinclair, MD, FRCSC
University of Ottawa,
Ontario, Canada

推荐阅读

[1] Aminoff MJ, Logue V. The prognosis of patients with spinal vascular malformations. Brain 1974; 97(1): 211−218

[2] Deletis V, Sala F. Intraoperative neurophysiological monitoring of the spinal cord during spinal cord and spine surgery: a review focus on the corticospinal tracts. Clin Neurophysiol 2008; 119(2): 248−264

[3] Grimm J, Sahgal A, Soltys SG, et al. Estimated risk level of unified stereotactic body radiation therapy dose tolerance limits for spinal cord. Semin Radiat Oncol 2016; 26(2): 165−171

[4] Gross BA, Du R. Spinal glomus (type II) arteriovenous malformations: a pooled analysis of hemorrhage risk and results of intervention. Neurosurgery 2013; 72(1): 25−32, discussion 32

[5] Kalani MA, Choudhri O, Gibbs IC, et al. Stereotactic radiosurgery for intramedullary spinal arteriovenous malformations. J Clin Neurosci 2016; 29: 162−167

[6] Kim LJ, Spetzler RF. Classification and surgical management of spinal arteriovenous lesions: arteriovenous fistulae and arteriovenous malformations. Neurosurgery 2006; 59(5, Suppl 3): S195−S201, discussion S3−S13

[7] Koch MJ, Stapleton CJ, Agarwalla PK, Torok C, Shin JH, Coumans JV, Borges LF, Ogilvy CS, Rabinov JD, Patel AB. Open and endovascular treatment of spinal dural arteriovenous fistulas: a 10 year experience.

[8] Krings T, Thron AK, Geibprasert S, et al. Endovascular management of spinal vascular malformations. Neurosurg Rev 2010; 33(1): 1−9

[9] Laakso A, Dashti R, Seppänen J, et al. Long-term excess mortality in 623 patients with brain arteriovenous malformations. Neurosurgery 2008; 63(2): 244−253, discussion 253−255

[10] Lee YJ, Terbrugge KG, Saliou G, Krings T. Clinical features and outcomes of spinal cord arteriovenous malformations: comparison between nidus and fistulous types. Stroke 2014; 45(9): 2606−2612

[11] Mourier KL, Gobin YP, George B, Lot G, Merland JJ. Intradural perimedullary arteriovenous fistulae: results of surgical and endovascular treatment in a series of 35 cases. Neurosurgery 1993; 32(6): 885−891, discussion 891

[12] Patsalides A, Knopman J, Santillan A, Tsiouris AJ, Riina H, Gobin YP. Endovascular treatment of spinal arteriovenous lesions: beyond the dural fistula. AJNR Am J Neuroradiol 2011; 32(5): 798−808

[13] Rangel-Castilla L, Russin JJ, Zaidi HA , et al. Contemporary management of spinal AVFs and AVMs: lessons learned from 110 cases. Neurosurg Focus 2014; 37(3): E14

[14] Rashad S, Endo T, Ogawa T, et al. Stereotactic radiosurgery as a feasible treatment for intramedullary spinal arteriovenous malformations: a single-center observation. Neurosurg Rev Neurosurg Rev 2017; 40(2): 259−266

[15] Sala F, Palandri G, Basso E, et al. Motor evoked potential monitoring improves outcome after surgery for intramedullary spinal cord tumors: a historical control study. Neurosurgery 2006; 58(6): 1129−1143, discussion 1129−1143

[16] Sinclair J, Chang SD, Gibbs IC, Adler JRJ Jr. Multisession CyberKnife radiosurgery for intramedullary spinal cord arteriovenous malformations. Neurosurgery 2006; 58(6): 1081−1089, discussion 1081−1089

[17] Spetzler RF, Kalani M, Nakaji P. Neurovascular Surgery. Thieme; 2015; Chapter 80

[18] Su IC, terBrugge KG, Willinsky RA, Krings T. Factors determining the success of endovascular treatments among patients with spinal dural arteriovenous fistulas. Neuroradiology 2013; 55(11): 1389−1395

第59章　软脑膜动静脉瘘

Robert J. Darflinger, Daniel Cooke, and Steven W. Hetts

摘　要：软脑膜动静脉瘘（PAVF）是罕见病变；最常见于小儿或年轻的成年人群。PAVF的自然史不良，死亡率＞50%；在儿童可快速造成脑萎缩、白质钙化、髓鞘形成延迟。预后不良的预测因素包括年龄小、复杂的多孔病变、干预前慢性心脏衰竭、干预前脑出血。所有PAVF都应进行治疗。影像学评估包括MRI、MRA、数字减影血管造影。治疗方式包括血管内栓塞和显微外科手术切除。无论何种治疗方式，了解解剖结构是断流的关键。

关键词：软脑膜，动静脉瘘，软脑膜动静脉瘘，动静脉畸形，脑出血

概　述

脑软脑膜动静脉瘘（PAVF）是罕见且复杂的血管畸形，常被认为是脑动静脉畸形（AVM）的一个亚型。其文献报道有限，主要包含在手术量较大的脑血管转诊中心的回顾性分析中，发表了一些病例报道和小型病例系列。因此，很难确定可信度高的PAVF发病率，因为这类回顾性研究很大程度上取决于影像学和临床观察，往往回顾性指定PAVF的诊断。但一些更大的病例系列显示，PAVF占转诊的脑AVM的1%～7%；提示患病率约0.1～1/100 000，在新生儿、婴儿和儿童中偏高。随着最近数字减影血管造影（DSA）的进展，包括超选择性血管造影，能更好地确定PAVF的特征是一种独立的AVM亚型。尽管在成人少见得多，但有一些三级转诊中心的回顾性研究报道见于＜20岁的年轻成人；2015年的一项单一病例报道描述了73岁的天幕上PAVF，可能是这种类型病变的最年长者。值得注意的是，PAVF也常指非Galen性软脑膜动静脉瘘（NGAVF）。NGAVF是儿童中特别有用的一个术语，能有效区分这类病变与经典的累及胚胎期Markowski前脑中间静脉的中线Galen静脉畸形。PVAF和NGAVF命名法之间的区别仍有争议，因为有些研究者将NGAVF归为PAVF的一个亚类，其中NGAVF先天性病变常与静脉曲张相关。为了本次讨论的目的，我们对这2种区别一视同仁。血管结构和临床表现类似，诊断方式、治疗决策、治疗方式、预后类似。

本章关于治疗决策的主要争议包括：

（1）PAVF是否具有治疗指征。

（2）PAVF、AVM、硬脑膜动静脉瘘（DAVF）之间的鉴别诊断。

（3）破裂和未破裂PAVF的开放式与血管内治疗。

（4）不同年龄组（新生儿、儿童、成人）之间的临床表现和治疗差异。

是否治疗

PAVF罕见，自然史和出血风险还不清楚；但有多支动脉供血的PAVF患者的自然史不良；若不治疗，死亡率高达63%。在新生儿和儿童，PAVF可快速损害瘘口周围的脑组织，导致实质下或皮质萎缩、白质钙化、髓鞘形成延迟（流程图59.1中①和②）；因此，早期干预对最佳神经和认知功能发育至关重要（流程图59.1中④和⑧）。成人PAVF可在相对短时间内引起主要窦的高流量闭塞性静脉病；类似地也推荐进行积极治疗（流程图59.1中③、⑤、⑨、⑪、⑬）。

病理生理学

病因并不十分清楚；一般来说可分为先天性或获得性。

先天性病因：在胚胎期，动脉和静脉之间的分流常见；但随着毛细血管网络发育和血管壁发育而逐渐退化。若软脑膜动脉和静脉之间的瘘性连接持续存在，则形成PAVF；可伴随某些先天性疾病。儿童PAVF的RASA1突变发生率高。

创伤性/医源性PAVF：有创伤性脑损伤和神经外科手术（颅内动脉瘤夹闭、脑室腹腔分流、烟雾病血

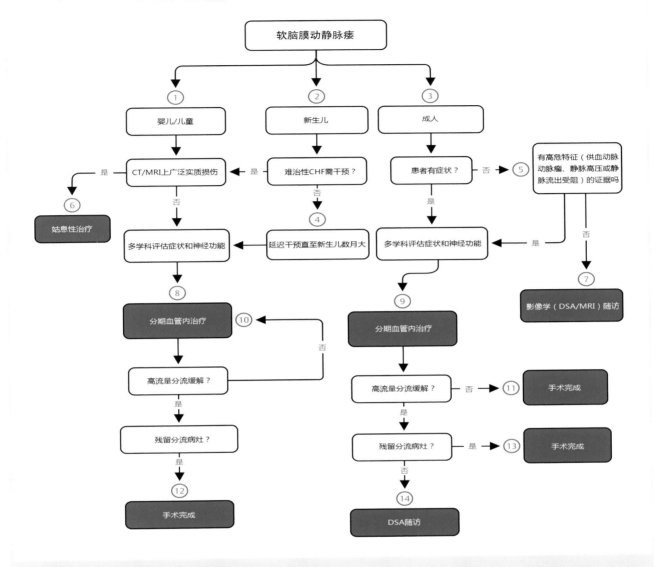

流程图 59.1　**软脑膜动静脉瘘的治疗决策流程。**

运重建，放射外科）后形成 PAVF 的报道。原因或相关性未知。

解剖学因素

软脑膜动静脉瘘是脑动脉和软脑膜下皮质静脉之间的直接连接，没有中间的血管瘤形成或血管巢，这区别于常规定义的 AVM。尽管 Galen 静脉畸形（VOGM）和 PAVF 间在临床表现和治疗流程上高度相似，但后者与胚胎前脑正中静脉没有交通，并且位于软脑膜下脑膜间隙而非 VOGM 的蛛网膜下隙。此外，PAVF 也不同于 DAVF，前者是软脑膜下瘘性连接，没有静脉窦或硬膜静脉引流，而在 DAVF，硬膜供血动脉在硬膜窦内形成瘘性连接。

PAVF 可仅单支动脉连接至单支引流皮质静脉（图 59.1）；或者是有多处动静脉连接的复杂型瘘（图 59.2）；几乎所有引流静脉都肿胀形成曲张。尽管与 AVM 的血管巢不同，但这 2 种病变同时存在的情况并不少见。由于 PAVF 一般包含流量非常低的瘘，动脉和静脉通常都扩大，从而造成共存的 AVM 血管巢模糊，但在首次治疗瘘后变得明显（图 59.3）。复杂的多孔瘘在新生儿期更常见，而单孔瘘更常见于青春期和成人。2015 年的一项成人 NGAVF 研究指出，尽管成人更常表现为单一优势瘘型 PAVF，但新生儿中见到的多孔瘘呈均势。此外，一些回顾性研究注意到，新生儿中持续扩张的枕窦进一步说明了该组的先天性属性和发育早期出现的进程，以及成人中可能截然

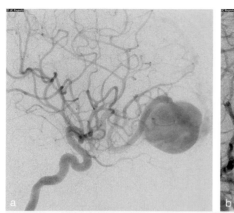
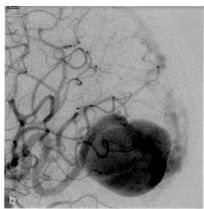
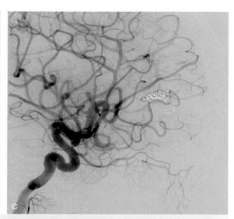

图 59.1　软脑膜动静脉（AV）瘘。a、b. 数字减影血管造影（DSA）显示大型额叶软脑膜动静脉瘘，有非常大的引流静脉曲张。行血管内栓塞。c. 栓塞后DSA显示瘘完全消除。

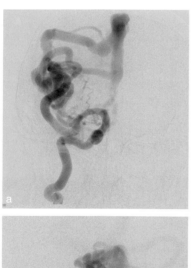
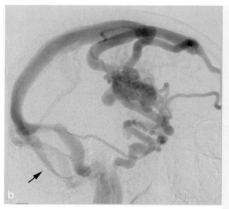

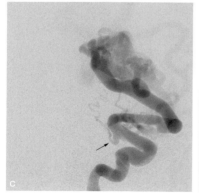
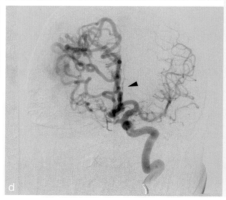

图 59.2　大型复杂软脑膜动静脉（AV）瘘。a ～ d. 数字减影血管造影（DSA）显示复杂的软脑膜AV瘘，有多处动静脉连接。

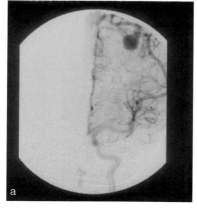
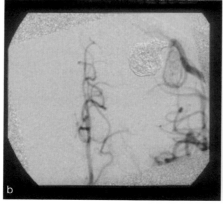

图 59.3　额叶软脑膜动静脉（AV）瘘。a. 数字减影血管造影（DSA）显示左侧额叶软脑膜AV瘘，动脉和引流静脉扩张。b. 栓塞后DSA显示瘘完全消除。

不同的潜在过程（没有持续扩大的枕窦）。有趣的是，高流量分流常造成继发于实质缺血的增生性血管病；也表现为这些缺血区域中软脑膜组织的增生性硬膜侧支形成。一项2012年关于小儿NGAVF的综述文章也显示，成功治疗的PAVF患者在随访血管造影上有新发DAVF，可能也与缺血诱发的血管形成有关。

诊断检查

临床评估

如前所述，PAVF在小儿人群比成人常见得多，2组间的临床评估有差异（流程图59.1中①和②）。并且在小儿人群中，临床表现可进一步分为新生儿、婴儿、青春期。

新生儿

新生儿为介入医生提供了一组具有独特挑战性的临床考虑（流程图59.1中②）。这类患者最常表现为高输出型充血性心力衰竭的症状，然后是肺动脉高压，均继发于大量动静脉分流。新生儿的心脏不能代偿高流量分流，进展为严重心力衰竭和进一步全身表现者并不少见，包括肝脏衰竭、肾脏衰竭、发绀、全身水肿、弥漫性血管内凝血（DIC）或多器官衰竭，与VOGM患者类似。更为复杂的是，该队列常有最复杂的多孔瘘，一般需多次手术治疗；这导致在致残率和死亡率基线较高的患者人群中，固有的并发症发生率更高。在新生儿期，在任何可能的时候都应优先优化心血管状态，在临床状况可行的情况下尽可能推迟治疗。在内科难治性充血性心力衰竭或消耗性凝血病时（流程图59.1中④），治疗准备的下一步应是全面的临床和影像学检查，确定已有的神经功能损害的程度。在已有严重不可逆性脑损伤的情况下，治疗应与放弃治疗相权衡，治疗目标应与患者的监护人一起制定（流程图59.1中⑥）。

对于心血管状况需处理分流病变且没有严重神经功能损害的患者，干预的目标应首先是减少动静脉分流，没有必要完全闭塞病变。我们在血管内干预前从彻底的多学科讨论开始，包括小儿重症监护、小儿神经病学、神经介入放射学、神经外科手术室（流程图59.1中⑧、⑩、⑫）。此外，与有新生儿高输出型心力衰竭处理经验的麻醉科团队合作至关重要，因为心脏储备和液体平衡是脆弱的。

婴儿和儿童

< 2岁的儿童最常表现为头围增大、癫痫发作和神经功能障碍，而 > 2岁最常表现为癫痫发作、头痛和局灶性神经功能障碍（流程图59.1中①）。儿童和成人比新生儿和婴儿更可能表现为颅内出血。儿童和成人的长期静脉高压可导致颅内出血，而新生儿和婴儿不能承受这种压力足够长的时间从而形成高流量血管病。此外，< 2岁的儿童没有报道有相关的流量相关性供血动脉或血管巢动脉瘤，提示这些病变均在长期高流量分流后发生，与成人AVM文献中描述的一样。与新生儿类似，我们首先通过排除严重神经功能损害来开始评估婴儿和儿童；否则，最合适的方案是放弃治疗（流程图59.1中⑥）。多学科讨论和评估病变的复杂性、风险、治疗的替代方案应再次成为治疗的下一步。尽管这类病变的保守治疗预后差，但有助于与患者的监护人坦率和公开地讨论关于治疗并发症的风险。

成人

成人PAVF最常表现为癫痫发作和神经功能障碍，然后是头痛；出血更常见，尽管发生率低（流程图59.1中③）。文献中有一些病例报道，这类病变意外发现于无症状性患者；但似乎是例外，很少有患者在详细临床检查后仍是真正的无症状。

临床评估的最后一点是，PAVF似乎与其他先天性综合征有尚未阐明的关系。仅一小部分报道的病例有已诊断的潜在综合征，最常见的是Rendu–Osler–Weber综合征（遗传性出血性毛细血管扩张症，HHT）；但看上去更可能有多发性瘘、多孔瘘或脊髓AVF。其他与PAVF相关的综合征包括Ehlers–Danlos、神经纤维瘤病1型、Klippel–Trenaunay–Weber、Rasa–1突变；其中PAVF的发生率不确定。从脑AVM筛查HHT患者的指南（也监测脑PAVF）是儿童至少1次对比剂增强的磁共振成像（MRI）扫描（尽管一些医学中心在儿童期每5年筛查1次），以及成人时复查MRI（因为有报道在30～40岁发生新发脑AVM）。这些HHT的推荐是基于预计脑AVM在该人群的发病率约10%～20%。

影像学

PAVF主要采用无创影像学检查诊断。新生儿并非通过产前超声上颅内血管性病变或胎儿水肿而首先得到诊断，而是最常表现为高输出型充血性心力衰竭的体征，随后用胸部放射成像开始影像学评估。新生儿放射影像上有心脏轮廓增大或肺动脉高压的证据，应提示隐匿性分流病变。临床检查时，头部听诊可发现响亮的杂音。评估的下一步应是断层影像学；首选有MR血管造影（MRA）的MRI，不仅可避免电离辐射，也对评估已有的脑实质损害可能和程度更重要。重要的是确定损害程度，因为对于广泛损害的患者，最好的方式是与父母彻底讨论治疗目标；由于长期预后极差，对于严重脑损害的患者，放弃治疗可能是最好的方式（流程图59.1中⑥）。

如前所述，婴儿、青少年和成人通常有症状、明显的体征或神经功能障碍。计算机断层扫描（CT）/CT血管造影（CTA）或MRI/MRA常能发现潜在的病因。每种方式都可能确定血管性病变，但AVM的发生率比PAVF高得多，通常诊断为典型的AVM。尽管如此，CT/CTA和MRI/MRA都为介入医生提供了有价值的信息。首先，断层影像学检查确认病变的总体大小、累及哪些动脉分布、病变在脑内多深、邻近皮质的预计功能区。CT扫描可显示颅内出血或脑钙化，提示以往出血或长期静脉高压（图59.4）。MRI是评估实质受累和已有实质损害程度的金标准。严重脑萎缩和胶质增生、"熔化脑综合征"是新生儿和婴儿放弃治疗的最好指征（图59.4）。

作为评估PAVF的金标准，数字减影血管造影（DSA）的改进使其成为显示PAVF最可靠的方式，可与AVM血管巢鉴别。时间和空间分辨率高的DSA能极好地评估分流速度以及更清晰地了解血管结构；高流量分流和扩张的动脉与静脉解剖常需多个血管造影角度来弄清。早期尝试血管内闭塞这类瘘并不成功，可能因为在某些方面无法完全显示血管结构，以及栓塞技术和材料更原始。术中球囊临时近端阻断或部分阻断有助于减少病变内血流，以便确定其他同侧或对

侧供血动脉干以及可能的潜在血管巢或反应性血管病。最新的导丝引导和血流导向微导管的追踪性得到改进，能实现难以置信的超选择性插管造影和栓塞。与之类似，球囊微导管也不断发展，有些具有同轴远端球囊和独立内腔，增强了单支动脉干内或其近端用控制性血流停滞来评估复杂的多孔NGAVF的能力。并且，高质量3D DSA采集技术的改进，也能更全面地认识血管构筑，有利于术前的治疗计划制定。这些技术也有助于确定高危特征，如供血动脉动脉瘤、血管巢动脉瘤或静脉流出受阻，单纯依靠断层影像学难以发现。由于插管血管造影有风险且需麻醉，即使诊断性检查也如此，新生儿、婴儿、年轻儿童的插管血管造影应联合栓塞。青春期和成人在干预前行单独诊断性血管造影，将有时间与整个治疗团队、患者、患者家属讨论所有血管构筑的细节和潜在的手术风险。

鉴别诊断

PAVF的鉴别诊断包括AVM血管巢、VOGM、DAVF；其血管构筑与前面讨论的PAVF和NGAVF不同。但如前所述，这些不同病变的共存并不少见，但完整的影像学检查后几乎总能进行区分。

治 疗

保守治疗

PAVF应在某些时候进行治疗，特别是新生儿、

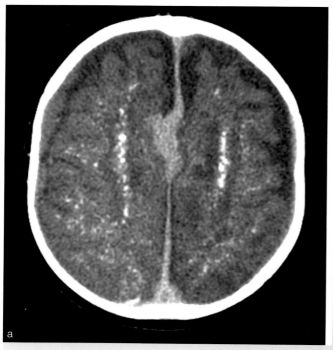
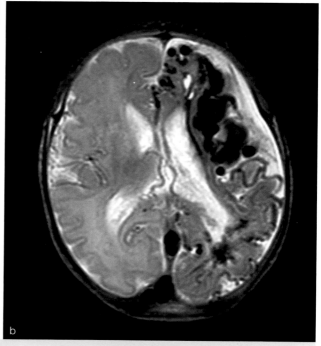

图59.4　a. CT扫描显示脑钙化，提示既往出血或长期静脉高压。b. 轴位T2加权MRI显示严重的脑萎缩和胶质增生、"熔化脑综合征"。

婴儿、儿童；保守治疗的风险是长期颅内静脉高压，尤其损害发育中的白质。动脉化的静脉造成极度扩大的静脉曲张、血管壁内和邻近实质的钙化，以及潜在的静脉受限和静脉流出受阻；可能导致出血或慢性神经功能损害。不推荐保守治疗。

若关于 AVM 血管巢的 ARUBA 数据不适用于这类患者，则成人中的保守治疗就不清楚了。在真正无症状的成人，应首先考虑有无损害，仔细确定基线临床和神经功能状态至关重要。但即使在没有明显神经功能障碍的老年患者，长期静脉高压也有风险，可能产生血流相关性供血动脉或瘘周动脉瘤。应密切仔细检查血管造影的静脉期，排除进行性扩大的静脉期曲张、皮质静脉逆流、静脉流出受阻，以及在决定保守治疗前阐明有无经硬膜窦的正常生理性实质引流。一旦做出这些评估，关于风险和获益的权衡必不可少；尽管对这类患者自然史的了解比小儿患者少，但保守治疗可能是合适的。

脑血管外科治疗——手术细节

血管内技术引入前，PAVF 治疗的主流是手术断流；从 VOGM 文献推断，新生儿、婴儿、年轻儿童的开放式手术干预有明显风险，主要因为其血容量少，可能有心血管功能崩溃。这类病变常位于深部和（或）功能区；并且，高流量瘘可造成引流静脉的动脉化和增厚，使开放式手术中清晰分辨瘘口的准确部位更困难；此外，也没有任何可见的血管巢，这些因素都造成手术切除 PAVF 比 AVM 血管巢更困难。但手术是血管内治疗的重要补充，特别是在血管内治疗不完全或不成功的复杂 PAVF。此外，所有优势 PAVF 治疗后出现的邻近 AVM 血管巢都应采用手术切除、栓塞或放射外科治疗，以减少迟发性出血的风险（流程图 59.1 中⑪ ～ ⑬）。

血管内治疗——手术细节

早期血管内治疗包括放置可解脱性球囊、可推送性弹簧圈、丝线结、注射明胶海绵。2001 年的一项大型回顾性研究包含了 2000 年前血管内治疗的病例，血管内闭塞的结果相对较差，闭塞的不完全率或失败率高。血管内治疗有其固有的困难——新生儿和婴儿的血管通路细小，容易损伤。新生儿一般最好使用脐动脉入路，从而不损伤股动脉，避免伴发腿长差异或肢端缺血的风险。栓塞手术可持续数小时，年轻患者将暴露在相当大的电离辐射剂量中。特别是新生儿，必须非常严格地监测液体平衡和对比剂负荷。此外，某些病变的流量非常高，造成无论用可解脱性弹簧圈还是液态栓塞，直接在瘘口准确栓塞都困难。血流控

制技术可改善这种情况，如临时球囊近端阻断。

无论这些固有困难如何，多数评价现代血管内治疗的报道（包含单纯可解脱性弹簧圈和永久性液态栓塞剂）都反映了这些手术的技术和器械的进展；更好地选择瘘口的能力已改变了到达这类病变的方案。因此，血管内治疗目前是治疗 PAVF 的首选方式（流程图 59.1 中⑧～⑩）。

PAVF 的治疗目标是从供血动脉或动脉丛离断引流静脉或静脉丛。可解脱性弹簧圈是血管内栓塞的主要工具；理想状态下放置在瘘口的静脉侧起始处，由远及近逐渐从静脉到瘘口到供血动脉栓塞。早期的栓塞技术采用可推送弹簧圈，偶尔会导致远端弹簧圈移位；可解脱性弹簧圈已少见，若在高流量病变内大小不够或不稳定，可撤出。最新的栓塞技术是弹簧圈栓塞降低流量后用液态栓塞剂；一些研究者单纯使用液态栓塞剂栓塞动脉干。我们的首选栓塞方式是可解脱性弹簧圈栓塞，尽管也用弹簧圈+液态栓塞技术；前者的好处是可继续使用相同微导管治疗多个动脉干，而非液态栓塞剂栓塞后撤出微导管并用新的微导管再次进入不同的动脉干；在远端入路解剖困难时可减少手术时间和放射剂量。弹簧圈与液态栓塞剂栓塞的一个缺点是导丝引起的微穿破率较高（尽管多数无症状），这在 2012 年小儿 PAVF 治疗的综述中进行了讨论。一些研究者报道称用 Onyx 比 n–BCA 液态栓塞剂栓塞成功；但对于年轻患者，我们相信将导致手术时间明显延长，放射剂量明显增加。需要注意的是，对于有充血性心力衰竭的新生儿和年轻婴儿，治疗的首要目标是充分消除高流量分流使心血管状况稳定，从而让儿童生长和发育；常需分期多次栓塞，初始目标无须完全闭塞（流程图 59.1 中⑧、⑩）。首选血管内治疗，一旦分流减少，患者应内科最优化治疗。进一步治疗和完全闭塞可推迟至患者成熟，那时须再次血管内或手术治疗。

放射外科在 PAVF 治疗中的作用不明，但可能很小。瘘口血管粗大且流量非常高，标准剂量放射外科一般不会有退化反应。偶有使用这种方式的报道，但数据量不大。对 PAVF 可能治疗不充分，但能更好地治疗所有共存的 AVM 血管巢。

并发症防治

一项 2013 年小儿人群 PAVF 的回顾性研究发现，最常见的严重围手术期并发症是新发颅内出血（ICH），高达 13%；而 VOGM 文献中的 ICH 率高达 30%。新发 ICH 的病因可能与消除高流量 AV 分流后

的正常灌注压突破有关。术后严格控制正常血压至轻度低血压有助于减少这种风险。一些医生也在手术后维持24小时麻醉以保持低SBP，但我们的经验认为一般无须这么做。

静脉血栓形成是另一种造成围手术期并发症和死亡的原因；似乎更常见于开放式手术断流后，尽管在血管内治疗中也有报道。一些研究者报道，除控制血压外，栓塞后用预防性抗凝来防止血栓形成。手术后的突发严重头痛是一种预兆征象，应及时行CT扫描来评估静脉血栓形成和继发性ICH。

预后

总体来说，预后变差的预测因素是年纪轻、复杂的多孔病变、干预前CHF和干预前ICH。一项2012年的综述报道的总体并发症发生率为30%，包括轻微并发症，绝大多数无症状，反映了其他研究的结果。大多数较大的综述和病例系列中的严重并发症包括死亡，进行性恶化的永久性神经功能障碍，或需急诊手术干预的并发症发生率为10%～15%。并发症，特别是严重并发症，在＜1岁的年轻患者中常见得多；原因有多种：这类患者更可能有最复杂的病变、更可能需多次治疗、一般表现的临床基线差。

综述中的血管内闭塞PAVF的技术成功率为70%～80%（支持流程图步骤8、9、11～13）。如前所述，这类患者合并其他AV分流性病变并不少见。在我们以往的工作中，随访时有一些新发颅内DAVF，所有分流性病变的血管内和手术治疗后的总体闭塞率为60%。一项2013年小儿患者的回顾性研究发现，治疗的预后良好率为80%，预后不良率为10%。一项2015年成年患者的回顾性研究报道，88%的患者神经预后改善或稳定（支持流程图步骤8、9、11～14）。

专 家 述 评

PAVF和NGAVF代表了脑AVM的罕见和复杂的亚类。过去30年中，血管内诊断和治疗的进展很大，已极大改善了我们对这类病变的理解和治疗这类患者的能力。这类疾病在年轻小儿和婴儿中常见得多，理解其不同的表现很关键。表现为心力衰竭的新生儿和年轻婴儿应内科治疗稳定，尽可能在手术或血管内治疗前等待发育。PAVF的治疗包括血管内和开放式手术阻断动静脉瘘；有时需联合2种方式，且首选血管内治疗。常规血管内治疗包括

弹簧圈、液态栓塞剂或联合栓塞，从引流静脉开始，逆行朝向动脉干。尽管并非没有显著风险，但来自大型脑血管三级转诊中心的多项现代病例系列和综述显示，血管内闭塞的成功率高，患者的预后改善。

Steven W. Hetts, MD
University of California San Francisco,
San Francisco, CA

主 编 述 评

软脑膜动静脉瘘有不同类型，从与硬脑膜瘘类似的简单病变到有巨大静脉曲张的复杂病变。理解这类病变的血管解剖结构对其治疗很关键。最后，单纯孤立病理性瘘口仍是治愈的目标。发现瘘口比在硬脑膜瘘中更为困难；仔细研究血管造影，使用透视血管造影有帮助。临时夹闭可在牺牲前检测血管的功能。

Robert F. Spetzler, MD
Barrow Neurological Institute, Phoenix, AZ

推荐阅读

[1] Arroyo-Fernández, FJ, Calderón-Seoane E, Rodríguez-Peña F, Torres-Morera LM. Intraoperative fluid therapy in infants with congestive heart failure due to intracranial pial arteriovenous fistula. Rev Esp Anestesiol Reanim 2016; 63(5): 301−304

[2] Hetts SW, Keenan K, Fullerton HJ, et al. Pediatric intracranial nongalenic pial arteriovenous fistulas: clinical features, angioarchitecture, and outcomes. AJNR Am J Neuroradiol 2012; 33(9): 1710−1719

[3] Hoh BL, Putman CM, Budzik RF, Ogilvy CS. Surgical and endovascular flow disconnection of intracranial pial single-channel arteriovenous fistulae. Neurosurgery 2001; 49(6): 1351−1363, discussion 1363−1364

[4] Lasjaunias P, ter Brugge KG, Berenstein A. Cerebral arteriovenous fistulas. In: Lasjaunias P, ter Brugge KG, Berenstein A, eds. Surgical Neuroangiography. Berlin, Germany: Springer-Verlag; 2006: 227−289

[5] Lin N, Brouillard AM, Snyder KV, Levy EI, Siddiqui AH. Non-galenic arteriovenous fistulas in adults: transarterial embolization and literature review. J Neurointerv Surg 2015; 7(11): 835−840

[6] Lv X, Jiang C, Li Y, Yang X, Wu Z. Clinical outcomes of endovascular treatment for intracranial pial arteriovenous fistulas. World Neurosurg 2010; 73(4): 385−390

[7] Lv X, Li Y, Jiang C, Wu Z. Endovascular treatment of brain arteriovenous fistulas. AJNR Am J Neuroradiol 2009; 30(4): 851–856

[8] Madsen PJ, Lang SS, Pisapia JM, Storm PB, Hurst RW, Heuer GG. An institutional series and literature review of pial arteriovenous fistulas in the pediatric population: clinical article. J Neurosurg Pediatr 2013; 12(4): 344–350

[9] Tomlinson FH, Rüfenacht DA, Sundt TM Jr, Nichols DA, Fode NC. Arteriovenous fistulas of the brain and the spinal cord. J Neurosurg 1993; 79(1): 16–27

[10] Upchurch K, Feng L, Duckwiler GR, Frazee JG, Martin NA, Viñuela F. Nongalenic arteriovenous fistulas: history of treatment and technology. Neurosurg Focus 2006; 20(6): E8

[11] Zaidi HA, Kalani MY, Spetzler RF, McDougall CG, Albuquerque FC. Multimodal treatment strategies for complex pediatric cerebral arteriovenous fistulas: contemporary case series at Barrow Neurological Institute. J Neurosurg Pediatr 2015; 15(6): 615–624

第60章　硬脑膜动静脉瘘

Christophe Cognard

摘　要：硬脑膜动静脉瘘（DAVF）是位于硬脑膜内的动静脉分流；呈获得性，常与脑静脉血栓形成、头部创伤、肿瘤或手术有关。症状继发于引流静脉的动脉化（搏动性耳鸣、颅内高压、静脉性痫呆、癫痫发作、静脉性梗死、脑内出血）。静脉引流类型是最重要的血管造影特征，是目前分类的基础，与病变的危险性有关。Ⅰ型dAVF只有功能性症状；Ⅱa型DAVF有功能性症状和颅内高压或痫呆风险；Ⅱb、Ⅲ、Ⅳ、Ⅴ型DAVF有功能性症状、颅内高压或痫呆风险、颅内出血和静脉性梗死风险；Ⅴ型DAVF引流入髓周静脉，有脊髓圆锥静脉性高压和进行性脊髓病。治疗策略也取决于静脉引流的类型：Ⅰ型DAVF无须治疗，非黏性液态栓塞剂（NALEA）动脉栓塞是一种选择。Ⅱa型DAVF一般需以治愈为目标行较积极的治疗；若皮质静脉没有动脉化，不应闭塞静脉窦。Ⅱb型DAVF可经静脉入路用弹簧圈或动脉入路经脑膜中动脉用NALEA闭塞窦。Ⅲ、Ⅳ、Ⅴ型DAVF以闭塞引流静脉起始部为目标经动脉注射NALEA，大多数情况下可一次手术获得完全治愈。治疗策略必须权衡神经功能的风险。记住，DAVF是静脉性疾病，手术后常需抗凝来避免血栓形成的扩展。

关键词：硬脑膜瘘，搏动性耳鸣，脑静脉血栓形成，颅内高压，脊髓病，颅内出血，痫呆，血管内治疗，栓塞，弹簧圈

概　述

　　颅内硬脑膜动静脉瘘（DAVF）是获得性的硬脑膜动静脉分流；最常见于成人，但也可发生于新生儿；症状非常多［搏动性耳鸣、眼部症状、颅内高压、痫呆、颅内出血（ICH）或脊髓病］；根据静脉引流类型，可呈良性病程，没有任何神经功能并发症，也可呈侵袭性，ICH的风险非常高。全面了解血管结构和静脉引流类型对评估每例患者的个体化神经功能风险是必须的。治疗策略在根本上取决于临床表现、静脉引流和潜在的神经系统功能风险。

本章关于治疗决策的主要争议包括：

（1）所有DAVF是否具有治疗指征。

（2）DAVF、软脑膜动静脉瘘、动静脉畸形之间的鉴别诊断。

（3）静脉引流的作用和治疗需求。

（4）破裂和未破裂DAVF的开放式显微外科手术与血管内治疗。

（5）血管内经动脉还是经静脉入路。

是否治疗

　　Djindjian、Merland、Theron的早期分类显示，静脉引流类型和神经功能风险之间的相关性很大。所有Ⅰ型DAVF均有良性症状（流程图60.1中①）；63%的Ⅱa型DAVF有良性症状。局灶性神经功能症状、静脉性梗死或出血仅见于有皮质静脉引流者（Ⅱb～Ⅴ型；流程图60.1中②～⑤）；直接皮质引流和引流静脉扩张时出血风险较高。半数Ⅴ型DAVF（Ⅲ或Ⅳ型DAVF有相关性髓周引流）表现为类似脊髓DAVF的进行性脊髓病（流程图60.1中⑥）。这些分类适用于所有颅内DAVF，无论位于何处。Cognard和Borden分类以血管构筑、静脉引流、神经行为侵袭性为基础。Cognard分类发现，DAVF的侵袭性临床表现是：Ⅰ型0%，Ⅱa型7%，Ⅱb型38%，Ⅱa+b型40%，Ⅲ型69%，Ⅳ型83%，Ⅴ型100%。Borden分类发现，侵袭性临床表现见于：Ⅰ型2%，Ⅱ型28%，Ⅲ型31%（流程图60.1中①～⑤；图60.1）。

分　类

　　Djindjian、Merland、Theron最早于1978年根据静脉引流类型将DAVF分类，随后改良为分5种类型。

　　Cognard等回顾了205例连续患者系列，匹配了DAVF的侵袭性神经功能行为和血管造影类型。Borden等提出了脊髓和头颅DAVF的简化分类：Ⅰ型DAVF引流入硬脑膜窦或脑膜静脉；Ⅱ型DAVF引流

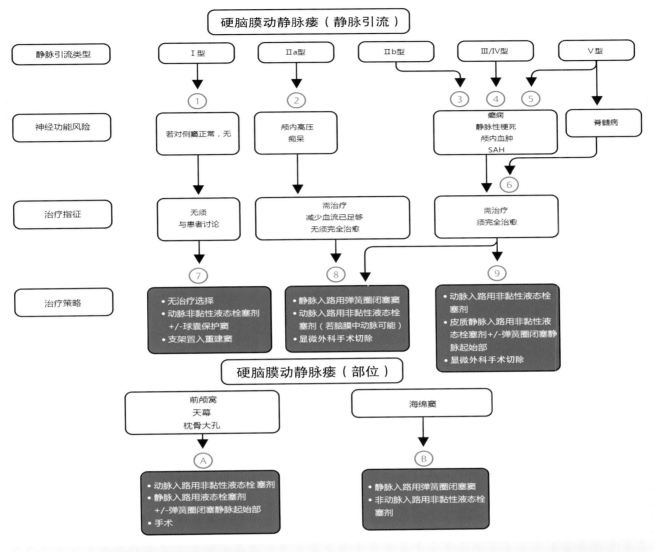

流程图60.1　硬脑膜动静脉瘘的治疗决策流程。

入硬脑膜窦或脑膜静脉，但也逆行引流入蛛网膜下隙静脉；Ⅲ型DAVF直接引流入蛛网膜下隙静脉。目前，最常用的2种分类是Cognard分类和Borden分类。

病理生理学

最担心的临床表现是ICH和颅内高压。Kuhner等推测硬脑膜瘘的颅内高压机制是硬脑膜和上矢状窦压力增高导致继发性脑脊液（CSF）吸收减少。动脉逆流入窦并干扰脑静脉引流的主要原因是分流下游的窦有狭窄或闭塞；继发于血栓形成的窦病变不仅扩展至上级窦，也扩展至其他窦；并且由于窦的动脉化，分流本身可诱发窦壁的继发性病变。因此，3种主要因素在改变脑引流方面发挥重要作用：瘘引起的窦动脉化、初始静脉血栓形成引起的窦病变，动脉血流导致

的继发性窦壁病变。静脉高压性脑病可解释快速进展的痴呆（流程图60.1中②）。脊髓病是DAVF的常见临床表现；脊髓症状的病理生理学机制是脊髓静脉性高压。进行性脊髓病的患者有广泛的、低流量的脊髓髓周静脉向下引流至胸段或腰段脊髓；这种情况下，磁共振（MR）检查可发现有对比剂强化的脊髓圆锥水肿和高信号。

诊断检查

临床评估
几乎所有DAVF症状都与引流瘘管的窦/静脉的动脉化有关（表61.1）。

搏动性耳鸣
搏动性耳鸣是DAVF最常见的症状；其强度

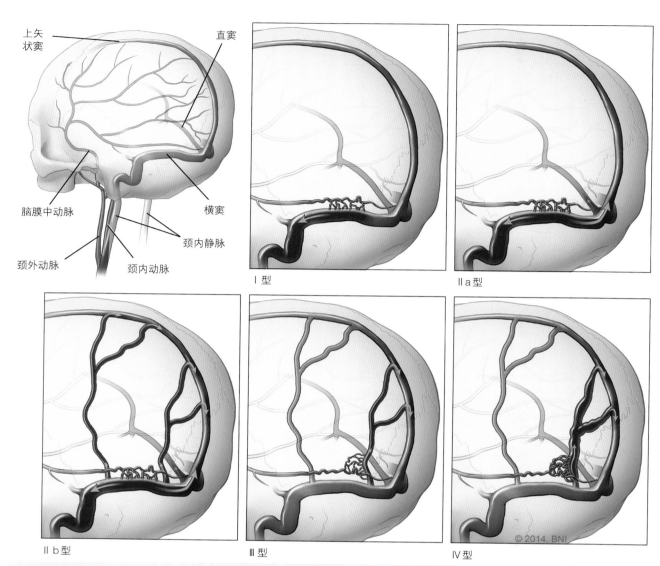

上矢状窦
直窦
脑膜中动脉
横窦
颈内静脉
颈外动脉
颈内动脉

Ⅰ型

Ⅱa型

Ⅱb型

Ⅲ型

Ⅳ型

© 2014, BNI

图60.1　插图描绘4种不同类型的硬脑膜动静脉瘘。Ⅳ型硬脑膜AV瘘的特征包括引流静脉扩张和动脉瘤样扩张（当前插图中未展示）。

变化很大，有些仅在夜晚卧床休息时才能听到（图60.2～图60.4）；压迫颈动脉或枕动脉时降低。也可表现为头痛和耳后疼痛；常有眩晕。多数Ⅰ型或Ⅱ型横窦/乙状窦、窦汇或上矢状窦DAVF有耳鸣。

眼部症状

眼部症状最常见于引流入眼上/下静脉的海绵窦DAVF；包括球结膜水肿（94%）、突眼（87%）、脑神经麻痹和复视（54%）、眼内压增高（60%）和视觉功能受损（28%）。

痴呆

某些DAVF可表现为进行性痴呆（图60.5）或Pakinson样症状。Hurst等发表的一项系列中，40例DAVF患者中的5例（12.5%）表现为快速进展的痴呆，所有症状在完全栓塞DAVF后缓解。有DAVF且痴呆的患者在磁共振成像（MRI）上可观察到弥漫性白质高信号。

颅内高压、脑出血和静脉性梗死

Cognard等的系列中，20%的Ⅱa型DAVF患者表现为颅内高压症状；癫痫发作、静脉性梗死、出血仅见于有逆行皮质静脉引流的DAVF病例（Ⅱb～Ⅴ型；图60.6）。Davies等报道，Ⅱb～Ⅴ型DAVF的年死亡率和致残率为20%。有皮质静脉逆流的DAVF在发病时和病程中可发生出血性或非出血性事件，因而具有较高的病态死亡风险；此外，已有出血的患者的再出血风险高。因此，需急诊且完全治愈这类DAVF，以避免出血或再出血（流程图60.1中①～⑤）。

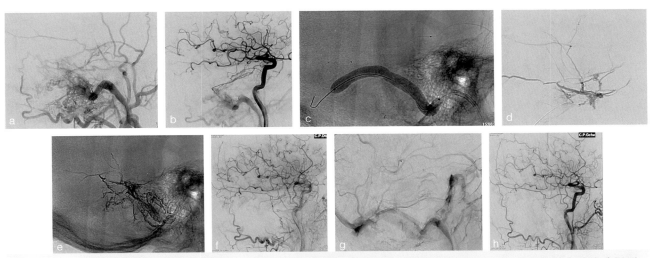

图 60.2 Ⅰ型硬脑膜动静脉瘘（DAVF）。1 例 62 岁男性患者，表现为右侧搏动性耳鸣。a、b. 颈外和颈内动脉造影侧位显示 DAVF。采用血管内治疗。c. 股静脉入路（Envoy 6F 在颈内静脉内）放置 Copeic 球囊导管（8×80 mm），注射 Onyx 期间保护窦。d. Apollo 微导管远端插管至脑膜中动脉。e. 注射 3.5 mL Onyx 直至瘘完全消除。术后即刻血管造影显示分流完全闭塞（f）且正常的窦通畅（g）。h. 3 个月时血管造影随访确认瘘完全闭塞。

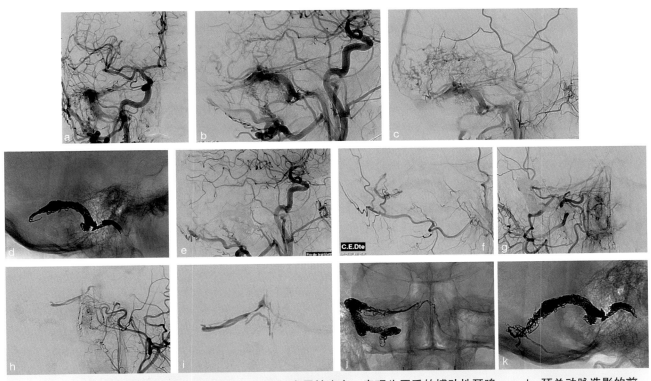

图 60.3 Ⅱb 型硬脑膜动静脉瘘（DAVVF）。1 例 64 岁男性患者，表现为严重的搏动性耳鸣。a、b. 颈总动脉造影的前后位（AP）和侧位显示Ⅱ型 DAVF。c. 颈外动脉造影显示广泛的皮质静脉引流。行血管内栓塞。d、e. 静脉入路下弹簧圈闭塞窦，瘘完全消除。f～h. 3 个月随访血管造影显示残留分流有皮质静脉引流（Ⅲ型），双侧枕动脉供血，侧位（f）和 AP 位（g）像，左侧耳后动脉 AP 位像（h）。进一步栓塞。i～k. 远端插管至左侧耳后动脉，注射 Onyx 完全治愈，3 个月后对照血管造影确认。

脊髓病

DAVF 也可表现为类似脊髓 DAVF 的临床症状和影像学表现。因此，临床医生对有进行性脊髓病且脊髓血管造影上看不见 DAVF 的患者应怀疑头部 DAVF，应行完整的脑血管造影（流程图 60.1 中⑥；图 60.7）。一些患者可表现为上肢症状、延髓功能障碍、自主神

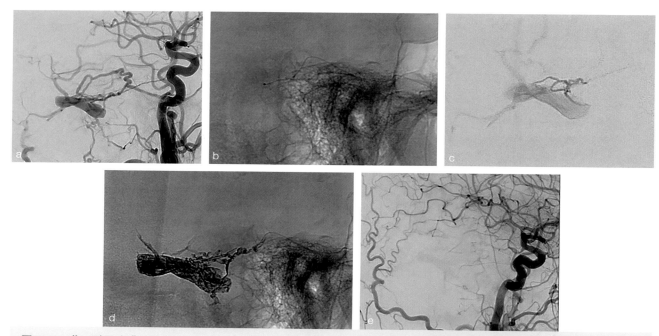

图60.4　Ⅱb型硬脑膜动静脉瘘（DAVF）。1例37岁女性患者，表现为严重的亚急性右侧头痛。a. 颈总动脉造影的侧位像显示右侧横窦的Ⅱb型DAVF。b～d. 远端插管至右侧脑膜中动脉的下支（b、c），23分钟内总共注射1.8 mL Onyx（d）。e. 3个月随访血管造影确认DAVF完全治愈。

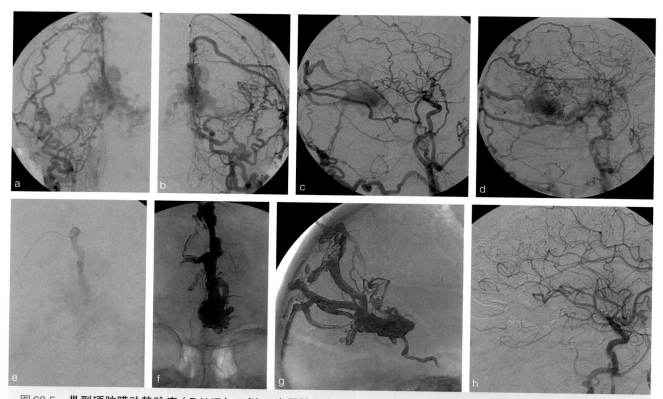

图60.5　Ⅲ型硬脑膜动静脉瘘（DAVF）。1例55岁男性患者，表现为快速进展的认知功能障碍。数字减影血管造影的前后位（a、b）和侧位（c、d）显示Galen静脉的Ⅲ型DAVF。行血管内治疗。e. 远端插管至脑膜中动脉（MMA）；由于流量非常高且有直接型瘘，在MMA起始部放置Scepter C球囊控制血流。f、g. 注射Onyx直至瘘完全消除。h. 在手术结束时和3个月时行对照血管造影显示完全治愈。

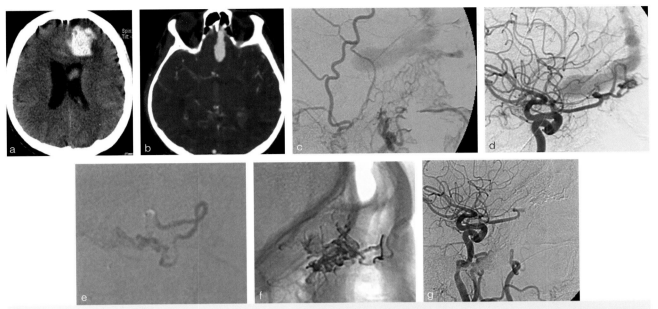

图 60.6　Ⅳ型硬脑膜动静脉瘘（DAVF）。1例70岁男性患者，表现为额叶血肿（a、b）。c. 颈外动脉造影显示Ⅳ型前颅底 DAVF。d. 颈内动脉造影显示眼动脉（OA）供应 DAVF。远端插管至 OA（e），然后注射 Onyx（f）。g. 对照血管造影显示瘘完全闭塞，OA 瘀滞。

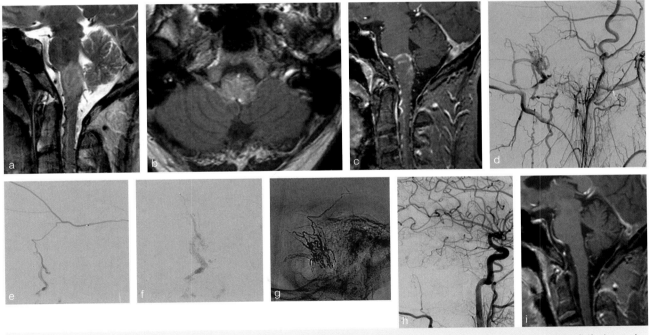

图 60.7　Ⅴ型硬脑膜动静脉瘘（DAVF）。1例36岁女性患者，表现为突发眩晕、截瘫、吞咽困难。磁共振成像（MRI）显示球球部水肿（a）、弥漫性对比剂强化（b）、脑干周围异常血管（c）。d. 颈外动脉造影侧位显示引流入髓周静脉的Ⅴ型 DAVF。e、f. 选择性插管至脑膜中动脉。g. 注射 Onyx 至引流静脉起始部。患者在随后24～48小时内明显改善；1年时无症状。h. 对照血管造影显示 DAVF 完全消除，MRI 正常（i）。

经失调疾病（体位性低血压、高血压、心动过缓与心动过速交替发作）。髓周静脉引流的 DAVF 可引起脊髓内轴内或轴外出血；患者可表现为局灶性急性脊髓神经功能障碍，但无脊髓病。

影像学

所有 DAVF 病例必须行数字减影血管造影（DSA）；更好地了解血管构筑和引流静脉类型，以及脑静脉引流情况。颅内高压时，MRI 可完全正常。尽管如此，良性颅内高压症状者必须排除DAVF，应行无创血管造影如四维（4D）MR血管造影。同样，进行性痴呆且有异常白质高信号时，也需4D MR血管造影。在有脊髓病且上颈段脊髓或圆锥MRI有高信号的患者，4D MR血管造影可能正常，需行DSA。

治 疗

保守治疗

一般来说，仅Ⅰ型DAVF有保守治疗的指征。这类瘘一般有良性行为，若症状严重应进行治疗（耳鸣、耳后疼痛或眼部症状）。尽管如此，须仔细评估其他主要静脉窦和脑静脉引流的通畅性。患者必须意识到，任何症状恶化均需重新就诊。

血管内治疗——手术细节

目前，非黏性液态栓塞剂（NALEA）如Onyx+/−球囊保护窦是治疗Ⅰ和Ⅱa型DAVF最常用的技术。这类瘘一般由来自颈外动脉/颈内动脉和（或）椎动脉的许多扩张动脉供血。从动脉入路用黏性栓塞剂（胶）完全闭塞困难。非黏性栓塞剂是乙烯−乙烯醇共聚物和二甲亚砜（DMSO）的混合物；主要优势是可经一支动脉干较长时间注射大量栓塞剂，在栓塞剂逆行动脉移位的基础上逐渐弥散动静脉网络和静脉，避免了多次插管和栓塞的需要；并减少了微导管"黏在"动脉内的风险。

对于Ⅰ或Ⅱa型DAVF（图60.2），重要的是保持窦通畅，因为皮质静脉正常引流入窦（没有皮质静脉动脉化）。推荐经静脉入路在受累窦内使用球囊，避免NALEA移位进入窦（流程图60.1中①和⑦）。

Ⅱa型DAVF引流入窦，顺行静脉引流不足或缺失，从而逆行进入其他窦；治疗目标是完全治愈瘘或显著减少血流，恢复正常脑静脉引流。由于皮质静脉没有动脉化，不推荐闭塞窦，因为皮质静脉存在闭塞风险，以顺行方式引流到受影响的静脉窦，并导致静脉性梗死和实质出血的风险（流程图60.1中②和⑧）。Ⅱa型DAVF的横窦/乙状窦有功能，引流正常颞叶和小脑实质，应保留。若闭塞窦，静脉性梗死的风险高。

Ⅱb型DAVF（图60.3和图60.4）引流入窦，顺行静脉引流不足或缺失，逆流进入皮质静脉；有缺血性或出血性卒中的神经功能风险，需完全且永久性治愈瘘（流程图60.1中③、⑧、⑨）。推荐的血管内治疗方式是经静脉入路用弹簧圈/NALEA或经动脉入路用NALEA闭塞窦。闭塞窦不带来任何风险，因为动脉化的皮质静脉以逆行方式引流。

用弹簧圈闭塞窦

需弹簧圈致密填塞来完全和确切地闭塞窦和DAVF（图60.3）；在某些情况下需使用胶或NALEA来实现。瘘口下游的静脉通畅时，静脉插管极容易；但某些情况下受累静脉窦严重狭窄、分隔或甚至瘘下游和（或）上游闭塞，插管困难，甚至不可能。瘘口下游窦血栓形成时，可再通窦或经对侧颈内静脉和窦汇插管到达瘘化的窦。两侧血栓形成的静脉窦血管内再通是可能的。已报道了多种静脉入路：外侧横窦/乙状窦主要经同侧/对侧颈内静脉到达。钻孔经颅入路也可行。当大的瘘管分流使微导管可导入窦时，也可经动脉闭塞窦；该方法安全，避免了耗时费力需尝试再通窦的静脉入路。

经动脉用非黏性液态栓塞剂闭塞窦

单纯经动脉用NALEA闭塞窦治疗Ⅱb型DAVF是一种相对新的方式，在经验丰富的医生手中风险小；但仍有Onyx从窦移位至动脉化的引流静脉的风险，可能造成远端静脉闭塞和随之而来的静脉性梗死或出血。尽管如此，随着实践和经验的增加，控制Onyx的行进并不困难，可完全弥散窦且没有移位入皮质静脉（图60.2、图60.4～图60.7）。由于动脉入路容易弥散窦，我们考虑Ⅱb型DAVF都应经动脉入路使用Onyx或其他NALEA治疗。

窦再通、血管成形术或支架植入术

窦血栓形成可能是DAVF形成的初始事件。Ⅱ型DAVF因窦狭窄或血栓形成造成顺行静脉引流不足，导致逆行引流入其他窦或皮质静脉。认为静脉窦血栓形成是DAVF的起源和逆行引流的原因导致一些作者建议采用静脉窦再通和血管成形术或支架植入术治疗Ⅱ型DAVF［Ⅲ～Ⅴ型直接引流入皮质静脉，没有（Ⅲ型）或有（Ⅳ型）静脉扩张，出血风险高］。需完全和持久性治愈瘘，次全闭塞将可能导致再出血（流程图60.1中④、⑤、⑧、⑨）。Ⅴ型DAVF引流进入脊髓静脉；无论临床表现如何（脊髓病或非脊髓病），均需完全性治愈（流程图60.1中⑤、⑧、⑨）。

用胶或NALEA进行动脉栓塞

对于直接皮质静脉引流的DAVF，最佳技术是远端插管契入供血动脉后注射稀释的氰基丙烯酸正丁酯（NBCA）行动脉栓塞；目标是闭塞引流静脉起始部（图60.6）。但注射NBCA有危险，需更多的经验。如前所述，NALEA的主要优势是经单支动脉干长时间大量注射，从而在栓塞剂动脉内逆行移位的基础上逐渐弥散动静脉网络和静脉；最有效的入路是经脑膜中动脉，而非其他更扩张的供血动脉（枕动脉和耳后动脉；图60.3）。

无论使用什么栓塞剂，重要的是考虑由于动脉化的引流静脉广泛血栓形成以及随之而来的静脉性梗死或出血，完全治愈瘘将产生灾难性的术后并发症。为此，所有患者均应在手术后接受治疗剂量的低分子肝素治疗至少 2 周。

用弹簧圈或胶进行静脉栓塞

静脉逆行插管指插管至引流窦，然后从窦的起始部静脉微导管拟行插管至瘘口；目标是闭塞引流静脉起始部完全治愈瘘。遗憾的是，由于技术困难，极少能实现这种治疗；但当引流静脉的解剖结构允许在分流水平到达静脉"根部"，可在 III 和 IV 型 DAVF 进行（图 60.7）。若没有在准确的动静脉移行水平闭塞静脉，而是在更远端，由于引流静脉闭塞但动静脉分流持续存在，出血风险较高。

脑血管外科治疗——手术细节

文献中提出了许多手术策略；但手术技术必须与静脉引流的类型相匹配。I 型 DAVF 的病程良性，手术可能不是治疗首选。有颅内高压或认知功能下降的 II a 型 DAVF 应首先考虑血管内栓塞。在 II b 型 DAVF，若窦没有功能，手术切除瘘化的窦节段或直接手术填塞窦是确切的治疗选择。有直接皮质静脉引流的瘘（III、IV 或 V 型 DAVF），有手术离断引流静脉的指征。也提出了积极切除"血管巢"并广泛电凝烧灼整个硬脑膜表面，然后切除"血管巢"和相关静脉的方式。单纯阻断皮质静脉引流也是一种选择；尽可能长地夹闭到动静脉移行处的静脉可能是最安全的技术；对直接皮质静脉引流的 DAVF 和血管内入路在技术上不可行时有指征这么做。前颅底、天幕、枕骨大孔 DAVF 一般是 III、IV 或 V 型，常引流入单一静脉，最常采用这种手术方式治疗。血管内动脉入路的栓塞材料意外栓塞动脉的风险高，因为供血动脉直接发自 ICA 或眼动脉的脑膜支（支持流程图步骤 4）。

放射外科

极少主张放射外科治疗 DAVF。长节段窦上散布多支动脉时，血管巢的放疗剂量计划困难。分流消除需要一段时间且闭塞率低，放射外科没有治疗 DAVF 的指征。

硬脑膜动静脉瘘的解剖部位

颅前窝硬脑膜动静脉瘘

颅前窝 DAVF 不常见；由发自眼动脉、颌内动脉或脑膜中动脉的筛动脉供血，经皮质额叶或嗅静脉引流；所有都是 III、IV、V 型 DAVF；静脉扩张的概率比其他部位高。治疗目标是完全治愈，大多数常采用手术夹闭引流静脉（流程图 60.1 中 Ⓐ）；手术

安全，并发症发生率低。也有报道用弹簧圈和（或）NALEA 经动脉和（或）静脉栓塞，结果良好；但主要风险与眼动脉和视网膜动脉的血管痉挛有关，发生在注射终末撤除微导管时，可能造成失明（图 60.6）。动脉注射尼莫地平或其他抗痉挛药和使用可解脱导管降低了症状性血管痉挛的风险。也可行经脑膜中动脉前支的替代入路，或静脉入路用弹簧圈闭塞。

天幕硬脑膜动静脉瘘

所有天幕 DAVF 都是 III～V 型；表现为出血、癫痫或脊髓病；治疗目标是完全治愈。主要供血动脉一般是颈内动脉（ICA）的脑膜垂体干或下外侧干；经这些动脉干栓塞必须非常小心，仅在条件最佳时进行。但颈外动脉常有一支细小的脑膜支供应瘘；可经该支栓塞，若 NALEA 到达静脉段，可完全治愈。若栓塞失败，必须行手术夹闭引流静脉并消除血管巢。

海绵窦硬脑膜动静脉瘘

用弹簧圈和（或）NALEA 经静脉入路闭塞窦是充分的治疗技术；安全且治愈率高（支持流程图步骤 B）。报道了多种到达海绵窦的入路：岩下窦/岩上窦、面静脉和眼上静脉、对侧海绵窦和冠状窦、额静脉、翼丛。在极少数情况下，若所有其他入路失败，可考虑直接手术穿刺眼上静脉，但使用非常少。

并发症防治

血管内栓塞 I 和 II a 型 DAVF 时必须保留窦。若介入医生没有充分的经验控制栓塞材料，经静脉入路在受累窦充盈球囊可防止栓塞材料移行入窦（图 60.2）。

注射 NBCA 在技术上更困难。常要求经验丰富的手术者有确定适当的胶稀释度的能力（取决于微导管头端的位置和血流评估结果）。过于靠近近端且未闭塞静脉的注射将导致动脉环路和瘘持续存在，而过于靠近远端的注射将导致胶在引流静脉内移位，造成梗死或出血风险增加。NALEA 注射时间与其他胶（数秒）相比，可长达 > 1 小时；通过暂时停止注射可控制 Onyx 的静脉移位。与氰基丙烯酸酯相比，Onyx 飞入引流静脉造成意外的未控制静脉移位风险低。注射后数分钟，最初的液态 NALEA 变为糊状和半固态，可逐渐从导管头端推出 NALEA 柱至静脉，从静脉反流至其他供血动脉的远端。

II b 型 DAVF 的血管内治疗是闭塞窦；可用弹簧圈（图 60.3）和（或）NALEA 实现（图 60.4）。但介入医生必须意识到，栓塞材料可能从窦移位进入动脉化的引流静脉，有闭塞静脉和静脉性梗死的风险。

应避免从海绵窦段 ICA 的直接分支注射胶或

NALEA。的确有一些初始血管造影上看不到的颈外动脉（ECA）/ICA吻合，但在注射胶/NALEA期间将开放，液态栓塞剂经吻合移位进入颅内ICA分支的风险高。颅底骨质重叠也造成观察液态栓塞进程和动脉吻合变得困难。因此，不应尝试在海绵窦段ICA水平行动脉栓塞，除非罕见情况下有大口径瘘可使得远端插管非常接近或位于引流静脉起始部内。

预后

仅极少系列报道了未治疗患者的静脉引流稳定性。Cognard等发现，DAVF没有从一种类型到另一种类型的自然进展；从该研究得出关于进展率的可靠结论非常困难，因为从初次血管造影到诊断进展之间的时间范围为1个月～20年，平均7年，提示需长期随访病例，特别是部分治疗的DAVF。

关于DAVF中静脉限制性疾病的分级，Lalwani等发现DAVF是一种动力学疾病，进展率各异，从最小的静脉限制性疾病到更严重的流出受损。除了瘘使窦壁增厚的作用外，动脉高流量可在远离瘘口的窦壁内产生病变。静脉引流受损和瘀滞可解释瘘上游的闭塞，正常脑静脉引流和瘘的引流在此处竞争。因此，即使假设静脉狭窄或闭塞可改变DAVF的血流动力学，但也不能在血管造影上看到，从而将一个阶段到另一个阶段的进展看作是DAVF自然病程似乎是困难的。

在静脉窦狭窄或闭塞的发展过程中，栓塞后动脉血流减少的作用可能升高。部分栓塞瘘可能促进血栓形成的发展和静脉引流的恶化；可观察到新发瘘形成或原有瘘扩大。Barnwell等报道7例多发性DAVF；推测高凝状态可导致血栓形成，从而在不同部位形成瘘；他们还指出，进入窦的静脉引流受损导致停滞，可能产生第二个瘘管部位。

Satomi等报道117例Ⅰ和Ⅱa型DAVF的患者系列，其中73例决定保守观察治疗；平均随访28个月；仅50例有血管造影对照。5例患者的血管造影显示静脉流出进行性血栓形成而改变静脉引流，2例转变为皮质静脉引流。

稳定性

Cognard等报道30例皮质静脉引流的DAVF用Onyx栓塞（10例Ⅱa型，20例Ⅲ型和Ⅳ型DAVF）；24例瘘完全消除；25例既往未栓塞中的23例完全治愈，5例既往用NBCA或弹簧圈栓塞的患者中仅1例完全治愈。这些结果提示，NALEA应用作主要治疗工具；既往栓塞失败后的成功率低得多，因为闭塞了主要供血动脉（支持流程图步骤7～9）。

Cognard等报道了经动脉入路治疗那些静脉入路

到达瘘化窦困难和不可能经动脉弹簧圈闭塞窦的Ⅱb型DAVF；此时，单纯动脉NALEA栓塞有效、安全，稳定性可接受（支持流程图步骤7）。

Levrier等展示了10例单纯窦内支架植入治疗DAVF的患者系列（2例Ⅰ型，5例Ⅱa型，1例Ⅱb型、2例Ⅳ型）。他们主张，血管成形和支架植入使窦的瘘化硬脑膜壁减压，且支架的径向支撑力可逐渐治愈DAVF。这种窦型DAVF的保守治疗是一种有希望的技术；但须长期随访数据来评估其有效性和安全性。

Sodeman等回顾了1789年至2003年（25年）期间治疗的＞1 600例颅内动静脉分流，其中58例为DAVF；在2年血管造影随访时，41例中28例（68%）消除，10例（24%）血流明显减少，3例无变化；严重并发症3例，包括2个月和6个月后的再出血以及放射外科10年后的放射诱发性并发症。

床随访，并按时复查时间分辨磁共振血管造影（MRA）。有逆行静脉引流者应评估瘘的部位、供血动脉的起源并特别评估颈外和颈内动脉供血、瘘口和脑静脉流出的建立、单一动静脉连接或多通道瘘的类型。

我认为，在计划治疗时考虑的第一件事情是脑静脉的流出状态，而不仅仅是AVF的逆行软脑膜引流。若有窦流出变差（对侧）引起静脉高压的确切证据，那么单纯阻断软脑膜逆行引流并不能改善系统性静脉高压；这种情况下，重建静脉流出道是治疗计划的重要部分，除了治疗瘘，需对闭塞窦行血管成形和支架植入。

一旦静脉流出通畅，一般可经动脉插管至颈外动脉或其他脑膜分支治疗瘘。液态栓塞剂可明显控制和自由地逐渐闭塞瘘；但越接近真正的瘘，闭塞越快。大多数时候可从动脉端插管进入瘘化静脉球（应是这种插管的目标）。其他需要考虑的因素是经脑膜中动脉的岩骨支和咽升动脉的神经脑膜支栓塞时的缺血性脑神经损伤。

我最不喜欢的手术方式是血管内闭塞静脉窦，因为在病因学上这是问题的根源和颅内静脉高压的持续关注点；也就是说，若脑的其他主要静脉通道有足够的静脉流出，可用弹簧圈或栓塞材料或两者一起消除瘘化窦。

有2种手术方式可能非常令人满意，可影像学治愈AVF。第1种是，当孤立的静脉流出逆行进入脑，一个最简单的方法是夹闭最接近瘘口的静脉，通常可治愈。第2种是使用更广泛的方法，需从根本上切除受累的窦，从瘘的动脉供血进入处阻断流入，称为窦的轮廓化。前者是有吸引力的初始治疗方式，特别是缺乏明确的经动脉或经静脉入路时；后者最好保留用于血管内入路已用尽的病例。最后，单纯血管内入路不可能时还有复合技术，但直接手术显露供血动脉或引流静脉（包括受累窦），允许直接插管和治愈性栓塞。

我们在美国缺乏某些可用的关键材料，如在栓塞瘘时闭塞窦来保持窦的通畅性的大直径的顺应性球囊、栓塞材料的额外选择和用于重建窦的支架。希望这些工具在不久的将来通过美国的监管程序。

Adnan H. Siddiqui, MD, PhD
University at Buffalo, Buffalo, NY

在某种程度上，我们最喜欢的主题是血管内治疗，当然也适用于此时。但头颅DAVF有许多亚型，仍无法安全地血管内治疗，但高度适合显微外科手术。例如，经典的筛骨DAVF，因其与眼动脉供血的关系密切，血管内治疗有潜在危险，但可简单和安全地采用显微外科手术处理。天幕瘘一般血管内治疗困难，因为由直接发自颈内动脉的细小分支供血，而显微外科手术容易在颅后窝的天幕下面辨认瘘口。

Peter Nakaji, MD
Barrow Neurological Institute, Phoenix, AZ

推荐阅读

[1] Borden JA, Wu JK, Shucart WA. A proposed classification for spinal and cranial dural arteriovenous fistulous malformations and implications for treatment. J Neurosurg 1995; 82(2): 166–179

[2] Cognard C, Gobin YP, Pierot L, et al. Cerebral dural arteriovenous fistulas: clinical and angiographic correlation with a revised classification of venous drainage. Radiology 1995; 194(3): 671–680

[3] Cognard C, Januel AC, Silva NA Jr, Tall P. Endovascular treatment of intracranial dural arteriovenous fistulas with cortical venous drainage: new management using Onyx. AJNR Am J Neuroradiol 2008; 29(2): 235–241

[4] Davies MA, TerBrugge K, Willinsky R, Coyne T, Saleh J, Wallace MC. The validity of classification for the clinical presentation of intracranial dural arteriovenous fistulas. J Neurosurg 1996; 85(5): 830–837

[5] Hurst RW, Bagley LJ, Galetta S, et al. Dementia resulting from dural arteriovenous fistulas: the pathologic findings of venous hypertensive encephalopathy. AJNR Am J Neuroradiol 1998; 19(7): 1267–1273

[6] Kirsch M, Henkes H, Liebig T, et al. Endovascular management of dural carotidcavernous sinus fistulas in 141 patients. Neuroradiology 2006; 48(7): 486–490

[7] Kühner A, Krastel A, Stoll W. Arteriovenous malformations of the transverse dural sinus. J Neurosurg 1976; 45(1): 12–19

[8] Levrier O, Métellus P, Fuentes S, et al. Use of a self-expanding stent with balloon angioplasty in the treatment of dural arteriovenous fistulas involving the transverse and/or sigmoid sinus: functional and neuroimaging-based outcome in 10 patients. J Neurosurg 2006; 104(2): 254–263

[9] Liebig T, Henkes H, Brew S, Miloslavski E, Kirsch M, Kühne D. Reconstructive treatment of dural arteriovenous fistulas of the transverse and sigmoid sinus: transvenous angioplasty and stent deployment. Neuroradiology 2005; 47(7): 543–551

[10] Smith RR, Haerera AF, Russel WF, Tomsick T, Tew J, Lukin R. Intracranial arteriovenous malformations with increased intracranial pressure: response to embolization. In: Smith RR, Haerera AF, Russel WF, eds. Vascular Malformations and Fistulas of the Brain. New York, NY: Raven Press; 1982: 119–127

第61章　颈动脉－海绵窦瘘

Gary B. Rajah, Leonardo Rangel-Castilla, and Adnan H. Siddiqui

摘　要：颈动脉－海绵窦瘘（CCF）是C4海绵窦段颈内动脉（ICA）、颈外动脉（ECA）与海绵窦之间的异常连接；可为创伤性或自发性。创伤性CCF是颅底创伤的直接结果，占所有CCF的75%；自发性CCF出现在有潜在血管性疾病的患者，如动脉瘤或结缔组织疾病。CCF分为直接型（A）或间接型（B～D）。症状性CCF表现为突眼、球结膜水肿和（或）眼肌麻痹。计算机断层扫描血管造影和磁共振成像是初始影像学评估；数字减影血管造影是显示和分类的金标准。所有有眼部症状的A型和B～D型CCF都应急诊治疗；目前几乎都采用血管内栓塞治疗。血管内经静脉经岩下窦入路可能是首选。CCF总体上预后良好。所有CCF必须进行适当的临床和影像学随访。

关键词：海绵窦，颈外动脉，颈动脉－海绵窦瘘，球结膜水肿，眼肌麻痹，眼上静脉，岩下窦，血管内栓塞

概　述

颈动脉－海绵窦瘘（CCF）是一种动静脉瘘，颈内动脉（ICA）或颈外动脉（ECA）分支在C4段颈内动脉的特定部位与海绵窦（CS）之间存在异常连接。与其他类型的动静脉瘘相比，CCF是急性病症，有必要立即识别和治疗。这类病变分低流量（B～D型）和高流量（A型），显微外科手术或血管内技术治疗可能困难；目前，大多数采用血管内治疗。

本章关于治疗决策的主要争议包括：

（1）是否具有治疗指征？

（2）血管内动脉或静脉入路对CCF是否理想？

（3）开放式显微外科手术和放射外科治疗CCF是否有作用？

（4）放置Pipeline栓塞装置（PED；Medtronic, Minneapolis, MN）后出现的CCF，其最好的治疗方式是什么？

是否治疗

高流量CCF（A型）有视觉功能障碍的风险，总需急诊治疗（流程图61.1中①）。引起头痛、球结膜水肿、突眼或视觉障碍的低流量瘘（B～D型）也应治疗（流程图61.1中②～④）。意外发现（即无症状性）的患者若无影像学高危特征，可观察或保守治疗。症状若有任何改变，应及时复查血管造影和治疗。保守观察的患者应进行常规眼科检查，排除视盘水肿和眶内压增高。数字减影血管造影（DSA）的高危特征包括皮质静脉逆流、静脉高压、远端静脉流出道阻塞、海绵窦曲张、假性动脉瘤、PED置入后形成的CCF。

Halbach等回顾性报道了155例CCF患者（127例直接型，28例间接型）的并发症发生率；10.2%的直接型瘘（ICA到海绵窦）有出血性并发症（部位如下：脑内3.1%、蛛网膜下隙3.1%、鼻出血3.1%、耳出血0.8%）。总体上，7.7%表现为颅内压增高［直接型8.7%，间接型（ICA或ECA分支到海绵窦）3.6%］；31%视力减退（直接型32.3%，间接型25%）；4.5%失明（直接型3.1%；间接型10.7%）；1.6%有快速进行性突眼（直接型）；0.8%脑缺血（直接型）；3.2%死亡（均在直接型瘘组）。

解剖学因素

与图示中通常绘制的相反，CS不仅仅是一个大的充满血液的静脉球；而是以小梁方式连接的硬膜湖。治疗时，了解这种特征对入路有意义。CS的主要功能是引流分配大脑、脑干、面、眼、眼眶、鼻咽、乳突和中耳的静脉血。第VI对脑神经以游离状态从海绵窦中心穿过海绵窦（即CS内最内侧的神经）；第III、IV、V对脑神经位于硬脑膜外层。颈内动脉虹吸部穿行海绵窦，下外侧干的脑膜支和斜坡支以及脑膜垂体干供应该区域。迂曲的ICA有急转的虹吸部或狭窄，使血管内治疗更复杂。ICA在破裂孔上方进入海绵窦后部；此处有岩舌韧带。CS的骨性底部是颅

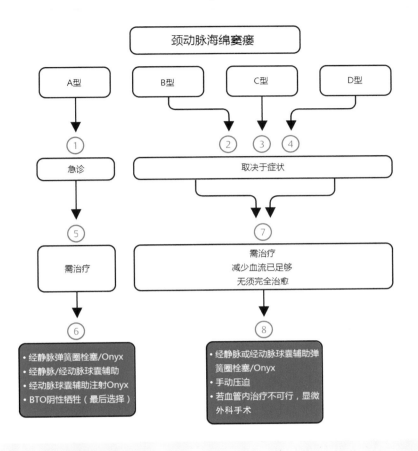

流程图 61.1 颈动脉-海绵窦瘘的治疗决策流程。

中窝，骨性内侧壁是蝶鞍；后壁包含 Gruber 韧带，第 VI 对脑神经在 Dorello 管进入海绵窦。ICA 邻近前床突有近端和远端硬膜环，此处有一个小的潜在蛛网膜下隙（即颈动脉窝）。磨除前床突和视柱可显露 CS 前上部分（即前床突三角，内侧为视神经，外侧为第 III 对脑神经）。发自颌内动脉和脑膜中动脉（MMA）的 ECA 分支位于 CCF 内；最常见的分支是 vidian 动脉，穿过破裂孔与 ICA 的下外侧干吻合。

CS 是脑、颅底和面部静脉血分布的主要通路；与基底静脉丛、岩上窦、岩下窦（IPS）、蝶顶窦、脑膜中静脉、眼上静脉以及对侧 CS 相连。

病理生理学

创伤性直接型 CCF（A 型）是中颅底或 CS 段 ICA 创伤的结果；造成 ICA 与 CS 直接连接。75% 的 CCF 有创伤史；可来自 ICA 或其分支之一的直接撕裂。A 型瘘也可因海绵窦、颈动脉或经蝶窦手术等医源性因素引起，也可来自放置 PED 的血管内手术（参阅后面）。

自发性直接型（A 型）或间接型（B ～ D 型）CCF 主要见于有潜在血管性疾病的患者。海绵窦段 ICA 动脉瘤破裂是最常见的原因；其他原因包括结缔组织薄弱的遗传性疾病（如纤维肌发育不良、成骨不全、Ehlers–Danlos 综合征 IV 型或烟雾病）。对于没有海绵窦段 ICA 动脉瘤或先天性易感因素的 CCF 患者，被认为来自引流静脉结构的压力增加，导致 CS 动脉化的硬膜血管破裂。自发性间接型（B ～ D 型）CCF 常由 ICA 的硬脑膜分支供血。

B ～ D 型瘘理论上是微小创伤、先天性连接和窦血栓形成的结果，与其他硬脑膜动静脉瘘（DAVF）形成的机制类似；外科手术和放射治疗也能导致瘘管形成。

分 类

Barrow 分类系统最常用，将 CCF 分为 4 种类型。A 型是直接型瘘；B ～ D 型是间接型 DAVF 类型。

- A 型：一般是 ICA 在 C4 段水平虹吸部与 CS 之间的高流量直接交通（图 61.1a）。

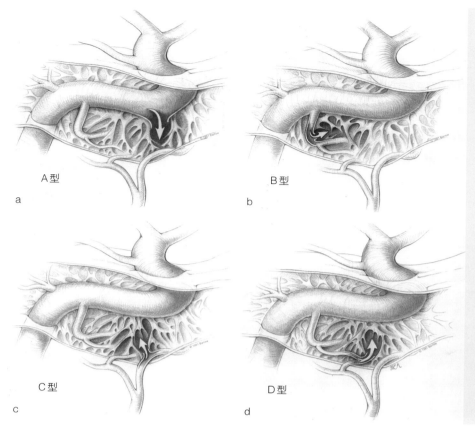

A型

B型

a

b

C型

D型

c

d

图61.1 插图描绘颈动脉－海绵窦瘘的4种不同类型。a. A型，一般是ICA在C4段水平虹吸部与CS之间的高流量直接交通。b. B型，来源于ICA脑膜分支的低流量病变，如下外侧干、脑膜垂体干。c. C型，发自ECA分支、与CS交通的低流量病变。d. D型，累及ICA和（或）ECA脑膜分支的低流量病变（经Barrow Neurological Institute同意使用）。

• B型：来源于ICA脑膜分支的低流量病变，如下外侧干、脑膜垂体干（图61.1b）。

• C型：发自ECA分支、与CS交通的低流量病变；常累及MMA的分支（图61.1c）。

• D型：累及ICA和（或）ECA脑膜分支的低流量病变（图61.1d）。

诊断检查

临床评估

CCF的临床表现在很大程度上取决于分流的急性程度和范围。A型（高流量）病变在创伤后即刻或数周内发病，B～D型（低流量）病变呈亚急性、慢性或无症状性。临床表现的急性程度应作为治疗紧急程度的原则；视觉丧失是严重并发症，应密切监测。

A型：最常表现为急性发作的突眼、球结膜水肿、眼眶杂音、头痛、视觉主诉。常有眼眶内压力增高；也可有眼肌麻痹。可能有颅内出血或球后出血，但不常见，在一项综述中报道的比例为5%。

B～D型：在病变性质上更呈慢性。逆行和顺行静脉引流（参阅"影像学评估"一部分内容）常导致不同的症状。眼部症状常见于顺行引流；可有球结膜水肿、球后头痛或突眼。症状与A型病变类似，但一般没那么严重。因而可能可误诊，或症状可被当作其他类型的眼部病变。这类病变可自发性血栓形成，因此，症状可能随时间变化而变化。

影像学

患者在症状发作时行对比剂增强的无创影像学检查。无症状性病变可意外发现，计算机断层扫描（CT）成像有粗大的眼上静脉；CS扩大、眼上静脉扩张、颅中窝底斜形骨折是促成诊断的症状。动态CT血管造影也有助于诊断。DSA是金标准，需检查全部6支血管。Heuber-Mehringer方案也有助于明确病变的特征（即同侧颈动脉压迫的同时行椎动脉造影评估颅后窝分流，以及ICA造影时压迫同侧颈总动脉以限制高流量病变的血流量）。DSA影像上一般有CS、眼静脉、翼丛、海绵间窦的早期浊化（图61.2）。静脉窦有时在动脉期同时充盈，造成瘘口连接辨认困难；最常见于A型病变。上述方案或球囊导引导管（BFC）的使用有助于显示瘘口；放大的斜位高帧率血管造影也有助于确定瘘口的确切部位。重要的是要注意到静脉高压、瘀滞、皮质逆流、扩张的静脉曲张的程度，这些因素能提示不及时治疗将增加并发症发生率。

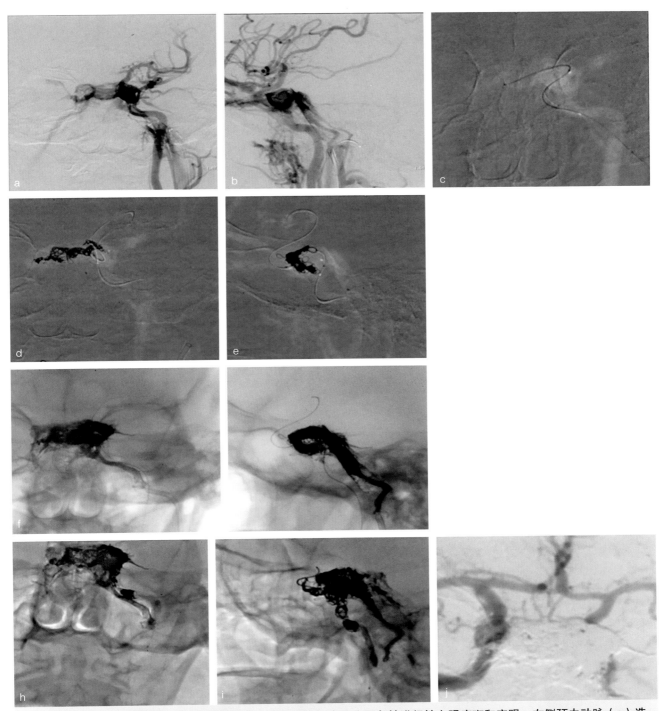

图61.2 颈动脉–海绵窦瘘（CCF）。1例49岁女性患者，表现为亚急性进行性左眼瘀斑和突眼。左侧颈内动脉（a）造影的前后位（AP）和侧位（b）显示瘘引流入同侧岩下窦（IPS）和对侧海绵窦（CS）。经静脉入路血管内治疗。c. 弹簧圈微导管经左侧IPS导入，到达左侧CS直至右侧CS。AP（d）和侧位（e），多个初始弹簧圈部分填塞双侧CS。注意左侧ICA有球囊，若向CS内注射液态栓塞材料将充盈球囊防止动脉反流。AP（f）和侧位（g），推送更多弹簧圈和Onyx液态栓塞材料（Medtronic）进一步栓塞瘘。AP（h）和侧位（i），栓塞的最终结果。j. 双侧ICA造影AP显示CCF完全消除。

鉴别诊断

A型病变的鉴别诊断包括眼球创伤或创伤性视神经病变。B～D型病变的鉴别诊断包括存在结膜充血或球结膜水肿的过敏、所有类型的头痛病变（如偏头痛或丛集性头痛）、青光眼和眼眶肿瘤。

治 疗

治疗选择

A型病变有视觉障碍和严重静脉高压的风险，应急诊治疗（流程图61.1中①）。表现为眼部症状的B～D型病变也应在紧急的时间窗内治疗（数天～1周）。无静脉高压、皮质逆流或眼部症状的无症状性病变可观察（流程图61.1中⑦）；若选择观察，需行常规眼科检查明确眼眶内压以及眼底镜检查评估视盘水肿。所有新发症状（如头痛）应及时干预（流程图61.1中⑦和⑧）。治疗选择包括手动压迫治疗、血管内治疗、罕见的放射外科或开放式显微外科手术。推荐血管内治疗症状性病变；但并非所有病变都适合这种技术，也并非所有患者都同意血管内手术；治疗的目标是阻断异常动静脉连接。

手动压迫

Higashida 等在1986年报道，手动压迫颈段ICA和颈内静脉＞4～6周，30%的硬膜CCF会闭塞；但仅17%的直接型CCF采取直接手动压迫有效。指导患者采用直接压迫时，应使用对侧的手，以便对侧大脑半球缺血出现肢体乏力时会自动停止压迫。每天实施数次，逐渐增加时间。低流量病变可逐步血栓形成（因而自行治愈）。对症状轻微或有干预禁忌证的患者，手动压迫治疗仍是一种合理的选择。

立体定向放射外科

Barcia-Solorio 等在1977年最早将放射外科用于治疗CCF。放射外科已成功用于治疗症状性低流量病变；但由于获益性闭塞需数月时间，不应用于急诊病例。一项病例系列报道，中心剂量30～40 Gy可使90%的低流量病变完全或近完全闭塞；但高流量病变仅40%获得完全或近完全闭塞。

脑血管外科治疗——手术细节

Travers首先描述了手术结扎颈总动脉（CCA）治疗1 811例CCF患者（即眼球突出鼓胀）的结果。至今，颈动脉结扎仍是一种选择，但通常是最后的措施，仅用于球囊闭塞试验（BTO）提示单侧颈动脉足以供应双侧大脑半球时。也可用弹簧圈或栓子从血管内闭塞颈动脉。开放式手术治疗包括结扎责任血管和肌肉、氰基丙烯酸正丁酯（NBCA）或筋膜填塞海绵

窦；也有孤立颈内动脉并从岩骨段搭桥到床突段的报道。海绵窦区域的手术一般经标准翼点或扩大眶颧开颅进行。有些医学中心单纯采用硬膜内入路，而其他医学中心根据病变的病理采用硬膜内-硬膜外联合入路。复合手术室非常有用，分离CS同时可行补充性血管造影。

有报道直接经眶或眶上裂穿刺并注射Onyx［溶于二甲亚砜（DMSO）的乙烯-乙烯醇共聚物；Medtronic］。也有报道经颅显露CS，直接穿刺并注射Onyx。这些手术均是复合技术，在血管内入路受限时使用；推荐同时进行血管造影。最近也报道了内镜经蝶窦穿刺CS直接注射的技术。

血管内治疗——手术细节

对于低流量ECA CCF（即C或D型病变和某些B型病变），经股动脉用NBCA、Onyx、弹簧圈或栓塞经动脉治疗一般已足够（流程图61.1中⑧）。某些A型病变，如来源于海绵窦动脉瘤破裂者，也可经动脉弹簧圈栓塞或支架辅助弹簧圈栓塞治疗。以往在许多情况下使用可解脱性球囊，但其在21世纪早期已撤离美国市场。高流量创伤性A型病变显示瘘口困难，经动脉治疗也困难；因此若无法确定瘘口的确切位置，可能需经静脉入路（流程图61.1中⑧）。若经股静脉入路有问题或IPS不可用，可切开或直接穿刺扩张的眼上静脉；建议谨慎直接穿刺，因为手术后必须确切止血，但静脉却位于骨管内。许多医学中心成功报道经动脉或经静脉入路使用Onyx栓塞联合弹簧圈填塞达到成功治疗。治疗高流量ICA病变时，动脉内不可解脱性球囊辅助至关重要，可降低流量并防止意外Onyx栓塞（图61.1）。Onyx的黏滞度取决于瘘口与不希望栓塞的远端结构的邻近程度以及危险性；因此，A型病变常用Onyx34，B～D型用Onyx18。可同时经静脉-经动脉栓塞。实际上若采用单纯经静脉入路，常需微导管置于ICA来帮助定位病变。对于大型A型病变，微导管可经ICA和瘘口导入CS；相应的，经动脉弹簧圈栓塞海绵窦。经静脉入路需将导管导入IPS和斜坡丛至CS。弹簧圈填塞CS可导致海绵窦综合征，可能造成脑神经病变，须进行类固醇激素治疗。

我们的动脉入路一般在6F（French）～8F鞘使用双轴或三轴系统。在患者清醒状态下手术，全身肝素化下准确进行神经监护。使用Headway Duo 微 导 管（MicroVention Inc., Tustin, CA）或 Apollo 微 导 管（Medtronic），因其兼容DMSO/Onyx。经动脉使用Hyperform球囊（单腔）（Medtronic）或

Scepter XC 球囊（双腔）（MicroVention Inc.）来防止 Onyx 意外栓塞和保护血管构筑特征。首选经动脉入路；但某些高流量病变需经静脉入路栓塞。纤毛弹簧圈，如 Tornado 栓塞微弹簧圈（Cook Medical, Bloomington, IN）可增加促凝性并限制总体所需弹簧圈的数量。若病变无法治疗或不能经动脉或静脉通路到达，患者行复合手术，经开放式手术到达引流静脉并血管内栓塞。导入 IPS 和进入 CS 可能困难；推荐需要时在远端到达导管支撑下使用可扭转微导丝。可经眶穿刺或眉上静脉插管，但很少采用；直接经眶穿刺后可导致球后血肿。作为最后的措施，高流量病变可牺牲 ICA，但应在 BTO 结果阴性后进行（流程图 61.1 中⑥和⑧）。偶尔需联合多种方式来完全闭塞瘘口；可联合经静脉和经动脉入路，以及开放式和血管内技术。

并发症防治

栓塞性并发症最常见于高流量瘘，因为评估这类病变的血流困难。因此，病变血流量太大造成经动脉造影对比剂快速冲走无法看到瘘口时，可用 9F BGC 在治疗或造影期间临时阻断 CCA 或 ICA 血流。也可采用双球囊技术，近端 BGC，远端球囊跨越病变。弹簧圈或栓子有助于阻止不希望的 Onyx 弥散。经静脉栓塞需动脉内导管定位病变。

对于所有涉及 Onyx 的干预，注意危险的颅外–颅内连接或吻合至关重要，其可随栓塞进程出现或消失。确保栓塞材料位于与瘘交通的正确管腔中；否则将失去经静脉入路，残留未治疗的瘘口。3D 血管造影有助于明确瘘性连接。非常细小的动脉连接的 D 型瘘需经静脉入路治疗。

预　后

Meyers 等报道 150 例血管内治疗的直接 CCF 患者中，90% 在平均 56 个月的随访时（2 个月～14 年）仍保持临床治愈，手术并发症发生率低（2.3%）；97% 的改良 Rankin 量表评分 < 2 分。Wang 等最近报道了使用 WILLIS 覆膜支架（MicroPort Scientific Corp, Shanghai, China）治疗创伤性 CCS 的结果，30 个月随访时的治愈率达 100%。Lewis 等报道了 100 例直接型 CCF，采用经动脉可解脱性球囊成功治疗 88 例。Lewis 系列中，75% 的病例保留了颈动脉。Barber 等经动脉用胶（NBCA）或 Onyx 治疗 25 例 CCF，治愈率达 100%，12.4 个月时无再通。Morton 等报道主要使用弹簧圈经动脉或经静脉入路治疗，12 个月时 96%

的患者影像学治愈；永久性并发症发生率为 3.5%；失明患者没有恢复视觉。但该系列中所有视觉功能下降的患者都有部分改善；第Ⅲ、Ⅳ、Ⅴ对脑神经麻痹的缓解率为 54%，其他 18% 改善。与上述研究一起，支持在可能的情况下对这些病变采取血管内治疗（支持流程图步骤 6、8）。

稳定性和复发率

若治疗及时，急性 CCF 症状常在数小时～数天内缓解；脑神经麻痹恢复通常需数周～数月，可能无法完全恢复；治疗一般对失明无效。治疗后可复发，但不常见；成功栓塞后的复发率为 0～20%。推荐对任何新发症状行插管血管造影随访；1 年和 5 年时常规随访。

Tu 等报道，对于同时接受栓塞和开放式 CS 手术的患者，总体 ICA 通畅率为 94%，瘘闭塞率为 100%，支持在需要时采用复合技术；但 18 例中 8 例有第Ⅲ对脑神经麻痹，其中许多为暂时性；19 例搭桥移植物或 ICA 中有 5 例在血管造影随访时发现血栓形成。

Day 和 Fukushima 报道 9 例 D 型病变的手术系列，既往血管内治疗均失败；完全经硬膜内和硬膜外显露 CS 并闭塞瘘治疗这些病变，治愈率达 100%。但所有 9 例均有复视和短暂性感觉功能减退，6 个月内缓解；2 例有偏瘫，1 例为永久性，另 1 例为暂时性。因此，开放式手术技术常用于血管内治疗失败后的患者（支持流程图步骤 6、8）。

关于 Pipeline 装置的一句话——CCF 的病因和治疗

最近 Roy 等的一项病例系列报道，PED 植入后 2 周的 CCF 形成率达 11%。PED 后 CCF 的理论机制与迟发性 PED 动脉瘤破裂类似；可能包括金属蛋白酶引起的血栓形成过度和血凝块分解，造成动脉瘤破裂。理论上，使用所有腔内血流导向装置都能导致 CCF 形成。未治疗的海绵窦段颈内动脉动脉瘤也可破裂并产生瘘性交通。

Pipeline 栓塞后的 CCF 治疗困难，因为到达病变的动脉通路被约 33% 金属覆盖的装置所阻挡。Lin 等在小型系列中报道经静脉弹簧圈栓塞，CCF 均消除。也有报道 BTO 并牺牲载瘤血管。若能通过血流导向装置的网孔，弹簧圈栓塞是另一种可能的选择。在这种情况下，经静脉栓塞似乎是最佳初始选择。但矛盾的是，尽管 PED 会引起 CCF，但也可用于治疗 CCF。多项报道展示了使用 PED+/-弹簧圈辅助成功治疗创伤性、夹层或海绵窦动脉瘤性 CCF；但与所有血流导向装置一样，需双联抗血小板治疗；在有瘘存在时并不理想。

主 编 述 评

CCF是不常见的动静脉瘘，是海绵窦段ICA、ECA与CS之间的异常连接；分为高流量或低流量。我们在临床实践中遇到的绝大多数CCF有症状，应接受治疗；目前几乎都是采用血管内栓塞。我们首选经静脉入路经岩下窦、对侧CS或罕见的眼上静脉；常联合使用弹簧圈和液态栓塞剂。我们推荐在海绵窦段ICA使用动脉内球囊保护，防止液态栓塞剂进入ICA和颅内动脉。有时，瘘口的血管结构不是十分清楚，除非已部分栓塞瘘口；因此，需极其仔细和注意手术早期动脉栓塞的可能。

Leonardo Rangel-Castilla, MD
Mayo Clinic, Pochester, MN

CCF的显微外科手术治疗目前并不广为所知。血管内治疗无论经动脉还是静脉，均已取得了极大成功。但应记住的是，在其他治疗失败的情况下，开放式填塞CS也是可能的和有效的。在Parkinson三角可打开CS壁，用纤丝或类似材料填塞CS。

Robert F. Spetzler, MD
Barrow Neurological Institute, Phoenix, AZ

推荐阅读

[1] Barber SM, Rangel-Castilla L, Zhang YJ, Klucznik R, Diaz O. Mid- and long-term outcomes of carotid-cavernous fistula endovascular management with Onyx and n-BCA: experience of a single tertiary center. J Neurointerv Surg 2015; 7(10): 762–769

[2] Barcia-Salorio JL, Soler F, Barcia JA, Hernández G. Stereotactic radiosurgery for the treatment of low-flow carotid-cavernous fistulae: results in a series of 25 cases. Stereotact Funct Neurosurg 1994; 63(1-4): 266–270

[3] Day JD, Fukushima T. Direct microsurgery of dural arteriovenous malformation type carotid-cavernous sinus fistulas: indications, technique, and results. Neurosurgery 1997; 41(5): 1119–1124, discussion 1124–1126

[4] Debrun GM, Viñuela F, Fox AJ, Davis KR, Ahn HS. Indications for treatment and classification of 132 carotid-cavernous fistulas. Neurosurgery 1988; 22(2): 285–289

[5] Ducruet AF, Albuquerque FC, Crowley RW, McDougall CG. The evolution of endovascular treatment of carotid cavernous fistulas: a single-center experience. World Neurosurg 2013; 80(5): 538–548

[6] Ellis JA, Goldstein H, Connolly ES Jr, Meyers PM. Carotid-cavernous fistulas. Neurosurg Focus 2012; 32(5): E9

[7] Halbach VV, Hieshima GB, Higashida RT, Reicher M. Carotid cavernous fistulae: indications for urgent treatment. AJR Am J Roentgenol 1987; 149(3): 587–593

[8] Higashida RT, Hieshima GB, Halbach VV, Bentson JR, Goto K. Closure of carotid cavernous sinus fistulae by external compression of the carotid artery and jugular vein. Acta Radiol Suppl 1986; 369: 580–583

[9] Lewis AI, Tomsick TA, Tew JM Jr. Management of 100 consecutive direct carotid-cavernous fistulas: results of treatment with detachable balloons. Neurosurgery 1995; 36(2): 239–244, discussion 244–245

[10] Liang W, Xiaofeng Y, Weiguo L, Wusi Q, Gang S, Xuesheng Z. Traumatic carotid cavernous fistula accompanying basilar skull fracture: a study on the incidence of traumatic carotid cavernous fistula in the patients with basilar skull fracture and the prognostic analysis about traumatic carotid cavernous fistula. J Trauma 2007; 63(5): 1014–1020, discussion 1020

[11] Lin L-M, Colby GP, Jiang B, Pero G, Boccardi E, Coon AL. Transvenous approach for the treatment of direct carotid cavernous fistula following Pipeline embolization of cavernous carotid aneurysm: a report of two cases and review of the literature. J Neurointerv Surg 2015; 7(8): e30–e30

[12] Meyers PM, Halbach VV, Dowd CF, et al. Dural carotid cavernous fistula: definitive endovascular management and long-term follow-up. Am J Ophthalmol 2002; 134(1): 85–92

[13] Morton RP, Tariq F, Levitt MR, et al. Radiographic and clinical outcomes in cavernous carotid fistula with special focus on alternative transvenous access techniques. J Clin Neurosci 2015; 22(5): 859–864

[14] Nossek E, Zumofen D, Nelson E, et al. Use of Pipeline Embolization Devices for treatment of a direct carotid-cavernous fistula. Acta Neurochir (Wien) 2015; 157(7): 1125–1129, discussion 1130

[15] Pradeep N, Nottingham R, Kam A, Gandhi D, Razack N. Treatment of post-traumatic carotid-cavernous fistulas using pipeline embolization device assistance. J Neurointerv Surg 2016; 8(10): e40

[16] Roy AK, Grossberg JA, Osbun JW, et al. Carotid cavernous fistula after Pipeline placement: a single-center experience and review of the literature. J Neurointerv Surg 2017; 9(2): 152–158

[17] Tang C-L, Liao C-H, Chen W-H, et al. Endoscope-assisted transsphenoidal puncture of the cavernous sinus for embolization of carotid-cavernous fistula in a neurosurgical hybrid operating suite. J Neurosurg 2017; 127: 327–331

[18] Travers B. A case of aneurism by anastomosis in the orbit, cured by the ligature of the common carotid artery. Med Chir Trans 1811; 2(1): 1–420.1

[19] Tu YK, Liu HM, Hu SC. Direct surgery of carotid cavernous

fistulae and dural arteriovenous malformations of the cavernous sinus. Neurosurgery 1997; 41(4): 798−805, discussion 805−806

[20] van Rooij WJ, Sluzewski M, Beute GN. Ruptured cavernous sinus aneurysms causing carotid cavernous fistula: incidence, clinical presentation, treatment, and outcome. AJNR Am J Neuroradiol 2006; 27(1): 185−189

[21] Wang W, Li MH, Li YD, Gu BX, Lu HT. Reconstruction of the internal carotid artery after treatment of complex traumatic direct carotid-cavernous fistulas with the Willis covered stent: a retrospective study with long-term follow-up. Neurosurgery 2016; 79(6): 794−805

[22] Yu Y, Li Q, Huang Q, et al. Embolization of direct carotid cavernous fistula with Onyx and coils under transarterial balloon protection. Cardiovasc Intervent Radiol 2014; 37(3): 679−685

第62章 脊髓动静脉瘘

Eduardo Martinez-del-Campo, Bradley A. Gross, Leonardo Rangel-Castilla, Peter Nakaji, and Robert F. Spetzler

摘　要：脊髓动静脉瘘（AVF）占脊髓血管畸形的60%～80%，包括根动脉与硬膜内静脉之间的硬膜动静脉瘘、软膜动脉与静脉之间的软膜动静脉瘘。脊髓AVF分4种不同类型：硬膜型（Ⅰ型）、髓内血管球型（Ⅱ型）、青少年硬膜外-硬膜内型（Ⅲ型）、软膜型（Ⅳ型）。其流量低，静脉高压是引起症状的主要原因。脊髓AVF的进行性症状无特异性，但常表现为感觉和步态障碍、膀胱和肠道功能障碍、运动乏力和较少见的蛛网膜下腔出血。脊髓MRI和MRA是初始影像学评估；疑诊脊髓AVF时，关键表现是脊髓水肿+/−流空。高达80%的脊髓AVF患者最初可误诊为其他疾病。数字减影血管造影对诊断和分类是必须的。疾病会进行性发展，无症状性和症状性患者都应治疗，除非身体状况不适合治疗。显微外科手术切除/结扎和血管内栓塞是2种最好的治疗选择；均针对性闭塞AVF的瘘口。若在永久性神经功能障碍发生前得到诊断和治疗，预后良好。所有患者必须进行长期临床和影像学随访。

关键词：脊髓，脊髓水肿，根动脉，动静脉瘘，脊髓动静脉瘘，膀胱和肠道失禁，显微外科手术结扎，血管内栓塞

概　述

脊髓动静脉瘘（AVF）包括根动脉与硬膜内静脉之间的硬膜动静脉分流（Ⅰ型）和软膜动脉［最常见的是脊髓前动脉（ASA）］和静脉之间的软膜分流（Ⅳ型）。发病率低，每百万居民中每年仅5～10例新发病例。尽管如此，脊髓AVF仍占脊髓血管畸形的60%～80%。硬膜AVF（dAVF），也称Ⅰ型或硬膜内背侧AVF，症状主要来自静脉高压所致的脊髓病；罕见情况下，若有颅内引流，可表现为出血。好发于男性，易累及中年或更年长的患者，主要位于胸腰段脊髓。软膜AVF（即髓周、Ⅳ型、硬膜内髓外、硬膜内腹侧AVF）可引起静脉高压或脊髓出血。

本章关于治疗决策的主要争议包括：

（1）所有脊髓AVF是否都具有治疗指征。

（2）脊髓AVF和脊髓动静脉畸形（AVM）之间的鉴别诊断。

（3）静脉引流的作用和治疗需求。

（4）破裂和未破裂脊髓AVF的开放式手术与血管内治疗。

（5）经动脉还是经静脉入路进行血管内治疗。

是否治疗

治疗须针对不同个体的情况进行个体化治疗；应行断流术来终止脊髓病的症状进展，并尽可能缓解已有的症状。出血性病变应尽快断流，以防止灾难性再出血的可能（流程图62.1中①和②）。尚无可靠的文献明确描述未治疗的无症状性脊髓AVF的自然史；由于具有发生进行性不可逆的脊髓病的潜在可能，甚至适合内科治疗的无症状性患者也推荐进行治疗。

解剖学因素

尽管脊髓血管分布各异，但主要血管结构类型常相对恒定。脊髓有3支主要的脊髓软膜动脉（1支前动脉，2支后动脉），平行脊髓走行；供应脊髓软膜（Ⅳ型）AVF。软膜供血动脉的管腔对经动脉栓塞的安全性和可行性有重要的影响。

脊髓硬膜血供来源于根动脉分支，供应dAVF（Ⅰ型；图62.1a）。在颈髓，最常发自椎动脉，较少起源于甲状颈干和肋颈干分支。在胸腰段脊髓，发自节段分支。应仔细注意节段动脉造影上的根髓分支的浑浊表现，即瘘口的浊化，这将极大影响栓塞的风险和可行性（图62.1）。脊柱静脉丛无瓣膜，与瘘形成的环境相关性很高，动静脉分流易引起充血、静脉高压和随之而来的脊髓病。

Ⅳ型或脊髓软膜AVF，最早由René Djindjian描述为一种脊髓前动脉（ASA）供血的"硬膜内髓外

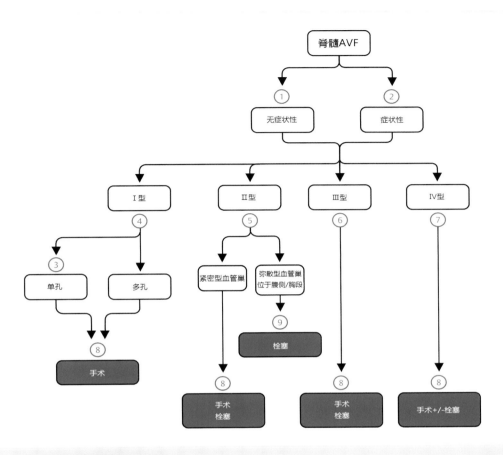

流程图62.1 **脊髓动静脉瘘的治疗决策流程。**

脊髓动静脉畸形";后来Heros等称为"Ⅳ型"脊髓AVF,常被称为脊髓髓周瘘;由软膜动脉供血(图62.2)。一项最近的综述报道,10%的病例有供血动脉动脉瘤(图62.2)。瘘口通常位于脊髓腹侧,最常由ASA供血,Spetzler等称之为硬膜内腹侧病变;这种命名强调了其解剖部位,因为与硬膜内背侧病变相比(脊髓dAVF或Ⅰ型AVF),位于腹侧预示着手术难度增加。

病理生理学/分类

最常用的分类方案将脊髓动静脉瘘分为4种类型:dAVF(Ⅰ型;图62.3)(流程图62.1中③和④)、髓内血管球样AVM(Ⅱ型;图62.4)(流程图62.1中⑤)、青少年硬膜外-硬膜内AVM(Ⅲ型;图62.5)(流程图62.1中⑥)、软膜AVF(Ⅳ型;图62.6)(流程图62.1中⑦)。本章着眼于Ⅰ型和Ⅳ型瘘。Ⅰ型亚分类为ⅠA(单孔;图62.3a、b)和ⅠB(多孔)型瘘(图62.3c、d),均为低流量AVF。脊髓dAVF的流量低,静脉高压是引起患者症状的主要原因;硬膜

袖套内从根动脉到根静脉的血液分流使冠状静脉丛和根静脉的压力增高;引起动静脉梯度和组织灌注减少;因此,脊髓受进行性缺氧和进行性髓内血管舒张性丧失的影响,从而导致受累区域的血管自主调节丧失。

Anson和Spetzler将Ⅳ型AVF分为3种亚型(A~C)。ⅣA型AVF小,单支动脉供血;ⅣB型病变中等,ⅣC型是巨大、多干型病变,有大量扩张的静脉通道。ⅣC型瘘的血流量非常大,造成脊髓固有供血动脉的血管盗血现象,并导致缺血性后果;其与遗传性出血性毛细血管扩张症相关。Kim-Spetzler分级将dAVF称为硬膜内背侧病变(指瘘口部位),将软膜AVF称为硬膜内腹侧病变(反映ASA-软膜静脉瘘口位于腹侧的倾向性)。

所有这些分流都是静脉高压引起神经功能并发症的原因,而Ⅱ~Ⅳ型和某些有颅内引流的颈髓Ⅰ型病变可引起出血。Ⅰ型dAVF患者的人口统计学特征反映在ⅣA型AVFs患者中(老年男性);ⅣC型瘘见于较年轻的患者,没有明显的性别倾向。

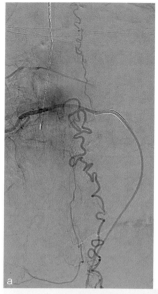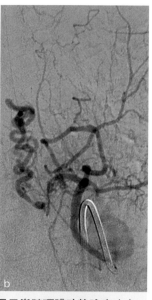

图 62.1　a. 节段性动脉造影显示脊髓硬膜动静脉瘘（Ⅰ型或硬膜内背侧）（前后位像）。b. 节段性动脉造影供应脊髓硬膜动静脉瘘（后期手术断流）和根髓分支（前后位像）（经 Barrow Neurological Institute 同意使用）。

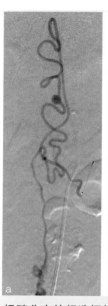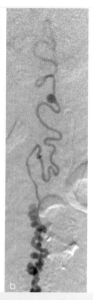

图 62.2　根髓分支的超选择性造影显示脊髓软膜动静脉瘘（Ⅳ型或硬膜内腹侧）；一个供血动脉动脉瘤（a，动脉中期）和引流静脉（b，前后位像）。注意分流点水平远离根髓动脉起始部，使脊髓前动脉和瘘口浊化（经 Barrow Neurological Institute 同意使用）。

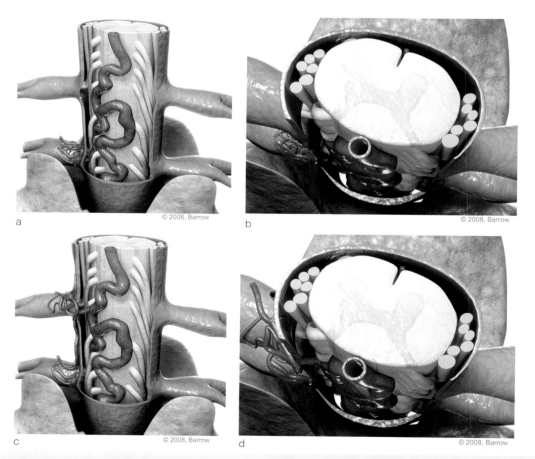

图 62.3　插图描绘Ⅰ型硬膜动静脉畸形（经 Barrow Neurological Institute 同意使用）。

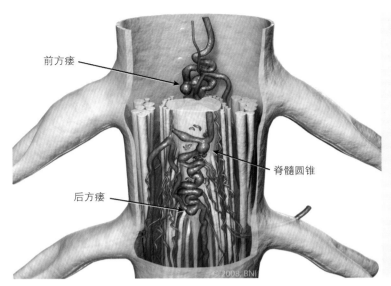

前方瘘

脊髓圆锥

后方瘘

图62.4　插图描绘 II 型髓内血管球样动静脉畸形（经 Barrow Neurological Institute 同意使用）。

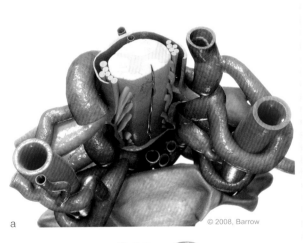

a

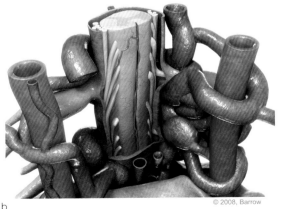

b

© 2008, Barrow

图62.5　插图描绘 III 型青少年硬膜外－硬膜内动静脉畸形（经 Barrow Neurological Institute 同意使用）。

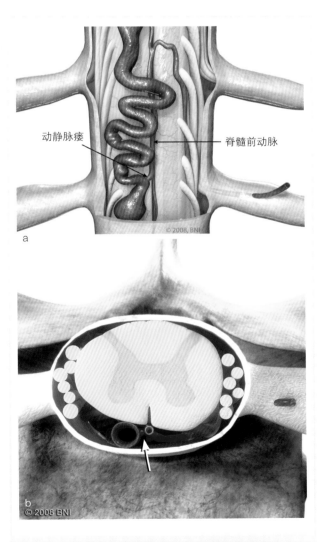

动静脉瘘　　　　脊髓前动脉

a

b

图62.6　插图描绘 IV 型软膜动静脉畸形（经 Barrow Neurological Institute 同意使用）。

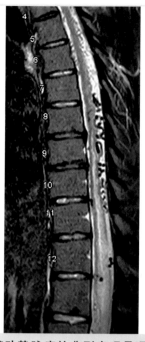

图62.7 脊髓动静脉瘘的典型表现是硬膜内流空和脊髓髓内水肿（高信号）（矢状位T2加权磁共振成像），前者最常是压力增高的引流静脉（经Barrow Neurological Institute同意使用）。

诊断检查

临床评估

脊髓AVF常有非特异性的进行性脊髓病症状，其罕见性和非特异性初始表现常造成临床工作中诊断困难。最常见的初始神经系统症状是感觉功能和步态障碍，然后是膀胱（尿潴留和尿失禁）和肠道功能障碍；其他症状包括运动力量下降、胸腰部疼痛+/−神经根病，无神经功能障碍的概率小（9%）。患者改变体位（增加腹腔内压力）或血浆容量增加的生理状态（如妊娠）可导致病情加重，后者造成静脉充血和症状恶化；最常见的是患者在数月内出现进行性症状。

脊髓dAVF表现为蛛网膜下腔出血罕见，除非有颅内引流。最近的一项包含213例病例的综述报道，约36%的软膜AVF表现为出血。

影像学

初始影像学评估是磁共振成像（MRI）和MR血管造影；常表现为硬膜内腔的蛇形血管，证据为T2加权MRI（86%）上流空和血管源性水肿（60%；图62.7）。尽管MRI在脊髓AVF的初始诊断和鉴别诊断中非常重要，但术前和术后成像的预后价值仍有争议，术后MRI的改变与临床预后之间没有相关性。

MRI提示脊髓AVF时，数字减影血管造影可更

详细地显示脊髓解剖结构的特征。脊髓血管造影是诊断这类血管性病变的金标准；能确定dAVF的瘘口，并识别根动脉供血的数量；可辨认罕见但重要的浊化软膜支和瘘口共存，显示从近端根动脉分支到瘘口的根髓动脉（图62.1b）。对于软膜AVF，关键的是确认供血根髓分支和分辨瘘口本身（图62.2）。

鉴别诊断

病变可误诊为椎管狭窄或神经源性跛行，常造成诊断延误。最近的报道显示，25%～81.3%的脊髓AVF患者均在最初被误诊为其他疾病（如椎间盘突出症、椎管狭窄、脊髓炎、脊髓空洞症、蛛网膜炎、脱髓鞘疾病甚至前列腺增生）；高达10%～19%的误诊患者接受了闭塞脊髓AVF以外的手术。另一项包含53例脊髓AVF误诊患者的研究发现，由于初始检查有脊髓AVF的特征，平均6个月随访时，96.2%的患者残疾增加；在最终的恰当治疗后，仅42%的患者出现改善，这强调了延误诊断将可能导致不可逆性残疾。

治　疗

治疗选择

脊髓AVF的治疗目标是缓解脊髓静脉充血，并离断瘘口消除出血风险（软膜或罕见的颈髓dAVF）（流程图62.1中①、②、⑧、⑨）。最佳治疗有赖于有治疗脑和脊髓血管性病变经验的开放式血管和血管内神经外科医生的合作。我们极少主张保守治疗，除非患者无症状、身体状况不合适。症状性患者都应考虑接受治疗；甚至无症状性、身体状况合适的患者也应考虑接受治疗，因为有进行性机可能不可逆的症状性脊髓静脉高压，这种已知风险无法量化。

保守治疗

显微外科手术治疗的前提是显露瘘口并直接离断，对于Ⅰ型dAVF常是一种可行且简单的方式。Kim−Spetzler分级强调其虽位于硬膜内，但在脊髓背侧，椎板切除或椎板成形和中线硬膜切开后常显露良好。Ⅳ型脊髓软膜AVF常由ASA在腹侧供血，显露瘘口离断更困难。

血管内治疗的前提是微导管足够接近瘘口，以便栓塞剂有效沉积，达到永久性闭塞瘘口。根动脉解剖迂曲造成的困难众所周知。此外，若根髓分支发自供血的根动脉，非目标栓塞可造成脊髓梗死。根据我们机构的经验，80%的脊髓dAVF可尝试栓塞；其他情况下，根动脉解剖结构迂曲或软膜血管栓塞风险除外了栓塞的可能。脊髓软膜AVF的血管内治疗困难相当大，有损伤过路型到达瘘口的横行脊髓软膜分支

的可能，从而有导致脊髓梗死的风险。小型软膜AVF（Ⅳ A 型）一般有可能不适合行微导管插管的细小供血动脉；即使成功植入微导管也可因反应性血管痉挛造成脊髓梗死。因此，供血（和引流）血管容量更大的较大软膜AVF（Ⅳ B/C 型）对血管内治疗而言相对更安全、更可行。

脑血管外科治疗——手术细节

dAVF（Ⅰ型；图62.3）是良好的手术靶点；根髓动脉有非目标栓塞的风险时，转为手术断流的门槛应降低（图62.1）（流程图62.1中④和⑧）。手术离断这类AVF的成功率极高、并发症发生率低，一些医学中心经验性地对所有这类患者行手术断流。我们机构对所有病例常规行体感诱发电位和运动诱发电位监测；平均动脉压维持在85 mmHg以上，预防低血压和脊髓低灌注。后正中入路，在事先确定的病变部位的上、下各一个水平行椎板成形，扩大至脊髓AVF侧；显微镜直视下在中线切开硬膜。诱发电位监测下将在瘘口放置临时动脉瘤夹；电凝或夹闭行确切性夹闭和离断血管分流前，用多普勒超声成像和吲哚菁绿血管造影确认脊髓dAVF闭塞。阻断动脉化的静脉常在数分钟内产生肉眼可见的静脉化。电凝并离断供血动脉。6-0尼龙缝线水密关闭硬膜，生物蛋白胶加强。椎板成形或椎板切除可减少后凸畸形的发生率。分层缝合表浅切口。

Ⅳ型AVF的手术风险相当大。显露基于到达硬膜内、腹侧瘘口的更高级脊髓入路。恰当辨认和离断瘘口并保留ASA，仔细关注术中吲哚菁绿血管造影的结果，甚至可能需要使用正规的术中血管造影。

血管内治疗——手术细节

血管内治疗的前提是微导管的位置尽可能接近瘘口，以便在瘘口和引流静脉形成铸型，并且没有非目标软膜血管栓塞的风险。患者气管内插管全身麻醉，在运动和体感诱发电位监测下行栓塞。Mikaelsson或Cobra导管插管至相应的节段血管。双平面路径图血管造影［通常LAO（左前斜位）30°～45°和RAO（右前斜位）30°～45°］显示进入和经过供血根动脉或根髓动脉分支的2条途径。以高度可视化为基础，选择各种可能的微导管-微导丝组合。微导管达到最远后，行高放大倍数的前后位超选择性血管造影，确认没有脊髓软膜血管浊化并显示瘘口、引流静脉和最大限度的近端可反流点。若Ⅰ型分流的最终微导管位置有软膜血管栓塞的风险，我们通常放弃栓塞，转为显微外科手术断流。

若微导管顶端接近瘘口或契入供血动脉，我们用

氰基丙烯酸丁酯（NBCA）作为栓塞剂；更近端、长时间栓塞尝试用Onyx。使用NBCA的闭塞率稍高。

栓塞后，行对照血管造影评估残留分流。平片也用于评估有效的静脉铸型（图62.8）。若栓塞剂没有进入引流静脉，即使血管造影上没有残留分流，我们也行后续手术断流，因为这种情况下的复发风险高。

并发症防治

脊髓AVF栓塞最担心的血管内并发症之一是脊髓梗死。避免这种并发症需仔细注意确认脊髓软膜血管的显影（根髓动脉分支）；对于存在这种血管风险的病例，血管内治疗医生应降低转为外科手术治疗的门槛。栓塞时应仔细观察栓塞剂的预期走行；可超选相邻节段或根动脉分支的吻合。对于经软膜动脉栓塞脊髓软膜AVF，栓塞前注射异戊巴比妥再次确认；但重要的是，在软膜供血动脉较小时，原则是减少反流和治疗。其他罕见的血管内并发症包括根动脉破裂和入路部位并发症。手术并发症包括脊髓硬膜外出血、脊髓栓系和切口并发症（如感染、脑脊液漏、脑膜炎）。对于脊髓软膜AVF，更广泛手术入路的并发症和ASA阻塞或血栓形成所致的脊髓梗死风险增加了手术的并发症发生率。仔细使用术中吲哚菁绿血管造影或正规数字减影血管造影，可降低这种风险。

预后

可用多种量表和评分系统评估和分级功能预后；大多数研究使用Aminoff-Logue量表（表62.1）、

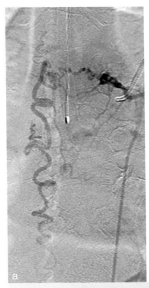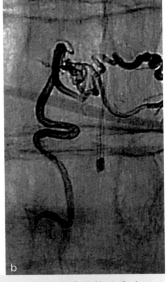

图62.8　节段性动脉造影显示脊髓硬膜动静脉瘘（a，前后位像）。引流静脉的栓塞剂（该例为Onyx）铸型（b，没有对比剂的前后位像）（经Barrow Neurological Institute同意使用）。

表62.1　Aminoff–Logue残疾量表

评　分	步　　　态	评　分	排　　　尿
G0	正常长度	M0	正常排尿
G1	腿乏力，不正常的姿势或步态，但没有局部运动活动受限	M1	犹像，尿急，尿频，感觉改变，但无尿失禁
G2	活动耐受受限	M2	偶尔尿失禁或尿潴留
G3	需1根手杖、棍子或支撑	M3	完全性失禁或持续性尿潴留
G4	需2根手杖、腋杖或助行器		
G5	卧床或坐轮椅		

McCormick分级或改良Rankin量表评分。表62.2总结了最近医学文献中报道的病例系列的临床预后、围手术期并发症发生率和围手术期闭塞率。功能预后良好定义为功能或神经状态在最后随访时改善或无变化。尽管手术治疗后步态和感觉功能障碍趋于明显改善，但排尿问题可持续存在。手术前步态功能与手术后运动功能障碍相关，功能性步行的可能性与干预的时机有关。手术后5年随访时仍有的症状包括步态障碍（25%）、感觉功能障碍（45%）、排尿功能障碍（60%）。年龄和治疗后的功能预后之间存在中度相关性。一般认为无论是否长期康复，干预延迟会导致预后不良。

在一项手术断流的154例脊髓dAVF患者系列中，首次治疗的闭塞率为95%。随访时，6%变差；切口感染发生率为1%。82%的患者运动功能改善，52%出现麻木，45%出现括约肌功能障碍，33%出现感觉异常性疼痛（支持流程图步骤8）。一项荟萃分析评估了脊髓dAVF的治疗，报道的手术闭塞率为98%，栓塞的闭塞率为46%，2种方式的并发症发生率低，但类似（支持流程图步骤8）。

一项包含213例脊髓软膜瘘（Ⅳ型）患者的汇总分析中，106例行单纯手术，77例行单纯栓塞。手术队列中，88%的瘘闭塞；随访时，68%改善，26%相同，6%永久性恶化（支持流程图步骤8）；Aminoff–Logue量表评分显示，68%运动功能改善，47%肠道和（或）膀胱功能改善。血管内治疗队列中，闭塞率为74%；随访时，75%的患者改善，14%相同，11%永久性恶化。Aminoff–Logue量表评分记录82%的患者运动功能改善，62%的肠道和（或）膀胱功能改善。

稳定性和复发率

大多数病例系列报道称，手术治疗的脊髓AVF很少复发，而栓塞的复发率较高。但报道的栓塞后复发率不一致，范围为7.5%～30%（支持流程图步骤8）。这一比例受初次血管造影闭塞定义的影响；在我们机构，唯一接受的闭塞定义是引流静脉的明显造影剂铸型。采用该标准的复发相对少，特别是对于dAVF。

临床和影像学随访

术后血管造影确认AVF闭塞是成功治疗的金标准。应在1年、3年、5年和10年时随访MRI。临床门诊随访最好在术后4～6周至3个月和6个月时进行，常需长期随访；特别是有新发症状者，可能需要进行间隔血管造影随访。

主　编　述　评

文献反复强调脊髓静脉高压性脊髓病的衰竭和不可逆性的特点。鉴于此，我们治疗所有症状性和并不多见的"无症状性"脊髓AVF。运动和体感诱发电位监测是我们在手术和血管内治疗中重要的术中辅助手段。

脊髓dAVF的手术方式相当完善；闭塞率高且并发症发生率低；我们喜欢使用椎板成形术。吲哚菁绿血管造影是一种有用的术中辅助手段，对这种病变特别敏感。必须仔细注意硬膜内脊髓手术和缝合的标准细节，避免并发症。脊髓软膜和（或）腹侧瘘在显露时的手术难度增加，将面临操作ASA的风险。在可行的情况下，血管内治疗适用于这类更具挑战性的病变。

血管内治疗脊髓dAVF一般可行，在一半的病例中可实现有效闭塞。根动脉迂曲造成栓塞困难，可除外有效置入微导管行栓塞；此外，脊髓软膜血管若有非目标栓塞的风险，应

表 62.2　脊髓动静脉瘘治疗的系列

作者（年份）	患者数量	脊髓 AVF 类型	治疗（S、E、或 SE）	平均随访时间（月数）	预后良好或独立	围手术期并发症	围手术期闭塞率
Saladino（2010）	154	SDAVF	s	17.7	97%（82%改善）	3%	95%
Donghai（2013）	325	SDAVF	S 85.2% E 6.8% SE 8%	NA	95.7%（42.5%改善，53.2%无变化）	S 0% E 18.4 （E 44%失败；桥接手术）	100%
Gemmete（2013）	33	SDAVF	E 72.7% S 12.1% SE 15.2%	13	100%	3%	E 82.8%
Kirsch（2013）	78	SDAVF	E 60.3% S 21.8% SE 17.9%	17.6	93.2%	E 4.9% S 9.7% （E 23%失败；桥接手术）	E 77% S+SE 100%
Su（2013）	40	SDAVF	E	29.4	N/A	5%	60%
Tsurata（2013）	164	SDAVF 59.8% SPAVF 26.2% SIAVF 14%	E	1	SDAVF 97.9% SPAVF 81.4% SIAVF 91.3%	SDAVF 3.1% SPAVF 16.3% SIAVF 4.3%	SDAVF 54.2% SPAVF 29% SIAVF 23.5%
Qi（2014）	52	SDAVF	S 76.9% E 23.1%	6～72	100%	S 5% E 16.7%	S 100% E 41.7%
Özkan（2015）	30	SDAVF	S 80% E 10% SE 10%	34.8	93%	3.3%	100%
Phadke（2015）	20	SPAVF	E 75% S 25%	24	60%	5% （E 60%失败；桥接手术）	60%
Schuss（2015）	29	SDAVF	S	63	97%（76%改善，21%无变化）0%	0%	100%
Sri（2015）	38	SDAVF	S/E：73%	156	89.5%/完整（73.7%改善，15.8%无变化）	NA	87%

注：AVF，动静脉瘘。E，血管内。S，手术。SDAVF，脊髓硬膜动静脉瘘。SE，联合手术和血管内。SEAVF，脊髓硬膜外静脉瘘。SIAVF，脊髓髓内动静脉瘘。SPAVF，脊髓软膜动静脉瘘。

及时转为外科手术治疗。我们行双平面路径图血管造影，以利于微导管植入根动脉分支。栓塞前应良好描绘出预期的栓塞剂行进途径以及最大的可反流点。应注意与相邻水平的潜在吻合。我们在紧邻瘘口或微导管契入时使用NBCA；否则使用Onyx，闭塞率稍低。最重要的是，应仔细检查术后平片观察是否弥散引流静脉；瘘口无浊化且未弥散入引流静脉仍应及时转为手术。对于软膜瘘，应仅经适当容量的供血动脉尝试栓塞，以减少血管痉挛或损伤的风险。栓塞前，应仔细检查微导管的位置并减少反流。有些外科医生在栓塞前超选择性注射异戊巴比妥。再次强调，深入引流静脉是有效治疗闭塞的关键。

Peter Nakaji, MD
Barrow Neurological Institute, Phoenix, AZ

脊髓硬膜动静脉瘘（SDAVF）是最常见的脊髓血管畸形，主要累及胸腰段区域。这类低流量病变表现为静脉高压和进行性脊髓病引起的慢性脊髓缺血。DSA仍是诊断的金标准，可显示单一根动脉和单一根髓静脉（1A）或多支这种血管（1B）之间的吻合，这是手术计划的前提。传统采用椎板切除、中线硬膜切开、辨认动脉化的静脉、电凝和离断SDAVF进行手术治疗；最常见的并发症是入路相关性残疾（即关节面不稳定）或与硬膜缝合相关（即假性脑膜膨出）。

血管内技术提供了手术的微创替代方案。若供血动脉容易到达，可用Onyx或NBCA栓塞SDAVF；但并不总是合理的选择，特别是SDAVF的供血动脉到达困难时。此外，栓塞与手术相比的复发率更高。尽管大多数患者在治疗后出现改善，但恢复期取决于症状的持续时间，可能与随访MRI的异常信号的逆转无相关性。对于高流量的瘘，术前栓塞是合理的选择，应予以考虑。

罕见情况下，脊髓动静脉瘘可位于硬膜外间隙（硬膜外AVF）；是硬膜外动脉和正常情况下缺失的静脉丛之间的直接交通。供血动脉可到达时尝试血管内治疗，进行合理栓塞。

我们相信，Wada试验对减少脊髓组织的意外栓塞至关重要。若无法实现微导管的稳定性，或患者Wada试验失败（无论微导管的位置如何），应放弃栓塞，行外科手术治疗。

Elad I. Levy, MD, MBA
University at Buffalo, Buffalo, NY

推荐阅读

[1] Anson JA, Spetzler RF. Classification of spinal arteriovenous malformations and implications for treatment. BNI Q 1992; 8: 2–8

[2] Antonietti L, Sheth SA, Halbach VV, et al. Long-term outcome in the repair of spinal cord perimedullary arteriovenous fistulas. AJNR Am J Neuroradiol 2010; 31(10): 1824–1830

[3] Bakker NA, Uyttenboogaart M, Luijckx GJ, et al. Recurrence rates after surgical or endovascular treatment of spinal dural arteriovenous fistulas: a meta-analysis. Neurosurgery 2015; 77(1): 137–144, discussion 144

[4] Gross BA, Du R. Spinal pial (type IV) arteriovenous fistulae: a systematic pooled analysis of demographics, hemorrhage risk, and treatment results. Neurosurgery 2013; 73(1): 141–151, discussion 151

[5] Heros RC, Debrun GM, Ojemann RG, Lasjaunias PL, Naessens PJ. Direct spinal arteriovenous fistula: a new type of spinal AVM. Case report. J Neurosurg 1986; 64(1): 134–139

[6] Jellema K, Sluzewski M, van Rooij WJ, Tijssen CC, Beute GN. Embolization of spinal dural arteriovenous fistulas: importance of occlusion of the draining vein. J Neurosurg Spine 2005; 2(5): 580–583

[7] Kaufmann TJ, Morris JM, Saladino A, Mandrekar JN, Lanzino G. Magnetic resonance imaging findings in treated spinal dural arteriovenous fistulas: lack of correlation with clinical outcomes. J Neurosurg Spine 2011; 14(4): 548–554

[8] Kim LJ, Spetzler RF. Classification and surgical management of spinal arteriovenous lesions: arteriovenous fistulae and arteriovenous malformations. Neurosurgery 2006; 59(5, Suppl 3): S195–S201, discussion S3–S13

[9] Muralidharan R, Saladino A, Lanzino G, Atkinson JL, Rabinstein AA. The clinical and radiological presentation of spinal dural arteriovenous fistula. Spine 2011; 36(25): E1641–E1647

[10] Rangel-Castilla L, Russin JJ, Zaidi HA, et al. Contemporary management of spinal AVFs and AVMs: lessons learned from 110 cases. Neurosurg Focus 2014; 37(3): E14

[11] Saladino A, Atkinson JLD, Rabinstein AA, et al. Surgical treatment of spinal dural arteriovenous fistulae: a consecutive series of 154 patients. Neurosurgery 2010; 67(5): 1350–1357, discussion 1357–1358

第63章　Galen静脉畸形

Fabio Settecase, Vitor M. Pereira, Peter Dirks, and Timo Krings

摘　要：Galen静脉畸形（VOGM）是一种进入Galen静脉前体的先天性动静脉分流，发生率约1/25 000次分娩。许多研究显示VOGM的自然史不良，因充血性心力衰竭（CHF）、脑积水和脑实质损伤而变得更复杂。血管内栓塞是VOGM患者人群的标准治疗；但关于其长期预后和神经功能预后良好的预测因素仍知之甚少。在本章，我们根据作者处理这类病例的经验来描述治疗流程。

关键词：Galen静脉，动静脉畸形，小儿血管性疾病，栓塞

概　述

Galen静脉畸形（VOGM）是罕见（发生率1：25 000）的非遗传性脑动静脉（AV）畸形，在胚胎形成期间（胎龄6～11周）从脉络膜动脉系统发育而来；约占所有小儿血管畸形的30%。VOGM可见于产前、新生儿、婴儿，成人期极其罕见（流程图63.1中①～③）；随着产科超声的使用增加，子宫内诊断越来越常见，最常见于妊娠晚期。Galen静脉畸形的治疗是所有脑血管手术中最具挑战性的手术之一。

本章关于治疗决策的主要争议包括：
（1）是否具有治疗指征。
（2）理想的治疗时机。
（3）Galen静脉畸形的开放式手术与血管内治疗。

是否治疗

新生儿

在某些情况下，干预改变或改善结局的可能性很小或不可能，因为预后较差。若新生儿在磁共振成像（MRI）上显示有明显的脑软化、弥漫性脑容量丧失和（或）室管膜下生发基质破裂区域，将有严重发育迟缓和智力低下，预后不良，不考虑治疗（流程图63.1中①）；在这种情况下与家属讨论不予治疗是合理的。若在胎儿MRI上看到上述改变，或有子宫内心脏或多器官衰竭的证据，也应讨论治疗性终止妊娠。表现为充血性心力衰竭（CHF）和（或）多器官衰竭的新生儿应首先接受内科治疗；若内科无法控制心力衰竭，应考虑栓塞最大的AV分流（流程图63.1中⑤）。

Pierre Lasjaunias及其同事建立的Bicetre新生儿评估量表有助于判断VOGM的血管内治疗时机（表63.1）：若Bicetre评分＜8/21（严重多器官衰竭的表现），不推荐治疗，因为预后不良且并发症发生率高（流程图63.1中⑤）；重要的是向父母和医疗团队传达该信息。评分8～12/21建议急诊血管内干预；评分＞12/21的新生儿，只要内科治疗可行，理想状态是密切监测精神运动发育和头颅周径直至3或4个月龄（流程图63.1中⑤）；每月行MRI。我们团队建议的最佳治疗窗是将治疗延迟至3～4月龄，此时，技术难度和栓塞并发症减少，大脑发育迟缓的风险降低（流程图63.1中②和⑥）。根据对保守药物治疗的反应，Bicetre评分可能每天变化。

婴儿

婴儿和儿童VOGM的治疗目标是维持静脉液体平衡（参阅"病理生理学"一部分内容），确保正常脑发育的同时消除病变。婴儿血管内治疗的指征包括：初始Bicetre评分＞12且达到3～4月龄的新生儿；每月测量头颅周径快速增长的巨颅症，新诊断的症状性VOGM；MRI有新发脑积水或脑室内压增高征象的已知VOGM；与脑损伤、进行性静脉狭窄、心力衰竭恶化、生长不良或发育迟缓相关的新发脑MRI异常（流程图63.1中②和⑥）。MRI有严重脑损伤或萎缩证据（常见于延误转诊的情况）可除外栓塞治疗。

儿童

若有巨颅症加重、脑积水或其他脑室内压增高的MRI征象、与脑损伤相关的新发脑MRI异常、软膜静脉逆流证据、急性症状或发育延迟，应急诊行血管内栓塞（流程图63.1中③、⑦、⑨）。该年龄组常有颈

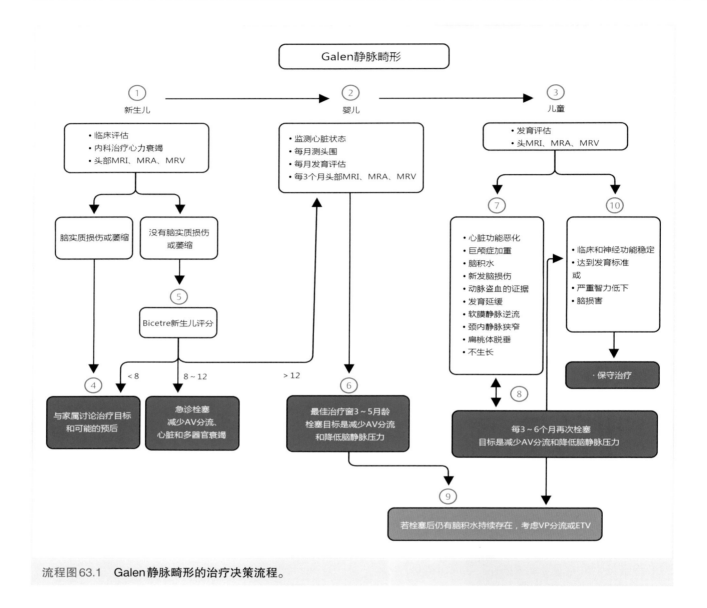

流程图63.1　Galen静脉畸形的治疗决策流程。

内动脉狭窄或闭塞，这些变化来自长期以来的静脉窦压力增高。

大龄儿童和成人

该年龄组在发病时的表现或延迟诊断的特征是亚急性和慢性症状，如生长不良、骨骼肥大、精神发育迟滞、癫痫发作、脑钙化和精神障碍；治疗后症状无法逆转，因已错过最佳治疗时间窗。

解剖学因素

VOGM的动脉血供一般来自脉络膜动脉（脉络膜后动脉和脉络膜前动脉）、远端胼周动脉（通过永存边缘弓）、回旋动脉（顶盖动脉或环状动脉）、压部动脉、丘脑穿支［也称为室管膜下动脉（继发性激活而非原发性累及，若脉络膜动脉供血被栓塞将退化）］

和小脑上动脉的硬脑膜分支。

VOGM的独特之处是静脉引流；实际上并非Galen静脉（在妊娠期10周出现）而是其前体——Markowski前脑正中静脉（MVP）引流。胚胎发育中，脉络膜静脉最初回流入该一过性静脉；但AV分流的存在阻碍了其消退。也常见永存型胚胎静脉引流，如永存镰状窦合并直窦闭塞或发育不良，以及枕窦或边缘窦。MVP和深静脉系统间是否存在交通仍有争议；若存在，也无法在血管造影上看到。AV分流的存在，造成脑的深静脉引流需要通过中脑外侧静脉或顶叶正中静脉的替代通路进行引流。

病理生理学/分类

VOGM有2种主要的血管构筑类型——壁型和

表 63.1　评估新生儿 Galen 静脉畸形治疗的 Bicetre 评分

分值	心脏功能	脑功能	呼吸功能	肝脏功能	肾脏功能
5	正常	正常	正常	—	—
4	过负荷，未进行内科治疗	亚临床，孤立性 EEG 异常	呼吸急促，呼吸瓶可终止	—	—
3	衰竭，内科治疗后稳定	非惊厥性间歇性神经功能体征	呼吸急促，呼吸瓶不可终止	无肝肿大，正常肝功能	正常
2	衰竭，内科治疗不稳定	孤立性惊厥	辅助性通气，正常氧合 $FiO_2 < 0.25$	肝肿大，正常肝功能	短暂性无尿
1	需要通气	癫痫发作	辅助性通气，正常氧合 $FiO_2 > 0.25$	中度或暂时性肝功能不全	治疗期间仍不稳定性的利尿
0	对内科治疗抵抗	永久性神经功能损害	辅助性通气，无氧合	凝血异常，肝酶升高	无尿

脉络膜型（图 63.1），但许多呈混合型。在壁型（图 63.1a）中看不到窦，有 1 支或许多直接 AV（瘘）分流进入 MVP 静脉球；常耐受较好，因此婴儿患者没有心脏症状且临床评分较高，除非有多发性大型分流。脉络膜型（图 63.1b 和图 63.2）（所有 VOGM 的 56% ～ 76%）在供血动脉和静脉球之间有异常血管网络；更常见于心力衰竭的新生儿；可导致新生儿呼吸衰竭、液体过多、肾脏衰竭、肝脏衰竭、凝血疾病；但不表现为颅内出血。AV 明显分流入 VOGM 也可造成正常脑动脉的盗血；从而导致脑组织的动脉氧合受损，最终引起熔化性脑综合征（参阅"影像学"部分内容）。

若 VOGM 的新生儿存活且无动脉盗血或心力衰竭，液体动力学异常（巨颅症、脑积水）将是婴儿常见的症状。液体动力学异常是静脉系统压力增高的结果。CSF 经髓静脉吸收，AV 分流的存在造成静脉压力增高，导致 CSF 吸收功能受损；但只要颅缝分开，脑就可生长，对脑本身不造成什么后果；因此，巨颅症并不一定进展为脑积水。但如果颅缝停止生长或髓静脉重吸收减少或静脉系统顺应性障碍，即可发生脑积水和颅内高压；临床表现包括易激惹、意识水平改变、头围变化、脑容量减少且液体间隙增加、发育迟缓。脑室分流无法治疗脑积水的潜在病因，但可导致新发神经功能障碍、癫痫发作、出血、硬膜下积液或静脉球增大。随着侧裂静脉回流入海绵窦，头围的增加在 3 月龄后将自发性稳定；脑静脉的回流（和脑脊液吸收）也经大脑中浅静脉和大脑中深静脉而得以改善，但有时导致面静脉凸出。

静脉窦高压导致颈静脉球的内膜增生、乙状窦发育不全、颅底发育异常，造成不同程度的颈静脉球狭窄和发育障碍。颈静脉球发育障碍也包括颈静脉孔的骨性狭窄，可进展为颈静脉球闭塞。尽管颈静脉球狭窄减少了心脏充血，但增加了脑静脉充血；继发性后果是静脉逆流，导致液体动力学疾病、神经功能障碍、癫痫发作、面部静脉凸出、鼻出血（与面部静脉充血有关）、与天幕下静脉充血相关的扁桃体疝，以及软膜静脉逆流引起的颅内出血。

诊断检查

临床评估

一般来说，AV 分流程度越大，发病年龄越早，心力衰竭的程度越重。新生儿常表现为心力衰竭，临床症状依 AV 分流的严重程度而不同；但心力衰竭程度各不相同，似乎与分流程度无关。肾脏和肝脏衰竭使心力衰竭加重。严重心力衰竭也与室间隔缺损和动脉导管未闭的持续存在有关。初始临床评估应包括重症医生、神经内科医生、神经外科医生、神经放射科医生、心脏科医生间的多学科会诊。检查应包括头围、体重；肾脏和肝脏功能；影像学（参阅下面"影像学"一部分内容）；EEG 和心脏评估。新生儿癫痫发作常与动脉盗血有关，是预示脑损伤后不良预后的预测因素。应确定发病时的新生儿 Bicetre 评分。临床随访时需检查发育标志（精神运动发育）、头围和影像学。

影像学

若疑似 VOGM，影像学检查应包括：

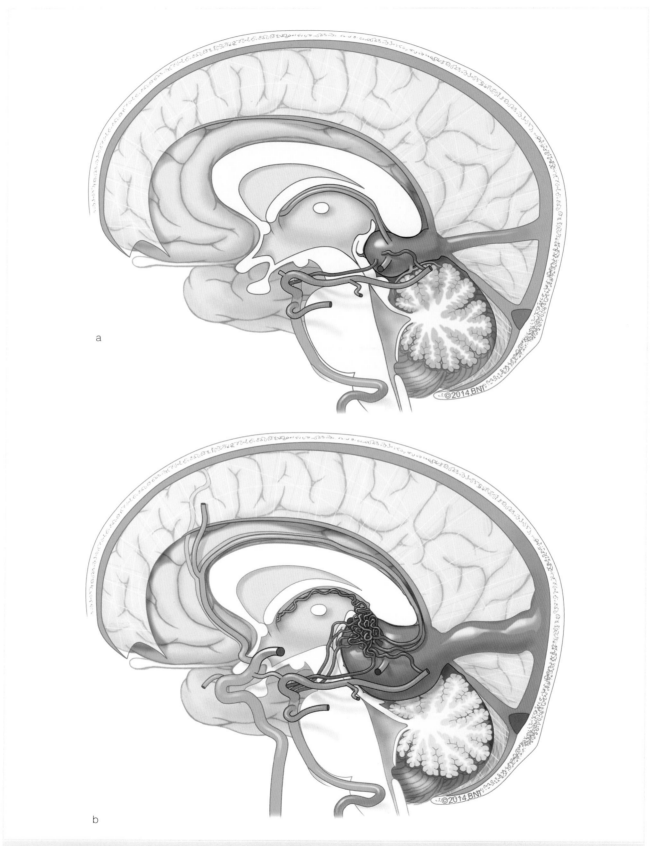

图63.1　插图描绘Galen静脉畸形的2种不同类型。壁型（a）和脉络膜型（b）（经Barrow Neurological Institute同意使用）。

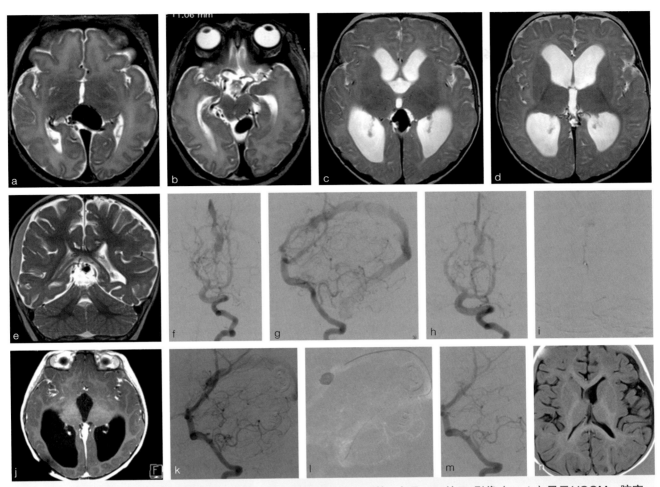

图 63.4　产前诊断 VOGM 的女性患者。在另一家机构接受治疗，因第 1 个月 MRI 的 T2 影像（a、b）显示 VOGM、脑室正常、无脑病变而选择接受保守治疗。在 10 个月时出现神经认知延缓和巨颅症。c、d. MRI 的 T2 影像显示脑积水；外院行脑室分流术治疗，随后出现多发性硬膜下积液。e. MRI 的 T2 影像。13 个月时转入我们机构；当时患者出现严重神经功能延缓。临时关闭脑室分流管并行血管造影（f、g）：左侧椎动脉造影显示右侧脉络膜后动脉和左侧穿支供血的 VOGM。h. DSA 左侧椎动脉造影的 AP 像显示脉络膜后动脉栓塞后的结果。i. DSA 微导管造影，左侧（j）：钆增强的 MRI T1 影像显示 VOGM 持续存在，脑积水恶化；因而计划随后行栓塞手术。k ～ m. DSA 影像侧位。由于没有直接动脉通路，我们采用经静脉入路。行弹簧圈栓塞（l）后完全消除 VGAM。n. MRI 随访 1 年显示脑积水完全缓解。患儿从发育迟缓中完全恢复，栓塞后 11 个月达到 2 岁龄的发育标准。

应不切除脐动脉导管，这是该年龄组主要的血管内入路。也应避开股动脉和颈内静脉的中心静脉管路。若不再有脐动脉入路，应在超声引导下建立股总动脉入路，放置 4F（French）血管鞘；用于诊断导管和导引导管。

可用血流导向导管或导丝引导微导管。由于存在快速分流，需高浓度的胶。常用胶的配置为 2 mL nBCA 混合 0.5 ～ 0.75 mL 钽和 0.1 m 碘油。对于较小的供血动脉，30% ～ 55% 的 nBCA 和碘油混合物已足够。可能需多次栓塞；治疗目标不是一期治愈 VOGM，而是首先逆转心力衰竭，然后确保正常精神运动发育。在婴儿和儿童，栓塞的目标应根据有无回

流入海绵窦、颈静脉球成熟、顶叶凸面的水坑效应、静脉充血所致的静脉停滞以及软膜或室管膜静脉逆流来制定。若观察到软膜逆流，必须完全消除血管分流，因为有出血的风险（流程图 63.1 中③、⑦、⑧）。

完全或近完全栓塞 VOGM 后，新生儿苏醒前可全身麻醉 24 小时。根据临床状况和对栓塞的反应，每 3 ～ 6 个月分期进行血管内治疗。

并发症防治

腹股沟入路并发症在新生儿和儿童比成人更常见；应交替使用股动脉穿刺侧。股动脉痉挛严重将导致肢体缺血。新生儿与腹股沟入路有关的迟发性并发

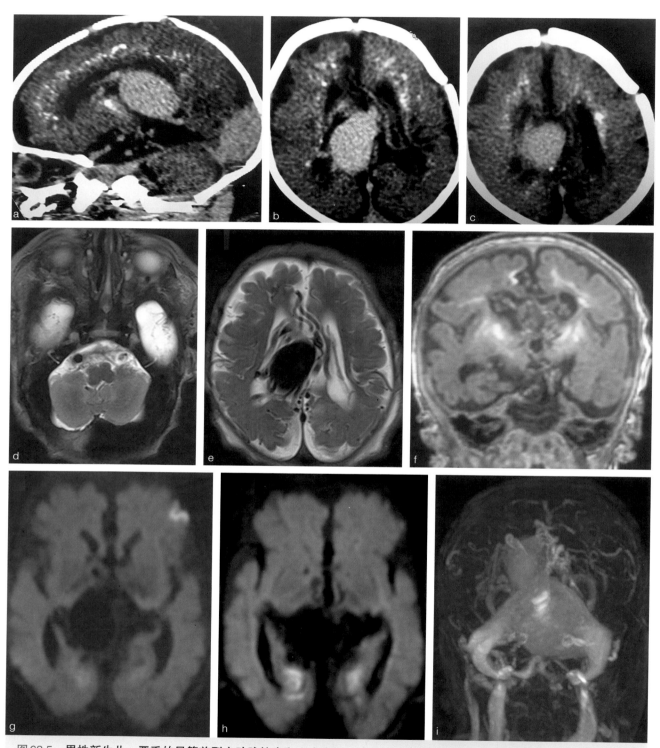

图 63.5　男性新生儿，严重的导管前型主动脉缩窄和心力衰竭。脑CT影像矢状位（a）和轴位重建（b、c）显示扩张的静脉球，深部白质和丘脑钙化明显。尽管有巨颅症，但没有明确提示脑容量丧失的脑萎缩。轴位T2（d、e）、冠状位T1（f）、轴位DWI（g、h）的MR和TOF MR静脉成像（i）显示除了脑容量丧失，MCA分支扩张提示动脉盗血、T1高信号提示弥散性微钙化，DWI影像的缺血灶与动脉盗血有关。静脉成像显示双侧颈内静脉狭窄。由于巨颅症、脑萎缩征象、弥散性钙化、心脏功能不全、EEG异常，做出不积极治疗的决策，婴儿在随后12小时内死亡。

症包括腿长差异和股骨头缺血性坏死。手术时间不应超过 1 小时，否则 4F 鞘可能堵塞。

新生儿的动脉脆弱，须非常小心避免微导丝穿破动脉。随着栓塞血管的数量增加，并发症的可能性也增加。在一次治疗中努力栓塞所有供血动脉来消除病变将招致严重风险，导致静脉系统突破性血栓形成，一般没有必要这么做。同样，深静脉移位也将导致静脉闭塞。另一方面，结扎性栓塞将导致侧支循环接管分流病变。nBCA 栓塞后须快速撤管，避免黏管；无法撤管时，应在腹股沟入路点尽可能剪短，推送入主动脉；导管常能融入动脉壁。

经静脉弹簧圈栓塞的并发症发生率高，如颅内出血和与静脉球血栓形成相关的凝血病。也可能由室管膜下静脉回流入 Galen 静脉球，但一般在血管造影上看不到。

脑室腹腔分流或内镜第三脑室造瘘无法改变脑积水的病因（AV 分流）；但若栓塞后脑积水持续存在，最终将需要采取这些措施。

预后

尽管 VOGM 患者的预后随着经验增加和器械的改进而逐渐改善，但仍认为总体预后不良。未治疗的 VOGM 几乎总将导致发育延缓和智力低下。有 VOGM 且 Bicetre 评分 < 8 的新生儿，无论如何治疗，死亡率和并发症发生率都非常高。血管内栓塞治疗的新生儿（Bicetre 评分 8 ～ 12）的死亡率接近 50%。无论是否积极治疗，有严重心力衰竭的存活新生儿的发育迟缓率（67%）和癫痫发作率（27%）较高。婴儿或儿童期 VOGM 患者若接受及时治疗，死亡率低得多（分别为 7% ～ 25% 和 0%）。报道的大型系列中，所有年龄组血管内治疗和未治疗 VOGM 患者的总体死亡率分别为 23% 和 36%（支持流程图步骤 5、6、8）。

Lasjaunias 的包含 317 例患者系列的所有治疗存活患者中，74% 在最后随访时神经功能正常；但神经功能正常的新生儿患者仅 36%，而神经功能正常的婴儿 VOGM 患者 79%，儿童患者 67%（支持流程图步骤 5、6、8）。

某些因素和影像学发现与预后不良相关：围产期发病、发病时的神经系统症状、新生儿严重心力衰竭、需手术的复杂充血性心脏疾病、Bicetre 新生儿评分 < 12、所有 Bicetre 新生儿评分类别中评分为 2 分或更低（单一器官衰竭）、静脉球的大小、脑软化、MRA 或血管造影上动脉盗血的证据、脉络膜亚型、大量供血动脉组、没有海绵窦回流的颈静脉球狭窄、发育前在栓塞前行脑室分流治疗脑积水、栓塞失败。脑钙化提示既往有静脉缺血性损害；但在确定治疗的

VOGM 的神经功能预后中的预测价值有争议。

液体动力学障碍（巨颅症、脑积水）与发育延缓或已有预后间无直接关系，但有明显相关性。详细的神经认知检查常显示巨颅症患者有一定程度的智力低下；20% 严重发育延缓，但若延缓 < 20%，多数儿童将赶得上完全性栓塞 VOGM 的患者。

颈静脉球通畅患者的预后比静脉窦闭塞的预后好。回流入海绵窦有助于缓解因颈静脉球狭窄所致的脑静脉充血，并稳定巨颅症和发育延缓。

癫痫发作和精神发育迟滞是没有及时栓塞、转诊延误或脑室分流后患者最常见的症状。

稳定性和复发率

用 nBCA 正确栓塞后的供血动脉再通极其罕见。在所有认为达到完全栓塞 VOGM 的患者中，仅 3% 在血管造影随访上有持续性分流（支持流程图步骤 5、6、8）；并且，也有完全栓塞后 VOGM 球体积缩小再生长的报道。VOGM 在治疗或存活的儿童中仍有明显的比例，几乎一半将不能完全消除 VOGM。有报道，这类不完全治疗的患者无新发神经功能障碍。此外，也有残留缓慢 AV 分流的 VOGM 破裂的报道。

临床和影像学随访

不完全治疗的 VOGM 随访期间的临床评估应包括每月测量头围、体重，以及定期的发育评估和 MRI；这些结果的任何改变、新发脑积水或脑室内高压增加的 MRI 征象、与脑损伤相关的新发脑 MRI 异常、发育停滞或发育延迟，都应促成血管内治疗。

VOGM 完全栓塞后，儿童应每年进行临床和发育检查随访。1 年时 MRI/MRA，随后每 2 年检查，足够明确完全闭塞的稳定性。长期随访很重要，因为治疗成功与否只能在脑发育完全后确定。

专家述评

Galen 静脉动静脉畸形是治疗具有挑战性的疾病，没有犯错的余地。由于其罕见，我们推荐将治疗集中于适合治疗这类病变的医学中心。团队方式对多学科治疗这类病变很重要，需密切临床随访。MRI 对制定治疗计划已足够，无须诊断性血管造影。静脉系统是理解临床表现的关键。

Timo Krings, MD, PhD, FRCP(C)
University of Toronto, Toronto, Ontario,
Canada

主 编 述 评

曾有一段时间，许多这类病变采用显微外科手术治疗，结果具有高度异质性。由于血管内治疗的成功，显微外科手术技术治疗这类病变正在逐渐消失。尽管如此，开放式手术在某些情况下仍有一席之地。由于扩大的静脉本身将限制手术通道、离断全部进入Galen静脉的动脉分支存在技术困难，直接处理这些病变困难。供血动脉和扩张的Galen静脉解剖学各异，必须个体化治疗每个病例。脑积水不应采用分流治疗，确切的手术时机取决于儿童的身体状况和血管内策略（若有）。

Robert F. Spetzler, MD
Barrow Neurological Institute, Phoenix, AZ

推荐阅读

[1] Chevret L, Durand P, Alvarez H, et al. Severe cardiac failure in newborns with VGAM. Prognosis significance of hemodynamic parameters in neonates presenting with severe heart failure owing to vein of Galen arteriovenous malformation. Intensive Care Med 2002; 28(8): 1126−1130

[2] Fullerton HJ, Aminoff AR, Ferriero DM, Gupta N, Dowd CF. Neurodevelopmental outcome after endovascular treatment of vein of Galen malformations. Neurology 2003; 61(10): 1386−1390

[3] Geibprasert S, Krings T, Armstrong D, Terbrugge KG, Raybaud CA. Predicting factors for the follow-up outcome and management decisions in vein of Galen aneurismal malformations. Childs Nerv Syst 2010; 26(1): 35−46

[4] Halbach VV, Dowd CF, Higashida RT, Balousek PA, Ciricillo SF, Edwards MS. Endovascular treatment of mural-type vein of Galen malformations. J Neurosurg 1998; 89(1): 74−80

[5] Johnston IH, Whittle IR, Besser M, Morgan MK. Vein of Galen malformation: diagnosis and management. Neurosurgery 1987; 20(5): 747−758

[6] Lasjaunias P, ter Brugge K, Berenstein A. Surgical Neuroangiography. Vol. 3. Clinical and Interventional Aspects in Children. 2nd ed. Berlin: Springer; 2006

[7] Lasjaunias PL, Chng SM, Sachet M, Alvarez H, Rodesch G, Garcia-Monaco R. The management of vein of Galen aneurysmal malformations. Neurosurgery 2006; 59(5, Suppl 3): S184−S194, discussion S3−S13

[8] Li AH, Armstrong D, terBrugge KG. Endovascular treatment of vein of Galen aneurismal malformation: management strategy and 21-year experience in Toronto. J Neurosurg Pediatr 2011; 7(1): 3−10

[9] Lylyk P, Viñuela F, Dion JE, et al. Therapeutic alternatives for vein of Galen vascular malformations. J Neurosurg 1993; 78(3): 438−445

[10] Raybaud CA, Strother CM, Hald JK. Aneurysms of the vein of Galen: embryonic considerations and anatomical features relating to the pathogenesis of the malformation. Neuroradiology 1989; 31(2): 109−128

[11] Zerah M, Garcia-Monaco R, Rodesch G, et al. Hydrodynamics in vein of Galen malformations. Childs Nerv Syst 1992; 8(3): 111−117, discussion 117

第64章　天幕上海绵状血管畸形

Michael Lang, Ricky Medel, Aaron S. Dumont, and Peter S. Amenta

摘　要：天幕上是脑海绵状血管畸形的主要部位。这类病变可在普遍应用的高级影像学检查中意外发现，或因患者表现为癫痫发作、出血或局灶性神经功能障碍而发现。无症状性病变可通过临床和影像学随访监测，而症状性病变根据多种因素权衡治疗风险与预期获益进行治疗决策，包括临床表现、部位、相关性障碍、癫痫定位和其他患者和病变特异性因素。表现为出血或病变相关性癫痫发作的病变适合开颅显微外科切除；深部或功能区的初发出血可观察，手术或放射外科根据患者和病变特异性因素用于治疗复发性出血。手术前高级影像学检查（包括有传导束成像的功能和弥散张量成像）、神经导航、谨慎的显微外科手术技术和术中监护使手术切除深部和（或）功能区病变更安全和更有效。我们展示一张流程图，有利于治疗天幕上海绵状血管畸形。

关键词：天幕上，海绵状血管畸形，出血，癫痫，开颅，无症状性，显微外科手术，观察

概　述

脑海绵状血管畸形（CCM）是罕见的血管畸形，在人群中的发生率约0.2%～0.4%，占颅内血管畸形的8%～15%；分布于中枢神经系统的任何部位，天幕上占70%～80%。临床表现因部位、有无出血、癫痫起源而异。尽管广泛使用磁共振成像（MRI）增加了无症状性病变的检出率，但新发癫痫发作仍是最常见的症状。

本章关于治疗决策的主要争议包括：

（1）CCM是否具有指征治疗。

（2）干预的时机。

（3）位于功能区和深部将如何影响手术干预的指征和时机。

（4）非手术治疗在CCM中的作用是什么？

是否治疗

CCM的治疗决策在很大程度上取决于发现病变时是否有症状（流程图64.1中①～③）。尽管无症状性CCM罕见，但MRI的引入增加了检出的概率；意外发现的CCM的首次出血率低（0.25%～6%）。症状性出血的风险随诊断时的年龄（代表终身累积风险）、女性、位于功能区或天幕下而增加。部位相关性出血风险与新发神经功能障碍或神经功能障碍恶化相关，即使轻微出血或生长极小。

手术和放射外科干预本身有风险，临床无症状性病变应考虑保守随访，每隔1年或2年复查MRI（流程图64.1中④）。海绵状血管畸形是血流动力学病变，影像学和组织学表现与慢性微出血一致；因此，意外发现的CCM可有少量脑出血（ICH），造成文献中出血表现的分类不一致。

2/3的患者有症状，包括（按频率递减排列）癫痫发作、头痛、ICH、非出血性局灶性神经功能障碍（FND）。表现为癫痫发作的患者应评估手术切除责任性CCM及其周围的胶质组织：Ⅰ期视频脑电图（EEG）监测评估确认癫痫灶局部定位并匹配CCM的解剖结构定位。对于不一致的Ⅰ期监测或多发性CCM时，应考虑颅内监测来准确定位癫痫灶（流程图64.1中⑫～⑰）。

在首次表浅非功能区皮质ICH后，一般考虑手术切除CCM。第二次ICH后，应根据神经功能障碍的程度考虑手术切除深部或功能区CCM（流程图64.1中⑤～⑪）。生长且有进行性FND的病变若手术可及，应考虑切除（流程图64.1中⑱）。

解剖学因素

位于功能区和软膜/脑室是与CCM手术相关性最大的因素。在天幕上，位于功能区一般需评估治疗，特别是在首次出血后；但病变位于软膜或脑室表面创造了自然手术通道，可早期手术干预。

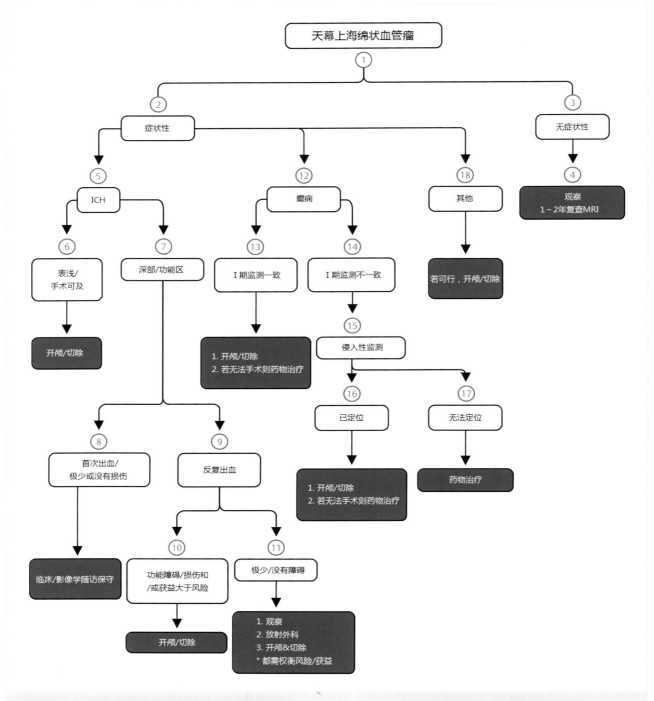

流程图64.1　天幕上海绵状血管畸形的治疗决策流程。

病理生理学和自然史

海绵状血管畸形是血流动力学流量低的血管畸形；完全是发育性异常，呈散发性，在家族性人群中也呈新发性，特别是在颅脑放疗后。组织学检查显示类似肝窦样相互连接的静脉通道，内衬胶原基质分隔的单层内皮；窦样CCM血管没有脑血管结构的典型特征，如紧密连接、弹性蛋白或平滑肌。常有钙化或囊性区等不同阶段血液分解产物的证据。含铁血黄素染色是反映频繁微出血的一种固定特征，只有程度不同而已。尸检系列显示，CCM与发育性静脉异常（DVA）的共同发病率为14%～30%。这类病变根据MRI表现进行分类（见下述）。

基于人群的回顾性分析显示，单个患者的年

出血率为 0.25% ～ 2.3%，单个病变的年出血率为 0.1% ～ 1.4%（尽管这些数据都假定出生时即有风险）。基于前瞻性收集的数据的报道显示，出血率为 0.8% ～ 3.8%；无症状性海绵状血管瘤的年破裂风险为 0.39% ～ 4.2%；症状性病变的年再出血率为 7% ～ 8.9%。但 CCM 相关性 ICH 的一个特征是时间聚集性（由 Baker 等首先报道），患者首次出血后的前 2 年的出血率增加，此后回降或低于基线，最初的峰值为每月 2.1%（流程图 64.1 中①、②、⑤）。

症状性病变与重要结构的邻近程度影响出血率。Porter 等报道了 170 例患者的观察结果，发现 4.1% 的深部病变出血，而浅部病变为 0%。功能区海绵状血管瘤与出血后完全自发性恢复的可能性较低相关。

诊断检查

临床评估

针对性的神经系统检查应辨认与病变相关的症状和体征。海绵状血管瘤破裂引起大面积 ICH 虽然罕见，但其治疗与其他所有急性 ICH 一样。表现为 FND 或癫痫发作的患者，特别是在多发性 CCM 的情况下，临床定位应与影像学发现一致；使用连续 EEG 视频监测确认电记录和符号记录与确定的结构性病变一致。癫痫切除手术应包括多学科评估。

载多发性 CCM 的情况下，有必要对已知的相关突变基因进行基因检测。家族性 CCM 定义为 CCM 出现在至少 2 代直系家庭成员或多发性 CCM 患者有确认的种系突变。家族性 CCM 已确认 3 种常染色体显性基因，称 CCM1（KRIT1-染色体7p）、CCM2（MGC4607-染色体7q）、CCM3（PDCD10-染色体3q），在西班牙裔人群中发生率增加。

影像学

计算机断层扫描（CT）对确认无症状性或小型病变的敏感性有限。大的或钙化的 CCM 是边界清晰的高密度或混杂密度的实质内病变。一般在 CT 上首先确定急性出血，推荐早期影像学复查确认出血稳定；周围水肿提示近期出血。CCM 在血管造影上呈隐匿性，但在导管血管造影的静脉期可观察到相关的 DVA。

MRI 是评估 CCM 的首选方式，辨认临床显著病变的敏感性和特异性接近 100%；主要取决于各种裂解产物中血红素铁氧化状态的局部磁场（磁敏感效应）衰减相。磁敏感效应造成 T2 信号（称为 T2*）的衰减比预期快，梯度回波（T2* GRE）明显，采用梯度重聚而非反转脉冲。磁敏感加权成像（SWI）也利用这种效应，优势是能鉴别钙化与血液产物。

CCM 根据 MRI 的表现分为 4 种不同类型（图 64.1 ～ 图 64.4），可预测临床病程。I 型病变的特征是 T1 和 T2 加权序列都是高信号（高铁血红蛋白），代表亚急性出血，通常有低信号环（含铁血黄素/铁蛋白）。II 型病变呈经典的"爆米花"表现，T1 和 T2 加权影像上都有网状核心和混杂信号特征；T2 和 GRE 序列有明显的低信号环，代表含铁血黄素染色的胶质囊；易于临床进展和症状反复。III 型病变的特征是 T1 加权序列上等至低信号且 T2 低信号，代表慢性

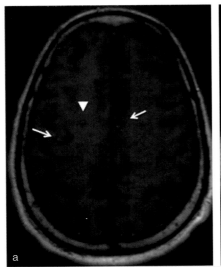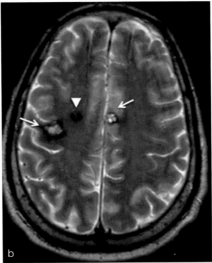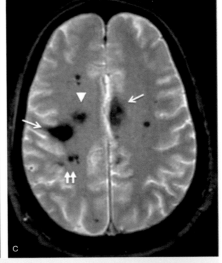

图64.1　单个患者的多发性 CCM 亚型，CCM1 突变，T1 加权（a）、T2 加权（b）、T2*GRE（c）序列。II 型病变的经典双侧"爆米花样"形态，见于右侧额叶凸面和左侧额叶内侧（长箭头）。右侧半卵圆中心内较小的 III 型病变（三角箭头）。多发性 IV 型病变（双箭头）仅见于 T2*GRE。

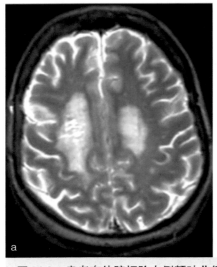
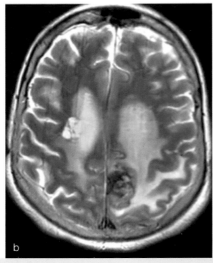
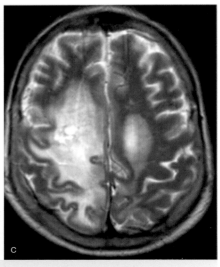

图64.2　患者在外院切除右侧额叶Ⅱ级星形胶质细胞瘤，然后接受放疗后15年，新发右侧偏瘫和偏身感觉障碍。与远期影像相比（a），放疗区内见新发海绵状血管畸形和轴位水肿的证据（b）。患者接受保守治疗1年，但在神经功能障碍进展后行手术根治。术中使用神经生理监测和神经导航确认旁中央小叶的位置。c. 术后1年的影像。

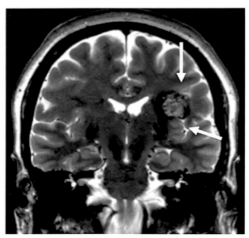
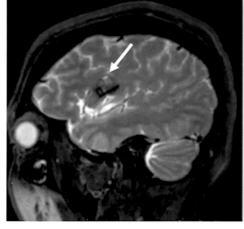

图64.3　Broca区的海绵状血管畸形造成难治的简单部分性和复杂部分性癫痫发作。CCM达额下沟和冠上沟的软膜表面；选择经脑沟入路联合唤醒言语监测，避免操作侧裂内的MCA分支和过度牵拉额盖。

出血；含铁血黄素沉积在GRE上明显；影像学检查时一般无临床症状，因为无急性出血。Ⅳ型病变是点状低信号灶，仅见于GRE序列；常见于家族性亚型，代表早期CCM。所有CCM影像类型一般都不随钆增强。

鉴别诊断

小的CCM，特别是多发性时，鉴别诊断包括造成脑微出血的所有原因，如脑淀粉样血管病（CAA）、弥漫性轴索损伤（DAI）、血管炎、慢性高血压性脑病（特别是在基底节）、隐匿性血管畸形（毛细血管扩张症或血栓性动静脉畸形）或放疗诱发的血管病变。多发性小钙化病变也可看作慢性感染过程的结果，如弓形虫病或脑囊虫病。大的出血性病变需与脑叶或基底节出血的病因鉴别，包括出血性肿瘤、血管畸形、CAA和高血压。

治　疗

保守治疗

无症状性和意外诊断的CCM无手术指征（流程图64.1中④）。多发性海绵状血管瘤与家族性疾病一样，也要评估治疗，对可及的症状性病变进行干预；用系列MRI随访评估有无新发出血或病变增大。我们的经验是推荐对未破裂病变进行初始年度MRI随访，慢性稳定性病变逐渐延长随访周期。功能区皮质的病变一般观察，必须仔细考虑手术的风险-获益。急性出血或多发性出血的累积效应可造成永久性神经功能障碍，降低手术切除的致残率。血肿和出血吸收形成的残腔也能创造手术通道。不适合切除的癫痫发作患

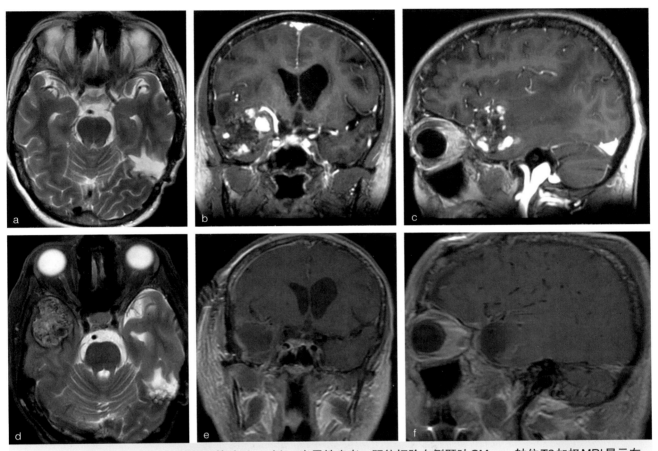

图64.4　大型新发性天幕上海绵状血管畸形。1例71岁男性患者，既往切除左侧颞叶CM。a. 轴位T2加权MRI显示左侧颞叶既往的切除残腔。患者5年后表现为头痛和找词困难，MRI（b～d）显示右侧颞叶的大型CM。患者行右侧颞部开颅切除CM。e、f. 术后MRI显示全切除（照片由美国Mayo Clinic的Leonardo Rangel-Castilla医学博士提供）。

者，推荐用抗癫痫药物积极控制癫痫发作。

脑血管外科治疗——手术细节

切除天幕上海绵状血管瘤遵循的一般原则适用于几乎所有病变。选择的手术入路须尽可能减少对正常脑实质的侵犯（图64.4）。患者的体位、切口选择和开颅手术的计划是实现最直接、最安全到达病变的路径的关键。利用自然脑沟界面和分离脑池获得充分显露和脑松弛，也有利于切除。现在常规使用术中神经导航，增加了入路的准确性，有助于特定的开颅；加做fMRI和纤维束成像有助于选择安全的手术通路。切除位于或邻近语言和主要运动皮质的CM时，应采用术中皮质刺激进行语言或感觉运动映射来确定功能解剖（图64.2）。

CCM本身的切除技术取决于与功能区结构的邻近程度。位于非功能区者，可以环周方式广泛切除病变；这对癫痫源性病变特别重要，切除周围的胶质组织、含铁血黄素染色的脑组织与癫痫缓解率密切相关。对于累及功能区皮质、相关性白质纤维束或丘脑/基底节的病变，所谓的从内向外的切除技术被证明是成功的；这种情况下将进入CCM本身，减压血液产物，将完整的囊壁逐渐推移进入病变内腔。应尽量减少使用双极电凝以避免热损伤。必要时可分块切除包囊，进一步减少脑侵犯或操作穿支血管（如岛叶或基底节的CCM）。

到达视觉、语言或感觉运动皮质海绵状血管畸形的入路取决于病变有无到达皮质表面；理想状态下，在出现的脑回或脑沟表面进入病变。对于累及这些结构的较深病变，无论斜向经皮质入路切开非功能区皮质还是经脑沟入路可能都是适合的。可在术中根据皮质定位来最终选择入路，特别是累及Wernicke或Broca区的病变（图64.3）。

岛叶和基底节海绵状血管畸形

文献中报道了多种到达基底节和丘脑的手术入路。岛叶和外侧基底节海绵状血管瘤经侧裂-经岛叶入路到达，可进一步分为前方入路和后方入路。外侧尾状核/内囊前方的病变通常向内侧推移尾状核，同时使前部岛叶皮质变薄；需打开向前方延伸的侧裂显露 M1、近端 M2 分支和下方的短岛回（与显露 MCA 动脉瘤一样）。在岛叶的这一部分，脑脊液间隙明显更大，有利于分离。

岛叶后部或豆状核的 CCM 从侧裂后部分离，显露长岛回和 MCA 的岛盖段（M3）。内囊界定了 CCM 的内侧边界。基底核、基底壳核、苍白球和内囊前肢的病变最好切开内侧眶额回皮质到达；切除眶颧骨可扩大该入路的显露范围；经颈动脉上三角分离、操作，需保留发自 ICA 末端的穿支动脉、A1 和 M1 段。

并发症防治

如前所述，并发症的防治应包括仔细的患者选择和细致的手术技巧。报道的出血发生率随时间延长有降低的趋势，推荐对功能区出血性病变早期进行观察。须极其仔细地保留作为正常静脉引流通道的相关性 DVA。使用手术辅助技术明显有助于定位病变和功能区脑结构，包括脑定位、神经导航、高级 MR 成像序列。尽可能减少脑组织侵犯、从内向外分离、限制使用电凝对位于功能区的 CCM 特别重要。最后对于表现为癫痫发作的患者，在手术切除前确认 CCM 是致痫区对癫痫的长期缓解很重要。

预后

天幕上海绵状血管畸形手术切除后的预后与病变的部位密切相关。位于非功能皮质脑叶的神经功能障碍最小、呈暂时性，总体并发症发生率为 3%～5%。尽管迄今为止 2 项最大的功能皮质或基底节 / 丘脑 CCM 手术系列发现高达 90% 的患者保留了基线神经功能，术后神经功能下降发生率为 8%～10%，但功能皮质病变的神经功能障碍风险高得多。反复出血的最大危险因素是次全切除；深部病变的全切除率可高达 95%（支持流程图步骤 5、8）。

报道的 CCM 相关性癫痫发作患者的癫痫预后一般很好，文献中约 75% 达到 Engel Ⅰ级癫痫缓解（33%～100%）（支持流程图步骤 5、8）。最近的一项系统综述显示，病变 > 1.5 cm、CCM 多发、继发全身性发作导致癫痫预后较差，而全切除和癫痫发作 < 1 年可改善手术后的预后。尽管动物和人类的电生理证据均表明含铁血黄素环是癫痫的起源区，但多项报道质疑了切除含铁血黄素环可改善癫痫预后这一观点；但我们建议切除含铁血黄素环，除非这么做有损伤功能结构的风险。

手术结果

切除基底节和丘脑海绵状血管瘤有明显的新发神经功能障碍和神经功能恶化的风险。术后即刻发生的功能恶化常因操作和牵拉周围结构和后续水肿而造成。手术前与患者沟通很关键，需警告患者有新发神经功能障碍的可能。重要的是，许多患者会有明显的功能恢复。在一项显微外科手术切除 26 例深部海绵状血管瘤患者的综述中，7 例有迟发性功能恢复。Wostrack 及其同事报道 47% 的患者有短暂性神经功能并发症，而 90% 的功能区非脑干海绵状血管瘤患者没有手术后新发功能障碍。Steinberg 等报道了 56 例患者中 29% 的患者发生术后即刻神经功能障碍，包括症状性脑干、丘脑、基底节 CCM；在长期随访时，5% 有永久性障碍，而 52% 的症状有所改善。

稳定性和复发率

尚无单发性海绵状血管畸形全切除后复发的病例报道（支持流程图步骤 8）。反复出血仅报道于次全切除后。文献中报道了真正的新发病变，常见于 CCM 相关性基因突变或头颅放射暴露的患者。较小的系列报道的癫痫发作缓解率高达 100%，但较长时间随访的大型系列报道中长期 Engel Ⅰ级癫痫发作缓解率为 75%。仔细定位发作区可提高癫痫发作缓解率，病变切除后仍缓解失败的患者，考虑正规脑叶切除是合理的（支持流程图步骤 6～8）。

临床和影像学随访

对意外发现的 CCM 或多发性 CCM 患者，以及保守治疗的症状性病变患者，我们推荐每年 MR 成像监测病变特征和大小的变化。建议患者对新发症状立即行神经外科评估。单发病变患者手术后 1 年再次复查 MRI，然后根据需要随访。

放射外科的作用

立体定向放射外科（SRS）用于治疗位于功能区且无法接受手术并发症风险的 CCM。CCM 对 SRS 的放射生物学反应不如 AVM 明确。与 AVM 不同，海绵状血管瘤缺乏正常的内皮和中膜（辐射可分别诱导其损伤和增生）；并且也没有证据显示 CCM 对 SRS 有放射反应（与 AVM 随访成像中的血流改变不同）。因此，SRS 有意义地改变疾病自然史这一观点有明显争议；但迄今为止最大的系列显示，治疗前年出血率约 33%；治疗后最初 2 年的年出血率降至 8.1%～10.8%，长期年出血率为 1.2%～2.4%。报道的边缘治疗剂量为 13～18 Gy，治疗相关性并发症风险为 5%～41%，高达 27% 的患者需后续手术切除。由于手术和 SRS 系列计算的年出血率有明显差异，解释这些结果时最后警告一句是值得的。若从初诊开始计算，与出生时相比，年出血率要高得多，因为 SRS 系列的后续年出血率约 30%。由于常检出初发和新发病变，2 种方式都有一定的有效性；并且，CCM 相关性出血的时间聚类特征可解释 SRS 文献中报道的 2～3 年后出血风险降低。目前，尚无足够的证据支持 SRS 作为主要治疗方式，即使是高风险病变。

癫痫责任灶（例如通过 EEG）的病变应进行治疗。放射外科对海绵状血管畸形没有明确的作用。

Peter Nakaji, MD and Robert F. Spetzler, MD

Barrow Neurological Institute, Phoenix, AZ

专 家 述 评

海绵状血管畸形虽然罕见，但是是受累患者神经系统致残率的重要来源。在天幕上，表浅非功能区病变可直接进行手术干预；但位于功能区解剖结构内的皮质下深部病变治疗困难；切除这类病变有相当大的手术并发症发生率，不能夸大仔细选择患者的重要性。单次出血和无症状的功能区解剖结构内的海绵状血管瘤一般观察；反复出血和进行性神经功能障碍者有手术干预的有力指征。在许多情况下，术后即刻的并发症随时间和康复而改善，有时会显著改善。

无论是什么部位或是否位于功能区，手术干预遵循标准原则。患者的体位和最佳手术入路的仔细选择很关键。选择的入路应尽量减少侵犯脑组织，并最大限度地利用自然组织界面。神经导航、传导束成像和 DTI 以及术中监护是极大改善手术干预安全性的重要辅助手段。

Peter S. Amenta, MD

Tulane University Medical Center,

New Orleans, LA

主 编 述 评

天幕上海绵状血管畸形应个体化治疗；治疗决策应遵循一些基本原则。只有症状性病变或那些引起进行性障碍的病变应手术治疗；特别是单发海绵状血管畸形合并癫痫发作者应手术。在非功能区组织切除含铁血黄素染色组织；功能区组织最好予以保留，即使术后癫痫持续的风险较高。在多发性海绵状血管畸形的情况下，对明显呈进展性、出血性或显示为

推荐阅读

[1] Al-Shahi Salman R. The outlook for adults with epileptic seizure(s) associated with cerebral cavernous malformations or arteriovenous malformations. Epilepsia 2012; 53(Suppl 4): 34–42

[2] Al-Shahi Salman R, Berg MJ, Morrison L, Awad IA; Angioma Alliance Scientific Advisory Board. Hemorrhage from cavernous malformations of the brain: definition and reporting standards. Stroke 2008; 39(12): 3222–3230

[3] Barker FG II, Amin-Hanjani S, Butler WE, et al. Temporal clustering of hemorrhages from untreated cavernous malformations of the central nervous system. Neurosurgery 2001; 49(1): 15–24, discussion 24–25

[4] Chang EF, Gabriel RA, Potts MB, Berger MS, Lawton MT. Supratentorial cavernous malformations in eloquent and deep locations: surgical approaches and outcomes. Clinical article. J Neurosurg 2011; 114(3): 814–827

[5] Dalyai RT, Ghobrial G, Awad I, et al. Management of incidental cavernous malformations: a review. Neurosurg Focus 2011; 31(6): E5

[6] Englot DJ, Han SJ, Lawton MT, Chang EF. Predictors of seizure freedom in the surgical treatment of supratentorial cavernous malformations. J Neurosurg 2011; 115(6): 1169–1174

[7] Lunsford LD, Khan AA, Niranjan A, Kano H, Flickinger JC, Kondziolka D. Stereotactic radiosurgery for symptomatic solitary cerebral cavernous malformations considered high risk for resection. J Neurosurg 2010; 113(1): 23–29

[8] Poorthuis M, Samarasekera N, Kontoh K, et al. Comparative studies of the diagnosis and treatment of cerebral cavernous malformations in adults: systematic review. Acta Neurochir (Wien) 2013; 155(4): 643–649

[9] Raychaudhuri R, Batjer HH, Awad IA. Intracranial cavernous angioma: a practical review of clinical and biological aspects. Surg Neurol 2005; 63(4): 319–328, discussion 328

[10] Rosenow F, Alonso-Vanegas MA, Baumgartner C, et al; Surgical Task Force, Commission on Therapeutic Strategies of the ILAE. Cavernoma-related epilepsy: review and recommendations for management—report of the Surgical Task Force of the ILAE Commission on Therapeutic Strategies. Epilepsia 2013; 54(12): 2025–2035

第65章　丘脑和基底节海绵状血管畸形

Leonardo Rangel-Castilla and Robert F. Spetzler

摘　要：丘脑和基底节海绵状血管畸形（CM）相对罕见，但可造成灾难性神经功能障碍；比更表浅病变的出血率明显更高（＞10%/患者-年）。患者在临床上表现为头痛、脑内或脑室内出血、脑积水、脑神经功能障碍和（或）昏迷。计算机断层扫描（CT）和磁共振成像（MRI）是首选的影像学诊断方式。有经验的医生可安全手术切除丘脑和基底节CM。我们对症状性病变或病变邻近软膜或室管膜表面的患者首选手术切除病变；否则保守治疗。根据病变在丘脑的不同部位，已报道了6种不同的手术入路，包括经侧裂眶额、对侧半球间经胼胝体、同侧半球间经胼胝体、后部半球间经胼胝体、顶枕叶经脑室和小脑上天幕下入路。放射外科对深部CM的获益仍存疑，不完全推荐。一般来说，丘脑和基底节CM患者的手术预后良好；短暂性神经功能并发症的风险为7%～21%，但永久性神经功能致残风险为1.3%～3.2%。所有患者必须进行临床和影像学长期随访。

关键词：丘脑，基底节、海绵状血管畸形，丘脑海绵状血管畸形、脑出血，脑室内出血，显微外科手术切除

概　述

海绵状血管畸形（CM）比一般认为的更常见。2项大型尸体解剖神经病理学研究和2项大型磁共振成像（MRI）扫描的机构回顾显示发病率为0.34%～0.53%（平均0.49%）；提示CM累及约1/200人。CM可发生于整个中枢神经系统：80%天幕上、15%脑干和基底节、5%脊髓。丘脑和基底节CM相对罕见，但不管怎样都可造成灾难性神经功能障碍。

是否治疗

医学文献中，CM的自然史差异很大。回顾性研究报道的出血率为0.25%～2.3%/患者-年；但低估了出血风险，因为作者假设病变从出生时即存在。前

本章关于治疗决策的主要争议包括：
（1）是否具有治疗指征。
（2）手术治疗丘脑和基底节CM的安全性和有效性。
（3）手术的时机。
（4）放射外科的作用。

瞻性研究显示，既往有出血史的症状性病变（4.5%/年）患者比意外发现的病变（0.6%/年）的再出血率高（流程图65.1中①～③）。病变的部位一直被认为是预测将来出血事件的最重要因素，基底节深部病变（10.6%/患者-年）比更表浅病变（0/患者-年）的出血概率明显更高（流程图65.1中④）；囊外病变（显性或病变外出血）的再出血率高达25.2%/患者-年。

手术时机

丘脑、基底节和脑干CM都可反复出血；推移而非侵蚀周围结构，包括传导束、脑神经、核团、下行运动传导束或上行感觉传导束。CM出血造成暂时性神经功能障碍，最终随时间而改善。一些外科医生认为应推迟治疗，因为手术进入CM可引起类似之前出血的症状；其他外科医生认为出血后应立即手术切除，因为出血及其分解产物对核团有害，而手术可减少对重要传导束的压迫。我们偏好在最后一次出血发作后4～6周内手术；若患者病情快速恶化，有指征行更紧急地干预（流程图65.1中③）。我对症状性患者和病变邻近软膜或室管膜表面的患者首选积极手术切除病变（流程图65.1中③和④）；对于症状轻微、病变较小（＜5 mm），或病变没有长至软膜或室管膜表面的患者，首选保守治疗（流程图65.1中⑥和⑧）。

保守治疗和放射外科

伽马刀（Elekta Instruments, Inc）放射外科作为所有CM的替代治疗方案而出现，特别是手术更困难的深部病变；可降低治疗前反复出血患者的再出血风险（从治疗前30%/年降至超过2年的15%/年和此后的2.4%）。相反，对单次出血患者的获益尚不清楚（从治疗前2.2%/年至第1年5.1%和此后1.3%）。7.3%

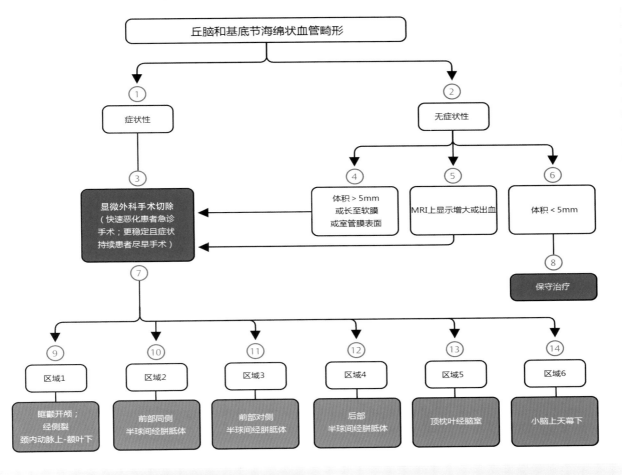

流程图65.1　丘脑和基底节海绵状血管畸形的治疗决策流程。

有放射治疗的轻微副作用。

证据显示，放射治疗可防止CM患者的将来出血；推测的放射保护机制容易反映CM的自然生物进化过程。放射治疗并非绝对安全，特别是应用于功能脑区病变，如丘脑和基底节。放射外科治疗并没有消除出血风险，相关性并发症的发生率可高达13%，这种治疗的获益存疑。

解剖学因素

早期的手术入路切除丘脑CM直接导致新发神经功能障碍或已有神经功能障碍恶化；手术的获益必须与风险相权衡。有些神经外科医生认为CM无法手术，或选择最佳手术入路前需反复考虑。丘脑位于脑干头侧的侧脑室中央，被重要的脑血管结构包绕，包括内囊、中脑、Monro孔、丘纹静脉和大脑内静脉。不同的手术入路可安全显露丘脑；后面在"治疗"一部分内容中描述了最常用于到达丘脑特定区域的6种不同的显微外科手术入路（流程图65.1中⑦）。

病理生理学

CM如何发展而来尚不清楚；一些病变明显为获得性，包括有家族史的患者和产生于以往放射治疗脑组织区域的CM。病变呈分叶状，暗红色或紫色；内部是蜂窝状的薄壁血管间隙。病变内或病变附近可有少量出血；推移正常脑组织引起症状；但出血浸润脑组织并不常见。胶质组织包绕病变，常被含铁血黄素染成黄色；畸形内没有中间组织或神经组织；在其周围，胶质组织含有吞噬含铁血黄色素的巨噬细胞。

诊断检查

临床评估

CM患者有许多与出血相关的症状，从轻度到灾难性后果，包括昏迷和死亡。丘脑CM患者表现为头痛（41%）、出血［59%（实质内78%，脑室内22%）］、脑积水（11%）、感觉问题（22%）、第Ⅲ、Ⅳ、Ⅵ、Ⅶ对脑神经功能障碍（10%）。CM易于破裂的因素是位于深部、体积大、既往出血、相关性发育性静脉异常。丘脑病变可向尾侧长入脑干上部，表现为运动、感觉和（或）脑神经功能障碍，以及中脑导水管阻塞。症状一般在病时最明显，随着血液重吸收而有逐步缓解的趋势。因此，在初次出血后，症状可完全缓解；若不治疗，反复出血可能导致更严重的进行性障碍和永久性障碍。

影像学

计算机断层扫描有助于显示症状突发患者的急性出血；敏感性＜50%。MRI是迄今为止CM成像的金标准（流程图65.1中⑤）。病变在T2加权MRI序列呈局限性、网状"盐-椒"类型，被含铁血黄素的低信号沉积环包绕（图65.1～图65.3）；梯度回波影像显示含铁血黄素沉积的敏感性高，常可显示其他序列上看不见的小型、意外发现的CM。T2加权和梯度回波序列都有高估病变大小的倾向。T1加权序列提供更准确的解剖学细节，是手术干预的最佳选择。钆增强的T1加权序列对确定相关的发育性静脉异常有用；术前确认发育性静脉异常有助于制定手术切除计划。

鉴别诊断

鉴别诊断包括其他血管畸形，如动静脉畸形；也应考虑血管丰富的轴内肿瘤的可能，包括多形性胶质母细胞瘤和其他类型的胶质瘤。

治疗

保守治疗

丘脑和基底节CM位于重要功能区，观察和治疗都有症状恶化的风险。应总与患者讨论保守治疗，应明确警告进一步出血和神经功能恶化的风险。软膜或室管膜表面看不到病变时，保守治疗应是首选治疗方式（流程图65.1中②、⑥、⑧）。与保守治疗权衡的因素包括多次出血、病变的大小、进行性神经功能恶化、患者的意愿（流程图65.1中①、③～⑤）。丘脑CM的治疗在本质上是观察与手术切除的决策；无内科药物治疗，病变在血管造影上呈隐匿性，尚未证实立体定向放射外科对预防再出血有效。因此，若建议治疗，手术是目前的唯一选择（流程图65.1中③）。手术风险在很大程度上取决于准确的位置和手术操作或病变再出血对周围结构的风险。

脑血管外科治疗——手术细节

我们的手术经验建立了到达丘脑CM的入路，将丘脑形象化地分为6个不同区域：前下部、内侧、外侧、后上部、外侧后上部、内侧后上部（图65.1～图65.3）；采用最合适的手术入路到达这些区域（流程

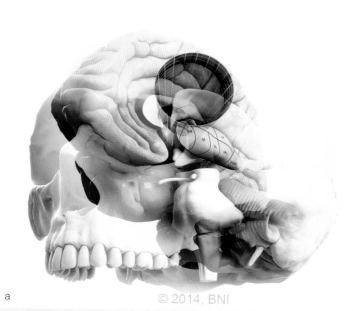

© 2014, BNI

图65.1　区域1：丘脑前下部。a. 插图显示到达丘脑区域1的手术通路（眶颧）。术前磁共振成像（b）轴位T2加权和（c）冠状位增强的T1加权序列显示符合丘脑CM的丘脑前下部增强病变。术后即刻MRI（d）轴位T2加权和（e）冠状位增强的T1加权序列显示眶颧经视裂颈内动脉上—额下入路手术后完全切除CM［a. 经Barrow Neurological Institute同意使用。b～e. 经Rangel-Castilla和Spetzler RF同意后使用；The 6 thalamic regions: surgical approaches to thalamic cavernous malformations, operative results, and clinical outcomes. J Neurosug 2015; 123(3): 676–685］。

图 65.1 中⑦)。

区域 1 (前下部)

前下部是一个小区域，容纳前内侧核团；经眶颧开颅和经侧裂颈内动脉上-额叶下分离（流程图 65.1 中⑨）。经皮质、经侧裂-经岛叶、经脑室经胼胝体入路到达该区域困难，需穿越大量正常脑实质。该入路显露颈内动脉上三角，然后经额叶在三角内操作从下方到达病变。最重要的隐患是可能损伤穿支动脉，随后出现内囊梗死（图 65.1）。

区域 2 (内侧)

内侧区域是丘脑的最内侧部分，也是第 2 个最常见的 CM 部位；包括上部（丘脑）和下部（下丘脑），分别指向侧脑室和第三脑室；中间块连接对侧的丘脑。前部同侧半球间经胼胝体入路（包括经脑室、经室间孔、经脉络裂变异）最适合到达该区域（流程图 65.1 中⑩）。与其他神经外科医生仍将患者放置仰卧位和坐位使上矢状窦垂直不同，我们喜欢向外侧旋转颈部使中线呈水平，放置头位使病变朝下，从而借助重力实现额叶的被动牵拉。

区域 3 (外侧)

区域 3 是目前 CM 最常见的部位；内侧为区域 2 所限，外侧为内囊膝部和后肢所限。前部对侧半球间经胼胝体入路适用于该区域（流程图 65.1 中⑪）；避免了切开皮质，可借重力牵开半球。在对侧开颅和半球间入路，同侧经脑室入路到达病变；可提供更好的角度来增加外侧显露和减少牵拉（图 65.2）。

区域 4 (后上部)

后上部包含穹隆和尾状核尾部；顶是侧脑室和胼胝体；后方面对四叠体池和环池；侧方是内囊。后部半球间经胼胝体入路用于到达该部分丘脑（流程图 65.1 中⑫）。邻近的重要结构是枕叶、胼胝体后部、大脑后动脉、Galen 静脉。患者放置侧卧位，同侧枕叶位于下方，以便借重力牵开。

区域 5 (外侧后下部)

凸入侧脑室三角区的前壁。内侧以脉络丛为界，外侧以尾状核尾部为界；向下延续为中脑。顶枕部经脑室入路穿过顶上叶到达该区域（流程图 65.1 中⑬）。

区域 6 (内侧后下部)

该区域凸入环池，内侧毗邻松果体区，外侧以外侧后下部区域（区域 5）为界；也向下延续为中脑。小脑上天幕下入路到达该区域；变异包括正中、旁正中、极外侧入路（流程图 65.1 中⑭）。我们首选旁正中入路到达该区域，小脑牵拉少。患者放置"公园长椅"位，小脑轻柔牵开，显露小脑中脑裂（即环池和

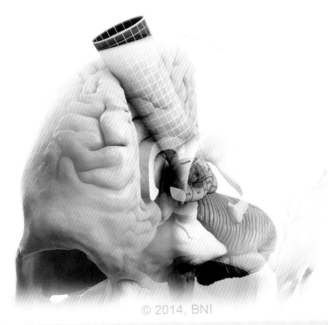

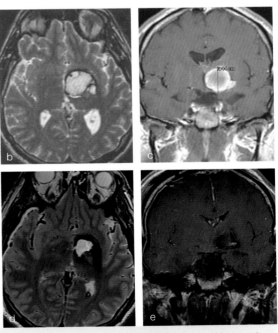

图 65.2　区域 3：丘脑外侧。前部对侧经胼胝体入路到达丘脑区域 3（a，插图）。术前增强磁共振成像（b，轴位 T2 加权检查；c，冠状位 T1 加权检查）显示丘脑外侧的大型强化病变，符合丘脑海绵状血管畸形。术后即刻的增强磁共振成像扫描（d，轴位 T2 加权与研究；e，冠状位 T1 加权研究）显示海绵状血管畸形全切除 [a. 经 Barrow Neurological Institute 同意使用；b ～ e. 经 Rangel-Castilla 和 Spetzler RF 同意后使用；The 6 thalamic regions: surgical approaches to thalamic cavernous malformations, operative results, and clinical outcomes. J Neurosug 2015; 123(3): 676–685]。

四叠体池）；推移滑车神经和小脑后动脉；显露内侧丘脑枕（区域6），切除CM。有时需切开天幕来更好地显露（图65.3）。

血管内治疗——手术细节

脑血管内治疗对丘脑和基底节CM没有作用；这类病变在诊断性脑血管造影上呈隐匿性。MRI有时不能很好地确定大型CM的发育性静脉异常时，手术前需脑血管造影。

并发症防治

除了与全身麻醉和开颅相关的固有风险，有于手术入路相关的特定并发症；包括穿支损伤、操作枕叶引起的视野缺损、静脉性更公司、失联系综合征、器械牵拉引起的脑损伤。

眶颧开颅经侧裂入路到达丘脑的前基底部（区域1；流程图65.1中⑨）。进入额叶底面有可能损伤颈内动脉末端和大脑前动脉、大脑中动脉穿支。该入路的局限性是到达CM的上极困难；CM在此处与内囊最近。眶颧开颅切除眶骨和使用术中导航有助于改善这种局限性。

前部同侧半球间入路（区域2）和前部对侧经胼胝体入路（区域3）到达丘脑内侧和外侧部分时，都放置患者头位向外侧旋转使病变侧朝下（区域2）或朝上（区域3），以便于借助重力牵开（流程图65.1中⑩和⑪）。切开胼胝体时须仔细避免损伤大脑前动脉，并进入预期的侧脑室；神经导航是必须的。打开脉络丛外侧的脉络裂（丘脑组织）到达第三脑室，用脉络丛作为器械和穹隆间的缓冲。

后部半球间入路到达区域4有操作枕叶导致视野缺损的潜在并发症可能（流程图65.1中⑫）；也必须仔细操作深静脉结构，避免静脉性梗死。在压部分开胼胝体可造成失联系综合征。经皮质路径到达区域5有可能损伤视放射和语言区域；因此，推荐高位后部皮质切开来避开这些区域（流程图65.1中⑬）。小脑上天幕下入路（区域6）用器械主动牵拉时若不注意，有可能损伤小脑（流程图65.1中⑭）。须仔细辨认和预防深静脉损伤（即大脑内静脉、Rosenthal基底静脉）；在滑车神经和大脑后动脉各自的蛛网膜界面仔细向上或向下推移。为了更好地显露，可切开天幕。须用神经导航确认丘脑后部的进入处。

预后

评估手术预后的标准包括病变切除的完整性和有无暂时性或永久性神经功能恶化。CM显微外科手术切除后的低并发症发生率和良好的神经功能预后

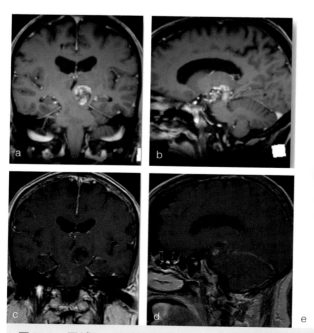
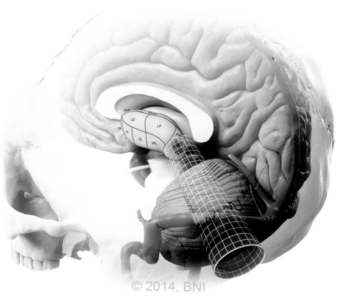

图65.3　区域6：丘脑内侧后下部。术前增强磁共振成像（a，轴位T2加权检查；b，矢状位T1加权检查）显示丘脑内侧后下部的增强病变，符合丘脑海绵状血管畸形。术后即刻增强磁共振成像（c，轴位T2加权检查；d，矢状位T1加权检查）显示小脑上天幕下入路手术后海绵状血管畸形全切除。小脑上天幕下入路到达丘脑区域6（e，插图）[a～d. 经Rangel-Castilla和Spetzler RF同意使用；The 6 thalamic regions: surgical approaches to thalamic cavernous malformations, operative results, and clinical outcomes. J Neurosug 2015; 123(3): 676-685。e. 经Barrow Neurological Institute同意使用]。

证实了手术治疗的有效性。主要系列报道的手术并发症发生率0～1.9%；暂时性神经功能并发症的风险7.6%～21%，永久性残疾风险1.3%～3.2%。Gross等的手术治疗丘脑和基底节CM的文献荟萃分析发现，切除率89%，长期手术并发症风险为10%，手术死亡风险为1.9%（支持流程图步骤3）。

以往我们展示了最大系列的丘脑和基底节CM，包含46例患者；其中27例（59%）表现为颅内出血（实质内或脑室内）。46例中的12例（26%）有在其他医疗中心的既往手术史，因不完全切除而转诊至我们机构。所有CM都在之前描述的6个丘脑区域之一，一些凸入内囊、中脑或大脑脚；平均CM直径22.3 mm（5～45 mm）。丘脑内的无症状性小的病变（＜5 mm）（不在软膜或可及的表面）恰当地保守治疗，影像学随访（支持流程图步骤2、6、8）。所有病例均使用神经导航。所有患者成功通过显微外科手术切除，除2例外（分别在区域1和区域5）均达到全切除；次日返回手术室全切除。46例中无死亡。平均随访期1.7年（6个月～9年）；10例（22%）术前症状在术后出现暂时性恶化；研究终末，4例（9%）仍有其最初的神经功能障碍（支持流程图步骤3～5）。

在一项包括27例丘脑CM患者的系列中，96.3%用这里描述的6种不同入路中的一种手术全切除，没有手术相关死亡率；所有病例均使用神经导航。出院时的手术后改良Rankin量表评分为1.9±1.0分；1例在手术全切除后再出血。平均48.7个月随访时，改良Rankin量表评分的平均值±标准差（SD）为1.2±1.2，手术后再出血率为0.91%/患者-年。临床上81.5%的患者改善，11.1%稳定，7.4%变差（流程图65.1中③～⑤）；5例有长期手术相关并发症。

Steinberg组（Pandey等）总结了Stanford大学切除脑干和丘脑深部CM的经验；在176例患者179个CM中，43个CM位于丘脑和基底节。作者的结论是，术前改良Rankin量表评分良好（98.2%比54.5%，$P=0.001$）和孤立性出血（89%比77.3%，$P < 0.05$）是长期预后良好的预测因素。

稳定性和复发率

Abla等最近发表了一项深部CM的大型系列，观察到6.9%的患者有再出血，总体年再出血率为2.0%，比之前高达34%的发生率相比显著降低。其研究跨越了显微外科手术技术、MRI分辨率和术中导航的显著改善期。在我们丘脑和基底节CM的大型系列（46例患者）中，所有患者术后行临床和影像学随访至少6个月；平均1.7年随访（6个月至9年）时，没有患者

死亡；10例（22%）术后有术前症状的暂时性恶化；所有随访者均无复发。

临床和影像学随访

所有患者均应进行临床和影像学随访。保守治疗的CM患者应每6～12个月随访一次MRI，如果出现神经功能症状，则更早进行随访。手术切除的患者在术后24～48小时内行MRI，然后术后6～12个月再次复查；此后，每2～3年复查MRI是合适的。

主 编 述 评

目前，包括CM在内的丘脑血管畸形大多数可手术治疗，结果良好。使用重力辅助牵开、术中导航、照明吸引管、双极电凝镊改变了我们显微外科手术治疗深部病变的方式。本章描述的6个丘脑区域入路对我们决定丘脑CM的合适手术入路非常有用。

Leonardo Rangel-Castilla, MD
Mayo Clinic, Rochester, MN

丘脑和基底节内的CM是解剖学上特别的一组，但都可切除。确切的入路完全取决于部位。例如，壳核外侧者常经岛叶到达，尾状核头部者经对侧半球间入路到达，丘脑枕者经小脑上天幕下入路到达，丘脑内侧前下部者经终板入路到达。关于何时手术的决策已列于流程中。治疗决策在本质上与其他区域的CM类似，除了脑干CM；入路须特别关注累及的重要功能组织。

Peter Nakaji, MD
Barrow Neurological Institute, Phoenix, AZ

推荐阅读

[1] Gross BA, Batjer HH, Awad IA, Bendok BR. Cavernous malformations of the basal ganglia and thalamus. Neurosurgery 2009; 65(1): 7–18, discussion 18–19

[2] Hasegawa T, McInerney J, Kondziolka D, Lee JY, Flickinger JC, Lunsford LD. Long-term results after stereotactic radiosurgery for patients with cavernous malformations. Neurosurgery 2002; 50(6): 1190–1197, discussion 1197–1198

[3] Kondziolka D, Lunsford LD, Kestle JR. The natural history of cerebral cavernous malformations. J Neurosurg 1995; 83(5): 820–824

[4] Li D, Zhang J, Hao S, et al. Surgical treatment and long-term outcomes of thalamic cavernous malformations. World Neurosurg 2013; 79(5−6): 704−713

[5] Pandey P, Westbroek EM, Gooderham PA, Steinberg GK. Cavernous malformation of brainstem, thalamus, and basal ganglia: a series of 176 patients. Neurosurgery 2013; 72(4): 573−589, discussion 588−589

[6] Rangel-Castilla L, Spetzler RF. The 6 thalamic regions: surgical approaches to thalamic cavernous malformations, operative results, and clinical outcomes. J Neurosurg 2015; 123(3): 676−685

[7] Zaidi HA, Zabramski JM. Cavernous malformations: natural history, epidemiology, presentation, and treatment options. In: Kalani MYS, Nakaji P, Spetzler RF, eds. Neurovascular Surgery. New York, NY: Thieme; 2015: 413−418

第66章 脑干海绵状血管畸形

Jason M. Davies, Leonardo Rangel-Castilla, Peter Nakaji, Michael T. Lawton, and Robert F. Spetzler

摘　要：脑干海绵状血管畸形（BSCM）占所有颅内海绵状血管畸形（CM）的20%；预计的出血和再出血率比其他部位高。患者表现为头痛、脑神经病变、感觉和运动障碍、共济失调、脑积水、昏迷，甚至死亡；症状在发病时最明显，呈反复性，初次出血后可消失；反复出血可能造成永久性功能障碍。CT和MRI是首选的影像学诊断方式。有经验的医生可安全地通过手术切除BSCM。手术的时机很重要；我们在最后一次出血后4～6周内手术，除非患者病情快速恶化。我们倾向于对有症状的患者或紧邻软膜或室管膜表面的病变进行积极的手术切除；其他则保守治疗。放射外科治疗BSCM的获益存疑，不完全推荐。所有患者应使用术中导航。已有多种到达脑干且并发症最少的颅底入路。一般来说，BSCM的手术预后良好。适当的患者选择、充分的手术入路和装备以及外科医生经验的结合是尽可能减少并发症的最好策略。所有患者必须进行临床和影像学随访。

关键词：脑干，中脑，脑桥，延髓，海绵状血管畸形，脑干海绵状血管畸形，深部海绵状血管畸形，脑干出血，脑室内出血，显微外科手术切除

概　述

　　海绵状血管畸形（CM）是成簇的异常薄壁血管，主要是毛细血管和静脉，可发生于中枢神经系统的任何部位；血管渗漏造成多次少量出血随时间而累积。CM根据病变部位和出血程度，可导致局灶性功能障碍、癫痫发作甚至死亡。脑干CM（BSCM）占所有颅内CM的20%；最常见的部位是脑桥。与其他颅内CM相比，BSCM不太可能无临床表现。但并非所有患者均需治疗；决策时，应权衡自然史与手术风险和外科医生的经验。

是否治疗

　　BSCM患者可有症状或无症状（流程图66.1中

本章关于治疗决策的主要争议包括：
（1）是否具有治疗指征。
（2）手术治疗BSCM的安全性和有效性。
（3）手术的时机。
（4）不同部位的理想手术入路。

①）。由于在何种CM需治疗的问题上存在偏倚，BSCM的自然史仍有争议。症状性出血患者的预计年出血率为4.6%～6.5%，但有报道高达30%；其预计再出血率比其他部位高。BSCM位于重要的脑功能区，对损伤极其敏感，任何出血性事件都可能产生症状而被发现，因而这种差异导致了偏倚。再出血的死亡率为0～17%。

　　诱发CM破裂的因素包括既往破裂史、病变大小、位于后颅窝、有发育性静脉异常。既往有破裂史的CM的将来破裂风险增加7倍。如前所述，BSCM患者的症状性出血和再出血率比其他部位高；在我们最近对BSCM成年患者的研究中，术前的出血率为每例患者每年4.6%。

　　由于其位于重要的功能区，症状性和非症状性BSCM的恶化风险都高（流程图66.1中②和③）；但手术的神经功能障碍并发症风险也高，因为许多脑干区域极其复杂且不可及。一般来说，应仅对病变邻近可及的软膜或室管膜表面者考虑手术切除（流程图66.1中④～⑥）。这一原则的必然结果是，若最初发病时病变没有靠近表面，外科医生须保持克制；建议密切观察，特别是首次出血后（流程图66.1中⑦和⑧）。对于一段时间后确诊再出血的病变，外科医生应考虑更积极地在功能结构进行手术，因为再出血的风险高，并且这种结构可能已有功能障碍（流程图66.1中⑨）。

解剖学因素

　　脑干位于大脑中央，被重要的脑血管结构包绕；是功能区脑组织，一些外科医生仍认为BSCM无法

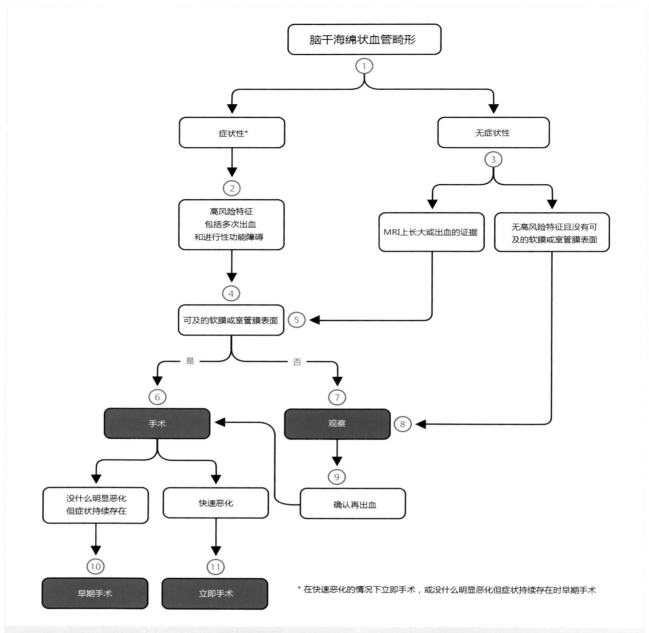

流程图66.1 脑干海绵状血管畸形的治疗决策流程。

手术。在我们中心（Mayo Clinic Rochester 和 Barrow Neurological Institute），我们常规使用一些标准入路到达脑干病变（图66.1）；当与适当的技术进展联合应用时，我们已能成功切除BSCM，且并发症发生率可接受。除小脑中脚（MCP）外，手术入路在进入脑干前无须穿越脑组织；但MCP可耐受操作，即使病变不在表面时。相反，如第四脑室底等区域，即使病变接近可及的表面，也可能有潜在危险。各种手术入路均可安全显露脑干（参阅下面的"脑血管外科治疗——手术细节"部分内容）。

分 类

已有多个CM分级系统用于辅助决策；尽管尚无针对BSCM者，但Hernesniemi等的分级方案根据303例脊髓和脑海绵状血管瘤的资料而建立。他们根据Glasgow预后评分对末次随访时的患者状况分类：5分，良好；1～4分，不良。与预后不良相关的因素包括位于天幕下、基底节或脊髓，以及既存神经功能障碍。根据这些数据，作者制定了一个分级系统，将病变评分为1～3分；长期预后不良率：1级13%、2

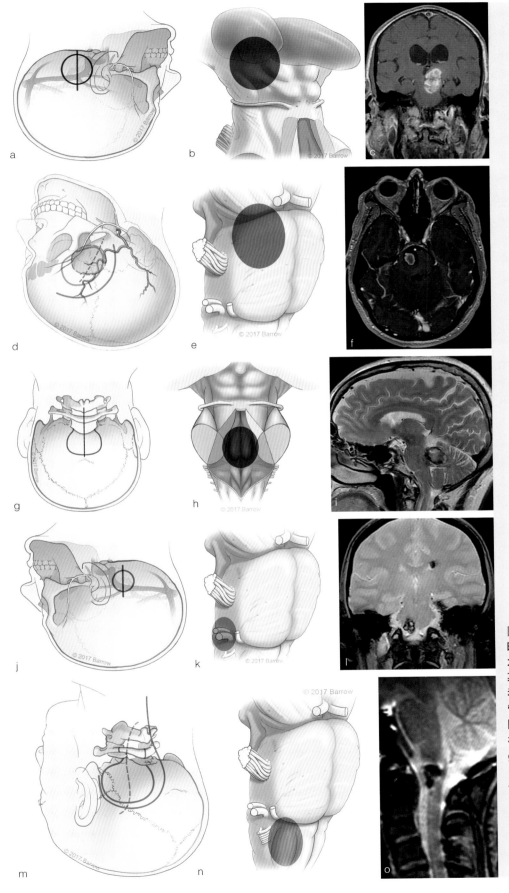

图66.1　脑干海绵状血管畸形（BSCM）的各种手术入路。a. 外侧小脑上天幕下和经天幕入路显微外科手术切除中脑海绵状血管畸形（b、c）。d. 右侧眶颧和经侧裂入路切除脑桥中脑腹侧CM（e、f）。g. 枕下正中开颅切除第四脑室CM（h、i）。j. 右侧乙状窦后开颅切除脑桥延髓移行处CM（k、l）。m. 右侧远外侧入路切除延髓CM（n～o）（经Barrow Neurological Institute 同意使用）。

级 22%，3 级 55%。

Lawton 及其同事根据手术治疗的 104 例 BSCM 患者建立了针对脑干的分级方案。他们使用改良 Rankin 量表评分将 0 ～ 2 分分类为良好，> 2 分为不良；根据病变大小、深度（穿越脑干轴的中点）、相关性静脉异常、年龄、距离末次出血的时间的相对权重赋分。BSCM 分级为 0 ～ 7 分，分级预测的预后高度准确。Lawton 等发现 6 ～ 7 分的 BSCM 患者的神经功能预后不良率最高（均为 50%）。

Hernesniemi 和 Lawton 的分级方案均有助于合理预期手术预后良好的患者；有助于指导神经外科医生与患者沟通手术切除的相对风险（表 66.1）。

诊断检查

临床评估

BSCM 患者有许多出血相关性症状，从轻度到灾难性后果（昏迷甚至死亡）；包括脑神经病变（63%）、感觉障碍（53%）、运动症状（37%）、头痛（39%）、复视（33%）、共济失调（25%）、眩晕（25%）、恶心/呕吐（17%）、构音困难（12%）。中脑 BSCM 可造成中脑导水管闭塞或长入第三脑室，引起脑积水。与之类似，延髓病变可向尾侧长入脊髓，引起脊髓或颈神经根症状。一般来说，症状常在发作时最明显，随着血液再吸收而趋于逐渐消失；首次出血后，症状可完全消失。但若不治疗，这种过程反复发作，可能导致进行性更严重的功能障碍和永久性障碍。

完整的神经功能检查有助于指导手术决策。应记录所有神经功能障碍；新发或进行性障碍支持需要干预的决策。并且，了解出血可能损伤哪个区域有助于评估 BSCM 邻近组织的功能，可指导手术入路决策。

影像学

计算机断层扫描（CT）可在症状突发的患者中显示急性出血；但敏感性 < 50%。磁共振成像

表 66.1　脑海绵状血管畸形的分级系统

Hernesniemi：脑和脊髓		Lawton：脑干	
变　量	分　值	变　量	分　值
部位		大小（mm）	
基底节、天幕下、脊髓	2	≤ 2	0
天幕上	1	> 2	1
局灶性神经功能障碍		穿越轴位中点	
是	1	否	0
否	0	是	1
		发育性静脉异常	
		否	0
		是	1
		年龄（岁）	
		≤ 40	0
		> 40	2
		出血	
		急性（0 ～ 3 周）	0
		亚急性（3 ～ 8 周）	1
		慢性（> 8 周）	2
总　分	3	总　分	7

（MRI）是金标准成像方式。T1 加权 MRI 序列提供最准确的解剖学细节，是考虑手术干预时的最好选择。钆增强的 T1 加权 MRI 序列对确定相关性发育性静脉异常很有用。在 T2 加权序列上，病变表现为局灶性、网状"盐−椒"型、被黑色的低信号环包绕，与含铁血黄素沉积一致。梯度回波影像对含铁血黄素沉积非常敏感，常能显示其他序列上看不到的小的、意外发现的 CM（图 66.1 ～图 66.3）。

鉴别诊断

鉴别诊断包括原发性脑干肿瘤、转移性肿瘤、其他血管性病变，如动静脉畸形。MRI 上典型的盐−椒（"爆米花样"）表现几乎是 CM 的特异性特征；在其他病理情况下极少看到。

治　疗

保守治疗

应经常和患者讨论保守治疗，明确警告进一步出血和神经功能恶化的可能。软膜或室管膜表面看不见病变时，保守治疗应是首选方式（流程图 66.1 中⑦和⑧）。高龄或身体状况不适合手术治疗也应认为是手术的相对禁忌证。禁忌保守治疗的因素可能包括多次出血、进行性神经功能恶化和患者的意愿（流程图 66.1 中②、⑤、⑨）。

尽管其他血管性和肿瘤性病变适合采用多种治疗方式，但 BSCM 的治疗在本质上是决定观察还是手术切除。目前尚无内科药物治疗，病变在血管造影上隐匿，立体定向放射外科尚未证实对预防再出血有效。因此，若建议治疗，手术是目前唯一的选择（流程图 66.1 中⑥和⑨）。手术风险在很大程度上取决于病变的准确位置以及手术操作或病变再出血导致周围结构损伤的可能性。

脑血管外科治疗——手术细节

手术时机

BSCM 可引起反复出血；推移而非侵袭周围结构（脑神经及其核团；下行运动和上行感觉束）；造成暂时性神经功能障碍，最终随时间而改善。鉴于此，有些外科医生认为应推迟治疗，因为切除 BSCM 和操作周围脑干组织可引起类似之前出血的症状；但其他外科医生偏好在出血后即刻进行手术切除，以减少对重要传导束的压迫，因为血液及其分解产物可损害核团。Barrow Neurological Institute 和罗彻斯特 Mayo Clinic 首选在末次出血后 4 ～ 6 周内手术（流程图 66.1 中⑩）；若患者快速恶化，有进行更紧急干预的指征（流程图 66.1 中⑪）。我们对有症状的患者或邻近软

膜或室管膜表面的病变进行积极的手术切除（流程图 66.1 中②～⑤）；对症状轻微或病变不邻近软膜或室管膜表面者采取保守治疗（流程图 66.1 中⑦和⑧）。

手术计划

MRI 对制定手术计划必不可少。CM 在 T2 加权序列上有病理性爆米花样表现，一般诊断几乎没什么问题。但薄层 MRI 对准确确定畸形位于脑干的什么部位、与软膜有什么关系至关重要。MRI 引导的术中导航有助于个体化开颅、选择合适的手术通道、减少正常脑组织损伤、确定目标病变的定位。T2 加权序列上病变长至表面，提示外科医生在手术时容易定位病变。但由于含铁血黄素波散的伪影，术前查明病变准确的大小和范围是困难的。为此，外科医生应参考 T1 加权序列来最好地确定 CM 环的厚度，降低使用术中导航的门槛以帮助确定易损部位的病变（图 66.1 ～图 66.3）。手术中通常发现，仅检查软膜不能明确病变位于脑干内的部位，需联合影像引导和脑干标志来定位病变。即使损伤周围正常组织的一个小边缘都可能有临床后果，细致地操作和从安全区进入非常重要。术中神经监护是有用的辅助手段；应采用体感诱发电位、脑神经监护、运动诱发电位、脑干听觉诱发电位行常规监护。

手术切除的原则

手术的目标应是完全切除病变且干扰周围结构的正常功能区最少。"两点法"对确定最佳入路策略是很有用的指导：第一点是病变的中心，第二点放在最近的软膜/室管膜表面或其他最安全的功能区进入点；这 2 点的连线建立了外科医生的操作通道，向颅骨延长可提示合适的开颅和皮肤切口。

外科医生到达软膜/室管膜表面后，大多数情况下含铁血黄素染色将提示病变的精确部位；周围组织的功能区促使从内到外切除 BSCM。进入囊内后，外科医生从内部开始操作，将边缘向内拉远离正常功能区组织。首先小范围切开，分块切除。电凝导致热损伤，应避免使用。囊内分离缩小病变，直至仅剩一薄层囊，然后轻柔剥离；剩余的切除残腔应包含正常的胶质边缘。应抵制切除周围含铁血黄色素组织的诱惑，因为这将使患者暴露于潜在的神经功能并发症中，并且尚未证实这么做能够获益。脑血管外科医生应利用蛛网膜下腔和沟裂的自然手术通道，使病变显露最大化且不损伤周围组织。非常小的显微器械和头端有光源的器械可能有用。表 66.2 和表 66.3 列出了最常用的入路，每种入路的细节将在下面的段落讨论。

表66.2　根据解剖部位分类的脑干海绵状血管畸形的手术入路

区　　域	目　　　标	入　　　路
中　脑	前部、前外侧	经侧裂（翼点、眶颧-变异）
	中脑后部和后外侧	小脑上-天幕下（正中或旁正中或外侧）
	第三脑室：中脑上部、内侧丘脑、下丘脑	经胼胝体-经脉络裂
脑　桥	脑桥小脑角	扩大乙状窦后
	前部、前外侧	内侧经岩骨（Kawase）
	脑桥后部	经侧裂
	小脑角内侧和脑桥后外侧	枕下膜髓帆
	小脑角外侧或及高位内侧	乙状窦后或外侧小脑上-天幕下
	脑桥下外侧	经脑桥延髓裂
	小脑下脚	扁桃体上
延　髓	中部至颈延髓、延髓前外侧	远外侧
	延髓高位前外侧	远外侧、扩大乙状窦后
	延髓后部和第四脑室	枕下经脑室
	延髓后外侧	枕下膜髓帆

表66.3　脑干海绵状血管畸形的手术入路总结

手术组和入路	体　　位				
	体　位	头　位	重　力	开　颅	蛛网膜下隙界面
外侧经侧裂					
前部经岛叶	仰卧位	旋转20°	否	翼点	侧裂，内侧
后部经岛叶	仰卧位	旋转60°	否	翼点	侧裂，外侧
颈动脉上-额叶下	仰卧位	旋转20°	否	眶颧	侧裂，内侧
内侧经岩骨	仰卧位	旋转90°	是	中颅窝	环池
内侧半球间					
前部半球间	仰卧位	旋转90°	是	双额	半球间裂
前部经胼胝体	仰卧位	旋转90°	是	双额	半球间裂
对侧经胼胝体	仰卧位	旋转90°	是	双额	半球间裂
经胼胝体-经脉络裂	仰卧位	旋转90°	是	双额	脉络裂
后部					
后部半球间	侧位位	旋转45°	是	窦汇	半球间裂
天幕上-枕叶下	俯卧位	中性	否	窦汇	无

续 表

手术组和入路	体 位				
	体 位	头 位	重 力	开 颅	蛛网膜下隙界面
正中或旁正中小脑上-天幕下	侧卧位	屈曲	是	窦汇	四叠体池、环池
小脑上经天幕	坐位	下巴下收	是	窦汇	无
外侧小脑上-天幕下	侧卧位或坐位	中性或旋转45°	是	枕下外侧	四叠体池
扩大乙状窦后或颈内侧小脑脚	侧卧位	旋转45°	是	乙状窦后	脑桥小脑角
远外侧或经脑桥延髓裂	3/4俯卧位	旋转45°，下巴下收，颈部向外侧屈曲	否	远外侧	脑桥小脑角，枕大池
枕下经脑室或膜髓帆或扁桃体上	俯卧位	下巴下收	否	枕下	枕大池，小脑半球间
枕下扁桃体二腹裂	俯卧位	下巴下收	否	枕下	枕大池，小脑半球间

中脑：小脑上-天幕下入路

中脑后部和后外侧部的BSCM可经正中或旁正中小脑上-天幕下入路到达。一个重要的解剖学限制是天幕的角度，应在术前影像上研究。天幕陡峭倾斜的患者须切除蚓部顶端来打开到达中脑后部的操作通道。有目的地从内到外（正中或旁正中或外侧）决定线形皮肤切口的位置，延伸至上项线上方，可跨越横窦开颅。对于所有小脑上-天幕下入路，向前显微分离至环池和四叠体池并广泛打开，释放脑脊液并松弛小脑；从而将中脑后部或后外侧部带入视野。滑车神经是小脑中脑裂的指引标志，分离时须保护。小脑上动脉的头侧和尾侧分支也走行穿过该池（图66.1a～c）。

中脑：经侧裂入路

翼点、眶颧或眶额开颅经侧裂入路最适合于中脑前方或前外侧的病变；切除眶缘有利于到达中脑上部。广泛分开侧裂，向后外侧推移颞叶，经Liliequist膜打开视神经-颈动脉三角和颈动脉-动眼神经三角；影像引导和直视感受确定病变。有些外科医生建议此时进行小脑脚的运动标记，有助于确认和保护下行运动通路。应注意保留P1段上方的丘脑穿支动脉，并避免操作极其敏感的动眼神经（图66.1d～f）。

中脑：经胼胝体-经脉络裂入路

邻近或位于第三脑室室管膜表面的病变经胼胝体-经脉络裂入路到达。该入路开始于双侧额部开颅，在半球间分离，经胼胝体进入侧脑室；辨认向内下方潜行穿过Monro孔的脉络丛，阻断脉络丛前部的血供；用显微剪刀分开穹隆带，从Monro孔向后至侧脑室三角区打开空间。应仔细分开和保护2支大脑内静脉和帆内的脉络膜后内侧动脉。一旦进入第三脑室，外科医生应采用影像引导验证病变的部位，进行切除。手术野的深度需使用长的照明器械。

脑桥：一般原则

脑桥CM占BSCM的绝大多数，部分原因是脑桥相对较大。最容易到达的是脑桥边缘邻近软膜表面者，但某些较深的病变也可经下面讨论的入路到达。

脑桥：扩大乙状窦后入路

扩大乙状窦后入路是一种用于脑干侧方从三叉神经和脑桥小脑角水平至枕骨大孔的多功能入路；脑桥中央病变和脑桥旁正中病变，以及MCP的病变，可经乙状窦后显露和经实质入路穿越MCP从外侧到达。枕部外侧开颅；切除颈静脉球水平以下多余的骨质，从而可一览横窦和乙状窦。分离蛛网膜下腔游离小脑外侧后，轻柔牵开和显露脑干外侧。影像引导验证病变的部位后进行切除。

对于MCP内或其深部的病变，打开脑桥小脑角，从前庭蜗神经分离绒球；从三叉神经根进入区水平下的面神经根进入区后上方避开第Ⅶ对脑神经纤维束进入MCP处,将通道置入下行运动通路的后方;分离穿越MCP约1 cm可到达脑桥旁正中区域。由于看不到表面或解剖标志,应利用影像引导、含铁血黄素染色、所有相关性血肿来定位病变。在CM囊内切除,保护邻近脑桥结构。穿越这么多脑实质需一些毅力,在合适的通道中维持在MCP内以避免偏离进入正常结构和遗漏畸形很重要。

脑桥:内侧经岩骨入路

基底动脉主干中段水平的脑桥前外侧病变,如Kawase所述,可经内侧经岩骨入路到达。从颧弓根开始向前延伸2 cm、向后4 cm形成"U"形切口;向下扩大切除骨质,磨平颅中窝底;从外向内在硬膜外抬起硬膜;辨认脑膜中动脉,在离开棘孔处识别和分离;从后向前抬起硬膜,以保护岩浅大神经,避免牵拉膝状神经节和损伤面神经;继续向前抬起硬膜至三叉神经V3分支的后缘;向后辨认弓状隆起。这些标志(外侧的岩浅大神经、前方的V3、后方的弓状隆起、内侧的岩骨嵴边缘)定义了Kawase四边形,标记了切除骨质的范围。用高速磨钻切除内侧岩骨,注意保护前方的岩骨段颈内动脉和外侧的耳蜗骨壳。岩骨切除向下延伸至岩下窦水平。沿岩上窦"T"形切开硬膜,向外侧延长2 cm;切开颅后窝硬膜后,用手术夹和电凝结扎岩上窦;然后完全切开天幕,注意避免损伤天幕切迹处的滑车神经。影像引导验证病变的部位后,进行切除。工作通道狭窄且深长,在三叉神经下方和面-前庭蜗神经束上方走行。

脑桥:枕下-经脑室和膜髓帆入路

枕下经脑室入路适合于位于或邻近中线的第四脑室病变和MCP内侧的病变。一般仅在病变向外生长进入第四脑室或邻近第四脑室底的室管膜表面才考虑切除,因为越过一薄层这种正常组织也将导致永久性神经功能障碍(图66.1 g～i)。线形切口从枕外隆突上3 cm延伸至C2棘突;从上方的横窦向下方的枕骨大孔翻起枕下大骨瓣;在小脑半球上"Y"形切开硬膜,并向中线延伸至C1水平;向外侧推移小脑扁桃体,分离蛛网膜,松解小脑后下动脉(PICA)的扁桃体襻;然后向上外侧牵开扁桃体,到达第四脑室(图66.2)。

位于MCP外侧的CM最好经枕下-膜髓帆入路到达;与中线入路到达扁桃体远端一样。向外侧牵开扁桃体显露小脑延髓裂,注意勿闭塞PICA;从而显露脉络组织和下髓帆(构成第四脑室顶的下半部)的尾侧面;打开病变同侧的下髓帆,然后打开第四脑室顶,进一步向外侧推移扁桃体并显露第四脑室的侧隐

窝水平。影像引导验证病变的部位,进行切除。由于该部位病变邻近深部小脑核团,应不损伤CM囊,切除应避免损伤周围组织。

脑桥:经脑桥延髓沟入路

脑桥中央和脑桥旁正中深部仍是到达困难的区域,但病变邻近脑桥延髓裂可经改良的远外侧入路到达。经脑桥延髓裂入路打开蛛网膜下隙后辨认迷走神经-副神经三角;在舌下神经上方和迷走神经下方进入舌下神经上三角,到达下橄榄;就在橄榄上方进入脑桥延髓裂,此处含铁血黄素染色常提示有CM。影像引导验证病变的部位,标准技术切除。操作通道位于外展神经内侧;经微小的后组脑神经三角切除,必须仔细操作(图66.1j～l)。

脑桥:扁桃体上入路

小脑下脚的病变经枕下入路的扁桃体上改良入路到达。完成枕下正中开颅和切开硬膜后,如前所述在小脑半球表面辨认扁桃体二腹裂;锐性分离该裂的蛛网膜粘连,从二腹叶分开扁桃体;沿PICA的分支有助于外科医生确定正确的蛛网膜界面和分离扁桃体的上界和外侧界。向下内侧推移扁桃体,放置牵开器打开扁桃体上间隙;在扁桃体二腹裂深部辨认扁桃体脚,病变就位于该结构深部。打开扁桃体二腹裂可减少进入小脑的程度。

延髓:远外侧入路

经远外侧入路到达延髓和颈延髓移行处前方和前外侧的病变(图66.1m～o);可联合乳突后入路,如前所述用于更向上方生长的病变。头位摆放病变侧朝上,下巴下收,旋转头位使鼻朝向底面,颈部侧屈;用胶带将同侧肩关节向下捆扎,进一步打开术野。用传统的"曲棍球棒"或"平缓S"切口,前者用于需更广泛显露的病变。一旦显露骨性标志,从C1外侧分离软组织抬起至动脉沟;切除C1椎板,然后转为外侧枕下开颅,枕骨大孔作为高速铣刀的进入点,扩展至乙状窦水平;3 mm金刚石磨头广泛磨除枕骨髁,直至延髓和脊髓侧方的硬膜开始向前倾斜。从乙状窦上外侧开始向下延伸至C1颈髓"C"形切开硬膜;显微剪刀在脑神经上方轻柔打开蛛网膜,沿椎动脉和PICA显露颈延髓移行处、延髓、脑桥下部的外侧和前外侧面;轻柔向上牵拉扁桃体扩大延髓和迷走神经-副神经三角外侧的视野。影像引导验证病变的部位,进行切除(图66.3)。

延髓:枕下入路

延髓后方和颈延髓移行处的病变经枕下入路到达,前面已描述。

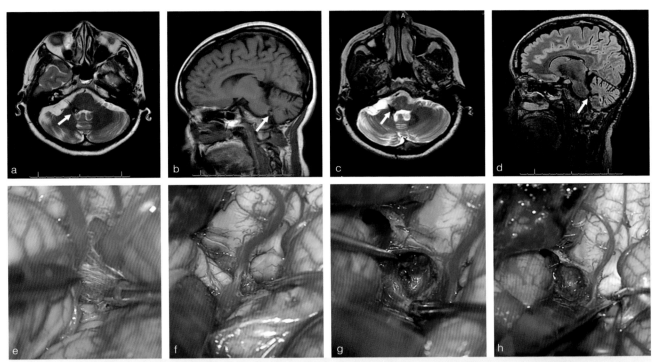

图66.2 1例42岁女性患者,表现为严重头痛伴右侧麻木。a、b. 术前磁共振成像(MRI)显示右侧延髓外侧面1 cm的海绵状血管瘤,长入小脑下脚 [轴位T2加权和矢状位液体衰减反转恢复(FLAIR)影像]。c、d. 术后MRI显示海绵状血管畸形全切除(轴位T2加权和矢状位FLAIR影像)。行枕下开颅经膜髓帆入路。e. 分开小脑扁桃体,切开粘连,进入第四脑室。f. 切开下髓帆后,追踪侧隐窝直至在延髓和侧隐窝后表面看到含铁血黄素染色。g. 海绵状血管畸形可从相关性静脉畸形或其脑干粘连分离开。h. 清晰的分离界面有利于从周围结构精细剥离畸形,并最终切除。检查切除残腔显示没有畸形残留(经Barrow Neurological Institute同意使用)。

血管内治疗——手术细节

脑血管内手术对治疗BSCM患者没有作用。

并发症防治

适当的患者选择、适当的手术入路、适当的手术装备和外科医生经验的结合是尽可能减少并发症的最佳策略。

预后

患者术后接受48小时地塞米松和常规围手术期预防性抗生素治疗,48小时内行MRI验证是否完全切除。拔除气管插管前,完整的神经系统检查对明确后组脑神经功能良好必不可少,包括咳嗽和呕吐反射;并且,允许进食前应检查吞咽功能。经验显示,尽管切除时操作脑神经或牵拉组织可造成神经功能障碍暂时性变差,但大多数患者可随时间改善、新发障碍会逐渐消失。

手术切除BSCM后的长期预后报道显示,手术耐受性良好。一般来说,55%神经功能改善,35%仍无变化;所有类型的神经功能障碍均有临床恢复,包括运动、感觉、小脑、脑神经病变。印象最深刻的改善是脑神经病变;66%的脑干完整或仅有单一障碍。在适当选择的患者中,这些结果支持了对功能区BSCM采取积极手术的态度是合理的(支持流程图步骤4~6)。

稳定性和复发率

The Lancet Neurology 2015年发表的一项包含6项研究(7个队列)的荟萃分析中,作者分析了个体CM患者未接受治疗的临床病程的数据,评估5年风险和颅内出血(ICH)的预测因素。1 620例患者人群中,204例在5 197人-年的随访中有ICH(Kaplan-Meier预计5年风险:15.8%;95% *CI*:13.7%~17.9%)。CM诊断5年内的ICH的主要结局与ICH的临床表现或没有脑影像学提示新近出血还是其他表现形式 [危险比(HR):5.6;95% *CI*:3.2~9.7],以及BSCM部位还是其他部位(HR:4.4;95% *CI*:2.3~8.6)相关。年龄、性别、多发性CM并不增加独立的预后信息。在没有ICH或局灶性神经功能障碍的患者中,随访期间未经治疗的ICH的5年预计风险,718例非BSCM患者中为3.8%(95% *CI*:2.1%~5.5%),80例BSCM患者中为8.0%(0.1%~

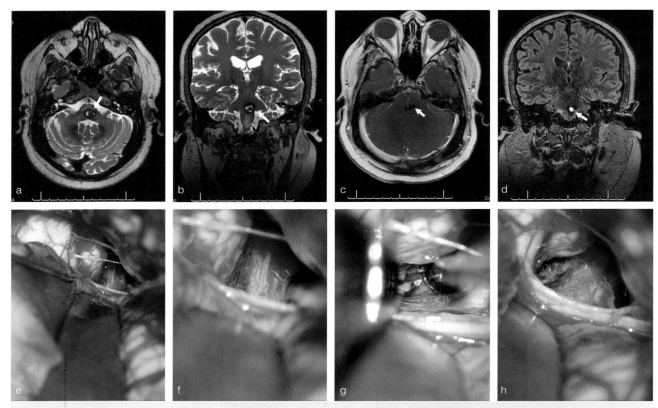

图66.3 1例30岁男性患者，表现为多发性脑神经病变，包括左侧第Ⅵ对脑神经麻痹、第Ⅷ对脑神经部分性功能障碍、右侧偏瘫。a、b. 无创影像学检查显示脑桥中央在左侧脑桥延髓裂邻近软膜表面的海绵状血管畸形（箭头；轴位和冠状位T2加权影像）。c、d. 术后影像显示脑桥病变全切除（轴位和冠状位FLAIR影像）。病变经脑桥延髓裂入路到达。远外侧开颅后，经迷走神经–副神经三角到达脑桥延髓裂（e），在橄榄上裂看到含铁血黄素染色（f）。g. 从内部分块切除病变。h. 检查残腔没有海绵状血管瘤残留（经Barrow Neurological Institute同意使用）。

15.9%）。相反，对于表现为ICH或局灶性神经功能障碍的患者，预计风险高得多：327例非BSCM患者为18.4%（13.3%～23.5%），495例BSCM患者为30.8%（26.3%～35.2%）（支持流程图步骤1～3）。临床表现的类型和CM的部位被认为与ICH独立相关；CM的治疗决策中应考虑该信息。

最近的一项前瞻性、纵向队列研究分析了未经治疗的BSCM患者的出血风险和功能预后（331例）。最初表现为出血的患者中，有局灶性神经功能障碍（215例）的年出血率为15.9%，没有局灶性神经功能障碍（34例）的则为12.4%；但在最初没有出血的患者中，比例是8.7%（82例）。出血的危险因素是女性（HR：1.445；P=0.041）、既往出血（HR：1.277；P=0.029）、病变周围水肿（HR：1.830；P=0.002）（支持流程图步骤2～4）。最新的评估中，神经功能与诊断时相比有所改善；30例患者（92.7%）改善或稳定，268例（81.0%）独立生活，95例（28.7%）完全恢复。完全恢复的预测因素是没有前瞻性出血（HR：1.958；P=0.001）、年轻（HR：1.268；P=0.001）、病变体积较小（HR：1.578；P=0.004）。

斯坦福大学医学院的研究小组发表了他们治疗BS、丘脑和基底节CM的经验；研究了深部CM手术后的临床特征和预后，以及肥大性橄榄核变性的并发症。他们纳入了175例患者的170个CM（136个在BS）。回顾性年出血率为5.1%（假设CM为先天性，终身都有均匀的出血风险），再出血率为31.5%/患者-年。术后，121例患者（68.8%）没有新发神经功能障碍（支持流程图步骤2～4）；6.7%的BSCM患者有肥大性橄榄核变性，主要发生在脑桥BSCM术后。随访时，105例患者（61.8%）神经功能改善，44例（26%）无变化，19例（11.2%）变差。术前改良Rankin量表评分良好（98.2%比54.5%）和孤立性出血（89%比77.3%）是长期预后良好的预测因素。

巴罗神经病学研究所手术治疗的最大BSCM系列之一包含260例成年患者；252例有临床和影像学出血史。入院时平均Glasgow预后评分4.4，出院时4.2，最终随访时4.6。术后，137例患者（53%）有新发或神经功能症状变差；93例（36%）仍有永久性新发神经功能障碍。74例（28%）有围手术期并发症：最常见的是气管切开、放置鼻饲管、脑脊液漏。平均随访51个月；18例（6.9%）有20次再出血；12例的残留或复发BSCM需再手术。术后的总体年再出血风险为2%/患者。尽管认为BSCM手术有明显的相关性风险（如围手术期并发症、新发神经功能障碍、死亡），但大多数患者预后良好。手术降低了再出血风险，改善了相关性症状，因此在病变可及的患者中应予以考虑（支持流程图步骤2、4、6）。

临床和影像学随访

术后48小时内应随访MRI，确认切除的完整性。尽管在显微镜和影像学检查上看似完整切除，但BSCM的复发率仍高达5%；由于手术时未能识别残留病变，或者邻近保留的静脉异常产生新发病变；该复发率提示在术后6个月～1年时应接受影像学随访。此时，术中切除残腔内的血液产物也再吸收，应该有可能对残留或复发病变进行良好的评估。新发或复发症状须短期影像学随访；一般每年进行一次影像学随访共持续3～5年。

主编述评

尽管不应轻视BSCM的手术决策，但脑干已不再是曾经认为的禁区。使用确定的手术计划原则和细致的显微外科手术技术，包括有利定位、使用影像引导、依靠脑干传导束和核团解剖知识和丰富的经验确定的安全的进入区、使用专门设备包括照明设备，使该手术能使许多患者明显获益。若不手术，反复出血可损害脑干，即使后期切除CM也不能恢复。尽管一些患者在术后即刻变差，但大多数随时间的推移而逐渐恢复，并最终享受更好的生活质量和免于再出血。

Robert F. Spetzler, MD
Barrow Neurological Institute, Phoenix, AZ

BSCM是一种棘手的疾病。尽管术前影像似乎显示其位于软膜表面，但术中检查常发现除了正常组织以外什么也没有；即使有血肿，有时脑组织也非常正常。应仔细考虑这种可能性，准备备用策略用解剖标记或影像引导寻找

病变；错误的代价相当大。一旦找到BSCM，须非常注意减少其对正常结构的影响。所有手术床内的静脉血管瘤都须保留。天幕上CM中经常切除以降低癫痫发作风险的含铁血黄素染色的脑组织环，在BSCM中从不切除。相反，粗厚的、无用的残留囊壁应采用反向牵拉和锐性分离技术分开。电凝功率应保持绝对低，若使用泡沫或其他止血剂，应冲洗掉。对于延髓病变患者，术后气道控制或呼吸动力一过性丧失的可能性可能导致继续插管，直至明确患者可自行支持。在外科医生的悉心照料下，该类患者人群现在已能期待良好的预后，哪怕病变在过去看来难以治疗。

Peter Nakaji, MD
Barrow Neurological Institute, Phoenix, AZ

推荐阅读

[1] Abla AA, Benet A, Lawton MT. The far lateral transpontomedullary sulcus approach to pontine cavernous malformations: technical report and surgical results. Neurosurgery 2014; 10(Suppl 3): 472–480

[2] Abla AA, Lekovic GP, Turner JD, de Oliveira JG, Porter R, Spetzler RF. Advances in the treatment and outcome of brainstem cavernous malformation surgery: a single-center case series of 300 surgically treated patients. Neurosurgery 2011; 68(2): 403–414, discussion 414–415

[3] Garcia RM, Ivan ME, Lawton MT. Brainstem cavernous malformations: surgical results in 104 patients and a proposed grading system to predict neurological outcomes. Neurosurgery 2015; 76(3): 265–277, discussion 277–278

[4] Horne MA, Flemming KD, Su IC, et al; Cerebral Cavernous Malformations Individual Patient Data Meta-analysis Collaborators. Clinical course of untreated cerebral cavernous malformations: a meta-analysis of individual patient data. Lancet Neurol 2016; 15(2): 166–173

[5] Kawase T, Toya S, Shiobara R, Mine T. Transpetrosal approach for aneurysms of the lower basilar artery. J Neurosurg 1985; 63(6): 857–861

[6] Kivelev J, Laakso A, Niemelä M, Hernesniemi J. A proposed grading system of brain and spinal cavernomas. Neurosurgery 2011; 69(4): 807–813, discussion 813–814

[7] Lawton MT, Quiñones-Hinojosa A, Jun P. The supratonsillar approach to the inferior cerebellar peduncle: anatomy, surgical technique, and clinical application to cavernous malformations. Neurosurgery 2006; 59(4, Suppl 2): ONS244–ONS251, discussion ONS251–ONS252

[8] Li D, Hao SY, Jia GJ, Wu Z, Zhang LW, Zhang JT. Hemorrhage risks and functional outcomes of untreated brainstem cavernous malformations. J Neurosurg 2014; 121(1): 32−41

[9] Waldron JS, Lawton MT. The supracarotid-infrafrontal approach: surgical technique and clinical application to cavernous malformations in the anteroinferior Basal Ganglia. Neurosurgery 2009; 64(3, Suppl): ons86−ons95, discussion ons95

[10] Wen HT, Rhoton AL Jr, de Oliveira E. Transchoroidal approach to the third ventricle: an anatomic study of the choroidal fissure and its clinical application. Neurosurgery 1998; 42(6): 1205−1217, discussion 1217−1219

[11] Zabramski JM, Wascher TM, Spetzler RF, et al. The natural history of familial cavernous malformations: results of an ongoing study. J Neurosurg 1994; 80(3): 422−432

第67章 脊髓海绵状血管畸形

Gursant S. Atwal, Vernard S. Fennell, Leonardo Rangel-Castilla, and Peter Nakaji

摘　要：脊髓海绵状血管畸形（CM）占所有累及脊髓的血管畸形的5%～12%；常累及脊髓背侧和背外侧区，常见于颈髓和胸髓。症状性患者表现为背部疼痛、感觉运动障碍、脊髓病、肠道或膀胱症状；常呈急性、进行性及反复发作。CT和MRI是诊断性影像学检查手段。显微外科手术切除是脊髓CM或靠近、位于软膜表面的大型外生型病变的首选治疗。我们治疗无症状性小型病变（常＜3 mm）患者，不增加新的症状；症状发作后尽早手术干预，因为这么做与延迟治疗相比功能改善更好。大多数患者在手术切除后预后良好。所有患者必须进行长期临床和影像学随访。

关键词：脊髓，海绵状血管畸形，出血，显微外科手术切除

概　述

脊髓血管畸形仅占脊髓病变的一小部分；包括毛细血管扩张症、海绵状血管畸形（CM）、动静脉畸形。可见于椎体、硬膜外或硬膜内，或累及脊髓本身。本章将关注脊髓髓内CM。脊髓CM不常见；占累及脊髓的血管畸形的5%～12%。最常见于椎体；脊髓髓内CM非常罕见。外科文献中报道的患者就诊时的年龄范围为2～88岁。最近的一项荟萃分析提示无性别相关性，而另一项则发现男性患者稍多。

本章关于治疗决策的主要争议包括：
（1）是否需治疗。
（2）治疗时机。
（3）手术还是放射外科治疗。

是否治疗

这类病变罕见，医学文献中缺乏大型前瞻性自然史研究。大多数自然史数据来自小型系列或一些病例系列的荟萃分析。

脊髓CM患者可有症状或无症状（流程图67.1中①和②）。症状快速恶化的患者需急诊显微外科手术切除，而症状恶化不快但持续存在的患者也应在诊断后尽早手术（流程图67.1中③）。大型CM（≥3～4 mm）长至软膜或室管膜表面的无症状患者也推荐切除（流程图67.1中④）。

不同系列报道的年出血率为0～4.5%：一项最近的大型荟萃分析报道的年出血率为2.1%，另一项为2.5%。无症状性患者在磁共振成像（MRI）上也有CM增长或出血的证据（流程图67.1中⑤）。但大多数自然史资料主要来自回顾性研究，应审慎解读，因为存在固有的选择性偏倚。因此，是否治疗或观察的决策应基于临床表现、症状严重程度、神经功能检查、病变至软膜或室管膜表面的接近程度及其与关键脊髓束的关系进行选择。

解剖学因素

脊髓CM最常累及脊髓背侧和背外侧区（图67.1和图67.2）；腹侧的CM不常见。脊髓CM更常见于胸髓区。

除详细了解脊髓的固有解剖和病变与传导束的关系外，外科医生须密切注意骨性结构；重要的因素是椎管的齐整性和固定的必要性。影响稳定性的因素是需切除的骨质量、病变的部位和术前脊髓的齐整性。

病理生理学

无症状性患者的脊髓CM可意外发现。MRI上的无症状性出血的证据可导致意外发现CM（流程图67.1中⑤）。临床病程和表现理论上与出血、病变周围胶质增生、病变体积增大导致的局部占位效应和（或）继发于病变内血栓形成的微循环改变相关。由于脊髓和椎管容积小，椎管内大量出血可造成占位效应迅速增加，导致神经功能快速下降。慢性进行性脊髓病可能来自少量反复出血，导致邻近脊髓形成含铁血黄素染色的胶质囊。出血、血凝块形成和血肿吸收混杂在一起，造成血红蛋白的毒性代谢产物释放，导

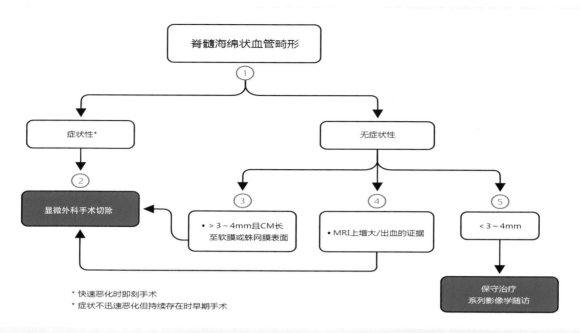

流程图67.1　脊髓海绵状血管畸形的治疗决策流程。

致神经组织的胶质增生、瘢痕形成和破坏。因此认为，脊髓髓内CM比颅内CM更具侵袭性。

诊断检查

临床评估

有临床症状的患者可表现为疼痛或感觉、运动、肠道或膀胱症状；也可表现为脊髓病的症状和体征。脊髓髓内CM的症状与脱髓鞘病变相像；在评估脊髓病变时，外科医生在鉴别诊断中应考虑脱髓鞘病变和髓内肿瘤。

脊髓髓内CM患者的临床病程呈急性、进行性和反复性，改善程度不同。Ogilvy等的系列中描述了4种不同的临床表现；离散型急性发作合并进行性神经功能恶化最常见，随后是进行性神经功能下降。Bian等将脊髓髓内CM患者的临床病程归纳为缓慢进展或随时间进展逐渐下降。

影像学

脊髓CM在血管造影上呈隐匿性，脊髓血管造影或造影剂增强的计算机断层扫描（CT）不能良好显示。MRI显示良好，典型表现为周围有低信号含铁血黄素环的混杂信号病变（图67.2）；由不同时期出血造成。增强MRI上强化各异。因此，强化方式本身不是区别CM和动静脉畸形的可靠方式。若担心血液流空或血管结构增多与原以为的CM不符，应行正规脊髓血管造影。MRI不能可靠预测病变与软膜表面的接近程度。

CM常与静脉畸形相关。一项系列发现，30%的CM有相关性静脉畸形。巴罗神经病学研究所的一项脊髓CM患者系列中，94%的脊髓CM与静脉畸形相关，但在术前MRI或血管造影上看不到。与脑CM相关性静脉畸形一样，脊髓CM相关性静脉畸形被认为引流正常组织，因此无须切除。

鉴别诊断

脊髓CM患者的临床表现与脱髓鞘疾病相像。此外，评估脊髓病病变时，外科医生在鉴别诊断中应考虑脊髓固有性肿瘤、脊髓AVM、动静脉瘘。患者的病史、临床表现、影像学特征有助于鉴别这些病变。

治疗

保守治疗

无症状性小型病变可通过系列影像学检查随访。无症状患者或症状轻微或深部小型病变（<3～4 mm）或腹侧病变患者最好通过系列影像学检查随访（流程图67.1中⑥）。特别是多发性畸形，应接受影像学监测，因为切除脊髓多发性病变有预后不良的累积风险。

手术治疗

适合切除的患者应考虑的因素包括手术时机、手术类型、手术细节和并发症防治。

手术时机

脊髓髓内CM罕见，几乎没有症状性患者最佳手

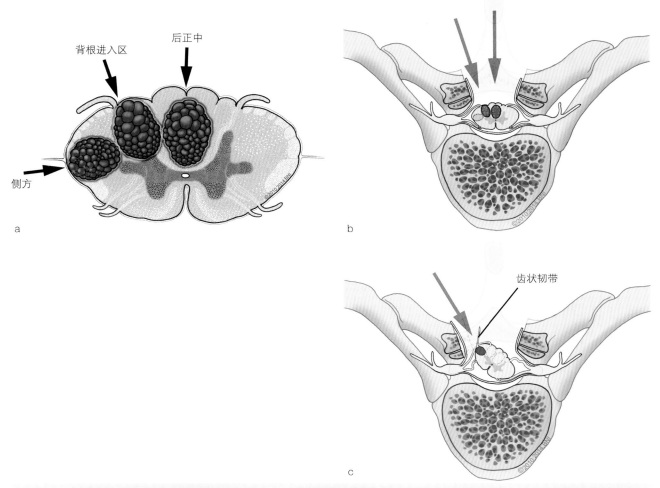

图 67.1　插图描绘脊髓海绵状血管畸形（CM）。a. 脊髓轴位像显示切除 CM 的三个可能的进入区。b. 正中入路到达中线和旁正中脊髓 CM。c. 多节段切断齿状韧带，旋转脊髓从侧方入路到达脊髓（经 Barrow Neurological Institute 同意使用）。

术时机的资料。我们机构在诊断症状性脊髓 CM 患者时采取手术干预。症状发作后不久接受治疗的患者，在治疗 3 年内比延迟治疗的患者的功能改善情况更好（分别为 76% 和 52%）。

脑血管外科治疗——手术细节

显微外科手术切除是症状性脊髓 CM 患者的首选治疗（流程图 67.1 中①和③）。后正中入路椎板成形对大多数脊髓 CM 是首选，因为可在需要时更安全地再次手术。所有病例在术中均行体感诱发电位和运动诱发电位监护。

外生型病变在 CM 和脊髓实质间有间隙，可能时整块切除。CM 与脊髓实质粘连且无界面时，有时需分块切除。软膜表面无法看到的病变，可用超声定位并设计脊髓切开部位。位于背侧无外生型部分的病变，正中切开脊髓（图 67.1b）。对于背外侧病变，经背外侧在背根进入区切开脊髓（图 67.1c）。

不邻近背侧软膜表面的外侧病变需向外侧更多的切除骨质。额外切除骨质可通过切断齿状韧带推移脊髓，使外科医生到达病变过程中尽量少干扰正常神经实质。松解多个节段的齿状韧带可逐渐旋转脊髓，而非粗暴地在单个节段进行操作（图 67.1c）。位于侧方的病变可能需固定，取决于骨质切除范围和脊柱节段。我们不推荐腹侧入路到达脊髓病变，因为脊髓的血供位于腹侧，这种入路有发生脊髓缺血的风险。此外，应跨越病变全长并超过头尾侧切开脊髓，以减少牵拉和操作神经组织。

切开硬膜和蛛网膜后，应仔细在病变周围的胶质增生界面中进行锐性分离，以免损伤正常脊髓组织。减少使用双极电凝烧灼，尽可能多保留含铁血黄素染色的组织。我们首选整块切除小病变，但对较大的病

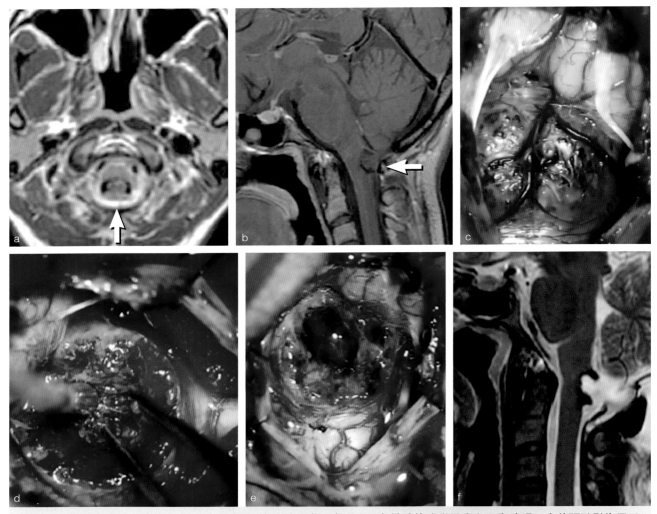

图67.2　颈髓海绵状血管畸形（CM）。1例39岁女性患者，表现为亚急性肢体感觉异常和平衡障碍。术前颈髓影像显示颈延髓移行处的大型外生型CM（箭头）（a、b，轴位和矢状位磁共振成像）。显露后见大型外生型CM（c，术中照片）。目标是在CM和脊髓实质间创造界面完整切除；但病变与脊髓粘连，必须分块切除（d，术中照片）。手术最终完全切除CM（e，术中照片）。术后影像显示CM全切除（f，矢状位MRI）（经Barrow Neurological Institute同意使用）。

变减容，以防止损伤正常脊髓。与颅内CM一样，须小心避免切除与脊髓CM相关的静脉畸形。大多数情况下，从周围脊髓分离病变时会有少量出血。

放射外科治疗

我们并不采用放射外科治疗脊髓CM。目前尚无令人信服的证据支持放射外科治疗这类病变。

血管内治疗——手术细节

血管内治疗对脊髓CM患者没有作用。

并发症防治

预防并发症的关键是外科医生需详细了解脊髓的固有解剖和适当的患者选择。MRI不是评估病变与软膜表面邻近程度的可靠方式，外科医生在切开脊髓前应用术中超声定位病变。此外，为避免损伤重要传导

束，我们不推荐切除含铁血黄素染色的组织。

预后

大多数症状性患者在手术切除后预后良好。急性发作和运动障碍的患者在症状发作后3个月内手术比感觉症状或症状发作后超过3个月手术的预后更好。我们监测手术患者一长段时间，因为可能有迟发性并发症，如栓系或脊柱后凸畸形。

Zhang等在2016年报道了手术和保守治疗脊髓CM患者的比较分析；该回顾性分析用改良McCormic量表和Karnofsky功能状态评估功能预后。总共包含85例患者；58例（68.2%）显微外科手术切除，27例（31.8%）保守治疗。在42.8个月的长期随访时，手术组中40例（69%）和保守组中4例（14.8%）的神经功能状态改善；无变化分别为16例（27.6%）和19例

（70.4%），恶化分别为2例（3.4%）和4例（14.8%）。保守治疗患者的年出血风险为3.9%；相反，手术切除的患者无后续出血。Zhang等的结论是，手术切除髓内CM消除了后续出血风险，仔细选择患者能达到满意的预后（支持流程图步骤3～7）。

Badhiwala等从单一系列和荟萃分析中研究脊髓髓内CM的手术预后和自然史。荟萃分析包含40项研究，总共632例患者；CM的脊髓节段：颈髓38%（240例）、颈胸髓2.4%（15例）、胸髓2.1%（13例）、脊髓圆锥1.7%（11例）；海绵状血管瘤平均大小为9.2 mm。患者的临床病程呈急性且逐步进展的比例为45.4%（287例），缓慢进展为54.6%（345例）。年出血率为2.1%（95% CI：1.3%～3.3%）。631例治疗的患者中，大多数接受［89.9%（567例）］切除；632例中10.1%（64例）采取保守治疗。接受切除治疗的患者的预后比保守治疗的患者更好［优势比（OR）：2.79，95% CI：1.46～5.33，P=0.002］。症状发作3个月内切除（OR：2.11，95% CI：1.31～3.41，P=0.002）和全切除（OR：3.61，95% CI：1.24～10.52，P=0.02）与神经功能预后改善呈正相关（流程图67.1中③～⑧）。表浅脊髓髓内CM的患者切除后的神经功能改善率比深部病变更高（OR：1.36，95% CI：0.71～2.60，P=0.36）。作者的发现支持症状性脊髓CM患者采取手术治疗；手术的目标是全切除（支持流程图步骤1、2）。

稳定性和复发率

Mitha等发表了一项80例接受手术治疗的脊髓CM患者的研究结果；将术后和随访时的Frankel分级与术前的Frankel分级比较。术后即刻，11%（9例）更差，83%（66例）相同，6%（5例）改善。在62例患者的平均5年随访时，10%（6例）更差，68%（42例）相同，23%（14例）改善。5%（3例）的复发需再手术。即刻并发症发生率为6%（5例），包括脑脊液漏和深部静脉血栓形成；长期并发症发生率为14%（9例），包括脊柱后凸畸形、狭窄和脊髓栓系。作者的结论是，脊髓髓内CM的切除可以实现良好的长期预后，即刻或长期并发症风险可以接受（支持流程图步骤3～7）。

临床和影像学随访

接受手术切除的患者在术后即刻行钆增强的MRI。此后，应每年行MRI，除非有需更早检查的临床事件。稳定1年后，影像学检查间隔增至3年，随后至5年。我们对保守治疗的病变在延长影像学检查间隔前应稳定1年。

主编述评

脊髓CM患者可有症状，甚至CM非常小时也可出现症状，通常是由于急性出血所致。在这种情况下，血肿推开正常实质，有助于相对早期显露与切除。必须应用真正细致的切除技术，因为可能造成新发功能障碍。但大多数出血或术后变差的患者随着时间推移可改善。旋转脊髓时，不仅在病变节段，而应在上下节段均松解齿状韧带，有利于显露和减少牵拉脊髓。松解不充分时旋转脊髓可造成局部缺血（吲哚菁绿血管造影明显）。类似地，若短节段切开脊髓需向侧方更多牵拉脊髓实质，而长节段切开的牵拉更小。对于大型病变，脊髓的临床表现常比MRI所显示的更好，因此累及全脊髓时不应放弃显露切除或转诊至有切除这类病变经验的医学中心。

Robert F. Spetzler, MD
Barrow Neurological Institute, Phoenix, AZ

推荐阅读

［1］ Badhiwala JH, Farrokhyar F, Alhazzani W, et al. Surgical outcomes and natural history of intramedullary spinal cord cavernous malformations: a single-center series and meta-analysis of individual patient data: clinic article. J Neurosurg Spine 2014; 21(4): 662–676

［2］ Bian LG, Bertalanffy H, Sun QF, Shen JK. Intramedullary cavernous malformations: clinical features and surgical technique via hemilaminectomy. Clin Neurol Neurosurg 2009; 111(6): 511–517

［3］ El-Koussy M, Stepper F, Spreng A, et al. Incidence, clinical presentation and imaging findings of cavernous malformations of the CNS. A twenty-year experience. Swiss Med Wkly 2011; 141: w13172

［4］ Fontaine S, Melanson D, Cosgrove R, Bertrand G. Cavernous hemangiomas of the spinal cord: MR imaging. Radiology 1988; 166(3): 839–841

［5］ Gross BA, Du R, Popp AJ, Day AL. Intramedullary spinal cord cavernous malformations. Neurosurg Focus 2010; 29(3): E14

［6］ Jellinger K. Vascular malformations of the central nervous system: a morphological overview. Neurosurg Rev 1986; 9(3): 177–216

［7］ McCormick PC, Michelsen WJ, Post KD, Carmel PW, Stein BM. Cavernous malformations of the spinal cord. Neurosurgery 1988; 23(4): 459–463

［8］ Mitha AP, Turner JD, Spetzler RF. Surgical approaches to intramedullary cavernous malformations of the spinal cord.

Neurosurgery 2011; 68(2, Suppl Operative): 317—324, discussion 324

[9] Ogilvy CS, Louis DN, Ojemann RG. Intramedullary cavernous angiomas of the spinal cord: clinical presentation, pathological features, and surgical management. Neurosurgery 1992; 31(2): 219—229, discussion 229—230

[10] Pinker K, Stavrou I, Knosp E, Trattnig S. Are cerebral cavernomas truly nonenhancing lesions and thereby distinguishable from arteriovenous malformations? MRI findings and histopathological correlation. Magn Reson Imaging 2006; 24(5): 631—637

[11] Turjman F, Joly D, Monnet O, Faure C, Doyon D, Froment JC. MRI of intramedullary cavernous haemangiomas.

Neuroradiology 1995; 37(4): 297—302

[12] Vishteh AG, Sankhla S, Anson JA, Zabramski JM, Spetzler RF. Surgical resection of intramedullary spinal cord cavernous malformations: delayed complications, long-term outcomes, and association with cryptic venous malformations. Neurosurgery 1997; 41(5): 1094—1100, discussion 1100—1101

[13] Weinzierl MR, Krings T, Korinth MC, Reinges MH, Gilsbach JM. MRI and intraoperative findings in cavernous haemangiomas of the spinal cord. Neuroradiology 2004; 46(1): 65—71

[14] Zhang L, Yang W, Jia W, et al. Comparison of outcome between surgical and conservative management of symptomatic spinal cord cavernous malformations. Neurosurgery 2016; 78(4): 552—561

第 **7** 篇

多血管性肿瘤
Hypervascular Tumors

第68章 颅内血管性肿瘤

Keith Allen Kerr, Stephen Lee Katzen, Mark Danenbaum, and Yoshua Esquenazi

摘 要：颅内血管性肿瘤是血管性起源或血供丰富的病变；包括血管母细胞瘤、血管外皮细胞瘤、脑膜瘤、脉络丛肿瘤和几种转移性病变。这类肿瘤血供丰富，诊断和干预需考虑其他因素；在术前影像学检查上正确识别对确定是否需血管造影和计划合适的手术入路非常关键，因为在手术切除中有大量失血的倾向。术前血管造影一般非常重要，可以确定这类病变的血供和在某些情况下栓塞这些血管以减少失血。栓塞有明显的卒中风险，须仔细选择病例；根据我们的经验，非常大的肿瘤、供血动脉到达困难、多方向供血是最理想的适应证。与其他肿瘤手术相比，更重要的是外科医生必须在手术中早期辨认和电凝供血动脉以避免大量失血。正确识别哪支血管供应肿瘤、哪支血管是"过路型"血管对避免卒中很关键。与其他肿瘤类似，患者的术后随访取决于病理学结果。

关键词：血管性肿瘤，血管母细胞瘤，转移瘤，栓塞，脑血管造影，脑膜瘤，血供

颅内血管性肿瘤包括血管性起源的肿瘤和血供丰富的肿瘤；本章将讨论其诊断检查、治疗、预后、随访；重点是手术和血管内治疗的循证医学证据。

本章关于治疗决策的主要争议包括：

（1）是否具有治疗指征。

（2）诊断性脑血管造影的指征。

（3）术前血管内栓塞的病例选择和栓塞后手术的合适时机。

（4）血管内栓塞的潜在并发症和技术细节。

血管母细胞瘤

概述

血管母细胞瘤是血供丰富的良性肿瘤，占所有中枢神经系统（CNS）肿瘤的3%，颅后窝肿瘤的7.5%（图68.1）。更常呈散发性（75%），但也与von Hippel–Lindau（VHL）病密切相关；通过局部占位效应、阻塞脑室系统或出血产生症状（流程图68.1中①～③）。治疗的主流是手术切除，联合血管造影栓塞；放射外科作为辅助性治疗（流程图68.1中④）。

是否治疗

适合手术的症状性病变应进行干预，目标是全切除。囊性血管母细胞瘤的囊性成分常随着时间推移而增大，导致影像学有进展而临床症状无进展，有人建议一并切除。

解剖学因素

散发性和VHL血管性颅内血管母细胞瘤最常见的部位是颅后窝，特别是小脑半球。其他部位如脑干、脊髓、大脑半球少见。

病理生理学/分类

VHL和散发性血管母细胞瘤都有3p染色体上VHL肿瘤抑制基因的突变。VHL的突变出现在种系细胞，产生全身许多类型的肿瘤，包括肾癌、嗜铬细胞瘤、内淋巴囊肿瘤。VHL病呈常染色体显性遗传，外显程度高。

诊断检查

临床评估

散发性和VHL病变的平均发病年龄分别为50～60岁和40～50岁。血管母细胞瘤最常见的症状和体征对应于其最常见位于颅后窝的特征，包括头痛、步态障碍、辨距不良、恶心、呕吐、眼球震颤、构音障碍和吞咽困难。CNS其他部位的病变可表现为与这些区域相应的功能障碍。

绝大多数VHL患者最初表现为脑和视网膜血管母细胞瘤。有VHL家族史的患者若有前面提到的任何一种疾病诊断，即可确诊，包括CNS或视网膜血管母细胞瘤、嗜铬细胞瘤或透明细胞肾癌。有VHL风险或有疑似VHL的患者应由眼科医生评估，除完整的CNS影像学检查外，也要行腹部计算机断层扫描（CT）或超声检查。

散发性VHL占VHL诊断病例的20%，2个或更多CNS血管母细胞瘤或1个血管母细胞瘤合并1个上

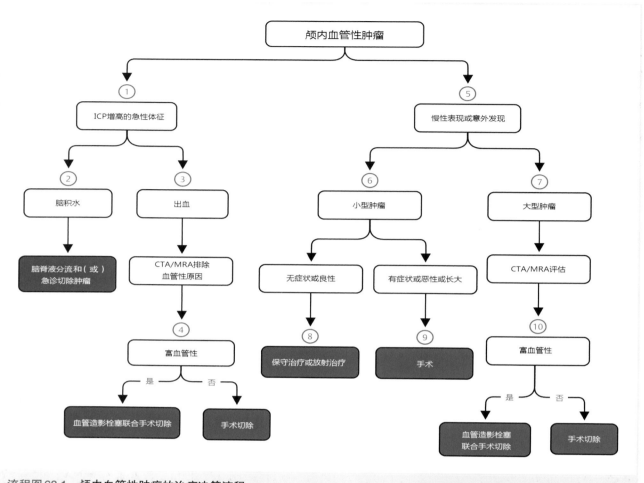

流程图68.1　颅内血管性肿瘤的治疗决策流程。

述肿瘤的患者即可诊断；DNA检测可确诊。

影像学

血管母细胞瘤在对比剂增强的T1加权磁共振成像（MRI）上有非常典型的表现：均匀强化、边界清晰的结节和相关的囊（图68.1a）。T2加权和FLAIR MRI能更好地显示低信号的囊性部分特征，也能显示轻至中度的瘤周水肿。VHL的视网膜和CNS表现是典型的病理学特征；若无疾病史的患者疑似血管母细胞瘤，建议行全神经轴MRI和腹部CT或超声成像。

进一步血管造影检查和可能栓塞时，表现为实质部分的典型肿瘤染色；粗大的供血动脉和引流静脉并不少见；占位的无血管区是肿瘤的囊性部分（图68.1）。

鉴别诊断

成人小脑血管母细胞瘤的影像学鉴别诊断是最常见的颅后窝病变：转移性病变如乳腺癌和肺癌。转移性疾病更常见，除非有家族史或已知VHL病和血管母细胞瘤的典型影像学特征，否则一般都倾向于作此

诊断。发病时间一般早于转移性疾病（散发性病变45岁，VHL相关性病变36岁），因此在年轻患者中应保持对该诊断的高度怀疑。

治疗

保守治疗

保守治疗对小的无症状性病变是一种选择，但建议短期（6个月～1年）随访MRI监测进展（流程图68.1中⑥和⑧）。囊性部分经历这段时间可增大；因此，建议此时行切除或放射外科治疗，即使没有症状。

脑血管外科治疗——手术细节

手术是小脑半球和蚓部症状性病变，以及大脑皮质表浅病变的主要治疗方式。没有长至软膜表面的皮质内深部病变和脑干内病变，一般认为不适合手术干预。这类肿瘤血供丰富，若进入包膜有严重出血可能，经典做法是整块切除。在软膜表面或切开皮质后辨认肿瘤囊，然后在肿瘤-脑界面电凝供血动脉。环绕电凝足够数量的供血动脉和囊后，肿瘤通常变软，

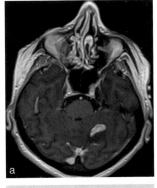
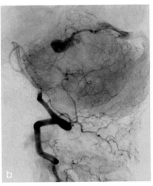
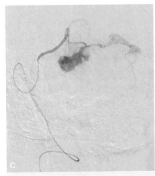
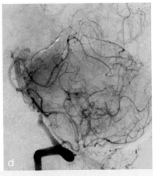

图 68.1　血管母细胞瘤。a. MRI 怀疑左侧小脑上病变前方有一支粗大的供血动脉。b. 血管造影确认该粗大动脉位于肿瘤深部。c. 选择性栓塞肿瘤供血动脉,闭塞该血管(d)(图片由美国 Mayo Clinic 的 Leonardo Rangel-Castilla 医学博士和 University at Buffalo 的 Elad I. Levy 医学博士提供)。

有助于切除。若相关性囊很大,已产生占位效应,引流囊液也有助于创造空间推移肿瘤。应检查囊壁寻找其他结节性成分并切除。

血管母细胞瘤的术前栓塞仍是有争议的话题,原因是肿瘤多数位于颅内。与重要结构梗死相关的严重并发症和认为与静脉流出受阻相关的大出血均有报道。首选液态栓塞剂,而非小颗粒(图 68.1b、c)。液态栓塞剂栓塞需丰富的经验和技术,应谨慎进行;需极其仔细地辨认栓塞血管和邻近血管结构间的吻合,避免栓塞剂意外进入这些血管。由于栓塞可能造成严重并发症,并且实际上多数系列报道的良好手术结果并没有使用术前栓塞,因此,很难建议将栓塞作为这类患者治疗的常规部分。对于血供丰富、手术入路中不易早期控制供血动脉的大型病变,栓塞成为治疗方案中更重要的一部分(图 68.1c、d)。

对于脑皮质内深部的小型病变,放射外科是一种替代的单纯治疗选择,发现可阻止肿瘤生长进展,也能改善症状。据报道,对小型(< 3 cm)病变的稳定性在 1 ～ 2 年高达 84% ～ 96%,5 的年长期控制率为 71% ～ 81%(支持流程图步骤 8)。

临床和影像学随访

有 VHL 综合征的患者需特殊随访。在一项包含 15 例有血管母细胞瘤的 VHL 患者的长期随访研究中,67% 在脑和脊髓产生其他 CNS 病变;这种概率约为 1.5 ～ 2 年。这种患者人群新发病变形成的概率和频率高,建议每 2 年或每年行全神经轴 MRI。

血管外皮细胞瘤

概述和是否治疗

血管外皮细胞瘤是罕见的血供丰富的病变,有无法预测的恶性可能。肿瘤起源于毛细血管周细胞,包绕内皮细胞并调控血管腔直径;占所有颅内肿瘤的 1% 以下,常附着于硬膜表面。由于血供丰富、易于复发、有 CNS 外转移的能力,治疗存在困难。鉴于这些特点,即使采取积极治疗,死亡率仍 > 30%,因此应对所有疑似血管外皮细胞瘤的患者进行治疗。

解剖学因素、影像学和鉴别诊断

脑膜血管外皮细胞瘤最常见于颅底,紧邻硬膜静脉窦的脑凸面。需鉴别诊断的主要疾病是脑膜瘤,但一些影像学特征有助于区分这 2 种病变:对比剂增强的 T1 加权 MRI 上,基底位于硬膜、不均匀强化,可侵犯邻近骨质;硬膜附着常比脑膜瘤范围小,脑膜尾征少见;不像脑膜瘤那样含有钙化。

治疗

全切除可改善总体生存率,应是治疗的首要考虑。肿瘤易侵犯邻近静脉窦,并且发现时往往体积很大,造成全切除困难。与本章的其他肿瘤一样,切除前需电凝肿瘤的供血动脉以防止大量失血。选择性病例可采用术前栓塞以减少术中出血,而术中出血是导致次全切除的最常见原因。尽管这类肿瘤在发现时非常大,但其供血动脉往往含有许多栓塞困难的细小动脉,但在有经验的医生手中并非不可能做到(流程图 68.1 中③、④、⑦、⑩)。一些系列研究了辅助性放射治疗,似乎有延长复发时间的趋势,但没有总体生存优势。

预后、稳定性和复发率

最近的二项大样本长期随访研究中,41% ～ 54% 复发,平均复发时间为 5 ～ 6 年。在这类相同的研究中,1 年、5 年、10 年的无进展生存率分别为 96% ～ 100%、49% ～ 94.4%、28% ～ 72.2%。11% ～ 20% 的患者发生颅外转移。

临床和影像学随访

复发率和颅外转移率高,必须规则、短期随访。5 ～ 6 年的平均复发时间提示这类患者需延长随访期,甚至是在全切除的患者中也是如此，因为复发也见于全切除的患者。

脑膜瘤

概述

脑膜瘤血供丰富，大多数是世界卫生组织（WHO）Ⅰ级的脑膜肿瘤，起源于蛛网膜帽细胞；约占原发性脑肿瘤的15%～30%，是神经外科肿瘤中最常见的病变。血供来源于颅外和颅内，与术中大量失血有关。

解剖学因素、影像学和鉴别诊断

脑膜瘤主要位于天幕上，常见于矢状窦旁以及凸面；也常见位于颅底，包括蝶骨嵴、嗅沟核蝶骨平台。了解不同的硬膜血供很重要。凸面、矢状窦旁、蝶骨翼脑膜瘤的血供主要来自脑膜中动脉；嗅沟和前颅底肿瘤由筛动脉和其他眼动脉分支供血；对于天幕和斜坡占位，脑膜垂体干的终末动脉往往是供血动脉；脑膜后动脉和咽升动脉的硬膜支通常供应颅后窝脑膜瘤。

CT是评估可疑脑膜瘤的重要成像方式，有相关性钙化和骨质改变。脑膜瘤是边界清晰的占位，与脑实质相比呈高密度，有时包含钙化；可引起覆盖其上的骨的骨质增生，与MRI相比，更容易在CT上清晰显示。对比剂增强的T1加权MRI上，脑膜瘤是基底位于硬膜、均匀强化、有脑膜尾征的占位（图68.2和图68.3）；T2上主要呈高信号，周围实质有环绕T2信号改变，提示病变血供更丰富、更具侵袭性。血管造影上见血管性肿瘤常见的染色，脑膜供血血管常明显扩张（图68.3）。

治疗

手术切除是脑膜瘤的确切性治疗；切除这些病变的手术技术有一些原则：应广泛显露硬膜，以便可行

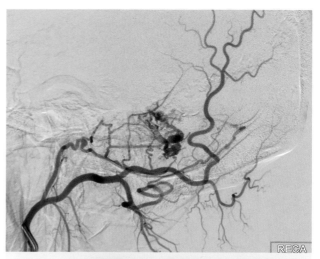

图68.3　行血管造影评估该肿瘤的血供以及横窦的通畅性。右侧颈外动脉造影显示耳后动脉的远端分支供应图68.2的脑膜瘤。供血动脉位于肿瘤背侧，手术切除中先于肿瘤遇到；因此，这些血管没有栓塞。

时切除肿瘤外周硬膜边缘达2 cm；减容前应充分电凝硬膜供血动脉，这是肿瘤的主要血供；内部减容有助于操作较大的肿瘤，有利于建立可供分离的脑-肿瘤界面；在可能的情况下，覆盖其上有相关病理性改变的骨质也应切除。

随着血管内技术的逐渐发展，术前栓塞已成为脑膜瘤治疗中越来越多的干预措施（流程图68.1中③、④、⑦、⑩）。栓塞供血动脉可降低与失血和手术时间相关的术中并发症，有利于提高全切除率。此外，血管造影能评估相关硬膜静脉窦的通畅性这一重要的解剖学因素。在肿瘤较大、多方向供血、肿瘤供血动脉位于深部而在手术入路开始时到达更困难者，考虑栓塞（流程图68.1中⑦和⑩）。最近关于术前栓塞脑膜瘤的研究提示，并发症发生率0.5%～9%；包括

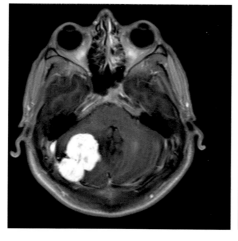

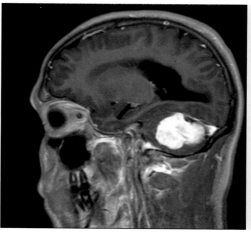

图68.2　起源于颅后窝硬膜的脑膜瘤。注意与横窦的密切关系。

卒中、出血、脑神经障碍。液态栓塞剂优于颗粒栓塞剂，后者的出血率更高；前者也能渗入更远端的肿瘤血管，达到更完全的肿瘤栓塞。总之，颈外供血动脉栓塞更安全；但必须仔细考虑其与颈内血管的吻合，避免意外卒中。关于栓塞至肿瘤切除的时间，大多数报道在血管造影后 2～7 天，但文献中没有获得明确的一致意见。

预后、稳定性和复发率

一些目前使用的分级系统根据切除程度来预测复发；强调了切除除占位外的周围硬膜和所有异常骨质来达到最低的复发率。WHO Ⅰ级肿瘤报道的 5 年复发率低至 0%。邻近颅底、累及脑神经和硬膜静脉窦的肿瘤常导致次全切除（支持流程图步骤 4、9、10）。

临床和影像学随访

最初 6 个月内行术后 MRI 明确切除程度。之后，完全切除的 WHO Ⅰ级病变用 MRI 每 1～2 年随访数年；不全切除的良性肿瘤应采用该方案随访终身，残留极少的良性肿瘤随访时间逐渐延长。更恶性的脑膜瘤应在首个 5 年内每 6 个月随访 1 次，然后每年随访 1 次。

脉络丛肿瘤

概述

脉络丛肿瘤可发生于任何年龄，发病率约 0.5%；小儿人群中更常见，发病率约 3.0%。肿瘤起源于脑室系统内的神经上皮细胞，血供丰富。症状常由颅内压增高（即脑积水）引起，因为细胞增生有时可导致脑脊液产生过度。最常见的 2 种类型是脉络丛乳头状瘤（CPP）和脉络丛癌（CPC）；分别为 WHO Ⅰ级和Ⅲ级。

是否治疗

疑似脉络丛肿瘤如 CPP 或 CPC 时，目标是全切除（流程图 68.1 中②、⑥、⑦、⑨、⑩）；不推荐保守治疗。开放式手术是最常用的技术；但根据大小、部位和类型，内镜手术也是可靠的选择。

解剖学因素

计划手术入路和治疗时，脉络丛肿瘤的部位是主要决定因素。其常见于侧脑室（50%）、第四脑室（40%）、第三脑室（10%）；儿童中最常见于三角区，成人中则是第四脑室。计划手术入路时，了解邻近肿瘤的脉络丛血供至关重要。脉络膜前动脉起源于颈内动脉，供应三角区和颞角；脉络膜外侧动脉和脉络膜内侧动脉发自大脑后动脉，但供应不同区域：外侧动脉供应侧脑室体部、三角区、颞角，而内侧动脉主

要供应第三脑室顶。小脑上动脉和小脑后下动脉的分支供应第四脑室。

诊断检查

临床评估

肿瘤可产生一系列症状，从轻度头痛至严重脑积水，有顽固性恶心、呕吐、嗜睡，并最终导致昏迷和死亡。小儿人群的症状不易察觉，仅额枕头围增加或颅缝张开。部位也能决定症状，包括第三脑室的下丘脑功能障碍和第四脑室的脑神经功能障碍。

影像学

CT 和 MRI 仍是评估脉络丛肿瘤的金标准成像方式。CT 呈等至高密度的占位，可能有钙化。MRI 的 T1 加权影像呈等信号，但钆对比剂可明显强化；T2 加权影像为中至高信号，流空证据也有助于显示血供；有时 FLAIR 上也有水肿，但并非区分乳头状瘤与癌的标志。

鉴别诊断

脉络丛肿瘤的鉴别诊断包括星形细胞瘤、畸胎瘤、脑膜瘤、生殖细胞瘤、原始神经外胚层肿瘤、室管膜瘤和来自肾细胞癌的转移瘤。

治疗

脑血管外科治疗——手术细节

脉络丛肿瘤血供丰富；因此，手术治疗这些占位非常危险，可能出现快速、大量失血。若由于肿瘤来源或患者的年龄 / 体型等原因而无法采用血管内方式，可严格、仔细地使用双极电凝尽可能减少失血，直至发现和处理供血动脉。

血管内治疗——手术细节

如前所述，肿瘤血供丰富，可引起术中大量出血。有时采用现代的血管内治疗方式栓塞供血动脉有助于降低风险；但不推荐栓塞侧脑室或三角区 CPP；如前所述，血供来自脉络膜前动脉，插管至该细小动脉可能引起闭塞或严重血管痉挛和灾难性卒中。此外，供应脉络丛和 CPP 的分支也位于远端，导入微导管不仅困难，也危险。对于 CPP，血管内栓塞的风险大于获益。

并发症防治

决定是否能治愈脉络丛肿瘤的最重要因素仍是全切除。CPP 若能做到全切除，治愈率接近 100%。但 CPC 是极具侵袭性的肿瘤；若单纯手术，大多数患者在 1 年内死亡；化疗（有时多次）联合手术切除可延长长期生存率。但这类肿瘤有侵袭性，重要的是非常密切地随访，并且最终目标是全切除。放射治疗有用，但仅作为辅助性治疗措施。

转移性血管性肿瘤

概述

脑转移性病变是最常见的肿瘤性脑部病变，常见于40～60岁；最常见的转移性肿瘤是肺癌、乳腺癌、黑色素瘤、肾细胞癌和结肠癌；但黑色素瘤也高度好发于CNS。尽管这5种最主要的肿瘤发病率最高，但黑色素瘤、肾细胞癌、甲状腺癌、绒毛膜癌的肿瘤内出血率最高。约3%的自发性颅内出血由实质性肿瘤引起；表现为脑内出血（最常见）或其他类型的颅内出血，包括硬膜下血肿或蛛网膜下腔出血。因此，在有肿瘤病史和新诊断为颅内出血的患者中，鉴别诊断应包括脑转移瘤。

是否治疗

决定何时治疗出血性脑转移瘤取决于许多因素，包括肿瘤的大小、部位、病变的数量、临床表现/症状、患者的总体状况。制定治疗决策的细节超出本章的讨论范围。

解剖学因素

决定如何切除时，出血性肿瘤的部位也至关重要。需根据肿瘤的部位决定手术入路。

诊断检查
临床评估

新发或急剧恶化的头痛、恶心和呕吐、乏力、感觉异常或癫痫发作是出血性脑转移瘤的一些最常见的表现。

影像学

脑CT扫描可快速评估有新发神经症状的患者。钆对比剂增强的MRI仍是进一步明确已知病变的特征和发现尚未出血的新发病变的最高效影像学检查。

鉴别诊断

出血性CNS转移瘤常可辨认，特别是当患者有已知原发性恶性肿瘤时。但也应考虑感染性原因如脑内脓肿、卒中出血性转化和自身免疫性疾病如多发性硬化。

治疗

对于急性肿瘤内出血，联合内科治疗是合适的，包括糖皮质激素、逆转所有凝血功能障碍和抗惊厥药。急诊放置脑室外引流治疗脑室内出血或单纯肿瘤堵塞脑室引起的梗阻性脑积水，有时是必需的（流程图68.1中③、④、⑦、⑩）。开颅切除肿瘤并清除血肿是大型、表浅病变首选的干预措施。较深的病变和功能区皮质的病变可能不适合切除。已发现化疗药对绝大多数出血性脑转移瘤基本无效，因为有血脑屏障、耐药性和实际进入肿瘤部位的药物剂量低等原因。有一些研究发现，SRS治疗出血性转移瘤后，肿瘤控制率降低。因此，应考虑联合手术切除、某些形式的放射治疗以及可能情况下的化疗在内的多模态治疗计划。

预后、稳定性和复发率

决定转移性疾病患者的生存率时，许多因素可发挥作用，包括年龄、控制或未控制的转移性疾病、Karnofsky功能评分。一旦诊断为脑转移瘤，尽管新型生物和免疫调节剂的引入在某些类型的肿瘤中已改善了生存率，但生存期根据前述因素为4～13个月。

临床和影像学随访

全身性和转移性疾病的患者需包括由肿瘤科医生、神经肿瘤医生、神经外科医生组成的多学科团队进行非常密切地随访；至少每数月进行系列MRI扫描CNS，对监测这类肿瘤很重要。

专家述评

颅内血管性肿瘤包括血管细胞起源和倾向于具有广泛血管供应的肿瘤。最常见的血管性肿瘤是脑膜瘤、血管母细胞瘤、脉络丛肿瘤、血管外皮细胞瘤、转移性肿瘤如黑色素瘤和肾细胞癌；血供丰富使手术治疗面临困难。

在术前影像学检查上见到大的动脉或流空或当手术时阻断血供困难（如主要供血动脉位于肿瘤深部）时，应考虑用血管造影评估血供，可能时行术前栓塞。根据我们的经验，手术入路在绝大多数情况下可专门针对首先遇到供血动脉而非肿瘤，然后能在切除前合适地成功阻断肿瘤血供。术前栓塞血管外皮细胞瘤、脑膜瘤、附着于硬膜的转移瘤可减少常与切除相关的明显的术中失血，也可能使肿瘤变软/坏死，从而更适合切除；也能减少术中并发症和失血，缩短手术时间。术前栓塞颅内血管性肿瘤应谨慎进行，因为有发生神经功能并发症的可能，但仔细选择理想的病例有助于减少该手术的所有并发症。将来的前瞻性研究应包括对某些血供丰富的肿瘤行术前栓塞，可进一步阐明其潜在获益和风险。

Yoshua Esquenazi Levy, MD
University of Texas Health Science
Center, Houston, TX

主编述评

治疗大多数颅内血管性肿瘤的目标是安全地最大程度切除且失血最少；取决于重要的肿瘤血供评估、与供血动脉的关系、肿瘤的部位和主要病理。血管内治疗作为术前的辅助方式，有助于在手术中达到这些目标。术前血管内阻断肿瘤供血血管并非没有风险，栓塞材料可意外闭塞供应正常脑实质的正常血管。因此术前栓塞的可能获益，必须在仔细分析术前数字减影血管造影（DSA）后与闭塞的风险相权衡。

脑膜瘤、血管外皮细胞瘤、血管母细胞瘤、颈静脉球瘤、来自肾细胞癌和甲状腺癌的转移瘤是能从术前栓塞阻断血供中潜在获益的肿瘤。须仔细评估且在决定栓塞前详细了解供血动脉和肿瘤的关系。位置表浅的大供血动脉常见于凸面脑膜瘤，术中早期容易电凝；这种情况下无须栓塞。颅底脑膜瘤易有颈外动脉系统和颈内动脉或椎基底动脉系统的供血，脑神经和脑实质的缺血风险高，因此最好避免栓塞。栓塞紧邻静脉窦的脑膜瘤风险也高。最适合栓塞的肿瘤是颈外动脉系统的深部供血动脉或非常大的凸面脑膜瘤，单纯手术可引起严重失血。栓塞后等待超过7天可使肿瘤核心变软，易于切除；但72小时内手术也能获得满意的结果。

血管母细胞瘤的血管栓塞应仅在肿瘤体积大且供血动脉深在时进行。供血动脉常来自PICA、AICA或SCA的分支；许多穿支和分支供应脑干，栓塞的不良风险高，建议特别小心。显微外科手术切除应遵循AMV手术中相同的原则，应整块切除病变。

颈静脉球的大多数血供来自颈外动脉系统，也可能来自颈内动脉和椎基底动脉系统。术前血管造影有助于诊断和确认病变的供血动脉，从而个体化地进行栓塞决策。与之类似，栓塞血管性转移性病变也遵循如前所述的相同原则；术前DSA能最好地评估大小和供血血管与转移性肿瘤之间的关系，有助于确定最佳入路。

Elad I. Levy, MD, MBA
University at Buffalo, Buffalo, NY

推荐阅读

[1] Bettegowda C, Adogwa O, Mehta V, et al. Treatment of choroid plexus tumors: a 20-year single institutional experience. J Neurosurg Pediatr 2012; 10(5): 398−405

[2] Bründl E, Schödel P, Ullrich OW, Brawanski A, Schebesch KM. Surgical resection of sporadic and hereditary hemangioblastoma: our 10-year experience and a literature review. Surg Neurol Int 2014; 5: 138

[3] Chiu AC, Delpassand ES, Sherman SI. Prognosis and treatment of brain metastases in thyroid carcinoma. J Clin Endocrinol Metab 1997; 82(11): 3637−3642

[4] Conway JE, Chou D, Clatterbuck RE, Brem H, Long DM, Rigamonti D. Hemangioblastomas of the central nervous system in von Hippel-Lindau syndrome and sporadic disease. Neurosurgery 2001; 48(1): 55−62, discussion 62−63

[5] Gruber A, Killer M, Mazal P, Bavinzski G, Richling B. Preoperative embolization of intracranial meningiomas: a 17-years single center experience. Minim Invasive Neurosurg 2000; 43(1): 18−29

[6] Hishikawa T, Sugiu K, Hiramatsu M, et al. Nationwide survey of the nature and risk factors of complications in embolization of meningiomas and other intracranial tumors: Japanese Registry of NeuroEndovascular Therapy 2 (JR−NET2). Neuroradiology 2014; 56(2): 139−144

[7] Jagannathan J, Lonser RR, Smith R, DeVroom HL, Oldfield EH. Surgical management of cerebellar hemangioblastomas in patients with von Hippel-Lindau disease. J Neurosurg 2008; 108(2): 210−222

[8] Kim YH, Kim JW, Chung HT, Paek SH, Kim DG, Jung HW. Brain metastasis from renal cell carcinoma. Prog Neurol Surg 2012; 25: 163−175

[9] Lin J, Jandial R, Nesbit A, Badie B, Chen M. Current and emerging treatments for brain metastases. Oncology 2015; 29(4): 250−257

[10] Rutkowski MJ, Jian BJ, Bloch O, et al. Intracranial hemangiopericytoma: clinical experience and treatment considerations in a modern series of 40 adult patients. Cancer 2012; 118(6): 1628−1636

[11] Schiariti M, Goetz P, El-Maghraby H, Tailor J, Kitchen N. Hemangiopericytoma: longterm outcome revisited. Clinical article. J Neurosurg 2011; 114(3): 747−755

[12] Shah A, Choudhri O, Jung H, Li G. Preoperative endovascular embolization of meningiomas: update on therapeutic options. Neurosurg Focus 2015; 38(3): E7

第69章 颅底血管性肿瘤

Amol Raheja and William T. Couldwell

摘　要：复杂的颅底血管性肿瘤紧邻至关重要的脑血管结构，对头颈外科医生是一个困惑的挑战。在过去的一个世纪里，随着手术解剖、影像诊断的不断进展，颅底肿瘤的决策过程和治疗原则也不断地发展，治疗干预（包括放射外科和内科治疗）得以改善，实现了技术创新；手术技术的进展也明显改善了治疗方式。具有高并发症发生率的根治性切除的颅底手术模式已转变成鼓励在神经监护下进行针对性切除，在保证功能预后最佳的同时使用辅助治疗方式对残留病变进行补充治疗，如立体定向放射外科和化疗/放射治疗。在本章，我们讨论治疗决策中的主要争议，评估目前与复杂颅底肿瘤治疗相关的预后，包括常见的良性（即脑膜瘤、血管外皮细胞瘤、海绵窦血管瘤、副神经节瘤和青少年鼻咽血管纤维瘤）和恶性（即感觉神经母细胞瘤和硬膜转移瘤）肿瘤。对手术细节、血运重建策略、颅底重建措施等相关的技术要点和并发症的防治技术也作简要介绍。

关键词：颅底肿瘤，治疗，决策，手术，辅助性治疗，治疗预后，血运重建，颅底重建

概　述

直至20世纪末，许多位于颅底的病变仍被认为无法手术；但显微外科技术的引入、更好的影像学检查方式的发展、神经麻醉技术的进展、神经导航、内镜、高速磨钻和止血剂的进步极大地改善了这类肿瘤的手术治疗。此外，最近在术前栓塞和立体定向放射外科（SRS）领域的进展也大大增加了外科医生在复杂的富血管性颅底肿瘤患者中提供安全手术切除和改善功能预后的能力。在本章，我们讨论与治疗复杂颅底肿瘤相关的决策，包括常见的良性肿瘤［即脑膜瘤、血管外皮细胞瘤（HPC）、海绵窦血管瘤（CSH）、副神经节瘤、青少年鼻咽血管纤维瘤（JNA）］和恶性（即感觉神经母细胞瘤和硬膜转移瘤）肿瘤。我们讨论高流量颈动脉搭桥、术前肿瘤栓塞和颅底重建的作用。

本章关于治疗决策的主要争议包括：
（1）意外诊断的肿瘤的治疗。
（2）侵袭性颅底肿瘤治疗模式的演变。
（3）术前栓塞在血管性颅底肿瘤中的作用。
（4）手术治疗侵袭性颅底肿瘤时，脑血运重建的指征。
（5）手术切除后的颅底重建。

是否治疗

颅底血管性肿瘤的治疗流程主要由症状决定（流程图69.1中①）；绝大多数有临床症状的颅底血管性肿瘤需手术或放射治疗（RT），取决于患者的年龄、功能状况、意愿、肿瘤的部位和大小（流程图69.1中②）。计划手术切除者，根据组织学诊断、疾病病程分期和手术切除程度可能需进行术前栓塞、同期脑血管搭桥或辅助性化疗/RT（流程图69.1中④）。相反，无症状性/意外发现的病变，仅一小部分需治疗（流程图69.1中③）；取决于患者的年龄、病变的部位和大小、影像学上疑似恶性发现、紧邻且即将累及重要脑血管结构以及患者的意愿（流程图69.1中⑤和⑥）。例如，年轻患者中无典型影像学特征的小型海绵窦病变可能比相应的老年患者中有典型良性影像学特征的较大蝶骨翼外侧病变更早进行治疗（流程图69.1中③）。

保守治疗

对于中年或老年患者中位于远离重要脑血管结构的偶发、推测为良性的小颅底病变，通常提倡保守治疗（流程图69.1中⑤）；系列影像学检查和观察来评估肿瘤生长的可能和这类病变的自然史。3～4个月行初始影像学随访［通常用或不用钆对比剂增强的磁共振成像（MRI）］，排除快速生长的病变。若病变无生长，则计划1年时影像学随访。短期内生长的病变具有治疗指征。根据这些发现，告知患者现有的选择

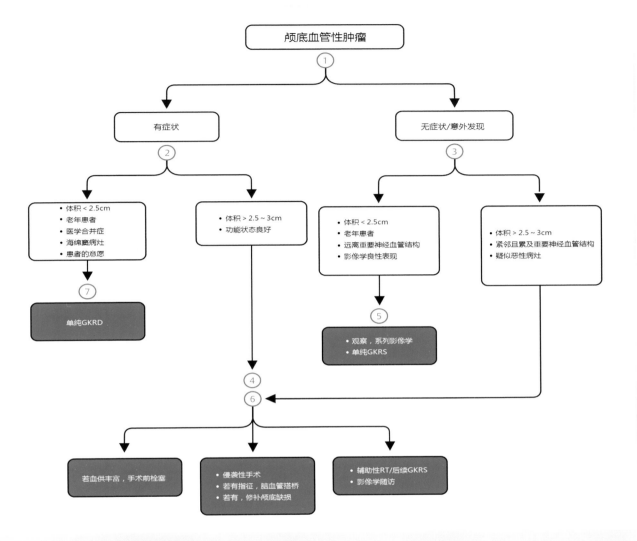

流程图 69.1　颅底血管性肿瘤的治疗决策流程。

利弊，商讨进行个体化决策（流程图 69.1 中⑤）。

解剖学因素

- 脑膜瘤：脑膜瘤是最常见的血供丰富的原发性颅内轴外硬膜颅底肿瘤；起源于颅底硬膜内表面的残存蛛网膜帽细胞。血供来自颈内动脉（ICA）和颈外动脉（ECA）的硬膜供血动脉（图 69.1）。侵袭性脑膜瘤也由软膜血管供血（图 69.2）。肿瘤可起源于颅底的任何部分，并据此命名。

- HPC：罕见，具有侵袭性，间叶细胞来源、非脑膜上皮，基底位于硬膜；来源于 Zimmermann 周细胞（围绕毛细血管和毛细血管后小静脉的收缩性纺锤形细胞）。占所有颅内肿瘤的 < 1%，约占所有基底位于硬膜的病变的 2% ～ 4%。绝大多数为孤立性的天幕上大脑镰和矢状窦旁区域的病变（62%）。

- 颅底或 CSH：罕见（所有海绵窦病变的 2% ～ 3%）的原发性海绵窦内、轴外肿瘤性病变，血供丰富、良性，包膜完整，内部血流缓慢或停滞。可向内侧长入蝶鞍或对侧海绵窦，向上进入鞍上间隙，向前进入眶尖，向外侧进入颞窝。

- 副神经节瘤：既往称为化学感受器瘤、血管球肿瘤和非嗜铬性肿瘤，是血供丰富、组织学良性但具有局部侵袭性的肿瘤，可能侵犯骨质、硬膜、血管和脑神经；常累及颞骨、中耳、颈静脉孔、舌下神经管和斜坡。长至海绵窦或蝶鞍或甚至转移至肺或胃肠道少见。

- JNA：JNA 是血供丰富、生长缓慢、局部侵袭性、血管形成性的良性肿瘤，常见于青春期男性；起源于蝶腭孔上缘。识别起源点和理解扩展类型对制定手术计划很有价值。JNA 可向外侧长入颞下窝，向后

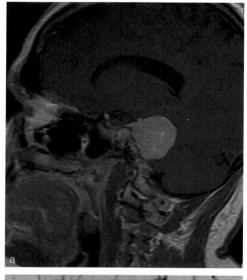
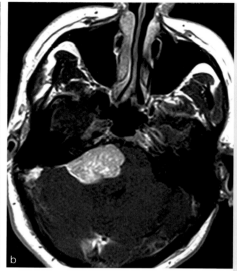
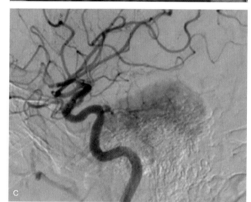
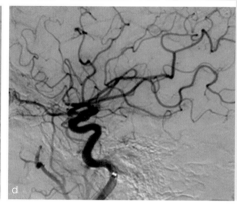

图69.1 天幕脑膜瘤。a、b. 增强磁共振成像显示脑膜瘤的典型表现：基底位于硬膜、有脑膜尾征的均一增强占位。c. 右侧颈内动脉造影显示相关的肿瘤染色和扩张的天幕动脉。d. 供血动脉位于手术入路对侧，选择性栓塞该动脉（图片由美国Mayo Clinic的Leonardo Rangel-Castilla医学博士和University at Buffalo的Adnan H.Siddiqui提供）。

上方进入上/下斜裂，或向下进入鼻腔。

- 感觉神经母细胞瘤（或嗅神经母细胞瘤）：神经外胚层起源的恶性肿瘤，推测起源于嗅上皮有丝分裂活跃的基底层；可长至颅底、副鼻窦和眼眶。这是一种罕见的鼻窦肿瘤，年龄分布呈双峰型；占所有年龄组鼻内肿瘤的2%～3%。颅底硬膜转移瘤的发病率为18/100 000人/年；约占所有癌症的4%；最常见来源于乳腺癌、肺癌、肾癌或前列腺癌；前颅底最常受累（51.8%），然后是颅中窝。

病理生理学/分类

颅底肿瘤大致分2类：良性和恶性。世界卫生组织（WHO）根据细胞密度、核质比、生长模式、增殖率、坏死证据和有无脑组织侵袭将脑膜瘤分为Ⅰ级（良性，90%）、Ⅱ级（非典型性，5%）、Ⅲ级（恶性，5%）。HPC在组织学上有纺锤形细胞，血管网络丰富，有扩张的"鹿角状"血管通道。与脑膜瘤类似，WHO根据组织学有无非典型性或恶性特征将HPC归为Ⅱ级/Ⅲ级。

其他常见的良性病变包括CSH、副神经节瘤和JNA。根据病理学的大体表现，CSH分为海绵状型和桑椹状型。组织学上有不规则大小的血管腔或扩张的窦样血管间隙，由单层内膜覆盖，周围没有神经组织。累及颅底的副神经节瘤包括3种类型：颈静脉血管球型、迷走神经型和鼓室型；由来自咽升动脉、甲状颈干、脑膜中动脉和枕动脉的分支供血。ICA也供应较大的和颅内的肿瘤。组织学上有特征性的多边形细胞排列在独特的细胞球内，称为Zellballen。副神经节瘤根据Fisch分类系统分类，基于肿瘤扩展的类型和范围。至于JNA，Chmielik等提出了一种发病机制理论，即JNA是具有纤维成分的血管瘤，下丘脑-垂体-性腺轴的激活参与了疾病的发生和进展。目前看来，JNA是一种累及蝶骨周围胚胎期血管网络的发育性异常。根据疾病范围，常用Radkowski等和Andrews等分别提出的2种JNA分类系统分类。

感觉神经母细胞瘤和硬膜转移瘤是恶性颅底血管性肿瘤。Kadish分期根据疾病发展程度对感觉神经母细胞瘤进行分期。

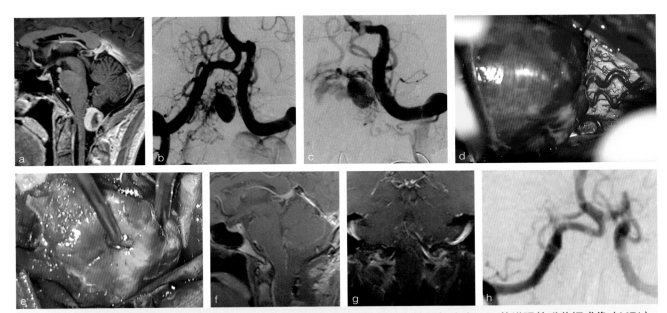

图69.2　血供丰富的枕骨大孔肿瘤。1例45岁男性患者，表现为头晕和急性枕部头痛。a. 钆增强的磁共振成像（MRI）矢状位显示强化的大型富血管性肿瘤。b、c. 椎动脉（VA）造影显示发自VA的多支动脉供血。由于VA直接供血，肿瘤栓塞的风险高。d、e. 术中照片显示整块切除肿瘤；病理学符合血管瘤性脑膜瘤。切除后的MRI（f、g）和VA血管造影（h）显示全切除（图片由美国Wayne State Unive的Sandeep Mittal医学博士提供）。

诊断检查

临床评估

脑膜瘤最好发于30～40岁的中年女性；生长率常为每年0.02～0.24 cm。老年患者的小型（<2.5 cm）钙化性脑膜瘤不太可能进展。嗅觉丧失、视觉障碍、内分泌功能障碍、突眼是颅前窝和颅中窝病变最常见的临床表现；颅内压增高和脑神经功能障碍常见于颅后窝病变。

与脑膜瘤相比，HPC主要见于男性（2：1），发病高峰40～50岁。临床、影像学和总体特征与脑膜瘤难以区分；但从长远看，HPC的生物学和临床行为与脑膜瘤不同。

CSH最常累及中年女性。头痛和视觉障碍是最常见的临床表现类型，然后是面部感觉减退和复视。

副神经节瘤也有强烈的女性倾向（6：1）。搏动性耳鸣和听力丧失是副神经节瘤最常见的症候群。侵袭性病变也可有后组脑神经麻痹。

JNA在20～30岁前通常静默数年，女性最常有鼻出血、鼻腔阻塞、面部麻木、耳鸣、鼻窦炎、脸颊肿胀、视觉改变和偶尔头痛；高达1/3的患者累及眼眶而有复视。尽管JNA是鼻咽部最常见的良性肿瘤，但仍是一种罕见的散发性肿瘤（占所有头颈部肿瘤的0.5%）。

影像学

在颅底血管性肿瘤的放射治疗评估方面，用或不用钆对比剂增强的MR是首选方式。计算机断层扫描（CT）有助于了解骨质受累、骨质增生或骨质侵蚀，有助于制定手术计划和肿瘤切除后可能的颅底重建。ICA受累（或包绕）是手术切除的一个重要考虑因素，强调应在选择性病例中行血管造影。也需数字减影血管造影排除术前栓塞的需要和可能的脑血运重建（球囊闭塞试验）。病变紧邻引流静脉窦时，静脉造影对计划手术入路和切除程度有用（流程图69.1中⑤和⑥）（图69.1和图69.2）。

大多数注射对比剂后明显强化，因而术前鉴别主要根据临床表现、部位、生长模式、有无硬膜尾征、有无钙化、增强的类型、典型的血管造影类型和伴随的骨质改变。

鉴别诊断

鉴别诊断时，脑膜瘤常在CT上呈等密度，在T1/T2加权MRI上与灰质信号相同，注射对比剂后均匀强化；而HPC常表现为基底位于硬膜的鼓状/分叶状病变，T2加权MRI上有粗大蛇形的流空影、无钙化、瘤周水肿相对稀少、不均匀增强和邻近骨质侵蚀。HPC的血管造影可见发自肿瘤内单支供血动脉的许多螺旋状血管，密集、蓬松、长久的肿瘤染色（而非脑膜瘤的日出形式），没有早期静脉引流（图69.1和图69.2）。骨质侵犯伴骨质增生和窦样扩张是脑膜瘤的其他典型发现。

CSH的特征性表现是T1加权成像上低信号、T2

加权成像上明亮高信号以及ICA和肿瘤的流空、注射对比剂后均匀明显强化伴有进行性"充盈"，提示真正位于海绵窦内。CSH在血管造影上常呈隐匿性，但可表现为颈内动脉虹吸部增大和海绵窦段ICA向前内侧移位；此外，在静脉期肿瘤持续染色。对于CSH，脑膜瘤和神经鞘瘤是影像学的主要鉴别诊断；但脑膜瘤的T2加权信号更长，神经鞘瘤不均匀强化，可与CSH部分鉴别。无论这些影像学表现如何，CSH的误诊率非常高（38.9%～87.5%）。

JNA的鉴别诊断包括鼻咽癌、巨细胞肿瘤和血管内皮瘤。副神经节瘤与颈静脉孔区脑膜瘤和后组脑神经鞘瘤表现类似。脑膜转移瘤像脑膜瘤；因此，有已知原发性恶性肿瘤的高危患者须进行全身筛查。感觉神经母细胞瘤有影像学线索，与软组织肉瘤或嗅沟脑膜瘤类似，但软膜侵犯和脑水肿更常见。

治 疗

若可行，全切除仍是脑膜瘤的首选治疗，可获得治愈（流程图69.1中④～⑥）（图69.1和图69.2）；但治疗决策取决于对特定的患者生物学（年龄、合并症、功能状态）和肿瘤自然史和病理学的了解。术后的复发率取决于肿瘤切除的程度和肿瘤分级。更具侵袭性的脑膜瘤需牺牲ICA来获得全切除并重建脑血流。

血管外皮细胞瘤

血供丰富和侵犯重要脑血管结构造成全切除HPC困难。术前栓塞可明显减少术中失血。全切除后辅助性RT可获得最可能良好的预后，组织学上更具侵袭性的病变需辅助性化疗。

CSH

CSH的治疗方式包括手术切除、术前栓塞、分割RT、SRS。经海绵窦入路手术切除仅用于大型症状性肿瘤；认为硬膜外入路优于硬膜内入路。SRS/分割RT仅作为辅助性治疗用于手术切除后的残留肿瘤，或作为主要治疗方式用于小型（通常＜3cm）无症状性CSH。近10年来，这类肿瘤的治疗模式已从显微外科手术根治性切除转变为次全切除联合SRS或单纯SRS/RT，以获得更好的功能预后。

副神经节瘤

术前栓塞联合根治性切除病变可治愈副神经节瘤。肿瘤较小的高危手术患者或侵袭性肿瘤患者的残留/复发病变可分别采用单纯或辅助性RT/SRS。

JNA

对于JNA，手术是主要治疗方式，联合或不联合RT/SRS/栓塞。术前栓塞咽升动脉和颌内动脉有助于安全手术切除、减少失血。除了开放性手术，内镜鼻窦手术在过去10年更常用，有观察更好、失血更少、减少住院时间、缺乏外观方面后遗症、保留面部骨骼等固有优势。通常建议对Radkowski分期Ⅰ、Ⅱ、Ⅲa的JNA采用内镜手术联合立体定向神经导航。新的治疗方式包括使用睾酮受体阻滞剂如氟他胺，发现其可使44%的肿瘤体积缩小，同时在＞2年随访时维持正常睾酮水平。随着年龄增长，JNA生长趋于缓慢。

感觉神经母细胞瘤

感觉神经母细胞瘤需多模态治疗，包括根治性手术切除±化疗/RT。全切除的预后更好。RT仅用于边界可疑的低级别病变和所有高级别病变。化疗用于高级别病变，特别是复发、转移和无法手术的病例。

颅底硬膜转移瘤

对于神经功能状况差、多发性转移瘤、全身性疾病无法控制、预期寿命短的老年患者，RT/SRS是对RT敏感的颅底硬膜转移瘤（如肺癌、前列腺癌和乳腺癌）的一线治疗。相反，在神经功能状况良好、全身性疾病控制良好、预期寿命相对较长的年轻患者中，对放射抵抗的转移瘤（如黑色素瘤、肾细胞癌和肉瘤）患者可从手术减容中获益。转移瘤患者的手术指征也包括在原发疾病未知的情况下进行组织病理学诊断、减少占位效应以缓解症状、切除孤立性转移瘤。

脑血管外科治疗——手术细节

Yasargil在1967年首先进行了从颈外血管至颈内血管的脑血运重建，增加血流来治疗缺血；但由于2项大型多中心随机试验的结果，人们对这种手术方式几乎没什么热情。

颅底肿瘤行颈动脉搭桥的指征包括：

• 侵犯主要动脉造成牺牲血管成为根治性肿瘤切除的关键，特别是恶性或侵袭性疾病。

• 手术中急性血管损伤，以及术前有无法耐受牺牲同一血管的证据或在预期寿命长的年轻患者保留脑血管储备。

• 术前血流储备差，术前有缺血症状。

• 因肿瘤包绕或侵犯，术中血管损伤风险高，特别是有既往手术或放射治疗史的患者。

尽管搭桥手术一般仅用于球囊闭塞试验阳性的患者，但仍可漏掉有缺血性并发症风险但术前耐受试验假阴性的患者（3%～8%）；因此，高年资医生选择对良性疾病且手术切除后预期寿命长的年轻患者行血运重建。本组中与高流量搭桥相关的并发症发生率令人满意，＜5%（流程图69.1中④和⑥）。

血管内治疗——手术细节

随着最近脑血管内外科领域的进展，已能术前用高级微导管、更好的成像方式和更安全的栓塞材料超选择性栓塞肿瘤供血动脉；目标是更好地观察术野和减少术中失血，从而更广泛地切除肿瘤并减少血流动力学改变。尽管尚无何种肿瘤可从术前栓塞中获益的循证指南，但小型系列中已很好地使用了该技术，尤其是对于更广泛的颅底肿瘤，如副神经节瘤、JNA、HPC、脑膜瘤和血供丰富的硬膜转移瘤。尽管如此，仍应个体化决定是否栓塞。理想状态下，在术前 1～7 天进行，从而可最大限度地实现血栓形成闭塞血供和达到最佳的肿瘤坏死和肿瘤软化，同时防止闭塞血管再通和形成侧支动脉通道（流程图 69.1 中④和⑥）。

并发症防治

有助于重力辅助牵开的患者体位、广泛分离蛛网膜界面、改进显微外科手术技术、合适选择手术通道、术中神经监护、使用神经导航等，均有助于改善患者的预后并减少手术相关性并发症。基本原则是磨除受累骨质和电凝硬膜血供来早期阻断血供。具有高并发症发生率的根治性切除的颅底手术模式已转变成在神经监护下进行针对性切除，在保证功能预后最佳的同时使用辅助治疗方式对残留病变进行补充治疗，如 SRS 和化疗/RT。

患者的体位是安全、充分到达颅底病变最重要的方面之一。长时间颅底手术中的体位异常，使患者容易产生外周神经损伤和静脉空气栓塞（VAE）。在复杂血管性颅底肿瘤手术中，大量失血、损伤相关的脑血管结构、需充分脑保护的临时动脉阻断时间延长是常见的；因此，术中监测脑神经、运动诱发电位、体感诱发电位等电生理监测有助于保护功能，针对性的麻醉技术也有助于患者获得最佳预后。VAE 是另一种主要危险因素，特别是在坐位手术的患者（报道的发生率高达 28%），仰卧位和俯卧位手术中不常见（发生率约为 5%）。疏松骨质中扩大的静脉通道是 VAE 最常见的原因。

对于血供丰富的肿瘤如 CSH，手术切除最常见的并发症是术中大量出血和短暂性眼肌瘫痪；手术并发症发生率高达 38%。早期辨认脑膜垂体干（肿瘤的主要供血动脉）和快速肿瘤减容有助于手术切除。其他辅助手段包括术中使用低温、临时阻断血管、术中低血压等从而保护最佳预后。对于副神经节瘤，肿瘤的大小和侵袭性直接与手术并发症发生率有关；需

腓肠神经/耳大神经移植的面神经麻痹（8%）和后组脑神经麻痹（10%）很常见。术后脑脊液（CSF）漏常见；因此，用或不用自体脂肪移植物/颞肌筋膜瓣仔细缝合硬脑膜后，绝大多数患者在术后放置腰大池引流。

颅底重建

颅底重建时需仔细注意的重点是分隔硬膜内腔与鼻窦腔；主要目标是修补硬膜缺损、预防 CSF 漏、分隔颅内腔和鼻窦腔；处理失败将导致威胁生命的感染性并发症。经鼻手术中，水密封闭硬膜（若可行）和多层"密封垫"闭合叠加带血管蒂的鼻中隔瓣，对封闭大型颅底缺损非常重要。

预后、稳定性和复发率

即使最初对根治性手术切除充满热情，特别是扩展至海绵窦的病变，外科医生也会遭遇严重手术相关性神经功能并发症。因此，最近主张外科医生次全切除病变后密切随访；研究显示，长期随访的风险/获益比可接受；也观察到全切除和次全切除病例的复发率类似。SRS 无论作为主要方式还是辅助方式，都显示出良好的肿瘤控制率（特别是海绵窦病变），副反应可接受。

最近的一项包含 2 000 例海绵窦脑膜瘤患者的荟萃分析中，Sughrue 等发现，放射治疗在保留脑神经功能方面优于手术切除。SRS 或立体定向放射治疗对小型和中型脑膜瘤在 5 年随访时的肿瘤控制率 > 90%。对于海绵窦外脑膜瘤，手术切除的预后结果类似。SRS 肿瘤反应率的一个主要因素是脑膜瘤的级别。Stafford 等发现，良性、非典型性、恶性肿瘤的 5 年肿瘤控制率分别为 93%、68%、0，强调组织学诊断对疑似和快速生长的病变特别重要（支持流程图步骤 4、6）。

HPC 手术后有无法避免的局部复发（高达 91%）和远处转移（15 年远处转移风险为 70%）趋势；因此推荐影像学检查随访全身疾病。与单纯手术相比，辅助性 RT 的平均局部复发时间从 34 个月延长到 75 个月，总体生存时间从 62 个月延长至 92 个月。HPC 对分割 RT 呈剂量依赖性，剂量 > 45 Gy 的局部控制最好。辅助 SRS（15 Gy，单次剂量）的局部肿瘤控制也良好（80%），但无任何远端转移保护。其他重要的复发预后因素是肿瘤级别和切除程度。

一项用 13.4 Gy 平均边缘剂量 SRS 治疗的 15 例 CSH（平均肿瘤体积 29.3 mL）患者的系列中，Anqi 等观察到平均 13 个月随访时，90% 肿瘤体积缩小，87% 脑神经病变改善（支持流程图步骤 4、5、7）；对

于硬膜外经海绵窦切除大型肿瘤，92%可行全切除，确保长期完全缓解（支持流程图步骤4、6）。

单纯RT治疗JNA的复发率为20%～30%。因此，手术切除对大多数病变取得最佳预后有益。多模态治疗在Radkowski Ⅲ期JNA患者中的3年、5年、10年时的无进展生存率分别为91.7%、70.7%、70.7%（支持流程图步骤5、6）。

约78%的副神经节瘤可完全切除，确保长期肿瘤控制率高达96%。单纯SRS在5年和10年随访时的总体生存率为78%（支持流程图步骤5、6）。

在感觉神经母细胞瘤中，即使进行大体全切除，仍常见复发（14%），常见于术后4年内。脑、肺、骨骼是最常见的远处转移部位。Kadish分期A、B、C的肿瘤患者的5年生存率分别为75%、60%、41%。除了分期和切除程度，病理分级是最重要的预后因素。使用目前的治疗流程，1年、5年、10年的无疾病生存率分别为97%、83%、62.8%（支持流程图步骤5、6）。

临床和影像学随访

接受根治性切除的良性病变患者，常在术后第1年每6个月随访1次，然后每年随访1次至数年，5年后每2年随访1次至至少10年。在恶性疾病中需更密切地进行监测。单纯SRS/RT治疗的良性颅底肿瘤也需要不同的随访方案，因为在较长时期内也趋于复发；并且在较晚时期有继发性放射诱导性恶性肿瘤形成的趋势。例如，甚至见到放射治疗后14年仍侵袭性生长的脑膜瘤；这强调了SRS/RT后长期影像学随访的重要性（至少10年）。

专家述评

颅底周围的复杂血管性肿瘤对头颈外科医生带来了独特的挑战。详细的结构解剖、发病后疾病的程度和与重要脑血管结构的邻近程度增加了治疗的复杂性。现代显微外科技术、血管搭桥技术的引入、更好的诊断性成像、术中神经监护的使用、显微镜和内镜的进步已获得更好的可视化、更好的围手术期处理以及放射外科治疗和术前栓塞等手术辅助方式的使用，极大地改变了复杂颅底肿瘤治疗的理念。

William T. Couldwell, MD, PhD
University of Utah School of Medicine,
Salt Lake City, UT

主编述评

颅底外科是一项独特的多学科尝试；需颅底神经外科医生与鼻内镜耳鼻咽喉科医生、头颈肿瘤外科医生、神经肿瘤医生、SRS经验丰富的放射肿瘤医生、介入神经放射医生/血管内神经外科医生密切合作。大多数肿瘤因压迫性或激惹性症状或偶然而被诊断。而对老年患者人群，影像学监测是一种极好的选择；对于较小的病变，单纯SRS仍高度有效；而许多病变较大和年轻患者的肿瘤需手术减压。

在这种情况下，由所有团队成员组成肿瘤委员会来制定正确的期望和协调治疗很重要。我们用肿瘤委员会来组织治疗，如计划入路、术前计划、术后护理，包括在术前或术后经皮内镜胃造瘘和气管切开的可能需求；辅助性检测如血管球肿瘤的奥曲肽扫描和尿VMA。制定治疗计划时，早期行诊断性血管造影和球囊闭塞试验评估颈内静脉优势侧、Labbe静脉间的关系、岩上窦和横窦–乙状窦移行处、肿瘤染色、肿瘤血供来源、术前栓塞的可能计划。球囊闭塞试验很重要，包括高风险情况下所需的预防性搭桥。此外，让团队成员在过程中执行他们特定的部分，会使手术过程更安全和更有效，疲劳的外科医生更少。

我们计划术前一天在轻度镇静下栓塞，这样能在栓塞前用异戊巴比妥和利多卡因行Wada试验。我们喜欢深入肿瘤再栓塞，减少意外栓塞脑神经及其核团；最值得关注的是咽升动脉。其他血管可经颅内侧支中转而造成栓塞性卒中，栓塞时需在路径图技术下仔细研究侧支栓塞的路径。

手术切除时，重要的是广泛显露颅底来充分控制血管和防止活动性出血模糊术野，防止损伤重要的脑血管结构。尽管可能进行全切除，但手术目标必须是保留功能，意味着若无明显且容易到达的清晰界面，可在重要脑血管结构（包括脑干）残留一些病变。SRS是治疗残留病变的一种理想方式，因此，必须对残留一些病变并保留功能和避免并发症保持低门槛。

最后，在这些病例中的一个常见问题是脑脊液漏。因此，与患者、家属和团队成员沟通围手术期是否需腰大池引流和采集自体脂肪以及加强对CSF切口漏的症状（包括鼻漏和耳漏）的认识很关键；应该让他们意识到经常需额外的腰大池引流、切口翻修，甚至放置腰大池–腹腔或脑室–腹腔分流。

Adnan H. Siddiqui, MD, PhD
University at Buffalo, Buffalo, New York

推荐阅读

[1] Álvarez FL, Suárez V, Suárez C, Llorente JL. Multimodality approach for advancedstage juvenile nasopharyngeal angiofibromas. Head Neck 2013; 35(2): 209–213

[2] Anqi X, Zhang S, Jiahe X, Chao Y. Cavernous sinus cavernous hemangioma: imaging features and therapeutic effect of Gamma Knife radiosurgery. Clin Neurol Neurosurg 2014; 127: 59–64

[3] Couldwell WT, Cole CD, Al-Mefty O. Patterns of skull base meningioma progression after failed radiosurgery. J Neurosurg 2007; 106(1): 30–35

[4] De Monte F. Current management of meningiomas. Oncology (Williston Park) 1995; 9(1): 83–91, 96, discussion 96, 99–101

[5] Diaz EM Jr, Johnigan RH III, Pero C, et al. Olfactory neuroblastoma: the 22-year experience at one comprehensive cancer center. Head Neck 2005; 27(2): 138–149

[6] Duffis EJ, Gandhi CD, Prestigiacomo CJ, et al; Society for Neurointerventional Surgery. Head, neck, and brain tumor embolization guidelines. J Neurointerv Surg 2012; 4(4): 251–255

[7] EC/IC Bypass Study Group. Failure of extracranial-intracranial arterial bypass to reduce the risk of ischemic stroke. Results of an international randomized trial. N Engl J Med 1985; 313(19): 1191–1200

[8] Guthrie BL, Ebersold MJ, Scheithauer BW, Shaw EG. Meningeal hemangiopericytoma: histopathological features, treatment, and long-term follow-up of 44 cases. Neurosurgery 1989; 25(4): 514–522

[9] Laigle-Donadey F, Taillibert S, Martin-Duverneuil N, Hildebrand J, Delattre JY. Skullbase metastases. J Neurooncol 2005; 75(1): 63–69

[10] Liu JK, Couldwell WT. Interpositional carotid artery bypass strategies in the surgical management of aneurysms and tumors of the skull base. Neurosurg Focus 2003; 14(3): e2

[11] Liu JK, Niazi Z, Couldwell WT. Reconstruction of the skull base after tumor resection: an overview of methods. Neurosurg Focus 2002; 12(5): e9

[12] Ramina R, Maniglia JJ, Fernandes YB, et al. Jugular foramen tumors: diagnosis and treatment. Neurosurg Focus 2004; 17(2): e5

第70章 颅外血管性肿瘤

Alfred Pokmeng See, Ramsey Ashour, and Mohammad Ali Aziz-Sultan

摘　要：某些头颈部肿瘤血供丰富，治疗困难。最常见的颅外供血肿瘤包括颈动脉体肿瘤、青少年鼻咽部肿瘤、副神经节瘤和转移瘤。患者有多种临床症状，包括搏动性肿块、后组脑神经功能障碍和出血。初始影像学检查包括头颈部计算机断层扫描（CT）血管造影和磁共振成像（MRI）；推荐数字减影血管造影评估肿瘤的血管结构、有无血管吻合及范围，可能时行肿瘤栓塞。与颅内肿瘤相比，颅外肿瘤由多支动脉供血，主要动脉间有侧支循环。栓塞的目标包括减少术中失血、达到更好的切除、临时或永久性消除急性出血。可经动脉、经静脉、直接穿刺肿瘤进行栓塞。并发症与未能辨认的功能区血管吻合有关。

关键词：颅外，头颈部，富血管性，颈动脉体肿瘤，青少年鼻咽部肿瘤，副神经节瘤，转移瘤，血管内栓塞

概　述

血管球瘤、颈动脉体肿瘤、青少年鼻咽血管纤维瘤（JNA）是神经外科医生最常遇到的颅外富血管性肿瘤。由于血供丰富从病理学和治疗方案上增加了致残率和死亡率，这类肿瘤治疗困难。全方位的干预超出了本章的讨论范围。但值得注意的是，现有的治疗方式包括观察、放射治疗、单纯手术、手术联合术前栓塞、单纯栓塞、某些病变行血管内化疗。可采用开放式手术或血管内技术选择性治疗这类血供丰富的肿瘤；但广泛的实质性供血在开放式手术治疗中止血控制困难，除非容易显露主要供血动脉。术前栓塞可阻断肿瘤血供，改善术中观察、手术时间、术中失血、可能的切除程度；并且，栓塞也可单独用于治疗急性肿瘤出血。

是否治疗

治疗目标是干预决策的一个方面，而干预风险形成了对抗的视角。这类肿瘤的干预分为治疗性或姑息性（流程图70.1中①和③）；绝大多数需手术干预

本章关于治疗决策的主要争议包括：
（1）是否具有治疗指征。
（2）诊断性脑血管造影的指征。
（3）术前血管内栓塞的病例选择和栓塞后手术的合适时机。
（4）血管内栓塞的潜在并发症和技术细节。

进行确切性治疗，而放射治疗或消极的手术干预可控制症状或姑息性获益。干预的风险是潜在医学合并症与干预措施本身复杂性的综合。尽管手术和放射治疗可改善病变的自然史，但这两种方式也可造成局部脑血管结构损伤，与出血性并发症相关。特别是对于开放式手术，栓塞可降低术中的出血风险，改善总体风险–获益比（流程图70.1中③～⑥）。但术前栓塞的最终指征需结合栓塞+手术与单纯手术相比的风险–获益分析。联合栓塞和手术的多学科方案造成准确评估每种方式的风险变得困难。

最后，对于治疗急性难治性出血，栓塞是一种有效的单独干预手段（流程图70.1中①和②）。术者报道的内科难治性鼻出血的持续控制＞80%，反复出血＜25%。尽管尚未充分报道控制肿瘤出血的结果，但短期控制具有可比性；而在缺乏潜在肿瘤病变的确切治疗中，小系列发现，反复出血通常变化无常。

诊断检查

临床评估

血管球瘤或副神经节瘤或化学感受器瘤，是来自经颈静脉球外膜（颈静脉球瘤）或颈动脉体（颈动脉体肿瘤）的神经内分泌肿瘤；也发生于头颈部邻近副交感系统的其他区域。局部占位效应可导致后组脑神经功能障碍。颈静脉球瘤也可伴有耳鸣，颈动脉体肿瘤是一个可触及的搏动性肿块。在某些情况下，特别是颈静脉球和迷走神经，神经分泌颗粒簇中的儿茶酚胺可引起高血压；这在颈动脉体肿瘤中较少见。患者应常规筛查尿和血清儿茶酚胺水平，因为治疗偶尔可

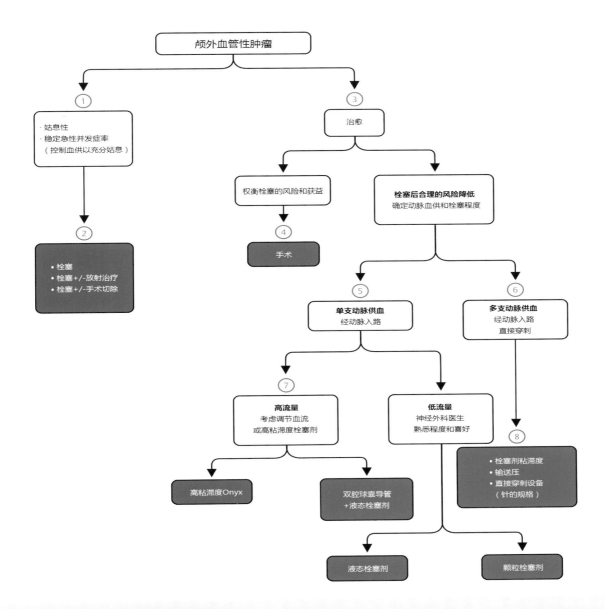

流程图 70.1 颅外血管性肿瘤的治疗决策流程。

造成全身儿茶酚胺急剧改变，从而导致心血管衰竭。

JNA 形成于蝶腭孔，被认为来自第一鳃弓的血管丛；表现为鼻腔饱胀、阻塞或鼻出血。此外，JNA和转移性肿瘤患者可表现为内科难治性急性出血；在头颈部区域，可因咽部出血表现为急性气道阻塞。也有报道肿瘤出血导致消耗性凝血病，在肿瘤治疗后可消退。

影像学

副神经节瘤的影像学检查在 T1 和 T2 加权 MRI 上表现为"盐-椒"征，偶尔有乙状窦和颈内静脉闭塞。CT 成像上的高信号可更好地显示因肿块生长而呈侵蚀状态的骨质异常。家族性疾病中有 30% ～ 40% 为

多发性病变，横断面成像对于确定这种情况也很有用。血管造影有助于确定副神经节瘤的血供程度（流程图 70.1 中③、⑤、⑥）。偶尔也可用放射性标记的奥曲肽摄取进行单光子发射 CT（SPECT）检查。

JNA 的 MRI 表现符合血供丰富的流空，病变强化明显。血管造影有助于进一步显示颈内动脉和颈外动脉的血供，如颌内动脉、咽升动脉或眼动脉（流程图 70.1 中③、⑤、⑥）。

与颅内肿瘤相比，头颈部肿瘤更可能由多支动脉供血，多支主要动脉间有侧支循环，如双侧颈动脉供血或颈动脉和椎动脉供血。相反，椎体肿瘤通常由相应水平或相邻水平的节段血管供血（流程图 70.1 中⑤

和⑥）。

治　疗

颅外血管性肿瘤的治疗采用多学科方式，包括头颈外科医生、神经外科医生、血管内介入医生、整形外科医生以及其他医生。尽管手术风险与患者的全身情况相关，且大多数肿瘤本身的性质无法改变，但术前栓塞可减少富血管性肿瘤的并发症。栓塞本身并非没有风险。因此，须权衡手术风险与栓塞风险，然后评估肿瘤栓塞是否合适。患者也应意识到栓塞的风险与手术明显不同——血栓栓塞或血管性并发症以及后续的缺血性组织损伤、栓塞部位和入路部位的出血、血管内对比剂的反应、栓塞不全或不成功。尽管栓塞的侵入性和目标可改善并发症发生率，但来自多项研究的关于预后的荟萃分析中，预计的栓塞相关性

并发症发生率在2.5%是合理的（支持流程图步骤2、4～8）。

栓塞目标

为减少术中失血，可用栓塞剂牺牲特定动脉干或阻断实质毛细血管性肿瘤的血供。血供丰富的转移瘤（图70.1）或JNA（图70.2）表现为急性出血时，栓塞也是一种确切的治疗前阻止活动性出血的临时措施。还没有广泛使用的描述栓塞程度的评分，但总体框架是基于主要动脉干和病变内毛细血管之间的区别。

血管内治疗——手术细节

可经动脉入路到达这类肿瘤；包括股动脉或桡动脉入路。血管迂曲造成插管至肿瘤供血动脉困难，并常随着年龄和高血压而增加。经动脉栓塞一般仅阻断动脉干的血流，经该动脉干插管可到达；因此，多支肿瘤供血动脉的存在需要多根导管，在头颈部肿瘤中

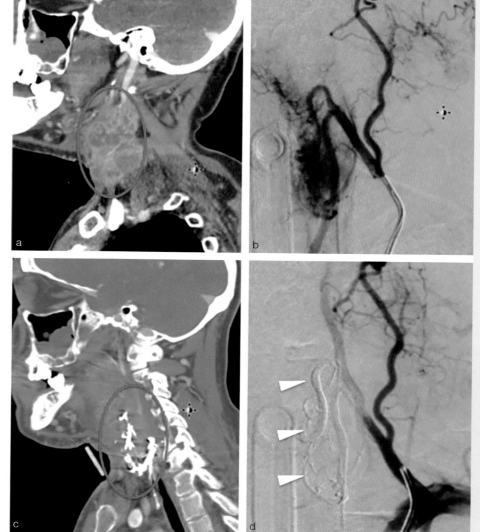

图70.1　颈部转移瘤。a. 增强计算机断层扫描（CT）显示左侧锁骨上区大型转移瘤。b. 甲状颈干造影显示血供丰富的肿瘤染色。c. 栓塞后CT扫描显示肿瘤和甲状颈干分支内的Onyx铸型。d. 栓塞后即刻的甲状颈干血管造影显示成功阻断肿瘤血供（图片由美国Mayo Clinic的Leonardo Rangel-Castilla医学博士提供）。

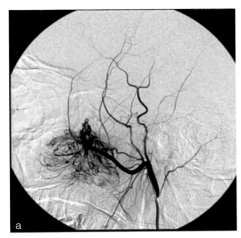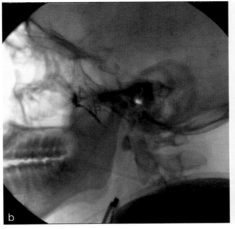

图70.2　青少年鼻部血管纤维瘤（JNA）。经动脉入路：颈外动脉数字减影血管造影（DSA）侧位（a）显示血供丰富的JNA肿瘤染色，由蝶腭动脉供血。栓塞后透视侧位（b）显示经动脉入路的蝶腭动脉和远端颌内动脉的Onyx铸型。

比在颅内肿瘤中更常见（图70.1）。但椎体肿瘤的动脉干数量较少，适合经动脉入路栓塞。

经皮入路到达肿瘤实质是输送栓塞剂的一种替代方案（图70.3）；避免了多支主要供血动脉和通路解剖结构迂曲的复杂性。在头颈部和脊椎，大多数肿瘤在恰当的影像学引导下可通过经皮入路到达。在不同的JNA病例中，可通过经鼻内镜直接穿刺黏膜来到达肿瘤实质。

入路的选择，无论是经动脉还是直接穿刺，均以易于栓塞为指导。解剖结构迂曲、多支动脉供血和敏感血管区域的侧支循环供血决定了经动脉入路的难度。直接穿刺受限于局部正常解剖结构或体型的限制，但总体变化不大。但大多数病例需栓塞前血管造影来评估肿瘤的血供情况；因此，经动脉入路在单支主要动脉干供血的肿瘤中仍是极具吸引力的方式。典型的动脉供血模式可能提示适当的血管造影评估重点；例如，咽升动脉常是血管球肿瘤的主要供血动脉。如前所述，安全到达栓塞目标是主要问题。经动脉入路和经直接穿刺入路的差别是多支动脉供血的结果，包括经动脉插管造影看不见或不可及的动脉侧支供血；即使血管造影结果相当，主要原则仍是术中最佳止血的同时不增加总体风险。若均可行，直接穿刺入路并广泛栓塞肿瘤毛细血管床更合适。根据我们之前的经验，直接穿刺栓塞也更快，平均需要39分钟；而经动脉入路栓塞JNA需50分钟。患者需被告知，直接穿刺入路偶可发生穿刺点皮肤硬结，但皮肤坏死罕见。

肿瘤栓塞剂的选择包括颗粒栓塞剂、液态栓塞剂和不太常见的弹簧圈或其他装置。弹簧圈和其他栓塞装置用于栓塞较大血管，有助于在高流量的情况下控制血流；同轴双腔球囊导管如ASCENT（Codman,

Johnson and Johnson, Raynham, MA）目前是调控血流的临时替代工具。安全、有效的理想栓塞剂属性包括可视性、控制性释放、无炎症和无神经毒性。栓塞剂需穿透细小血管来达到有效栓塞。对于随后的手术切除，栓塞剂应不与电凝相互作用，并且应可以采用机械方式操作和切断。

栓塞剂的稳定性对单纯栓塞很重要，但对栓塞后72小时内手术切除的患者就没那么重要了；但更重要的是考虑无法全切除时栓塞剂的稳定性。以往认为再通是在部分栓塞之后发生的，若出血来源未经治疗，在2个月的过程中再出血的发生率高达20%。大多数在栓塞后1～3天内行确切的手术治疗，并未明显增加血管内和开放式手术治疗的风险。偶尔，当肿瘤肿胀特别值得关注时，栓塞后即刻进行手术切除；但若栓塞和手术都复杂且耗时，这种做法在逻辑上可能并不可行。

肿瘤实质弥散程度取决于液体黏滞度或颗粒大小。遗憾的是，尚无明确的技术可确定富血管性通道的大小。因此，栓塞剂实际上经手工调控推送，用X线透视反馈确定。成功的颗粒栓塞使对比剂滞留和反流增加，而液态栓塞剂混合钽或碘化乙醇（Savage Laboratories, Melville, NY），可显示聚合程度，但不显示灌注情况；而液态栓塞剂更容易评估栓塞程度。颗粒如聚乙烯醇（PVA; Cook Medical, Bloomington, IN; Contour, Boston Scientific, Marlborough, MA）或栓塞球（Merit Medical, South Jordan, UT）根据选择的颗粒大小可弥散40～1 300 μm的血管。乙烯-乙烯醇共聚物（Onyx; Covidien Medtronic, Plymouth, MN）可渗透小至5 μm的血管，而氰基丙烯酸正丁酯（NBCA; Codman Johnson and Johnson, Raynham, MA）可弥散细至20 μm的非深在血管。

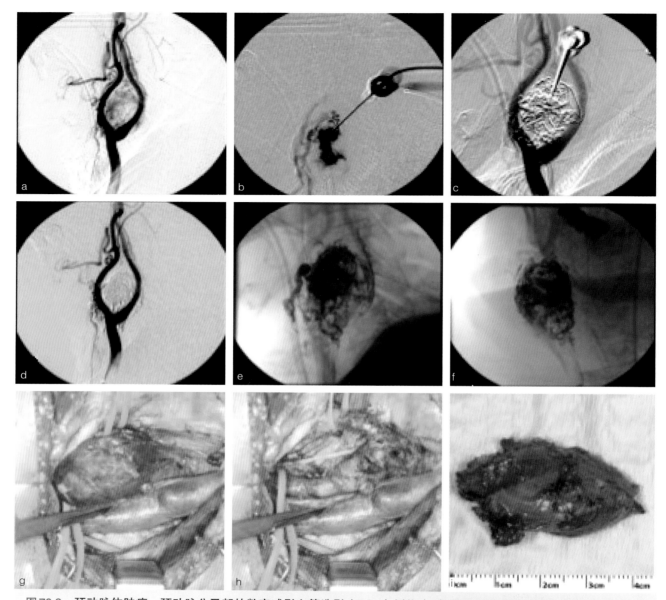

图70.3 颈动脉体肿瘤。颈动脉分叉部的数字减影血管造影（DSA）侧位（a）显示血供丰富的肿瘤和近端颈内动脉和颈外动脉的移位。直接穿刺肿瘤并注射对比剂的DSA侧位（b）显示肿瘤染色和正常流出静脉。栓塞肿瘤期间（c）和完成肿瘤栓塞后（d）的右侧颈总动脉DSA造影侧位，显示肿瘤染色消失。肿瘤栓塞后的颈总动脉DSA造影侧位（e）和前后位（f），显示直接穿刺栓塞后的颈动脉体肿瘤内的液态栓塞剂铸型。切除肿瘤的术中照片（g、h）；左侧是头侧，右侧是尾侧。止血带绕过颈内动脉（左下方）和颈外动脉（上方）；颈内静脉向后外侧推移。尽管栓塞剂使肿瘤有些变暗，但颈动脉分叉部的变色来自凝血；在术前栓塞的辅助下，止血效果极佳。切除的肿瘤长度约4.5 cm（i）。

不同栓塞剂均有各自独特的属性，造成推送困难。一些类型的颗粒形成聚集，造成不规则的血管弥散和闭塞；其他颗粒的大小可能不均一，弥散方式不一致。也可聚集在导管内或完全堵塞导管；因而，常需比使用液态栓塞剂更大的导管。颗粒栓塞一般不形成术中可供观察和操作的清晰铸型（图70.3）。尚无直接穿刺技术中使用颗粒栓塞剂的报道；可能因为其逆向毛细血管血流向上游播散的能力受限。经动脉入

路使用液态栓塞剂的技术报道已有很多，用于直接穿刺技术的也越来越多。直接穿刺采用硬质针推送液态栓塞剂，也避免了黏管。但直接穿刺随同弥散缓慢，而NBCA聚合相对快，比Onyx栓塞困难；有NBCA反流入颅内血管的报道，术中发生于阻力突然意外降低，也可因栓塞剂延迟聚合而造成迟发性发生。随着Onyx逐渐向心性聚合和不断弥散扩展入低阻力通道，可单纯直接穿刺并间断注射，有效弥散富血管性毛细

血管网。除了液态栓塞剂的黏滞度不同，直接穿刺使用的针腔不同也会改变弥散性。

液态栓塞剂用非离子溶剂输送。NBCA 混合碘化乙醇（Savage Laboratories），后者不透射线，为栓塞剂提供黏滞度；而 Onyx 溶于二甲亚砜（dimethyl sulfoxide，DMSO），推送过快会造成血管痉挛和不适。NBCA 聚合更快，其黏合属性造成黏管风险更高；相反，Onyx 沉淀反应较慢，一次可在几分钟内开始和停止推送，其本质上向内聚合，因此不太可能造成留管。也设计了 Apollo 头端可解脱导管（Covidien Medtronic）来减少栓塞剂黏管的并发症。尽管有人顾虑留置导管头端，但该导管在术前栓塞中特别有用，而占位本身在短期内也将被一并切除。此外，Onyx 铸型更脆，有报道使用单极电凝而产生并发症，因为不投射线钽剂有导电性。NBCA 可经更多类型的导管推送，包括高导向性的导管如 Magic（Balt），而 Onyx 溶剂 DMSO 仅限于特殊设计的导管。

考虑栓塞技术的下列示例和决策。表现为反复鼻出血的 JNA 患者，由双侧颌内动脉的多个分支供血，也经明显的经筛侧支血流供应同侧脉络丛。在这种情况下，必须插管以达到成功阻断肿瘤血供的动脉干数量多，并且有栓塞"过路型"血管造成视网膜栓塞的风险，促使我们采用直接穿刺注射 Onyx；可经皮穿刺或鼻内经黏膜内镜引导。弥散多支供血动脉也可能造成脑梗死，而 Onyx 的控制分布和高度的可视性降低了脱靶栓塞的风险。

并发症防治

栓塞的风险与一般手术风险、血管内通路风险、脱靶栓塞风险和栓塞后肿瘤变化风险相关。为更好显示栓塞剂的分布和减少栓塞过程中的不适，许多介入医生喜欢采用全身麻醉。

医学合并症是与肿瘤本身无关的明显危险因素。非血管性手术风险与肿瘤的大小和部位相关，包括脑神经麻痹和肿瘤切除不全伴复发。与无法改变的风险相比，肿瘤的血供可经术前栓塞得到改善。出血也造成手术视野模糊，使肿瘤切除和保护正常解剖结构变得困难。栓塞可减少出血和缩短手术时间和复杂性（图 70.3）。荟萃分析显示，术前栓塞的患者的失血明显减少；原始文献报道失血量为 500 mL，而未行术前栓塞的患者为则是 2.5 L。

除了多次超选择性插管的风险，可见的和隐匿的吻合将功能区血管暴露于血栓栓塞性并发症或意外栓塞的风险中。头颈部区域由椎动脉和颈内动脉供血，

颅外肿瘤栓塞仍有可能造成脑供血动脉的血栓栓塞。在胸腰椎肿瘤，脊髓的固有血供依赖节段动脉；因此，经动脉入路到达脊髓和脊髓旁病变也有脊髓神经血栓栓塞性并发症的风险。经动脉入路栓塞头颈部出血的并发症发生率为 2%，而肿瘤栓塞的病例系列报道的入路并发症发生率为 0 ～ 10%。但经皮入路的局部结构损伤风险高，如气管或食管。

推送栓塞剂有意外栓塞的风险。在头颈部颈内动脉和颈外动脉之间的侧支循环区域栓塞可意外栓塞眼动脉、脑神经血管、椎动脉的肌支或脑软膜血管结构。脊髓的血供也有类似风险，节段动脉经根髓动脉与脊髓动脉有吻合。栓塞前诊断性血管造影可判定这些风险的程度，指导积极栓塞和选择栓塞剂。尤其是血管球肿瘤，与脑神经紧邻并共享血供，永久性脑神经麻痹的发生率相对较高，预计为 1/5。

肿瘤可改变血流动力学，导致成功和精准地靶向推送栓塞剂可能仍存在困难。咽部和气管压迫可影响呼吸功能，而压迫鞘囊将导致外周神经功能障碍。肿瘤水肿也会改变分离界面；尽管阻断肿瘤血供将使周围正常组织的界面更清晰，但肿瘤水肿会使这种界面变得模糊。并且，急性肿瘤坏死造成分泌性肿瘤活性改变；有切除前的栓塞后高血压危象的报道。预防性 β 受体阻滞剂是分泌性肿瘤的一个合适药物，但应避免在围栓塞期和围手术期使用 α 肾上腺素能拮抗剂。

预后和稳定性

最近 Torrealba 等发表了包含 30 例患者 32 个颈动脉分叉部肿瘤的报道；最常见的表现是无症状性颈部水肿或颈动脉三角的搏动性肿块（87%）。32 个肿瘤中，30 个通过手术切除，28 个（93%）确诊为副神经节瘤，2 个（7%）诊断为神经鞘瘤；仅 2 例行术前栓塞；5 例（17%）需同时重建颈动脉血流。短暂性颅外神经功能障碍 7 例（23%）。1 例按计划行迷走神经整块切除。没有围手术期死亡或手术相关性卒中；随访期间没有肿瘤恶变或复发（支持流程图步骤 2）。

Rangel-Castilla 等展示了连续 100 例用 Onyx 液态栓塞剂栓塞的头部、颈部、脊椎肿瘤病例；包括 30 个脑膜瘤、23 个转移瘤、16 个副神经节瘤、5 个青少年鼻部血管纤维瘤、5 个巨细胞骨肿瘤、3 个 Ewing 肉瘤、3 个血管瘤、3 个血管母细胞瘤、2 个多发性骨髓瘤、1 个成骨细胞瘤。所有患者均栓塞，并一期完成。没有死亡或严重并发症；轻微并发症 11 例。仅 85 例行手术切除（支持流程图步骤 2、5、6）。

Thiex 等展示了 71 例用 Onyx 液态栓塞材料行颅

外栓塞的经验；诊断包括：18例颈面部动静脉畸形、3例创伤性瘘和1例血管撕裂。67次经动脉推送栓塞材料，4次经皮；临床目标包括改善疼痛和控制出血。14例中的13例达到急性出血停止；所有患者的亚急性出血发作和疼痛均得到控制。外科医生反馈，对Onyx的术中操作特性高度满意。7例患者（10%）手术后出现短暂性水肿、局部压痛或麻木；没有黏管、血管夹层或血管破裂，没有肤色改变（支持流程图步骤2、5、6）。

Zähringer等发表了一项8年的回顾性研究，显示了经皮血管内栓塞颈面部肿瘤和出血的作用；包含85例出血或鼻出血的肿瘤。术前栓塞成功定义为术中出血 < 500 mL和（或）介入后血管造影显示所有肿瘤供血动脉或出血血管完全闭塞。83.5%达到术前完全性肿瘤栓塞；10.5%可能部分性栓塞。所有内科难治性肿瘤出血和鼻出血均显示了成功的结局。作者的结论是，术前经皮栓塞可改善手术预后、减少术中失血、有利于肿瘤切除（支持流程图步骤2、5、6）。

临床和影像学随访

接受手术全切除的良性肿瘤患者在第1年每6个月随访1次，然后在术后至少10年中每年随访1次。恶性肿瘤患者需更密切监测。单纯放射治疗的颅底肿瘤在更长时间内易于复发，需随访相当长的时间。例如，放射治疗14年后仍有侵袭性生长的脑膜瘤；这强调了放射治疗后长期影像学随访的重要性。

专 家 述 评

与血供不丰富的肿瘤不同，颅外血管性肿瘤采用术前栓塞有机会改善手术风险。开放式手术治疗可因无法控制的深部动脉供血而难以实现，而术前栓塞可减少治疗的总体风险。但联合方式的累积风险包括增加手术次数、常用全身麻醉、血管内通路的风险和脱靶栓塞的风险。经皮和经动脉入路各有各的适应证和栓塞材料；栓塞颗粒和液态栓塞剂同样也有最佳适应证，有时需联合进行安全和有效的栓塞。尽管栓塞技术和材料不断发展，但术前栓塞可能最适用于有明确栓塞目标的特定情况。

Mohammad Ali Aziz-Sultan, MD
Brigham and Women's Hospital, Boston, MA

主 编 述 评

颅外血管性肿瘤患者的治疗开始于确认病理和灌注情况。若因血供丰富而认识到手术风险增加，则需进一步诊断性血管造影明确血供情况。栓塞的目标应清晰明确，是否涉及阻断实质整体的血供，或针对性栓塞外科医生控制特别困难的深部动脉干。手术显露常能处理表浅动脉供血，栓塞整体实质毛细血管将使手术切除变得简单，但意外栓塞的风险也将增高。栓塞联合手术的总体风险必须低于单纯手术的风险。颅外血管性肿瘤需术前栓塞时，多支供血动脉或复杂动脉入路提示需直接穿刺入路；但并不总能达到所需的目标；经动脉入路栓塞能为开放式手术提供更好的补充；可用多根微导管和液态栓塞剂。对于颅外头颈部富血管性肿瘤，若在清醒镇静下手术，须适当的麻醉。颈外动脉的分支非常敏感，容易发生血管痉挛；因此，建议仔细操作微导丝和微导管。严重血管痉挛将阻碍动脉和肿瘤入路以及成功的栓塞。

Leonardo Rangel-Castilla, MD
Mayo Clinic, Rochester, MN

推荐阅读

[1] Casasco A, Houdart E, Biondi A, et al. Major complications of percutaneous embolization of skull-base tumors. AJNR Am J Neuroradiol 1999; 20(1): 179–181–Available

[2] Elhammady MS, Wolfe SQ, Ashour R, et al. Safety and efficacy of vascular tumor embolization using Onyx: is angiographic devascularization sufficient? J Neurosurg 2010; 112(5): 1039–1045

[3] Gaynor BG, Elhammady MS, Jethanamest D, Angeli SI, Aziz-Sultan MA. Incidence of cranial nerve palsy after preoperative embolization of glomus jugulare tumors using Onyx. J Neurosurg 2014; 120(2): 377–381

[4] Gore P, Theodore N, Brasiliense L, et al. The utility of Onyx for preoperative embolization of cranial and spinal tumors. Neurosurgery 2008; 62(6): 1204–1211, discussion 1211–1212

[5] Gupta AK, Purkayastha S, Bodhey NK, Kapilamoorthy TR, Kesavadas C. Preoperative embolization of hypervascular head and neck tumours. Australas Radiol 2007; 51(5): 446–452

[6] Hayes SB, Johnson JN, Most Z, Elhammady MS, Yavagal D, Aziz-Sultan MA. Transarterial embolization of intractable nasal and oropharyngeal hemorrhage using liquid embolic agents. J Neurointerv Surg 2015; 7(7): 537–541

[7] Jackson RS, Myhill JA, Padhya TA, McCaffrey JC, McCaffrey TV, Mhaskar RS. The effects of preoperative embolization on carotid body paraganglioma surgery: a systematic review and meta-analysis. Otolaryngol Head Neck Surg 2015; 153(6): 943−950.

[8] Rangel-Castilla L, Shah AH, Klucznik RP, Diaz OM. Preoperative Onyx embolization of hypervascular head, neck, and spinal tumors: experience with 100 consecutive cases from a single tertiary center. J Neurointerv Surg 2014; 6(1): 51−56

[9] Torrealba JI, Valdés F, Krämer AH, Mertens R, Bergoeing M, Mariné L. Management of carotid bifurcation tumors: 30-year experience. Ann Vasc Surg 2016; 34: 200−205

[10] Thiex R, Wu I, Mulliken JB, Greene AK, Rahbar R, Orbach DB. Safety and clinical efficacy of Onyx for embolization of extracranial head and neck vascular anomalies. AJNR Am J Neuroradiol 2011; 32(6): 1082−1086

[11] Zähringer M, Guntinas-Lichius O, Gossmann A, Wustrow J, Krüger K, Lackner K. Percutaneous embolization for cervicofacial neoplasms and hemorrhages. ORL J Otorhinolaryngol Relat Spec 2005; 67(6): 348−360

第71章　脊椎血管性肿瘤

Yoshua Esquenazi, Mark H. Bilsky, Ilya Laufer, and Athos Patsalides

摘　要：转移性脊椎肿瘤的主要治疗方式是放疗和手术；目标是姑息性治疗，包括保留或改善神经功能、机械性稳定脊柱、局部控制肿瘤。治疗决策过程分为4个基本因素，称为NOMS：神经功能（N）包括脊髓病的程度和影像学上脊髓的受压程度；肿瘤（O）主要反映已知的肿瘤放射敏感性；机械不稳定性（M）广泛定义为运动相关性疼痛，呈节段依赖性；系统性疾病（S）包括疾病的程度和医学合并症。约95%脊椎转移瘤为硬膜外疾病。化疗一般对脊椎的局部控制无效，最常用放疗和（或）手术治疗脊椎肿瘤。富血管性肿瘤的术前栓塞可显著减少术中失血，改善外科医生减压脊髓和最大化切除肿瘤的能力。脊椎肿瘤以往因灾难性失血可能而被认为无法切除，但在肿瘤栓塞后可有效切除。随着过去20年微导管、新型栓塞剂的引入以及数字减影成像的进展，脊椎肿瘤的栓塞成为一种标准和安全的治疗。

关键词：分离术，脊椎转移瘤，富血管，栓塞，放射治疗，血管内，血管造影

概　述

脊椎转移瘤（SM）造成5%～10%癌症患者的病程复杂化。转移性脊椎肿瘤的主要治疗方式是放射治疗和手术；目标是姑息性治疗，包括保留或改善神经功能、机械性稳定脊柱、局部控制肿瘤。治疗决策过程分为4个基本因素，称为NOMS：神经功能（N）包括脊髓病的程度和影像学上脊髓的受压程度；肿瘤（O）主要反映已知的肿瘤放射敏感性；机械不稳定性（M）广泛定义为运动相关性疼痛，呈节段依赖性；系统性疾病（S）包括疾病的程度和医学合并症。约95%的SM为硬膜外疾病，主要累及椎体和椎弓根区域。症状性脊髓压迫更常见于胸段脊椎，然后是颈段、腰段。化疗一般对脊柱的局部控制无效，最常用放疗和（或）手术治疗脊椎肿瘤。原发性脊椎肿瘤的治疗是类似的决策过程，与治愈性切除相关的因素呈病理和病例依赖性。富血管性肿瘤的术前栓塞可显著

减少术中失血，改善外科医生减压脊髓和最大化切除肿瘤的能力；并且，也针对性地缩短了手术时间并改善了对手术野的观察。脊椎肿瘤以往由于灾难性失血的可能而被认为无法切除，但在肿瘤栓塞后可有效切除。治愈性栓塞偶尔是某些良性原发性肿瘤患者的治疗目标，如巨细胞肿瘤和动脉瘤样骨囊肿（图71.1）。骨肿瘤的动脉栓塞最早报道于1975年；从那时起，文献中报道了一些手术切除前栓塞的脊椎肿瘤。随着过去20年微导管、新型栓塞剂的引入以及数字减影成像的进展，脊椎肿瘤的栓塞成为一种标准和安全的治疗。

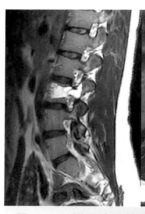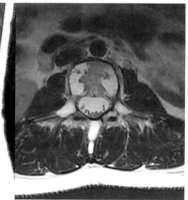

图71.1　1例35岁女性患者，进行性下背部疼痛；影像学检查发现L3囊性扩张性病变，液/液平面与动脉瘤性骨囊肿一致。行选择性动脉栓塞，背部疼痛改善。密切随访，未进一步治疗。

本章关于治疗决策的主要争议包括：
（1）是否具有治疗指征。
（2）诊断性脊髓血管造影的指征。
（3）术前血管内栓塞的病例选择和栓塞后手术的合适时机。
（4）血管内栓塞的潜在并发症和技术细节。

是否治疗

这类患者的最佳临床治疗需由内科、放射肿瘤科

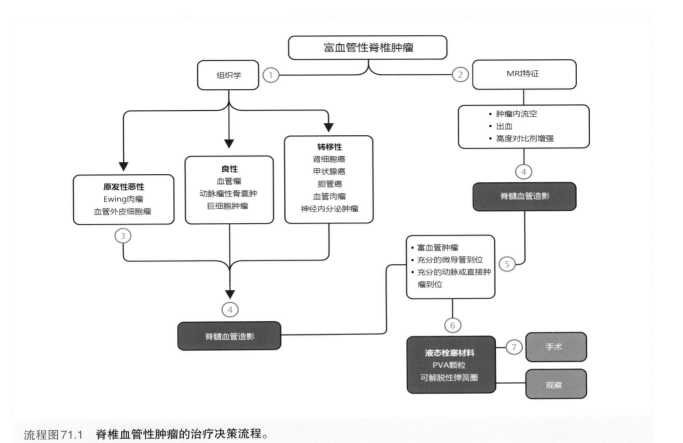

流程图71.1　脊椎血管性肿瘤的治疗决策流程。

医生和脊柱外科医生，以及其他保健专业人员和相关医疗专家组成的多学科肿瘤团队来联合决策。根据肿瘤的自然史和磁共振成像（MRI）的表现来决定患者是否行血管造影和术前栓塞（流程图71.1中①和②）。提示肿瘤血供丰富的经典MRI标准包括流空、肿瘤内出血、弥散性对比剂强化；但许多肿瘤即使没有这些表现，在血管造影上却血供丰富。最近，动态对比增强的MR（DCE-MR）成像已用于鉴别肿瘤的血供程度，比标准MRI更准确；遗憾的是，这并非目前的标准成像序列。因此，肿瘤的自然史被用作一个独立的血供预测因素（流程图71.1中②）。组织学上一般血供丰富，但能从栓塞获益的肿瘤包括：良性肿瘤如血管瘤、动脉瘤样骨囊肿、巨细胞肿瘤；原发性恶性肿瘤（Ewing肉瘤、血管外皮细胞瘤），转移性肿瘤（肾细胞癌、甲状腺乳头状和滤泡状癌、胆管癌、血管肉瘤），神经内分泌肿瘤如类癌、嗜铬细胞瘤和脊柱副神经节瘤（流程图71.1中③）。大多数常见的实体恶性肿瘤如乳腺癌、肺癌和结肠癌，相对血供不丰富，无须术前栓塞；相反，多发性骨髓瘤、黑色素瘤和肝细胞癌虽可能具有丰富的血供，但供血来自细小的毛细血管，而非主要节段动脉，一般也无法从栓塞

中获益。此外，所有肿瘤的名称在组织学上有一部分是"angio"或"hemangio"或肿瘤的起源器官是血管者，也应行血管造影评估（如胆管癌、血管肉瘤、血管瘤）。为此，认识到孤立性纤维性肿瘤最早被称为血管外皮细胞瘤至关重要，是常见的血供最丰富的肿瘤（流程图71.1中③）。术前需血管造影和栓塞的MRI特征包括肿瘤内流空、出血和明显的对比剂强化（流程图71.1中④）。

解剖学因素

　　脊柱、脊髓、硬脊膜、神经根和脊椎旁软组织的动脉血供来自节段动脉。节段动脉在颈椎发自椎动脉和甲状颈干或肋颈干，在胸椎和上腰椎发自主动脉弓，在下腰椎和骶椎发自髂内动脉和骶内侧动脉。节段动脉发出根脊膜动脉供应硬脊膜和神经根，发出前、后根髓动脉分别供应脊髓前、后动脉。根脊膜动脉位于每个脊椎水平，但根髓动脉仅位于某些节段，变异很大。脊髓前动脉走行于前正中裂内，从枕骨大孔到脊髓圆锥水平，供应脊髓前2/3；2支脊髓后动脉相互平行走行于脊髓后外侧面，供应脊髓后1/3。脊髓前动脉最头侧部分由单侧或双侧椎动脉

的细小分支形成；脊髓后动脉最头侧部分的血供发自椎动脉或小脑后下动脉的细小分支。6～8支前根髓动脉供应脊髓前动脉，11～16支后根髓动脉供应脊髓后动脉。在颈椎水平，根髓动脉发自椎动脉和颈升动脉、颈深动脉；在胸腰椎水平，根髓动脉发自最高肋间动脉、后肋间动脉和腰动脉。前根髓大动脉（即Adamkiewicz动脉）是胸腰椎区域最大的根髓动脉，是低位胸椎和高位腰椎水平脊髓前动脉的主要供血动脉；汇入脊髓前动脉的特征是向尾侧呈发卡样急转（图71.2）；在75%的个体中发自T9～T12脊椎水平，最常发自左侧。骶骨和马尾的血供来自髂内动脉的骶外侧动脉和髂腰动脉，以及主动脉弓发出的骶内侧动脉。每个节段动脉一般经节间吻合、沿椎体的前外侧面且邻近横突与相邻的节段动脉连接。因此，需检查肿瘤上下相邻脊椎水平的脊髓周围吻合网络，排除拟栓塞的节段动脉与脊髓动脉间的潜在分流。

分 类

富血管性分级：正常（0，与相邻的正常椎体一样）、轻度增加（1，比正常椎体的染色稍明显；病例展示1）、中度增加（2，肿瘤染色明显，但无早期动静脉分流），重度增强（3，肿瘤染色密集且有早期动静脉分流；病例展示2）。若达到0级或非常少的残留供血，认为完全栓塞；若1级或有残留供血，为近全栓塞；2级或3级残留供血为部分栓塞。

诊断检查

临床评估

NOMS包含4项基本评估：神经功能（N）、肿瘤（O）、机械不稳定性（M）、系统性疾病（S）；根

据这4项评估，多学科团队能决定包含放射治疗、手术、全身治疗或联合治疗的最佳方案。NOMS决策体系中，神经功能评估主要反映硬脊膜外脊髓压迫（ESCC）的程度以及有无脊髓病和（或）功能性神经根病。脊髓压迫参照已验证的MRI轴位T2加权影像评分系统；用于鉴别没有或少量ESCC（0～1）与高级别脊髓ESCC（2～3）（图71.3）。肿瘤因素是以已知的细胞毒性和当前治疗方式（如体外粒子放射治疗、立体定向放射外科、化疗、免疫治疗、激素或生物制剂）的反应稳定性为基础。机械不稳定性最近定义为肿瘤性疾病的一个评分系统，已建立的脊柱不稳定性肿瘤评分有助于这一评估。脊柱不稳定对放疗和（或）化疗没有影响，但需固定脊柱。系统性疾病的程度、医学合并症、预期生存不仅影响手术治疗，也影响放射治疗或全身治疗的决策。从肿瘤学角度看，放射治疗是控制肿瘤的主流。除少数例外情况如骨髓瘤和淋巴瘤，全身治疗在这方面几乎没有影响。

影像学

MR是评估SM的首选影像学检查方式。一般行矢状位扫描整个脊髓轴，评估影响决策的症状区域以外的隐匿性病变。矢状位扫描最重要的序列是T1加权和短时间反转恢复影像，肿瘤分别呈低信号和高信号。根据轴位T2加权序列确定脊髓的压迫程度（图71.4）。最常用有/无钆对比剂增强的影像进一步评估脊髓受压程度，并排除软膜和髓内肿瘤。

术前影像对计划行脊髓血管造影和栓塞必不可少。平扫影像上的发现，如椎弓根或肋骨破坏，有助于决定血管造影评估的特定区域。计算机断层扫描（CT）和MRI确定肿瘤的部位和范围以及受累的椎管。对比剂增强的CT和（或）MRI也提供关于肿

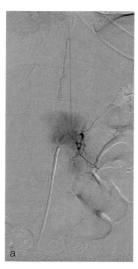
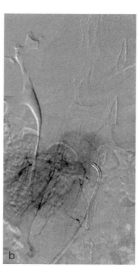
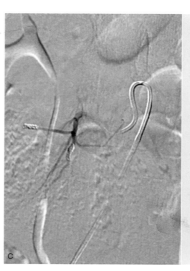

图71.2 a. T12水平的选择性血管造影显示正常椎体染色和供应脊髓前动脉的前根髓大动脉（Adamkiewicz动脉）。b. 病变水平（L3）的选择性血管造影显示与MRI一致的异常肿瘤染色（1级）。c. 栓塞后的选择性血管造影显示肿瘤染色小时。释放弹簧圈后向肿瘤输送PVA颗粒行栓塞。

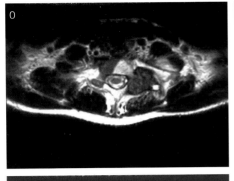
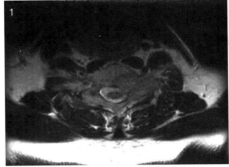
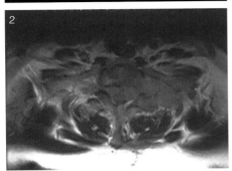
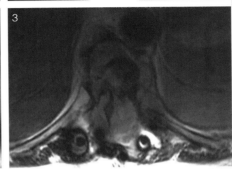

图71.3 脊椎肿瘤研究组用压迫最严重部位的轴位T2加权影像建立的6分分级系统，描述ESCC的程度：0，肿瘤局限于骨质；1，肿瘤长入硬膜外间隙，没有脊髓变性；2，脊髓受压迫，但能看见脑脊液；3，脊髓受压迫，看不见脑脊液。1级进一步细分为1a～1c：1a，累及硬膜外，但没有硬膜囊变性；1b，硬膜囊变性，但没有变形；1c，硬膜囊变性，且脊髓拱起，但无压迫。

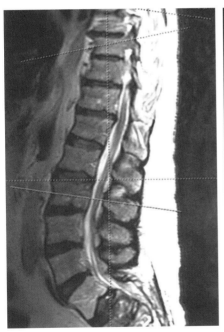
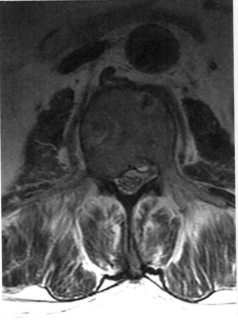

图71.4 1例69岁男性患者。肾细胞癌转移至L2，导致背部疼痛和机械性神经根病。肿瘤长入右侧椎弓根，进入硬膜外间隙的腹侧（Ⅰ级）；侵犯右侧L2～L3神经孔。

瘤血供情况、肿瘤供血动脉、根髓动脉和脊髓动脉及其起源的信息。MRI也能显示血管造影评估脊髓前、后动脉时必须考虑的脊髓移位。最近的研究比较了DCE-MR灌注与数字减影血管造影（DSA）在确定脊椎肿瘤血供中的作用；发现血流比例和DSA呈明显相关性，提示DCE-MR灌注可作为DSA的替代方式来确定髓外SM的肿瘤血供情况；这使临床医生能通过无创方式来选择血管内栓塞的候选者。

治疗

转移性和原发性脊椎肿瘤的治疗包括手术切除和重建、放射治疗和化疗的组合；最终目标是实现局部肿瘤控制，同时将并发症发生率降至最少。脊椎肿瘤的术前和姑息性栓塞是有效的措施；可减少术中失血、减轻疼痛、改善神经系统症状。

血管内治疗——手术细节

栓塞的标准是有明显的肿瘤供血（1级或更高），且有能力安全栓塞而不意外栓塞脑或脊髓（流程图

71.1 中⑤）。当脊髓供血动脉（脊髓前或脊髓后动脉）发自肿瘤供血的相同节段，以及相邻节段动脉间有危险吻合时，是绝对禁忌证。

用标准介入神经放射学技术行血管造影，经股动脉入路使用5F（French）导管。大多数胸椎造影采用全身麻醉，通过呼吸暂停来获得尽可能高质量的影像（图71.5）。腰椎造影常用中度镇静，除非患者因背部疼痛而无法耐受仰卧。诊断性血管造影应包括评估肿瘤水平的节段动脉，以及至少肿瘤上、下1个相邻水平。低位胸椎和高位腰椎病变一般应尝试辨认Adamkiewicz动脉。对于L4和L5水平的腰椎和骶椎肿瘤，血管造影应评估髂总动脉、髂外动脉、髂内动脉及其分支，以及选择性的骶内侧和骶外侧动脉。对于高位胸椎和颈椎肿瘤，血管造影应评估椎动脉、锁骨下动脉、甲颈干、肋颈干、最上肋间动脉。栓塞后的血管造影应包括栓塞的动脉、对侧同一水平的节段动脉、至少上下1个水平的节段动脉。2013年我们机构发表的术前栓塞富血管性胸椎和腰椎肿瘤的系列是目前已发表的最大系列，使用2种主要栓塞方式：第1种方式是微导管选择性插管至节段动脉的后（背侧）支，直接注射聚乙烯醇（polyvinyl alcohol，PVA）颗粒进入肿瘤供血动脉；第2种方式是在肿瘤供血动脉无法超选择性插管时使用——微导管选择性插管至节段动脉的前（腹侧）支，可解脱性弹簧圈闭塞动脉（流程图71.1中⑥）；然后将微导管后撤进入节段动脉，注射PVA颗粒，利用血流直接带入后（背侧）支。这2种方式注射PVA颗粒，均到出现造影剂滞留和特定的供血动脉没有残留肿瘤染色。栓塞颈椎肿瘤更复杂，因为有经椎动脉或与颈动脉的危险吻合意外

栓塞颅内血管结构的风险（图71.6）。尽管颈椎和胸/腰椎肿瘤的基本栓塞技术类似，但颈椎在更大程度上须小心避免灾难性并发症。某些情况下需闭塞一支椎动脉以达到有效栓塞肿瘤并防止栓塞颅内血管。在我们机构，闭塞椎动脉前一般先行球囊闭塞试验，下列情况考虑闭塞椎动脉：① 有来自椎动脉分支的明显肿瘤血供，无论是否选择性插管至肿瘤供血动脉，都有栓塞材料反流入椎动脉的风险；② 肿瘤供血动脉有危险吻合到椎动脉；③ 肿瘤明显累及椎动脉（图71.6）；④ 椎动脉均势或对侧椎动脉优势。

并发症防治

对于血供极其丰富、动静脉明显分流的肿瘤，若颗粒栓塞后无明显改善，应考虑使用液态栓塞剂［氰基丙烯酸正丁酯（NBCA）］。这种栓塞剂呈液态，有造成非目标区域栓塞的风险，向来控制困难，有危险；需丰富的经验和技术；否则可造成神经功能并发症和皮肤或肌肉坏死。若超选择性插管至细小肿瘤供血动脉和（或）导管位置不稳定，可造成栓塞的技术失败。这种情况下不再栓塞，因为有发生栓塞性并发症的风险。巴比妥类或麻醉剂激发试验或术中神经生理监测并不常规进行。

预后

2013年Nair等报道了我们包含199例患者、40种不同类型肿瘤的经验，总共行228次脊髓血管造影。最常见的原发性肿瘤是肾细胞癌（44.2%）、甲状腺癌（9.2%）和平滑肌肉瘤（6.6%）。所有病变的平均血供评分1.69；血管外皮细胞瘤的评分最高（2.6），然后是肾细胞癌（2.0）和甲状腺癌（2.0）。所有病例均

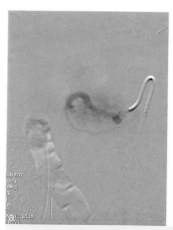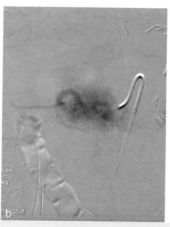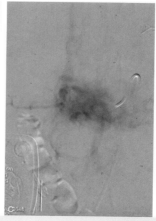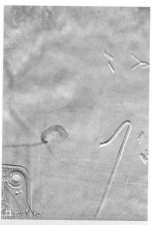

图71.5　术前栓塞。 L2水平选择性插管造影显示3级富血管性占位的典型表现。a. 血管造影早期显示粗大的节段动脉。b. 密集的肿瘤染色。c. 动静脉分流和早期静脉引流。d. 栓塞后血管造影显示无残余肿瘤染色，节段动脉内对比剂滞留。右侧L2半椎板切开，切除关节面，经椎弓根切除腹侧硬脊膜外肿瘤，L1～L3后外侧器械固定并融合。术后患者在1个单一分割中接受2 400 cGy的放射治疗。

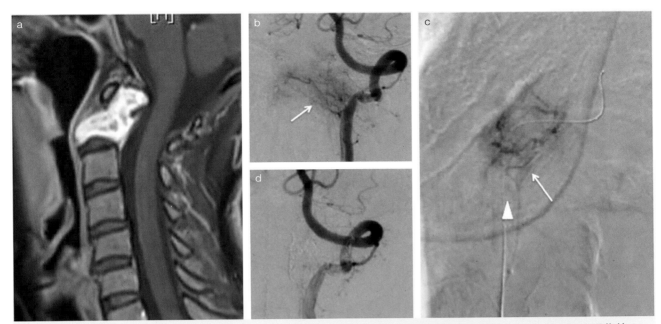

图71.6 1例40岁女性患者，患有颈部疼痛，有一个血供丰富的C2椎体肿瘤。a. 钆增强的矢状位MRI显示强化的C2椎体肿瘤。b. 左侧椎动脉（VA）造影显示肿瘤"染色"直接来自VA的分支。c. 肿瘤的微导管造影。栓塞微导管在肿瘤内，球囊放置在VA内防止Onyx反流入VA。d. 栓塞后的VA造影显示成功栓塞肿瘤（图片由美国Mayo Clinic的Leonardo Rangel-Castilla医学博士提供）。

使用PVA颗粒栓塞；51.6%使用可解脱性弹簧圈。完全、近全、部分栓塞率分别为86.1%、12.7%、1.2%。没有术后新发神经功能障碍或其他长期致残性并发症，术中平均失血1 745 mL。该研究令人鼓舞的结果提示，有经验的医生对血供丰富的胸椎、腰椎、骶椎肿瘤行术前栓塞的成功率高，安全程度高（支持流程图步骤4、6、7）。尽管脊椎肿瘤栓塞是相对安全的手术，但也有灾难性并发症如脊髓缺血和栓塞后偏瘫的报道；并且，轻微并发症如腹股沟血肿和继发于麻醉的心脏事件也有报道。

稳定性和复发率

关于脊椎肿瘤术前栓塞的现有数据均来源于回顾性系列和病例报道；需随机前瞻性研究来确定手术的确切疗效。但设计一项患者随机接受或不接受栓塞的试验是不道德的，因为脊柱肿瘤不行术前栓塞的出血和并发症过多。肿瘤复发需再手术时可再次栓塞。在我们之前的系列中，16例患者行18次二次栓塞手术，绝大多数（94%）因局部复发而重复栓塞是在原始病变完全栓塞之后进行的（支持流程图步骤4、6、7）。

临床和影像学随访

栓塞后应立即行神经功能检查，辨认可能的并发症。栓塞后，患者应入住神经外科病房密切监护神经功能状态；因为可能出现肿瘤水肿和脊髓压迫。有些患者可有栓塞后综合征，包括低热、疼痛、恶心、呕吐、白细胞计数升高；这种自限性综合征常持续数日，可保守治疗。尽管栓塞一般维持5～10天有效，但手术切除+/−脊椎固定常在栓塞后48小时内进行，以减少可能的经侧支再通（支持流程图步骤4、6、7）。许多回顾性研究发现，行术前栓塞的患者与未栓塞的患者相比术中失血明显更少。尽管估算失血是评估脊椎肿瘤患者术前栓塞疗效的最常用方法，但准确定量术中出血困难。

专家述评

血供丰富的脊椎肿瘤术前栓塞的目标是减少术中失血和改善手术医生的手术质量，如改善可视性和可切除性。这是一种辅助性治疗，安全性至关重要。有经验的医生有丰富的血管解剖结构知识，可安全进行脊椎肿瘤的术前栓塞，成功率高。仔细评估栓塞前的血管造影对辨认进而保护根髓动脉和脊髓动脉很重要。不应遗漏动脉血供来自相同的节段动脉，或节段动脉间有危险吻合，以避免灾难性且常不可逆的脊髓缺血性神经功能并发症。是否栓塞任何或所有供血动脉的决策必须基于栓塞前和栓塞中血管造影的结果和风险/获益比，后者须根据每个病例进行个体化决策。

Yoshua Esquenazi Levy, MD
University of Texas Health Science Center,
Honston, TX

主 编 述 评

血管性脊椎肿瘤如血管母细胞瘤、血管瘤、动脉瘤样骨囊肿、巨细胞肿瘤、成骨细胞瘤、来自肾细胞癌或及甲状腺癌的转移瘤被认为手术困难；术中可能会大量失血。血管内栓塞越来越多应用于术前阻断血流。尽管关于这方面的大多数研究缺乏对照组，但术前栓塞被广泛接受用来减少术中失血。此外，疾病的程度、累及脊椎节段的数量、手术到达病变期间的出血也能导致明显的术中失血。

所有疑似血管性脊椎肿瘤的病例均应行详细的数字减影脊髓血管造影。必须显示肿瘤和正常脊髓的血供；通常需包括病变上、下至少2个水平的动脉。对于颈椎肿瘤，血管造影须显示椎动脉、颈外动脉、甲状颈干、肋颈干、最上肋间动脉。类似地，腰骶椎肿瘤除评估节段血管外，须显示双侧髂内动脉、骶内侧动脉；也须辨认Adamkiewicz动脉和供血动脉，以及伴随的脊髓供血或过路血管。若手术可安全、充分阻断供血动脉，无须术前栓塞，但事实上将增加手术风险。这些因素对避免严重并发症非常重要，如脊髓缺血和梗死。若需血管栓塞，我们喜欢用液态栓塞剂，如Onyx或NBCA；颗粒栓塞剂很少使用。

脊椎肿瘤的手术治疗应基于肿瘤的部位（髓内、髓外、硬膜内或硬膜外）、病变的范围、年龄、患者的合并症状况。我们推荐在栓塞后48小时内手术。椎体肿瘤需切除椎体和植入物置换、矫正畸形（若有）和融合；常需联合前方和后方入路、钛融合器和自体骨移植。为行前方入路，胸外科医生或泌尿科医生常很有帮助，因为不能勉强显露。可分期或同期进行这2种入路。

椎管内的大多数肿瘤可经后方入路切除。椎板切除应包括病变水平的上、下1个节段。硬脊膜外肿瘤应阻断血流后进行分块切除。髓内肿瘤如血管母细胞瘤经中线切开硬脊膜到达。在术前血管造影的帮助下，辨认和分离供血血管，分离引流静脉前，从周围胶质组织仔细分离肿瘤；应整块切除。在选择的病例中也可行椎板成形术，特别是颈椎。但显露是成功切除血管性肿瘤的关键，不应勉强。术前应准备充足的血液制品，失血严重时予以输注。术后48小时内行术后MRI评估切除程度。脊椎器械固定时需行术后X线和CT扫描。长期治疗包括肿瘤学、临床、影像学随访。

Elad I. Levy, MD, MBA
University at Buffalo, Buffalo, NY

Leonardo Rangel-Castilla, MD
Mayo Clinic, Rochester, MN

推荐阅读

[1] Berkefeld J, Scale D, Kirchner J, Heinrich T, Kollath J. Hypervascular spinal tumors: influence of the embolization technique on perioperative hemorrhage. AJNR Am J Neuroradiol 1999; 20(5): 757–763

[2] Bilsky MH, Laufer I, Burch S. Shifting paradigms in the treatment of metastatic spine disease. Spine 2009; 34(22, Suppl): S101–S107

[3] Djindjian R, Cophignon J, Théron J, Merland JJ, Houdard R. Embolization in vascular neuroradiology. Technic and indications apropos of 30 cases [in French]. Nouv Presse Med 1972; 1(33): 2153–2158

[4] Fisher CG, DiPaola CP, Ryken TC, et al. A novel classification system for spinal instability in neoplastic disease: an evidence-based approach and expert consensus from the Spine Oncology Study Group. Spine 2010; 35(22): E1221–E1229

[5] George B, Laurian C. Surgical approach to the whole length of the vertebral artery with special reference to the third portion. Acta Neurochir (Wien) 1980; 51(3-4): 259–272

[6] Hilal SK, Michelsen JW. Therapeutic percutaneous embolization for extra-axial vascular lesions of the head, neck, and spine. J Neurosurg 1975; 43(3): 275–287

[7] Laufer I, Rubin DG, Lis E, et al. The NOMS framework: approach to the treatment of spinal metastatic tumors. Oncologist 2013; 18(6): 744–751

[8] Manke C, Bretschneider T, Lenhart M, et al. Spinal metastases from renal cell carcinoma: effect of preoperative particle

embolization on intraoperative blood loss. AJNR Am J Neuroradiol 2001; 22(5): 997－1003

[9] Mazura JC, Karimi S, Pauliah M, et al. Dynamic contrast-enhanced magnetic resonance perfusion compared with digital subtraction angiography for the evaluation of extradural spinal metastases: a pilot study. Spine 2014; 39(16): E950－E954

[10] Nair S, Gobin YP, Leng LZ, et al. Preoperative embolization of hypervascular thoracic, lumbar, and sacral spinal column tumors: technique and outcomes from a single center. Interv Neuroradiol 2013; 19(3): 377－385

[11] Olerud C, Jónsson H Jr, Löfberg AM, Lörelius LE, Sjöström L. Embolization of spinal metastases reduces peroperative blood loss. 21 patients operated on for renal cell carcinoma. Acta Orthop Scand 1993; 64(1): 9－12

[12] Ozkan E, Gupta S. Embolization of spinal tumors: vascular anatomy, indications, and technique. Tech Vasc Interv Radiol 2011; 14(3): 129－140

[13] Prabhu VC, Bilsky MH, Jambhekar K, et al. Results of preoperative embolization for metastatic spinal neoplasms. J Neurosurg 2003; 98(2, Suppl): 156－164

[14] Robial N, Charles YP, Bogorin I, et al. Is preoperative embolization a prerequisite for spinal metastases surgical management? Orthop Traumatol Surg Res 2012; 98(5): 536－542

[15] Santillan A, Nacarino V, Greenberg E, Riina HA, Gobin YP, Patsalides A. Vascular anatomy of the spinal cord. J Neurointerv Surg 2012; 4(1): 67－74

[16] Sundaresan N, Choi IS, Hughes JE, Sachdev VP, Berenstein A. Treatment of spinal metastases from kidney cancer by presurgical embolization and resection. J Neurosurg 1990; 73(4): 548－554

索 引

Index

（按首字汉语拼音排序）